中文翻译版

麻省总医院临床麻醉手册

Handbook of Clinical Anesthesia Procedures of the Massachusetts General Hospital

原书第10版

主　编　〔美〕R. M. 皮诺（Richard M. Pino）

副主编　〔美〕E. A. 比特纳（Edward A. Bittner）

〔美〕H. V. 奇蒂利安（Hovig V. Chitilian）

〔美〕W. C. 莱文（Wilton C. Levine）

〔美〕S. A. 瓦萨洛（Susan A. Vassallo）

主　译　王俊科

副主译　马　虹　张铁铮　赵　平

科 学 出 版 社

北　京

图字：01-2022-3328号

内容简介

本书原版是由美国哈佛大学麻省总医院麻醉科具有丰富临床麻醉经验的医师编写，是美国麻醉医师的经典教科书，具有很高的权威性。本书为原书第10版中文翻译版，其内容在第9版基础上进行了较多更新，删除了4章内容，更新了4章内容，合并了两章内容，其他章节内容也有较大的相应增减和更新。

本书内容丰富、精练、实用，对麻醉前病人评估、各种麻醉方法、围麻醉期管理及麻醉后有关问题的处理做了详细全面的介绍。本书非常适合各级临床麻醉医师、内科及外科等学科住院医师使用，可作为住院医师规范化培训的年轻医师携带方便的“口袋书”。

图书在版编目（CIP）数据

麻省总医院临床麻醉手册：原书第10版/（美）R. M. 皮诺（Richard M. Pino）主编；王俊科主译. —北京：科学出版社，2023.4

书名原文：Handbook of Clinical Anesthesia Procedures of the Massachusetts General Hospital

ISBN 978-7-03-075133-1

Ⅰ. ①麻… Ⅱ. ①R… ②王… Ⅲ. ①麻醉学–手册 Ⅳ. ①R614-62

中国国家版本馆CIP数据核字（2023）第044584号

责任编辑：戚东桂 董 婕 / 责任校对：张小霞

责任印制：肖 兴 / 封面设计：龙 岩

Richard M. Pino: Handbook of Clinical Anesthesia Procedures of the Massachusetts General Hospital, Tenth Edition

ISBN: 978-1-975154-40-0

本书中提到了一些药物的适应证、不良反应和剂量，它们可能需要根据实际情况进行调整。读者须仔细阅读药品包装盒内的使用说明书，并遵照医嘱使用，本书的作者、译者、编辑、出版者和销售商对相应的后果不承担任何法律责任。

科学出版社 出版

北京东黄城根北街16号

邮政编码：100717

http://www.sciencep.com

北京汇瑞嘉合文化发展有限公司 印刷

科学出版社发行 各地新华书店经销

*

2023年4月第 一 版 开本：850×1168 1/32

2023年4月第一次印刷 印张：31 7/8

字数：965 000

定价：148.00元

（如有印装质量问题，我社负责调换）

《麻省总医院临床麻醉手册》（原书第10版）

翻译人员

主　　译　王俊科

副 主 译　马　虹　张铁铮　赵　平

译　　者（按姓氏汉语拼音排序）

艾春雨　中国医科大学附属第一医院
包娜仁　中国医科大学附属第一医院
卞慧娴　中国医科大学附属第一医院
曹惠娟　北部战区总医院
曹学照　中国医科大学附属第一医院
陈　杰　中国医科大学附属第一医院
陈　莹　中国医科大学附属第一医院
陈晓光　中国医科大学附属第一医院
崔　湧　中国医科大学附属第一医院
刁玉刚　北部战区总医院
董有静　中国医科大学附属盛京医院
方　波　中国医科大学附属第一医院
冯娅妮　中国医科大学附属第一医院
郭丽丽　中国医科大学附属第一医院
郭艳辉　中国医科大学附属第一医院
赫冠男　中国医科大学附属第一医院
侯大亮　中国医科大学附属盛京医院
江晓菁　中国医科大学附属第一医院
金　强　北部战区总医院
荆　娜　中国医科大学附属第一医院
孔　雪　中国医科大学附属第一医院
李　林　北部战区总医院
李晓倩　中国医科大学附属第一医院
刘洪涛　中国医科大学附属盛京医院
龙　波　中国医科大学附属盛京医院
吕黄伟　中国医科大学附属第一医院

马　虹　中国医科大学附属第一医院
裴　凌　中国医科大学附属第一医院
邱　鹏　中国医科大学附属盛京医院
任晓燕　中国医科大学附属第一医院
宋丹丹　北部战区总医院
孙　丹　中国医科大学附属盛京医院
孙世伟　中国医科大学附属盛京医院
孙喜家　中国医科大学附属第一医院
孙艳红　中国医科大学附属第一医院
孙莹杰　北部战区总医院
谭文斐　中国医科大学附属第一医院
唐　冰　中国医科大学附属第一医院
田阿勇　中国医科大学附属第一医院
王　俊　中国医科大学附属第一医院
王　团　中国医科大学附属第一医院
王　媛　中国医科大学附属盛京医院
王　赟　中国医科大学附属第一医院
王俊科　中国医科大学附属第一医院
王玲玲　中国医科大学附属第一医院
王帅夫　中国医科大学附属盛京医院
吴滨阳　中国医科大学附属第一医院
吴秀英　中国医科大学附属盛京医院
吴兆琦　中国医科大学附属第一医院
尹　红　中国医科大学附属盛京医院
尹秀茹　中国医科大学附属第一医院
虞建刚　中国医科大学附属第一医院
袁治国　中国医科大学附属第一医院
张冬颖　中国医科大学附属第一医院
张铁铮　北部战区总医院
赵　平　中国医科大学附属盛京医院
赵芸慧　中国医科大学附属第一医院
朱俊超　中国医科大学附属盛京医院

主译助理　谭文斐

CONTRIBUTORS

Mark Abraham, MD*
Department of Anesthesia, Critical Care and Pain Medicine
Massachusetts General Hospital
Boston, Massachusetts

Christopher M. Aiudi, MD, PharmD
Resident in Anesthesia
Department of Anesthesia, Critical Care, and Pain Medicine
Massachusetts General Hospital
Boston, Massachusetts

Daniel Ankeny, MD, PhD
Instructor in Anesthesia
Harvard Medical School
Department of Anesthesia, Critical Care and Pain Medicine
Massachusetts General Hospital
Boston, Massachusetts

Cliodhna Ashe, MD
Resident in Anesthesia
Department of Anesthesia, Critical Care and Pain Medicine
Massachusetts General Hospital
Boston, Massachusetts

Aditi Balakrishna, MD
Assistant Professor
Harvard Medical School
Department of Anesthesia, Critical Care, and Pain Medicine
Massachusetts General Hospital
Boston, Massachusetts

Xiaodong Bao, MD, PhD
Assistant Professor of Anesthesia
Harvard Medical School
Department of Anesthesia, Critical Care and Pain Medicine
Massachusetts General Hospital
Boston, Massachusetts

---

* *Affiliation prior to publication.*

Diana Barragan-Bradford, MD
Fellow in Critical Care
Department of Anesthesia, Critical Care and Pain Medicine
Massachusetts General Hospital
Boston, Massachusetts

William Benedetto, MD
Assistant Professor of Anesthesia
Harvard Medical School
Department of Anesthesia, Critical Care, and Pain Medicine
Massachusetts General Hospital
Boston, Massachusetts

Gloria Nadayil Berchmans, MD
Resident in Anesthesia
Department of Anesthesia, Critical Care, and Pain Medicine
Massachusetts General Hospital
Boston, Massachusetts

Sheri M. Berg, MD
Assistant Professor of Anesthesia
Harvard Medical School
Director of PACU
Department of Anesthesia, Critical Care and Pain Medicine
Massachusetts General Hospital
Boston, Massachusetts

Edward A. Bittner, MD, PhD, MSEd, FCCM
Associate Professor of Anesthesia
Harvard Medical School
Program Director, Critical Care-Anesthesiology Fellowship
Associate Director, Surgical Intensive Care Unit
Department of Anesthesia, Critical Care and Pain Medicine
Massachusetts General Hospital
Boston, Massachusetts

Juan M. Cotte Cabarcas, MD
Resident in Anesthesia
Department of Anesthesia, Critical Care and Pain Medicine
Massachussets General Hospital
Boston, Massachusetts

Shika Card, MD, MA
Resident in Anesthesia
Department of Anesthesia, Critical Care and Pain Medicine
Massachusetts General Hospital
Boston, Massachusetts

Andrew N. Chalupka, MD
Assistant Professor of Anesthesia
Senior Associate Consultant
Department of Anesthesiology and Perioperative Medicine
Mayo Clinic
Rochester, Minnesota

Marvin G. Chang, MD, PhD
Instructor of Anesthesia
Harvard Medical School
Assistant Program Director, Critical Care Anesthesiology Fellowship
Department of Anesthesia, Critical Care and Pain Medicine
Massachusetts General Hospital
Boston, Massachusetts

Frances K. W. Chen, MD
Resident in Anesthesia
Department of Anesthesia, Critical Care, and Pain Medicine
Massachusetts General Hospital
Boston, Massachusetts

Jenny Zhao Cheng, MD
Resident in Anesthesia
Department of Anesthesia, Critical Care and Pain Medicine
Massachusetts General Hospital
Boston, Massachusetts

Hovig V. Chitilian, MD
Assistant Professor of Anesthesia
Harvard Medical School
Department of Anesthesia, Critical Care and Pain Medicine
Neurosurgical, Vascular, and Thoracic Division Chief
Massachusetts General Hospital
Boston, Massachusetts

Kate Cohen, MD
Instructor of Anesthesia
Department of Anesthesia, Critical Care and Pain Medicine
Harvard Medical School
Massachusetts General Hospital
Boston, Massachusetts

Devan Cote, MD
Resident in Anesthesia
Department of Anesthesia, Critical Care, and Pain Medicine
Massachusetts General Hospital
Boston, Massachusetts

Jennifer Cottral, MD
Instructor of Anesthesia
Harvard Medical School
Department of Anesthesia, Critical Care, and Pain Medicine
Massachusetts General Hospital
Boston, Massachusetts

Stephanie L. Counihan, MSN, CRNA
Staff Nurse Anesthetist
Massachusetts General Hospital
Department of Anesthesia, Critical Care, and Pain Medicine
Boston, Massachusetts

Jerome Crowley, MD, MPH*
Instructor of Anesthesia
Harvard Medical School
Department of Anesthesia, Critical Care and Pain Medicine
Massachusetts General Hospital
Boston, Massachusetts

Adam A. Dalia, MD, MBA, FASE
Assistant Professor of Anesthesia
Harvard Medical School
Division of Cardiac Anesthesia
Department of Anesthesiology, Critical Care and Pain Medicine
Massachusetts General Hospital
Boston, Massachusetts

Michelle Dyrholm, DO
Resident in Anesthesia
Department of Anesthesia, Critical Care and Pain Medicine
Massachusetts General Hospital
Boston, Massachusetts

Dan Ellis, MD
Instructor of Anesthesia
Harvard Medical School
Department of Anesthesia, Critical Care and Pain Medicine
Massachusetts General Hospital
Boston, Massachusetts

---

* *Affiliation prior to publication.*

Michael R. Fettiplace, MD, PhD
Resident
Department of Anesthesia, Critical Care and Pain Medicine
Massachusetts General Hospital
Boston, Massachusetts

Gregory H. Foos, MD
Resident in Anesthesia
Department of Anesthesia, Critical Care and Pain Medicine
Massachusetts General Hospital
Boston, Massachusetts

Hilary Gallin, MD
Resident in Anesthesia
Department of Anesthesia, Critical Care and Pain Medicine
Massachusetts General Hospital
Boston, Massachusetts

Erica L. Gee, MD
Resident in Anesthesia
Department of Anesthesia, Critical Care and Pain Medicine
Massachusetts General Hospital
Boston, Massachusetts

Philipp Gerner, MD
Resident in Anesthesia
Department of Anesthesia, Critical Care and Pain Medicine
Massachusetts General Hospital
Boston, Massachusetts

Gregory E. Ginsburg, MD
Assistant Professor of Anesthesia
Harvard Medical School
Department of Anesthesia, Critical Care, and Pain Medicine
Massachusetts General Hospital
Boston, Massachusetts

Paul D. Guillod, MD
Resident in Anesthesia
Department of Anesthesia, Critical Care, and Pain Medicine
Massachusetts General Hospital
Boston, Massachusetts

Casey Hamilton, MD
Resident in Anesthesia
Department of Anesthesia, Critical Care and Pain Medicine
Massachusetts General Hospital
Boston, Massachusetts

David Hao, MD
Resident in Anesthesia
Department of Anesthesia, Critical Care, and Pain Medicine
Massachusetts General Hospital
Boston, Massachusetts

Evan Hodell, MD
Resident in Anesthesia
Department of Anesthesia, Critical Care, and Pain Medicine
Massachusetts General Hospital
Boston, Massachusetts

Ryan J. Horvath, MD, PhD
Instructor of Anesthesia
Harvard Medical School
Department of Anesthesia, Critical Care, and Pain Medicine
Massachusetts General Hospital
Boston, Massachusetts

Omar Hyder, MD, MS
Instructor of Anesthesia
Harvard Medical School
Department of Anesthesia, Critical Care, and Pain Medicine
Massachusetts General Hospital
Boston, Massachusetts

Oluwaseun Johnson-Akeju, MD, MMSc
Anesthetist in Chief
Department of Anesthesia, Critical Care and Pain Medicine
Massachusetts General Hospital
Boston, Massachusetts

Alexander S. Kuo, MS, MD
Assistant Professor
Harvard Medical School
Department of Anesthesia, Critical Care and Pain Medicine
Massachusetts General Hospital
Boston, Massachusetts

Jean Kwo, MD
Assistant Professor in Anesthesia
Harvard Medical School
Department of Anesthesia, Critical Care, and Pain Medicine
Massachusetts General Hospital
Boston, Massachusetts

Maximilian Frank Lang, MD
Resident in Anesthesia
Department of Anesthesia, Critical Care and Pain Medicine
Massachusetts General Hospital
Boston, Massachusetts

Stephanie Lankford, CRNA
Certified Registered Nurse Anesthetist
Department of Anesthesia, Critical Care, and Pain Medicine
Massachusetts General Hospital
Boston, Massachusetts

Thomas J. Lavin, DO
Resident in Anesthesia
Department of Anesthesia, Critical Care, and Pain Medicine
Massachusetts General Hospital
Boston, Massachusetts

Johanna Lee, MD
Resident in Anesthesia
Department of Anesthesia, Critical Care and Pain Medicine
Massachusetts General Hospital
Boston, Massachusetts

Wilton C. Levine, MD
Assistant Professor of Anesthesia
Harvard Medical School
Medical Director Perioperative Services
Department of Anesthesia, Critical Care and Pain Medicine
Massachusetts General Hospital
Boston, Massachusetts

Jason M. Lewis, MD
Instructor of Anesthesia
Harvard Medical School
Director
Clinical Operations
Department of Anesthesia, Critical Care and Pain Medicine
Massachusetts General Hospital
Boston, Massachusetts

Rupeng Li, MD, PhD
Resident in Anesthesia
Department of Anesthesia, Critical Care and Pain Medicine
Massachusetts General Hospital
Boston, Massachusetts

Lucy T. Li, MD
Resident in Anesthesia
Department of Anesthesia, Critical Care and Pain Medicine
Massachusetts General Hospital
Boston, Massachusetts

James Taylor Lloyd, MD
Instructor of Anesthesia
Harvard Medical School
Department of Anesthesia, Critical Care and Pain Medicine
Massachusetts General Hospital
Boston, Massachusetts

Ying Hui Low, MD
Instructor of Anesthesia
Harvard Medical School
Department of Anesthesia, Critical Care and Pain Medicine
Massachusetts General Hospital, Harvard Medical School
Boston, Massachusetts

Christopher J. Mariani, MD, PhD
Resident in Anesthesia
Department of Anesthesiology, Critical Care, and Pain Medicine
Massachusetts General Hospital
Boston, Massachusetts

John Marota, MD, PhD
Associate Professor
Harvard Medical School
Department of Anesthesia, Critical Care and Pain Medicine
Massachusetts General Hospital
Boston, Massachusetts

Lukas H. Matern, MD
Resident in Anesthesia
Department of Anesthesia, Critical Care and Pain Medicine
Massachusetts General Hospital
Boston, Massachusetts

Joseph L. McDowell, MD
Instructor of Anesthesia
Harvard Medical School
Department of Anesthesia, Critical Care and Pain Medicine
Massachusetts General Hospital
Boston, Massachusetts

Rebecca D. Minehart, MD, MSHPEd
Assistant Professor of Anesthesia
Harvard Medical School
Department of Anesthesia, Critical Care and Pain Medicine
Massachusetts General Hospital
Boston, Massachusetts

Ilan Mizrahi, MD
Instructor of Anesthesia
Harvard Medical School
Department of Anesthesia, Critical Care, and Pain Medicine
Massachusetts General Hospital
Boston, Massachusetts

Miguel A. Patino Montoya, MD
Resident in Anesthesia
Department of Anesthesia, Critical Care and Pain Medicine
Massachusetts General Hospital
Boston, Massachusetts

Jeremi Mountjoy, MD
Instructor of Anesthesia
Harvard Medical School
Department of Anesthesia, Critical Care and Pain Medicine
Massachusetts General Hospital
Boston, Massachusetts

Eleanor M. Mullen, MSN, CRNA
Staff CRNA
Department of Anesthesia, Critical Care, and Pain Medicine
Harvard Medical School
Massachusetts General Hospital
Boston, Massachusetts

Alexander Nagrebetsky, MD, MSc
Assistant Professor of Anesthesia
Harvard Medical School
Department of Anesthesia, Critical Care and Pain Medicine
Massachusetts General Hospital
Boston, Massachusetts

John H. Nichols, MD
Instructor of Anesthesia
Harvard Medical School
Department of Anesthesia, Critical Care, and Pain Medicine
Massachusetts General Hospital
Boston, Massachusetts

Raissa Quezado da Nobrega, MD
Resident in Anesthesia
Department of Anesthesia, Critical Care and Pain Medicine
Massachusetts General Hospital
Boston, Massachusetts

Peter O. Ochieng, MD
Resident in Anesthesia
Department of Anesthesia, Critical Care, and Pain Medicine
Massachusetts General Hospital
Boston, Massachusetts

Riccardo Pinciroli, MD
Instructor
Harvard Medical School
Research Staff
Department of Anesthesia, Critical Care, and Pain Medicine
Massachusetts General Hospital
Boston, Massachusetts

Richard M. Pino, MD, PhD, FCCM*
Associate Professor of Anesthesia
Harvard Medical School
Division Chief, Critical Care
Department of Anesthesia, Critical Care and Pain Medicine
Massachusetts General Hospital
Boston, Massachusetts

Triffin J. Psyhojos, MD
Instructor of Anesthesia
Harvard Medical School
Department of Anesthesia, Critical Care, and Pain Medicine
Massachusetts General Hospital
Boston, Massachusetts

---

* *Affiliation prior to publication.*

Jason Zhensheng Qu, MD
Assistant Professor of Anesthesia
Harvard Medical School
Department of Anesthesia, Critical Care and Pain Medicine
Massachusetts General Hospital
Boston, Massachusetts

Katarina Ruscic, MD, PhD
Instructor of Anesthesia
Harvard Medical School
Department of Anesthesia, Critical Care and Pain Medicine
Massachusetts General Hospital
Boston, Massachusetts

A. Sassan Sabouri, MD
Assistant Professor of Anesthesia
Harvard Medical School
Department of Anesthesia, Critical Care and Pain Medicine
Massachusetts General Hospital
Boston, Massachusetts

Kyan C. Safavi, MD, MBA
Assistant Professor of Anesthesia
Harvard Medical School
Department of Anesthesia, Critical Care and Pain Medicine
Massachusetts General Hospital
Boston, Massachusetts

Aubrey Samost- Williams, MD, MS
Instructor of Anesthesia
Harvard Medical School
Department of Anesthesia, Critical Care and Pain Medicine
Massachusetts General Hospital
Boston, Massachusetts

Kendrick Shaw, MD, PhD
Instructor of Anesthesia
Harvard Medical School
Department of Anesthesia, Pain, and Critical Care Medicine
Massachusetts General Hospital
Boston, Massachussetts

Jamie L. Sparling, MD
Instructor of Anesthesia
Harvard Medical School
Department of Anesthesia, Critical Care and Pain Medicine
Massachusetts General Hospital
Boston, Massachusetts

Peter Stefanovich, MD
Assistant Professor of Anesthesia
Harvard Medical School
Department of Anesthesia, Critical Care and Pain Medicine
Massachusetts General Hospital
Boston, Massachusetts

Rachel Steinhorn, MD
Cardiovascular Fellow
Harvard Medical School
Department of Anesthesia, Critical Care and Pain Medicine
Massachusetts General Hospital
Boston, Massachusetts

Matthew W. Vanneman, MD
Instructor of Anesthesia
Harvard Medical School
Department of Anesthesia, Critical Care and Pain Medicine
Massachusetts General Hospital
Boston, Massachusetts

Susan A. Vassallo, MD
Associate Professor of Anesthesia
Harvard Medical School
Department of Anesthesia, Critical Care and Pain Medicine
Massachusetts General Hospital
Boston, Massachusetts

Rafael Vazquez, MD
Assistant Professor of Anesthesia
Harvard Medical School
Department of Anesthesia, Critical Care, and Pain Medicine
Massachusetts General Hospital
Boston, Massachusetts

Elisa C. Walsh, MD
Resident in Anesthesia
Department of Anesthesia, Critical Care and Pain Medicine
Massachusetts General Hospital
Boston, Massachusetts

Jeanine P. Wiener- Kronish, MD
Distinguished Professor
Henry Isaiah Dorr Professor of Anesthetics and Anesthesia
Harvard Medical School
Emeritus Chair
Department of Anesthesia, Critical Care and Pain Medicine
Massachusetts General Hospital
Boston, Massachusetts

Shauna Williams, CRNA
Staff CRNA
Department of Anesthesia, Critical Care and Pain Medicine
Massachusetts General Hospital
Boston, Massachusetts

Samuel Wood, MD
Resident in Anesthesia
Department of Anesthesia, Critical Care, and Pain Medicine
Massachusetts General Hospital
Boston, Massachusetts

Jared R. B. Wortzman, MD[*]
Instructor of Anesthesia
Harvard Medical School
Department of Anesthesia, Critical Care and Pain Medicine
Massachusetts General Hospital
Boston, Massachusetts

Nancy M. Wu, MD
Assistant in Anesthesia
Harvard Medical School
Department of Anesthesia, Critical Care and Pain Medicine
Massachusetts General Hospital
Boston, Massachusetts

Luca Zazzeron, MD
Resident in Anesthesia
Department of Anesthesia, Critical Care and Pain Medicine
Massachusetts General Hospital
Boston, Massachusetts

---

* *Affiliation prior to publication.*

译者前言

《麻省总医院临床麻醉手册》（原书第5版）中文翻译版自1998年出版发行以来，我们间断完成了三版翻译发行，至今已24载，但还未曾在前言写过我们此举的初衷，也未曾与读者交流，因此而感到缺憾。*Handbook of Clinical Anesthesia Procedures of the Massachusetts General Hospital* 一书，是在20世纪70年代，由美国哈佛大学麻省总医院麻醉科主任Richard Kitz博士提出编撰，由麻省总医院麻醉科医师主笔编写的一部临床麻醉工作手册，作为年轻住院医师临床实践基础知识用书。自原书第1版（1978年，Philip W. Lebowitz等主编）出版发行以来，深受美国各医疗机构麻醉医师欢迎。由于原书是由具有丰富临床麻醉经验的医师编写，其内容丰富、精练、实用，作为“口袋书”，便于携带。原书已成为美国和其他国家麻醉医师的经典教科书，具有很高的权威性，美国麻醉医师几乎人手一册。鉴于此，在1997年，经我们积极推荐，辽宁科学技术出版社取得了原书第5版中文翻译版权后，委托我们组织翻译。随即组织中国医科大学附属第一医院、附属盛京医院及沈阳军区（现北部战区）总医院麻醉科部分医师努力进行翻译工作，于1998年顺利出版发行，使得原书首次被引进中国，并深受全国麻醉同道的喜爱和欢迎。2007年天津科技翻译出版公司获得了原书第7版的中文翻译版权，于泳浩教授等在第5版翻译的基础上组织并完成翻译，于2008年出版发行。此后，科学出版社相继在2011年、2017年取得了原书第8版和第9版翻译版权，仍然委托我们组织翻译，均在次年出版发行。原书出版发行以来，历经反复修订，每4～6年更新再版。现又出新版，即第10版，其内容有较多更新，新版删除了原书第9版的4章内容（第29章老年病人麻醉、第

37章手术后肺部并发症、第40章补充和替代医学、第41章伦理学和临终问题)，更新了4章内容（第2章超声心动图基础、第22章骨科手术麻醉、第25章移植手术麻醉、第40章血管通路)。同时，将第9版的第30章新生儿管理和第31章儿科麻醉两章合并为第10版的第33章儿科麻醉及新生儿管理。其他章节内容也有较大的相应增减和更新。科学出版社经积极工作和投入再次获得中文翻译版权，这是对我国麻醉事业的极大支持。

此书的各版翻译工作一直以来受到各方面的支持才得以顺利完成。其中，王多友和王凤学教授参与第5版主译；尤其是，我们的前辈盛卓人和郑斯聚教授精心、细致、准确地审阅校对是保证翻译质量的重要环节；在第8版的翻译过程中，黄宇光和于布为教授参与主译工作，罗爱伦教授亲自参与主审，使得该版的翻译水平得到了提升；马虹和张铁铮教授参与第9版主译，为此书的翻译工作注入了新生力量。在此对参与翻译工作的所有译者同事所付出的辛苦，科学出版社对此书翻译版权的获取及所做的大量编辑等卓有成效的工作，尤其对此书的广大读者表示最诚挚的感谢。

由于我们翻译水平有限，尽管竭尽所能，本书中文翻译一定还存在不足，甚至疏漏，诚恳希望读者不吝赐教及批评指正。

特别向在抗击新冠疫情期间，共克时艰参与本书第10版翻译工作的所有人员表示崇高敬意！

译　者

2022年6月于沈阳

原书前言

Richard Kitz博士，作为麻省总医院的麻醉科主任提议，以本院在职的住院部医师为主，执笔编写一部麻醉实践手册，旨在为缺乏临床经验或未完成培训的麻醉医师奠定麻醉实践基础。我们的想法是让每一位住院医师编撰一章，并都有一名教员做指导。虽然Dick已经离开了我们，但是他在20世纪70年代开创的事业仍在继续，直至今日第10版*Handbook of Clinical Anesthesia Procedures of the Massachusetts General Hospital*问世。此书已被代代相传，不断更新，以满足我们不断变化的专业需求。

第10版有几个新的特点，让前一版的每一位高年资编者都可以选择编写一个新的章节，希望能够根据需要对每一章节进行重大的更新，而不是仅仅对上一版的章节进行小幅修改。麻省总医院的麻醉工作是由住院医师、CRNA团队、研究员和麻醉医师组成的医疗团队共同完成的。此版的几个章节是由拥有专业知识的CRNA专家团队合著。最终，这一版几乎完全是在新型冠状病毒肺炎（COVID-19）大流行期间完成编写的。在这段时间里，所有的作者都在为患有呼吸系统和多系统器官衰竭的病人提供治疗。

第10版继续强调麻醉实施和围手术期医疗安全等所需的临床基础知识。每一章节都反映出了麻省总医院当前的临床实践，这是我们住院医师培训及奖学金计划的基础，它旨在为执业麻醉医师、CRNA、麻醉医师（士）、麻醉及其他学科的学习者、医学生和对围手术期医疗感兴趣的医疗保健专业人员提供易于获取和准确的信息来源，并可以通过查询其他出版著作和在线资源来补充相关信息。

我要感谢以前参与本书出版的诸位编辑和做出贡献的所

有人员。我很喜欢与Wolters Kluwer出版社的Sean Hanrahan、Ashley Fischer、Oliver Raj和Keith Donnellan共事。我的行政助理Amanda Bourgeois在本书策划、组织及与出版人员沟通过程中起到了不可或缺的作用，并且“委婉提醒”同事按时交稿。

在撰写本书和COVID-19大流行期间，家人的支持对维持我们的工作状态至关重要。感谢我的妻子Patti和儿子Daniel一直以来给予我的关爱和支持。

我很荣幸能与我的导师和朋友Hassan Ali医学博士和Jeanine Wiener-Kronish医学博士一起工作。30年前，我在新奥尔良路易斯安那州立大学医学中心与Mack Thomas（医学博士）在麻醉选修学习期间，一起购买了*Handbook of Clinical Anesthesia Procedures of the Massachusetts General Hospital*第3版。我永远感谢他的教导及与我保持着的友谊，感激他热情激励我成为一名麻醉医生和重症医学医生。

Richard M. Pino，MD，PhD，FCCM

目　录

第一篇　麻醉前病人评估

第1章　麻醉前病人评估 ………………………………………………3
Dyrholm M，Cohen K
第2章　超声心动图基础 ……………………………………………… 24
Lavin TJ，Kuo AS
第3章　心脏疾病的特殊问题 ………………………………………… 53
Dalia AA，Hamilton C
第4章　肺部疾病的特殊问题 ………………………………………… 78
Pinciroli R，Wiener-Kronish JP，Steinhorn R
第5章　肾病的特殊问题 ……………………………………………… 90
Ruscic K，Ashe C
第6章　肝病的特殊问题 ………………………………………………115
Abraham M，Crowley J
第7章　内分泌疾病的特殊问题 ………………………………………132
Samost-Williams A，Cottral J
第8章　感染性疾病与麻醉中的感染控制 ……………………………162
Barragan-Bradford D，Sparling JL

第二篇　麻醉实施

第9章　麻醉安全 ………………………………………………………181
Patino Montoya MA，Minehart RD
第10章　麻醉机……………………………………………………………192
Wood S，Mountjoy J

第 11 章　全身麻醉 ……204
Zazzeron L，Shaw K
第 12 章　静脉麻醉药和吸入麻醉药 ……215
Cotte Cabarcas JM，Ginsburg GE
第 13 章　气道评估与处理 ……237
Foos GH，Kwo J
第 14 章　神经肌肉阻滞 ……265
Balakrishna A，Vanneman MW
第 15 章　监测 ……283
Aiudi CM，Safavi KC
第 16 章　麻醉状态下大脑监测 ……309
Lee J，Johnson-Akeju O
第 17 章　麻醉期间问题 ……326
Chen FKW，Low YH，Nagrebetsky A
第 18 章　围手术期血流动力学调控 ……357
Cote D，Benedetto W
第 19 章　局部麻醉药 ……380
Fettiplace MR，Bao XD
第 20 章　脊麻、硬膜外麻醉和骶管麻醉 ……395
Gee EL，McDowell JL
第 21 章　区域麻醉 ……423
Li LT，Card S，Sabouri AS
第 22 章　骨科手术麻醉 ……456
Vassallo SA，Gerner P，Williams S
第 23 章　神经外科手术麻醉 ……470
Mullen EM，Ankeny D
第 24 章　脊柱手术麻醉 ……496
Marota J，da Nobrega RQ
第 25 章　移植手术麻醉 ……504
Walsh EC，Chitilian HV

第26章　腹部手术麻醉……521
Hao D，Psyhojos TJ
第27章　胸科手术麻醉……542
Ochieng PO，Horvath RJ
第28章　血管手术麻醉……568
Mariani CJ，Lloyd JT
第29章　心脏手术麻醉……592
Lang MF，Qu JZ
第30章　头颈部手术麻醉……634
Wu NM，Lewis JM
第31章　泌尿外科手术麻醉……651
Cheng JZ，Ellis D
第32章　妇产科麻醉……661
Gallin H，Chalupka AN
第33章　儿科麻醉及新生儿管理……688
Li R，Liu CA
第34章　手术室外麻醉……750
Counihan SL，Vazquez R
第35章　创伤和烧伤麻醉……776
Hodell E，Lankford S，Mizrahi I
第36章　输血治疗……807
Matern LH，Chang MG

第三篇　围手术期问题

第37章　麻醉后恢复室……837
Wortzman JRB，Berg SM
第38章　疼痛管理……861
Berchmans GN，Stefanovich P
第39章　成人、小儿及新生儿复苏……887
Nichols JH，Guillod PD

第40章　血管通路……916

Hyder O

附录Ⅰ　治疗窗窄及具有潜在危害的药物……923

Pino RM

附录Ⅱ　常用药物……929

附录Ⅲ　常用静脉注射抗生素……955

英汉名词对照……958

第一篇

麻醉前病人评估

第1章 麻醉前病人评估

Dyrholm M，Cohen K

Ⅰ. 概述

麻醉医生术前评估病人的临床模式正在进行不断地变化，在过去，麻醉医生手术前一日会对病人进行评估，这次评估能让麻醉医生和病人建立融洽的关系，并且能了解病人的疾病情况，确认并发症和制订围手术期管理策略及获得病人知情同意。基于病人和医院的因素，这种模式正在被调整，远程医疗会诊作为一种节省成本和时间的术前评估方式正在蓬勃发展。电子会诊或eConsults为麻醉医生和病人提供了直接沟通途径，麻醉医生通过零散的医疗保健系统收集病人信息，并综合病人的整体情况以确定围手术期优化措施和检查，体检和麻醉知情同意书须在手术当日完成，一些医疗中心会将已知低风险病人或手术的所有评估推迟至手术当日。无论采用何种方式的术前评估，其基本功能不会改变。

Ⅱ. 病史

相关信息麻醉医生通过病历获得并与病人确认。当病历不可用时，则从病人口中获得相关信息并由主管医生补充。

A. **现病史**：麻醉医生应综合了解现存外科疾病的症状、疑似诊断、初始治疗及诊断性检查。

B. **药物治疗**：访视人员必须明确病人现有疾病的治疗方案、药物种类及剂量。尤其应注意抗高血压、抗心绞痛、抗心律失常、抗凝血、抗惊厥及内分泌系统（如胰岛素和降糖药等）药物的用法和用量。围手术期是否继续使用这些药物，根据病人的病情程度、停药后的潜在影响、药物的半衰期、与麻醉药物联合使用后发生不良反应的可能性而定。一般常规药物可应用至手术前（见本章Ⅵ.）。

C. **过敏反应和药物反应**：真正的过敏反应非常少见。围手术期常见药物非过敏反应的副作用，易被病人误认为是过敏反应。因此，重要的是要仔细描述反应的确切性质。

1. **真性过敏反应**：IgE介导的反应和过敏反应能在暴露于过敏原很短时间内产生特征性症状来诊断，多个器官或系统可能受到影响，常见症状包括瘙痒性皮疹、荨麻疹、血管性水肿、支气管痉挛、气短、喘息、低血压、持续呕吐和肠痉挛。
2. **抗生素过敏**：对抗生素过敏，尤其是磺胺类、青霉素类、头孢菌素类及其衍生物过敏，是最常见的药物过敏。虽然皮肤测试可以帮助确定真正的青霉素过敏，但90%～99%的自述过敏病人的皮肤测试结果为阴性。因此，不应将其用作唯一的预测指标。在对青霉素过敏的病人中，对头孢菌素产生免疫反应的主要决定因素是第一代药物侧链之间的相似性，而不是他们共有的β-内酰胺结构。青霉素过敏的病人对第一代和第二代头孢菌素发生交叉过敏反应的概率为0.5%～3.0%。一些机构在给予治疗剂量之前会实施测试剂量程序并监测不良反应。然而，过敏反应并不是剂量依赖性的，对于青霉素过敏的病人，即使是不相关的药物也有3倍的偶然反应风险，也就是说，他们更有可能对任何药物产生过敏反应。
3. **豆油和（或）蛋黄过敏**：丙泊酚通常含有大豆油、鸡蛋卵磷脂和甘油乳剂，这引起了人们对其在有相关食物过敏史的病人中使用的担忧。大部分对鸡蛋过敏的病人是对蛋清中的卵清蛋白而非蛋黄的卵磷脂过敏，同样，大豆过敏的病人是对大豆蛋白过敏，而不是大豆油。目前数据表明，这些病人对丙泊酚产生不良反应的可能性较低。
4. **吸入麻醉药或琥珀胆碱过敏**：病人或其直系亲属既往有麻醉药物（即吸入麻醉药或琥珀胆碱）过敏史时可能表示曾有恶性高热病史（见第17章）或非典型血浆胆碱酯酶过敏史。
5. **局麻药过敏**：酯类局麻药可以发生过敏反应（见第19章），但酰胺类局麻药引起的过敏反应非常少见。病人注射局麻药-肾上腺素混合药液后，出现心动过速、心悸等现象可被误认为发生了局麻药过敏反应。

局麻药全身毒性反应（LAST）可以表现为相关神经性或心脏性并发症，应告知病人症状表现但不太可能复发。

6. **贝类或海产品过敏**：存在贝类、海产品或含碘防腐剂过敏的病人，静脉应用含碘造影剂后过敏风险并不会增加，但对既往有过敏反应史的病人再次暴露于相同物质将会有过敏风险。重要的是要注意，不同类别的造影剂之间没有交叉过敏反应，并且通常可以安全地使用替代造影剂。
7. **乳胶制品过敏或高敏反应**：须在术前确定是否存在乳胶过敏，以便准备无乳胶手术。此外，对香蕉、鳄梨、栗子、杏子、木瓜等高敏的病人，30%～50%接触乳胶制品后可能发生交叉反应。乳胶过敏的其他风险因素还包括经常接触乳胶制品（如医护人员或多次手术病人）、某些特定疾病如脊柱裂。对存在上述危险因素且既往无相关皮肤或血清学检测的病人，则可能需要将病人视为乳胶过敏。

D. **麻醉史**：询问病人既往麻醉后情况十分重要，常见情况如术后恶心呕吐（PONV）、咽喉痛、神经病变、插管困难和苏醒延迟等。查阅既往的麻醉记录了解病人其他需要特别注意的事项。

1. **对药物反应**：病人对镇静药、镇痛药和麻醉药的反应存在很大的个体差异。认知改变，如记忆力减退、谵妄或迟钝，常涉及老年病人，可以通过避免爆发抑制，减少抗胆碱能药物和苯二氮䓬类药物应用来使其发生最小化。当病人报告曾有术中知晓发生时，一定向病人阐述镇静及全身麻醉的过程，可以解释术中知晓发生的问题，并提供保证，那些真正有术中记忆的病人，可能需要更高剂量的催眠药物、改良脑电图（EEG）监测评估和其他麻醉深度的监测方法。
2. **血管通路和有创监测**：确定是否需要超声引导下进行静脉或中心通路置管，有助于避免对“穿刺困难病例”反复穿刺。病态肥胖病人，由于上肢呈锥形，可能无法进行无创血压（BP）监测，而可能需要置入动脉导管。
3. **气道管理**：评估既往面罩通气的难易程度、喉镜直视下可显露的视野、喉镜片类型、气管导管的型号及气管导管放置的深度。困难插管的既往史是困难气道的主要预测指标。

4. 围麻醉期间并发症：查看之前的并发症记录，如药物不良反应、牙齿损伤、术后难治性恶心呕吐、血流动力学不稳定、呼吸系统损害、术后心肌梗死（MI）、非预定性入重症监护病房（ICU）、麻醉苏醒延迟或需要重新气管插管。

5. 阿片类药物需求：围手术期阿片类药物的应用，可以预测术后对该类药物的需求，以及对其他术后镇痛方法的需求，如椎管内麻醉、外周神经阻滞和多模式药理学。

E. 家族史：对家族成员中有麻醉后出现不良反应的病人，应通过开放式问答题进行评估，如“您家中有人对麻醉产生异常或严重反应吗？”此外，应特别询问有无恶性高热的家族史。

F. 个人史及习惯

1. 吸烟史：围手术期是为病人提供咨询和支持戒烟的重要时期，并且伴有更高的戒烟成功率。戒烟可减少术后并发症，有证据表明，无论手术间隔时间如何，都应鼓励戒烟。运动耐量下降或者出现咳痰或咯血可能表明需要进一步评估。

2. 药物和饮酒史：尽管病人主诉的药物和饮酒量通常明显少于其实际用量，但有助于明确所用药物的种类、用药途径、用药次数和近期用药情况。滥用兴奋剂可导致心悸、心绞痛、消瘦、心律失常和惊厥发作阈值降低。大麻的使用会导致气道高反应性，并显著增加丙泊酚和镇痛药的需求量。急性酒精中毒病人麻醉药物的需要量降低，同时存在低体温和低血糖的倾向；酒精戒断则可诱发严重高血压、震颤、谵妄和癫痫发作，且麻醉药物的需要量也明显增加。长期使用阿片类药物和苯二氮䓬类药物的病人发生术中知晓的危险性增加。

Ⅲ. 各系统回顾

各系统回顾（ROS）的目的包括发现隐匿疾病，以及评估当前疾病是否处于稳定期。麻醉医生应通过器官系统方法评估共存疾病，重点是症状、体征和治疗的近期变化（见第3～7章）。系统回顾至少应包括以下信息。

A. 心血管系统

1. **冠状动脉疾病：**既往患有冠状动脉疾病（CAD）的病人，在麻醉和手术的应激下，更易诱发心肌缺血、心功能不全或心肌梗死。心绞痛、劳力性呼吸困难（DOE）、阵发性夜间呼吸困难及病人运动肺活量降低等的评估，有助于判断疾病严重程度。
2. **安装永久性起搏器（PPM）和（或）植入型心律转复除颤器（ICD）：**手术后6个月内应检查ICD，12个月内检查PPM，3～6个月内检查心脏再同步治疗（CRT）设备。应根据电灼干扰（即与发电机的距离）所导致的不必要的电击或起搏失败的可能性，来决定是否停用ICD或通过经皮磁铁放置将PPM更改为非同步模式。
3. **高血压（HTN）：**应设定基础血压范围，围手术期目标应将血压波动维持在基础值的10%～20%。控制不佳的HTN病人通常伴有术前HTN和术中血压不稳定。若外科手术体位为俯卧位和沙滩椅位，需延迟手术来调控血压以降低失明和脑卒中的风险。
4. **劳力性呼吸困难：**是一个重要体征，可能由多种潜在病因引起，包括机体功能失调、肥胖或心肺疾病。如果劳力性呼吸困难是急性的或者慢性期急性发作的，则应对病人进行评估并转诊进行检查以确定病因和治疗。
5. **活动能力：**其评估有助于预测围手术期心脏事件的风险分级。运动能力根据运动耐量（METs）进行量化，按从差（＜4）到优秀（≥10）的等级评定。中等（≥4）或更高的活动能力得分，如具备爬两层楼梯的能力，意味着非心脏手术病人围手术期相关发病率和死亡率降低。

B. 呼吸系统

1. **近期上呼吸道感染病史（URI）：**上呼吸道感染病人，在麻醉诱导和苏醒期间易发生支气管痉挛和喉痉挛。严重的情况下，这可能导致无法供氧和通气。因此，有上呼吸道感染体征和症状（咳嗽、流涕、喉咙痛、发热）的病人，应在康复后4～6周进行择期手术。

2. **哮喘：**气道反应性疾病可能导致围手术期急性支气管痉挛。既往哮喘相关住院、插管、急诊就诊和药物需求（特别是类固醇）的记录，有助于评估哮喘的严重程度。

3. **阻塞性睡眠呼吸暂停（OSA）：**OSA症状可能预示面罩通气困难或围手术期缺氧/高碳酸血症发生。睡眠呼吸暂停综合征初筛量表（STOP-BANG）标准有助于OSA的快速识别。长期未经治疗的OSA病人可导致肺动脉高压，经胸超声心动图（TTE）可用于确认严重程度。

C. **神经系统：**麻醉药物可能致潜在的神经系统疾病恶化。评估病人当前的神经系统疾病及癫痫、脑卒中、肌萎缩侧索硬化症（ALS）、多发性硬化症、重症肌无力、兰伯特-伊顿综合征（Lambert-Eaton syndrome）、帕金森病（存在深部脑刺激器）和脑瘫病史等非常重要。麻醉医生应精确记录基线神经功能缺损，以便进行准确的术后比较和干预。麻醉医生在给予神经肌肉阻滞药前，必须慎重考虑，因为它可能导致长期肌无力或致命的高钾血症。

D. **肾：**肾病可以根据严重程度、病因和敏锐度进行分类，所有类型都会影响围手术期管理。终末期肾病（ESRD）的血液透析应在手术前24h进行，以改善电解质失衡和优化容量状态。必须对肌酐、肾小球滤过率（GFR）、贫血和电解质异常进行评估。避免使用非甾体抗炎药（NSAID）。顺阿曲库铵通常是首选的神经肌肉阻滞药。

E. 内分泌系统

1. **糖尿病：**是心血管疾病、肾病、神经系统疾病和胃轻瘫综合征的危险因素之一，自主神经系统功能障碍病人，可能有无痛型心肌缺血和血管内病变。由于滑膜糖基化，气管插管可能导致颞下颌关节和颈椎关节炎。家庭血糖测量、糖化血红蛋白（HbA1c）水平和血糖的症状性波动可以反映糖尿病是否得到良好控制。

2. **甲状腺疾病：**甲状腺危象可以导致术中急症，甲状腺危象多发生在毒性弥漫性甲状腺肿（Graves病）引起的甲状腺毒症和未经治疗的病人。严重的甲状腺功能减退会导致药物代谢缓慢、体温过低和麻醉苏醒时间延长。

F. 消化系统

1. **胃食管反流病（GERD）**：伴或不伴反流的食管裂孔疝，均会增加麻醉诱导期间发生反流误吸的风险，可能需调整麻醉方案，如选择清醒气管插管或快速诱导。麻醉医生应具体询问病人是否有胸痛/烧灼感、癔球症、反酸、食物反流或者不明原因的咳嗽。
2. **吞咽困难/吞咽痛**：主观感觉有吞咽困难或吞咽疼痛的病人可能有狭窄、肿块或运动综合征，不适合进行经食管超声心动图（TEE），而伴有严重心脏病病人在术前可能需要在护理协助下，进行胃镜检查（EGD）。
3. **晕车或恶心呕吐史**：既往有晕车和（或）恶心呕吐史的病人术后恶心呕吐的发生率会增加。其他增加术后恶心呕吐的危险因素包括但不仅限于：眩晕史、女性、不吸烟状态、妇科和腹腔镜手术、斜视手术、围手术期或术后需要使用大剂量阿片类药物者。对于具有多种高危因素的病人，建议使用不同的麻醉方式，如全凭静脉麻醉。

G. 运动系统：头、颈部接受放射治疗的病人可能存在气道解剖结构异常，颈部活动范围减小则需更改气管插管方案。类风湿关节炎和唐氏综合征病人伴有寰枢椎不稳定，强直性脊柱炎病人可能会显著降低颈椎活动度。当考虑椎管内麻醉时，麻醉医生还应询问病人脊柱侧凸及术中定位时关节疼痛情况。

H. 产科/妇科：育龄期妇女应询问末次月经时间、确定是否妊娠、因为某些药物可能会导致胎儿畸形，择期手术应推迟到产后。母体动脉压与胎盘灌注压成正比，因此持续低血压可能导致胎儿宫内窘迫。在非产科手术后的2周内，孕妇也存在早产风险。

I. 血液系统：对于易瘀伤、出血、月经明显过多或有无故血栓病史病人，应进一步询问具体情况，并做相应检查。特发性血小板减少症、血友病、地中海贫血、镰状细胞贫血和有遗传性血栓形成倾向等，会增加病人外周神经阻滞、椎管内麻醉、术中出血和术后抗凝治疗的复杂性。

Ⅳ. 体格检查

体格检查应全面且有重点，特别注意对气道、心、肺和神经系统的评估检查。当实施区域神经阻滞时，有必要对阻滞部位进行评估。

A. 生命体征

1. **血压**：如果病人患有主动脉弓疾病，应分别测量双上肢血压。避免对有动静脉瘘的病人进行无创血压测量。在进行腋窝淋巴结清扫或放射治疗的病人，使用血压袖带是否引起淋巴结水肿尚存在争议，针对该类病人，应避免使用血压袖带。动脉压测量应避免在乳腺癌手术同侧，以降低蜂窝织炎引起淋巴水肿的风险。
2. **脉搏**：注意病人静息时的脉率和节律。
3. **呼吸频率**：观察病人静息时的呼吸频率、深度和呼吸方式。
4. **血氧饱和度**：应分析血氧饱和度低于93%的病因。

B. 身高和体重：身高和体重测量对于确定药物剂量、液体需求、足够的尿量和呼吸机设置是非常重要的。理想体重（IBW）的计算公式：

1. **男性**：IBM（kg）=50+2.3×［身高（in）-60］[①]
2. **女性**：IBM（kg）=45.5+2.3×［身高（in）-60］

C. 头颈部：基本的术前检查应包括以下内容：

1. **张口度**。
2. **舌体大小**：上唇咬合实验。
3. **Mallampati分级**（见第13章）。
4. **甲颏距离**：即下颌骨下缘到甲状软骨切迹的距离，约三横指为正常值。
5. **牙列**：评估牙齿是否松动、碎裂或缺失，应注意牙冠、牙桥、假牙、牙套、保持器和其他牙科器具。
6. **胡须**：长胡须或络腮胡须需要剃除，以免干扰面罩

---

①译者注：1in=2.54cm。

通气时面罩的气密性。

7. 颈椎： 注意颈椎屈曲、仰伸和旋转活动度。

8. 颈部表观： 注意是否存在气管偏移、颈部包块及颈静脉怒张。颈动脉杂音虽无特异性，但仍需进一步检查。

9. 颈围测量： 颈围测量值男性超过17in（约43cm），女性超过16in（约41cm）提示存在阻塞性睡眠呼吸暂停综合征和气囊面罩通气阻塞的可能。

D. 心前区听诊： 可能闻及杂音、S3、S4或心包摩擦音。

E. 肺脏： 双肺听诊注意病人有无喘鸣、干湿啰音，与呼吸是否顺畅和辅助呼吸肌使用情况相关。

F. 腹部： 注意病人有无腹胀、腹部包块或腹水，此类病人易发生反流误吸和通气障碍。

G. 四肢： 注意病人是否存在肌肉萎缩、肌无力及全身末梢血管灌注情况；注意有无杵状指、发绀、水肿及皮肤感染（尤其在拟行血管穿刺和区域神经阻滞的部位）。无明显诱因的瘀斑或不能解释的损伤，尤其是儿童、妇女和老年病人的皮下瘀斑，可能与家庭虐待有关。

H. 背部： 注意病人有无畸形、脊柱侧弯、瘀伤、皮疹、蜂窝织炎及皮肤状况，以提示是否存在定位困难或实施椎管内麻醉是否存在困难。

I. 神经系统检查： 记录意识状态、脑神经功能、认知功能及周围感觉运动功能。

Ⅴ. 实验室检查

一般不需要进行常规实验室筛查，应依据病人医疗状况和拟施行手术选择必要的检查。

A. 血液学检查： 如果有已经存在的严重贫血、围手术期失血或凝血功能障碍，则需要进行血液学检查。

1. 近期红细胞压积（Hct）和血红蛋白（Hb）水平： 目前尚无公认的能够耐受麻醉的最低Hct，应确定贫血的病因和持续时间。

2. 血小板功能： 根据病史，血小板功能可以通过容易出现瘀伤或瘀点、牙龈或轻微割伤出血过多及家族史来评估，需要考虑重复进行全血细胞计数（CBC）、涂片、肝功能评估等检查。如果有血栓性血小板减少性紫癜、原发免疫性血小板减少症、肝素诱导的血小板减少症、血管性血友病或恶性肿瘤，需要请血液科会诊进行病因评估。

3. **凝血功能：**该检查可用于评估药物抗凝水平、停用抗凝药后神经阻滞或椎管内麻醉的准备情况、肝功能和临床相关的营养缺乏状况。使用低分子量肝素病人的凝血状态可以通过测量凝血因子Xa水平来监测。

4. **血型或抗体筛查：**术中预计出血较多的病人应常规检查。

B. **血生化检查：**病史和体格检查异常的病人需进行血生化检查，如慢性肾功能不全、心血管疾病、肝病、糖尿病和病态肥胖病人，以及正在服用利尿药、地高辛、类固醇激素或氨基糖苷类抗生素的病人均应行血肌酐和尿素氮检查。

1. **低钾血症：**围手术期低钾血症多见于术前长期服用利尿药的病人，术前需口服补钾。轻度缺钾（2.8～3.5mEq/L）不必推迟择期手术。快速静脉补钾可能诱发心律失常和心搏骤停。

2. **高钾血症：**多见于终末期肾功能不全的病人。此类病人可以耐受轻度血钾浓度增高，但术中补液应选择不含钾离子的替代液。血钾过高易导致心律失常，当血钾浓度超过6.0mEq/L或心电图有高钾改变时，应积极治疗，如高尖P波、P-R间期延长，P波低平、QRS波群增宽。

3. **低钠血症：**血清钠浓度＜135mEq/L是围手术期结局的独立阴性预后指标。即使是接受非急诊手术的病人出现轻度低钠血症，也会增加30d死亡率及冠状动脉事件、肺炎、伤口感染和住院时间延长的发生率。低钠血症越严重，治疗结局就越差，低血清钠虽被视为医疗不良结局的替代标志，但其本身可能并非导致不良结局的原因，应尽可能明确病因，如有可能在术前纠正严重异常。

C. **心电图：**最新的美国心脏病学会和美国心脏协会（ACC/AHA）指南指出，非心脏手术病人术前接受心电图检查对低风险手术无益，而对于已知患有严重心律失常、脑血管疾病、外周动脉疾病或冠心病病人，接受低风险以上手术时，做术前心电图检查是合理的。不应仅针对高龄病人进行心电图检查。

D. 胸部放射线检查：有急性或不稳定慢性心肺疾病体征或症状的病人，应进行胸部X线检查。

E. 肺功能检查：用于评估肺疾病的严重程度，其在评估是否接受肺切除手术的病人方面作用显著。然而，该检查并不能预测肺切除术以外手术的术后并发症（见第4章和第27章）。

Ⅵ. 术前用药

术前应控制或稳定原有疾病，相关并发症可以谨慎地给予标准药物来预防。

A. 高血压：未治疗的高血压可导致终末器官损害。慢性高血压病人，当其收缩压波动幅度超过基础值20%时应给予积极治疗。经治疗血压仍持续不降或血压＞180/110mmHg时，择期手术应延迟至血压得到有效控制。血管紧张素转换酶抑制剂类和血管紧张素受体阻滞剂类药物能引起术中顽固性低血压，需要在手术前夜或手术当日停药。β受体阻滞药、钙通道阻滞药和可乐定可在围手术期继续使用。

B. 冠状动脉疾病：对于近期接受过经皮冠状动脉介入治疗或冠状动脉旁路移植术并接受双重抗血小板治疗（DAPT）的病人，必须仔细考虑药物管理和手术时机。有关综合指南，请参阅2016年ACC/AHA指南重点更新冠状动脉疾病病人DAPT持续时间。第3章进一步概述了对CAD病人进行术前评估的逐步方法。主张长期使用β受体阻滞药治疗的个体，应在围手术期继续服药。当出现心动过缓或低血压的情况，术后应调整剂量。目前的文献不支持在手术前或手术当日立即开始预防性使用β受体阻滞药，因为这与全因死亡率增加有关。2014年，AHA/ACC非心脏手术病人围手术期心血管评估和管理指南，进一步概述了围手术期使用β受体阻滞药的详细建议。关于阿司匹林，新的证据表明风险可能大于初级预防的益处。麻省总医院的指南规定阿司匹林（81～325mg）可应用持续至手术当日（包括手术当日），但颅内神经外科手术、髓内脊柱手术、中耳或后眼手术及前列腺手术除外。因为新合成的血小板完全逆转阿司匹林的作用需要7～10d才能完成。如果近期停用阿司匹林进行二级预防的病人，需要与病人的初级保健医师、心脏病专家或血管病医师进行明确讨论，应权衡停用阿司匹林的心血管风险与手术出血的风险后再进行决策。

C. **抗凝治疗**：取决于病人使用抗凝药物的指征。服华法林抗凝治疗的病人，可以改用低分子量肝素或普通肝素治疗，应由心内科医生或其他负责抗凝治疗的医生决定更换药物。

D. **长期NSAID治疗**：NSAID对血小板功能呈中度抑制，并不增加大多数手术出血风险，也不增加蛛网膜下腔阻滞（脊麻）和硬膜外麻醉相关血肿的风险。塞来昔布不影响血小板的功能，长期服用的病人可在围手术期继续服用。有数据表明，NSAID对骨愈合有不利影响，一些外科医生对继续使用NSAID表示怀疑。鉴于此，麻醉医生应与外科医生共同讨论是否使用NSAID。作为手术后加速康复（ERAS）协议的一部分，NSAID通常作为术前鸡尾酒疗法的成分给予。患有严重冠心病、消化性溃疡病、高血压、肾病和哮喘的病人应谨慎使用。

E. **阿片类药物耐受性**：常规剂量的阿片类药物可以在围手术期继续使用。应根据病人和手术因素决定采用多模式镇痛和局部麻醉。服用美沙酮的病人应继续日常用量直至手术当日。服用赛宝松（丁丙诺啡纳洛酮舌下片）的病人，其剂量应与处方医生、手术医生及麻醉医生共同协商决定。麻省总医院遵循的指南建议使用赛宝松≤8mg/d（4mg，bid）的病人在整个围手术期继续其基础方案，更高的每日剂量可能需要术前滴定以优化手术疼痛管理。对于住院手术，应咨询成瘾咨询小组以协助进行术后赛宝松的滴定。

F. **哮喘**：患有中、重度哮喘的病人，可能需要在气管插管前立即用沙丁胺醇或异丙托溴铵气雾剂定量吸入治疗，喘息的病人应由呼吸内科进行诊疗和症状控制。所有治疗哮喘的药物（吸入和口服）均可在围手术期继续服用。

G. **糖尿病**：病人可能出现高血糖或低血糖。术前应通过手指采血检测血糖水平，并处理异常情况（见第7章）。严重和急性高血糖可导致高渗状态，从而导致酶功能受损、糖尿病酮症酸中毒或高渗高血糖综合征。口服降糖药和短效胰岛素均应在手术当日使用，应继续使用基础胰岛素，即使许多学者建议减少20%～50%，并密切监测血糖水平。

H. 高误吸风险：美国麻醉医师协会（ASA）已发布降低肺误吸风险指南，其中包括术前评估风险因素、禁食水状态和药物推荐。对有误吸高危因素病人应给予高度重视。高危因素包括裂孔疝、困难气道、肠梗阻、肥胖、糖尿病控制不佳、中枢神经系统抑制、妊娠和急性创伤。可以使用以下药物来减少胃酸或减少胃容积：H_2受体拮抗剂如西咪替丁、法莫替丁和雷尼替丁，可减少胃液的容积和酸度。西咪替丁可抑制CYP P450系统并延长许多药物的消除时间，包括茶碱、地西泮、普萘洛尔和利多卡因，而且可能会增加这些药物的毒性。由于FDA对污染的担忧，雷尼替丁最近已退出市场。质子泵抑制剂在减少酸产生方面非常有效，但起效不够快，无法在术前即刻使用，适用于长期治疗的病人。非颗粒抗酸剂，如柠檬酸钠和柠檬酸会提高胃的pH。甲氧氯普胺通过增加食管下括约肌张力并同时放松幽门来增强胃排空，与所有多巴胺拮抗剂一样，它可能会产生肌张力障碍或其他锥体外系效应。由于穿孔风险增加，甲氧氯普胺（胃复安）禁用于疑似肠梗阻。

I. 其他用药：通常，抗惊厥药、抗心律失常药、类固醇和激素替代药物可使用至围手术期。维生素和草药补充制剂应在手术前至少7d停用。

Ⅶ. 麻醉评估和麻醉方案

A. 美国麻醉医师协会（ASA）分级：ASA分级对病人疾病严重程度进行总体评估。分为6个级别（表1-1）。

B. 气道管理：制订自主呼吸、放置喉罩（LMA）或气管插管计划时，应考虑病人当前的气道评估情况、既往气道处理情况、误吸风险和计划手术种类，包括手术体位和预计持续时间。

C. 监测：微创手术的病人给予标准ASA的监测即可。如果病人患有严重的心血管疾病、肺部疾病或有失血风险，则应考虑有创监测，如中心静脉压和动脉置管测压，以了解血流动力学状态，通常要监测血气分析和血细胞计数。

D. 麻醉方式选择：有多种方案可保证各种类型手术的麻

醉、镇痛、血流动力学稳定性。应综合考虑选择全身麻醉、区域麻醉及联合麻醉。

表1-1 ASA身体状况分级

ASA级别	定义	成人标准（包括但不限于）
ASA Ⅰ	正常健康人	健康、不吸烟、不饮酒或少量饮酒
ASA Ⅱ	轻度全身性疾病	只有轻度疾病，没有实质性功能限制，如当前吸烟者、社交饮酒者、妊娠、肥胖（30kg/m^2＜BMI＜40kg/m^2）、DM/HTN控制良好、轻度肺部疾病
ASA Ⅲ	患有严重全身系统性疾病	实质性功能限制，一种或多种中度至重度疾病，包括DM或HTN控制不佳、COPD、病态肥胖（BMI≥40kg/m^2）、活动性肝炎、酒精依赖或滥用、植入式起搏器、射血分数中度降低、定期透析的ESRD、早产儿、PCA＜60周，MI、CVA、TIA或CAD/支架病史＞3个月
ASA Ⅳ	有生命危险，患有严重全身性疾病	包括近期（＜3个月）MI、CVA、TIA或CAD/支架、持续性心脏缺血或严重瓣膜功能障碍、射血分数严重降低、败血症、DIC、ARD或ESRD不定期接受透析
ASA Ⅴ	不做手术会死亡，濒死病人	包括腹部/胸部动脉瘤破裂、大面积创伤、伴有占位效应的颅内出血、严重心脏病或多器官/系统功能障碍时的肠缺血
ASA Ⅵ	宣布为脑死亡的病人，其器官正在被摘除用于捐赠	

注：ARD.急性呼吸窘迫；ASA.美国麻醉医师协会；BMI.体重指数；CAD.冠状动脉疾病；COPD.慢性阻塞性肺疾病；CVA.脑血管意外；DIC.弥散性血管内凝血；DM.糖尿病；ESRD.终末期肾病；HTN.高血压；MI.心肌梗死；PCA.校正后年龄（加孕后胎周龄）；TIA.短暂性脑缺血发作。添加“E”表示紧急手术（紧急情况被定义为存在延误治疗病人会导致对生命或身体部位的威胁显著增加）。

资料来源：ASA Physical Status Classification System，2019 of the American Society of Anesthesiologists.A copy of the full text can be obtained from ASA，1061 American Lane Schaumburg，IL 60173-4973 or online at www.asahq.org

Ⅷ. 病人交谈

对手术、麻醉、诊断、并发症和死亡担忧的病人来说，围手术期情绪负担很重。麻醉医生可以通过适当的交流来减轻病人压力。此外，麻醉医生应解释围手术期重要事项，并就以下内容提供解释说明。

A. **围手术期流程**：向病人解释麻醉诱导前所需进行的操作（如留置静脉套管针、动脉或硬膜外穿刺、常规监测、预吸氧和按压环状软骨等）。如果有必要可以术前给予镇痛和镇静药物减轻病人焦虑。

B. **围手术期用药**：如果在手术当日早晨病人忘记服用必要的药物，则麻醉医生应给予服用。术前口服药物，如对乙酰氨基酚、加巴喷丁和塞来昔布，常用于使用多模式疼痛控制的病人（见本章Ⅵ.）。

C. **术前禁食禁水**：见具体说明（表1-2）。

D. **术后恢复**：向病人解释在麻醉恢复室或重症监护室的预期术后恢复计划。

E. **疼痛管理**：制订围手术期镇痛的详细方案。

F. **自体献血**：对于可能需输血的择期手术稳定病人，可以考虑自体输血。

表1-2　ASA术前禁食水指南

摄入种类	最短禁食间隔时间*
清淡液体	2h
母乳	4h
配方奶粉、非人乳、便餐	6h
全餐	8h

*健康病人，选择性病例。

Ⅸ. 麻醉知情同意

麻醉知情同意包括讨论麻醉计划、替代方案和潜在并发症。病人必须表现出决策能力，即理解、欣赏、推理和选择能力。同意必须是自愿的，不受胁迫。描述应以通俗易懂的方式进行，并以病人的母语进行，并在适当时使用训练有素的医疗口译员。儿童不得担任口译员，但如果病人签署放弃披露声明，表明他们选择放弃使用医院指定的翻译，则成年家庭成员可以担任口译员。

A. **解释说明全身麻醉：** 麻醉管理的许多方面超出了一般经验范围，必须明确定义，如气管插管、机械通气、有创血流动力学监测、区域神经阻滞技术、输注血液制品及术后ICU后续治疗。

B. **制订麻醉备用方案：** 建议指定麻醉备用方案以防预定方案失败或临时情况变化。

C. **麻醉相关的风险：** 告知围手术期麻醉相关的风险，应该以有助于普通人做出决定的方式告知。通常，麻醉医生应告知病人该麻醉方案最常见和最严重的并发症，指出最可能的结果，有助于指导病人做决定，讨论还应包括发生频率相对较高的并发症和只是理论存在的风险。

1. **区域麻醉：** 区域麻醉和椎管内麻醉的风险包括感染、局部出血、神经损伤、头痛、药物反应及麻醉效果不佳。某些区域麻醉技术具有更多特定的风险（如锁骨下神经阻滞可能出现气胸），应权衡利弊慎重决定。麻醉医生同时应向病人交代区域麻醉改全身麻醉的可能性及全身麻醉相应风险，因为全身麻醉可能是必需的替代麻醉方案。
2. **全身麻醉：** 气管插管的风险包括咽痛、声音嘶哑、牙齿损伤、恶心呕吐和药物过敏反应。也应告知病人术中知晓、心肺功能损伤、脑卒中或死亡、术后视力消失、术后重新气管插管或病情危重入ICU后续治疗或死亡的可能性。
3. **输血：** 风险包括发热、溶血反应、感染。目前，每输注一单位血感染乙型肝炎病毒的风险为1∶360 000，而感染艾滋病和丙型肝炎病毒的风险为1∶1 500 000。
4. **血管穿刺置管：** 静脉内置管的风险包括损伤周围神经、肌腱、血管和引起静脉炎或蜂窝织炎。中心静脉穿刺还可能导致血胸、气胸和中心静脉血流感染。

D. **特殊情况：** 在紧急情况下，麻醉可在未取得同意的情况下进行，因为在紧急情况下是假定同意。

Ⅹ. 术前用药

A. 镇静和镇痛药：术前给予镇痛和镇静药物的目的是减轻病人焦虑，减少血管穿刺、区域麻醉操作和安置体位带来的疼痛与不适，使麻醉诱导更加平稳。当病人存在以下情况时应减少剂量或不给术前用药，如高龄、恶病质、急性中毒、上呼吸道梗阻、中枢性呼吸暂停、神经病变、严重肺部疾病。

1. 苯二氮䓬类药物：

a. 咪达唑仑（versed）：是短效的苯二氮䓬类药物，静脉注射或肌内注射1～3mg，可以产生极好的顺行性遗忘和抗焦虑作用。它对预防PONV有一定的作用，但会引起老年人谵妄，并与阿片类药物协同引起呼吸抑制。

b. 劳拉西泮（ativan）：口服或静脉注射1～2mg，与咪达唑仑相比，劳拉西泮能够延长术后遗忘和镇静时间。

2. 阿片类药物：预计有明显疼痛或阿片类药物依赖的病人可在术前给予阿片类药物，阿片类药物依赖病人应接受足够的术前用药，以克服药物耐受性并防止围手术期戒断。理想情况下，在气道器械检查至少2～5min前静脉注射芬太尼，以减弱喉镜检查的反应。

B. 抗胆碱类药物：不作为术前常规用药。静脉注射格隆溴铵（成人0.2～0.4mg、儿童10～20μg/kg）可与氯胺酮联合用于抑制腺体分泌。抗胆碱类药物用于口腔外科手术、支气管镜检查和纤维支气管镜引导下气管插管时，可减少近期戒烟相关性分泌物增多。

C. 止吐药：可以在麻醉诱导前或术中给予止吐药以预防PONV（见第37章）。充分的预防包括使用至少两种作用机制不同的止吐药（表1-3）。

D. 预防反流误吸药物：对于存在反流误吸高危因素的病人，建议手术当日使用止吐药（见本章Ⅵ.H.）。

Ⅺ. 延期手术

有时为了进一步医学评估和优化，延期手术符合病人的最佳利益。如果不适当评估和治疗，某些情况下会显著增加病人发病率和病死率。

A. 近期心肌梗死：近期发生心肌梗死病人，择期非心脏手术应推迟60d。如果病人接受了经皮冠状动脉介入治疗，应按照抗血小板治疗的建议而推迟手术。有关详细信息，请参阅第3章。

表1-3　止吐药

止吐药	作用机制	副作用	剂量
昂丹司琼	5-HT_3受体阻滞药	头晕、头痛或Q-Tc间期延长	4mg，静脉注射
氟哌利多*	多巴胺（D_2）受体阻滞药	肌张力障碍、Q-Tc间期延长、降低癫痫发作阈值	0.50～1.25mg，静脉注射
氟哌啶醇	D_2受体阻滞药	肌张力障碍、Q-Tc间期延长、降低癫痫发作阈值	1mg，静脉注射
地塞米松	未知	肛门外阴瘙痒、高血糖症	4mg，静脉注射
甲氧氯普胺	D_2受体阻滞药	胃肠功能紊乱伴绞痛和动力异常	10mg，静脉注射
异丙嗪	抗组胺药	镇静、降低癫痫发作阈值	6.25mg，静脉注射
东莨菪碱	抗胆碱药	口干、视物模糊、意识混乱、尿潴留	1.5mg，经皮注射

* FDA限令强调Q-Tc间期延长及尖端扭转心律失常的风险，用药后需ECG监测2～3h。

B. **新发不稳定的心律失常**：新发心房颤动、心房扑动、室上性心动过速、持续性室性心动过速、二度Ⅱ型或三度房室传导阻滞的病人，需行心电图、血清电解质浓度等检查，并请相关科室会诊。在病人完善上述检查、找到病因且病情稳定后进行手术。

C. **凝血异常**：凝血功能障碍可使病人术中大量失血。因此，应推迟手术，直至对其病因进行全面检查和治疗。

D. **低氧血症**：不明原因的术前低氧血症，应推迟手术直至查明原因并使病人处于最适状态。如下问题应考虑：通气血流比例失调、无效腔、肺内分流、吸入氧分数（FiO_2）低及呼吸频率/肌力不足。检查应从体格检查和生命体征评估开始。可以根据需要进行诊断性检查，如CXR、计算机断层扫描（CT）或动脉血气。

E. 新发的心血管症状：不稳定型心绞痛、新出现或变化的呼吸急促或劳力性呼吸困难均需要留意。择期手术应该推迟至这些症状被心脏科医生或其他相关科室的医生充分评估后进行。新出现的心电图改变，尤其是提示无症状心肌梗死（如双分支传导阻滞或新出现有意义的Q波）的病人，择期手术前应进行充分评估。

F. 新发的心脏杂音：心脏听诊检查中新出现的心脏杂音提示心脏瓣膜存在病变。择期手术前应进行心脏超声检查和（或）请心脏科医生会诊。

Ⅻ. 伦理关怀

在美国，病人自主权的概念是一个指导病人医疗护理高度重视的伦理原则。具有决策能力的成年病人，可以根据自己的道德和信仰选择接受或拒绝维持生命的药物治疗。对病人自主权的尊重，体现在获得知情同意并尽可能让病人参与医疗决策过程的道德责任上。

A. 预设医疗指示：也称为生前遗嘱，是由病人撰写的具有法律效力的文件，其中概述了病人将来无法表达其意愿时的医疗指示。它通常指定一个代理决策者。

B. 医疗代理人或医疗持久授权书：是指指定的代理人，如果他们无法执行病人的意愿，他们将承担法律责任。如果病人未指定代理人，则近亲可能成为事实上的代理人。

C. 维持生命治疗医嘱（POLST）：病人已被诊断患有严重且危及生命的疾病，可以创建一套先进的便携式医嘱，这些医嘱由他们的医疗提供者签署并放入他们的医疗记录中。

D. 儿科病人：当面临伦理问题时，儿科病人值得特别考虑。从法律上讲，此类决定由父母决定。从道德上讲，儿童可以根据他们的发展水平和决策能力参与这些决定。

E. 宗教/个人信仰：某些个人信仰和愿望可能需要在手术前特别考虑。接受择期手术的耶和华见证人应该有一个明确的计划，需病人和整个手术团队都理解并同意；具体而言，应记录他们同意或拒绝使用血液亚组分或连续自体输血。同样的考虑也适用于预先存在“不要插管/不要复苏（DNI/DNR）”指令的病人，进一步讨论应指导暂停这些指令，而不是继续进行目标导向复苏。

F. 麻醉医师的伦理问题：选择性手术时，必须考虑麻醉医师的伦理和道德信仰。个人有拒绝参加某项治疗的权利，如治疗性流产或“不要复苏（DNR）”病人的医护工作。此外，医生有权不提供他们认为无效的治疗。让姑息治疗医生参与病人的家庭会议对于确定病人的思维过程和强调他们的最终目标通常是至关重要的。

（李晓倩 译　郭艳辉 审校）

推荐阅读文献

American Society of Anesthesiologists. Ethical Guidelines for the Anesthesia Care of Patients with Do-Not-Resuscitate Orders or Other Directives that Limit Treatment. Approved October 17, 2001, reaffirmed October 17, 2018.

Baron TH, Kamath PS, McBane RD. Management of antithrombotic therapy in patients undergoing invasive procedures. *N Engl J Med.* 2013;368:2113-2124.

Bittl JA, Baber U, Bradley SM, Wijeysundera DN. Duration of dual antiplatelet therapy: a systematic review for the 2016 ACC/AHA guideline focused update on duration of dual antiplatelet therapy in patients with coronary artery disease. A report of the American College of Cardiology/American Heart Association Task Force on clinical practice guidelines. *J Am Coll Cardiol.* 2016;68:1116-1139.

Blumenthal K, Peter J, Trubiano J, Phillips E. Antibiotic allergy. *Lancet.* 2019;393(10167):183-198.

Blumenthal KG, Shenoy ES, Varughese CA, Hurwitz S, Hooper DC, Banerji A. Impact of a clinical guideline for prescribing antibiotics to inpatients reporting penicillin or cephalosporin allergy. *Ann Allergy Asthma Immunol.* 2015;115(4):294-300.e2. doi:10.1016/j.anai.2015.05.011.

Crossley GH, Poole JE, Rozner MA, et al. The Heart Rhythm Society (HRS)/American Society of Anesthesiologists (ASA) Expert Consensus Statement on the perioperative management of patients with implantable defibrillators, pacemakers and arrhythmia monitors: facilities and patient management. *Heart Rhythm.* 2011;8:1114-1154.

Douketis JD, Spyropoulos AC, Spencer FA, et al. Perioperative management of antithrombotic therapy: antithrombotic therapy and prevention of thrombosis, 9th ed. American College of Chest Physicians evidence-based clinical practice guidelines. *Chest.* 2012;141(2 suppl):e326S-e350S.

Fihn SD, Gardin JM, Abrams J, et al. 2012 ACCF/AHA/AATS/PCNA/SCAI/STS guideline for the diagnosis and management of patients with stable ischemic heart disease: a report of the American College of Cardiology Foundation/American Heart Association Task Force on practice guidelines, and the American College of Physicians, American Association for Thoracic Surgery, Preventive Cardiovascular Nurses Association, Society for Cardiovascular Angiography and Interventions, and Society of Thoracic Surgeons. *Circulation.* 2012;126:e354.

Fleisher LA, Fleischmann KE, Auerbach AD, et al. 2014 ACC/AHA guideline on perioperative cardiovascular evaluation and management of patients undergoing noncardiac surgery: executive summary. A report of the American College of Cardiology/American Heart Association Task Force on practice guidelines. *Circulation.* 2014;130:1-141.

Kristensen SD, Knuuti J, Saraste A, et al. 2014 ESC/ESA guidelines on non-cardiac surgery: cardiovascular assessment and management the joint task force on non-cardiac surgery. Cardiovascular assessment and management of the European Society of Cardiology (ESC) and the European Society of Anaesthesiology (ESA). *Eur Heart J.* 2014;35(35):2383-2431.

MGH Guidelines for perioperative aspirin administration. Consensus Statement from the Departments of Anesthesia, Medicine, Cardiology, and Surgery. 12/2011.

Piccolo R, Windecker S. Low-dose aspirin to reduce the risk for myocardial infarction among patients with coronary stents undergoing noncardiac surgery. *Ann Intern Med.* 2018;168(4):289-290.

Practice advisory for preanesthesia evaluation. An updated report by the American Society of Anesthesiologists Task Force on preanesthesia evaluation. *Anesthesiology*. 2012;116:522-538.

Practice advisory for the perioperative management of patients with cardiac implantable electronic devices: pacemakers and implantable cardioverter–defibrillators 2020. An updated report by the American Society of Anesthesiologists Task Force on perioperative management of patients with cardiac implantable electronic devices. *Anesthesiology*. 2020;132:225-252.

Practice guidelines for the perioperative management of patients with obstructive sleep apnea. An updated report by the American Society of Anesthesiologists Task Force on perioperative management of patients with obstructive sleep apnea. *Anesthesiology*. 2014;120:268-286.

Practice guidelines for preoperative fasting and the use of pharmacologic agents to reduce the risk of pulmonary aspiration: application to healthy patients undergoing elective procedures. An updated report by the American Society of Anesthesiologists Task Force on preoperative fasting and the use of pharmacologic agents to reduce the risk of pulmonary aspiration. *Anesthesiology*. 2017;126(3):376-393.

Prins KW, Neill JM, Tyler JO, et al. Effects of beta-blocker withdrawal in acute decompensated heart failure: a systematic review and meta-analysis. *JACC Heart Fail*. 2015;3:647-653.

Ridker P. Should aspirin Be used for primary prevention in the post-statin era? *N Engl J Med*. 2018;379(16):1572-1574.

Stern T, Cifu AS. Perioperative beta-blocker therapy. *J Am Med Assoc*. 2015;313(24):2486-2487.

Updated by the Committee on Standards and Practice Parameters, Apfelbaum JL, Hagberg CA, Caplan RA, et al. The previous update was developed by the American Society of Anesthesiologists Task Force on Difficult Airway Management; Caplan RA, Benumof JL, Berry FA, et al. Practice guidelines for management of the difficult airway: an updated report by the American Society of Anesthesiologists Task Force on Management of the Difficult Airway. *Anesthesiology*. 2013;118:251-270.

Wijeysundera DN, Duncan D, Nkonde-Price C, et al. Perioperative beta blockade in noncardiac surgery: a systematic review for the 2014 ACC/AHA guideline on perioperative cardiovascular evaluation and management of patients undergoing noncardiac surgery. A report of the American College of Cardiology/American Heart Association Task Force on practice guidelines. *J Am Coll Cardiol*. 2014;64:2406.

Zhang Y, et al. MGH Guidelines for Perioperative Management of Patients on Opioid Therapy. 01/2018.

第2章 超声心动图基础

Lavin TJ，Kuo AS

超声心动图是利用超声对心脏及相关结构进行成像的一种技术。超声心动图可以实现对心脏结构、心脏功能及相关血流动力学参数的实时评估，主要包括经胸超声心动图（TTE）和经食管超声心动图（TEE）两种形式。

Ⅰ. TTE图像采集

A. TTE图像采集时，超声探头置于胸部或上腹部。由于胸壁、肋骨或肺等结构的干扰给TTE的图像采集增加了技术上的困难。对全面TTE检查的回顾超出了本章节的范围，本章内容仅对基础切面检查进行介绍。

B. 基础TTE切面

1. 胸骨旁声窗

a. 左心室长轴切面（LAX）

（1）将超声探头置于胸骨左缘的第2、3或3、4肋间隙，探头示标指向右肩（图2-1）。

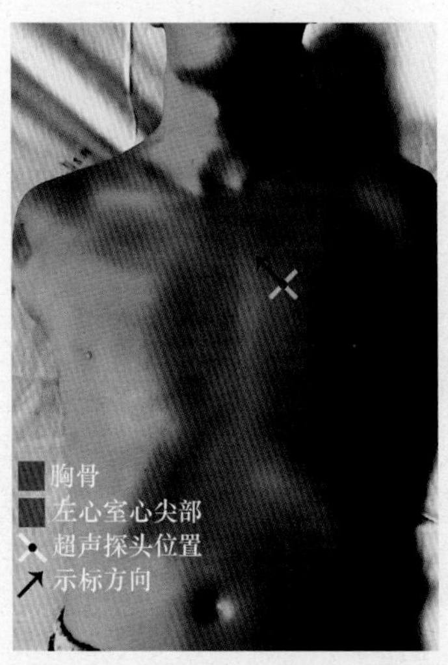

图2-1 TTE胸骨旁长轴切面探头放置位置

（2）调整探头使二尖瓣和主动脉瓣显示在图像的中央（图2-2）。

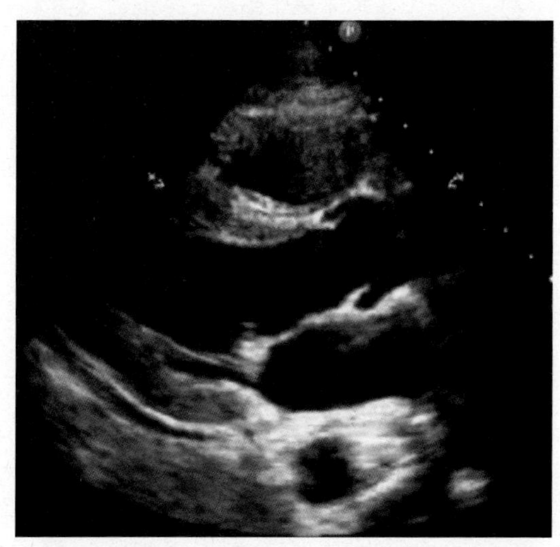

图2-2　TTE胸骨旁长轴切面

b. 右心室流入道切面

（1）获取胸骨旁长轴切面。

（2）将探头的表面向下和向内侧倾斜，直至仅能显示右心室为止（图2-3）。

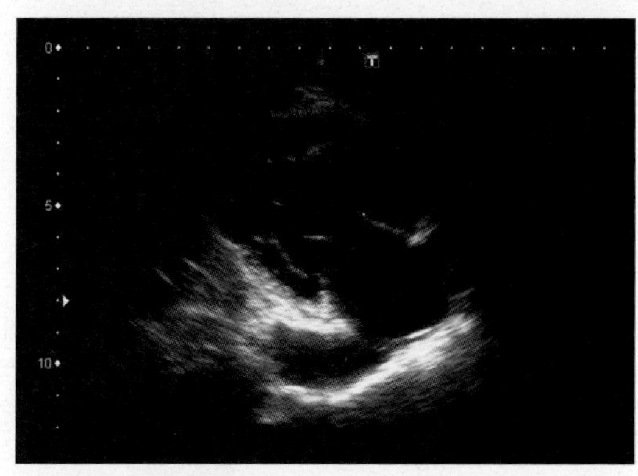

图2-3　TTE右心室流入道切面

c. 短轴切面（SAX）

（1）主动脉瓣和大血管水平

1）将探头置于胸骨左缘第2、3或4肋间隙，探头示标指向左肩。如果操作者正将探头置于胸骨旁长轴切面，直接将探头顺时针旋转[译者注：原文此处为“逆时针”（counterclockwise），有误]90°即可获得此短轴切面（图2-4）。

2）适当倾斜探头使主动脉瓣显示于图像的中央（图2-5）。

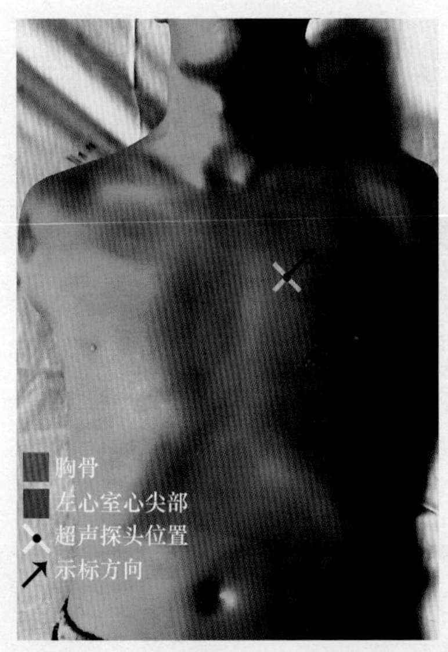

图2-4　TTE胸骨旁主动脉瓣和大血管短轴切面探头位置

（2）左心室基底段水平

1）获取胸骨旁短轴切面。

2）适当倾斜探头使左心室显示在图像正中。

3）将探头从主动脉瓣短轴略向下外侧左心室心尖方向倾斜，直至显示两个二尖瓣叶（图2-6）。

4）可以考虑更换肋间隙以使图像上的左心室更圆，而同时右心室显示为新月形。

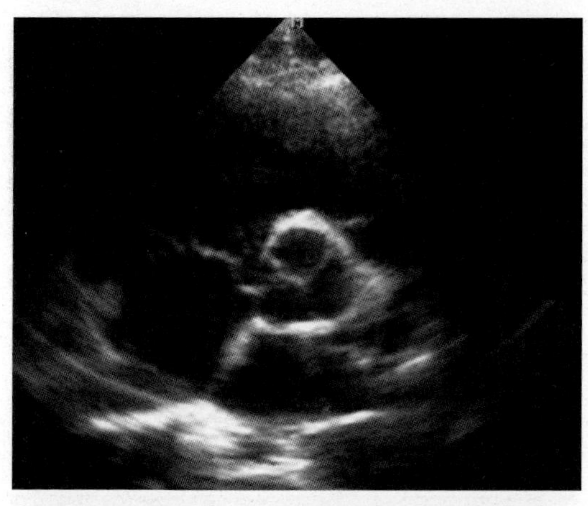

图2-5　TTE胸骨旁主动脉瓣和大血管短轴切面

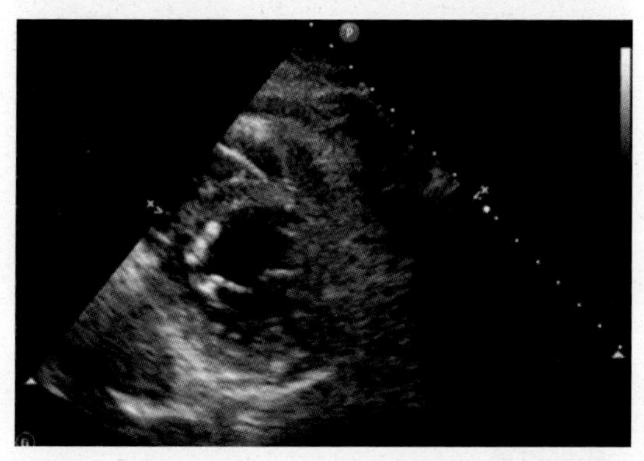

图2-6　TTE胸骨旁短轴左心室基底段水平切面

（3）左心室中段乳头肌水平

1）获取胸骨旁短轴左心室基底段水平切面。

2）适当向下外侧心尖方向偏转或滑动探头，直至两组与左心室壁相连的乳头肌充分显示（图2-7）。

（4）心尖水平

1）获取胸骨旁短轴左心室中段乳头肌水平切面。

2）适当向下外侧心尖方向偏转或滑动探头，直至乳头肌消失（图2-8）。

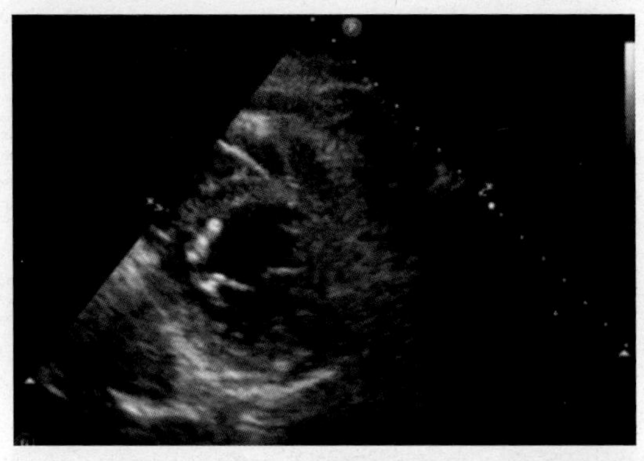

图 2-7　TTE 胸骨旁短轴左心室中段乳头肌水平切面

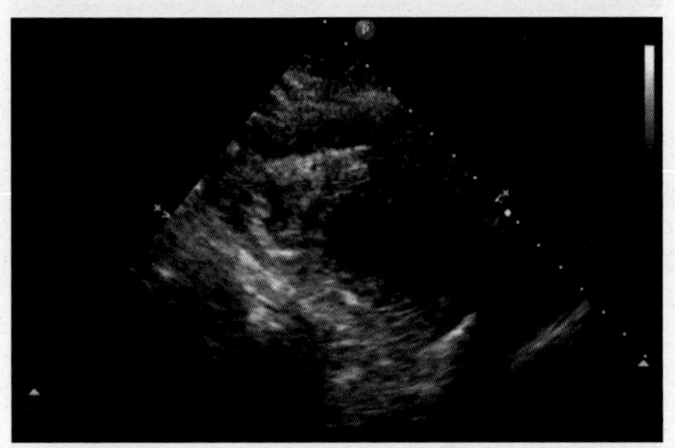

图 2-8　TTE 胸骨旁短轴心尖水平切面

2. 心尖部声窗

a. 四腔心切面

（1）将探头置于第4或5肋间隙，腋前线和腋中线之间搏动最明显处（心尖），探头示标指向左侧腋窝（图2-9）。

（2）向外侧适当移动探头使室间隔竖直显示于图像正中（图2-10）。

（3）若心房显示不佳，可将探头适当前倾。

（4）若见心室呈球形，则需将探头下移一个肋间隙。

b. 五腔心切面

（1）先获取心尖四腔心切面。

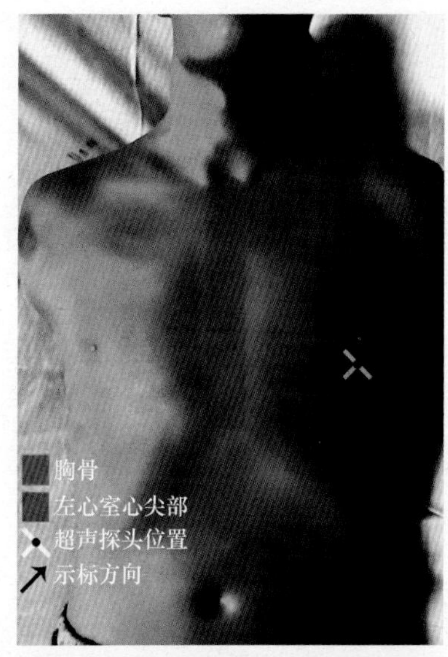

图2-9　心尖四腔心切面探头位置

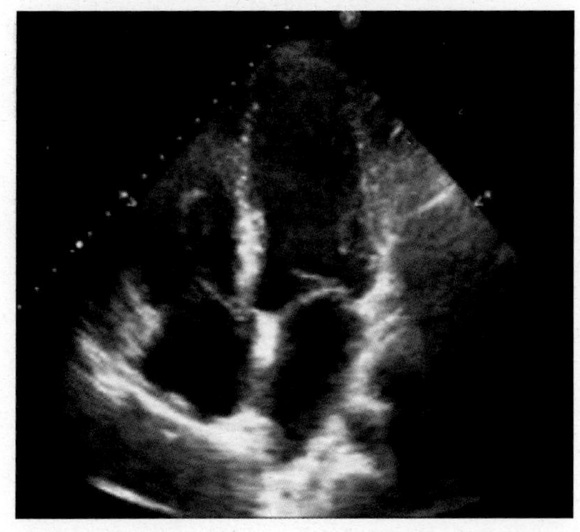

图2-10　TTE心尖四腔心切面

（2）沿胸壁前倾探头至可见主动脉瓣和左心室流出道显示于图像正中（图2-11）。

（3）可向上一肋间隙移动或向外侧移动探头以充分显示左心室流出道。

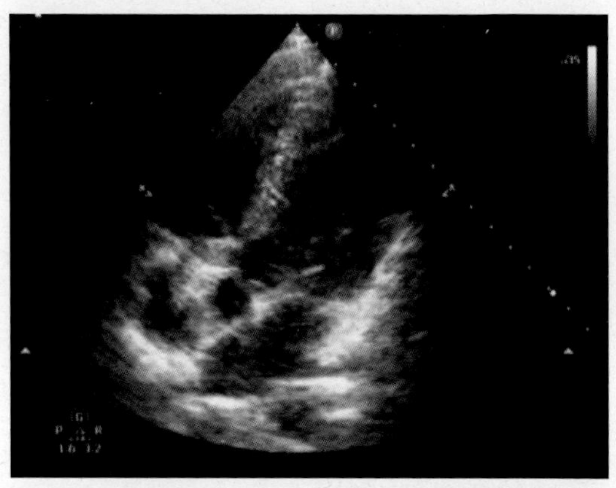

图 2-11　TTE 心尖五腔心切面

c. 长轴（三腔心）切面

（1）先获取心尖四腔心切面。

（2）将探头逆时针旋转 100°～140° 并指向右肩，可见主动脉瓣和左心室流出道（图 2-12）。

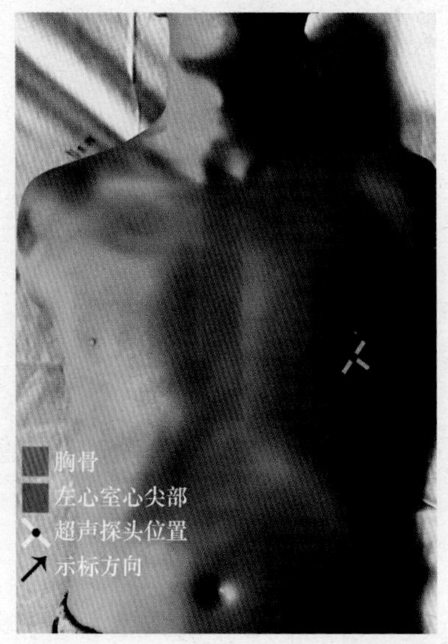

图 2-12　心尖长轴（三腔心）切面探头位置

（3）适当向外侧滑动探头使左心房和左心室显示于图像正中（图2-13）。

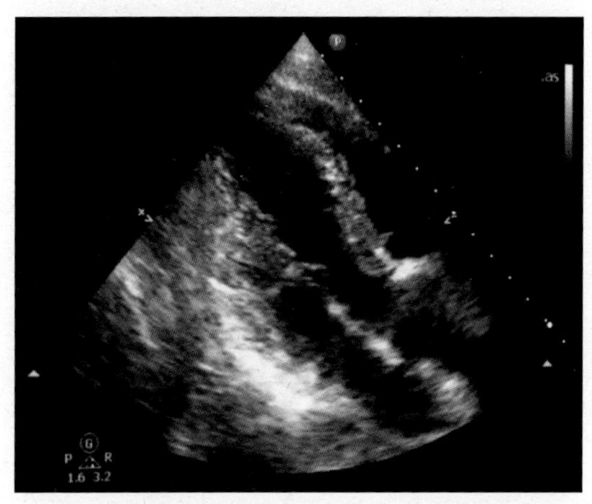

图2-13　TTE心尖长轴（三腔心）切面

3. 剑突下声窗

a. 四腔心切面

（1）将探头置于腹部剑突下区域，达到与皮肤表面平行的水平位，示标指向病人左侧（图2-14，图2-15）。

（2）可适当向病人中线右侧移动探头，将病人肝作为回声窗。

b. 短轴切面

（1）获取剑突下四腔心切面。

（2）探头逆时针旋转90°使示标指向病人头侧（图2-16）。

（3）滑动探头使左心室显示于图像正中（图2-17）。

（4）旋转探头左心室呈圆形，尽量优化图像使两组乳头肌显示而二尖瓣结构消失。

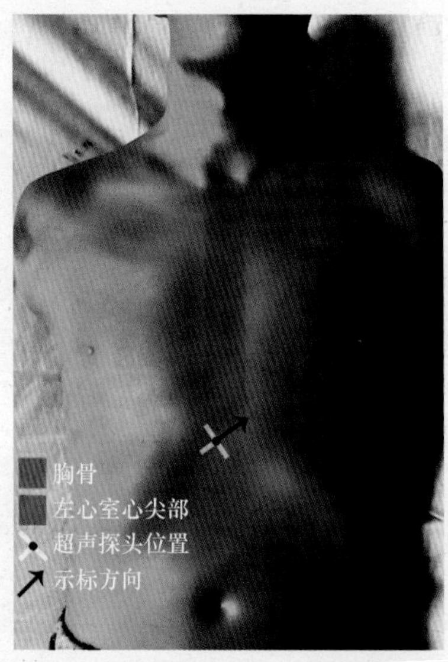

图 2-14　剑突下四腔心切面探头位置

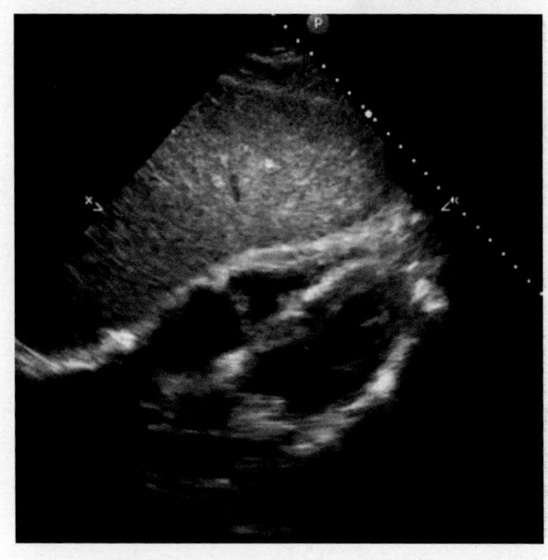

图 2-15　TTE 剑突下四腔心切面

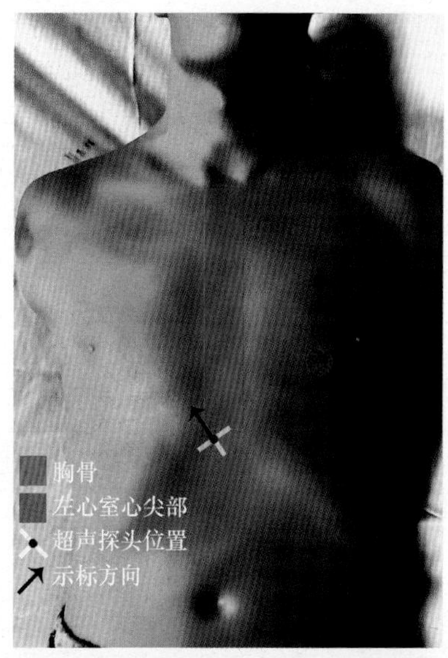

图2-16　剑突下短轴切面探头位置

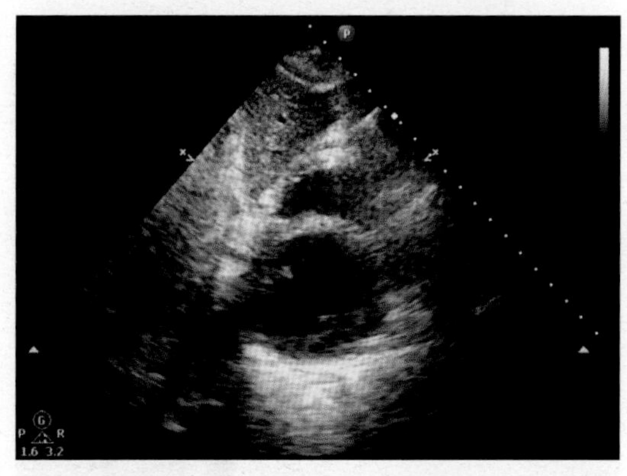

图2-17　TTE剑突下短轴切面

c. 下腔静脉（IVC）

（1）获取剑突下四腔心切面。

（2）探头逆时针旋转90°至示标指向病人头侧，保持右心房显示于图像正中（图2-18）。

（3）将探头向下倾斜，可见下腔静脉和右心房的交界处（图2-19）。

（4）尽量使下腔静脉在图像上水平显示，并可观察到肝静脉汇入下腔静脉处。

（5）确认下腔静脉无搏动（主动脉呈搏动性）。

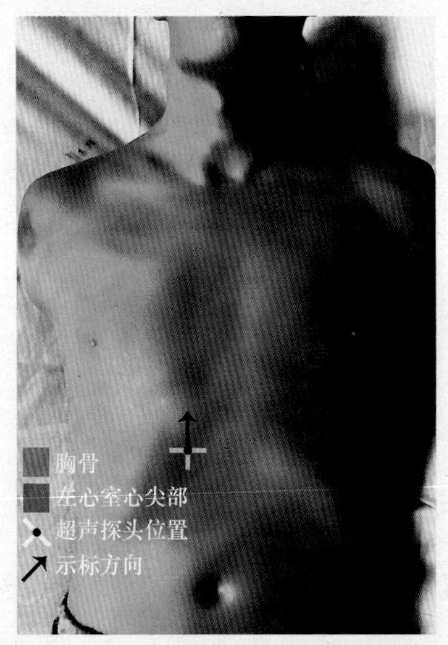

图2-18　剑突下下腔静脉切面探头位置

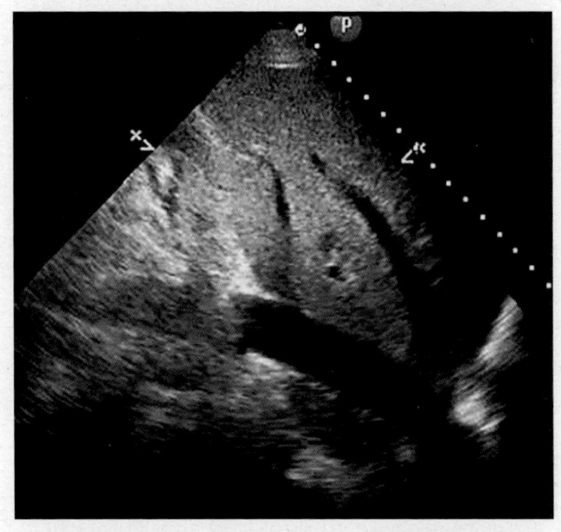

图2-19　TTE剑突下下腔静脉图像

Ⅱ. 经食管超声图像采集

A. TEE检查需将超声探头置入口腔，沿食管向下，然后进入胃。由于食管毗邻心脏后方，没有肋骨和肺等结构的干扰，因此TEE可以比TTE获得更高分辨率的图像。然而，由于探头局限于食管内，图像的调整可能更加困难。对全面TEE检查的回顾超出了本章的范围，本章仅对基本切面进行介绍。

B. **TEE并发症**：TEE是一种侵入性操作，通常需要局部麻醉或全身麻醉。相关轻微并发症发生率约为1%，严重并发症发生率约为0.1%。轻微并发症包括嘴唇或口咽创伤、自限性吞咽困难或消化不良；严重并发症包括食管穿孔和胃损伤或出血。

C. **TEE探头操作**

1. **深入或后撤**：探头在食管内深入或后撤，使成像平面在体内上下移动。
2. **左右旋转**：旋转探头使成像平面向左或向右移动。
3. **多平面**：超声成像平面可以从0°水平位旋转到90°矢状位。通过现代TEE探头上的电控按钮旋转晶片实现。
4. **弯曲探头前端**：通过旋转探头上的控制轮来操作。较大的控制轮使探头前端前、后弯曲。较小的控制轮使探头前端左、右弯曲。

D. **基本TEE切面**

1. **食管中段声窗**

a. **四腔心切面**

（1）探头置入约20cm，使传感器位于左心房后方，调整深度直至图像上主动脉瓣和左心室流出道消失（图2-20）。

（2）调整晶片角度在0°～10°。

b. **五腔心切面**

（1）获取四腔心切面。

（2）回撤探头直至图像上可见左心室流出道（图2-21）。

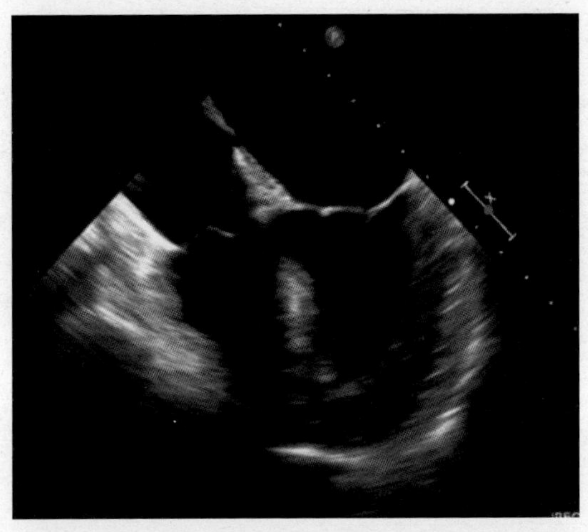

图 2-20　TEE 食管中段四腔心切面

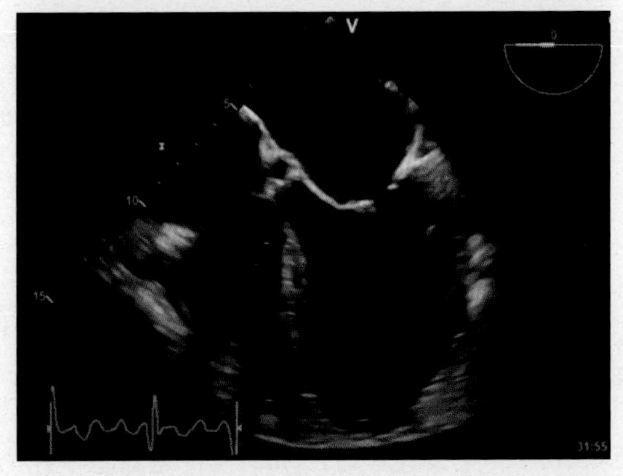

图 2-21　TEE 食管中段五腔心切面

c. 二尖瓣交界区切面

（1）获取四腔心切面。

（2）将二尖瓣置于图像正中，晶片角度旋转至 45°～60°，至右心房和右心室不可见。

（3）旋转探头使二尖瓣前叶瓣尖位于图像中央，其两侧可见二尖瓣后叶（图 2-22）。

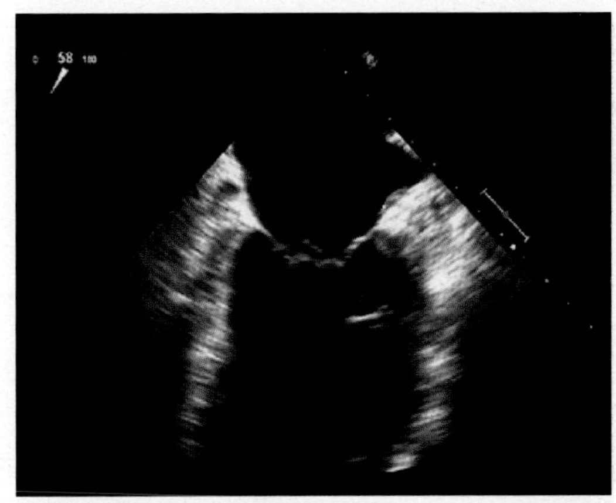

图2-22　TEE食管中段二尖瓣交界区切面

d. 两腔心切面

（1）获取二尖瓣交界区切面。

（2）将二尖瓣置于图像正中，晶片角度旋转至80°～100°，至右心房和右心室消失而左心耳出现（图2-23）。

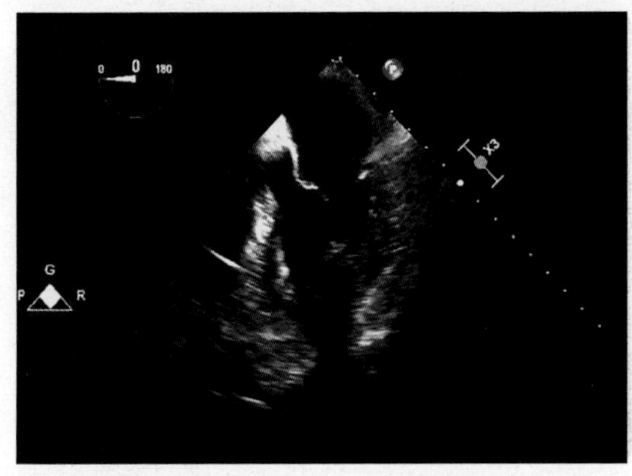

图2-23　TEE食管中段两腔心切面

e. 长轴切面

（1）获取两腔心切面。

（2）将二尖瓣置于图像正中，晶片角度旋转至

120°～130°，直至主动脉瓣和左心室流出道可见（图2-24）。

（3）调节图像深度使整个左心室完整显示。

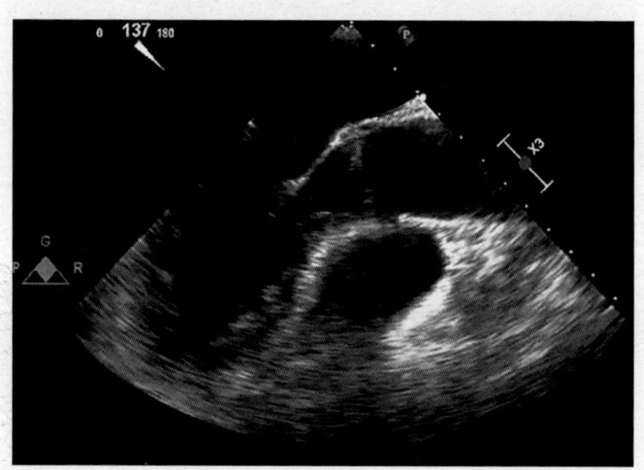

图2-24　TEE食管中段长轴切面

f. 右心室流入-流出道切面

（1）获取五腔心切面。

（2）晶片角度调整至30°～45°，将主动脉瓣置于图像中央且三个瓣尖对称显示。

（3）稍前进探头可观察左心室流出道；稍后撤探头可观察冠状动脉开口（图2-25）。

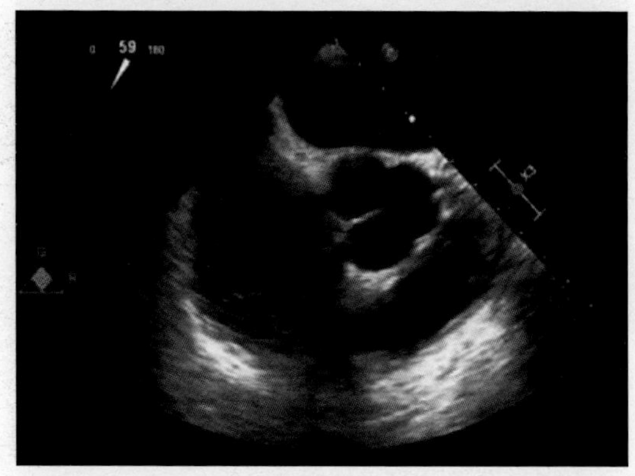

图2-25　TEE食管中段右心室流入-流出道切面

g. 双房上下腔静脉切面

（1）晶片旋转至90°获取两腔心切面。

（2）将探头整体向右旋转。

（3）调整晶片角度或探头旋转程度，使上下腔静脉同时显示（图2-26）。

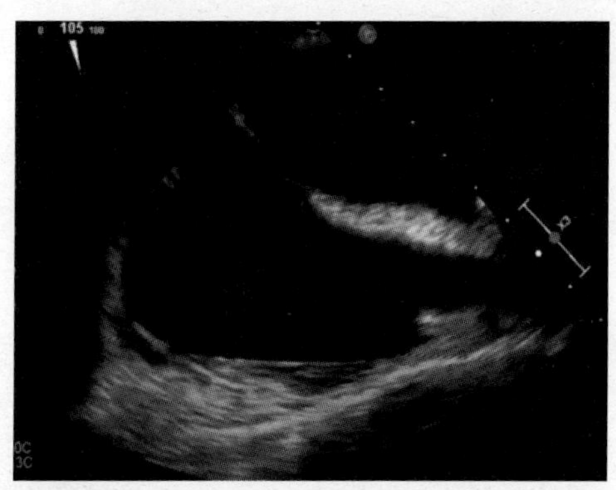

图2-26　TEE食管中段双房上下腔静脉切面

2. 经胃声窗

a. 左心室短轴切面

（1）前进探头直至图像中可见胃壁褶皱或肝。

（2）前屈探头使传感器紧贴于胃壁和心脏下方。

（3）晶片角度为0°。

（4）将探头左旋或右旋使左心室显示于图像正中。

（5）适当前进、后撤探头或弯曲探头直至两组乳头肌均可见（图2-27）。

b. 两腔心切面

（1）获取经胃左心室短轴切面。

（2）晶片角度旋转至90°。

（3）前屈探头至左心室呈水平位显示（图2-28）。

c. 长轴切面

（1）获取经胃两腔心切面。

（2）晶片角度110°～120°。

（3）可适当向右旋转探头。

（4）调整探头深度尽量使主动脉瓣显示于图像中央（图2-29）。

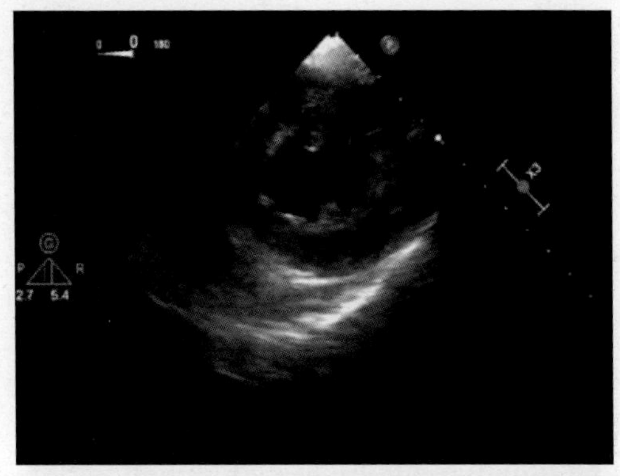

图2-27　TEE经胃短轴切面

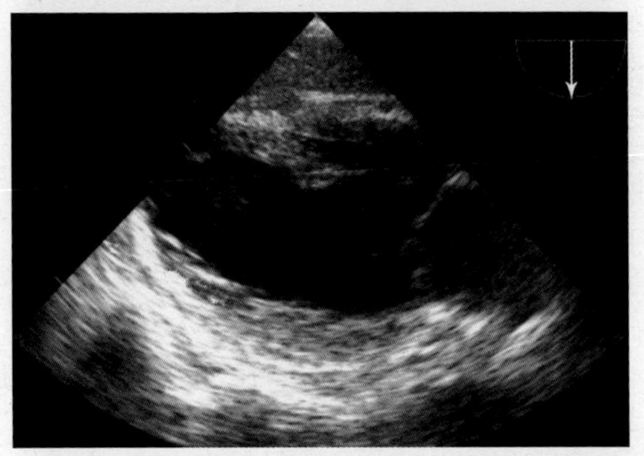

图2-28　TEE经胃两腔心切面

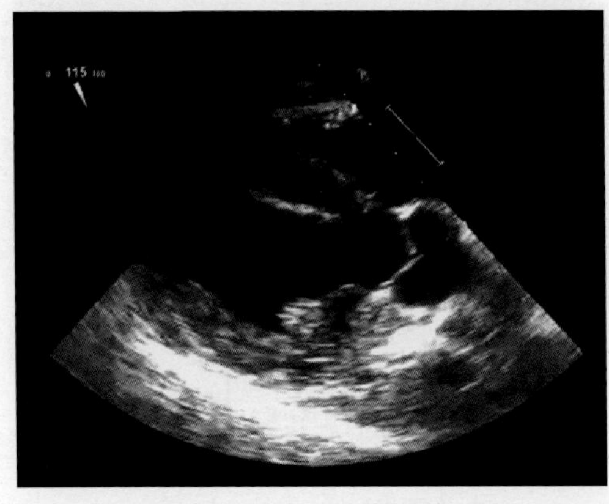

图2-29　TEE经胃长轴切面

d. 右心室流入道切面

（1）获取经胃左心室短轴切面。

（2）向右旋转探头使右心室显示于图像正中。

（3）调整晶片角度至大约90°。

（4）前屈探头使右心室呈水平位（图2-30）。

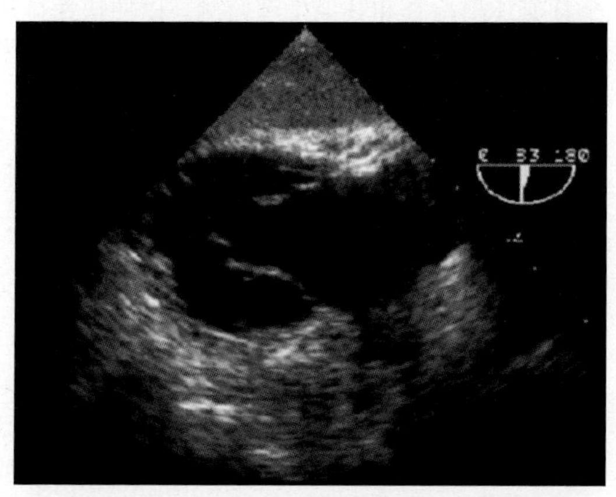

图2-30　TEE经胃右心室流入道切面

e. 经胃深部左心室长轴切面

（1）获取经胃左心室短轴切面后适当前进探头。

（2）前屈探头同时缓慢后撤探头直至图像上可见左心室流出道（图2-31）。

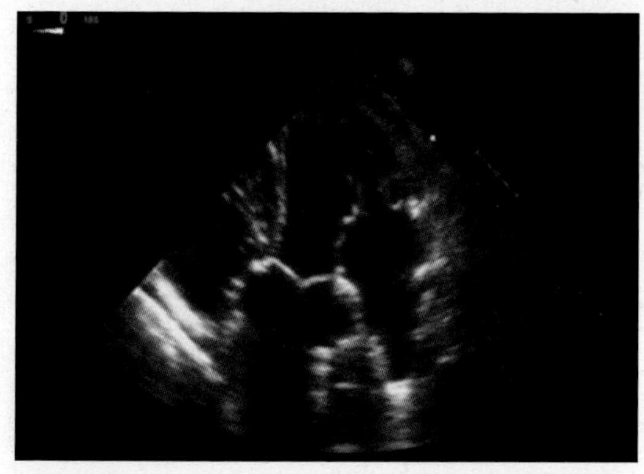

图2-31　TEE经胃深部长轴切面

Ⅲ. 超声心动图评估

A. **目标导向心脏超声和全面超声心动图**：自20世纪中期以来超声已应用于临床。然而，近年来，超声设备已经从昂贵、笨重的机器发展为负担得起的手持仪器。因此，非心脏病专科医生越来越多地使用超声心动图来补充体格检查和其他生理监测，以便快速排除或诊断不稳定病人的多种病理因素。美国超声心动图学会将目标导向心脏超声（FoCUS）定义为用于识别明显的超声征象以补充体格检查的超声技术，这些征象代表了特定临床环境中有限的潜在诊断。本章的其余部分将讨论FoCUS评估。

B. 左心室评估

1. **左心室功能的评估**：可以从多个切面进行，包括胸骨旁左心室长轴、胸骨旁左心室短轴、心尖四腔心和剑突下切面。对左心室的评估应从左心室的结构开始，注意左心室是扩张还是肥大。随后评估左心室的收缩功能，包括整体收缩功能和局部心肌收缩功能。左心室评估是一项通过训练和实践可以快速掌握的基本技能。研究表明，医学院学生和初级住院医师，仅通过两小时的床旁超声培训就能提高临床诊断水平。
2. **胸骨旁短轴切面**：对于鉴别冠状动脉供血对应的区域心室壁运动异常特别有用。通常左前降支灌注左心室的前壁；回旋支灌注左心室外侧壁；右冠状动脉灌注心室下壁（图2-32，图2-33）。对室壁运动异常的准确和具体的评估需要大量的专业知识和经验，这超出了目标导向检查的目的。
3. **视觉评估左心室**：随着个人练习和对左心室成像越来越熟悉，操作者将能够快速和客观地了解左心室功能，而无须进行测量。临床医生应能确定射血分数是大致正常还是异常，左心室壁移动和增厚是对称的还是不对称的。胸骨旁左心室中段乳头肌水平短轴切面通常是评价左心室整体功能的最佳切面。美国超声心动图学会通过观察室壁增厚和心内膜向心运动来评估节段室壁运动。左心室壁运动分级：Ⅰ级为室壁运动正常，Ⅱ级为室壁运动减低，Ⅲ级

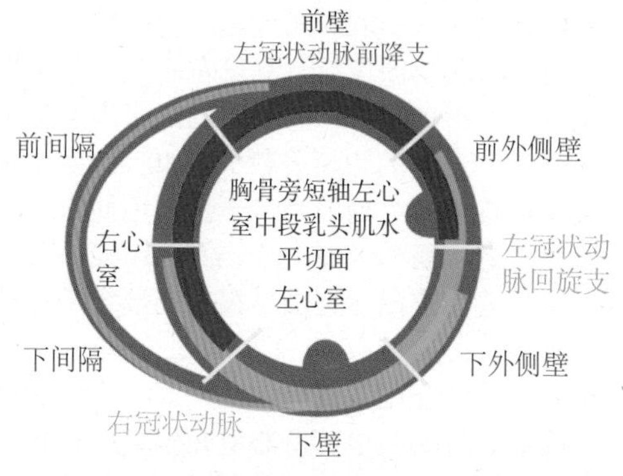

图2-32　冠状动脉分布与心室壁各节段的关系

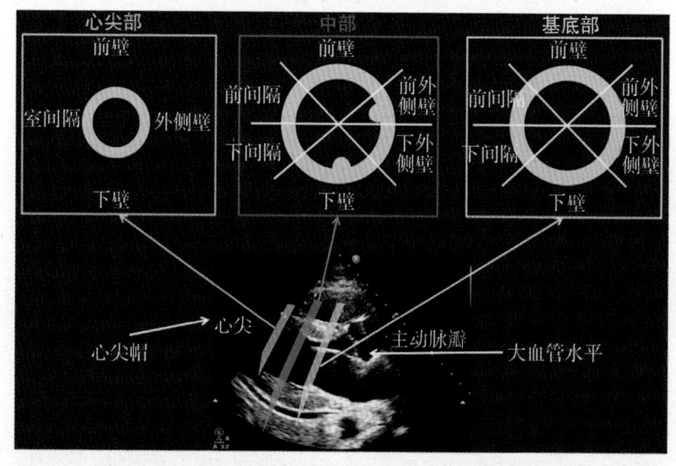

图2-33　标准左心室心肌节段断层图像

为室壁无运动，Ⅳ级为室壁矛盾运动（表2-1）。检查时评估每个节段的室壁增厚和心内膜运动这两个方面都很重要，因为未增厚的异常节段可能仍然由于相邻节段室壁运动而被牵拉移动，因此目测时应同时观察未被评估的节段。

4. 缩短分数：是一维方式评估左心室功能的一种方法。其测量方法是在胸骨旁长轴切面或短轴切面用M型模式追踪。在胸骨旁长轴图中，M型取样线应垂直于左心室，刚好在二尖瓣瓣叶尖端下方。在胸骨旁短轴切面，M型取样线应置于乳头肌水平的左心室中央。在获得图像后，测量左心室舒张末期和收缩期的直径，计算二者差值除以舒张末期直径得到缩短分数。正常的缩短分数大于30%，当小于15%则提示严重的收缩功能障碍。若要用此方法粗略估计射血分数，可以将缩短分数值乘以2；然而，此方法可能并不准确，特别是存在局部室壁运动异常的情况下。

5. **面积变化分数（FAC）**：是一种二维（2D）技术，于胸骨旁乳头肌中部左心室短轴切面比较左心室舒张末期和收缩期末期的面积。面积变化计算，可以用舒张末期面积和收缩期面积的差值除以舒张末期面积。正常值：FAC＞35%。

表2-1　左心室壁运动的标准分级系统

定性描述	收缩期心肌增厚和心内膜运动	临床意义
运动正常/运动过度	心肌增厚，距离缩短	正常
运动减低	心肌增厚减轻和距离缩短减小	心肌缺血或功能障碍
无运动	无心肌增厚和距离缩短	心肌瘢痕，心肌梗死，冬眠心肌
矛盾运动	心肌变薄，扩张	室壁瘤

资料来源：Lang RM，Badano LP，Mor-Avi V，et al.Recommendations for cardiac chamber quantification by echocardiography in adults：an update from the American Society of Echocardiography and the European Association of Cardiovascular Imaging. *J Am Soc Echocardiogr*，2015，28（1）：1-39.e14。

6. 二尖瓣E峰至室间隔距离（EPSS）是另一种评价左心室功能的方法。于胸骨旁长轴切面将M型取样线穿过二尖瓣前瓣和室间隔，测量舒张期早期二者之间的最窄处距离。该距离大于7mm提示左心室射血分数小于30%。

C. 右心室评估

1. 右心室可以从多个不同的切面进行评估，但由于其形状为不规则的新月形，所以没有一个单一的切面可以提供一个全面的评价。四腔心切面可以很好地评估游离壁和室间隔运动，但仅能评价一个平面。短轴切面可评估心室中段，而右心室流入-流出道切面仅可评估基础功能。

2. 室间隔形态学

a. 在评估右心室时，室间隔的形状是很重要的，因为室间隔的解剖结构的几何形状对右心室的压力和功能有显著的影响。正常情况下，在胸骨旁短轴切面图中，左心室呈圆形，而右心室呈新月形。右心室负荷过重时，室间隔变平导致左心室呈“D”形。最终，这种形态的改变将损害左心室充盈和心排血量。

b. 容量过负荷：如果右心室容量负荷过大，室间隔在舒张期会变平直，而收缩期恢复正常形态。导致右心室容量过负荷的情况包括三尖瓣反流和左向右分流，如房间隔缺损或室间隔缺损。

c. 压力过负荷：如果右心室压力过负荷，室间隔在收缩期会变平直，在舒张期恢复正常形态。可使右心压力升高的病理状态包括肺动脉高压。

d. 如果右心室同时存在压力和容量过负荷：室间隔将在整个心动周期内变平直。

3. 右心室收缩功能

a. FAC：其测量方式与左心室相同。心尖四腔心切面用于测量右心室FAC最佳。检查者描记右心室心内膜缘至三尖瓣环，计算舒张末期和收缩末期的面积差值，然后除以舒张末期面积。正常情况下，右心室FAC＞35%。

b. 三尖瓣环平面收缩期位移（TAPSE）：是指三尖瓣侧瓣环收缩期向心尖方向的位移。在心尖四腔心切面，M型取样线穿过室间隔和右心室外侧壁的三尖瓣瓣环处，测量右心室收缩期的纵向位移。正常值：TAPSE＞1.6cm。然而，这种测量方法的主要局限性是它只评估右心室的游离壁，而忽略了室间隔和右心室流出道的作用。

4. 右心室壁厚度：可用于评估是否存在右心室肥厚，右心室肥厚可由肺动脉高压或慢性右心室容量过负荷引起。右心室侧壁厚度测量方法推荐使用TTE剑突下四腔心切面。用M型模式在三尖瓣前叶尖端水平进行测量。正常值：右心室壁厚度＜5mm。

5. 右心室扩张： 右心室大小建议在心尖四腔心切面评估。舒张末期，于三尖瓣环上方测量右心室基底段的直径，正常值小于4.2cm。一般来说，在心尖四腔心切面，正常右心室的大小不超过左心室的2/3。如果右心室构成心尖或大于左心室，则右心室极有可能明显增大。

D. IVC

1. IVC很容易通过体表超声检查： 病人应仰卧进行测量。腔静脉是贯穿头尾的管状结构。从剑突下声窗到病人矢状面中线右侧进行扫查，获得下腔静脉的长轴图像。从下腔静脉的形态学可以了解心脏充盈压力，并为心脏压塞、低血容量或心力衰竭等诊断提供支持性数据。

2. IVC直径和中心静脉压（CVP）： 病人自主呼吸状态下，IVC直径和CVP具有相关性。

（1）如果IVC直径＜2.1cm，且吸气时塌陷率超过50%，说明充盈压力正常，CVP＜5mmHg。

（2）如果IVC直径＞2.1cm，且吸气时塌陷率少于50%，则表明填充压力升高，CVP＞15mmHg。

（3）除以上两种情况外，充盈压力可能居中，CVP 5～10mmHg。

3. IVC对液体反应性： 在没有自主呼吸的气管插管病人中，IVC直径的变化可以用来预测液体反应性。请参阅下面关于血流动力学测量和液体反应性部分。

Ⅳ. 血流动力学测量和液体反应性[①]

A. 多普勒超声

1. 超声波不能直接测量压力或血流，但使用多普勒测量可以测量速度，然后通过计算，估测压力和流量。这是一个可以对血流动力学测量进行定量的适宜工具。需要注意的是，多普勒只能测量沿超声波束方

①译者注：本部分内容原文编号有误，译者结合全文已做相应调整。

向的速度。因此，测量精度依赖于角度，当超声声束与血流方向的角度小于20°时，测量精度最高。常用的多普勒超声有3种主要模式：连续波多普勒、脉冲多普勒和彩色多普勒。

2. **连续波多普勒**：连续发射和接收多普勒信号。这可以测量沿声束路径的最高血流速度，并有助于评估反流射流或狭窄的主动脉瓣血流。然而，它不能对所测量的速度进行定位。

3. **脉冲多普勒**：可以在特定位置测量速度。然而，由于奈奎斯特极限，最大可测速度受到混叠的限制。因此，只能测量较低的血流速度，如心室射血或二尖瓣血流。

4. **彩色多普勒**：可以在二维图像上直观地显示血流。与脉冲多普勒一样，它也仅局限于精确测量较低速度的血流。彩色多普勒对于定性地评估血流模式非常有用。

B. 压力梯度评估

1. 通过测量两个腔室之间的流体流动速度：可以估算出两个腔室之间的压力差。由简化的伯努利方程计算得到。

2. 简化的伯努利方程（图2-34）：

$$P_2-P_1\text{（mmHg）}=4V^2\text{（m/s）}$$

其中P_1-P_2是两个腔室之间的压力差，单位为mmHg；V是两个腔室之间流体射流的速度，单位为m/s。这个公式通常用于测量右心室收缩压（RVSP）。

$$\text{能量}\underline{A}=\text{能量}\underline{B}$$

$$P_2-P_1=4(V_2^2-V_1^2)$$

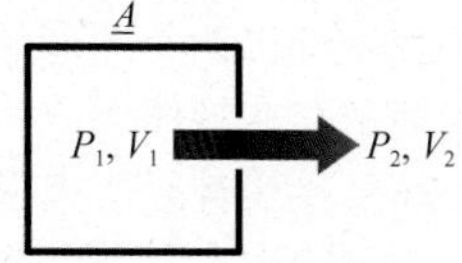

图2-34　计算跨瓣压力梯度的伯努利方程

3. **RVSP测量**：在心尖四腔心切面或胸骨旁右心室流入道切面，使用连续波多普勒测量三尖瓣反流束。然后将峰值速度代入简化的伯努利方程。由于该计算值是右心室和右心房之间的压力差而不是绝对压力值，因此还需加上CVP值。

$$RVSP=4V^2_{ricuspid\ regurg}+CVP$$

如果血流具有一个显著升高的初速度，则必须使用更精确的校正伯努利方程来计算。例如，测量伴有高心排血量的主动脉瓣狭窄，因为血流速度在LVOT已有显著增高。校正的伯努利方程：

$$P_2-P_1(mmHg)=4(V_2^2-V_1^2)(m/s)$$

C. 流量测定

1. 虽然超声不能直接测量流量，但可以测量速度及随时间积分，速度-时间积分（VTI），以计算射流距离。将VTI乘以测量流速的结构的横截面积，计算流量。这种方法常用于测量每搏输出量和心排血量。

2. **每搏输出量测量**：首先于胸骨旁长轴切面测量LVOT直径。假定LVOT为圆柱形，则可通过直径计算其横截面积$LVOT_{area}$。于心尖五腔心切面利用脉冲多普勒测量LVOT血流频谱，通过描记频谱曲线下方面积得到VTI。此VTI乘以$LVOT_{area}$可得每搏输出量（SV）。SV乘以心率（HR）即可计算出心排血量。

$$LVOT_{area}=(\pi/4)\times(LVOT_{diameter})^2$$

$$每搏输出量=LVOT_{area}\times VTI_{LVOT}$$

$$心排血量=SV\times HR$$

a. **每搏量变异度（SVV）**：计算SVV，需获取心尖五腔心切面，利用脉冲多普勒来测量LVOT的血流。将脉冲多普勒取样线穿过LVOT可多次测量该处血流的VTI，SVV的计算方法是用最大速度减去最小速度除以两个速度的平均值。变异度＞12%可能提示存在液体反应性。然而，此方法仅在窦性心律、接受神经肌肉阻滞后机械通气且潮气量为8ml/kg的病人中得到验证。

$$SVV=\frac{SV_{Max}-SV_{Min}}{SV_{average}}$$

b. **IVC直径变异度**：测量方法类似于对IVC直径的

静态评估。在剑突下IVC长轴切面，M型取样线置于距腔静脉心房连接处1～2cm处，测量最大直径（正压通气吸气末）和最小直径（正压通气呼气末）。计算二者差值与二者平均值之间的比值，一次8ml/kg静脉补液后该比值大于12%可以预测液体反应性（表2-2）。尽管这项技术仅在机械通气病人中得到验证，但与SVV不同，IVC直径变异度不依赖于窦性心律。

表2-2 IVC直径与CVP的相关性

IVC直径	吸气后塌陷率	估测CVP
＜2.1cm	＞50%	正常，0～5mmHg
＞2.1cm	＜50%	升高，＞15mmHg
	除以上两种情况外	不确定或约为以上二者之间

资料来源：Lang RM，Badano LP，Mor-Avi V，et al.Recommendations for cardiac chamber quantification by echocardiography in adults：an update from the American Society of Echocardiography and the European Association of Cardiovascular Imaging. *J Am Soc Echocardiogr*. 2015；28（1）：1-39.e14。

c. PLR试验是一种可逆的前负荷试验：通过将半卧位病人改变为仰卧位，使其下肢大约300ml的血液回流。对PLR的最大心脏反应发生在体位改变后的2min内。与SVV相似，操作者于心尖五腔心切面分别测量在改变体位前和改变体位后的LVOT血流速度。流速增加10%～15%，就有可能存在液体反应性。对PLR研究的荟萃分析发现该技术的诊断价值非常高。这种方法的一个特别优点是不依赖于机械通气、窦性心律或正常肺顺应性。

d. 补液试验：最后一种方法是在静脉输液前测量心排血量，然后在静脉输液后再次测量心排血量。如果心排血量没有随着快速输液而增加，则假定病人没有液体反应性，在其生理状态发生改变之前不再给予静脉输液。使用超声心动图测量心排血量在“流量测量”一节中有描述。

D. 液体反应性

1. 液体反应性是优化液体治疗的核心。输液过量除了增加总体发病率和病死率外，还与机械通气持续时间延长有关。因此，液体只能给对液体有反应的病人使用。使用超声心动图评价液体反应性仍然是一个有争议的话题。

2. **液体反应性的定义：**500ml液体在10～15min内输入后，每搏输出量增加10%～15%。理论上，补充液体只会增加每搏输出量，前提是它增加了压力血容量，并且两个心室对容量都有反应，并且在Frank-Starling曲线的上升部分起作用。注意收缩功能受损的心脏，对液体的增加也可以做出反应，但是，总体反应性将相对降低。

3. **静态超声心动图参数：**总的来说，静态参数并不是容量反应性良好预测指标，但这些参数确实与CVP和肺毛细血管楔压相关。

4. **左心室舒张末期面积（LVEDA）的测量：**在胸骨旁左心室中段乳头肌水平短轴切面测量最佳，并已证明能更准确地反映左心室前负荷与肺毛细血管楔压的相关性。一篇关于重症监护病房（ICU）病人液体反应性的综述中有两项研究发现，与无反应的病人相比，LVEDA较低的病人更有可能对快速输液产生反应；然而，这两项研究应用了TEE而不是TTE。总体而言，LVEDA＜$10cm^2$与严重低血容量相关；相反，LVEDA＞$20cm^2$与容量过负荷相关。

5. **左心室收缩末期面积（LVESA）的测量：**在胸骨旁左心室中段乳头肌水平短轴切面测量。特别要注意乳头肌的位置。收缩末期相对的两组乳头肌出现接触（“乳头肌亲吻征”）预示着严重的低血容量，这是一个经典的表征。还有许多其他因素也可以引起LVESA减小，包括分布性休克、高动力左心室收缩、右心室衰竭、急性二尖瓣反流或心脏压塞等。

6. **IVC直径：**请参阅上述IVC直径评估部分。

7. **动态超声心动图参数：**相对于静态试验，动态超声心动图参数，是更有证据支持的确定液体反应性的指标。液体反应性的一些动态参数：SVV、IVC变异度、被动抬腿实验（PLR）和快速输液。

Ⅴ. 结论

在超声技术不断进步的推动下，非心脏病专科医师对超声心动图和FoCUS的应用正在迅速拓展。这使得临床医生可以在床旁快速、反复地对病人进行评估。它补充了体格检查，并降低了等待或运送不稳定病人进行其他诊断检查的相关潜在风险。目标导向床旁超声检查不能替代全面超声心动图检查的作用，该技术必须限定在具有专业知识的人员进行细心检查。当有任何问题或复杂诊断时，建议咨询超声心动图专家。无论如何，床旁即时心脏超声对临床医生来说是一个强大的新技术，其应用在未来将继续得到发展。

（王　赟 译　田阿勇 审校）

推荐阅读文献

Beigel R, Cercek B, Luo H, Siegal RJ. Noninvasive evaluation of right atrial pressure. *J Am Soc Echocardiogr*. 2013;26(9):1033-1042.

Cherpanath TG, Hirsch A, Geerts BF, et al. Predicting fluid responsiveness by passive leg raising: a systematic review and meta-analysis of 23 clinical trials. *Crit Care Med*. 2016;44(5):981-991. doi:10.1097/CCM.0000000000001556

Cherpanath TG, Geerts BF, Lagrand WK, Schultz MJ, Groeneveld AB. Basic concepts of fluid responsiveness. *Neth Heart J*. 2013;21(12):530-536.

Feissel M, Michard F, Faller JP, Teboul JL. The respiratory variation in inferior vena cava diameter as a guide to fluid therapy. *Intensive Care Med*. 2004;30:1834-1837. doi:10.1007//s00134-004-2233-5

Feissel M, Michard F, Mangin I, Ruyer O, Faller JP, Teboul JL. Respiratory changes in aortic blood velocity as an indicator of fluid responsiveness in ventilated patients with septic shock. *Chest*. 2001;119(3):867-873.

Goldberg BB, Goodman GA, Clearfield HR. Evaluation of Ascites by ultrasound. *Radiology*. 1970;96:15-22.

Kristensen JK, Buemann B, Kuhl E. Ultrasonic scanning in the diagnosis of splenic haematomas. *Acta Chir Scand*. 1971;137:653-657.

Labovitz AJ, Noble VE, Bierig M, et al. Focused cardiac ultrasound in the emergent setting: a consensus statement of the American Society of Echocardiography and American College of Emergency Physicians. *J Am Soc Echocardiogr*. 2010;23:1225-1230.

Lang RM, Badano LP, Mor-Avi V, et al. Recommendations for cardiac chamber quantification by echocardiography in adults: an update from the American Society of Echocardiography and the European Association of Cardiovascular Imaging. *J Am Soc Echocardiogr*. 2015;28(1):1-39.e14.

McKaigney CJ, Krantz MJ, La Rocque CL, Hurst ND, Buchanan MS, Kendall JL. E-point septal separation: a bedside tool for emergency physician assessment of left ventricular ejection fraction. *Am J Emerg Med*. 2014;32(6):493-497.

Monnet X, Marik PE, Teboul JL. Prediction of fluid responsiveness: an update. *Ann Intensive Care*. 2016;6(1):111.

Michard F, Teboul JL. Predicting fluid responsiveness in ICU patients: a critical analysis of the evidence. *Chest.* 2002;121(6):2000-2008.

Panoulas VF, Daigeler AL, Malaweera ASN, et al. Pocket-size hand-held cardiac ultrasound as an adjunct to clinical examination in the hands of medical students and junior doctors. *Eur Heart J Cardiovasc Imaging.* 2013;14(4):323-330. doi:10.1093/ehjci/jes140

Spencer KT, Kimura BJ, Korcarz CE, Pellikka PA, Rahko PS, Siegel RJ. Focused cardiac ultrasound: recommendations from the American Society of Echocardiography. *J Am Soc Echocardiogr.* 2013;26:567-581.

Wetterslev M, Haase N, Johansen RR, Perner A. Predicting fluid responsiveness with transthoracic echocardiography is not yet evidence based. *Acta Anaesthegiol Scan.* 2013;57(6):692-697. doi:10.1111/aas.12045.

Wojciech M, Dyla A, Zawada T. Utility of transthoracic echocardiography (TTE) in assessing fluid responsiveness in critically ill patients—a challenge for the bedside sonographer. *Med Ultrason.* 2016;18(4):508-514. doi:10.11152/mu-880.

第3章 心脏疾病的特殊问题

Dalia AA，Hamilton C

Ⅰ. 一般情况

近1/3的美国人患有至少一种以上的心血管疾病（CVD）。1/3的死亡原因是继发于冠状动脉疾病。

Ⅱ. 冠状动脉解剖

心肌的血液灌注来自于冠状动脉。左、右冠状动脉发自主动脉瓣远端的冠状窦。左冠状动脉主干分为左前降支和左回旋支，供应左心室的大部分、室间隔和左心房。右冠状动脉供应右心房和右心室，以及部分室间隔，包括窦房结和房室结（图3-1）。约70%的人群，心脏的后降支发自右冠状动脉，称为“右冠优势型”；约10%的人群，后降支发自左回旋支，称为“左冠优势型”；而有约20%的人群，后降支同时来源于左回旋支和右冠状动脉，称为“均衡型”。

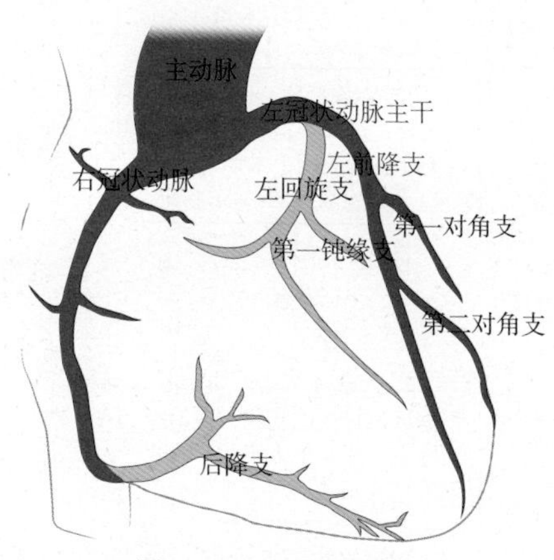

图3-1 冠状动脉解剖

Ⅲ. 非心脏手术术前心血管功能评估

ACC/AHA制订了关于非心脏手术病人术前心血管评估指南。初期评估主要包括病史、专科检查和常规实验室检查。在ACC/AHA指南中，依据病人病史、心脏危险因素、心脏功能状态及外科手术的特点，提出了一系列心血管分级检查步骤，以确认哪些病人可以从中获益（图3-2）。

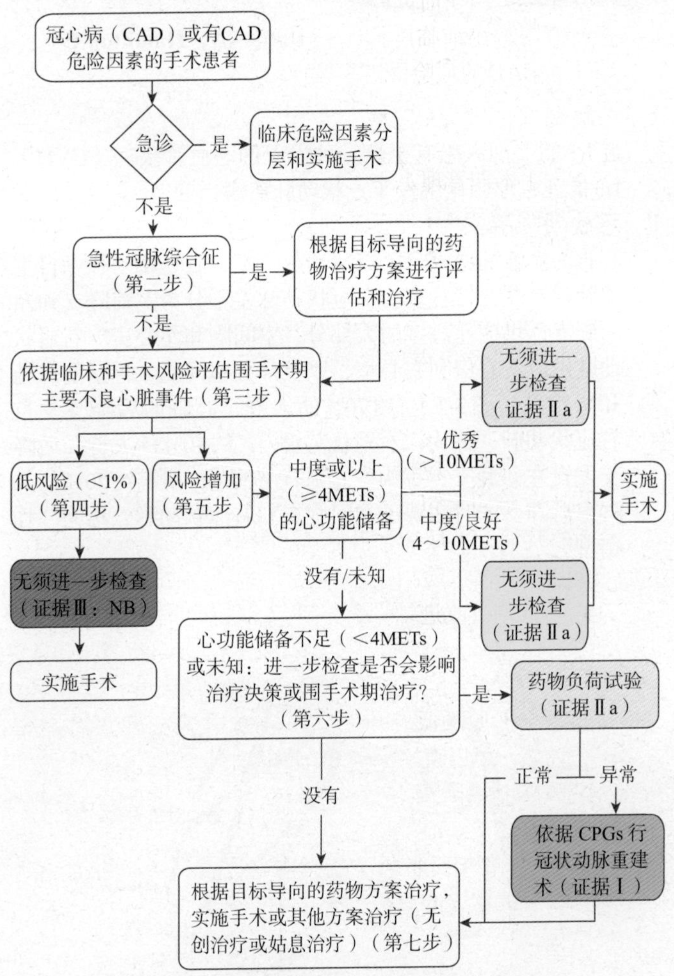

图3-2　冠状动脉心脏疾病病人围手术期心功能评估步骤。不同的灰度对应着不同的处理意见

NB. 无收益

经允许引自2014 ACC/AHA guidelines on perioperative cardiovascular evaluation and management of patients undergoing noncardiac surgery. *J Am Coll Cardiol*, 2014，64（22）：e77-e137

A. 初步筛查

1. **急诊手术**：病人优先实施进一步心脏检查。在ACC/AHA指南中，必须在6h内进行的手术定义为急诊手术。由于时间有限，对病人通常不进行或仅进行有限的术前临床评估。实施急诊手术时，应根据病人CAD的危险因素采取适当的监测和麻醉管理。利用FoCUS可以排除危及生命的心脏疾病，如心脏压塞、主动脉夹层或心肌梗死，从而有利于急诊手术围手术期管理。

2. **非急诊手术**：应确认病人是否有急性冠脉综合征（ACS）。ACS表现为不稳定型心绞痛或心肌梗死，病人有胸痛、气短、大汗或呕吐。心电图提示ST段压低或抬高。ACS病人应推迟手术，立即进行心功能评估及指南导向的药物治疗（GDMT）。非ACS病人则应进行主要不良心脏事件（MACE）术后风险的评估。

B. MACE风险：应根据临床表现和外科手术来确定，其临床危险因素包括心力衰竭病史、冠状动脉疾病、脑血管疾病、糖尿病和慢性肾病。有效的风险预测工具，如修正心脏危险指数（RCRI）和美国外科医师协会全国外科质量改进计划（ACS-NSQIP）中的外科风险计算器（riskculator.facs.org），都可以帮助预测围手术期MACE的风险。

1. **MACE风险低**的病人（MACE＜1%），**无须进一步评估，可以直接手术**。

2. **MACE风险高**的病人（MACE≥1%）需要评估**心功能储备**。**心功能储备**可以用代谢当量（MET）来表示。1MET表示静息时的心肌耗氧量。对于没有心脏症状，心脏功能储备中度或良好的病人，无须进一步评估，可直接手术。**运动能力≥4METs定义为中度或良好的心功能储备**。属于心功能储备中度的运动包括爬两层楼梯、以4mph[①]的速度在平地上行走、短距离跑步，擦地或者不坐球车打高尔夫球。**病人能够参加剧烈运动，如游泳、网球单打或踢足**

① 1mph=1609.344m/h。

球等，则属于心功能储备良好。

3. 心功能储备不足或者不明确的，若需调整病人治疗，则需进一步检查。**运动能力＜4METs**定义为**心功能储备不足**，如不能连续在平地上步行超过两个街区和活动限制（仅能吃饭、穿衣和室内步行）。进一步检查包括运动或药物负荷试验。若结果异常则应考虑行冠状动脉造影。病人接受指南导向的药物治疗后才可实施手术。若无须调整病人的治疗，则不用做上述检查。

C. **心脏的补充评估**：如果需要评估心功能储备，判断是否存在心功能不全和评价围手术期心脏风险时，应进行心脏补充评估。

1. **术前静息12导联心电图检查**：除了低风险手术，对于合并有冠心病、严重心律失常、外周动脉疾病、脑血管疾病或其他器质性心脏病的病人，术前均应行静息12导联心电图检查。无心脏症状的病人行低风险手术，术前无须常规行心电图检查。

2. **静息超声心动图**：可用于评估有心力衰竭或原因不明呼吸困难病人的心功能。有心脏瓣膜病史或近期发现心脏杂音病人，也可以通过超声心动图评估心脏瓣膜病变情况。

3. **负荷试验**：如果负荷试验结果会改变病人治疗，建议对高MACE风险、心功能储备不足或未知的病人进行**负荷试验**。有高MACE风险、心功能储备中度至良好（4～10 METs）的病人无须进行负荷试验，可直接手术。负荷试验不适合作为行低风险非心脏手术病人的常规筛查。

   a. **运动负荷试验**：是测量心功能储备的客观指标，是能够承受足够运动负荷病人的首选检查。其对冠状动脉多支病变的敏感度和特异度分别为81%和66%。当出现缺血性ST段改变时［ST段改变＞2mm，持续至恢复期，和（或）合并低血压］，运动负荷试验预测准确度较高。在低负荷条件下运动心电图出现异常的病人，围手术期心脏事件的风险会显著增加。对于术前心电图无法有效评估病人心功能时，可行放射性核素显像或超声心动图联合运动负荷试验。

b. **药物负荷试验**：应用增加心肌氧耗（多巴酚丁胺）或扩张冠状动脉引起冠状动脉窃血的药物（双嘧达莫或腺苷）进行药物负荷试验，适用于不能行运动负荷试验的病人。多巴酚丁胺负荷试验通常联合超声心动图检测因心肌做功增加引起的室壁运动异常。双嘧达莫或腺苷负荷试验通常联合放射性核素显像检测心肌缺血面积。冠状动脉多支病变病人的所有冠状动脉都已充分扩张，所以药物血管舒张试验有假阴性结果的风险。无论采用哪种药物负荷试验，通过成像发现心肌缺血范围越大，围手术期的心脏风险越高。

4. **心导管检查**：是评价冠心病的"金标准"。心导管检查可获得冠状动脉解剖、冠脉血流方向及分布、血流动力学和心脏整体功能等信息。不建议术前常规行冠状动脉造影。根据现有的临床实践指南有指征时，建议在非心脏手术前行冠状动脉血管重建。

5. **无创成像**：心脏MRI（CMR）和冠状动脉CT血管造影（CCTA）也可用于术前心脏评估。CMR通常用于有复杂心脏疾病，而一线成像（超声心动图）无法明确评估的病人。CMR的禁忌证包括病人体内有行MRI不安全的植入物或心血管植入性电子设备（CIED）。CCTA可以用来排除中低危病人的梗阻性冠心病，但不推荐用于高危病人，冠状动脉造影仍然是高危病人的金标准。心脏CTA禁用于肾衰竭或造影剂过敏的病人。

6. **心内科会诊**：可帮助选择合适的检查，并解释其相关结果。会诊医生可以帮助优化病人的术前药物治疗，并在术后提供随访。术后随访对于开始新的药物疗程，以及对于依赖起搏器和ICD的病人是至关重要的（见本章Ⅺ.）。

D. 术前行冠状动脉重建术如**冠状动脉旁路移植术或经皮冠状动脉介入治疗（PCI）**的适应证与非手术病人相同。即使存在不同程度的血管病变或左心功能不全，手术本身也不是冠状动脉重建术的适应证。

Ⅳ. 麻醉前注意事项

A. 病人常会焦虑不安。术前访视可有效缓解病人焦虑。应用**抗焦虑药物**可降低交感神经张力，减少术前焦虑。

B. 围手术期通常继续行**心脏的药物治疗**，但术前应停用血管紧张素转换酶抑制药（因为有持续血管扩张作用）、缓释或长效药物和利尿药。

1. **β受体阻滞药**：围手术期使用β受体阻滞药的证据尚不明确。术前长期服用β受体阻滞药的病人在围手术期应继续使用。围手术期应用β受体阻滞药可以增加围手术期非致命性脑卒中和心肌梗死等主要不良心脏事件的发生率。对于有中、高度心肌缺血风险或有3种及以上RCRI危险因素（如糖尿病、心力衰竭、冠心病、肾功能不全、脑血管意外）的病人，术前就应开始使用β受体阻滞药。β受体阻滞药建议在择期手术前数日到数周内开始使用，并谨慎调整剂量，而不应在手术当日才开始应用。在术后1d或更短的时间内开始使用β受体阻滞药会增加脑卒中、低血压和心动过缓，甚至死亡的风险。

2. **他汀类药物**：服用他汀类药物的病人应在围手术期继续应用。对于血管手术病人或有他汀类药物治疗适应证拟行高风险手术的病人应在术前即开始行他汀类药物治疗。

3. **阿司匹林**：对缺血性心脏病病人心肌梗死二级预防的有效性已被证实。冠状动脉支架病人停止抗血小板治疗存在风险，强烈建议在围手术期持续应用阿司匹林。对无冠脉支架行非心脏手术或颈动脉手术的病人是否继续应用阿司匹林仍存在争议。一些文献建议在围手术期不应常规停用阿司匹林，然而近期一项系统综述和荟萃分析表明，阿司匹林对总生存率、心血管死亡率或动脉缺血性事件没有显著影响。阿司匹林可以降低静脉血栓栓塞发生率，但会增加大出血风险。

C. 对于**接受过经皮冠状动脉介入治疗术（PCI）的病人，择期手术**的时机是一个特殊的挑战，应由心内科医师与外科医师协商决定。

1. **无支架植入球囊血管成形术**：ACC/AHA推荐，择期非心脏手术应在无支架植入球囊血管成形**术后14d**进行。阿司匹林在围手术期应持续应用。

2. 裸金属冠状动脉支架（BMS）： 最新的研究推荐，择期非心脏手术应在使用BMS行PCI**术后30d**进行。这期间可以完成吩噻吡啶治疗及支架内皮化。PCI发生心肌缺血的风险在术后30d内最高，术后30～90d明显降低，术后90d最低。围手术期应继续应用阿司匹林治疗。

3. 药物洗脱支架（DES）： 在数月后可能发生血栓，这通常与围手术期未应用吩噻吡啶类药物治疗有关。目前专家共识建议：**择期手术**应在药物洗脱支架置入术后**至少3个月，建议6个月后实施**。阿司匹林治疗应在围手术期继续进行。如果推迟择期非心脏手术所带来的风险远高于预期发生缺血和支架血栓形成的风险，则可在植入药物洗脱支架**3～6个月后实施手术**。

4. PCI： 术后双重抗血小板治疗期间，如果要实施非心脏手术，围手术期应持续行抗血小板治疗。若存在出血风险，可停止吩噻吡啶类药物治疗，但应继续阿司匹林治疗，术后尽早恢复吩噻吡啶类药物治疗。

D. 辅助吸氧： 所有存在心肌缺血风险的病人均应辅助吸氧。

E. 监测： 将在第15章中讨论。

F. 麻醉方式： 对于存在围手术期心脏事件风险的病人，无明确的证据支持哪种麻醉方式更优，麻醉技术应根据病人和手术因素来选择。与全身麻醉相比，联合使用监护麻醉（MAC）、局部麻醉或神经阻滞，可使血流动力学更平稳，但在抗凝、意识水平和疼痛控制（心动过速和高血压）方面仍存在挑战。研究表明，对于大型开放腹主动脉手术，硬膜外麻醉联合全身麻醉减少了术后疼痛，降低了术后呼吸衰竭和心肌梗死的发生率，但没有显著改善病人的死亡率。

Ⅴ. 缺血性心脏病

在美国，约30%的手术病人合并有冠心病。随年龄增长，冠心病发病率逐年升高。其他危险因素包括高胆固醇血症、男性、高血压、吸烟、糖尿病、肥胖和缺血性心脏病早期发病的家族史。冠心病是围手术期心脏并发症的危险因素，包括心肌梗死、不稳定型心绞痛、充血性心力衰竭（CHF）和严重的心律失常。

A. 病理生理：心肌氧耗超过氧供时可发生心肌缺血。

B. 氧的供应：心肌的氧供来源于冠状动脉。冠状动脉直径、左心室舒张压、主动脉舒张压和动脉氧含量决定了心肌氧供。

1. **冠脉血流量：**取决于主动脉根部至下游冠状动脉压力梯度。大部分**冠状动脉血流发生在舒张期**。正常人的冠状动脉血流量主要是通过局部介质控制的。严重冠状动脉疾病病人在静息时冠状动脉血管已充分扩张。
2. **心率：**与心室舒张期时间成反比。心率增快可缩短冠状动脉灌注时间。
3. **血氧含量：**由血红蛋白浓度、血氧饱和度和溶解的氧含量决定。增加吸入氧浓度和（或）血红蛋白浓度均可增加血氧含量。

C. 氧需：影响心肌氧耗量（MVO_2）的主要因素是心室壁张力和心率（缩短速率），其次是心肌收缩力。

1. **心室壁张力：**可由拉普拉斯（Laplace）定律计算，心室壁张力与心室透壁压、心室半径成正比，与心室壁厚度成反比。这些参数的改变会影响心肌需氧量。
2. **心率：**健康心脏对心动过速有良好的耐受性，而粥样硬化的冠状动脉不能充分扩张以满足心率增快引起的需氧量增加。
3. **心肌收缩力：**随心脏变时性、心肌伸展性、钙离子和儿茶酚胺含量的增高而增强。收缩力增强增加了心肌氧耗。

D. 氧供需平衡：动脉粥样硬化是氧供需失衡最常见的病因。主动脉瓣狭窄、体循环高血压和肥厚型心肌病会引起心肌显著肥厚和心室内压增高，也会增加心肌氧耗。即使冠状动脉无病变也可引起氧供需失衡，治疗目标是改善心肌氧供需失衡状态。

1. **增加氧供**

   a. **增加冠状动脉灌注压：**扩容或给予α受体激动药

以升高主动脉根部舒张压。

b. **增加冠状动脉血流量**：给予硝酸酯类药物扩张冠状动脉。

c. **增加血氧含量**：提高血红蛋白浓度或血氧分压。

2. **降低氧需**

a. **降低心率**：β受体阻断药可以直接降低心率，也可以应用阿片类药物和抗焦虑药降低交感神经张力，间接降低心率。

b. **减少心室容积**（降低心室壁张力）：硝酸酯类药物、钙通道阻滞药或利尿药可以降低前负荷。有时通过增加心肌收缩力减少心室容积和降低心室壁张力，也可以降低心肌需氧量。

c. **降低心肌收缩力**：如果不明显增加心室容积和室壁张力，降低心肌收缩力可以减少心肌氧耗。钙通道阻滞药和挥发性麻醉药可以抑制心肌收缩力。

d. **主动脉内球囊反搏术**：提高主动脉舒张压可以增加冠状动脉灌注压，还可降低左心室射血阻力，从而减少左心室容积和降低室壁张力。

Ⅵ. 瓣膜性心脏病

A. 主动脉瓣狭窄

1. **病因**：通常是由主动脉瓣的3个或两个瓣叶进行性钙化和狭窄所致。重度狭窄：瓣膜口面积＜$1.0cm^2$，或跨瓣压＞40mmHg；轻度狭窄：瓣膜口面积＞$1.5cm^2$，或跨瓣压＜25mmHg；中度狭窄介于两者之间。

2. **症状**：主动脉瓣狭窄发展到后期会出现心绞痛、晕厥或心力衰竭等症状。出现上述症状后若不实施手术治疗，则主动脉瓣狭窄病人的平均生存期为2～3年。

3. **病理生理**：心室由于压力负荷增加而变得**肥厚**和僵硬。心房收缩的协调性对于维持充足的心室充盈和每搏输出量至关重要。由于心肌肥厚，心室内压力升高引起冠状动脉灌注不足，心室容易发生心肌缺血。

4. **麻醉注意事项**：主动脉瓣狭窄是唯一与围手术期心肌缺血、心肌梗死和死亡风险增加直接相关的瓣膜疾病。

a. 应保持**正常的窦性心律**和充足的**血容量**。

b. **避免全身性低血压：**低血压应立即使用α受体激动药（如盐酸去氧肾上腺素）以维持足够的冠脉灌注压。

c. **避免心动过速：**心动过速会引起心脏氧耗增加，舒张期缩短，导致冠状动脉灌注压降低和心排血量减少。严重的心动过缓会引起心排血量减少，也应该避免。治疗严重心动过缓应考虑**心脏起搏**功能。室上性心动过速应及时进行直流电复律治疗。

d. 必须慎用**硝酸酯类**和**外周血管扩张药**。

e. 心肌缺血处理：通过升高冠脉灌注压和降低氧耗（通过升高血压和降低心率）以增加氧供。

B. 主动脉瓣反流

1. 病因：包括风湿性心脏病、心内膜炎、创伤、胶原血管疾病和使主动脉根部扩张的疾病（如动脉瘤、马方综合征和梅毒）。

2. 病理生理

a. 急性主动脉瓣反流可导致突发性左心室容量超负荷，伴左心室舒张末压和肺毛细血管楔压升高。临床表现包括心排血量降低、充血性心力衰竭、心动过速和血管收缩。

b. 慢性主动脉瓣反流可导致左心室扩张和偏心性肥厚。症状可能很轻微，疾病晚期可能出现左心衰竭。

3. 麻醉注意事项

a. 保持**心率正常或略微增加**，以最大限度地减少反流，同时维持主动脉舒张压和冠状动脉灌注压。

b. 维持充足的血容量。

c. 应用血管扩张药**改善**左心室**前向血流**，降低左心室舒张末压和室壁张力。

d. 外周动脉收缩药物可能加重反流，应避免使用。

e. 考虑安装起搏器。这类病人常存在传导异常。

f. 主动脉瓣反流的病人禁用主动脉内球囊反搏术。

C. 二尖瓣狭窄

1. 病因：几乎都是风湿性心脏病所致。

2. 病理生理

a. 左心房压力增加和容量超负荷致左心房增大，可引起**心房颤动**和**肺水肿**。

b. **左心房压力升高**：会增加肺静脉压和肺血管阻力，继而在心排血量一定的情况下，导致右心室压力升高。慢性肺动脉高压会导致肺血管重构。**肺动脉高压**可能导致三尖瓣反流、右心衰竭和心排血量下降。

3. **麻醉注意事项**

a. **避免心动过速**：心动过速可减少舒张期充盈时间，降低心排血量和增加左心房压力，二尖瓣狭窄病人难以耐受心动过速。心房颤动病人可用药物来控制心室率或考虑电复律。围手术期继续服用地高辛、钙通道阻滞药和β受体阻滞药。

b. **避免肺动脉高压**：缺氧、高碳酸血症、酸中毒、肺不张和拟交感神经药物均可增加肺血管阻力。吸氧、低碳酸血症、碱中毒、应用硝酸酯类药物和前列腺素 E_1、吸入一氧化氮均可降低肺血管阻力。

c. **低血压**：提示可能存在右心衰竭。正性肌力药和降低肺动脉压的药物（如多巴胺、多巴酚丁胺、米力农、氨力农、硝酸酯类、前列腺素 E_1 和吸入一氧化氮）可能有效。

d. **肺动脉导管**：有助于围手术期评估容量、心内压和心排血量。

e. **术前用药**：要充分缓解焦虑，避免心动过速。低血压、肺动脉高压和低心排血量病人应慎用术前药物。

D. 二尖瓣反流

1. **病因**：包括二尖瓣脱垂、缺血性心脏病、心内膜炎和心肌梗死后乳头肌断裂。

2. **病理生理**：二尖瓣反流是指在收缩期左心室血液被再次射入左心房。反流量取决于左心室-左心房压力梯度、二尖瓣口面积和左心室收缩期时长。

a. **急性二尖瓣反流**：常见于心肌梗死。急性左心容量超负荷导致左心功能障碍，并伴有心室壁张力增加。

b. **慢性二尖瓣反流**：导致进行性左心房和左心室超负荷和扩张，并伴有代偿性偏心性肥厚。

c. **射血分数**：不能准确反映前向血流，因为瓣膜关闭不全使心脏收缩期产生双向射血。

3. **麻醉注意事项**

a. **维持相对较快的心率**：有助于缩短心室充盈时间和减少心室容积。

b. 降低后负荷有益：体循环阻力增高会增加反流。

c. 维持前负荷。

Ⅶ. 充血性心力衰竭

心力衰竭是由心室收缩或舒张功能受损引起的。心力衰竭表现为呼吸困难、易疲劳、运动耐力下降，肺水肿或外周水肿。心力衰竭分为两类：①射血分数下降型（HFrEF），与左心室不同程度的扩张和心室射血能力下降有关；②射血分数正常型（HFpEF），存在严重舒张功能障碍。

A. 病因：包括缺血性心肌病、高血压、瓣膜性心脏病；内分泌和代谢性疾病，如糖尿病、甲状腺疾病和肢端肥大症；酒精、可卡因或化疗引起的中毒性心肌病；营养原因，如肉毒碱缺乏；感染性原因，如病毒性心肌炎、人类免疫缺陷病毒（HIV）感染和美洲锥虫病（Chagas disease）；铁超负荷；淀粉样变性；肉瘤样病；儿茶酚胺诱导的心肌病（Takotsubo心肌病）。

B. 病理生理：心力衰竭的病理生理是由于心肌细胞结构进行性改变，引起心室形状、腔室大小、室壁厚度和硬度的改变，最终导致心肌功能障碍和心排血量减少。

C. 麻醉注意事项：血流动力学目标是维持心排血量和减少心脏做功。术前应优化药物治疗方案。

1. **谨慎维持前负荷**：左心功能受损的病人依赖前负荷来维持心排血量，然而这类病人又面临容量超负荷而引起肺水肿的风险。

2. **避免心动过速**：减少心脏做功、维持舒张期心室充盈。

3. **积极治疗心律失常**：因为心律失常可导致心排血量下降。出现心力衰竭时，左心室舒张末期容积（LVEDV）主要依赖于心房的收缩。心房不协调收缩（如心房颤动）可使心室前负荷明显降低。

4. **维持心肌收缩力**：心力衰竭病人依赖于交感神经张力来维持心排血量。因此，麻醉诱导，甚至镇痛或抗焦虑都可能会引起严重低血压，需要应用正性肌力药物维持心肌收缩力。

5. **降低后负荷**：可减少心脏做功，应谨慎使用血管收缩药。

D. 使用左心室辅助装置（LVAD）的麻醉注意事项

在长期使用LVAD的病人中，有20%～30%的人将接受非心脏手术。HeartMate 3（Abbott，Abbott Park，IL）和HeartWare HVAD（Medtronic，Dublin，Ireland）是最常用的两种LVAD。此两种设备都是连续离心泵转流辅助设备，FDA已批准用于桥接心脏移植或作为不适合心脏移植手术终末期心力衰竭病人的干预措施。血流动力学目标，应维持充足的前负荷和适宜的后负荷。由于需要抗凝，因此LVAD病人通常不宜采用区域麻醉。但若有适应证，仍可考虑局部麻醉或监护麻醉。

1. **手术前注意事项**

   a. 联系机构或病人的**LVAD护理团队**，明确该装置的使用情况。该团队可以帮助解决设备警报或故障问题，以及术前设备调整。

   b. 回顾相关实验室结果和体格检查，以评估终末期心力衰竭的其他并存疾病（肾病或肝病的进展）。

   c. 明确院前有无使用**正性肌力药物**、**抗凝药物**和（或）有**无心脏植入性电子设备（CIED）**。由于射血分数降低和突发性心源性猝死的发生风险，多数病人在LVAD植入前放置CIED。

2. **术中注意事项**

   a. 确保**LVAD交流电源和（或）备用电池电源可靠可用**。

   b. 标准的ASA监测，如果无法获得NIBP或有临床指征时，可以考虑建立有创动脉压监测。应根据手术类型和病人状况，考虑是否应用肺动脉导管监测肺动脉压和中心静脉压，也可考虑用脑氧饱和度仪监测脑灌注。经食管超声心动图检查不是必需的，但有助于血流动力学管理。

   c. 麻醉诱导的重点是充分氧合，**避免后负荷显著降低，维持心率和节律**，保持液体平衡。

   d. 只要不影响LVAD的传动管路，病人可以采用常规体位，如俯卧位和侧卧位。

e. 常规使用抗生素预防手术部位感染；但应密切关注传动系统部位周围的消毒。

f. 通过**容量复苏，或增加后负荷**（因外周血管扩张，选用缩血管药），将目标**平均动脉压维持在65～80mmHg**。如果出现持续性血流动力学不稳定，可以考虑提高LVAD泵流速。

g. **维持右心功能和降低肺动脉压至关重要**。绝对避免缺氧、高碳酸血症、酸中毒，必须及时纠正心律失常。为了进一步降低肺动脉压，可考虑应用肺血管扩张药，如吸入性依前列醇、一氧化氮或米力农。

h. 机械通气病人，采取减轻低氧血症和高碳酸血症的通气策略。**避免高呼气末正压（PEEP）**或大潮气量，以防其引起前负荷显著降低所致血流动力学波动。

i. 手术中LVAD病人的特殊挑战问题

（1）**抽吸事件**：此事件是低血容量、PVR增加和（或）LVAD泵速增加所致。当发生**室间隔向前移位至左心室流入道时，则引起流入道阻塞**，进而出现低血压、心律失常和泵流量减少。抽吸事件根据病因进行处理，包括输液或输血，缩血管药（去氧肾上腺素或血管升压素单次注射）治疗，以及降低LVAD泵流速。

（2）**电源故障**：当传动系统与系统控制器断开连接或拔出交流电，而备用电池不足时就会发生电源故障。避免此事件的最好方法是确保两套交流电源可用和备有已充电电池。

（3）**LVAD泵形成血栓**：这种危急事件很少在术中发生，但是一旦发生即可导致完全性泵衰竭和血流动力学崩溃。LVAD泵内由于抗凝不足、后负荷急剧增加或泵速急剧降低可形成血栓，泵血栓形成的表现为泵功率的突然增加，但泵流量和泵速无明显增加。治疗通常是替换LVAD。

3. 手术后注意事项

a. LVAD病人可以在麻醉后监护病房（PACU）进行恢复，但也可能需要在重症监护病房（ICU）进行监护治疗，具体取决于手术过程。

b. 应关注术前CIED设置的改变；建议在术后出院前重新恢复这些设置。

c. 与手术团队协调，重新启动抗凝治疗。

Ⅷ. 肥厚型心肌病

肥厚型心肌病是一种以**左心室不对称性肥厚和舒张功能受损**为特征的心脏疾病。在静息状态下，虽然大多数肥厚型心肌病病人左心室流出道压力梯度不增加，但因心室充盈减少和心肌收缩力增加，常发生**动力性流出道梗阻**。左心室流出道狭窄，血流速度加快，产生的拖曳力将二尖瓣前叶拖向室间隔。收缩期二尖瓣前叶前向运动（SAM征）进一步加重了流出道梗阻和二尖瓣反流。

麻醉注意事项：**加重流出道梗阻**的因素包括动脉压下降、心室容积减少、心肌收缩力增加和心率增快。

1. 维持正常的血容量。

2. 避免心动过速：继续使用β受体阻滞药和钙通道阻滞药控制心率。

3. 保持正常窦性心律：室上性心动过速时应用电复律治疗。

4. 避免低血压：使用α受体激动药缩血管，避免心动过速和心肌收缩力的明显变化。慎用硝酸酯类药和外周血管扩张药。

5. 慎用正性肌力药：这类药物可加重流出道梗阻。

Ⅸ. 先天性心脏病

随着先天性心脏病（CHD）病人生存率的提高，麻醉医师要面对更多的CHD成年病人行非心脏手术。有CHD病史的成人（ACHD），其CHD可能未经手术纠正，或已经进行了修补术或姑息手术。随着药物和外科手术治疗技术的不断发展，同一类型先天性心脏缺陷的病人，其治疗方法各不相同，其解剖和生理也迥然不同。所以应考虑将病人转到有治疗CHD丰富经验的医疗机构治疗。

概述

1. 应全面了解病人心脏的**解剖、生理及功能状态**，以及外科手术所致的生理**应激反应**。
2. **心肌功能障碍**：可能是由于原发病变、之后的修补术或姑息手术导致的长期生理改变，也可能与慢性低氧血症有关。
3. **心律失常**：较常见，可能与心血管发育缺陷、病理生理改变或先前手术瘢痕有关。房内折返性心动过速和室性心动过速最为常见。
4. **发绀型**CHD病人通常红细胞计数增多，易发生卒中和血栓形成，静脉补充液体很重要。如果术前红细胞压积大于60%，应考虑进行血液稀释。发绀型CHD病人经常有轻度的**凝血功能异常**。
5. 双向或右向左分流时，存在**体循环气栓**的风险。静脉输液管道必须充分排气和使用空气过滤器。
6. **感染性心内膜炎的预防**：在某些手术时需预防性应用抗生素，以防止感染性心内膜炎的发生。参见第8章。
7. 详尽讨论有CHD病史的成年病人的疾病特点超出了本章范围。有关更详细的治疗方法，建议读者查看推荐文献。

X. 心脏移植病人

全球每年实施心脏移植手术超过5500例。其中1年生存率约为84%，3年生存率约为78%。这类病人实施非心脏手术越来越多。

A. 移植心脏的生理

1. 心脏移植术后一段时间可出现交感神经再支配，但未发现副交感神经再支配，但有研究报道应用新斯的明后出现心动过缓。
2. 移植心脏出现动脉粥样硬化，心肌缺血的风险增加。
3. **移植心脏的血流动力学**
   - a. 静息心率增快，但心脏冲动形成和传导是正常的。
   - b. 移植的心脏仍然保留完整的Frank-Starling机制，对血液循环中的儿茶酚胺反应正常。
   - c. 冠状动脉血流的自主调节功能完好。
   - d. 由于移植心脏去自主神经支配，早期是通过每搏输出量增加，后期才对循环中儿茶酚胺产生反应，以增快心率，增加心排血量。

4. 药物效应

a. 作用于自主神经系统的药物（如阿托品和地高辛）无效。

b. 直接作用于心脏的血管活性药物有效。异丙肾上腺素、多巴胺或肾上腺素可用于提高心率，去甲肾上腺素或去氧肾上腺素可用于提升血压，但对麻黄碱的反应减弱。

c. β肾上腺素能受体功能完好，密度增加。

d. 传统观念认为，抗胆碱酯酶药不能影响去神经心脏的心率；然而，心脏移植术后，抗胆碱酯酶药可通过其他受体相关机制产生减慢心率的作用。因此，应同时应用毒蕈碱受体拮抗药阻断心脏和其他毒蕈碱样副作用。

B. 麻醉注意事项

1. 测定病人的活动水平和**运动耐量**。心内科会诊医师可通过超声心动图或心导管检查评估病人心脏功能和解剖结构。

2. 潜在的**冠状动脉疾病可能是无症状**的。心肌缺血的临床表现包括呼吸困难、心功能降低和心律失常。

3. 术前应进行12导联心电图检查，可见多源性P波和右束支传导阻滞。

4. 为了评价免疫抑制剂和辅助药物的疗效，术前实验室常规检查应包括全血细胞计数、电解质、血尿素氮、肌酐、血糖和肝功能检查。

5. 因为病人长期服用免疫抑制药，必须严格无菌操作（如静脉穿刺）。

6. 监测：依据病人心肺功能状态和外科手术决定是否实施有创监测。因右侧颈内静脉常用于反复心内膜活检，尽量不选择右侧颈内静脉。

7. 麻醉

a. 心脏移植的病人可采用全身麻醉、区域麻醉和椎管内麻醉。除了心脏移植病史外，还需综合考虑选择麻醉方式。

b. 血流动力学目标

(1) 维持正常的前负荷。

(2) 避免血管突然扩张。由于心率代偿反应出现较晚，心排血量最初是依赖于Frank-Starling机制来代偿。

(3) 对于突发低血压，应给予扩容和直接作用的收缩血管药物如去氧肾上腺素或去甲肾上腺素。

Ⅺ. 心脏植入式电子设备：起搏器和植入式心律转复-除颤器

A. CIED

1. **心脏植入永久性起搏器（PPM）和除颤器（ICD）装置**：实施非心脏手术的病人越来越多，熟悉这些装置的适应证、功能和围手术期管理是至关重要的。

2. **PPM**：可用于病人神经传导受损或异常的各种情况，包括结构性或缺血性心脏病、浸润性心肌病及术后传导通路改变等。

3. **ICD**：显著降低了有心源性猝死风险病人的死亡率。ICD有4个主要功能：抗心动过速起搏、电复律、电除颤和备份起搏。传统的ICD植入上胸部，与一个或两个具有起搏和感知功能的经静脉除颤电极相连。

4. 目前的PPM和ICD设备包括传统的带有经静脉导线的皮下发生器，还包括无导线起搏器和皮下ICD在内的新技术（见本章Ⅺ. D.和E.）。传统的皮下发生器具有单腔或双腔感应和起搏功能，还有治疗心动过速功能（即心律转复-除颤、抗心动过速起搏）。

5. **PPM适应证**

a. 有症状的心动过缓。

b. 三度（完全型）房室传导阻滞。

c. 二度Ⅱ型房室传导阻滞。

d. **心脏再同步化治疗**：双心室起搏左右心室同步去极化主要治疗窦性心律伴射血分数低（左心室射血分数≤35%）和心室内传导异常（左束支传导阻滞，QRS≥150ms）的心力衰竭病人。

6. **ICD的适应证**

a. 心源性猝死高危病人的**一级预防**（左心室射血分数≤35%，有快速室性心律失常的风险）。

b. 有心源性猝死或不稳定性室性心律失常病人的**二级预防**。

B. **起搏器命名**：采用标准五位字母代码描述每种起搏器的功能。

1. 第一位字母表示起搏心腔［O代表无心腔起搏；A代表心房；V代表心室；D代表双心腔（心房和心室）］。
2. 第二位字母代表感知心腔［O代表无感知功能；A代表心房；V代表心室；D代表双心腔（心房和心室）］。
3. 第三位字母代表起搏器对感知事件的反应（O代表无感知反应；I代表抑制起搏器输出；T代表触发起搏器输出；D代表双重反应：心房和心室的自主电活动抑制心房和心室起搏，心房电活动则触发心室反应）。
4. 第四位字母代表有或无频率调控功能（O代表无频率调控；R代表有频率调控）。
5. 第五位字母代表是否有多点**起搏**和类型（O代表无多点起搏；A代表某个心房有多个刺激点，或每个心房均有多个刺激点，或两者兼有；V代表某个心室有多个刺激点，或每个心室均有多个刺激点，或两者兼有；D代表A和V的任何组合）。
6. 例如，**VVI**起搏器可感知和起搏心室，然而如果检测到R波，它将被抑制，不发放冲动。**DDD**起搏器可感知和起搏心房及心室。VVIRV是心室抑制起搏器，并具有频率调控和心室多点起搏功能，该种类型起搏器常用于心力衰竭、慢性心房颤动或心室内传导阻滞的病人。**DDDRD**是双腔起搏器，并具有频率调节及心房（或双房）和心室（或双室）多点起搏功能。

C. **磁铁应用于CIED的注意事项**

1. **磁铁可使大多数起搏器**（不包括无导线起搏器）**转为非同步模式（即VOO模式）**。可防止电刀引起的电磁干扰导致起搏器输出受抑。一般情况下，移除磁铁后，起搏器即可恢复正常起搏功能。大多数起搏器在放置磁铁后会进入VOO模式，但**设备调试是确定起搏器磁铁反应最可靠的方法**。只有在病人起搏器依赖及电磁干扰引起起搏器输出受抑时才有必要在外科手术时使用磁铁。使用磁铁时，应将其直接放在起搏器正上方，建议用胶带粘住磁铁以免不慎移动。**应谨慎使用磁铁，**因为如果心室起搏输出发生在心肌细胞复极的相对不应期，非同步起搏有可能通过R-on-T现象导致不稳定性心律失常。

2. 所有ICD对电刀产生的电磁干扰反应相当敏感。ICD可能将检测到的电磁干扰误认为是心室颤动，导致**伪电击**。伪电击在麻醉和瘫痪病人中很难检测到，并可能导致电池耗尽。

3. 大多数ICD专门设置了**接触磁铁后中止抗心动过速治疗**，移除磁铁后即可恢复。部分型号的ICD可通过编程使ICD不受磁铁影响。波士顿科技公司一些老型号的ICD可编程为使用磁铁时功能暂停，移除磁铁后会重新恢复以前的功能。建议在术前调试ICD功能，确认其设置及对磁铁的反应。

4. **避免在ICD上滥用磁铁：**建议重新编程并禁用抗心动过速治疗，同时积极治疗不稳定性心律失常。此外，在ICD上使用磁铁**不会将起搏转为非同步模式**，对依赖起搏的病人，若需要可将设备重新编程为非同步模式。

D. 无导线起搏器

1. CIED技术发展迅速，无导线起搏器系统目前仅有一种型号（Medtronic Micra）可用。它由一个带有感应电极和起搏电极的小型发生器组成，通过股动脉导管**植入（和取出）右心室**。电池寿命8～12年。

2. 该系统**不需要静脉导线**和皮下造口，降低了感染和与导线相关并发症的发生风险，如穿孔、静脉阻塞、三尖瓣反流、过敏等。应用该装置的主要并发症包括穿孔、移位、栓塞和心脏压塞。

3. 无导线起搏系统主要用于治疗缓慢性心律失常，起搏方式有VVI-R、VVI和VOO。它的基准/重置模式为VVI（65次/分）。当设置为"SureScan"模式（VOO/OVO模式）时，可进行MRI检查。

4. 目前尚无此类设备的围手术期管理共识和指南，但其应用原则与CIED相同，其特殊的注意事项如下所述。

   a. Medtronic Micra无导线系统没有霍尔（Hall）传感器，因此，它**无法感知磁铁**，即使应用磁铁也不会切换到非同步模式。它**需要使用无导线编程器来更改设备的设置**。

   b. 由于上述原因，对该系统在特定的临床环境下需咨询专家进行重新编程。也有证据表明，因Micra设备的特定部位和敏感性，对电刀可能无感知反应，因此，在围手术期不需重新编程。

5. 无线超声心内膜起搏系统，是非心脏手术病人另一种常用起搏器，它包括传统CIED相同的皮下发生器和心内膜接收器。

E. 皮下ICD

1. 皮下ICD（S-ICD）是一种将皮下发生器植入左外侧胸部，并在胸骨旁皮下铺设隧道状导线的新型除颤器，适用于血管通路不足、感染风险高的ICD指征病人，或预期寿命较长的年轻病人。该种S-ICD避免了静脉导线相关并发症，电池寿命约为7年，能承受体外心肺复苏（CPR），并可以在监护麻醉下植入。

2. 其局限性包括无心动过缓起搏功能、抗心动过速起搏和心脏再同步治疗。与传统ICD不同，除了电击后立即30s的备份起搏功能（50次/分的VVI）外，S-ICD不包含任何永久性起搏器功能。该发生器功能比传统ICD更大，每次电击可提供80J高能量。其与传统ICD一样，有对磁铁反应过度敏感问题，因而可能导致不适当的电击。

3. 当前可用的S-ICD，用磁铁可使其暂停电击治疗，一旦移除磁铁即可恢复永久设置。然而，设备的横向位置和磁铁的偏心放置可能会使磁铁的应用比传统的前置ICD发生器更具挑战性。

F. 术前评估和准备

1. 通过询问病史、体格检查及回顾影像或心脏病学检查报告，以确定病人是否有心脏植入电子设备

（CIED）。

2. 确定起搏器**型号、制造商、主要适应证，以及病人对起搏器的依赖性**（如既往房室结消融，询问有无自发心室活动，以及症状性心动过缓相关晕厥病史）。
3. 根据病人的病史、电生理随访记录和心电图确定**起搏器设置和状态**（即发生器、导联和电池工作正常）。设备调试是确定起搏器设置和电池功能的唯一可靠方法。
4. 确认起搏器的型号和程控模式。如果难以获得相关信息，可以通过发生器的X线片来识别生产厂家和型号。为起搏器编程，必须识别起搏器生产厂家，因为每个厂家有专门的编程设备。需确认频率调控装置是否被激活及起搏器对磁铁的反应情况。
5. 确定是否可能发生电磁干扰（EMI）（包括单极电刀或脐部以上射频消融术、经皮电神经刺激、碎石术、磁共振、射频识别设备和电惊厥治疗）。
   a. 如果可能出现EMI，对依赖起搏的病人重设为非同步起搏，若病人有ICD，则暂停抗心动过速治疗。禁用心率反应模式，以防发生不适当的心动过速。
   b. 持续监测病人，并确保临时备份起搏和（或）除颤随时可用。

G. 术中管理

1. 目前应用的起搏器对电刀有很强的抗EMI能力。如果发生干扰，起搏器的输出可能受到抑制，或将**起搏器重设**为非同步起搏模式（即DOO或VOO）。
2. 电磁干扰可能使**起搏器重设**为非同步起搏，在心电图上可见。
3. 术中为减少对起搏器的EMI，可将电流返回极板（"**接地极板**"）置于能够使电刀产生的**电流不通过脉冲发生器的位置**。其他措施包括尽可能选择最低能量水平、**短时间**、**间歇式脉冲**，以及使用**双极电凝或超声刀**。在碎石术中，射束不应聚焦在发生器附近。
4. 使用电刀时，可通过脉搏血氧饱和度仪、直接动脉压、心前区或食管听诊器或指套式脉搏血氧仪**监测心率**。

5. **涉及MRI手术或检查**，必须**遵循医疗机构预案**。如果需要使用体外除颤器、设备编程器或其他MRI不安全设备时，必须**将病人移出MRI外**才能实施。
6. 病人进行MRI扫描之前，应按以上所述调试设备，暂停抗心动过速治疗，依赖起搏器的病人应激活非同步起搏。
7. 避免在靠近CIED的地方**使用射频识别设备**，并确保持续监测电磁干扰的迹象，以便发现干扰时立即停止使用。
8. 对于**电休克治疗（ECT）**，应暂停抗心动过速治疗，依赖起搏器的病人应切换到非同步模式，同时，对ECT期间发生的窦性心动过速或室性心律失常，要做及时处理的准备。
9. 如果使用电刀或围手术期更改了起搏器的设置，大多数厂家建议术后要进行起搏器功能评估。

H. 围手术期临时起搏器和心脏复律除颤器选择

1. **经皮：**将电极贴在胸部和背部进行体外起搏和复律除颤。这是一种简单、廉价的心室起搏和抗心动过速治疗方法。避免将电极直接放在皮下发生器上。
2. **经静脉途径**
   a. 经中心静脉向心脏内置入一个临时起搏电极。
   b. 有各种具有起搏功能的肺动脉导管（见第15章）。
3. **经食管：**通过食管起搏探头来起搏左心房。经食管起搏需要有完好的房室结传导功能。

I. 紧急体外电复律或除颤

1. 如果发生不稳定性心律失常，并且使用了磁铁使ICD的抗心动过速治疗暂停，应立即采取措施终止EMI的来源，并从ICD移除磁铁，在10s内恢复抗心动过速治疗。
2. 如果去除磁铁后抗心动过速治疗尚未及时恢复，或者术前通过设备调试暂停了抗心动过速治疗，则应遵循如下指南，实施包括体外除颤在内的高级心脏生命支持（ACLS）。
   a. 如果可能，避免将电极直接放在发生器上方，以最大限度地减少电流流经发生器和导线。
   b. 无论病人是否使用CIED，除颤时都应选择合适的能量水平。

c. 体外复律/除颤后，均可能发生复位或功能故障，因此，使用后应立即进行调试。

J. 术后管理

1. 手术后早期应用心电图和脉搏血氧饱和度仪持续监测心率和节律。

2. 如果设备在围手术期重新编程，确保备份起搏和心律转复-除颤处于随时备用状态，直至恢复永久设置。

3. 如果担心设备设置不当或者不能正常工作，应立即进行调试（如没有进行充分术前评估的急诊手术；担心在旧设备上使用磁铁导致终止而非暂停抗心动过速治疗；术中观察到或怀疑来自设备的电击；担心电磁干扰、物理干扰或大量液体转移造成的故障）。

（曹学照 译 王俊科 审校）

推荐阅读文献

Al-Khatib SM, Stevenson WG, Ackerman MJ, et al. 2017 AHA/ACC/HRS guideline for management of patients with ventricular arrhythmias and the prevention of sudden cardiac death: A report of the American College of Cardiology/American Heart Association Task Force on clinical practice guidelines and the Heart Rhythm Society. *Circulation.* 2018;138:e272-e391.

American Society of Anesthesiologists. Practice advisory for the perioperative management of patients with cardiac implantable electronic devices: Pacemakers and implantable cardioverter-defibrillators. *Anesthesiology.* 2020;132:225-252.

Baehner T, Ellerkmann RK. Anesthesia in adults with congenital heart disease. *Curr Opin Anaesthesiol.* 2017;30:418.

Blasco LM, Parameshwar J, Vuylsteke A. Anaesthesia for noncardiac surgery in the heart transplant recipient. *Curr Opin Anaesthesiol.* 2009;22:109-113.

Cronin B, Essandoh MK. Update on cardiovascular implantable electronic devices for anesthesiologists. *J Cardiothorac Vasc Anesth.* 2018;32:1871-1884.

Dalia AA, Cronin B, Stone ME, et al. Anesthetic management of patients with continuous-flow left ventricular assist devices undergoing noncardiac surgery: an update for anesthesiologists. *J Cardiothorac Vasc Anesth.* 2018;32(2):1001-1012.

Devereaux PJ, Yang H, Yusuf S, et al. Effects of extended-release metoprolol succinate in patients undergoing non-cardiac surgery (POISE trial): a randomised controlled trial. *Lancet.* 2008;371:1839-1847.

Devereaux PJ, Mrkobrada M, Sessler D, et al. Aspirin in patients undergoing noncardiac surgery. *N Engl J Med.* 2014;370:1494-1503.

Epstein AE, DiMarco JP, Ellenbogen KA, et al. 2012 ACCF/AHA/HRS focused update incorporated into the ACCF/AHA/HRS 2008 guidelines for device-based therapy of cardiac rhythm abnormalities: a report of the American College of Cardiology Foundation/American Heart Association Task Force on Practice Guidelines and the Heart Rhythm Society. *J Am Coll Cardiol.* 2013;61:e6-e75.

Fleisher LA, Fleishmann KE, Auerbach AD, et al. 2014 ACC/AHA guideline on perioperative cardiovascular evaluation and management of patients undergoing noncardiac surgery: a report of the American College of Cardiology/American Heart Association Task Force on practice guidelines. *J Am Coll Cardiol.* 2014;64(22):e77-e137.

Hawn MT, Graham LA, Richman JR, et al. The incidence and timing of noncardiac surgery after cardiac stent implantation. *J Am Coll Surg.* 2012;214:658.

Hindler K, Shaw AD, Samuels J, et al. Improved postoperative outcomes associated with preoperative statin therapy. *Anesthesiology*. 2006;105:1260-1272.

Kertai MD. Preoperative coronary revascularization in high-risk patients undergoing vascular surgery: a core review. *Anesth Analg*. 2008;106:751-758.

Levine GN, Bates ER, Bittl JA, et al. 2016 ACC/AHA guideline focused update on duration of dual antiplatelet therapy in patients with coronary artery disease: a report of the American College of Cardiology/American Heart Association Task Force on Clinical Practice Guidelines. *J Am Coll Cardiol*. 2016;68:1082-1115.

Mahmoud KD, Sanon S, Habermann EB, et al. Perioperative cardiovascular risk of prior coronary stent implantation among patients undergoing noncardiac surgery. *J Am Coll Cardiol*. 2016;67:1038.

Nishimura RA, Otto CM, Bonow RO, et al. 2017 AHA/ACC focused update of the 2014 AHA/ACC guideline for the management of patients with valvular heart disease: a report of the American College of Cardiology/American Heart Association Task Force on Clinical Practice Guidelines. *Circulation*. 2017;135(25):e1159-e1195.

Reddy VY, Exner DV, Cantillon DJ, et al. Percutaneous implantation of an entirely intracardiac leadless pacemaker. *N Engl J Med*. 2015;373(12):1125-1135.

Stout KK, Daniels CJ, Aboulhosn JA, et al. 2018 AHA/ACC guideline for the management of adults with congenital heart disease: a report of the American College of Cardiology/American Heart Association Task Force on Clinical Practice Guidelines. *J Am Coll Cardiol*. 2019;73:e81-e192.

Wijeysundera DN, Duncan D, Nkonde-price C, et al. Perioperative beta blockade in noncardiac surgery. A systematic review for the 2014 ACC/AHA guideline on perioperative cardiovascular evaluation and management of patients undergoing noncardiac surgery: a report of the American College of Cardiology/American Heart Association Task Force on Practice Guidelines. *Circulation*. 2014;130(24):2246-2264.

Wolff G, Navarese EP, Brockmeyer M, et al. Perioperative aspirin therapy in non-cardiac surgery: a systematic review and meta-analysis of randomized controlled trials. *Int J Cardiol*. 2018;258:59-67.

第4章 肺部疾病的特殊问题

Pinciroli R，Wiener-Kronish JP，Steinhorn R

Ⅰ. 概述

本章重点讨论关于接受麻醉病人的"正常"肺生理学。此外，对患有肥胖、哮喘、慢性阻塞性肺疾病（COPD）或急性呼吸窘迫综合征（ARDS）病人麻醉管理的重要问题进行了阐述。

Ⅱ. 肺功能

全身麻醉对肺部可产生直接影响，并通过作用于相关系统间接改变肺功能。

A. 肺力学

1. **每分通气量和肺泡通气量：** 在挥发性吸入麻醉药和最常用的静脉诱导药麻醉下，每分通气量和肺泡通气量均减少。挥发性麻醉药在减少潮气量同时增加呼吸频率，这样相对维持了每分通气量，但却导致无效腔通气量与肺泡通气量比值升高。丙泊酚和巴比妥类药都会降低潮气量和呼吸频率，而减少每分通气量。对肌肉张力影响较小的药物，如氯胺酮、依托咪酯和右美托咪定，减少肺容积的作用很小。
2. **功能残气量（FRC）：** 无论使用何种麻醉药，FRC都会降低。从直立位变为仰卧位，由于膈肌因腹部内容物的压力而向头侧移位，FRC（正常至3L）能降低0.8～1.0L。与仰卧位相比，头部抬高30°可显著增加病人的FRC，对于腹内压力高的妊娠期病人或肥胖病人，这是一个重要的考虑因素。随着横膈进一步向上移位和肋间肌松弛，麻醉诱导引起的肌张力松弛使FRC再降低0.4～0.5L。全身麻醉会引起肺不张，加重通气血流比例（V/Q）失衡。一旦病人的FRC下降至闭合容积，小气道就会塌陷。闭合容积会随着年龄的增长和阻塞性肺疾病而增加，致使这些病人发生肺不张的风险更大。辅加PEEP可增加

FRC，减少肺不张。肺不张主要发生在健侧肺，并且很大程度上来说，相对于足够PEEP的人工控制通气，自主通气时更易发生肺不张。

B. 气体交换：在全身麻醉过程中，肺内分流和无效腔均增加，影响氧合和CO_2的排出。肺血流主要受重力作用分布，当病人因手术从直立位转为仰卧位或侧卧位时，肺血流分布会发生变化。这些灌注的分布变化并不伴随代偿性通气而改善，导致V/Q失衡。在全身麻醉过程中，随着每分通气量的减少，解剖无效腔量保持不变，但肺泡无效腔量增加。肺不张增加肺内分流。

C. 呼吸反射

1. $PaCO_2$的增加是促进通气量增加的主要因素。挥发性麻醉药和静脉麻醉药，均呈剂量依赖性地抑制呼吸中枢对高碳酸的通气反应性；还可通过抑制颈动脉体和主动脉体化学感受器对PaO_2降低的敏感性，而降低呼吸暂停反应阈值。

2. 挥发性麻醉药可剂量依赖性地抑制缺氧性肺血管收缩，而静脉麻醉药对缺氧性肺血管收缩的影响很小。一些抗高血压药物的输注，如硝普钠、硝酸甘油和尼卡地平，能非选择性地使肺血管舒张而加重肺内分流。

3. 挥发性麻醉药是一种支气管扩张剂，以剂量依赖的方式减少气道阻力，可用于反应性气道疾病病人。刺激性挥发性麻醉药如地氟烷和异氟烷可增加气道过敏、屏气和咳嗽的发生；由于有喉痉挛或支气管痉挛的风险，该类药物不应用于吸入诱导。

4. 丙泊酚和巴比妥类药物在麻醉诱导过程中可降低上呼吸道反射，这降低了对喉镜刺激的反应性，但增加了微细物误吸的风险。咽喉肌松弛使舌向后移位，增加了梗阻风险。

D. 纤毛功能：挥发性麻醉药和氧化亚氮可降低纤毛摆动频率，减缓气道黏液清除速率，并减少表面活性物质的产生。全身麻醉通常使用高流量的非湿润气体，使得分泌物干燥，并对呼吸道上皮造成一定损害。气管导管和喉罩插入时绕过了鼻咽部，而该部位会使吸入空气温暖和湿润。分泌物增多使病人气道阻塞和肺部感染的风险增加。

E. 手术部位的考虑：腹部、胸部和脊柱手术后，疼痛会限制咳嗽和深呼吸的能力。因此，病人面临术后持续肺不张和分泌物聚集，进而损害气体交换，增加术后阻塞性肺炎的风险。为了尽量减少围手术期肺部并发症，在术后常应用诱发性肺量计法，但支持其疗效的数据有限，也无标准使用方案。

Ⅲ. 哮喘

A. 背景：哮喘是一种慢性炎症性疾病，以支气管高反应性和重塑为特征。全球哮喘病人超过3亿人。哮喘人群的情况多种多样，极为复杂，有多种促发致病原，但有一种常见类型就是嗜酸性炎症相关Th2反应，通常对吸入性类固醇有反应。然而，中性粒细胞炎症性哮喘（低T2哮喘）对常规哮喘治疗反应非常差。

B. 围手术期注意事项

1. 哮喘恶化的一个非常常见的诱因是感染人鼻病毒，感染高峰发生在秋季和春季。其他与病情恶化和住院相关的病毒还包括流感病毒、呼吸道合胞病毒、冠状病毒、人类偏肺病毒、副流感病毒、腺病毒和博卡病毒。考虑到术后并发症的高发性，如果病人伴有病毒性疾病的加重/感染，应重新安排择期手术。最严重的哮喘病人通常可以通过治疗方案来识别诊断。这些方案包括抗-IgE（奥马珠单抗）应用于依赖高剂量吸入性糖皮质激素（ICS）的持续性哮喘患者；将抗-IL-5（美波利单抗和雷司利珠单抗）应用于持续性嗜酸性哮喘患者，以及将ICS联合长效-β受体激动剂进行治疗。在降低病情恶化率方面，ICS优于白三烯拮抗剂。

2. 在围手术期，约9%的哮喘病人发生支气管痉挛，在患有哮喘、慢性阻塞性肺疾病、吸烟相关疾病或支气管炎的病人中最为常见。所有呼吸系统疾病病人，均应在家服用药物维持治疗。

   a. 氯胺酮具有扩张支气管的特性。

   b. 右美托咪定没有支气管扩张作用。

Ⅳ. 慢性阻塞性肺疾病

慢性阻塞性肺疾病（COPD）是世界范围内的主要病死原因，与接触烟草、生物量及污染有关。COPD的主要症状包括呼吸困难、咳嗽和（或）多痰。通常呼吸力学方面的恶化率和下降率是变化的，反映了该综合征受遗传和环境影响的特异性。当COPD病人因“病情加重”或需要加强药物治疗住院时，应对其长期预后进行评估。与不良预后相关的因素包括高龄、较低体重指数（BMI）、频繁的病情恶化和较差的生活质量。

围手术期注意事项：

1. 手术当日，应注意围手术期吸痰，并维持肺功能在基线水平的最佳状态。由于右心衰竭和肺动脉高压是所有手术的重要危险因素，手术前应评估右心功能，并应事先进行治疗。
2. 手术过程中应采用肺保护性策略。按预测体重（PBW）设定潮气量为6～8ml/kg，以防肺损伤（容量创伤）的风险。这些病人中，有许多自动建立了内源性呼气末正压（PEEPi），这就防止了呼气末肺泡塌陷。这种情况下，要求呼吸机设置更长的呼气允许时长。慎用呼气末正压（PEEP）。也有学者建议，使用正好匹配或略低于PEEPi水平的PEEP。如果病人基础状态已有高碳酸血症，则在手术过程中和术后均应保持此种状态。病人术后可能需要补充吸氧，高流量鼻导管（HFNC）给氧有利于减轻呼吸做功。手术后，病人可能需要无创机械通气。对于高碳酸血症病人，应谨慎使用麻醉性镇痛药。

Ⅴ. 肥胖

肥胖被定义为过多脂肪的异常堆积，并可威胁病人的健康。体重与身高的平方之比，被称为体重指数（BMI）。BMI是一种广泛使用的人体测量学方法，30kg/m^{2}是肥胖定义的经典阈值。BMI 40kg/m^{2}或更高定义为严重肥胖或Ⅲ级肥胖。病态肥胖（BMI 40.0～49.9kg/m^2）和超病态肥胖（BMI≥50kg/m^2）常伴有多系统疾病。肥胖会导致一系列复杂的生理改变，包括但不仅限于气道和肺的生理学。

A. 呼吸病理生理

1. 肥胖病人的呼吸状态变化，与过量的内脏脂肪挤压膈膜使其移位有关。
2. 肥胖病人的呼吸病理生理学特征
   a. 胸膜压升高
   b. 呼气储备量（ERV）减少
   c. 肺不张
   d. 空气滞留（呼气费力）和PEEPi
   e. *V/Q*不匹配和分流
3. 肥胖病人长期生活在呼吸力学改变的脆弱平衡中，这使该类病人更易发生呼吸衰竭。由于呼气储备量（ERV）的慢性减少，病人通常出现典型的潮式呼吸，使其处于低肺容量状态。在这种情况下，在呼气时远端气道趋于狭窄（可能关闭），容易导致空气滞留。然而，在标准条件下，即使在病态肥胖病人中，如果保持直立体位，通气的总体分布仍然是均匀的。伴随ERV的显著降低，血氧饱和度也可维持正常。在低肺容量设置状态下，增加肺的弹性回缩力有助于维持呼气流量，从而防止空气滞留。然而，对于许多原本状态稳定的肥胖个体来说，体位变为仰卧位是具有挑战性的，因为这可能破坏了呼吸力学原有的脆弱平衡。
4. 以上这些病理生理变化的最终结果，导致肥胖病人围手术期肺部并发症的风险增加。

B. 手术前评估

1. 现已明确中心型肥胖病人的并发症风险比外周型肥胖病人显著增加，因而不要将风险限制在BMI上，还应该测量评估腰围。
2. 因为阻塞性睡眠呼吸暂停综合征（OSA）普遍存在，应注意筛查病人是否存在OSA。

   OSA在肥胖人群中经常被诊断不足。对于家庭使用持续气道正压通气（CPAP）的OSA病人，在围手术期应继续进行该种治疗。应该始终警惕**肥胖病人可能存在的睡眠呼吸障碍**（见第1章）。
3. 气道检查和既往气道管理史对于评估气管插管困难和（或）面罩通气的风险很重要。

4. 完善评估肺部情况，对于评估围手术期并发症风险至关重要。这包括以下内容。

a. 如果吸入室内空气SpO_2＜95%时，依据动脉血气分析将SpO_2维持在基线水平。

b. 术前根据需要进行肺活量测定试验，以排除阻塞性肺基础疾病。

c. 对气道高反应性（如喘息）、慢性呼吸性酸中毒或低氧血症征象的病人进行评估。

C. 手术中问题

气道：考虑到麻醉诱导时，可能发生血氧饱和度迅速降低，存在面罩通气及气管插管的潜在困难，计划完善的综合气道策略是至关重要的。

a. 充分去氮应用纯氧是十分必要的。与非肥胖病人相比，肥胖能明显缩短血氧饱和度下降到发生呼吸暂停的耐受时间。低肺内容量和重复性肺不张会导致血氧饱和度迅速下降（这限制了气管插管的临界时限，即必须在发生血氧饱和度下降之前进行喉镜检查和气管插管）。

b. 在择期高危病人麻醉诱导期间，CPAP或双相气道正压（BiPAP）可通过维持肺容积来改善氧合。

c. 倾斜的体位可能有利于气管插管。相对于躯干将头部抬高25°的仰头位置，可以通过一条目测连接耳道和胸骨凹的水平线来进行视觉测量。

D. 麻醉维持

药理学：肥胖对大多数麻醉药的代谢和药物代谢动力学过程有显著影响。单次注射药物剂量，建议按实际体重或总体重（TBW）给药，尽管对正常体重病人是安全有效的，但对病态肥胖病人，使用基于TBW的大剂量麻醉药却可能存在风险。

a. 手术中推荐应用麻醉深度监测，尤其全凭静脉麻醉。

b. 通过四个成串刺激（TOF）肌松监测评估神经肌肉阻滞水平，既可维持足够肌松深度，又能确保在麻醉苏醒前肌松作用能够完全逆转。

c. 一些研究报道，由于地氟烷的脂肪-血液溶解度系数较低，与七氟烷、异氟烷或丙泊酚相比，吸入地氟烷起效和恢复更迅速。

d. 理想情况下，限制应用长效阿片类药物。

E. 机械通气

1. 在全身麻醉和完全阻滞的情况下，呼吸系统顺应性下降。这种改变的主要原因是源于肺本身，与胸壁弹性特征几乎无关。

2. 腹部负荷伴随胸膜腔压力升高。即使是在接受机械正压通气时，肺呼气末负压在肥胖病人中也并非罕见。肺不张和低氧血症是其显著不良后果。因此，与非肥胖病人相比，肥胖病人可能需要更高水平的PEEP。

3. 初始呼吸机设置

a. 可以选用压力控制或容量控制模式。然而，如果由于肥胖病人胸壁压力大而使机械通气潮气量（Vt）无法达标，压力控制模式或将导致通气不足。

b. Vt：6ml/kg；PBW：4～8ml/kg。

c. 吸气时间：0.6～1.0s。

d. 应以最佳平台压力、驱动压力及肺顺应性为目标设置PEEP。肥胖病人麻醉期间的PEEP设置目前还存在争议。病情稳定的病人且无重大肺部并发症的情况下，初始PEEP 6～8cmH_2O即可满足需求。在麻醉期间，可合理地采用肺复张通气策略（理想的方法是逐步增加/减少PEEP，达到目标平台压力＞40cmH_2O，但＜55cmH_2O）以改善氧合，恢复均匀通气。

e. 调整FiO_2，理想值低于0.5，维持SpO_2＞92%，以减轻组织高氧状态。

（1） 即使健康的肺，有创通气也会发生呼吸机相关性肺损伤。为保证肺保护性通气，应采取以下措施。

（a） 平台压力＜28cmH_2O。

（b） 驱动压力［平台压力-（PEEP+PEEPi）］＜15cmH_2O。当PEEP增加时，不应增加驱动压力。

（2） 呼吸机上的流速-容积图可用于识别气体流

量限制信号（或信息）。

（3）对于极高危病人，可考虑采用食管测压法来选择最佳PEEP。

（4）电阻抗断层扫描（EIT）是一种无创无辐射监测技术，它可以提供胸部内容物的电导性图像。由于肥胖病人易发生肺塌陷和气道闭合，所以，EIT可能是术中PEEP滴定的有用工具。

F. 手术操作的影响

1. **气腹**：腹腔镜手术期间，通过对胸壁的影响，气腹增加了呼吸系统弹性。肺顺应性基本没有改变。然而，肥胖和气腹对呼吸动力产生叠加作用（如减肥手术），对病人肥胖与气腹产生协同的不利影响。

2. **头低足高位**：腹腔镜手术通常需要15°或以上的头低位。由于重力的影响，头低足高位导致膈肌向胸腔移位，这对肥胖病人的呼吸力学是极为不利的。由于头低足高位时呼气末肺容积进一步减少，需要更高的气道通气压力以避免发生气道闭合。PEEPi也可能需要随之增加，最终导致通气困难、气体交换改变，并且潜在的风险是可诱发呼吸机相关性肺损伤。

3. **苏醒期**：拔除气管导管前应考虑手术类型（腹部和胸外科手术增加了肺部并发症的风险）、基础肺功能状态、病人的血容量状态，以及神经肌肉阻滞是否已完全逆转。拔除气管导管的直接CPAP或BiPAP可能对肥胖病人有益。考虑到术后呼吸抑制的风险增加，拔管后应密切监测，并尽量减少麻醉性镇痛药的应用。

Ⅵ. 急性呼吸窘迫综合征

A. **背景**：急性呼吸窘迫综合征（ARDS）是一危及生命的低氧性呼吸衰竭，继发于弥漫性肺泡损伤所致的肺顺应性降低。肺泡内充满富含蛋白质的渗出物，导致多灶性双侧肺实变。大量的直接和间接因素诱使病人发生ARDS（表4-1）。10%的ICU病人和23%的机械通气病人出现ARDS，而且在大多数ICU中该综合征可能存在诊断不足的情况。ARDS诊断仍然主要依据临床，根据柏林分级标准，其严重程度通常分为轻度、中度或重度（表4-2）。

表4-1 导致病人发生ARDS的直接和间接风险因素

直接因素	间接因素
· 肺炎（细菌、病毒、分枝杆菌、真菌、寄生虫）	· 非胸部创伤
	· 胰腺炎
· 吸入性肺炎	· 烧伤
· 肺挫伤	· 输血相关性肺损伤
· 吸入性肺伤害	· 造血干细胞移植
· 发生溺水事件	· 体外循环
	· 肺移植或栓塞切除术后再灌注损伤
	· 药物治疗（化疗、胺碘酮、放疗）
	· * 对新型冠状病毒肺炎[①]（COVID-19）的免疫反应

B. 手术前考虑：创伤、胰腺炎或脓毒症病人，可能需要紧急手术，而后才考虑改善肺功能问题。较高水平PEEP对许多ARDS病人有益，可以改善氧合和减少不张性肺损伤。在ICU/手术室（OR）转运病人中，应小心转移呼吸机，以避免PEEP突然消失，从而导致肺不张。

C. 手术中的注意事项

1. 气管插管前，无创正压通气预氧合可减少肺不张。在插管期间，以HFNC或鼻导管的方式预先氧合，可增加安全呼吸暂停时间，减少缺氧的发生。

表4-2 ARDS的临床诊断和严重程度分级标准

柏林分级标准			
时机	在临床损伤后1周内，出现新的/正在恶化的呼吸道症状		
胸部影像学表现	双侧混浊（不能完全用积液、大叶/肺塌陷、结节来解释）		
水肿原因	低氧性呼吸衰竭不能用心力衰竭或容量超负荷来解释		
氧合	轻度	中度	重度
	200＜P：F＜300	100＜P：F＜200	P：F＜100
	PEEP或CPAP＞5cmH$_2$O	PEEP＞5cmH$_2$O	PEEP＞5cmH$_2$O

注：P：F. PaO$_2$/FiO$_2$比值（译者注）；CPAP. 持续气道正压；PEEP. 呼气末正压。

①译者注：新型冠状病毒肺炎更名为新型冠状病毒感染。

2. **肺保护性通气**：应优先进行肺保护性通气。ARDS网络库为ICU的ARDS病人建立了机械通气指南，并可以推广应用到手术中。

   a. 按预计体重（PBW）而不按实际体重设定Vt为6～8ml/kg，将呼吸机相关性肺损伤和容量损伤降至最低。只要气体交换保持充分，以低至4ml/kg可耐受性Vt维持肺保护性气道压力。
   b. 呼吸频率，目标小于35次/分，以维持低Vt下的每分通气量足够。
   c. 应用最低有效FiO_2以保持SpO_2 90%～95%。高浓度氧可引起氧化性应激反应增强，并伴有内皮细胞炎症、线粒体功能障碍和直接肺损伤不良后果。
   d. 保持平台压力＜30cmH_2O。
   e. 调整PEEP，以减少肺不张。中度至重度ARDS病人，可能需要更高的PEEP（12～15cmH_2O），以最大限度地促进肺泡的通气。即使设置了肺保护性平台压，PEEP升高促使肺泡过度扩张也会导致低血压，需要使用血管活性药物或液体复苏。
   f. 驱动压力（Pplat-PEEP）应限制在小于15cmH_2O。
   g. **呼吸机模式**：没有明确的证据表明，容量控制通气还是压力控制通气对ARDS病人更有益处。肺保护的重要指标，如平台压和肺顺应性，通过容量控制设置更容易进行测量。

3. 如果并非手术需要，尽管麻醉深度足够，但未能达到肺保护性通气的目标，则仍是麻醉肺保护失败的指征。

   肺复张策略是经肺压力短暂升高以促使塌陷的肺泡复张。在ICU中，对ARDS病人经常采用肺复张策略，以使通过逐步减少PEEP而达到最佳肺顺应性的目的。但是，该肺复张方法是否能降低病死率或是否能加快脱机，尚存争议。如果要执行肺复张策略，则应采取渐进性处理方式。

4. **液体管理**：对ARDS病人，过量液体输入可加重肺水肿，并与死亡率的增加亦可能相关。输入血液制品可导致或加重ARDS。应采取保护性输血输液策略，掌握输血指征（Hb＜7g/dl）。在某些临床情况下，包括创伤、脓毒症和胰腺炎的ARDS病人，避免过量输液尤其具有挑战性，因为同时还需要维持足够的组织灌注。

D. 手术后应注意的问题是ARDS病人通常需要术后机械通气和ICU监护治疗。如果病人术中接受神经肌肉阻滞，若计划气管拔管，应特别注意确保肌松完全逆转。采用节俭式阿片类药物镇痛法可降低术后呼吸抑制的风险。如果计划给病人拔除气管导管，可将病人置于头高足低位，以改善肺动力学。气管拔管后施行无创正压通气或HFNC通气，可降低这类高危病人术后呼吸衰竭和再气管插管的风险。

E. 其他肺部疾病

1. 肺挫伤： 2/3发生在钝性胸外伤病例，常需紧急送往手术室。肺挫伤的影像学征象可能滞后于临床表现。床旁肺部超声可以比CT或CXR等影像学方式更快地评估肺损伤进展，并具有较高的敏感度和特异度。肺泡毛细血管内皮的破坏，导致肺实质和肺泡出血、水肿，增加肺内分流量。肺挫伤所引起的炎性反应常可导致ARDS。由于肋骨骨折夹板治疗或胸膜炎性疼痛，进一步导致肺不张。节俭式阿片类药物镇痛复合硬膜外阻滞或椎旁置管神经阻滞，可减少肺不张的发生。

2. 肺炎： 可导致炎症和内皮细胞渗出，从而发生气体交换障碍。此时，复合使用静脉麻醉药和挥发性麻醉药可引起全身血管阻力降低，导致严重低血压。

（王玲玲 译　马　虹 审校）

推荐阅读文献

Agusti A, Bel E, Thomas M, et al. Treatable traits: toward precision medicine of chronic airway diseases. *Eur Respir J*. 2016;47(2). 410-419. doi:10.1183/13993003.01359-201.

Amato MB, Meade MO, Slutsky AS, et al. Driving pressure and survival in the acute respiratory distress syndrome. *N Engl J Med*. 2015;372(8):747-755.

ARDS Definition Task Force; Ranieri VM, Rubenfeld GD, Thompson BT, et al. Acute respiratory distress syndrome: the Berlin definition. *J Am Med Assoc*. 2012;307(23):2526-2533.

Barrot L, Asfar P, Mauny F, et al. Liberal or conservative oxygen therapy for adult respiratory distress syndrome. *N Engl J Med*. 2020;382:999-1008.

Casthely PA, Lear S, Cottrell JE, Lear E. Intrapulmonary shunting during induced hypotension. *Anesth Analg*. 1982;61:231-235.

Castillo JR, Peters SP, Busse WW. Asthma exacerbations: pathogenesis, prevention and treatment. *J Allergy Clin Immunol Pract*. 2017;5:918-927.

Del Sorbo L, Goligher EC, McAuley DF, et al. Mechanical ventilation in adults with acute respiratory distress syndrome. Summary of the experimental evidence for the clinical practice guideline. *Ann Am Thorac Soc.* 2017;14(suppl 4):S261-S270.

Eltorai AEM, Szabo AL, Antoci V, et al. Clinical effectiveness of incentive spirometry for the prevention of postoperative pulmonary complications. *Respir Care.* 2018;63(3):347-352.

Evgenov OV, Liang Y, Jiange Y, Blair JL. Pulmonary pharmacology and inhaled anesthetics. In: Gropper M, Eriksson L, Fleisher L, Wiener-Kronish J, Cohen N, eds. *Millers Anesthesia.* 9th ed. Elsevier; 2020:541.

Futier E, Constantin JM, Pelosi P, et al. Noninvasive ventilation and alveolar recruitment maneuver improve respiratory function during and after intubation of morbidly obese patients: a randomized controlled study. *Anesthesiology.* 2011;114:1354-1363.

Gattinoni L, Cressoni M, Brazzi L. Fluids in ARDS. *Curr Opin Crit Care.* 2014;20:373-377.

Gleason JM, Christian BR, Barton ED. Nasal cannula apneic oxygenation prevents desaturation during endotracheal intubation: an integrative literature review. *West J Emerg Med.* 2018;19(2):403-411.

Goligher EC, Tomlinson G, Hajage D, et al. Extracorporeal membrane oxygenation for adult respiratory distress syndrome and posterior probability of mortality benefit in a post hoc Bayesian analysis of a randomized clinical trial. *J Am Med Assoc.* 2018;320(21):2251-2259.

Hignett R, Fernando R, McGlennan A, et al. A randomized crossover study to determine the effect of a 30° head-up versus a supine position on the functional residual capacity of term parturients. *Anesth Analg.* 2011;113:1098-1102.

LaGrew JE, Olsen KR, Frantz A. Volatile anesthetic for treatment of respiratory failure from status asthmaticus requiring extracorporeal membrane oxygenation. *BMJ Case Rep.* 2020;13:e231507. doi:10.1136/bcr-2019-231507.

Lipson DA, Crim C, Criner GJ, et al. Reduction in all-cause mortality with fluticasone furoate/umeclidinium/vilanterol in COPD patients. *Am J Respir Crit Care Med.* 2020;201:1508-1516.

Lumb AB. Pre-operative respiratory optimization: an expert review. *Anaesthesia.* 2019;74(suppl 1):43-48.

Lumb AB, Slinger P. Hypoxic pulmonary vasoconstriction: physiology and anesthetic implications. *Anesthesiology.* 2015;122:932-946.

National Heart, Lung, and Blood Institute PETAL Clinical Trials Network; Moss M, Huang DT, Brower RJ, et al. Early neuromuscular blockade in the acute respiratory distress syndrome. *N Engl J Med.* 2019;380(21):1997-2008.

Pandit JJ. Effect of low dose inhaled anaesthetic agents on the ventilatory response to carbon dioxide in humans: a quantitative review. *Anaesthesia.* 2005;60:461-469.

Robba C, Ball L, Pelosi P. Between hypoxia or hyperoxia: not perfect but more physiologic. *J Thorac Dis.* 2018;10(suppl 17):S2052-S2054.

Rothen HU, Sporre B, Engberg G, Wegenius G, Hedenstierna G. Airway closure, atelectasis and gas exchange during general anaesthesia. *Br J Anaesth.* 1998;81:681-686.

Saraswat V. Effects of anaesthesia techniques and drugs on pulmonary function. *Indian J Anaesth.* 2015;59(9):557-564.

Satoh D, Kurosawa S, Kirino W, et al. Impact of changes of positive end-expiratory pressure on functional residual capacity at low tidal volume ventilation during general anesthesia. *J Anesth.* 2012;26:664-669.

Soldati G, Testa A, Silva FR, Carbone L, Portale G, Silveri NG. Chest ultrasonography in lung contusion. *Chest.* 2006;130(2):533.

Specjalski K, Niedoszytko M. MicroRNAs: future biomarkers and targets of therapy in asthma? *Curr Opin Pulm Med.* 2020;26:285-292.

Vogelmeier CF, Roman-Rodriguez M, Singh D, Han MK, Rodriguez-Roisin R, Ferguson GT. Goals of COPD treatment: focus on symptoms and exacerbations. *Respir Med.* 2020;166:105938.

Vuyk J, Sitsen E, Reekers M. Intraveous anesthetics. In: Gropper M, Eriksson L, Fleisher L, Wiener-Kronish J, Cohen N, eds. *Millers Anesthesia.* 9th ed. Elsevier; 2020:664.

Writing Group for the Alveolar Recruitment for Acute Respiratory Distress Syndrome Trial (ART) Investigators; Cavalcanti AB, Suzumura ÉA, Laranjeira LN, et al. Effect of lung recruitment and titrated positive end-expiratory pressure (PEEP) vs low PEEP on mortality in patients with acute respiratory distress syndrome: a randomized clinical trial. *J Am Med Assoc.* 2017;318(14):1335-1345. doi:10.1001/jama.2017.14171.

Zhan Q, Sun B, Liang L, et al. Early use of noninvasive positive pressure ventilation for acute lung injury: a multicenter randomized controlled trial. *Crit Care Med.* 2012;40:455-460.

第5章 肾病的特殊问题

Ruscic K，Ashe C

Ⅰ. 概述

肾病的发病率约为15%，并随着年龄的增长而增长。围手术期肾功能障碍使病人管理更加复杂，导致并发症发生率和病死率升高。目前，除了优化血管内容量状态，对于如何预防急性肾损伤（acute kidney injury，AKI）的发生、发展尚未形成共识。

Ⅱ. 肾生理

肾生理功能包括调节血管内血容量、渗透浓度、电解质和酸碱平衡、分泌激素及排泄代谢产物和药物。

A. 体液调节

肾通过神经体液相互作用在体液调节中发挥重要作用。

a. 肾素-血管紧张素-醛固酮系统（renin-angiotensin-aldosterone，RAAS）：肾低灌注、输送至远端肾小球的NaCl排出减少，交感神经兴奋性增加时，**近球细胞**器分泌肾素。肾素使血管紧张素原转变为血管紧张素Ⅰ，后者在肺脏和其他组织内由血管紧张素转换酶（angiotensin-converting enzyme，ACE）催化而转化为血管紧张素Ⅱ。

b. 血管紧张素Ⅱ：可引起小动脉收缩，并刺激醛固酮释放。

c. 醛固酮：是肾上腺皮质分泌的一种盐皮质激素，血管紧张素Ⅱ、血钾浓度增高，血钠浓度降低和促肾上腺皮质激素，均可促使其释放。醛固酮作用于远曲小管，增加Na^+重吸收，同时交换排出K^+和H^+。

d. 抗利尿激素（antidiuretic hormone，ADH）：又称血管升压素（arginine vasopressin，AVP），在血浆渗透浓度升高、细胞外液减少、正压通气及疼痛等手术刺激情况下，由垂体后叶释放。ADH通过作用于镶嵌在集合管腔膜上的“水通道蛋白”，增加集合管对水的通透性，从而回吸收水分和浓缩尿液。

e. **心房钠尿肽（atrial natriuretic peptide，ANP）**：是心房牵张时由心房肌细胞释放的一种激素，主要通过降低RAAS活性促进钠排出。肾通过增加对钠和水的排出而降低血容量。

f. **激肽**：激肽原在激肽释放酶催化下转化为激肽。激肽受盐摄入、肾素释放和激素水平的调节，可引起肾血管舒张和尿钠排泄。

B. 电解质平衡

1. 钠平衡失调

a. 低钠血症：血钠浓度＜134mmol/L。

（1）**临床表现**：可因低钠程度和进展快慢而异，当血钠浓度＜125mmol/L时，可有症状。

1）**中度或缓慢发展的低钠血症临床表现**：表现为意识模糊、肌肉痉挛、嗜睡、厌食和恶心。

2）**重度或快速发展的低钠血症临床表现**：表现为惊厥和昏迷。

（2）**治疗**：一般而言，不需要快速纠正低钠血症，除非病人症状严重。应以**不超过8mmol/（L·d）的速度**将血钠浓度**逐渐纠正**至120mmol/L，以防止快速纠正低钠血症所致的并发症，如渗透性脱髓鞘综合征（脑桥中央髓鞘溶解）和惊厥。血钠浓度达120mmol/L时，病人即可脱离危险，血钠浓度应在几天内逐渐纠正至正常水平。依据病人不同血容量状况选择治疗方案。

1）**高血容量性低钠血症的治疗**：由肾衰竭、充血性心力衰竭、肝硬化、妊娠、经尿道前列腺切除/宫腔镜检查综合征或肾病综合征引起高血容量性低钠血症，治疗原则为限制钠和水的摄入，必要时应用利尿药。

2）**低血容量性低钠血症的治疗**：由肾丢失（利尿药尤其是噻嗪类药物、肾小管酸中毒伴碳酸氢钠尿、盐消耗性肾病、盐皮质激素缺乏）、胃肠道丢失（呕吐、肠梗阻、肠道准备）或出汗引起的低血容量性低钠血症，可输注生理盐水纠正。肾性与非肾性病因可通过尿钠水平确定（如果尿钠浓度＞20mmol/L则为肾性丢失；如果尿钠浓度＜20mmol/L则为肾外丢失）。严重的低血容量性低钠血症可在6～8h内输注3.5%高渗盐水以部分纠正钠浓度，经6～8h将血钠浓度提高至125mmol/L或血浆渗透浓度调整至250mmol/L。水钠潴留（如充血性心力衰竭）病人输注高渗盐水具有危险性。

3）**正常血容量性低钠血症的治疗：**由抗利尿激素分泌失调综合征（多由恶性肿瘤所致）、甲状腺功能低下、使用抑制肾排水的药物或水中毒引起正常血容量性低钠血症，治疗以限制液体入量为主。

4）**假性低钠血症的治疗：**应排除由高血糖（未控制的糖尿病）、高脂血症或高蛋白血症（多发性骨髓瘤）引起的假性低钠血症，以避免治疗不当。修正后的［Na^+］=测得［Na^+］+（葡萄糖-100）×0.024，其中［Na^+］的单位为mmol/L，葡萄糖的单位为mg/dl。

b. 高钠血症：血钠浓度＞144mmol/L。通常是由口渴或摄水能力受损所致。住院病人过度应用袢利尿药数天亦可见。

临床表现：可因高钠程度和进展快慢而异，表现为震颤、无力、易激动、精神错乱，直至惊厥和昏迷。

治疗：应根据病人血容量状态予以纠正。过快纠正可能诱发脑水肿（出现严重的沟回疝并发症）、惊厥、永久性脑神经损害甚至死亡。纠正血钠浓度时，速度不应超过每小时0.5mmol/L。若存在水分缺失，缺水量可按下列公式计算：需补充的缺水量（L）=0.6×体重（kg）×［（血［Na^+］-140）/140］

（1）**高血容量性高钠血症的治疗：**继发于盐皮质激素过量、高渗溶液透析及输注高渗盐水或碳酸氢钠（$NaHCO_3$）所致的钠潴留。体内钠总量（即容量）过多，可通过透析去除或应用利尿药治疗，丢失的水分采用5%葡萄糖溶液（D5W）补充。

（2）**低血容量性高钠血症的治疗：** 继发于失水多于失钠（如腹泻、呕吐、渗透性利尿）或水摄入不足（如口渴感受受损、意识障碍）。**若并存血流动力学不稳或低灌注表现**，用乳酸盐林格液（其［Na^+］为130mmol/L）补充容量。容量补充后，采用5%葡萄糖溶液补充余下的自由水缺失量直至血钠浓度下降。

（3）**正常血容量性高钠血症：** 通常由尿崩症（中枢性或肾源性）所致，其他原因包括盐皮质激素增加（原发性醛固酮增多症）、糖皮质激素增加或异位ACTH。治疗包括病因治疗，输注5%葡萄糖溶液纠正自由水缺失，对中枢性尿崩症病人应同时给予外源性血管升压素。

2. 钾平衡失调

a. 低钾血症： 血钾浓度＜3.5mmol/L。

（1）由于人体内98%的钾存在于细胞内，血清钾浓度不能反映**总体钾**水平。因此，当血钾浓度降低时，已有大量钾丢失，或者在血钾浓度降低之前，有很大比例的钾向细胞内转移。

（2）**病因**

1）**总体钾含量缺失。**

i. 胃肠道因素（如呕吐、腹泻、瘘管、鼻胃吸引、慢性营养不良或回肠梗阻）。

ii. 肾因素（如使用利尿药、一些抗生素、盐皮质激素和糖皮质激素过多、某些类型肾小管酸中毒）。镁耗竭会增加肾丢失钾。

2）**钾分布异常**（细胞外钾向细胞内转移）。

i. 碱中毒时可发生钾分布改变（H^+转移到细胞外而K^+进入细胞内），故当采用过度通气或$NaHCO_3$快速纠正酸中毒时，可引起低钾血症。

ii. 胰岛素治疗。

iii.β受体激动药的应用。

(3) **临床表现**：只有当血钾浓度＜3mmol/L或快速降低时，才出现临床表现。

1) **体征**为虚弱、神经肌肉阻滞时效延长、肠梗阻及心肌收缩功能紊乱。

2) 低钾血症可**增加心肌兴奋性**，使病人更易出现各种**心律失常**。心电图改变包括T波低平、出现U波、P-R间期和Q-T间期延长、ST段下移及房性和室性心律失常。

3) 血钾浓度＜2.0mmol/L时，可出现血管收缩和横纹肌溶解。

(4) **治疗**：快速补钾可引发比低钾血症本身更多的问题，故麻醉诱导前不必纠正慢性低钾血症（血钾浓度≥2.5mmol/L）。

b. 高钾血症：血钾浓度＞5.5mmol/L。

(1) **病因**

1) 排出减少（如肾衰竭、醛固酮减少症）。

2) 生成增加/细胞内钾向细胞外转移（如酸中毒、分解代谢亢进、缺血、横纹肌溶解、肿瘤溶解综合征、输血、胃肠道出血及给予琥珀胆碱等药物）。酸中毒时pH每降低0.1，血清钾浓度升高0.6mmol（有一定的变化范围）。

3) 药物：琥珀胆碱、NSAID、ACEI、ARB、保钾利尿药、肝素和β受体阻滞药。

4) 假性高钾血症：由血样本溶血、红细胞增多症或血小板增多症所致。

(2) **临床表现**可能出现急性变化。

1) 症状与体征：包括肌无力、感觉异常和心脏传导异常（当血清钾浓度接近6.5mmol/L时可发生危险），可引起心动过缓、心室颤动甚至心脏停搏。

2) 高钾血症可抑制电传导。ECG改变包括T波高耸、ST段下降、P-R间期延长、P波消失、R波变低、QRS波增宽、Q-T间期延长及出现正弦波（"终末期"节律）。

（3）**治疗**：应根据ECG改变的性质及血清钾浓度确定治疗方案。

1）**出现临床症状时的快速疗法**

i. 缓慢静脉注射**氯化钙**（$CaCl_2$）0.5～1.0g以稳定心肌细胞膜；未改善者，间隔5min可重复一次。

ii. **胰岛素**促进钾向细胞内转移。一般采用葡萄糖25g（50%葡萄糖溶液）50ml+正规胰岛素（10U），在5min内静脉注射。30min后检测血糖浓度，以避免出现低血糖。

iii. **过度通气和静脉注射$NaHCO_3$溶液**可促进钾向细胞内转移。$NaHCO_3$ 50～100mmol经5min静脉注射，间隔10～15min可重复一次。

2）**确定性治疗**

i. 诊断和治疗潜在的病因。

ii. 消除钾（减少全身钾含量）。

iii. 利尿药（袢和噻嗪类）使钾经尿液排出。根据病人的容量状态，可能同时需要进行液体复苏。

iv. 口服或直肠给予阳离子交换树脂［聚丙乙烯磺胺钠（kayexalate）20～50g加山梨醇］将通过肠道途径去除钾。

v. 透析治疗（理想的间歇性血液透析应用低［K^+］和高［HCO_3^-］透析液，且血液透析流速高）也可降低血清钾浓度。

C. 肾外调节和代谢功能

1. **促红细胞生成素**：由肾产生的促红细胞生成素可刺激红细胞生成。应用外源性重组促红细胞生成素，可防止慢性肾病（chronic kidney disease，CKD）导致的贫血。
2. **维生素D**：在肾可转化为最具生物活性的形式，即1,25-二羟维生素D。
3. **甲状旁腺激素**：促进肾重吸收钙和抑制磷酸盐的重吸收，增加维生素D在肾的生物转化。

4. **蛋白质激素的代谢**：如胰岛素在肾代谢，故随着肾衰竭的进展，机体对胰岛素的需要量减少。

Ⅲ. 肾衰竭

A. 急性肾损伤

1. **流行病学**：估计12%的住院病人、50%以上的ICU病人存在急性肾损伤（AKI）。其风险随着年龄的增长而增加。围手术期AKI十分常见，占住院AKI病人的30%～40%。AKI是术后并发症发病和死亡的独立危险因素。

2. **病因**

   a. **传统病因分类**：根据解剖学分为肾前性、肾性和肾后性。

   （1）**肾前性**：由循环血容量不足（低血容量）或有效循环血容量减少（心排血量减少或低血压）所致。早期纠正潜在病因可迅速恢复肾功能，但肾低灌注若持续存在，则可导致肾实质性损害。

   （2）**肾性**：最常见的原因是缺血导致的急性肾小管坏死。其他肾性原因包括毒素、急性肾小球肾炎和间质性肾炎。

   （3）**肾后性**：如尿路梗阻，可导致排空受阻，常源于肾结石、神经源性膀胱、前列腺疾病或占位性肿瘤。一侧梗阻很少导致AKI。

   b. 与传统分类方法不同，**现代病因分类**考虑到每种综合征都有独特的治疗方法，倾向于将AKI描述为某种特定的综合征，如心肾综合征、肝肾综合征，或肾毒性、败血症相关AKI等。

   （1）**心肾综合征**：血流自动调节功能受炎性反应和神经激素激活的影响，在心排血量降低和（或）肾静脉充血的情况下，可影响肾灌注压，使其代偿能力受损。

   （2）**肝肾综合征**：肝功能障碍可导致全身血管舒张，激活RAAS而导致肾功能障碍。门静脉高压所致的内脏血管舒张为其核心因素，进而导致少尿和钠潴留。

3. **分级**：AKI有3种分级方法（表5-1）。

表5-1 AKI诊断与分期标准

	RIFLE	AKIN	KDIGO
诊断标准		48h内SCr升高≥0.3mg/dl或升高≥50%基础值 或 UOP＜0.5ml/（kg·h）持续6h以上	48h内SCr升高≥0.3mg/dl或7d累积SCr升高＞50%基础值 或 UOP＜0.5ml/（kg·h）持续6h以上
分期标准			
RIFLE危险期 AKIN/KDIGO 1期	SCr升至1.5倍基础值 或 UOP＜0.5ml/（kg·h）持续6～12h	SCr升高≥0.3mg/dl或升至150%～200%基础值 或 UOP＜0.5ml/（kg·h）持续6～12h	SCr升高≥0.3mg/dl或升至1.5～1.9倍基础值 或 UOP＜0.5ml/（kg·h）持续6～12h
RIFLE损伤期 AKIN/KDIGO 2期	SCr升至2倍基础值 或 UOP＜0.5ml/（kg·h）持续12～24h	SCr升至200%～ 300%基础值 或 UOP＜0.5ml/（kg·h）持续12～24h	SCr升至2～2.9倍基础值 或 UOP＜0.5ml/（kg·h）持续12～24h
RIFLE衰竭期 AKIN/KDIGO 3期	SCr升至3倍基础值 或 SCr升高0.5mg/dl或＞4mg/dl 或 UOP＜0.3ml/（kg·h）持续＜24h或持续无尿＞12h 或 开始肾替代治疗	SCr≥300%基础值 或 SCr≥4mg/dl且急性期升高＞0.5mg/dl 或 UOP＜0.3ml/（kg·h）持续＞24h或持续无尿＞12h 或 开始肾替代治疗	SCr升至3倍基础值 或 SCr≥4mg/dl 或 UOP＜0.3ml/（kg·h）持续≥24h或持续无尿＞12h 或 开始肾替代治疗
RIFLE功能丧失期	需要肾替代治疗＞4周		
RIFLE ESRD期	需要肾替代治疗＞3个月		

a. **RIFLE标准：**依据累积7d以上的血肌酐（SCr）浓度增长率或尿量（urine output，UOP）减少量，将肾损伤分为3期：危险期、损伤期和衰竭期，按肾功能转归分为功能丧失期和终末肾病期（ESRD）。

b. **AKIN标准：**是对**RIFLE标准**的改进。依据的是血肌酐浓度升高的绝对值，并将损伤的时间窗限制为48h。

c. **KDIGO标准：**是将**RIFLE标准**和**AKIN标准**结合。

4. **诊断：**询问病史，体格检查，特别要评估病人的容量状态，确定病因。相关的实验室检查包括尿液分析、血清肌酐和钠排泄分数（FE_{Na}），如果病人已应用利尿药，还应包括尿素排泄分数（FE_{urea}）（表5-2）。影像学检查有助于排除梗阻因素。

5. **临床表现：**与肾损伤严重程度相关。由于肾排水排钠能力受损，可致血容量过多，从而导致高血压、心律失常、肺水肿和外周水肿。在心力衰竭的情况下，容量超负荷可导致心源性休克（有时称为Starling曲线下降）。尿毒症会影响认知功能和血小板功效。尿路梗阻可能伴有疼痛。尿浓缩功能障碍可出现血容量不足。AKI还可能导致电解质紊乱、药物和毒素排泄受损，并可能进展为CKD。约2/3的AKI病人可于7d内缓解，47%的病人院内死亡与AKI未缓解相关。

表5-2　尿及血清诊断指标

指标	肾前性	肾性	肾后性
FE_{Na}	＜1%	＞2%	＞2%
FE_{urea}	＜35%	＞50%	＞50%
血清BUN/Cr	＞20	10	10

BUN. 血尿素氮；FE_{Na}. 钠排泄分数；FE_{urea}. 尿素排泄分数。

6. **预防：**主要根据习惯和动物模型的推论。目标是维持UOP＞0.5ml/（kg·h），并且避免低血容量、缺氧、肾血管收缩，维持肾血管舒张和肾小管血流，以减少肾缺血再灌注损伤。*N*-乙酰半胱氨酸（*N*-acetylcysteine，NAC）和碳酸氢盐仅具有扩容作用，此外并无益处。

7. 治疗

a. **药物**：利尿药、多巴胺和非诺多巴可增加UOP，治疗高血压，纠正水和电解质紊乱、酸碱失衡，但尚未证实可预防或治疗AKI。

b. **优化治疗措施**：停用肾毒性药物，按肾功能调整药物剂量，优选不经过肾清除的药物。避免应用羟乙基淀粉，尤其是感染性休克病人。与其他生理溶液（如乳酸盐林格液）相比，生理盐水与总死亡率、透析和肾功能不全发生率的相关性更强。仅在必要时使用造影剂。控制炎症、纠正贫血（血红蛋白＞7g/dl）、优化心排血量、纠正低血容量。必要时可行有创血流动力学监测。如果血管内容量充足，可应用血管升压药维持平均动脉压＞65mmHg。

c. **特定综合征**：除上述优化治疗外，有针对性地解决潜在的相关问题。

d. **肾替代治疗（RRT）**：术后AKI病人需要RRT的概率因所行外科手术而异（如冠脉搭桥手术为1.1%，而一般手术为0.6%）。AKI和CKD病人进行RRT的指征：高钾血症、酸中毒、容量超负荷和尿毒症相关并发症（如心包炎、心脏压塞和脑病）。目前，启动RRT的适宜时机仍存在争议。

（1）**血液透析**：使用人工半透膜将病人的血液与透析液隔开，通过**弥散**作用进行溶质交换。血液透析需要通过中心静脉导管或手术建立动静脉瘘，并且要求全身或局部抗凝。血液透析一般每周3次，通过调整透析液组成成分以纠正容量与电解质异常。由于液体和电解质的再分布约需6h，故透析后立即采血化验的结果不准确。亦可施行经动静脉或静脉持续血液透析。血液透析并发症包括动静脉瘘感染或血栓形成、透析失衡综合征、谵妄、低血压、心包炎和低氧血症。

（2）**超滤和血滤**：可滤除多余的水分，而排除废物极少。此技术可用于容量超负荷的病人，与标准血液透析一样需用抗凝。

1）**超滤**：是利用血透机产生一个跨半透膜的液体静水压驱动力，而不需要在另一侧加注透析液。因此，超滤可除去水分，这部分容量不需补充。若超滤排出水分过快，则可发生低血压。

2）**血滤**：与超滤的机制相同，但在血滤膜前（或血滤膜后）需添加补充替代液，通过对流移除溶质/电解质，而容量转移极少，故病人可耐受较长时间的持续滤过。

（3）**持续肾替代治疗（continuous renal replacement therapy，CRRT）**：是指任何持续体外滤除溶质和体液的模式。与常规血液透析相比，CRRT血流流速更慢，血流动力学更平稳。

B. CKD是指肾结构或功能受损，表现为血或尿成分异常、影像学检查异常或肾小球滤过率（glomerular filtration rate，GFR）＜60ml/min（体表面积按1.73m^2），并持续≥3个月。

1. 流行病学：美国有15%的成人患有CKD（表5-3）。

表5-3　CKD的肾功能分类

分级	类型	GFR（ml/min）	（美国）患病率（%）
Ⅰ级	正常	≥90	3.3
Ⅱ级	轻度	60～89	3.0
Ⅲ级	中度	30～59	4.3
Ⅳ级	重度	15～29	0.2
Ⅴ级	肾衰竭	＜15	0.1

2. 病因：常见病因有糖尿病（美国ESRD的最大独立危险因素）、高血压、肾小球肾病、间质肾小管病变、肾血管疾病、多囊肾和肥胖。

3. 临床表现

a. 高血容量和高血压，有时导致充血性心力衰竭和水肿。

b. 加速动脉粥样硬化和高脂血症，可增加合并冠心病的危险性。

c. **尿毒症性心包炎和心包积液**，可引起心脏压塞。

d. **高钾血症、高镁血症和低钠血症**。

e. **低钙血症和高磷酸盐血症**，归因于甲状旁腺激素分泌增加，可导致肾病性骨营养不良。

f. **代谢性酸中毒**，由硫酸盐、磷酸盐的潴留和代谢终产物不能排出所致。

g. **慢性贫血**，由红细胞生成素生成减少和红细胞寿命缩短所致。

h. **血小板功能障碍**，继发于尿毒症，可暂时使用醋酸去氨加压素治疗。

i. **胃肠道功能障碍**，通常由尿素在体内堆积引起消化道炎症反应所致。胃容量增加、胃酸产生增加和胃排空延迟使麻醉期间反流和误吸的风险增加。

j. **极易继发感染**，由尿毒症、营养不良及透析炎症反应，诱发白细胞和免疫功能障碍所致。

k. **中枢神经系统改变**，从轻度神志改变至严重脑病和昏迷。常有外周神经系统和自主神经系统病变。

l. **糖耐量异常**。

4. **治疗**：85%的病人需行血液透析，15%的病人需行腹膜透析。肾移植是大多数ESRD病人的适宜治疗方法。

a. **血液透析**（见本章Ⅲ.A.7.d.）。

b. **腹膜透析**：通过一根置入的腹腔管灌入透析液，利用腹膜毛细血管作为半透膜进行透析。与血液透析相比，腹膜透析很少发生低血压或失衡综合征，也不需要肝素化，但效果欠佳，限用于分解代谢状态。并发症包括感染、高血糖（因透析液中含有右旋糖酐）及蛋白质丢失增加。

Ⅳ. 麻醉管理

A. **术前评估**：应排除肾病的原因（如糖尿病、高血压）。肾病病人择期手术应推迟至急性病程消退（如新型1型肝肾综合征）。残余肾功能建议根据肌酐清除率来评估（见本章Ⅳ.A.3.b.）。术前应系统全面地了解病史并进行体格检查（见第1章）。

1. **病史**

a. **症状和体征**：可因肾衰竭的原因而异，包括多尿、烦渴、排尿困难、水肿、呼吸困难、心律失常和精神状态改变。

b. **病人用药情况：**特别是应用利尿药、抗高血压药、钾补充剂、洋地黄类及肾毒性物质（NSAID、氨基糖苷类、接触重金属及近期使用造影剂）。

c. **血液透析方案：**应注意血液透析的时间安排，以便与手术相协调。确认病人干体重。

2. 体格检查

a. 根据本章Ⅲ.B.3.所描述的临床特征，对肾衰竭病人进行全面体检。

b. 根据存在震颤或杂音，明确**动静脉瘘**是否通畅。建立静脉通路和测量血压应在对侧肢体。

c. 如果存在上肢静脉血栓形成和中心静脉狭窄的风险，**CKD病人应避免经外周置入中心静脉导管，**以免损伤后续RRT血管通路。

d. 如果有临床适应证，**中心静脉穿刺**应尽可能选择小口径导管以保护静脉。与锁骨下静脉相比，颈内静脉不易形成血栓或造成永久性损伤。

3. 实验室检查

a. **血肌酐（SCr）浓度：**正常值为0.6～1.2mg/dl，SCr受病人骨骼肌重量及活动度影响。SCr与GFR呈负相关。因此，SCr浓度增加1倍，GFR降低50%。妊娠期，由于GFR的生理性增加和细胞外液容量的增加，SCr正常值可为0.4～0.8mg/dl，因此妊娠期SCr为1.0mg/dl即可能意味着肾衰竭，必须查明病因。

b. **肌酐清除率（Ccr）：**是评估GFR及肾储备功能的最佳指标。其正常值为80～120ml/min，可由下式推算：Ccr=[（140−年龄）×体重（kg）]/[72×Cr（mg/L）]，女性还应乘以0.85。对于肥胖病人，应采用理想体重估算Ccr。若存在严重肾功能不全或肾功能改变，上述公式不适用。甲氧苄啶、H_2受体阻滞药和水杨酸盐等药物可阻止肌酐分泌，可能导致血清肌酐浓度升高和Ccr降低。

c. **血尿素氮（BUN）：**因受机体容量状态、心排血量、饮食及体质的影响，BUN并不是一个反映GFR的敏感指标。BUN与肌酐正常比例为（10～20）：1。低血容量、低心排血量、胃肠道出血或使用甾醇时，BUN呈异常增高。

d. 电解质：肾衰竭进展到晚期前，血清［Na^+］、［K^+］、［Cl^-］及［HCO_3^-］通常正常。如血［Na^+］＜131mmol/L或＞150mmol/L；或血［K^+］＜2.5mmol/L或＞5.9mmol/L，均可加重心律失常和抑制心功能，择期手术评估时应仔细权衡利弊。在肾衰竭时血清Ca^{2+}、PO_4^{3-}、Mg^{2+}浓度有改变。

e. 尿液分析：有助于对肾功能一般情况进行定性评估。

（1）提示肾病的结果包括pH异常、蛋白尿、血尿和管型尿。

（2）肾的尿浓缩能力丧失常出现在其他改变前。前晚空腹后晨尿比重≥1.018，提示肾的尿浓缩功能良好。但放射性造影剂及渗透性物质将提高尿比重而使试验无效。

f. 尿电解质、渗透浓度及尿肌酐检查：有助于了解机体容量状态和浓缩功能，并用于鉴别肾前性和肾性病变（见表5-2）。

g. 血液学检查：用以评估贫血和凝血功能异常。

h. ECG：可显示心肌缺血或心肌梗死、心包炎和电解质异常改变（见本章Ⅱ.B.）。

i. 影像学检查：可发现体液超负荷、心包积液、感染、尿毒症性肺炎或心脏肥大。

4. 术后肾衰竭的风险评估

a. 病人因素

（1）人口统计学：年龄＞65岁，男性，ASA评分较高，ICU病人。

（2）急性病症：败血症、外伤、腹部高压。

（3）合并症：CKD、肥胖、高血压、糖尿病、血管疾病、肝病、心功能不全。

b. 潜在的肾毒性物质

（1）NSAID：可增加潜在危险因素者（如年龄、高风险合并症）围手术期AKI风险，应免用或减少NSAID剂量。

（2）ARB/ACEI：血管紧张素Ⅱ具有收缩出球小

动脉维持肾小球滤过压的作用。服用ACEI或ARB者，此代偿机制可能被削弱，使肾灌注压降低，尿液生成减少。术日应停用此类药物。

（3）氨基糖苷类抗生素。

（4）造影剂：通过收缩肾内血管、减少肾髓质血流及增加氧耗而减少肾氧供。造影剂的渗透负荷可增加髓质肾单位的工作负荷。

c. **高危手术**：如肾动脉手术、胸及腹主动脉手术、非肾器官移植、失血量大的手术和长时间体外循环手术（＞3h）。

5. 术前优化

a. **透析**：接受血液透析的病人术前应进行透析，透析距离手术的时间以能够维持机体水和电解质平衡为准，由于血液透析后体液和电解质的再分配，透析后即刻测定的血标本指标可能不准确，指标一般在透析后6h达到平衡。

b. **CRRT**：如果病人正在接受CRRT，手术期间是否继续实施CRRT，取决于病人行CRRT的基础原因、手术持续时间及手术类型。大多数病人能耐受术前CRRT的中断和术后重建。

c. **造影剂**：在应用造影剂后行择期血管大手术，建议延期几日再进行。此外，在注射放射造影剂前应用等渗晶体液进行**扩容、NAC或碳酸氢钠注射液（SBI）**可预防造影剂导致的肾病。

（1）晶体液**扩容**已被证明是有益的。然而，适宜输注速度或输注时间尚无明确共识。

（2）**NAC**：在应用造影剂前一天和当天，每12h口服20% NAC（200mg/ml）1200mg，共应用两天。但NAC预防造影剂所致肾病有效性的资料尚不一致。

（3）**SBI**：将150mmol/L的SBI［碳酸氢钠150mmol + 5%葡萄糖溶液（或蒸馏水）1L］，在给予造影剂前1h内以3ml/（kg · h）的速率输注，并在给予造影剂之后6h内以1ml/（kg · h）的速率输注。其获益或许仅仅为晶体液的扩容效应，而非碳酸氢盐的作用。

B. **术中管理**：全身麻醉和区域麻醉肾保护作用的比较证据有限，目前尚无具有明显优势的麻醉技术。区域麻醉前，应明确是否存在并记录合并的神经病变，同时检查凝血功能以排除凝血功能障碍。

1. **术前用药**：应慎用，因为肾衰竭病人，特别是存在明显尿毒症时，对中枢抑制药的敏感性增加（见本章Ⅵ.A.1.）。
2. **麻醉诱导药**：剂量应减少，并减慢给药速率，以防发生低血压（见本章Ⅵ.A.2.）。使用琥珀胆碱者术前应测定血钾浓度。
3. **缩血管药**：多数麻醉药可引起外周血管扩张和心肌抑制，需应用缩血管药。目前的临床数据表明，在预防AKI方面没有任何一种血管活性药物具有优势。适当应用血管活性药可以改善肾灌注，不应因担心肾灌注而不给予分布性休克病人血管活性药。
4. 完善的**血流动力学管理**，特别是维持适当的MAP，对于确保足够的肾灌注压至关重要。研究表明，术中低血压与术后AKI密切相关，应至少维持MAP＞65mmHg。有证据表明，将收缩压波动幅度个体化地控制在基线的10%以内，可减少术后器官功能障碍。
5. **手术刺激**：可使儿茶酚胺、分解代谢类激素和细胞因子释放增加，导致ADH释放。手术刺激也可使醛固酮和糖皮质激素分泌增加，引起水钠潴留、钾丢失和尿量减少。麻醉性镇痛药可增加ADH的释放，进而减少尿量（见本章Ⅵ.A.3.）。
6. **体位**：CKD病人因有肾病性骨营养不良而易发生骨折，安置手术体位时应特别小心。
7. **高血糖和血糖变异性**可能会增加术后AKI风险，因此，对高危病人术中进行血糖监测可能有益。
8. **通气**：过度正压通气影响静脉回流而降低前负荷，从而导致肾灌注压降低。应用保护性肺通气可以避免缺氧、高碳酸血症和呼吸机引起的肺损伤，可能有助于减少炎性AKI危险因素，可依据氧合状况和肺顺应性确定适宜PEEP。
9. **液体管理**：应估算液体需要量，包括蒸发或非显性丢失量［如开腹手术为10ml/(kg · h)］、外渗或第三间隙丢失量和血管内或血液丢失量。

a. 谨慎输注平衡盐晶体液。开放与限制性围手术期液体管理是一个备受争议的话题。建议采用以目标为导向、个体化的方案。

b. 大量输注0.9%氯化钠溶液可导致高氯性酸中毒。有研究提示，乳酸盐林格液较少可引起代谢性酸中毒和高钾血症，尤其是在接受肾移植手术病人中应用。

c. 对较大手术，有创动脉波形分析、床旁超声、中心静脉压或肺动脉导管有助于指导液体管理（见第3章）。

d. **尿量：**病人（少尿、无尿病人除外）尿量达0.5ml/(kg · h)（个别病人需进行调整）表明液体复苏充分。

10. **横纹肌溶解**可使骨骼肌分解并释放出肾毒性分解产物，如肌红蛋白。体位不佳、筋膜室综合征、使用止血带、手术时间过长、低血压、抗精神病药相关恶性综合征和恶性高热均可导致横纹肌溶解。高BMI为另一危险因素。横纹肌溶解症的诊断标准为血清肌酐激酶＞5000U/L。处理原则为查找并治疗潜在的病因，纠正电解质异常，给予大量晶体液。研究显示，乳酸盐林格液与生理盐水是等效的，但通常选择生理盐水。

11. CKD可引起多种**血液学异常**，如贫血、白细胞功能障碍、凝血紊乱。因此，这些病人术中出血的风险增加。减少术中出血的干预措施包括如下几项。

a. **重组促红细胞生成素：**纠正贫血，使初始血红蛋白正常化，并可恢复血小板功能。

b. **去氨加压素（DDAVP）：**通过刺激内皮细胞释放血管性血友病因子Ⅷ复合物，在血浆结合并激活血小板，以改善血小板功能。在输注后1～2h起效，持续时间6～12h。

c. **冷沉淀：**内含血管性血友病因子Ⅷ复合物，可纠正约50%病例的出血时间延长，但其应用有引起血源性感染的风险。

d. **结合型雌激素**：可缩短出血时间，作用持续时间长于DDAVP。

e. 无肝素或低剂量肝素的血液透析。

12. **肾移植注意事项**：患有ESRD的肾移植受体通常患有高血压和（或）糖尿病，其患心脏病的风险增加，并且可能存在电解质紊乱、酸碱失衡、血小板功能和容量状态紊乱，需特殊关注以下内容。

a. 应避免在建立动静脉瘘的四肢穿刺，故静脉通路的开放受限。需综合衡量中心静脉及动脉置管进行有创监测所带来的益处与应用免疫抑制药病人导管相关性感染风险增加之间的利弊。

b. 由于糖尿病、尿毒症性神经病变及术前应用阿片类药物，病人可能会有胃排空延迟，故需行快速序贯诱导。只要血清钾浓度正常，ESRD病人应用琥珀胆碱就是安全的，因为血清钾浓度的增加不超过一般人群。若没有实施快速序贯诱导的指征，可以使用苄异喹啉类或甾类肌松药（见本章Ⅵ.）。

c. 移植肾功能的维持有赖于血管吻合前后的充分灌注，晶体液和白蛋白是有效的扩容剂。若需要血管活性药物支持，正性肌力药可能优于α受体激动药，但相关支持资料有限。

d. 大部分病人应用免疫抑制药（如抗胸腺细胞球蛋白）预防移植肾排异反应，但其可引起过敏反应。

C. 术后处理

1. **术后液体管理**

a. 应考虑渗出、引流管丢失液体量和第三间隙液体返回入血管的量。

b. 输注液体应包括平衡盐晶体液和葡萄糖溶液，输注液体直至病人能够口服足够液体为止。

c. 术后少尿可能是疼痛和手术创伤所致的正常生理反应，防止有害的过度补液。

2. **高血压**是术后常见问题，可因液体超负荷而加重。对未接受透析的病人，给予利尿药和短效抗高血压药有效。对透析病人，术后需要继续透析。

Ⅴ. 药理学与肾

A. 围手术期肾保护的药物干预：目前，没有足够的证据表明这些措施中的任何一项是有益的。

1. **利尿药**：用利尿药进行体液平衡及电解质紊乱和酸碱失衡的管理（表5-4）。然而，2012年KDIGO指南建议，除容量超负荷的管理外，不要应用利尿药预防或治疗AKI。没有证据表明，应用利尿药可降低AKI的严重程度或死亡率。事实上它可能会诱发AKI。

表5-4　利尿药

种类	主要作用部位	主要作用	不良反应	注意事项
非渗透性利尿药				
袢利尿药（呋塞米、依他尼酸、布美他尼）	髓袢升支粗段，$Na^+/K^+/Cl^-$泵	中强度排钠和氯	低钾血症、碱中毒、低血容量	干扰尿的浓缩和稀释功能
噻嗪类利尿药（氯噻嗪、美托拉宗）	远曲小管，Na^+/Cl^-泵	轻-中度排钠	低钠血症、低钾血症、碱中毒、低血容量	干扰尿的稀释功能，肾衰竭和充血性心力衰竭时可能无效
碳酸酐酶抑制药（乙酰唑胺）	近曲小管，Na^+-H^+交换	轻度排钠	高氯血症、低钾血症和代谢性酸中毒	主要用于眼科，利尿效应呈自限性
保钾利尿药（螺内酯、氨苯蝶啶、阿米洛利）	集合管，ENaC通道或醛固酮受体	轻中度排钠	高钾血症	常与排钾利尿药合用或用于醛固酮增高状态
渗透性利尿药				
甘露醇	近端小管，髓袢降支，集合管	中强度利尿	早期：血管扩张、高血容量 晚期：高渗状态、低血容量	使细胞内液进入血管内

2. **多巴胺**：扩张肾小动脉，增加肾血流量，增加尿钠排泄和GFR。曾有学者主张将小剂量多巴胺

0.5～3.0μg/（kg·min）用于预防和治疗AKI，但其疗效尚未证实。

3. **菲诺多巴：**为特异性多巴胺-1受体激动药。研究表明，低剂量的菲诺多巴可保护肾功能，但需要进行更大规模的研究。菲诺多巴对预防造影剂诱发的AKI无效。

4. **利钠肽：**目前没有明确的研究支持使用心房利尿钠肽（ANP）、脑利尿钠肽（BNP）或奈西立肽。

B. 麻醉药对肾的影响：肾功能正常的病人即使血压和心排血量没有明显变化，麻醉后也会出现短暂的肾功能改变，提示这种改变是由于血流在肾内分布不均。短时间的麻醉，肾功能改变是可逆的（肾血流和GFR在几小时内恢复正常）。大手术和长时间的麻醉后，肾排泄水负荷和浓缩尿液功能受损，可持续数日。

1. 所有吸入麻醉药和多数麻醉诱导药均可引起心肌抑制、低血压和轻至中度肾血管阻力增加，导致肾血流量减少和GFR减低。
2. 代偿性儿茶酚胺分泌可引起肾皮质血流的重新分布。
3. 手术刺激使ADH释放增加。麻醉诱导前扩容可减弱疼痛刺激所诱发的ADH升高。
4. 脊麻和硬膜外麻醉可降低肾血流量和GFR，使尿量减少。
5. 有学者担心某些含氟类麻醉药，特别是七氟烷对肾有不利影响。理论上，低流量吸入麻醉时，CO_2吸收剂中的强碱可将七氟烷降解为具有肾毒性的副产物——化合物A。但是，目前的资料表明，低流量（≤1L/min）情况下七氟烷对肾的影响与异氟烷没有区别。目前，美国七氟烷的说明书建议在流量1～2L/min下使用。七氟烷的暴露浓度不应超过2MAC，并且不推荐新鲜气流＜1L/min。
6. 有研究表明，挥发性麻醉药预处理在心脏手术中具有心脏保护作用。
7. VAPOR-1试验表明，与丙泊酚相比，肾移植期间接受七氟烷者可能有长期获益，两年后急性排斥率较低。

Ⅵ. 药理学与肾衰竭

肾衰竭影响许多常用麻醉药的作用，其原因：分布容积和电解质发生改变；pH（酸血症使非解离型药物的浓度增高）的改变；血清蛋白浓度降低，导致与蛋白质结合的药物生物利用度增加，药物生物转化受损及药物经肾排出减少（表5-5）；在CKD病人中，药物快速输注后起效时间取决于其再分配而不是其消除率，故不需要显著改变其负荷量。重复给药或长期输注时，作用持续时间取决于药物的消除，明显经肾排泄的药物，其维持剂量应减少。

表5-5　慢性肾功能不全病人围手术期药物应用

药物分类	药物代谢动力学	注意事项
挥发性麻醉药	肺脏代谢	七氟烷产生的化合物A，是具有潜在肾毒性的代谢产物
脂溶性药物		
巴比妥类	在CKD病人诱导剂量的游离部分约增加1倍	CKD病人应用可出现显著的低血压及其他临床表现，需减少诱导剂量
苯二氮䓬类	在CKD病人中其游离部分增加	CKD病人应用临床效应增强，重复给药可致活性代谢产物堆积
丙泊酚	快速、广泛的肝代谢，在CKD病人其药物代谢动力学不变	CKD不影响其临床效果
依托咪酯	在CKD病人中其游离部分增加	CKD不影响其临床效果
氯胺酮	麻醉效应终止在很大程度上取决于重新分配和肝代谢，在CKD病人中其游离部分改变很小	CKD不影响其临床效果
阿片类药物	在肝代谢	CKD病人可能出现临床效应增加，作用时间延长 长时间给药后，阿片类药物活性代谢产物可延长作用时间：吗啡-6-葡萄糖苷酸（吗啡代谢产物）具有强力镇痛和镇静效应；去甲哌替啶（哌替啶代谢产物）具有神经毒性作用；氢吗啡酮-3-葡萄糖苷酸（氢吗啡酮代谢产物）会导致认知功能障碍和肌阵挛；芬太尼无活性代谢产物

续表

药物分类	药物代谢动力学	注意事项
解离型药物		
肌松药	CKD病人，常规剂量琥珀胆碱可增加血清钾浓度0.5～0.8mmol/L。由于对肾排泄的依赖，许多非去极化神经肌肉阻滞药的作用时间延长	如果CKD病人血清钾浓度未升高，琥珀胆碱不作为禁忌。CKD病人优选顺阿曲库铵、米库氯铵和罗库溴铵
胆碱酯酶抑制药	CKD病人清除减少，半衰期延长	半衰期延长时间与长效神经肌肉阻滞药相似或更长，因此很少出现再箭毒化
地高辛	由肾排泄	CKD病人洋地黄中毒危险增加
血管活性药		
儿茶酚胺类		具有α肾上腺素能作用的儿茶酚胺类药物可收缩肾血管，减少肾血流量
硝普钠	由肾代谢，以硫氰酸盐形式排泄	CKD病人更易发生硫氰酸盐积聚而引发毒性反应
抗生素		
青霉素、头孢菌素、氨基糖苷类、万古霉素	主要经肾排泄	负荷剂量没有变化，但维持剂量需要调整

A. 脂溶性药物：一般而言，此类药物在体内很少解离，需经肝代谢为水溶性形式，再经肾排出。除少数外，其代谢产物几乎无生物活性。

1. **苯二氮䓬类**：此类药物先经肝代谢成有活性和无活性化合物，再由肾清除。苯二氮䓬类90%～95%与蛋白质结合。地西泮半衰期长且代谢产物具有活性，故需慎用。对于严重肾衰竭病人，苯二氮䓬类药物和其代谢产物可出现蓄积。苯二氮䓬类药物不易经透析清除。

2. **巴比妥类、依托咪酯和丙泊酚**：此类药物蛋白结合率高，在低白蛋白血症病人中，药物到达受体部位比例显著增加。酸中毒和血脑屏障改变更进一步减少其麻醉诱导需要量，故在肾衰竭病人应减少这些药物的初始剂量。

3. **阿片类药物：** 此类药物经肝代谢，但在肾衰竭病人（尤其伴低白蛋白血症者），因阿片类药物与蛋白质结合减少，故其作用增强，时间延长。吗啡和哌替啶活性代谢产物可延长其作用时间，并且去甲哌替啶蓄积可引起惊厥。肾衰竭病人芬太尼、舒芬太尼、阿芬太尼和瑞芬太尼的药物代谢动力学无改变。

B. **解离型药物：** 解离度高的药物在生理pH正常时以原型经肾排出，肾功能不全时其作用时间可延长。

1. **去极化神经肌肉阻滞药（neuromuscular blocker，NMB）：** 如果血钾浓度＜5.5mmol/L，琥珀胆碱可安全用于ESRD病人，但应避免重复给药。在ESRD病人和健康受试者中均观察到琥珀胆碱可使血清钾浓度增加约0.5mmol/L。
2. **非去极化神经肌肉阻滞药：** 因米库氯铵、顺阿曲库铵和罗库溴铵的作用时间可预知，更适用于肾功能损害病人。传统上，ESRD病人优先选择苄异喹啉类神经肌肉阻滞药（如顺阿曲库铵），因其不依赖器官代谢。然而，该药代谢具有pH依赖性，ESRD伴有的酸中毒可能会延长其作用时间。罗库溴铵（氨甾醇类非去极化神经肌肉阻滞药）主要在胆汁中排泄，约33%经尿液排泄，肾衰竭可导致其作用时间延长。ESRD病人中应用舒更葡糖越来越普遍。舒更葡糖是一种修饰的γ-环糊精，可结合并包裹氨甾醇类神经肌肉阻滞药，以原型从尿中排出。该药作为神经肌肉阻滞药拮抗剂的功效似乎不依赖于环糊精-NMB复合物的排泄，现有研究未见再箭毒化报道。环糊精-NMB复合物在ERSD病人中排泄时间延长，目前未见延迟排泄外的其他副作用，但有必要进行更多研究。令人欣慰的是，环糊精-NMB复合物可通过透析去除。
3. **胆碱酯酶抑制药：** 由于肾功能受损，胆碱酯酶抑制药清除减少，半衰期延长。
4. **地高辛：** 经尿排出，肾衰竭病人发生洋地黄中毒的危险性增加。

Ⅶ. 围手术期AKI风险病人的识别

SCr和尿量均非肾损伤直接标志物，多种因素可影响二者的表达和敏感性。目前已有多种有潜在应用前景的新型生物标志物，包括肾损伤分子1、白细胞介素18、肝型脂肪酸结合蛋白、**金属蛋白酶组织抑制剂2（TIMP-2）、胰岛素样生长因子结合蛋白7（IGFBP7）**和**中性粒细胞明胶酶相关载脂蛋白**。其中TIMP-2和IGFBP7已进入常规临床应用，在早期识别AKI中发挥了巨大作用，借此而行的及时干预可能会改变疾病的进程和进展。关于术中诊断技术，正在研究开发应用新型荧光GFR示踪剂进行实时GFR监测。

（曹惠鹃 译　张铁铮 审校）

推荐阅读文献

Abuelo JG. Normotensive ischemic acute renal failure. *N Engl J Med.* 2007;357:797-805.

Bito H, Ikeuchi Y, Ikeda K. Effects of low-flow sevoflurane anesthesia on renal function: comparison with high-flow sevoflurane anesthesia and low-flow isoflurane anesthesia. *Anesthesiology.* 1997;86(6):1231-1237.

Bugaj JE, Dorshow RB. Pre-clinical toxicity evaluation of MB-102, a novel fluorescent tracer agent for real-time measurement of glomerular filtration rate. *Regul Toxicol Pharmacol.* 2015;72(1):26-38.

Cammu G, Van Vlem B, van den Heuvel M, et al. Dialysability of sugammadex and its complex with rocuronium in intensive care patients with severe renal impairment. *Br J Anaesth.* 2012;109(3):382-390.

Colson P, Ryckwaert F, Coriat P. Renin angiotensin system antagonists and anesthesia. *Anesth Analg.* 1999;89:1143-1155.

Craig RG, Hunter JM. Recent developments in the perioperative management of adult patients with chronic kidney disease. *Br J Anaesth.* 2008;101(3):296-310.

Futier E, Lefrant JY, Guinot PG, et al. Effect of individualized vs standard blood pressure management strategies on postoperative organ dysfunction among high-risk patients undergoing major surgery: a randomized clinical trial. *J Am Med Assoc.* 2017;318(14):1346-1357.

Hirsch IA, Tomlinson DL, Slogoff S, Keats AS. The overstated risk of preoperative hypokalemia. *Anesth Analg.* 1988;67(2):131-136.

Khwaja A. KDIGO clinical practice guidelines for acute kidney injury. *Nephron Clin Pract.* 2012;120(4):c179-c184.

Kunst G, Klein AA. Peri-operative anaesthetic myocardial preconditioning and protection – cellular mechanisms and clinical relevance in cardiac anaesthesia. *Anaesthesia.* 2015;70(4):467-482.

Massoth C, Zarbock A, Meersch M. Risk stratification for targeted AKI prevention after surgery: biomarkers and bundled interventions. *Semin Nephrol.* 2019;39(5):454-461.

Mazze RI, Jamison RL. Low-flow (1 l/min) sevoflurane: is it safe? *Anesthesiology.* 1997;86(6):1225-1227.

McKinlay J, Tyson E, Forni LG. Renal complications of anaesthesia. *Anaesthesia.* 2018;73(suppl 1):85-94.

Merten GJ, Burgess P, Gray LV. Prevention of contrast induced nephropathy with sodium bicarbonate. *J Am Med Assoc.* 2004;291:2328-2334.

Nieuwenhuijs-Moeke GJ, Nieuwenhuijs VB, Seelen MAJ, et al. Propofol-based anaesthesia versus sevoflurane-based anaesthesia for living donor kidney transplantation: results

of the VAPOR-1 randomized controlled trial. *Br J Anaesth.* 2017;118(5):720-732.
Ong Sio LCL, Dela Cruz RGC, Bautista AF. Sevoflurane and renal function: a meta-analysis of randomized trials. *Med Gas Res.* 2017;7(3):186-193.
Pépin MN, Bouchard J, Legault L, Ethier J. Diagnostic performance of fractional excretion of urea and fractional excretion of sodium in the evaluations of patients with acute kidney injury with or without diuretic treatment. *Am J Kidney Dis.* 2007;50(4):566-573.
Petroni KC, Cohen NH. Continuous renal replacement therapy: anesthetic implications. *Anesth Analg.* 2002;94:1288-1297.
Ronco C, Bellomo R, Kellum JA. Acute kidney injury. *Lancet.* 2019;394(10212):1949-1964.
Schmid S, Jungwirth B. Anaesthesia for renal transplant surgery: an update. *Eur J Anaesthesiol.* 2013;29:552-558.
Sear JW. Kidney dysfunction in the postoperative period. *Br J Anaesth.* 2005;95:20-32.
Sladen RN. Renal physiology. In: Miller R, ed. *Anesthesiology*. 7th ed. Churchill Livingstone; 2010:441-476.
Staals LM, Snoeck MM, Driessen JJ, Flockton EA, Heeringa M, Hunter JM. Multicentre, parallel-group, comparative trial evaluating the efficacy and safety of sugammadex in patients with end-stage renal failure or normal renal function. *Br J Anaesth.* 2008;101(4):492-497. doi:10.1093/bja/aen216.
Sterns RH. Disorders of plasma sodium – causes, consequences, and correction. *N Engl J Med.* 2015;372(1):55-65.
Suneja M, Kumar AB. Obesity and perioperative acute kidney injury: a focused review. *J Crit Care.* 2014;29:694.e1-694.e6.
Thakar CV. Perioperative acute kidney injury. *Adv Chronic Kidney Dis.* 2013;20:67-75.
Thapa S, Brull SJ. Succinylcholine-induced hyperkalemia in patients with renal failure: an old question revisited. *Anesth Analg.* 2000;91(1):237-241. doi:10.1097/00000539-200007000-00044.
Wagener G, Brentjens TE. Anesthetic concerns in patients presenting with renal failure. *Anesthesiol Clin.* 2010;28:39-54.
Weldon BC, Monk TG. The patient at risk for acute renal failure. *Anesthesiol Clin North Am.* 2000;18(4):705-737.
Wong KC, Schafer PG, Schultz JR. Hypokalemia and anesthetic. *Anesth Analg.* 1993;77(6):1238-1260. Published correction appears in *Anesth Analg.* 1994;78(5):1035.
Zarbock A, Koyner JL, Hoste EAJ, Kellum JA. Update on perioperative acute kidney injury. *Anesth Analg.* 2018;127(5):1236-1245.

第6章 肝病的特殊问题

Abraham M，Crowley J

Ⅰ. 肝解剖

A. 肝结构

1. 肝的解剖单位是**肝小叶**。肝小叶是由肝细胞和肝门三联（终末门静脉、肝动脉及胆管分支）围绕中央肝静脉形成的六角形结构。
2. **肝细胞按照其与肝门三联的位置关系分类**：离肝门三联最近的是**Ⅰ带肝细胞（位于肝门周围）**。这些细胞获得的氧供和营养物质最多，负责大部分氮代谢、氧化反应和糖原合成。**Ⅱ带肝细胞**属于过渡部分。**Ⅲ带肝细胞**距离肝门三联最远，最易发生缺血性损伤。

B. 肝的血供：肝只占全身重量的2%，却接收20%～25%的心排血量。

1. **肝动脉**：为肝提供25%的血供和50%的氧需。
2. **门静脉**：接受胃、脾、胰腺和小肠的回流血，为肝提供75%的血供和50%的氧需。
3. **总肝血流**：主要来自门静脉，为门静脉前器官的静脉回流。肝动脉的血流受交感神经张力和局部腺苷浓度的调控，与门静脉血流（PVF）呈负相关关系。门静脉血流的减少将导致肝中腺苷浓度的增加，引起局部小动脉扩张，肝动脉血流增加。一些导致肝血管阻力增加的疾病（肝硬化、肝转移性肿瘤的浸润、巴德-吉亚利综合征）可导致总肝血流量减少。

Ⅱ. 肝功能

A. 合成和储存

1. **蛋白质**：普通成人的肝每天合成蛋白质12～15g，包括以下几种。
   a. **白蛋白**：仅在肝合成，半衰期约20d。占全部血浆蛋白的50%，是最重要的药物结合蛋白，特别是有机酸类药物如青霉素类及巴比妥类药物。白蛋白维持胶体渗透压，同时也是胆红素和激素的载体蛋白。

b. **α_1-酸性糖蛋白**：是一种“急性期反应蛋白”，易与碱性药物结合，如酰胺类局麻药、普萘洛尔和阿片类药物。

c. **假性胆碱酯酶**：与琥珀胆碱、米库氯铵和酯类局麻药的降解相关。在肝功能重度受损或遗传因素导致酶缺乏病人，血浆中的假性胆碱酯酶水平降低可引起严重的临床效应。

d. **凝血因子**：除凝血因子Ⅷ由血管内皮合成之外，所有的蛋白质类凝血因子均在肝合成。凝血因子Ⅱ（凝血酶原）、凝血因子Ⅶ、凝血因子Ⅸ和凝血因子Ⅹ，以及蛋白C、蛋白S和蛋白Z的合成是维生素K依赖性的，维生素K缺乏或肝功能障碍可导致凝血因子缺乏和广泛出血。凝血因子Ⅶ半衰期最短（4～6h），其血浆浓度的下降速率几乎与蛋白C接近（9h）。由于凝血因子Ⅶ只作用于外源性凝血途径，其活性可通过凝血酶原时间（PT）评估。即使其他凝血途径未受到影响，凝血因子Ⅶ活性的早期下降也能使PT延长。凝血因子Ⅱ、凝血因子Ⅸ和凝血因子Ⅹ的半衰期分别约为60h、24h和36h，其活性需4～6d才能下降至最低水平，因而相关的抗血栓效应可应用INR来评估。

2. **碳水化合物**：肝在机体的血糖调控中具有重要作用（糖原合成和糖异生）。正常肝可储存足够的糖原以满足禁食12～24h所需葡萄糖的供应。超出此限，肝可利用氨基酸、甘油和乳酸通过糖异生产生葡萄糖。

3. **脂类**：人体内大部分脂蛋白及胆固醇和磷脂均由肝合成。

4. **血红素和胆汁**

a. 肝是胎儿红细胞生成的主要器官。直至出生后2个月，肝一直是主要的造血部位。健康成年人，体内20%血红素在肝合成。**血红素合成**异常可能导致卟啉病。

b. 肝每天产生约800ml胆汁。**胆盐**是一种去污剂，辅助脂类的吸收、转运和排泌；胆汁也可将代谢废物和药物代谢产物从肝运至小肠。作为一种乳化剂，胆汁可以促进小肠吸收脂肪。胆汁合成或分泌障碍导致黄疸，影响脂肪和脂溶性维生素（维生素A、维生素D、维生素E和维生素K）的吸收，并导致脂肪泻、维生素缺乏和凝血功能障碍。

B. 分解

1. **蛋白质：**肝是蛋白质降解的主要部位。氨基酸在肝被分解，产生尿素以清除氨。肝病病人缺乏生成尿素的能力，导致血浆中氨的浓度迅速上升，并引起肝性脑病。
2. **甾类激素：**胆固醇主要由肝降解，其副产物可作为合成胆盐、甾类激素和细胞膜的底物。肝也是甾类激素降解的主要场所，**肝衰竭会导致甾类激素在体内堆积**。肝病病人常出现血清醛固酮和皮质醇水平升高，导致水钠潴留和尿钾增多，引起水肿、腹水及电解质紊乱。肝病导致的雌激素代谢下降和雄激素转化障碍，可引起一些临床表现，包括蜘蛛痣、男性乳房发育、肝掌及睾丸萎缩。
3. **胆红素和胆汁：**胆红素与白蛋白结合，转运至肝细胞，再与葡萄糖醛酸结合，形成了水溶性复合物。这些产物由胆汁分泌，通过粪便或尿液排出。

C. 药物代谢

1. 肝接收肝动脉和门静脉的双重血供。肝提取率（HER）是衡量肝清除流入肝的血液中药物能力的一个指标。它被定义为入肝血液中药物经肝消除和代谢的比例。HER高的药物从肠道吸收并运送到肝，它们在进入体循环之前就可能被代谢（首过消除），具有高摄取率和显著首过消除作用的药物口服生物利用度低。
2. **肝清除率**=HER×肝血流速率。某些药物在肝迅速代谢，其HER接近1.0（如丙泊酚）。在这种情况下，肝代谢速度主要取决于肝血流，肝功能轻度改变对清除率影响不大。另一些药物的HER小于1.0，其清除率由肝功能和肝血流变化两者决定。
3. **蛋白结合：**药物与蛋白结合的程度取决于该药物与蛋白质的亲和力及蛋白质的浓度。肝病病人常出现血浆蛋白浓度降低，这使得未结合的药物的比例增加。只有游离的未结合的药物才具有药理活性和转化为低活性形式。因此血浆蛋白水平的下降可影响药物的效能和（或）清除。

4. **分布容积和门体分流：** 肝病病人分布容积增加，同时**门体分流**使口服药物首过消除减少，这两者都可以影响药物的效能和代谢。

5. **酶诱导/细胞色素P450：** 在肝中合成，与多种药物的代谢有关。某些药物如巴比妥类、乙醇和苯妥英，能够诱导细胞色素P450，细胞色素P450的诱导增加了对该药的耐受性，同时也增加了由P450酶系统代谢的其他药物的耐受性。

6. **肝药物消除包括两个步骤**

   a. **Ⅰ相反应：** 通过氧化、还原或水解反应改变化合物的结构（主要是通过细胞色素P450酶）。此相的产物可能是具有代谢活性的。某些药物（如环丙沙星）与P450的亲和力高，可降低与其同时使用药物的代谢。

   b. **Ⅱ相反应：** 可能伴随或不伴随Ⅰ相反应之后进行，它是指在酶促作用下与葡萄糖醛酸、硫酸根、牛磺酸或甘氨酸结合。通过这些结合，增加了代谢产物的水溶性，有利于经尿液排出。

Ⅲ. 麻醉药物的代谢

静脉麻醉药物

1. **麻醉诱导药**

   a. **丙泊酚：** 经肝代谢为水溶性复合物（HER约为1），经肾排除。丙泊酚的肝外代谢增加其总的清除率。丙泊酚作用的消失很大程度上取决于其再分布，所以在肝病病人中丙泊酚也是一个合理选择的麻醉药。

   b. **巴比妥类药物：** 作用持续时间由再分布和肝代谢决定，在肝病病人中其效应持续时间可能延长。例如，病人肝功能改变出现低白蛋白血症，蛋白结合率可能会降低，游离活性药物的比例增加。因此，肝病病人应用巴比妥类药物时必须仔细调整剂量。

c. **氯胺酮**：由肝微粒体酶系代谢为去甲氯胺酮，它的活性约为原药的30%。氯胺酮的HER约为1。

d. **依托咪酯**：在肝通过酯水解代谢为无活性代谢产物。与氯胺酮类似，依托咪酯具有较高的HER，清除率主要受肝血流的影响。依托咪酯诱导用药后苏醒迅速主要由于快速再分布。依托咪酯对脑灌注压的影响小，适用于急性肝衰竭病人。

2. **苯二氮䓬类和阿片类药物**：主要由肝代谢，在肝病病人中其半衰期明显延长。在低蛋白血症的病人中，药物与蛋白结合减少，游离的药物增多，药效增强，可与肝性脑病病人的临床表现相混淆，此类病人使用时要注意调整剂量。瑞芬太尼因为不受肝功能障碍的影响，是一个很好的用药选择。

3. **神经肌肉阻滞药**：肝病病人常表现出对非去极化肌松药不敏感，可能是由药物分布容积增加，或运动终板上受体数目上调所致。但是，药物的清除时间较长，所需维持剂量要降低。

a. **中效肌松药：维库溴铵和罗库溴铵**主要依赖肝胆系统代谢和排泄（两者均有50%的原型药经胆汁排泄）。肝病病人使用时，可导致清除率降低，作用时间延长。维库溴铵经肝代谢，产生几种代谢产物，其中3-去乙酰基维库溴铵保留50%的药物活性。**顺阿曲库铵**和阿曲库铵通过霍夫曼消除降解，不受肝疾病的影响。

b. **琥珀胆碱和米库溴铵（美国没有临床应用）**：完全由血浆胆碱酯酶代谢。严重肝病能够影响胆碱酯酶的合成，延长药效。

Ⅳ. 肝病

A. 肝病：根据病程和严重程度分类。

1. **实质病变**

a. **急性肝细胞损伤**：有多种病因，包括病毒感染（甲型、乙型、丙型、丁型和戊型肝炎病毒，EB病毒，巨细胞病毒，单纯疱疹病毒，埃可病毒及柯萨奇病毒），急性休克，心力衰竭所致的淤血，各种药物、化学物质及毒药（包括酒精、氟烷、苯妥英、丙硫氧嘧啶、异烟肼、四环素和对乙酰氨基酚），以及先天性代谢缺陷［如肝豆状核变性（Wilson病）和α_1抗胰蛋白酶缺乏症］。

b. **慢性实质病变：**可伴有不同程度的功能障碍。肝硬化可由多种原因导致，包括慢性活动性肝炎、酗酒、血色素沉着病、原发性胆汁性肝硬化及先天性疾病。终末期肝纤维化可导致门静脉高压及食管静脉曲张，进一步可出现腹水、凝血功能障碍、胃肠道出血和肝性脑病等并发症。

2. **胆汁淤积：**多见于胆石症、急性或慢性胆囊炎。原发性胆汁性肝硬化和原发性硬化性胆管炎最初也表现为胆汁淤积，最终发展为肝实质损害和肝衰竭。**高胆红素血症**是肝胆疾病的一个重要指标。**未结合型高胆红素血症**是由胆红素生成过量（如大量输血、大血肿的吸收或者溶血），或肝细胞对未结合胆红素摄取障碍所致［如吉尔伯特（Gilbert）综合征］。**结合型高胆红素血症**一般发生于肝细胞疾病（如酒精性或病毒性肝炎和肝硬化）、小胆管病变［如原发性胆汁性肝硬化和迪宾-约翰逊（Dubin-Johnson）综合征］、肝外胆管梗阻（如胰腺癌，胆管癌和胆石症）。

B. 肝病的临床表现

1. **中枢神经系统：**肝功能障碍可导致**肝性脑病**。虽然确切的发病机制尚不清楚，但可能与神经递质传递受损、内源性γ-氨基丁酸能物质和脑代谢改变有关。肝性脑病病人**血氨水平**升高，但与疾病的严重程度及预后并不相关。临床表现多样，包括睡眠障碍，扑翼样震颤，甚至昏迷。重症急性肝衰竭病人常表现为快速进展性脑病伴**脑水肿**。必须积极治疗颅内高压以避免出现脑缺血。严重的低钠血症或过度治疗，都可能导致致命的**中枢性桥脑髓鞘溶解症**。由于病人精神状态变化及对镇静药敏感性增加，术前用药应注意药物剂量。

2. **心脑血管系统**

a. 患有严重肝病病人表现为**高动力循环状态：心排血量增加**，静息状态下心动过速，全身血管阻力降低。体内一氧化氮、胰高血糖素和前列腺素水平升高可能是导致小动脉血管舒张的原因。诸如皮肤蜘蛛痣一样的**动静脉短路**，几乎存在于全身各处的血管床。严重的肝病可能导致门静脉性肺高压，从而产生右心室功能障碍和麻醉诱导时血流动力学失衡。

b. 严重肝衰竭病人由于血管扩张和门体分流的存在，有效血容量减少。同时，低白蛋白血症、高醛固酮水平和抗利尿激素分泌异常，又导致**总体液量增加**，加重腹水和水肿或全身性水肿。

c. 有酗酒史病人应考虑合并**酒精性心肌病（ACM）**。特征是心肌重量增加，心室扩张，室壁变薄。心室功能的变化可能取决于疾病进展的阶段：无症状病人多为心脏舒张功能障碍；而有症状病人常出现心脏收缩功能障碍，其特点是左心室壁扩张，左心室壁厚度正常或降低及左心室质量增加。

3. 呼吸系统

a. **气道保护**：是肝病病人主要关注的问题。典型严重肝病病人存在腹水［腹压增加，造成功能残气量（FRC）］减少和肝性脑病（精神状态改变），因此其保护气道的能力受到影响，误吸风险增加。另外，由于胃排空的延迟，也增加了误吸的风险。做全身麻醉时应采取确切的气道保护方法结合快速诱导气管插管。

b. **慢性缺氧**：可由多种原因引起。大量腹水和胸腔积液可导致肺不张和限制性肺通气障碍。缺氧性肺血管收缩，导致通气血流比例失调，肺内分流可显著增加（10%～40%）。肺动脉高压可能与门静脉高压并存，导致右心衰竭。肝肺综合征是一种三联征：包括肝病、肺泡-动脉氧分压差增加及肺内血管舒张。病人可能出现斜卧呼吸-直立缺氧综合征（姿势性低氧血症和直立位呼吸困难），病人的高动力循环和低肺循环阻力状态，导致血液快速流经肺脏，使大量未充分氧合的血液流入体循环。当病人直立时，由于重力的影响，流向肺底部扩张的前毛细血管床的血液增加，出现直立性呼吸困难和缺氧。仰卧位时胸腔积液和腹水可能加重呼吸困难，但由于肺部解剖结构的作用，不一定总是伴有斜卧呼吸-直立缺氧的表现。如果病人有相关症状，就有必要做动脉血气分析评估低氧的程度。

4. 胃肠道系统

a. 血管内血容量增加或瘢痕和纤维化造成的血管阻力增加会导致**门静脉高压**，从而导致脾大和脾静脉淤血，侧支循环形成，表现为痔疮、食管静脉曲张及腹壁静脉曲张（海蛇头征）。脾静脉淤血，加上低白蛋白血症和低渗透压导致腹水。**腹水**可能会增加腹部伤口裂开、腹壁疝和呼吸障碍的风险。在密切注意电解质和肾功能的前提下，可以使用利尿药控制腹水。如果术前存在大量难以控制的腹水，可采取穿刺术。可使用白蛋白、胶体或血液制品治疗来减少肝肾综合征（HRS）的风险。

b. **静脉曲张**出血可迅速进展为失血性休克。在容量复苏的基础上，可采用血管升压素、生长抑素、β受体阻滞药、硬化治疗或内镜下结扎等治疗。

5. 泌尿系统

a. 血容量下降可能会造成**肾前性氮质血症**。由于肝将氨合成为尿素的能力下降，BUN水平反而假性降低。

b. 由于经常使用利尿药，**水与电解质平衡**变得复杂。肝病病人常见代谢性碱中毒、低血钾及低血钠（尽管全身钠负荷是增加的）。低钠血症可能导致癫痫发作和肝性脑病恶化；纠正低钠血症时应当小心谨慎，因为纠正速度过快可能导致脑桥中央髓鞘溶解症。纠正低钠血症的常见方法是限制液体入量和停用利尿药。

c. **肝肾综合征**的特点是肾血管阻力增加，少尿，在肝衰竭的同时出现肾衰竭。最终导致肾血流量降低、钠潴留及对NSAID的敏感性增加。肝肾综合征的诊断是排除法，基于临床标准，被分为两种亚型。亚型Ⅰ是指在小于2周的时间内血清肌酐水平升高到正常水平的2倍以上（>2.5mg/dl），常伴有明显的少尿。亚型Ⅱ症状相对较少，通常对利尿药有抵抗。肝移植或肝衰竭缓解后，肾功能可恢复正常。保持正常的血管内容量和肾灌注压对于维持肝硬化病人的肾功能很重要。

6. **凝血功能障碍**是由多种因素引起的。
   a. 肝衰竭时**凝血因子**（Ⅱ、Ⅶ、Ⅸ和Ⅹ）和内源性抗凝物质（蛋白C、蛋白S和蛋白Z）的合成均减少。
   b. **胆汁淤积**导致脂肪和脂溶性维生素（维生素A、维生素D、维生素E和维生素K）吸收障碍。**维生素K**产生于肠道黏膜，是凝血因子Ⅱ、凝血因子Ⅶ、凝血因子Ⅸ和凝血因子Ⅹ合成的重要辅助因子。
   c. **血小板减少症**常见于脾功能亢进、酒精相关的骨髓衰竭及血小板消耗。
   d. **术前纠正凝血异常**使用新鲜冰冻血浆（FFP）和维生素K常是必要的。在紧急情况下，不应该使用维生素K，因为其起效时间长（约8h），此时应使用新鲜冰冻血浆，对难治性凝血功能障碍，可加用冷沉淀、精氨酸加压素、凝血因子Ⅶa和血小板。存在肝衰竭或可能发生肝衰竭病人，不应采用区域麻醉。同时，在放置硬膜外导管的时候，应当考虑到术后凝血功能障碍的风险性。有创血流动力学监测可评估和指导补液。应该开放足够的静脉通路，方便输入晶体液、胶体液和血液制品，以及使用血管活性药物。
7. **营养缺乏**也是肝病的一部分，表现为消瘦和恶病质，尤其是酗酒的病人。营养缺乏是增加术后患病率和病死率的危险因素，应补充富含碳水化合物/脂肪、低氨基酸物质，以防肝性脑病恶化。对于酗酒者的营养补充尤其重要，应同时补充维生素B_1。非紧急情况下，应在术前改善营养状况至理想状态。鉴于静脉应用维生素B_1的风险较低，在有营养缺乏的病人应用右旋糖酐前可以考虑使用。
8. **血糖控制**很大程度上依赖肝。**低血糖**可发生于肝功能不全终末期、肝移植无肝期或肝衰竭伴严重循环休克时。密切监测血糖水平，必要时给予含葡萄糖液体治疗。严重肝功能不全时，**糖原**储备减少，需通过糖异生以维持正常血糖水平。但对严重肝病和酗酒病人，其**糖异生功能**也受损。

Ⅴ. 肝病病人的手术风险

A. 死亡率： 据报道，肝硬化病人各种择期非心脏手术和非移植手术的死亡率为6%～27%（非肝硬化病人则为1.1%）。死亡率与**疾病严重程度、手术类型、病人地域分布及手术医生、麻醉医生、ICU医生团队的专业水平有关**。

B. 风险评估

1. 术前风险评估有助于预测生存率和减少围手术期的发病率和病死率。
2. **Child-Turcotte-Pugh分级（CTP）**最初设计是用于评估门体分流手术的风险，但后来发现可以预测肝硬化病人的长期生存率。该风险分级系统包括腹水、胆红素水平、白蛋白水平、营养状况、肝性脑病和PT延长时间（表6-1）。CTP被认为是总体死亡率的最好预测方法。

表6-1　改良Child-Pugh分级

变量	分值		
	1	2	3
白蛋白（g/dl）	＞3.5	2.8～3.5	＜2.8
胆红素（mg/dl）[a]	＜2.0	2.0～3.0	＞3.0
腹水	无	轻度	中度
肝性脑病	无	Ⅰ或Ⅱ级	Ⅲ或Ⅳ级
PT延长时间（s）	＜4.0	4.0～6.0	＞6.0

注：A级.5～6分；B级.7～9分；C级.10～15分。

a. 对于原发性胆汁性肝硬化：胆红素＜4.0mg/dl计1分，胆红素4～10mg/dl计2分，胆红素＞10mg/dl计3分。

3. 围手术期风险的其他预测指标包括**手术类型**、是否存在**败血症**、**二次手术**，以及是**择期还是急诊**手术。以下手术的死亡率特别高，包括开腹手术（更大程度地减少肝动脉血流）或其他腹腔内手术（开腹胆囊切除术、胃部手术、结肠切除术）、心脏手术或失血量较多的手术。

4. 终末期**肝病模型评分（model for end-stage liver disease，MELD）**，其原本是用于预测经颈静脉植入支架行门体分流术后3个月的死亡风险。后来发现也可用于预测肝移植等待中病人的死亡率。根据血清胆红素、血清肌酐和INR值进行评分（表6-2）。与CTP和MELD评分相比，MELD改良评分方法用于预测一年死亡率效果更好。

表6-2　MELD评分和MELD-Na评分

MELD = 3.78［Ln血清胆红素（mg/dl）］+11.2［Ln INR］+ 9.57［Ln血清肌酐（mg/dl）］+ 6.43

MELD-Na=MELD-Na-［0.025×MELD×（140-Na）］+140

住院病人，其MELD评分与3个月生存率的关系：

≥40分——100%死亡率

30～39分——83%死亡率

20～29分——76%死亡率

10～19分——27%死亡率

＜10分——4%死亡率

住院病人，其MELD-Na评分与3个月生存率的关系：

＞32分——65%～66%死亡率

27～31分——27%～32%死亡率

23～26分——14%～15%死亡率

21～22分——7%～10%死亡率

17～20分——3%～4%死亡率

＜17分——＜2%死亡率

注：MELD最高分为40分，所有得分高于40分均记为40分。

如果病人7d内进行过两次透析，血清肌酐值视为4.0。

任何低于1的值，均按1进行计算。例如，胆红素的值为0.8，应按1.0进行计算。

INR.国际标准化比率；MELD.终末肝病模型；MELD-Na. MELD-钠。

C. 术前评估

1. 对普通手术人群，实验室常规筛查肝功能尚未证实有意义。
2. 仔细地询问**病史**和**体格检查**是推荐的术前筛查手段。应关注是否存在黄疸、瘙痒、乏力和厌食。注意有无用药史、酗酒史和中毒史。查体时可发现肝病体征，如肝脾大、腹水、外周水肿、蜘蛛痣、睾丸萎缩、海蛇头征、痔疮、扑翼样震颤、男性乳房发育和颞肌萎缩。另外，病人穿刺的频率、上一次穿刺的时间、代偿不全住院和任何一个经颈静脉肝内门体静脉分流术（TIPS）病史都要在术前进行了解。
3. **肝影像学**检查是评估肝损伤程度的基本手段。CT和MRI是评估肝和脉管系统结构，以及是否有肝细胞癌和门静脉高压的优先选择。在有CT和MRI检查禁忌的时候可以选择多普勒超声。
4. 对病人所有的**胃肠出血**病史要充分了解，需要有病人近期的食管胃肠镜检查作参考，特别是要进行大手术的病人更需要检查。
5. **了解并存疾病**。患有肝病的病人常并存有心脏疾病、慢性肾病和糖尿病等，对麻醉管理可能产生影响。
6. 怀疑存在肝病时需要进行**实验室检查**（包括全血细胞计数、胆红素、氨基转移酶、碱性磷酸酶、白蛋白、总蛋白、PT和肝炎的血清学指标）。除了合成功能受损，进展期肝病通常伴有肾功能改变，需要做近期的实验室检查予以评估。
7. 根据年龄、病情和病程等情况，**考虑进行ECG和胸部X线检查，并评估心肌功能状态**。如果活动明显受限，应当考虑经胸超声心动图检查以明确并存的心脏疾病和潜在的门-肺综合征（右心室收缩压）和肝-肺综合征（对比超声心动图显示存在心脏外分流）。
8. 肝病的严重程度和**病程**对总体预后有影响，为明确诊断可在择期手术前行**经皮肝穿刺活检**。

D. **术前应尽力纠正异常的指标**，包括凝血功能障碍、腹水、水和电解质紊乱、肾功能不全、肝性脑病、血小板减少和营养不良等。

Ⅵ. 肝病病人的麻醉

A. 麻醉方案必须结合手术方式和病情的严重程度，以及麻醉药物对肝血流的影响，要尽量**维持肝的血供**和氧供。**全身麻醉**和**区域阻滞**均能使肝血流量降低。围手术期发生的肝缺血（由手术操作或麻醉药物引起）能使已存在的肝病病情加重。低血压、出血或血管收缩药均会减少肝的氧供，增加术后肝功能不全的发生率。手术牵拉和病人体位均可影响肝血流。正压通气和PEEP能够减少心排血量和全肝血流。同时应避免由**过度通气**导致的低碳酸血症而引起的肝血流减少。

B. 肝衰竭病人在选择麻醉药物的时候应当考虑诸多因素，包括药物的分布、代谢、蛋白结合及经常伴随的肾功能不全等。应避免应用苯二氮类药物，以防过度镇静。**丙泊酚**因其再分布的特点**适用于麻醉诱导**，但要注意其低血压和血管扩张作用可能会减少肝的灌注。吸入麻醉药主要经呼吸系统排出，麻醉维持可以优先选择。早期的卤素类麻醉药由于脂溶性高，机体吸收得较多，在肝中的代谢比新的卤素类麻醉药（如**七氟烷和地氟烷**）要多。由于各种麻醉药的作用持续时间不同，可能影响肝的代谢和肾功能，应当进行持续**EEG监测**。

C. 很早人们就关注到药物不同的代谢方式对神经肌肉阻滞的影响。顺阿曲库铵和阿曲库铵是经霍夫曼代谢的，安全性较高。肾功能异常时，应用维库溴铵和罗库溴铵一定要进行评估。应用舒更葡糖钠拮抗罗库溴铵时，肝功能异常的病人四个成串刺激（TOF）比率恢复到>0.9的平均时间和肝功能正常的病人比较，没有明显差异。患有肝病的病人由于体内假性胆碱酯酶减少，琥珀胆碱的作用时间可能延长。肝硬化病人的心排血量可能明显增加，使得肌松药的起效时间缩短；但个体差异较大，不影响快速诱导气管插管时肌松药的选择。

D. 对肝病病人实施**区域麻醉**应当谨慎。病人凝血功能障碍和血小板减少，硬膜外出血和血肿的概率增加。但肝功能代偿较好，凝血功能和血小板计数在合理范围内的病人，区域麻醉可能是较好的选择，具体问题要具体分析。特别是在拔除置入的硬膜外导管时，处置前有必要给予FFP和维生素K，并与外科团队进行沟通。另外需要注意硬膜外麻醉可能出现的低血压；最新的研究表明，在肝切除病人中应用硬膜外麻醉对术后输液量、血管收缩药物的应用和终末器官功能障碍等无明显影响。

E. 肝病病人的镇痛由于代谢和精神状态的改变而具有一定的挑战性。**对乙酰氨基酚被认为是安全的**，但是对于有慢性肝病的病人来说必须减少应用剂量（每天应用总量小于2000mg是安全的）。**NSAID**由于有增加肾功能损伤和胃肠出血的风险，**应当避免使用**，NSAID还有可能加重肝病病人凝血功能障碍的程度。尽可能地**避免长期应用阿片类药物**。一定剂量的短效阿片类药物如芬太尼，肝硬化病人是可以耐受的。对于肝病病人应用阿片类药物所致的便秘可能加重肝性脑病症状，有必要同时应用泻药治疗。

F. 建立足够的静脉通路极为重要，特别是涉及肝实质的手术。行大型外科手术时，应在麻醉诱导前或后**置入大口径的外周静脉导管**（经常是14[#]或更大）。外周静脉通路不足的病人应当**置入大号的中心静脉导管**（8.5F单腔管或12F双腔管）。这样的病人感染的风险很高，必须采取全面的预防措施。

G. 麻醉中的有创监测也很重要。**动脉置管**方便采集血样进行血气分析、血糖和电解质检测，也可以用于动脉血压监测。终末期肝病病人做大型手术时应常规做有创监测。**中心静脉置管**适用于压力监测和快速给药到中心循环系统。**肺动脉置管**有助于指导某些病人输液和应用血管升压药物。在颈内静脉穿刺前或穿刺中应用超声定位可以减少误穿入颈动脉和减少穿刺次数。

H. 肝病病人静脉曲张在Ⅱ度以下，出血风险较低的可以安全使用TEE。在肝病人群中应用TEE的利弊需要认真评估，但是血流动力学状态衰竭的病人（如肝移植和肝硬化急诊手术的病人）应用TEE还是有利的。

I. 病人腹腔内压力升高和误吸风险增加时，实施**快速诱导**的指征应当放宽。

J. 其他生理变量包括尿量、体温、血糖水平，电解质紊乱和出凝血状态都应当给予考虑。

K. 对于有严重并发疾病的病人应当注意拔管时间，做好术后护理。

L. **肝手术过程中麻醉医生需要考虑的外科因素：**大量失血和输血与术后并发症的发生率呈正相关，麻醉管理应着眼于减少出血和维持肝灌注。一些新技术运用可减少术中失血，其中包括**全肝血流阻断（TVE）**、**肝门血流阻断**（Pringle法，PM）、**低CVP麻醉**和**静脉-静脉旁路**等方法。

1. **TVE：**包括阻断入肝血管（门静脉和肝动脉）和出肝血管（下腔静脉和肝上下腔静脉）。这对病人的静脉回流和血流动力学有着显著的不良影响，也增加了肝热缺血的时间，可能增加术后肝功能障碍的发生。
2. **PM：**是指间断阻断入肝血管（门静脉和肝动脉），造成间断性肝缺血。可出现肝静脉和下腔静脉的逆向出血。一项近期的荟萃分析显示肝切除病人应用PM并不能明显减少出血量；但是较早的一些研究证明，PM可以减少出血量。这种差异产生的原因可能是一些新的外科技术的应用。
3. **低CVP（＜5mmHg）麻醉：**有助于控制肝实质切除过程中肝静脉和下腔静脉的出血。低CVP麻醉降低了压力梯度，减少了肝外静脉意外损伤引起的出血，以及肝实质切除过程中肝静脉的出血。低CVP可以减少失血量，但并不能减少术后患病率。另外，肝切除时CVP监测也应关注由低灌注所致的急性肾损伤风险的增加及由结构性心脏疾病和外科操作时压迫出入肝的血管而导致的监测结果不够准确。
4. **静脉-静脉旁路：**包括置入大号的导管到股静脉或门静脉，将静脉血液引出，然后通过颈内静脉或腋静脉将血液回输。这样就能够保证在肝手术时阻断腔静脉，控制出血而不明显降低前负荷。放置导管有一定的风险，应由经验丰富的团队来操作，但对于心脏功能储备受限的病人允许进行相对安全的外科操作。到目前为止，还没有研究证明这个技术的优越性，临床应用要根据具体情况而定。

M. **ERAS的许多理念已经被应用到肝切除病人的管理中，**

可以减少术后的患病率和住院时间。2016年ERAS协会出版了肝切除相关的指南。肝切除病人术前要重视调整其营养状态和避免使用长效抗焦虑药物。该指南推荐使用腹部引流管和鞘内应用阿片类药物替代硬膜外麻醉，利用平衡晶体液维持低CVP麻醉状态。如果适宜则推荐进行微创手术。术后管理和其他ERAS策略相似，建议尽早经口进食，活动锻炼，并强烈推荐多模式镇痛。有力的证据说明，ERAS建议的围手术期营养和早期锻炼很重要，而其他的建议特别是上面讨论的低CVP麻醉和硬膜外镇痛等相关的结论还不确定。

Ⅶ. 术后肝功能不全

手术和麻醉后，肝功能不全比较常见，其程度从轻微的肝酶升高到暴发性肝衰竭。

有许多病因与术后肝功能障碍有关：

A. **手术因素**：包括影响肝血流或阻断胆道系统的操作（钳夹血管、牵拉或直接损伤）。术后氨基转移酶或胆红素升高可能是由大量输血、血肿吸收或溶血造成的胆红素负荷增加所致。任何病因引起的休克都可导致肝衰竭。

B. **非手术因素**：包括术前未发现的病毒性肝炎、酗酒和胆石症，以及围手术期药物使用引起的黄疸。

C. **氟烷相关性肝炎**：在临床上与病毒性肝炎难以区分。其诊断是排除性诊断。氟烷单次暴露的发病率是1/35 000～1/6000；多次暴露的发病率上升至1/3000。美国已经不使用氟烷，但许多其他国家仍在使用。

（孙世伟 译　刘洪涛 审校）

推荐阅读文献

Agarwal V, Divatia JV. Enhanced recovery after surgery in liver resection: current concepts and controversies. *Korean J Anesthesiol.* 2019;72(2):119-129.

Bhangui P, Laurent A, Amathieu R, et al. Assessment of risk for non-hepatic surgery in cirrhotic patients. *J Hepatol.* 2012;57:874-884.

Child CG, Turcotte JG. Surgery and portal hypertension. *Major Probl Clin Surg.* 1964;1:1-85.

Dershwitz M, Hoke JF, Rosow CE, et al. Pharmacokinetics and pharmacodynamics of remifentanil in volunteer subjects with severe liver disease. *Anesthesiology.* 1996;84:812-820.

Diaz KE, Schiano TD. Evaluation and management of cirrhotic patients undergoing elective surgery. *Curr Gastroenterol Rep.* 2019;21(7):32.

Dundar HZ, Yilmazlar T. Management of hepatorenal syndrome. *World J Nephrol.* 2015;4(2):277-286.

Eid EA, Sheta SA, Mansour E. Low central venous pressure anesthesia in major hepatic resection. *Middle East J Anesthesiol.* 2005;18(2):367-377.

Hoteit MA, Ghazale AH, Bain AJ, et al. Model for end-stage liver disease score versus child score in predicting the outcome of surgical procedures in patients with cirrhosis. *World J Gastroenterol.* 2008;14(11):1774-1780.

Hughes MJ, Ventham NT, Harrison EM, Wigmore SJ. Central venous pressure and liver resection: a systematic review and meta analysis. *HPB (Oxford).* 2015;17(10):863-871.

Kamath PS. Clinical approach to the patient with abnormal liver test results. *Mayo Clin Proc.* 1996;71:1089-1095.

Kim WR, Biggins SW, Kremers WK, et al. Hyponatremia and mortality among patients on the liver-transplant waiting list. *N Engl J Med.* 2008;359(10):1018-1026.

Kim YK, Chin JH, Kang SJ, et al. Association between central venous pressure and blood loss during hepatic resection in 984 living donors. *Acta Anaesthesiol Scand.* 2009;53(5):601-606.

Lesurtel M, Lehmann K, de Rougemont O, Clavien P-A. Clamping techniques and protecting strategies in liver surgery. *HPB (Oxford).* 2009;11(4):290-295.

Li Z, Sun Y, Wu F, et al. Controlled low central venous pressure reduces blood loss and transfusion requirements in hepatectomy. *World J Gastroenterol.* 2014;20(1):303-309.

Liu E, Guha A, Dnleavy M, et al. Safety of transesophageal echocardiography in patients with esophageal varices. *J Am Soc Echocardiogr.* 2019;32(5):676-677.

Millwala F, Nguyen GC, Thuluvath PJ. Outcomes of patients with cirrhosis undergoing non-hepatic surgery: risk assessment and management. *World J Gastroenterol.* 2007;13(30):4056-4063.

Parks DA, Skinner KA, Gelman S, Maze E. Hepatic physiology. In: Miller RD, ed. *Anesthesia.* 5th ed. Churchill Livingstone; 2000:647-662.

Patel T. Surgery in the patient with liver disease. *Mayo Clin Proc.* 1999;74:593-599.

Picker O, Beck C, Pannen B. Liver protection in the perioperative setting. *Best Pract Res Clin Anaesthesiol.* 2008;22(1):209-224.

Ramzan MI, Somogyi AA, Walker JS, et al. Clinical pharmacokinetics of the non-depolarising muscle relaxants. *Clin Pharmacokinet.* 1981;6:25-60.

Scott VL, Dodson SF, Kang Y. The hepatopulmonary syndrome. *Surg Clin.* 1999;79:23-41.

Starczewska MH, Mon W, Shirley P. Anaesthesia in patients with liver disease. *Curr Opin Anaesthesiol.* 2017;30(3):392-398.

Villanueva C, Colomo A, Bosch A, et al. Transfusion strategies for acute upper gastrointestinal bleeding. *N Engl J Med.* 2013;368:11-21.

第7章 内分泌疾病的特殊问题

Samost-Williams A，Cottral J

Ⅰ. 糖尿病

A. 糖尿病（DM）是以胰岛素绝对或相对缺乏为特点的慢性全身性疾病。截至2020年，约10.5%的美国人口患有DM，其中90%～95%为2型糖尿病。DM是围手术期最常见的内分泌疾病。

B. DM分类

1. **1型糖尿病（DM1）**：由于胰腺β细胞产生自身免疫性破坏作用，导致胰岛素绝对缺乏而发病。病人常于年轻时确诊，并不肥胖，且易发生酮症酸中毒。此型病人应用胰岛素治疗。
2. **2型糖尿病（DM2）**：以胰岛素分泌受损和外周组织有抗胰岛素作用为特征。病人常在成年时被诊断，易发高渗性并发症。病人常合并高血压、肥胖、脑血管疾病、心血管疾病和周围血管疾病。DM2的常见并发症包括视网膜病变、肾病和神经病变。随着儿童肥胖症发病增加，近年来DM2也见于儿童和青少年。病人早期多采用饮食和运动疗法。需要时，可加用口服降糖药、胰岛素增敏药和（或）胰岛素治疗。
3. **妊娠糖尿病**：6%～9%的妊娠期妇女并发妊娠糖尿病。妊娠糖尿病产妇在5～10年内发生DM2的风险增加3～7倍，终生风险高达60%。
4. **继发型糖尿病**：继发于其他原因的胰岛素绝对或相对不足。胰岛素分泌不足可见于胰腺囊性纤维化、胰腺炎、血色素沉着病、癌症和胰腺术后所致的胰腺破坏。胰高血糖素瘤、嗜铬细胞瘤、甲状腺毒症、肢端肥大症或糖皮质激素过多，均可导致糖耐量下降。

C. DM的生理学：胰岛素在胰腺β细胞内合成。葡萄糖、β受体激动药、精氨酸和乙酰胆碱可刺激胰岛素分泌，

α受体激动药和生长抑素抑制其分泌。胰岛素促进葡萄糖和钾跨细胞膜转运，增加糖原合成，抑制脂肪分解。在应激状态下（如手术、感染和心肺转流），外周组织有对抗胰岛素的效应。通常，禁食期间低水平胰岛素持续分泌，可防分解代谢和酮症酸中毒。

D. 过时的术语：应使用上述列出的术语，避免应用“青少年糖尿病”、“成人糖尿病”、“胰岛素治疗的糖尿病”和“需用胰岛素治疗的糖尿病”等术语。这些术语并不能说明糖尿病的真实类型及其含义。

E. 糖尿病的门诊治疗

1. 口服降糖药（表 7-1）

a. 磺酰脲类（SFU）：促进胰腺释放胰岛素从而降低血糖。由于循环血糖水平并不影响SFU的效果，因此此类药物会增加低血糖的风险。格列本脲和格列美脲是目前临床上最长效的两种SFU，病人用药后可致低血糖达24h以上。SFU通过置换与血清白蛋白结合的噻嗪类利尿药、巴比妥类药和抗凝药，增强这些药物的效应。

b. 氯茴苯酸类和D-苯丙氨酸衍生物类：通过非磺脲受体途径快速促进胰腺释放胰岛素。此类药物可引发低血糖，较SFU起效更快，作用时间更短。

c. 双胍类：减少肝生成葡萄糖，抑制肠道对葡萄糖的吸收，并增加对外周血葡萄糖的摄取和利用。二甲双胍是目前唯一上市的双胍类药物，单独应用时发生低血糖的风险极低。导致血浆二甲双胍水平升高的疾病，如肾功能不全（药物清除率降低）、肝功能障碍（乳酸清除率降低）或心力衰竭，使病人易患乳酸性酸中毒。腹泻是其常见副作用。

d. 噻唑烷二酮类：增加胰岛素敏感性并降低肝生成葡萄糖。副作用包括体重增加、液体潴留致水肿或心力衰竭及上呼吸道感染。病人单独应用此类药物时发生低血糖的风险低。尽管可增加心脏病发作、心力衰竭和死亡的风险，但截至2020年，罗格列酮仍可在美国应用。

e. α葡萄糖苷酶抑制药：通过阻止肠道吸收葡萄糖

来减少餐后高血糖的发生。该类药物低血糖风险低，副作用包括腹痛、胃肠气胀和腹泻。

f. 二肽基肽酶Ⅳ（DPP-Ⅳ）抑制药： 阻止内源性胰高血糖素样肽1（GLP-1）的分解，从而以葡萄糖依赖的方式增加胰岛素分泌，减少胰高血糖素分泌。不产生明显的胃肠道（GI）副作用，低血糖的风险很低。对于敏感病人，某些DPP-Ⅳ抑制药有增加心力衰竭的风险。

g. 多巴胺（D_2）激动药： 通过增加下丘脑多巴胺水平，降低中枢神经系统（CNS）内过度的交感神经张力而改善血糖控制。可降低病人空腹和餐后葡萄糖、甘油三酯和游离脂肪酸水平。副作用包括恶心、乏力、便秘和头晕。单独应用不产生低血糖。

h. 钠-葡萄糖共转运体2（SGLT2）抑制药： 通过抑制肾单位中的SGLT2减少肾对葡萄糖的重吸收。SGLT2负责90%以上的肾葡萄糖重吸收，SGLT2抑制药以血糖依赖的方式增加尿葡萄糖排泄，因此常不导致低血糖。副作用包括泌尿生殖道感染风险增加、渗透性利尿导致容量减少和直立性低血压、血糖正常的糖尿病酮症酸中毒、骨折和下肢截肢。

表7-1　治疗糖尿病的非胰岛素药物

药物		起效时间（h）	持续时间（h）
磺酰脲类	甲苯磺丁脲[a]	≤0.25	6～12
	甲磺氮草脲[a]	1	10～24
	氯磺丙脲[a]	1	60
	格列吡嗪（利糖妥片）	1	10～20
	格列吡嗪缓释片	1	20～24
	格列齐特（灭克糖锭）	1～2	12～24
	格列本脲（优降糖、glynase和达安疗）	1	18～24
	格列美脲（亚莫利、阿玛尔）	1	24

续表

药物		起效时间（h）	持续时间（h）
α葡萄糖苷酶抑制药[b]	阿卡波糖（拜唐苹）	即刻	＜0.3
	米格列醇（glyset）	即刻	＜0.3
双胍类[b]	二甲双胍（格华止、glumetza、riomet，fortamet）	1	8～12
噻唑烷二酮类[b]	吡格列酮（actos）	1	24
	罗格列酮（文迪雅）	1	24
格列奈类	瑞格列奈（prandin）	1	3～4
D-苯丙氨酸衍生物类	那格列奈（starlix）	1	4
GLP-1受体激动药[b, c]	艾塞那肽（百泌达）	＜0.25	6～12
	艾塞那肽QW（bydureon）[d]	2～4周[e]	
	利拉鲁肽（诺和力）[d]		24
	阿必鲁肽QW（tanzeum）[d]		
	度拉糖肽（trulicity）[d]		
	利西拉来（lyxumia）		
胰岛淀粉素类似物[b]	普兰林肽（symlin）	＜0.25	2～4
DPP-Ⅳ抑制药[b, g]	西他列汀（januvia）	1	24
	沙格列汀（onglyza）	1～2	24
	利格列汀（tradjenta）[d]	1.5	
	阿格列汀（nesina）[d]		
	维达列汀（galvus）[d, f]		
多巴胺激动药	甲磺酸溴隐亭（cycloset和parlodel）	1	8～12
SGLT2抑制药	坎格列净（怡可安）	24h以内（剂量依赖性）	24
	依帕列净（jardiance）		
	达格列净（安达唐）		
	伊格列净（suglat）[f]		

a. 历史用药，目前不再广泛应用。

b. 单独应用，空腹时不易发生低血糖。

c. GLP-1为胰高血糖素样肽1。

d. 起效时间和（或）作用时间未见报道。

e. 7周达稳态。

f. 目前FDA未批准使用。

g. DPP-Ⅳ为二肽基肽酶Ⅳ。

2. 注射药物

a. 胰岛素（表7-2）：餐前给予速效和短效胰岛素以防发生餐后高血糖。每天应用1～2次中效和长效胰岛素，以模拟满足基线代谢所需的基础胰岛素分泌。速效和短效胰岛素也可通过皮下泵持续给药。胰岛素由肝肾代谢。因此，肾功能不全和肝功能损害的病人其胰岛素作用时间明显延长，对胰岛素需求减少。与胰岛素类似物相关的副作用很多，但最常见的是严重低血糖。

表7-2　用于治疗糖尿病的皮下注射胰岛素制剂

分类	药物	起效时间（h）	高峰时间（h）	持续时间（h）
速效	赖脯人胰岛素（优泌乐）	0.10～0.25	1～2	2～4
	门冬胰岛素（诺和锐）	0.10～0.25	1～2	2～4
	赖谷胰岛素（艾倍得）	0.10～0.25	1～2	2～4
短效	正规胰岛素（优泌林R，诺和灵R）	0.5～1.0	2～4	6～10
中效	NPH	2～4	6～12	12～18
长效	甘精胰岛素（来得时）	1～3	无高峰	20～24
	地特胰岛素（诺和平）	1～3	无高峰	20～24

注：静脉注射正规胰岛素后，即刻起效，作用持续时间约1h。

NPH. 中性鱼精蛋白锌胰岛素。

b. 胰岛淀粉素类似物：抑制糖尿病病人餐后胰高血糖素的过度分泌（胰高血糖素刺激肝释放葡萄糖），延缓胃排空而减少饥饿感。单独应用不导致低血糖，但与胰岛素合用时，可引发低血糖。常见的副作用为恶心和头痛。

c. GLP-1类似物：增强葡萄糖刺激胰岛素分泌，减少糖尿病病人餐后胰高血糖素过度分泌，延缓胃排空而减少饥饿感。只有与其他导致低血糖的药物合用时，才有低血糖风险。最常见的副作用为恶心、呕吐和腹泻。

F. 糖尿病的急性并发症：糖尿病酮症酸中毒（DKA）和高血糖高渗透压综合征（HHS），均由胰岛素缺乏、应激状态下［如感染、手术、心肌梗死、中毒（酒精、可卡因）、脱水和创伤］对胰岛素抵抗和（或）用药所致。

1. DKA：主要见于DM1。

a. DKA的病理生理：胰岛素水平的绝对下降导致细胞外高血糖和细胞内低血糖，使基于葡萄糖的代谢转变为生酮代谢，引发酮体生成失控，导致高阴离子间隙代谢性酸中毒。细胞外高血糖还导致液体转移、渗透性利尿并继发电解质异常。

b. DKA的临床表现：恶心、呕吐、腹痛、多尿、烦渴、虚弱、肾衰竭、休克、有水果味的深快呼吸（库斯莫尔呼吸）和出现精神症状。这与心肌收缩力减弱、血管张力降低、高阴离子间隙代谢性酸中毒、电解质异常、高血糖和高渗透压有关。病人由于高血糖渗透性利尿、呕吐和食欲缺乏常出现严重血容量不足。总体钾浓度虽降低，但由于酸中毒促进跨细胞H^+-K^+交换使细胞内钾向细胞外转移，血清钾浓度呈假性正常甚至增高。高血糖促使水从细胞内渗透到细胞外，导致稀释性低钠血症，血清钠浓度出现假性降低。由于渗透性利尿，病人常发生低磷酸盐血症和低镁血症。

c. DKA的治疗：包括容量治疗（成人DKA平均液体缺乏6～9L）、应用胰岛素、纠正电解质紊乱、识别和治疗潜在应激或促发因素及支持疗法。DKA的具体处理各医疗机构有所不同。

2. HHS：主要发生于DM2。

a. HHS的病理生理学：相对胰岛素缺乏和反调节激素（胰高血糖素、儿茶酚胺和皮质醇）的增加引发渗透性利尿和严重低血容量，导致严重高血糖症。此时，胰岛素水平虽不足以预防高血糖症，但足以阻止酮生成和酮症酸中毒。

b. HHS的临床表现：常与血糖值超过33.6mmol/L（600mg/dl）有关。临床表现包括电解质异常、中枢神经系统功能障碍（感觉障碍、癫痫发作和昏迷）、视物模糊、神经功能缺损、体重减轻、腿部痉挛、烦渴和多尿。HHS的死亡率可高达20%。

c. HHS的治疗： 与DKA的治疗相似，重点在于扩容、胰岛素治疗、纠正电解质异常及诊断和治疗潜在促发因素。对于精神状态改变而缺乏气道保护的病人，可行气管插管。由于容量缺失较DKA多（正常体型成人8～10L），对HHS病人的扩容常更激进。为防止血清渗透压的快速纠正和继发性脑水肿，HHS的初始血糖纠正目标也高于DKA［HHS为13.9～16.7mmol/L（250～300mg/dl），DKA为11.0mmol/L（200mg/dl）］。

G. 糖尿病病人的麻醉注意事项： 应重点考虑减低风险、维持血糖正常、防治糖尿病急性并发症，预防与糖尿病慢性并发症相关的围手术期并发症。

1. 围手术期血糖指标： 高血糖和低血糖都与术前（译者注：应为围手术期）发病率和死亡率增加有关。但尚无明确的理想血糖标准，各附属专业协会之间也未达成共识。此外，越来越多的证据表明，在心脏和非心脏手术中，与糖尿病病人相比，非糖尿病病人高血糖与不良后果之间更具有相关性。达成共识的是，严格的血糖控制会导致更多的低血糖事件，而这会增加发病率和死亡率。多数专业协会认为，应在血糖浓度＞10mmol/L（180mg/dl）时开始胰岛素治疗。

2. 围手术期血糖管理： 取决于麻醉技术、手术持续时间和创伤程度及预期恢复口服降糖药的时间。

a. 可致低血糖的**口服降糖药**和胰岛素增敏药应于手术日停用。

（1）支链淀粉类似物和GLP-1类似物可延缓胃排空，也应停用以减少术后恶心呕吐的发生。

（2）二甲双胍应于手术日停用直至术后肾功能恢复正常。

（3）噻唑烷二酮类和DDP-Ⅳ抑制药不引起低血糖，可用至术日。

（4）α-葡萄糖苷酶抑制药虽不引起低血糖，但对于禁食水的病人无效。SGLT2抑制药对于门诊手术应继续应用，而非门诊手术无论手术大小，均应于手术日停用。

b. 胰岛素

（1）胰岛素依赖型DM2

1）手术前夜应持续用胰岛素。若病人有低血糖病史，胰岛素用量应减至日常用量的1/2～2/3。

2）皮下给予约1/2晨量的中效或长效胰岛素，不宜应用速效和短效胰岛素。

3）如血糖浓度＜6.67mmol/L（120mg/dl），应输注葡萄糖。血糖浓度＞10mmol/L（180mg/dl），则应开始输注胰岛素。

i. 以下情况应静脉注射胰岛素：①预期血流动力学不稳定；②预期体液转移或体温变化；③手术时间＞4h；④病情危重；⑤居家血糖控制不良。应用方案示例见表7-3。

表7-3　正规胰岛素静脉注射指南

若血糖浓度（BG）＞10.0mmol/L（180mg/dl），静脉注射胰岛素剂量［血糖（mmol/L）×0.45或（mg/dl）/40］U。静脉输注胰岛素［血糖（mmol/L）×0.18或（mg/dl）/100］U /h。血糖稳定前，至少每小时测一次血糖。调整合适输注速度，至血糖稳定。之后至少每2h测一次血糖			
调整正规胰岛素输注速度（U/h）			
血糖mmol/L（mg/dl）	血糖较上次升高调整输注速度	血糖降低＜1.67mmol/L（30mg/dl）调整输注速度	血糖降低＞1.67mmol/L（30mg/dl）调整输注速度
＜3.89（70）	单次注射D50治疗低血糖，复查并按需重复该操作		
3.94～6.05（71～109）	停止输注，至少每小时测一次血糖 若BG＞10.0mmol/L（180mg/dl），重新开始输注，速度减半		
6.11～7.78（110～140）	不变	−0.5U/h	停止输注
7.83～10.0（141～180）	不变	不变	不变
10.06～11.67（181～210）	+1 U/h	+1 U/h	不变
11.72～13.33（211～240）	+2 U/h	+2 U/h	不变
＞13.39（＞241）	+3 U/h	+3 U/h	不变

注：该指南假设病人禁食，不伴DKA或HHS。根据反复测定的血糖结果，确定个体化治疗剂量。D50是50%（重量/容积）葡萄糖水溶液。

经许可改编自Duggan EW、Carlson K、Umpierrez GE. Perioperative hyperglycemia management：an update. Anesthesiology. 2017，126（3）：547-560. Copyright © 2017 the American Society of Anesthesiologists. Inc.

ii. 如无上述情况，可考虑为病人皮下注射胰岛素。

iii. 注射胰岛素期间，至少每2小时测血糖一次。此外，输注胰岛素期间监测血钾浓度。

（2）**DM1**：无论血糖低或正常，均须胰岛素治疗，以防酮症酸中毒，需同时输注含糖溶液以防低血糖的发生。

1）对每天注射3次或更多次胰岛素的新的DM1围手术期积极治疗方案，应预先与负责治疗该病人的内科医师共同商讨。

2）对应用胰岛素泵者，术前应掌握以下信息：泵标识信息、程序设定信息、埋置部位、血糖测量、矫正剂量计划、泵失灵计划和糖尿病病人联系信息。**麻醉医师需了解胰岛素泵用法，以在术中按需更改参数**。

i. 当病人处于禁食水状态时，泵速通常调低10%～20%以防低血糖。

ii. 仅在以下情况使用胰岛素泵：①埋置部位不影响手术；②不进行MRI或其他放射检查；③胰岛素泵不经过电凝回路；④需除颤的风险极小。

iii. 持续监测并维持血糖浓度6.67～10mmol/L（120～180mg/dl）。血糖浓度范围常较居家管理更为宽松，可将基础泵速调至平常的80%。

3）某些门诊病人糖尿病常应用**固定比例的混合胰岛素**。与处理糖尿病病人的内科医生商讨后，病人术前应转为个体化胰岛素准备方案。如前所述，只有长效胰岛素减量（大约50%）后，才可在术日晨应用。

3. DKA、HHS和代谢异常：择期手术病人应于手术前治疗，若手术无法推迟至病人病情稳定后进行，应在手术室内积极处理。

4. **血管疾病：** 糖尿病病人极易患各种血管疾病。大血管疾病（冠状动脉、脑血管和外周血管）和小血管疾病（视网膜病和肾病）均较普通人群更常见，发病率更高和发病更早。DM1是围手术期主要心脏不良事件的独立危险因素。患有缺血性心脏病的糖尿病病人更可能无症状或出现非典型心绞痛症状。主要治疗方法是对病人保持高度怀疑及围手术期持续应用阿司匹林和β受体阻滞药。糖尿病是慢性和终末期肾病最常见的病因。对于静脉注射造影剂的病人应避免肾毒素并考虑肾保护治疗。
5. **神经系统病变：** 即便是控制良好的糖尿病病人，也可能发生糖尿病自主神经病变（DAN）。可致下段食管括约肌张力下降、胃食管反流病、胃蠕动减弱、膀胱无力、性功能障碍、直立性低血压和血压不稳。DAN与糖尿病病人无症状心肌缺血、肾衰竭、脑卒中、阻塞性睡眠呼吸暂停和总体死亡率的风险增加有关。自主神经病变的病人术中更容易发生低体温、高胃容量引发的误吸，不易代偿椎管内麻醉引起的交感神经阻滞。心脏自主神经病变包括静息心动过速、直立性低血压、深呼吸时心率变异性下降。外周神经病变可能引起疼痛和（或）麻木，病人更易发生体位性损伤，因此应小心垫以软垫。在麻醉前评估和开始区域麻醉前应记录神经病变。
6. **气道处理**
   a. 糖尿病与喉镜暴露困难有关。可能的机制包括肥胖（气管前和枕部组织过多，颈围大）和糖尿病所致的颞颌关节及颈椎活动度下降。后者可通过其他关节僵硬的迹象进行预测。例如，当双掌接近（做祈祷手势）时，一根或多根手指无法完全靠拢。
   b. **肥胖：** 代谢综合征或DM2病人，常见睡眠性呼吸暂停和咽部组织增生。
7. **鱼精蛋白：** 由于结构相似，应用中性鱼精蛋白锌胰岛素或精蛋白锌赖脯胰岛素的病人更易出现鱼精蛋白反应。

Ⅱ. 低血糖

A. 病因：常见原因包括应用胰岛素或口服降糖药过量，尤其当营养摄入减少时。其他原因包括败血症、肝衰竭、胰腺疾病、某些恶性肿瘤、垂体功能减退、肾上腺皮质功能不全和接受胰岛素治疗的病人发生肾衰竭（胰岛素清除率减少）。

B. 症状和体征：低血糖的肾上腺素反应，引发心动过速、出汗、心悸、高血压和发抖。神经低血糖症导致易激动、头痛、意识模糊、木僵、抽搐和昏迷。全身麻醉可掩盖低血糖的症状和体征。长期糖尿病和既往有低血糖发作的病人，常对低血糖的发生缺乏交感神经反应，称作未察觉的低血糖。未察觉的低血糖更常见于血糖控制良好但低血糖发作次数增多的病人，DM1较DM2更易发生，且老年病人更为严重。

C. 麻醉注意事项：持续输注葡萄糖并定时检测血糖。预测手术应激、感染和胰岛素瘤操作所致的血糖波动。

Ⅲ. 甲状腺疾病

甲状腺疾病：在美国成年人中十分常见，女性患病率较高，且随年龄的增长而增加。

A. 生理学：垂体前叶分泌的促甲状腺激素（TSH）刺激甲状腺腺体摄入碘，生成三碘甲状腺原氨酸（T_3）和L-甲状腺素（T_4）。80%的T_3是在外周组织由T_4转化而来。T_3的效价明显高于T_4。大部分（>99%）T_3和T_4与血浆蛋白结合，但只有游离的（未结合）甲状腺激素具有生物活性。T_3和T_4是代谢活动的主要调节物质，改变药物代谢速度、生化反应、总体耗氧量和产热量。

B. 实验室检查和评估：测定血清TSH，是目前推荐评估门诊病人甲状腺功能的初筛指标。甲状腺功能减退时，TSH水平升高；甲状腺功能亢进时，TSH水平下降。评估病人的甲状腺功能较复杂，这是因为尚有众多其他因素影响甲状腺功能正常病人的甲状腺功能测试。因此，只有在高度怀疑甲状腺功能异常时，并在所咨询内分泌专科的指导下，才应评估病人的甲状腺功能。

C. 甲状腺功能亢进

1. **病因学**：包括Graves病、毒性多结节性甲状腺肿、亚急性甲状腺炎（急性期）、毒性腺瘤、脑垂体或胎盘肿瘤所致β人绒毛膜促性腺激素分泌过多刺激TSH受体、分泌甲状腺素的卵巢肿瘤（卵巢甲状腺肿样瘤）、摄入过量碘和超治疗剂量应用甲状腺激素。

2. **症状**：通常由高代谢状态引起，包括神经质、怕热、疲乏、腹泻、失眠、多汗、肌无力、震颤、月经不调和体重减轻。心血管体征包括心排血量和脉压增加、外周血管阻力降低、心律失常、心悸、高血压和易感病人的高心排血量性心力衰竭。眼征仅见于Graves病。
3. **治疗**：包括药物治疗和手术治疗。抑制甲状腺素合成的两种常用药物是丙硫氧嘧啶（PTU）和甲巯咪唑。β受体阻滞药用来缓解症状。还可通过手术或放射性碘进行甲状腺消融治疗。
4. **甲状腺危象**：严重的甲状腺功能亢进所致的生理失代偿状态，是一种内分泌急症。感染、手术、创伤、中断抗甲状腺药物、过量摄入碘、静脉注射碘化造影剂、胺碘酮等可诱发甲状腺危象。甲状腺危象可于术后6～18h发生。病人表现为腹泻、呕吐、高热、血容量减少、心动过速、心力衰竭、休克、无力、易激动、谵妄和昏迷。甲状腺危象酷似恶性高热、抗精神病药恶性综合征、脓毒症、出血、嗜铬细胞瘤危象或输液/药物反应，其病死率超过20%。
5. **甲状腺危象的治疗**（表7-4）：包括阻止甲状腺激素合成和释放、阻止T_4转化为T_3，应用β受体阻滞药（抑制交感神经反应）及支持疗法（积极降温、用哌替啶以减弱寒战所致的产热、容量复苏和补充电解质）。如有肾上腺功能不全（包括心血管虚脱）征象，应用类固醇激素。至少在应用PTU或甲巯咪唑治疗后1h开始补充碘，以防止碘被用于合成甲状腺激素。

表 7-4　甲状腺危象的治疗

抑制交感神经反应	
普萘洛尔	1～2mg静脉注射（必要时重复）或 40～80mg/6h口服
维拉帕米	5～10mg静脉注射（必要时重复）
艾司洛尔	50～100μg/（kg·min）静脉输注

续表

阻止甲状腺激素的合成（硫脲类）	
PTU	每4～6h口服200mg
甲巯咪唑	每4h口服或经直肠内给予20mg
阻止甲状腺激素释放	
碘番酸[a]	每12h口服500mg
依托度酸（SSKI）[a]	每12h口服100mg
地塞米松	每6h口服2mg
阻止T_4转化为T_3	
普萘洛尔、丙硫氧嘧啶和碘番酸	
类固醇激素（每8h口服/静脉注射氢化可的松100mg；或每6h口服/静脉注射地塞米松2mg）	
支持疗法	
输液，降温（应用哌替啶阻止寒战），补充电解质，退热（不用阿司匹林），治疗原发病和充血性心力衰竭，吸氧，营养支持，考虑血浆置换术和气道支持	

SSKI. 饱和碘化钾溶液。

a. PTU或甲巯咪唑给药后，应用碘番酸或SSKI＞1h，可以避免激素分泌激增。

6. 麻醉注意事项

a. 术前应纠正甲状腺功能至正常，以免诱发甲状腺危象。

b. 抗甲状腺药物、药物碘和β受体阻滞药应持续应用至术中。

c. 强烈建议有创血流动力学监测。

d. 对甲状腺功能亢进病人实施急诊手术，应于术前静脉注射大剂量β受体阻滞药，逐步增加剂量使心率低于100次/分。还可应用糖皮质激素抑制外周T_4向T_3的转化，纠正潜在的肾上腺皮质功能储备减退。

e. 避免交感神经兴奋（疼痛、氯胺酮和局麻药中加用肾上腺素）。除非有气道功能受损顾虑，术前用药应考虑使用大量镇静药。

f. 甲状腺功能亢进病人更适用于区域麻醉，因其可阻断交感神经反应。避免局麻药中加用肾上腺素，因有吸收后加重心动过速和高血压的风险。甲状腺功能亢进有时还发生血小板减少。开始区域麻醉前，应核查血小板计数。

g. 病人因高血压、腹泻和出汗可能存在血容量不足。对低血压病人宜选用血管收缩药和液体治疗。抗胆碱药更易引发心动过速。

h. 眼突病人的眼睑可能无法完全闭合，应保护好眼球。

i. 甲状腺功能亢进病人代谢快速，药物代谢及麻醉药需要量增加。

j. 大甲状腺肿可使气管受压移位而影响气道通畅。甲状腺肿病人施行紧急气管造口术可能发生困难。

D. 甲状腺功能减退

1. **病因学：** 包括先天性疾病、手术或放射性碘或辐射引起的甲状腺损伤、脑垂体疾病、自身免疫性疾病（如桥本甲状腺炎）、碘缺乏、药物治疗（如锂、慢性甲状腺炎病人应用胺碘酮）和晚期亚急性甲状腺炎。桥本甲状腺炎是成人甲状腺功能减退最常见的原因，可伴有其他自身免疫性疾病。
2. **临床特征：** 以低代谢状态为特征影响麻醉处理，包括呼吸肌乏力导致的换气不足、对缺氧和高碳酸血症的反应性受损、精神受损、伴舌体增大的颜面水肿、贫血、凝血和电解质异常、肠梗阻伴胃排空延迟、心肌收缩力减弱和心率减慢导致的心排血量减少、心包积液、可逆性心肌病、ECG传导异常及压力感受器反射减弱。垂体疾病导致的甲状腺功能减退还有其他内分泌疾病相关的症状。
3. **治疗：** 长期治疗包括口服甲状腺激素。T_4每天一次，需7～10d才可见效，达稳定状态需治疗3～4周。T_3因半衰期短，不用于甲状腺功能减退的常规治疗。对冠心病病人静脉注射甲状腺激素应谨慎，因其可增加代谢和氧耗而诱发心肌缺血。
4. **黏液性水肿昏迷**（严重甲状腺功能减退）**：** 是一种临床诊断。手术、药物、创伤和感染可诱发严重甲状腺功能减退病人出现此状态。病人如有精神萎靡不振、对CO_2反应差、心力衰竭、低体温及甲状腺功能减退症状加重，即可诊断。

5. **黏液性水肿昏迷的治疗**：包括静脉注射T_3和T_4、被动复温、对需气道保护病人行气管插管、纠正电解质紊乱、对怀疑伴有原发或继发肾上腺功能不全者应用应激剂量皮质类固醇，处理低血压、心力衰竭、心包积液及诱因。对低血容量伴外周血管收缩的病人积极复温可能导致低血压。

6. **麻醉注意事项**：甲状腺功能减退病人的不良手术结果常仅与严重甲状腺功能减退有关。

   a. 由于舌体增大、口咽组织松弛、甲状腺肿和胃排空延迟，可能难以保证病人气道安全。

   b. 由于血容量不足、压力感受器反射减弱、心肌收缩力降低和心动过缓，病人易发生低血压。

   c. 由于呼吸肌无力及对缺氧和高碳酸血症反应性受损，病人易出现通气不足。

   d. 病人对中枢神经系统抑制药和麻醉药敏感。

   e. 病人可能需要补充皮质类固醇。

   f. 病人易发生心力衰竭、低体温、低血糖、低钠血症和苏醒延迟。

Ⅳ. 钙代谢和甲状旁腺疾病

A. **生理学**：钙在神经肌肉的兴奋性、心脏自律性、有丝分裂、凝血、肌肉收缩、神经递质和激素的分泌和起效，以及许多酶的活性方面至关重要。甲状旁腺激素（PTH）和维生素D维持细胞外钙浓度在很窄的范围。PTH增加肠道对钙的吸收，增加骨破骨性释放钙和磷，减少肾对钙的清除，并促进肾生成1, 25二羟维生素D。PTH的分泌取决于离子钙和镁的水平。维生素D可增强PTH效应，且是胃肠道钙吸收的必需物质。甲状腺滤泡旁细胞所分泌的降钙素通过抑制破骨细胞的活性和肾对钙与磷的再吸收，来降低血钙。

B. **钙检测**：血清钙以结合钙（主要与白蛋白结合）和非结合钙两种形式存在，只有离子钙与生理相关。低白蛋白血症可致总钙浓度下降，应相应纠正血清钙水平［白蛋白低于正常的情况下，每下降1g/dl，血清钙浓度降低0.2mmol/L（0.8mg/dl）］。酸中毒和碱中毒可改变钙与白蛋白的结合，前者使离子钙水平增加，后者使之减少。

C. 高钙血症

1. **病因学**：包括甲状旁腺功能亢进、恶性肿瘤、制动、肉芽肿性疾病、维生素D中毒、家族性低钙尿性高钙血症、甲状腺毒症、药物（锂、噻嗪类利尿药、钙、维生素A、茶碱）、佩吉特（Paget）病、肾病和肾上腺功能减退。原发性甲状旁腺功能亢进常由甲状旁腺腺瘤所致，特征是高钙血症和低磷酸盐血症伴PTH水平升高。恶性肿瘤引起高钙血症的原因，可能是肿瘤释放PTH相关蛋白（该蛋白与PTH结合相同的受体）或溶骨性转移导致直接骨破坏和钙的重吸收。
2. **临床特征**：其概述见表7-5。轻度高钙血症常无症状。当总血清钙浓度（根据白蛋白水平校正后）超过3.25mmol/L（13mg/dl）时，其终末器官钙化、肾结石和肾钙质沉着症的危险增加。当总血清钙浓度超过3.50～3.75mmol/L（14～15mg/dl）时应视为内分泌急症，因病人可出现尿毒症、昏迷、心搏骤停或死亡。

表7-5 高钙血症的症状和体征

胃肠道	骨质减少/骨质疏松
·恶心/呕吐	虚弱/萎缩/易疲劳
·厌食	中枢神经系统
·便秘	·抽搐
·胰腺炎	·定向障碍/精神错乱
·消化性溃疡	·记忆缺失
·腹痛	·镇静/嗜睡/昏迷
血流动力学	·焦虑/抑郁
·脱水	肾
·高血压	·多尿
·心电图/传导改变	·肾结石
·洋地黄敏感	·肾血流减少
·心律失常	·少尿性肾衰竭（晚期）
·儿茶酚胺抵抗	
血液学	
·贫血	
·血栓形成	

3. 高钙血症的治疗

a. **补液**：初始治疗是静脉输注生理盐水以维持尿量100～150ml/h，伴容量超负荷症状者，可加用利尿药。须监测病人以防低钾血症、低镁血症、液体过负荷和利尿药诱发的低血容量。对肾衰竭或心力衰竭的病人应考虑透析治疗。还应治疗高钙血症的潜在原因，可能需要在ICU中治疗。

b. **双膦酸盐**：可降低骨对钙的再吸收，是严重或危及生命的高钙血症，以及恶性肿瘤所致高钙血症的首选治疗。效应高峰在2～4d，因此，急性期效果不明显。副作用包括肾功能不全、发热、肌痛、葡萄膜炎和颌骨坏死。对肾功能不全者双膦酸盐应减量。

c. **降钙素**：可在4～6h内使血钙浓度下降0.25～0.50mmol/L（1～2mg/dl），但作用时间短暂，对于高钙血症急性期治疗有效，但后续须补充其他确切治疗。

d. **硝酸镓**：可抑制骨对钙的再吸收，对于恶性肿瘤引起的高钙血症有效。因其肾毒性，且需经5d连续输注，故应用受限。

e. **糖皮质激素**：对某些多发性骨髓瘤、维生素D中毒和肉芽肿性疾病所致的高钙血症有效。

f. 地诺单抗和西那卡塞用于对其他疗法耐药的严重高钙血症。

4. 麻醉注意事项

a. 术前血钙浓度超过3mmol/L（12mg/dl）时应予以纠正。

b. 监测并纠正血管内容量和其他电解质失衡。

c. 高钙血症对神经肌肉阻滞具有难以预测的作用，故肌松药剂量应小心确定。高钙血症所致的肌无力可使呼吸功能恶化。酸中毒可增加离子钙水平，故应避免通气不足。

d. 病人可能有骨质疏松症，应小心安置体位。

e. 高钙血症病人易发生洋地黄中毒，引起心脏传导异常。可出现短QTc和高度房室传导阻滞。

D. 低钙血症：在没有低蛋白血症或酸碱异常的情况下，

血清钙浓度＜2.125mmol/L（8.5mg/dl）即为低钙血症。

1. **病因：** 包括甲状旁腺功能减退、低蛋白血症、碱血症、维生素D缺乏、慢性肾病、高磷血症、药物作用（呋塞米、抗癫痫药）和胰腺炎。甲状旁腺功能减退通常是由于甲状旁腺的破坏（手术、自身免疫性疾病、放疗和浸润性疾病），而PTH分泌不足（败血症、严重烧伤）则不太常见。严重低镁血症[＜0.4mmol/L（1mg/dl）]也可导致PTH分泌不足和PTH抵抗。在手术室内过度换气导致的呼吸性碱中毒及大量输血时枸橼酸盐与钙的结合，均可引发低钙血症。由于枸橼酸盐在肝代谢，因此肝移植无肝期常发生低钙血症。
2. **临床特征：** 如总血钙不低于1.75mmol/L（7mg/dl）或离子钙不低于0.7mmol/L（2.8mg/dl），尤其钙浓度缓慢降低时，常无症状。
   a. **慢性低钙血症：** 可致昏睡、肌肉痉挛、Q-T间期延长、肾衰竭、白内障、谵妄和性格改变。
   b. **急性低钙血症：** 可致神经肌肉兴奋性增加，伴肌肉痉挛及手、足和口周感觉异常。叩击病人面神经出现刺激症状[低钙击面征（Chvostek征）]或用止血带致缺血3min可出现腕痉挛[低钙束臂征（Trousseau征）]。
   c. **严重低钙血症：** 可致喘鸣、喉痉挛、僵直、呼吸暂停、凝血功能障碍、对儿茶酚胺抵抗的低血压、精神错乱/意识模糊和对常规治疗无效的抽搐。
3. **治疗**
   a. 对严重或有症状的低钙血症应静脉注射钙剂。钙剂可引起化学性静脉炎，应尽可能从中心静脉给予。1g葡萄糖酸钙含钙元素93mg，1g氯化钙含钙元素273mg。急救时，可经10～20min缓慢静脉注射葡萄糖酸钙1～2g或氯化钙1g。根据葡萄糖酸钙或氯化钙的制剂不同，应用前适当稀释。肠道外用药必须监测血钙、肌酐、心电图和血流动力学状态。治疗目标是在pH正常时，使总血清钙浓度接近2mmol/L（8mg/dl）或离子钙浓度接近＞1.1mmol/L。监测磷、钾和镁浓度，如有异常应予纠正。高磷血症时可口服能与磷酸盐结合的药物治疗。对低镁血症［＜0.4mmol/L（1mg/dl）］可经肠道外给予硫酸镁治疗。

b. 轻度至中度低钙血症可口服钙和活化维生素D类似物治疗，病人每天需分4～6次服用钙1.5～3.0g/d（碳酸钙3750～7500mg）和1, 25-二羟维生素D（骨化三醇0.25～3.0μg/d）。

c. 长期补钙的病人，除钙外可加骨化三醇或维生素D（钙化醇50 000IU，每周1～3次）。

4. 麻醉注意事项

a. 若时间允许，术前应纠正严重的低钙血症。

b. 钙剂会引发化学性静脉炎，补充钙剂时，应选择可靠的大静脉。

c. 呼吸性碱中毒可致离子钙减少，总血清钙浓度不变；治疗前需查找离子钙浓度下降的具体原因。

d. 检测血镁并纠正低镁血症，可持续改善低钙血症。

e. 血制品中的枸橼酸盐可以与钙螯合，大量输血时应密切监测离子钙水平。

f. 低钙血症对心血管影响包括对β肾上腺素能激动药不敏感的低血压、Q-T间期延长、房室传导阻滞和对洋地黄不敏感。

E. 甲状旁腺手术：**麻醉注意事项**和手术并发症与甲状腺手术相似。

a. 可选用全身麻醉或区域麻醉（双侧颈深丛或颈浅丛阻滞）。

b. 术中术者可施行喉返神经监测，但在区域麻醉镇静下并不可行。

c. 为确保切除合适大小的甲状旁腺组织，术中应抽血检测PTH水平，下降50%或恢复正常是手术成功的标志。循环中PTH的半衰期仅为数分钟。

Ⅴ. 肾上腺皮质疾病

A. 生理学：肾上腺由肾上腺皮质和肾上腺髓质组成，二者为位于同一器官上的两个功能不同的内分泌系统。肾上腺皮质包含3个区域，分别分泌盐皮质激素、糖皮质激素和雄激素。肾上腺髓质分泌儿茶酚胺。

1. **糖皮质激素**：皮质醇是此类最重要的激素，受垂体前叶分泌的促肾上腺皮质激素（ACTH）调控，每天以昼夜形式分泌。应激可使皮质醇释放增加。尽管皮质醇不增强交感神经系统活动，但参与去甲肾上腺素在肾上腺髓质内向肾上腺素的转化。皮质醇具有抗炎和免疫抑制作用，可通过刺激糖异生和增强胰岛素抵抗而升高血糖，且对碳水化合物、蛋白质和脂肪酸代谢产生众多效应。皮质醇升高血压的机制尚不明确，但研究表明与增加钠潴留无关。
2. **盐皮质激素**：醛固酮是此类最重要的激素，是维持细胞外液容量和钾稳态的重要调节物质。其生成受肾素-血管紧张素系统和血钾浓度的调控。肾素水平增加可促进血管紧张素原转化为血管紧张素Ⅰ。血管紧张素转换酶（ACE）使血管紧张素Ⅰ分裂为血管紧张素Ⅱ，然后促进醛固酮分泌。醛固酮可促进远端肾小管再吸收钠及分泌 K^+ 和 H^+。
3. **雄激素**：分泌异常很少影响麻醉处理。

B. 药理学：人工合成的各种类固醇激素所含糖皮质激素与盐皮质激素比例及效应不同，作用强度亦不同（表7-6）。

表 7-6　糖皮质激素和盐皮质激素

类固醇	相对强度			
	糖皮质激素	盐皮质激素	等效剂量（mg）	持续时间（h）
短效				8～12
氢化可的松	1.0	1.0	20	
可的松	0.8	0.8	25	
醛固酮	0.3	3000	—	
中效				12～36
泼尼松	4.0	0.8	5	
泼尼松龙	4.0	0.8	5	
甲泼尼龙	5.0	0.5	4	
氟氢可的松	10.0	125	—	
长效				＞24
地塞米松	25～40	0	0.75	

C. 原发性醛固酮增多症（Conn综合征）

1. **病因学**：包括可分泌醛固酮的肾上腺腺瘤，或双侧肾上腺增生所致醛固酮生成过多。

2. **临床特征**：包括高血压、轻度高钠血症、低钾代谢性碱中毒，低钾相关性肌无力和代谢综合征发病率增加。

3. **治疗**：分泌醛固酮的肾上腺腺瘤，应行肾上腺切除术。双侧肾上腺增生，需用醛固酮受体拮抗药螺内酯或依普利酮。

D. 糖皮质激素过多［库欣（Cushing）综合征］

1. **病因学**：包括外源性类固醇、脑垂体分泌ACTH过多、异位ACTH分泌和皮质醇分泌过多。

2. **临床特征**：包括向心性肥胖、满月脸、胃食管反流疾病、消化性溃疡、高血压、高钠血症、血管内容量过多、高血糖、低钾血症、红色或紫色皮肤条纹、伤口愈合不良、肌肉萎缩无力、骨质减少或疏松、高凝状态、精神状态改变和情绪不稳、无菌性骨坏死、胰腺炎、良性颅内高压、白内障和青光眼。

3. **麻醉注意事项**

a. 病人常表现为难治性高血压。

b. 利尿药可减少过多的血管内容量，但必须补钾。

c. 监测血糖水平，必要时应予治疗。

d. 对伴骨质疏松症者应小心安置体位。

e. 病人可有隐性胰岛素抵抗和冠心病。

f. 在高凝状态下应考虑预防静脉血栓形成。

g. 单侧和双侧肾上腺切除术后均应补充糖皮质激素。仅双侧肾上腺切除术后需补充盐皮质激素。

h. 对分泌型肿瘤所致的ACTH分泌过度可手术治疗。经蝶脑垂体手术的麻醉见第23章Ⅵ.E.。

E. 肾上腺皮质功能减退：通常指肾上腺盐皮质激素和（或）糖皮质激素分泌不足。功能减退可由于肾上腺（初级）、垂体（次级）或下丘脑（三级）功能障碍。

1. **病因学**：包括特发性功能减退、自身免疫破坏、手术切除、放射治疗、感染、出血、药物、肉芽肿或转移性浸润、脉管炎、肾上腺静脉血栓形成或失去ACTH刺激。

2. 临床特征： 取决于肾上腺皮质激素缺乏种类及病程时长。

a. 原发性肾上腺功能不全（Addison病）： 皮质醇和醛固酮水平均降低，致低钠血症、高钾血症、贫血、精神改变、虚弱、倦怠、体重减轻、恶心/呕吐、腹痛、肌痛、关节痛、直立性低血压、嗜盐及色素沉着。

b. 醛固酮的产生不受ACTH影响，因此**继发性肾上腺皮质功能不全**引起皮质醇水平降低，而血清醛固酮水平正常。病人可有TSH、生长激素（GH）和（或）促性腺激素缺乏等垂体功能减退症状。继发性肾上腺皮质功能不全常见于应用外源性类固醇时，停药后仍可持续抑制下丘脑-垂体-肾上腺轴长达12个月。

c. 急性肾上腺功能不全（肾上腺危象）是一种致命性急症，主要表现为休克。临床特点还包括低血糖、低钠血症、高钾血症、代谢性酸中毒、恶心/呕吐、腹痛和精神状态改变。其常由生理性应激（如手术、创伤或感染）诱发，也可由盐皮质激素和（或）糖皮质激素日剂量不足、漏服、呕吐、腹泻致药物吸收减少所致。

3. 治疗： 在应激情况下，糖皮质激素须加量。肾上腺危象的治疗包括识别和处理诱因、容量复苏、在等渗液中加入5%葡萄糖溶液以降低血糖、纠正电解质紊乱，必要时应用血流动力学支持和补充类固醇激素（氢化可的松100mg静脉注射，随后每6h静脉注射50mg，或持续输注，日总量200mg；24h后的后续剂量取决于临床反应）。若无氢化可的松，可用等效剂量的亲代糖皮质激素替代。对于原发性肾上腺功能不全病人，当氢化可的松用量低于50mg/d时，每日应加用氟氢可的松。

4. 麻醉注意事项

a. 评估并治疗血流动力学和电解质紊乱。

b. 肾上腺功能不全者应避免使用依托咪酯，因其可能进一步抑制肾上腺功能。

c. 肾上腺功能减退的病人对镇静药、麻醉药或血管活性药非常敏感，应仔细逐步增加药量以免抑制心血管。

d. 围手术期是否给予类固醇尚存争议，应遵循个体化原则。凡在1年内曾接受超生理剂量类固醇治疗14d以上者，围手术期应补充糖皮质激素。

e. 以下是围手术期静脉注射氢化可的松的剂量建议。

F. 围手术期应用皮质类固醇激素取决于手术创伤程度。

1. **小手术（如腹股沟疝修补术、泌尿科或妇科小手术、结肠镜检查、口腔手术或短小整形手术）**：通常采用平时日常量+切皮前静脉注射氢化可的松50mg+24h内每8h追加氢化可的松25mg，之后恢复日常剂量。

2. **中等手术（如胆囊切除术、关节置换术、结肠切除术、子宫切除术和肢体血管重建术）**：与小手术给药方式相同。

3. **大手术（如创伤、分娩、食管切除术及心脏、血管或腹部大手术）**：通常采用平时日常量+切皮前应用氢化可的松100mg+每8h追加氢化可的松50mg或24h内持续输注200mg。随后每天递减50%直至达术前剂量。可根据低血糖的程度持续输注含5%葡萄糖的0.45%氯化钠溶液。

Ⅵ. 肾上腺髓质疾病

A. **生理学**：交感神经系统节前纤维刺激肾上腺髓质释放儿茶酚胺。

B. 嗜铬细胞瘤

1. **流行病学**：嗜铬细胞瘤是罕见的发生于肾上腺髓质的功能活跃的神经内分泌肿瘤。通常单侧发病，也可是双侧、转移性或肾上腺外肿瘤。该病亦与一系列家族性综合征疾病有关。大多数肿瘤分泌肾上腺素、去甲肾上腺素和多巴胺，其分泌不受神经控制。

2. **临床特征**：常由儿茶酚胺释放过量引起。典型症状是阵发性高血压伴心悸、头痛和出汗。其他症状有焦虑、脸红、震颤、直立性低血压、低血容量和体重减轻。测定血浆游离3-甲氧基肾上腺素或24h尿中儿茶酚胺及其代谢产物是该病的常规筛选方式。因术中诊断出的嗜铬细胞瘤病人死亡率很高，所以术前诊断非常重要。治疗是手术切除。

3. **术前评估和准备：** 非常重要。有证据表明，术前准备不足与围手术期高发病率和死亡率密切相关。术前管理的目标是充分控制血压，评估过量儿茶酚胺对心血管的影响。病人可发生儿茶酚胺导致的急性（Takotsubo心肌病）或慢性（扩张型或肥厚型心肌病）心肌病。术前还应关注血容量减少、颅内出血、高血糖和恶心/呕吐等问题。应查找并治疗并存的内分泌疾病。

   a. 病人通常就诊即开始口服α受体阻滞药酚苄明，该药为长效不可逆性α_1和α_2受体阻滞药。也可口服短效竞争性α_1受体阻滞药（哌唑嗪、多沙唑嗪）。钙通道阻滞药可用于辅助或替换治疗，尤其对于无法耐受α受体阻滞药者。获得满意的α受体阻滞可能需7～14d。Roizen标准是α受体充分阻滞的临床终点，包括术前24h内不能血压＞160/90mmHg、直立性低血压（但站姿血压＞80/45mmHg）、室性期前收缩每5min不超过1次，心电图无ST-T改变＞1周。

   b. α受体充分阻滞后，对于无心力衰竭及肾功能不全的病人，为减轻儿茶酚胺引起的容量减少并防止术中严重低血压的发生，应鼓励高盐饮食和增加液体摄入以利于扩容。

   c. β受体阻滞药须在适当的α受体阻滞药起效后才可使用，以防激动未被阻断的血管α受体而导致严重高血压危象。β受体阻滞药用于儿茶酚胺诱导的心肌病应格外谨慎，可选用选择性或非选择性β受体阻滞药，逐步调整剂量以维持心率在60～80次/分。

   d. 术前也可用α甲基酪氨酸管理血压。该药通过竞争性地抑制去甲肾上腺素生物合成中的关键酶酪氨酸羟化酶而降低循环中儿茶酚胺水平。由于α甲基酪氨酸副作用大、耐受性差，因此常不单独使用。

4. **麻醉注意事项：** 目标是避免引发肾上腺素危象，其常见诱因是低血压和交感神经兴奋。术前镇静对病人有利。避免使用拟交感神经药、迷走神经抑制药或组胺释放药，并预先评估是否需要采取措施减弱麻醉诱导、气管插管、气腹和手术刺激引起的交感神经反应。胸段硬膜外麻醉可有效消除交感神经反应，但不能防治儿茶酚胺激增，且可导致低血压。

a. 应施行动脉直接测压，根据病人状况决定是否需用其他有创血流动力学监测。

b. 镁在嗜铬细胞瘤切除术中有多种用途。可阻滞儿茶酚胺受体并发挥钙通道阻滞药作用，产生抗心律失常和血管扩张效应。镁是很有用的辅助药，可增强非去极化肌松药作用。

c. 病人术中可出现心律失常和高血压危象。治疗可选用静脉注射血管扩张药和β受体阻滞药。硝普钠、氯维地平、尼卡地平可降低前负荷和后负荷，硝酸甘油主要降低前负荷。艾司洛尔起效快，作用时间短，是首选的β受体阻滞药。心律失常可应用β受体阻滞药和镁治疗。

d. 病人结扎肿瘤静脉后，由于血液循环中儿茶酚胺水平降低和残留的α及β受体阻滞作用，可能出现血压骤降。低血压可通过肿瘤切除前补充容量而减轻，常使用直接作用的血管升压药治疗。血管升压素升压作用与儿茶酚胺无关，因此可能非常有利。

e. 围手术期应监测血糖。由于儿茶酚胺介导的α_2受体阻断会抑制胰岛素释放，因此术前高血糖十分常见。肿瘤切除后，过多的儿茶酚胺得以控制，引起胰岛素激增而导致低血糖。

f. 在肿瘤切除后即刻，内源性儿茶酚胺水平应恢复正常，但血压恢复正常可能需很长时间。病人术后可能需要在ICU监护治疗。双侧肾上腺切除术的病人需要糖皮质激素和盐皮质激素替代治疗。

Ⅶ. 脑垂体疾病

A. 垂体前叶

1. 生理学： 垂体前叶通过分泌TSH、ACTH、卵泡刺激素、黄体生成素、GH和泌乳素，调控甲状腺、肾上腺、卵巢、睾丸、生长和泌乳。外周激素可负反馈地抑制垂体前叶的分泌。垂体前叶腺瘤可致激素过量或垂体功能减退。巨大腺瘤（直径＞1cm）可压迫周围组织而导致视觉障碍、癫痫或颅内压增高。

2. 垂体前叶功能亢进： 最常见的原因是垂体腺瘤。泌乳素瘤一般不影响麻醉处理。腺瘤分泌TSH引起的甲状腺功能亢进和分泌ACTH引起的肾上腺功能亢进，其治疗如前所述。分泌生长激素的肿瘤可出现解剖和生理学改变，麻醉医师应小心处理。

3. 临床特征： GH可刺激病人骨、软骨和软组织生长，引起凸颌、声门下气管狭窄及唇、舌、会厌和声带软组织过度生长。结缔组织过度生长可致病人喉返神经麻痹、腕管综合征和其他外周神经病变。此类病人常有糖耐量低、关节炎、骨质疏松、阻塞性睡眠呼吸暂停、高血压、舒张功能障碍性心肌病、心律失常和心力衰竭。瓣膜性心脏病、冠心病和结肠癌的发病率高于常人。此症主要采用手术切除肿瘤治疗。术后仍存在疾病需用多巴胺受体激动药（溴隐亭和卡麦角林）、生长抑素类似物（奥曲肽）、GH受体拮抗药（培维索孟）和放射治疗。临床常采用经蝶骨入路切除GH分泌性垂体腺瘤。

4. 麻醉注意事项

a. 应施行动脉直接测压，根据病人情况决定是否需用其他有创血流动力学监测。

b. 术前应评估病人是否并存其他内分泌疾病和心脏病。

c. 有阻塞性睡眠呼吸暂停者，术后出现呼吸道梗阻的危险性高。

d. 常规面罩通气及气管插管可能困难，应备有高级气道设备和气管造口设备，可考虑纤维支气管镜下清醒插入较细气管导管。

e. 密切监测血糖，并在外周神经刺激器的监测下逐渐增加肌松药剂量。

f. 病人可有骨质疏松并易出现外周神经病变，因此，应妥善置放体位。

5. 垂体前叶功能减退症

a. **病因学：** 最常见的原因是垂体腺瘤。其他原因有创伤、放射治疗、垂体卒中、肿瘤、浸润性疾病和垂体切除术。希恩（Sheehan）综合征是产妇由出血性休克引起血管痉挛和随后的垂体坏死所致的垂体功能衰竭。

b. 麻醉注意事项：垂体毁损后4～14d可出现肾上腺功能减退，故围手术期应补充糖皮质激素。由于甲状腺激素半衰期为7～10d，所以垂体手术或垂体卒中后3～4周才可出现甲状腺功能减退症。

B. 垂体后叶

1. 生理学：垂体后叶由起源于下丘脑神经元的神经末梢组成。抗利尿激素（ADH，血管升压素）和缩宫素储存于垂体后叶。ADH通过促进肾小管对游离水的吸收，调控血浆渗透浓度和细胞外液容量。血管内容量减少、创伤、术后疼痛、恶心和正压通气均可刺激ADH分泌。缩宫素可刺激临产子宫发生收缩和哺乳期泌乳。

2. 尿崩症

a. 病因学：尿崩症（DI）是由垂体后叶分泌ADH不足（中枢性尿崩症）或肾小管对ADH无反应（肾性尿崩症）所致。中枢性尿崩症的原因包括颅内创伤、垂体切除、恶性肿瘤转移至垂体或下丘脑，以及浸润性疾病。肾性尿崩症的原因包括低钾血症、高钙血症、镰状细胞贫血、慢性骨髓瘤、阻塞性尿路疾病、慢性肾功能不全和锂剂治疗；亦可见于妊娠7～9个月，还可是先天性的。

b. 临床特征：包括烦渴和多尿。尿液稀释与血清高渗状态不成比例。每天尿量超过2L。

c. 麻醉注意事项：轻度尿崩症（尿量2～6L/d，口渴产生机制正常）不需治疗。不能饮水者，初始治疗应采用等渗液（生理盐水）以逆转休克。一旦渗透浓度＜290mmol/L，则须给予低渗液（0.45%氯化钠）。须密切监测尿量、血浆容量、钠和渗透浓度。

d. 中枢性尿崩症：可给予合成的血管升压素类似物——去氨加压素（DDAVP），1～2μg皮下或静脉注射，根据需要每12h一次（或在术中持续输

注）。DDAVP的副作用包括低钠血症、高血压和冠状动脉痉挛。

e. **肾性尿崩症：** 给予血管升压素不能减少尿量。应确保经口或肠道外补充足够的水。氯磺丙脲（口服降糖药）可增强ADH对肾小管的作用，对治疗有益。抑制前列腺素的合成（布洛芬、吲哚美辛或阿司匹林）或应用噻嗪类利尿药轻度排盐，可减少尿量。

3. **抗利尿激素分泌异常综合征（SIADH）** 是指在无渗透浓度刺激的情况下持续分泌ADH。

a. **SIADH的原因：** 包括恶性肿瘤、中枢神经系统疾病（脑卒中、创伤、感染或肿瘤）、肺部疾病（结核、肺炎、正压通气、慢性阻塞性肺疾病）和药物（尼古丁、阿米替林、氯磺丙脲、氯贝丁酯、5-羟色胺再摄取抑制药、NSAID、氟哌啶醇、胺碘酮、环丙沙星、丙戊酸钠、甲氨蝶呤和某些化疗药物）。其他原因包括狼疮、HIV、吉兰-巴雷（Guillain-Barre）综合征、甲状腺功能减退、艾迪生（Addison）病、心力衰竭和肝硬化。SIADH病人的尿渗透浓度大于血清渗透浓度（血清渗透浓度低），尿钠浓度＞20mmol/L和血清钠浓度＜130mmol/L。若血清钠浓度＜110mmol/L，可出现脑水肿和抽搐。

b. **治疗：** 对有轻度和（或）无症状低钠血症的SIADH，主要采用病因治疗和限制液体量（800～1000ml/d）治疗。慢性低钠血症只有在出现症状或血钠浓度＜120mmol/L时才需治疗。可口服盐片或应用高渗盐水治疗重症病例。低钠血症宜缓慢纠正，每小时血钠浓度增加不得超过0.5mmol/L，因过快补钠可致中心性脑桥髓鞘破坏，为不可逆性神经功能紊乱。地美环素可对抗ADH对肾小管的效应，可能有利于治疗。升压素受体拮抗药也可能对治疗有利，但应考虑其安全性。

Ⅷ. 类癌

A. 类癌（神经内分泌肿瘤）：大多起源于胃肠道的任何部位，但也可见于肺脏和其他部位。类癌可分泌影响血管、支气管和胃肠平滑肌张力的物质。类癌可分泌35种以上肽和激素，最常见的是5-羟色胺和组胺。儿茶酚胺、组胺、低血压和肿瘤上操作均可刺激类癌释放介质。

B. 类癌综合征：可见于小于5%的类癌病人。当类癌释放的物质到达体循环时即出现类癌综合征。胃肠道类癌分泌的物质在肝代谢（防止类癌综合征的发生）。只有在广泛肝转移使肝功能下降，或类癌的分泌物超过肝代谢能力时，才会出现类癌综合征。胃肠道外的类癌或转移瘤可直接释放介质入体循环而引发类癌综合征。40%～50%的小肠和近侧结肠的类癌也可出现类癌综合征。

C. 临床特征：类癌综合征的临床特征取决于肿瘤释放介质的种类。常见症状包括面部潮红、支气管痉挛、胃肠蠕动亢进和低血糖或高血糖。外周血管扩张和收缩分别导致严重的低血压和高血压。纤维组织的斑块状沉积物向右心沉积，导致三尖瓣反流和肺动脉瓣狭窄。由于肺脏可使液体物质失去活性，左心瓣膜病少见。

D. 治疗：手术切除肿瘤。肝转移瘤者可手术切除或施行栓塞术。药物治疗用于术前或栓塞前准备、肿瘤不能切除或不适合手术者，主要用长效生长抑素类似物奥曲肽治疗。

E. 麻醉注意事项

1. 术前应纠正血容量不足、血糖异常和电解质紊乱。评估病人的心脏瓣膜情况。
2. 术前应用奥曲肽预防术中发生类癌危象，治疗剂量和时间取决于病人的症状和之前是否服用过奥曲肽。
3. 术前镇静有助于减少由紧张所致的介质释放。
4. 由于肿瘤血管丰富，可能有肝功能障碍或转移，应预计可能出现大失血。如预计血压波动较大，应施行有创血压监测。其他有创血流动力学监测可能有助于鉴别类癌性心脏病病人低血压的原因。
5. 避免引起介质释放的因素（低血压、紧张、疼痛、缺氧、高碳酸血症、肿瘤压迫、引起组胺或儿茶酚胺释放的药物或交感神经刺激）。预测术中介质的释放，并静脉注射或持续输注奥曲肽治疗。面部潮红是预示心血管不稳定的体征，应静脉注射奥曲肽治疗。

6. 低血压或高血压可应用奥曲肽和输液治疗，必要时应用直接作用的血管收缩药（去氧肾上腺素、血管升压素）或血管扩张药（硝酸酯）。对此类情况通常采用的治疗（β受体激动药、肾上腺素和硝普钠），能刺激介质的释放而加重病情。

7. 支气管痉挛虽然少见，但可能非常严重，需用奥曲肽、抗组胺药和异丙托溴铵喷雾治疗。

8. 类癌综合征病人由于5-羟色胺过多，可能出现苏醒延迟。此类病人术后应在ICU监测治疗，尤其需逐渐减少奥曲肽用量者。

（金　强 译　张铁铮 审校）

推荐阅读文献

Bajwa SJS, Sehgal V. Anesthetic management of primary hyperparathyroidism: a role rarely noticed and appreciated so far. *Indian J Endocrinol Metab*. 2013;17(2):235-239.

Buchleitner AM, Martínez-Alonso M, Hernández M, Solà I, Mauricio D. Perioperative glycaemic control for diabetic patients undergoing surgery. *Cochrane Database Syst Rev*. 2012;(9):CD007315.

Domi R, Sula H, Kaci M, Paparisto S, Bodeci A, Xhemali A. Anesthetic considerations on adrenal gland surgery. *J Clin Med Res*. 2015;7(1):1-7.

Duggan EW, Carlson K, Umpierrez GE. Perioperative hyperglycemia management: an update. *Anesthesiology*. 2017;126:547-560.

Farling PA. Thyroid disease. *Br J Anaesth*. 2000;85:15-28.

Gerlach R, Tung A. Insulin for perioperative glucose control: settled science? *Anesthesiology*. 2017;127(5):899-900.

Gosmanov AR, Gosmanova EO, Dillard-Cannon E. Management of adult diabetic ketoacidosis. *Diabetes Metab Syndr Obes*. 2014;7:255-264.

Kaltsas G, Caplin M, Davies P, et al. ENETS consensus guidelines for the standards of care in neuroendocrine tumors: pre- and perioperative therapy in patients with neuroendocrine tumors. *Neuroendocrinology*. 2017;105(3):245-254.

Langley RW, Burch HB. Perioperative management of the thyrotoxic patient. *Endocrinol Metab Clin North Am*. 2003;32:519-534.

Liu MM, Reidy AB, Saatee S, Collard CD. Perioperative steroid management: approaches based on current evidence. *Anesthesiology*. 2017;127:166-172.

Mancuso K, Kaye AD, Boudreaux JP, et al. Carcinoid syndrome and perioperative anesthetic considerations. *J Clin Anesth*. 2011;23(4):329-341.

Naranjo J, Dodd S, Martin YN. Perioperative management of pheochromocytoma. *J Cardiothorac Vasc Anesth*. 2017;31(4):1427-1439.

Nemergut EC, Dumont AS, Barry UT, Laws ER. Perioperative management of patients undergoing transsphenoidal pituitary surgery. *Anesth Analg*. 2005;101(4):1170-1181.

Pasquel FJ, Umpierrez GE. Hyperosmolar hyperglycemic state: a historic review of the clinical presentation, diagnosis, and treatment. *Diabetes Care*. 2014;37(11):3124-3131.

Preiser JC, Provenzano B, Mongkolpun W, Halenarova K, Cnop M. Perioperative management of oral glucose-lowering drugs in the patient with type 2 diabetes. *Anesthesiology*. 2020;133:430-438. doi:10.1097/ALN.0000000000003237

Rushworth RL, Torpy DJ, Falhammar H. Adrenal crisis. *N Engl J Med*. 2019;381(9):852-861.

Stathatos N, Wartofsky L. Perioperative management of patients with hypothyroidism. *Endocrinol Metab Clin North Am*. 2003;32:503-518.

第8章 感染性疾病与麻醉中的感染控制

Barragan-Bradford D，Sparling JL

Ⅰ. 概述

A. 据美国疾病控制与预防中心（CDC）估计，每年约有687 000例院内感染，造成每年72 000人死亡。除并发症和死亡外，每年还因此额外耗费数十亿美元。

B. 麻醉医师的感染控制职责

1. **参与感染控制**：预防病人之间、病人与手术室（OR）人员之间传染源的传播。

2. **预防或避免麻醉操作相关的感染并发症**：如中心静脉导管（CVC）置入和硬膜外置管。

3. **参与外科切口感染预防和抗生素管理**：围手术期适时和合理选择抗生素。

Ⅱ. 手术室内的感染控制

A. 感染传播方式

1. **接触**：与被寄居者、活跃感染者、宿主或污染物接触是手术室内最常见的传播途径。

2. **体液**（血液、尿液、脑脊液）：是一种经黏膜表面或完整性破坏的皮肤屏障侵入的传播方式。

3. **飞沫传播**：是通过悬浮于较大液态飞沫中的感染颗粒传播，可在咳嗽或喷嚏时产生并短距离（3～6ft[①]）播散。

4. **空气传播**：与飞沫传播类似，区别在于这些颗粒足够小，可一直悬浮于空气中并随着气流播散。

B. **标准或常规预防措施**：为可接受的最低限度指南，所有病人群体不管是否处于感染状态都应当采用。

1. **手卫生**：一直是预防院内感染唯一最重要的方法。基本手卫生要求：在与任何病人及病人邻近设备接触的前后都应使用醇类消毒剂刷手或肥皂水洗手。

①译者注：1ft=0.3048m。

2. **个人防护装备（PPE）**：包括手套、长衣、口罩、护目镜和护面罩，这些物品应易于获取。在可能与体液接触的任何时候均应戴手套，并在特定的预防要求时进行额外防护。

3. **合适的手术室着装**：包括不穿出手术室的干净小衣、盖住所有毛发的帽子、口罩和手术室专用的不露趾鞋或鞋套以避免感染传播。与一次性圆帽相比，布帽并不会显著影响手术部位感染（SSI）发生率。

C. **特殊预防措施**：是针对特定病原体及其传播方式的必要措施。

1. **接触预防**：适用于携带可通过直接或间接接触传播的病原体的病人。最常见的微生物是耐甲氧西林金黄色葡萄球菌（MRSA）、耐万古霉素肠球菌（VRE）、超广谱β-内酰胺酶肠杆菌、多重耐药菌和万古霉素中度敏感或耐万古霉素金黄色葡萄球菌。近年来，由于MRSA的社区高流行性，许多医院已停止对其接触预防；然而，CDC继续建议对MRSA寄居或感染的病人进行接触预防。VRE直肠拭子与MRSA鼻拭子的常规筛查可增加被寄居病人的确诊，从而筛查出更多需接触预防的病人。

   a. **手套和长衣**：应在进入病人病房前穿戴，离开时脱掉。

   b. **醇类洗手液**：应在穿长衣与戴手套前及脱掉长衣与手套后即刻使用。

   c. **运送**：应覆盖或涵盖病人身体的感染或寄居区域。运送过程中穿戴个人防护装备的策略因机构而异。

   d. **医疗记录**：应放于病房外并放在塑料袋内运送。

   e. **接触预防措施的终止**：因医院与微生物的种类而异。经典标准包括停用抗生素至少48h、如果可行则需感染部位的培养阴性及常见寄居部位（MRSA，鼻；VRE，直肠）不同日期的三次培养阴性。

2. **附加接触预防**：是针对已知或怀疑感染芽孢形成或乙醇抵抗的微生物的病人，可通过直接或间接接触传播。最常见的是**艰难梭菌（Clostridium difficile）**。除标准接触预防措施外，在脱掉手套和长衣后必须用水和肥皂洗手。在适当的抗生素疗程结束及症状缓解后，这些预防措施可以终止。

3. **飞沫预防**：是针对已知或怀疑感染经呼吸道较大飞沫传播的微生物的病人。最常见的微生物/疾病包括脑膜炎球菌性脑膜炎、支原体肺炎和流感。
   a. **一次性外科口罩**：在距离病人3ft内应佩戴，离开病房后应立即丢弃。丢弃口罩后应完成**手卫生**。
   b. **运送**：要求病人佩戴外科口罩。
4. **空气播散预防**：是针对已知或怀疑感染可一直悬浮于空气并随气流播散的微生物的病人。最常见的疾病包括肺结核和水痘。
   a. **N95口罩**：无论何时在病人病房均应佩戴。N95口罩是需要密闭性测试并在使用前培训的特殊口罩。对于无法耐受N95口罩者，可选择动力空气净化呼吸器（PAPR）。
   b. 要求配备**负压**隔离病房，并应保持房门关闭。
   c. **运送**：要求病人佩戴外科口罩，直接护理人员佩戴N95口罩。

D. 手术室卫生标准

1. **杀菌剂**：应于每例麻醉手术之间在麻醉机、监护仪和工作站使用。
2. **洁净工作站标准**：麻省总医院强制丢弃在每例麻醉手术之间接触麻醉机托盘的任何物品以避免交叉污染。
3. **消毒可重复使用设备**：喉镜、可重复使用喉罩、支气管镜、可重复使用管芯在每次使用期间必须消毒。一次性使用的喉镜片和手柄可替换备用。
4. 麻醉机细菌污染及病人之间交叉感染的可能性存在争议。现有数据显示在适当消毒的可重复使用环路与一次性环路之间，术后肺部感染率差异无统计学意义。麻醉机中的高浓度氧、金属离子及温度与湿度变化具有杀菌作用。
5. 手术室每小时至少应换气15次，并且手术室相对于周围环境应维持正压，少数预防空气播散病人除外。

E. 避免麻醉相关感染并发症

1. **外周静脉导管**：应在消毒液（麻省总医院为70%异丙醇、聚维酮碘或2%氯己定/70%异丙醇）消毒穿刺部位后置入，并覆以透明密闭敷料。此外，输液管路接入端口在置入前应使用适宜的消毒剂进行擦拭消毒。

2. **严格无菌技术：** 包括部位消毒、无菌单、口罩和无菌手套，尤其在硬膜外、蛛网膜下腔、动脉置管及外周神经阻滞的有创操作中严格执行。

3. **中心静脉导管（CVC）：** 是可避免的潜在院内感染的主要来源。最常见的静脉置管部位是股静脉、颈内静脉和锁骨下静脉。传统观点认为股静脉置管最易污染，而锁骨下静脉置管最洁净，但是近期研究指出，与部位选择相比，置管的无菌技术与日常评估更为重要。CVC相关血行感染（CLABSI）是并发症与医疗护理费用的主要源头，但从2008年到2013年，采用综合预防措施使感染发生率下降了46%。原因包括穿刺部位的皮肤菌落感染、输液或导管接头污染及远处部位种植。CVC急诊置入、留置时间延长、用于全肠外营养及管腔数量增多可使CLABSI风险增加。最常见的病原体是细菌，包括葡萄球菌、链球菌属和念珠菌属。

   a. 置管及其日常护理指导方案可降低CLABSI风险。在置入过程中使用核查表并设立专门监管人员以确保严格无菌技术，包括病人完全无菌单覆盖、无菌操作（手部准备、部位准备、无菌长衣、手套、口罩）及适合的敷料。使用每日护理核查表以确保穿刺部位皮肤完整、透明密闭敷料维护及中心静脉通路必要性与移除适合时机的持续评估。CVC的常规更换不具有任何临床益处。

   b. **CLABSI诊断：** 可表现为严重程度不同的局部感染征象至感染性休克，可依据临床表现并联合实验室培养结果进行诊断。应在抗生素开始使用前获取血、痰和尿培养，创口培养如果可行也应包括在内。如果需要进一步证实，应进行外周血和CVC血的同步定量血培养。CVC培养菌落计数的5～10倍增高可支持CLABSI诊断。

   c. **CLABSI治疗：** CVC应当移除并在新部位再次置入。应当避免通过导丝更换导管。可先行抗生素经验治疗，并在革兰氏染色和培养数据一经获得后更换为窄谱抗生素。非复杂性CLABSI的经典抗生素疗程是7～14d，但是真菌感染与免疫功能受损的病人可能需要更长的疗程。

4. **吸入性肺炎**：是由口咽或胃内容物误吸所致的潜在致死性麻醉相关感染并发症，可发生在未建立气道保护的任何时刻。微误吸也可发生在气管导管的套囊周围，并被证实与ICU呼吸机相关性肺炎有关。

a. **吸入性肺炎**的病因实际上是感染性的，而吸入性无菌肺炎是一种非感染性化学性肺炎。二者的鉴别诊断难度较大，因此不是所有吸入事件都应进行抗生素治疗。

b. **误吸的危险因素**：包括急诊手术、麻醉诱导前禁食水时间不够、妊娠、胃轻瘫或其他功能性梗阻、肠梗阻及严重的胃食管反流。

c. **吸入性肺炎的危险因素**：包括大量误吸、吸入低pH内容物、吸入颗粒物、免疫功能受损状态及分泌物存在已知微生物寄居。

d. **治疗**：吸入性肺炎的治疗应针对最常见的细菌，包括金黄色葡萄球菌、大肠杆菌、铜绿假单胞菌、肺炎克雷伯菌和厌氧菌。肺炎在48h内没有好转可使用广谱抗生素。一旦有呼吸道革兰氏染色与培养结果作为依据则应更换为窄谱抗生素。激素不再常规用于吸入性肺炎，而且应避免治疗性支气管肺泡灌洗。

5. **输血相关感染**：由于对所有捐献血制品日益严格的检测，感染情况已减少。适当限制输血指征可降低输血的次数和量，从而更加降低相关感染发生率。输血相关感染风险见表8-1。

表8-1　输血相关感染风险

输血相关感染	风险
细菌感染（见于血小板输注）	1/10 000
细小病毒感染	1/35 000
丙型肝炎	1/（150 000～400 000）
乙型肝炎	1/（200 000～500 000）

续表

输血相关感染	风险
甲型肝炎	1/1 000 000
HIV	1/（1 500 000～2 000 000）
人类T淋巴细胞病毒1与病毒2	1/（2 000 000～3 000 000）
梅毒	1/4 000 000

Ⅲ. 围手术期抗生素的应用

A. 手术室抗生素应用的适应证

1. 活动性感染持续治疗的延续。

2. 预防手术部位感染。

3. 预防心内膜炎。

B. 预防原则

1. 据美国疾病控制与预防中心，每年约发生110 800次手术部位感染。感染可导致住院时间延长、ICU入住增加及医疗费用增加，最为重要的是可增加高达50%的死亡率。

2. 外科医疗改良项目（SCIP）： 是一项改善外科预后结局的全国性行动。抗生素的预防与管理措施是主要组成部分。

a. SCIP-1： 在切皮前1h内给予一个剂量的抗生素。例外情况为万古霉素和氟喹诺酮类药物，由于给药时间较长，需要在切皮前120min内给药。值得注意的是，并非所有操作均需要常规抗生素治疗。

b. SCIP-2： 必须是SCIP推荐的预防性抗生素。SCIP推荐方案见表8-2。

表 8-2　SCIP 推荐的围手术期预防性抗生素

手术操作/部位	SCIP批准使用的抗生素
冠状动脉旁路移植术（CABG）、其他心脏或血管手术	头孢唑啉、头孢呋辛或万古霉素[a] 如果β-内酰胺类抗生素过敏：万古霉素[b]或克林霉素
髋/膝关节置换术	头孢唑啉、头孢呋辛或万古霉素[a] 如果β-内酰胺类抗生素过敏：万古霉素[b]或克林霉素[b]

续表

手术操作/部位	SCIP 批准使用的抗生素
结肠手术	头孢替坦、头孢西丁、氨苄西林/舒巴坦或厄他培南[c]或头孢唑啉或头孢呋辛与甲硝唑 如果β-内酰胺类抗生素过敏：克林霉素与氨基糖苷类、克林霉素与喹诺酮类、克林霉素与氨曲南、甲硝唑与氨基糖苷类、甲硝唑与喹诺酮类
子宫切除术	头孢替坦、头孢唑啉、头孢西丁、头孢呋辛或氨苄西林/舒巴坦 如果β-内酰胺类抗生素过敏：克林霉素或甲硝唑

a. 厂家说明书证实万古霉素可用。

b. 心脏、骨科与血管外科手术，如果病人对β-内酰胺类抗生素过敏，万古霉素或克林霉素是可用的替代品。

c. 只能给予一次剂量。

c. **SCIP-3**：麻醉结束后24h内必须停止使用预防性抗生素（心脏外科手术是麻醉结束后48h内）。

3. **给药时机与给药量**

a. 正如以上指出，**抗生素必须在切皮前60～120min内给药**以达到适宜的血液与组织浓度。由于可能在住院区、术前区、急诊室或手术室给药，因此必须留意确保给药时机正确。抗生素的正确剂量应当遵守本医疗机构指南。

b. **重复给药**适用于长时间手术、失血量大（＞1500ml）或补液量大的手术。不同抗生素的重复给药是不同的。头孢唑啉是术前最常使用的抗生素，术中每隔4h重复给药是经典的给药方法。

c. 胃肠外给药须合乎标准。有些抗生素（如头孢唑啉）适合静脉缓慢注射，而有些需要缓慢输注（如万古霉素、氟喹诺酮类药物）。

d. **不良反应**观察。

（1）抗生素是手术室过敏反应的第二大主要因素。

（2）可能发生特异因素的超敏反应（如万古霉素的红人综合征）。

e. 正如以上指出，抗生素应在麻醉结束后24h内停止使用，以避免耐药微生物出现。

C. 心内膜炎的预防：某些先天性与后天性心脏疾病的病人在有些外科和牙科手术后，发生感染性心内膜炎的风险增加。美国心脏协会于2007年显著缩小了需要预防的心脏畸形与手术的列表范围。最新的指南体现在2017年更新中并总结如下。

1. **只在高风险病人预防**：①病人有人工心脏瓣膜，包括经导管植入的假体和同种移植物；②心脏瓣膜修复术中使用人工材料；③病人有感染性心内膜炎病史；④特定的先天性心脏病（CHD）：未修复的发绀型CHD（包括姑息性分流术和导管植入术）、修复的CHD但在修复补片或修复装置的部位或邻近部位仍存在残余分流或瓣膜反流；⑤发展为瓣膜性心脏病的心脏移植受体。其余心脏畸形均不需要心内膜炎预防。

2. **只在高风险手术预防**：①涉及牙龈组织、牙齿尖周部位或口腔黏膜穿孔的牙科操作；②黏膜切开或活检的呼吸道手术；③感染部位的皮肤与肌肉骨骼组织手术。特别注意的是，在没有活动性感染的情况下，包括内镜逆行胰胆管造影、膀胱镜检查、输尿管支架置入在内的胃肠道与生殖泌尿道手术不再认为是高风险手术。

D. 手术切口分级：手术切口依据感染风险分级，有助于指导抗生素治疗。

1. **清洁切口**：非感染、无炎症征象、不进入呼吸道、胃肠道或泌尿生殖道，并且初始不与外界相通的切口。术后感染的最大风险是皮肤寄居的细菌，如葡萄球菌与链球菌属。

2. **清洁-污染切口**：进入了消化道、胃肠道或泌尿生殖道，无内容物溢出的切口。常见的病原体取决于部位。常见的呼吸道病原体包括肺炎链球菌、肺炎克雷伯菌、金黄色葡萄球菌和铜绿假单胞菌。常见的胃肠道病原体包括大肠杆菌、变形菌属、拟杆菌属和肠球菌属；常见的泌尿生殖道病原体包括大肠杆菌、变形菌属、克雷伯菌属和腐生葡萄球菌。

3. **污染切口**：包括非脓性内容物严重溢出切口与违反

无菌技术的切口。常见的病原体取决于部位。

4. **重度污染切口**：包括脓性内容物严重溢出、并存感染或穿孔及术前已存在病原体的切口。同样，常见的病原体取决于部位。

E. 围手术期常用抗生素

1. **β-内酰胺类**：包括青霉素类、碳青霉烯类、单酰胺菌素类和头孢菌素类。其常见的作用机制是抑制细胞壁合成。

   a. **头孢唑啉**，第一代头孢菌素类，是围手术期最广泛应用的抗生素，因为它能覆盖清洁切口常见的大部分革兰氏阳性菌和多数革兰氏阴性菌。**头孢西丁**和**头孢替坦**，第二代头孢菌素类，可广泛覆盖革兰氏阴性菌和厌氧菌，成为清洁-污染切口与污染切口的适宜选择。第三代头孢菌素类**头孢曲松**和**头孢他啶**及第四代头孢菌素类**头孢吡肟**可进一步扩大覆盖更多的革兰氏阴性菌，成为特别是重度污染切口的适宜选择。

   b. **不良反应**：①从皮疹到过敏反应等的超敏反应；②中枢神经系统毒性（特别是大剂量青霉素）；③出血（哌拉西林或替卡西林的血小板功能障碍及头孢替坦的凝血因子生成障碍）；④间质性肾炎（特别是甲氧西林与萘夫西林）。

   c. **青霉素与头孢菌素的交叉反应**：在报告青霉素过敏的病人中，如果给予头孢菌素，0%～8.1%会发生反应。高发生率是基于一些存在局限的早期回顾性研究，可能高估了交叉反应。

2. **克林霉素**：抑制核糖体亚基的蛋白合成，是β-内酰胺类抗生素过敏病人的适宜替代品。克林霉素可覆盖包括MRSA在内的大部分革兰氏阳性菌与多数厌氧菌。**不良反应**：①皮疹（过敏反应少见）；②快速给药时的低血压；③胃肠道不适；④假膜性小肠结肠炎；⑤神经肌肉阻滞作用增强。

3. **万古霉素**：抑制细胞壁合成，与β-内酰胺类抗生素的作用部位不同。万古霉素可覆盖包括MRSA在内的大部分革兰氏阳性菌，但是不覆盖革兰氏阴性菌，成为β-内酰胺类抗生素过敏病人与寄居或感染

MRSA病人的适宜选择。**不良反应**：①快速给药因组胺释放发生的红人综合征与低血压；②超敏反应；③合用其他有肾毒性与耳毒性风险的药物时肾毒性与耳毒性增加。

4. **氨基糖苷类**：包括庆大霉素、妥布霉素、链霉素和阿米卡星。作用机制为抑制核糖体亚基的蛋白合成，与克林霉素的作用部位不同。可覆盖革兰氏阳性与革兰氏阴性需氧菌及分枝杆菌属，成为非清洁切口联合治疗的适宜选择。**不良反应**：①肾毒性，特别是对于基础肾功能受损或存在其他肾功能损害危险因素的病人；②耳毒性；③神经肌肉阻滞作用增强。

5. **氟喹诺酮类**：包括环丙沙星、左氧氟沙星和莫西沙星。作用机制为抑制细菌DNA复制。氟喹诺酮类可广泛覆盖革兰氏阴性菌、多数革兰氏阳性菌与不典型细菌，成为非清洁切口联合治疗的适宜选择。**不良反应**：①胃肠道不适；②肝毒性；③中枢神经系统效应，特别是老年人；④变异性Q-T间期延长。

6. **甲硝唑**：抑制核酸合成。可覆盖大部分厌氧菌，适用于非清洁切口的联合治疗。**不良反应**：①胃肠道不适；②血栓性静脉炎；③超敏反应；④神经功能效应，包括周围神经病变；⑤与酒精合用时的双硫仑样反应。

Ⅳ. 与麻醉相关的病原微生物

美国疾病控制与预防中心（www.cdc.gov）总结了目前常见的病原体，包括以下列举的所有病原微生物。

A. 病毒

1. 人类免疫缺陷病毒（HIV）

a. **传播**：HIV可通过皮肤或黏膜接触感染的血液或体液传播，这种接触可通过针刺或其他锐器损伤、输血、性接触及围产期由感染的母亲至新生儿传播。

b. **职业感染HIV**：医务人员职业感染HIV的风险很低。经皮接触HIV阳性病人血液后的血清转阳风险是0.3%。深部损伤、造成损伤的器械上可见病人血液、留置于HIV阳性者静脉或动脉内的穿刺针、病人病毒载量高及大孔径空心针，可增加

HIV感染风险。

c. **暴露后预防（PEP）**：一旦发生暴露，应当联系职业卫生服务研究机构。不断更新的《医务人员暴露后预防指南》可通过CDC网站（www.cdc.gov）与美国国家临床医师PEP热线（888-448-4911）获取。PEP必须在暴露后3d内开始，立即向职业卫生部门进行暴露后上报非常重要。开始PEP的决定及PEP方案的选择与持续时间取决于多种因素，包括暴露类型、暴露量及病毒对抗反转录药物的敏感性。PEP不是100%有效，随访检测是必要的。

2. 乙型肝炎病毒（HBV）

a. **传播**：HBV可通过皮肤或黏膜经针刺或其他锐器损伤而接触感染的血液或体液、输血、性接触及围产期由感染的母亲至新生儿传播。

b. **职业感染HBV**：风险取决于医务人员的免疫状态、HBV阳性病人的乙型肝炎e抗原（HBeAg）状态与接触量。未免疫医务人员（目前大部分医院与卫生医疗机构在雇用前要求接种HBV疫苗并滴定抗体效价）、HBeAg阳性的传染源病人及经大孔径空心针皮肤接触的感染风险增加。经针刺皮肤接触HBeAg阴性的临床肝炎感染风险是1%～6%，但是经针刺皮肤接触HBeAg阳性的感染风险是22%～31%。90%的急性HBV病人痊愈而不留后遗症，但是10%成为慢性感染，而且有慢性肝炎、肝硬化和肝细胞癌的风险。

c. **HBV疫苗**：至少90%的重组疫苗是有效的，由3个月以上的3次疫苗组成。由于有10%的无应答率，接触血液或血性体液者应完成抗体效价滴定确认。

d. **PEP**：暴露于乙型肝炎表面抗原（HBsAg）阳性病人或HBV高感染风险的状态不明病人的血液或体液需进行PEP。立即上报事件非常重要。已接种过疫苗的乙型肝炎表面抗体（HBsAb）水平适当（≥10mIU/ml）的医务人员无须治疗。已接种过疫苗的HBsAb水平低下（＜10mIU/ml）的医务人员及未接种过疫苗的医务人员需进行乙型肝炎免疫球蛋白（HBIg）治疗并接种疫苗/再次接种疫苗。

3. **丙型肝炎病毒（HCV）**

   a. **传播：** HCV通常是大量或反复经皮肤接触血液、输血、围产期由感染的母亲至新生儿传播，而性接触传播少见。

   b. **职业感染HCV：** 经针刺或其他锐器损伤皮肤接触的HCV血清转阳率约是1.8%。80%的HCV感染者成为慢性感染，而且有慢性肝炎、肝硬化和肝细胞癌的风险。

   c. **PEP：** 目前没有推荐于HCV暴露后的PEP。应进行持续密切的临床与实验室随访以评估慢性感染治疗的必要性。

4. **单纯疱疹病毒（HSV）Ⅰ和HSV Ⅱ**

   a. **传播：** 可通过与无论有无症状的感染个体、感染分泌物及黏膜或受损皮肤的直接接触而传播。

   b. **职业感染HSV：** 疱疹性瘭疽是在卫生医疗环境中通过接触感染个体的口腔分泌物发生的手指HSV感染。症状包括发热、疼痛与炎症损伤及局部淋巴结病。活动期疱疹性瘭疽者可传播HSV，应避免与病人接触。

5. **巨细胞病毒（CMV）：** 是一种疱疹病毒，相对健康病人通常无症状，但是免疫功能受损和宫内感染病人可威胁生命。CMV可通过易感宿主（重症疾病或免疫功能受损）经输血或器官移植形式的传染源直接接触而传播。感染可以是急性或再激活的潜伏感染。为了降低风险，CMV阴性的免疫抑制病人和CMV阴性的妊娠病人如需输血，应接受CMV阴性供者的血液。

6. **水痘-带状疱疹病毒（VZV）**

   a. **传播：** VZV可通过直接接触或空气播散途径传播。麻醉医师可接触或使别人接触到VZV。与CMV一样，对于免疫功能抑制和宫内感染病人VZV可造成生命威胁。

   b. **VZV疫苗：** 所有可能接触高风险病人的未免疫医务人员应接种VZV疫苗。卫生医疗机构雇用前需要筛查儿时的水痘病史和（或）抗体效价滴定。

7. 流感病毒

a. 传播： 流感可通过飞沫途径中的呼吸道分泌物传播。麻醉医师可通过与呼吸道分泌物密切接触感染并传播流感。流感通常在健康个体不会有生命危险，但对于免疫功能受损、慢性疾病和老年病人可能会威胁生命。

b. 流感疫苗： 大部分卫生医疗机构目前要求医务人员每年接种疫苗。

B. 细菌

1. 结核分枝杆菌

a. 结核（TB）传播： TB通过呼吸道分泌物经空气播散途径传播。TB通常是一种无症状的潜伏或静止期疾病。大部分活动期TB发生于免疫功能受损与慢性疾病病人。

b. 职业感染TB： 大部分卫生医疗机构要求医务人员每年通过纯化蛋白衍生物皮肤试验检测TB。近期血清转阳者应确保异烟肼疗程治疗。此外，医务人员需要配备与培训N95呼吸防护口罩的使用方法；如前所述，不能耐受N95口罩的医务人员应使用PAPR。

2. 抗生素耐药菌： 日益成为医学问题。抗生素耐药菌的增长目前已超过了新型抗菌药物的发展速度。抗生素管理不善、住院时间延长、留置导管、长时间机械通气导致了抗生素耐药菌增加。麻醉医师可通过严格的感染控制策略和抗生素管理协助预防抗生素耐药菌的传播并减缓增长速度。

C. 朊病毒病

含有蛋白质的传染性颗粒（朊毒粒）可导致疾病，如**克-雅病和库鲁病**。可通过传染物质直接进入宿主传播，最常报道的是硬脑膜移植传播。由于潜伏期长且发病少见，流行病学研究有限。尽管认为医务人员的职业感染风险很低，但是对于确诊或疑似病例应遵守手术流程并使用特定方案消毒设备。

D. 新发传染病

在过去的20年中，出现了一些新的病原体，需要各国政府、公共卫生和卫生保健组织在全球范围内采取协调一致的应对措施。在这些疾病暴发的过程中，很少有证据能够指导早期治疗，并且指南也莫衷一是。请参考当地机构的指南制订处理方案。

a. **埃博拉病毒**：是丝状病毒科的其中一属，有5个亚种。1976年以来报道了几次疫情暴发，最近的一次是2014～2016年的扎伊尔病毒。该属的所有亚种都具有高致病性，可通过直接接触死者或感染者的受感染血液、分泌物、组织、器官和其他体液传播，也可能通过被感染体液污染的污染物传播。

b. **新型冠状病毒（MERS、SARS、SARS-CoV-2）**：新型冠状病毒已导致全球疫情暴发，包括中东呼吸综合征（MERS，2012年）、严重急性呼吸综合征（SARS，2003年）和新型冠状病毒肺炎（COVID-19，由SARS-CoV-2引起）。这些病毒可通过飞沫和可能的气溶胶经感染者的呼吸道分泌物传播，但也可能通过被传染性飞沫污染的污染物传播。医务人员的职业感染风险很高，因此在治疗这些病人时必须使用适当的防护装备。

Ⅴ. 感染性疾病的职业暴露

A. 暴露预防

1. 应用如前所述的**标准或常规预防措施**。
2. **注意针头安全**：据美国疾病控制与预防中心估计医务人员每年发生385 000例针刺与其他锐器相关损伤。已经设计出很多安全针头与无针系统，应优先于标准针头使用。针头不应再套帽，并且针头应在使用后立即丢弃到标记的锐器容器里。

B. 暴露管理

1. **清洗暴露区**：应使用肥皂水或无菌盐水清洗皮肤，水或无菌盐水冲洗黏膜。应设置特殊的眼部清洗站。
2. **立即上报暴露**至职业卫生部门或急诊室（如果在正常工作时间之外发生暴露）以确保检测、PEP和咨询方案的启动。

Ⅵ. 免疫功能受损病人

免疫功能受损病人的社区获得性、院内和机会性感染的风险增加。免疫功能受损可由恶性肿瘤、化疗、HIV感染、皮质激素应用、重度营养不良及器官和骨髓移植受体或严重自身免疫性疾病采用的免疫抑制疗法而引起。

1. 如果可能，免疫功能严重受损（如中性粒细胞总数＜500×10^6/L）病人的**择期手术**应推迟。
2. 严格执行**无菌技术**很重要。
3. **有呼吸道感染人员**不应接触免疫功能严重受损的病人。如果不能避免，此类人员在与病人进行任何接触时均应戴外科口罩。
4. 病人可能处于**中性粒细胞减少的预防措施**中，包括特殊的饮食与环境限制，且重要的是在运送时佩戴口罩。
5. **抗生素预防**用于各种免疫功能受损病人的术后切口感染预防和机会性感染的长期预防。确定病人在使用哪种免疫抑制药物很重要，因为许多药物可能与围手术期常见药物相互作用。特别是环孢素在与多种抗生素合用时可产生相关的代谢改变与毒性。

（尹秀茹 译　裴　凌 审校）

推荐阅读文献

Centers for Disease Control and Prevention. Updated U.S. Public Health Service guidelines for the management of occupational exposures to HBV, HCV, and HIV and recommendations for postexposure prophylaxis. Last Updated April 25, 2014. http://www.cdc.gov/mmwr/preview/mmwrhtml/rr5011a1.htm

Centers for Disease Control and Prevention. Workbook for designing, implementing, and evaluating a sharps injury prevention program. Last reviewed February 11, 2015. http://www.cdc.gov/sharpssafety/pdf/sharpsworkbook_2008.pdf

Harbath S, Frankhauser C, Schrenzel J, et al. Universal screening for methicillin-resistant *Staphylococcus aureus* at hospital admission and nosocomial infection in surgical patients. *J Am Med Assoc*. 2008;299:1149-1157.

Jensen PA, Lambert LA, Iademarco MF, Ridzon R; Centers for Disease Control and Prevention. Guidelines for preventing the transmission of Mycobacterium tuberculosis in health care facilities. *MMWR Recomm Rep*. 2005;54(RR-17):1-141.

Kothari SN, Anderson MJ, Borgert AJ, Kallies KJ, Kowalski TJ. Bouffant vs skull cap and impact on surgical site infection: does operating room headwear really matter? *J Am Coll Surg*. 2018;227(2):198-202.

Loftus RW, Brown JR, Koff MD, et al. Multiple reservoirs contribute to intraoperative bacterial transmission. *Anesth Analg*. 2012;114:1236-1248.

Loftus RW, Koff MD, Burchman CC, et al. Transmission of pathogenic bacterial organisms in the anesthesia work area. *Anesthesiology*. 2008;109:399-407.

Mandell LA, Niederman MS. Aspiration pneumonia. *N Engl J Med*. 2019;380:651-663.

Nishimura RA, Otto CM, Bonow RO, et al. 2017 AHA/ACC focused update of the 2014 AHA/ACC guideline for the management of patients with valvular heart disease: a report of the American College of Cardiology/American Heart Association Task force on Clinical Practice Guidelines. *Circulation*. 2017;135(25):e1159-e1195.

Parienti JJ, Mongardon N, Megarbane B, et al. Intravascular complications of central venous catheterization by insertion site. *N Engl J Med*. 2015;373:1220-1229.

The Joint Commission. Specifications manual for national hospital inpatient quality measures. 2019. https://www.jointcommission.org/-/media/tjc/documents/measurement/specification-manuals/hiqr_specsman_july2019_v5_6.pdf.

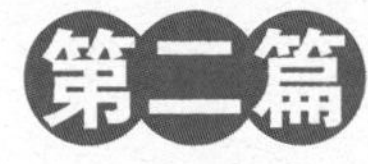

麻醉实施

第9章 麻醉安全

Patino Montoya MA，Minehart RD

Ⅰ. 麻醉安全概述

A. 20世纪60年代以来，麻醉学开始引领有关保障病人安全的运动，麻醉相关的不良预后已经明显减少。但是全身麻醉和区域麻醉的风险依然存在。近年来的数据表明，在发达国家麻醉相关死亡率在（0.5～1.0）/100 000。

B. 世界卫生组织（WHO）和世界麻醉学家协会联合会（WFSA）制订了麻醉安全实践国际标准，旨在指导个人和组织维护并提高麻醉管理的安全性及质量。

C. 不良事件是指医疗过程中给病人带来的损害。许多系统和人为的因素可以导致不良事件的发生。用瑞士奶酪模型分析不良事件发生的原因，尽管每层都有灾害和不良事件防御的漏洞，但只有当这些孔洞完全吻合时，不良事件才会发生。

D. 尽管操作者具有专业技能、经验和良好的意识，但错误仍有可能发生。以下因素可导致围手术期各种错误的发生。

1. **所在组织的影响**：包括其工作压力和设备维护不当。
2. **监管不力**：包括住院医师得不到主治医师及时的帮助。
3. 可能引起不安全行为的**先决条件**，如疲惫的医生，不完善的沟通。
4. **特殊的个人行为**。

E. **防止不良事件的发生**除了个人操作技能的改善外，还依赖于医生对工作场所的系统和资源的熟悉。创建安全系统的策略：

1. **工作简化**。
2. **标准化**。
3. **提高团队的合作和沟通**。
4. **培养从过去的错误中学习提高的组织文化**。
5. 建立**有快速恢复能力的系统**。

F. 快速恢复能力是倡导维护安全的重要属性。它可以被定义为从严重或不可预见的并发症中迅速恢复的适应性或能力。特别有益的是目前它已经从发生错误后确保安全的方法转变为预防性方法。这意味着有快速恢复能力的系统不会等待错误发生后对其进行分析，而是专注于预防、确保最佳运行和（或）在任何情况下的快速恢复。

Ⅱ. 麻醉管理安全标准

国际安全实践标准可以分为下述不同的类别。

A. **专业方面**：如具有高水平的理论知识与临床技能，通过正规的有资质的培训机构的专业培训，足够满足外科手术人员需要的麻醉医师数量，以及实施改善病人管理的质量保障机制等。

B. **设施与设备**：必须根据环境提供安全管理的设施与设备［术前准备区、手术室和（或）麻醉后恢复区］。

C. **可获得的药物与静脉输注液体**：如基础镇静催眠抗焦虑的药物、阿片类药物和其他非阿片类镇痛药、局部麻醉药、葡萄糖溶液、生理盐水溶液、乳酸林格液、复苏药物、浓氧和镁等。

D. **监测**：包括显示呼吸频率和质量（呼吸机膜肺活动），评估组织器官氧合及灌注，听诊呼吸音和心音，触诊脉搏频率和性质，启用监护仪报警声音，并使用连续脉搏血氧监护、间歇无创血压监测和插管病人的呼吸末二氧化碳监测。

E. **麻醉实施**：如为每一位病人匹配一名麻醉医师，负责管理病人的转运过程、评估、完成知情同意程序、世界卫生组织外科手术安全核查程序及适当的麻醉后护理和疼痛管理。

Ⅲ. 错误的类型

错误是指犯错（做错事）或是疏忽（没能做正确的事）的行为所引起的不良结果。麻醉医师应该可以想到或是积极去避免这些常见的错误。

A. **用药错误**：据估计每年至少有5%的住院病人经历过这种不良的用药事件。美国医院每年用于预防这种用药错误的花费大约在164亿美元。

1. **用药错误的类型**：包括错误的剂量、错误的途径、错误的速度和错误的病人。

a. 快速静脉注射未稀释的苯妥英钠或未稀释的钾会导致循环系统的衰竭和死亡。

b. 应用新斯的明时未辅以抗胆碱药会引起严重心动过缓、心脏停搏和死亡。

c. 由于疏忽给予病人已知的过敏药物。

2. 降低用药错误的策略

a. 熟知每一种所用药物的药效动力学和药物代谢动力学。

b. 药物使用时要提起高度的警觉。给药前需双人核对，特别注意核查病人姓名、给药途径、给药剂量、给药时间和药物是否正确。

c. 在病人治疗区只可获得“**单位计量**”的药品。单位计量是指所包装药品的药量和浓度可以安全、适宜地应用于病人而无须稀释。

d. 围手术期管理也要有临床药剂师的参与，可以指导用药的剂量和帮助发现用药错误。

e. 病人在楼层、ICU及围手术和手术区域之间进行转移时，要注意药品的重新核对。药物重新核对是在护理两端复习病人完整用药方法的过程，避免药物的错误使用。

f. 为避免缩写带来的混淆和潜在风险，联合委员会发布了一个高危“不能使用”缩写的列表，见https：//www.jointcommission.org/resources/patient-safety-topics/patient-safety/。

g. 条形码的应用可以减少用药错误。

B. 程序错误

1. 程序错误示例：包括手术部位的错误、器械的遗留和手术间失火等。由同一名医生或单位做大量的同一种手术或操作可以改善预后。

2. 减少程序错误的策略

a. 应用统一的手术流程，包括手术部位的标示、术前暂停和核对单。

b. 术中手术器械和纱布的清点可以防止物品在病人体内的遗留。如果器械核对发现丢失，那么就需要在手术间内对术野进行放射性检查来确认器械是否遗留在病人的体内。

c. 识别和避免消防安全三角：火源（电、激光）加上易燃物（纱布、敷料）加上助燃剂等于火灾。

d. 程序的模拟训练和专业实践的量效关系尚有争议。但有些操作如静脉置管、气管插管和床旁超声技术需要大量的训练。

C. 认知错误：是指由于思考的过程或潜意识造成的偏差，而不是知识错误。认知错误是造成错误诊断和病人损害的重要原因。

1. 表9-1列出了14种常见的认知错误类型。

2. **减少认知错误的策略**

a. 应用**贝叶斯推理**或**迭代测试**。贝叶斯推理是把可能性作为假设，用更多的证据去证明。迭代测试列出了各种诊断，当获得更多的信息时改变和重定诊断。每个新得到的信息都会再校准各种诊断的可能性。

表9-1　认知错误一览表

认知错误	解释	举例
锚定效应	以牺牲对整体状态理解为代价，只集中在某一方面的问题	当注射泵出现故障报警时，没有意识到突然出现的手术出血或低血压
可获得性偏差	由于情感上不良体验的记忆，而主观意识中最先做出的诊断	由于曾遇到过发生预后不良的过敏反应病例，而把单纯的支气管痉挛诊断为过敏反应
过早的结论	过早地接受某一诊断，而没有考虑到合理的可能性鉴别诊断	认为创伤病人的低血压是由出血造成的，忽略了气胸的存在
反馈偏差	错误地理解没有反馈是“积极的”反馈	相信自己没有发生过一例失误，因为从来没有得到过相关的投诉
确认偏差	只寻求和承认那些自己需要的或疑似的诊断信息	因为不相信测出血压的低数值，而反复调整袖带、更换袖带的大小和位置
框架效应	后续的思考被最初的表现而左右	当一个同事告诉你“这个病人手术前非常焦虑”，你就认为该病人的术后躁动是由他的个性引起的，而忽略了病人可能存在的低血糖

续表

认知错误	解释	举例
委员会偏差	倾向于去做而不是不做某件事。由于过于自信、绝望或是来自他人的压力而不按程序或是偏离程序做事	存在“小心不出大错”的想法。建立一些不必要的有创监测或通路，有可能导致并发症的发生
自负偏差	表现出不适当的勇气和魄力，没有认识到需要寻求帮助，认为自己永远正确	当插管困难时，认为自己最终能成功而没有及时寻求帮助
遗漏偏差	因为害怕失误或导致伤害而犹豫是否开始急救；有不作为的倾向	怀疑发生气胸时，因为担心自己可能判断失误且将因此承担责任而延迟放置胸腔闭式引流管
沉没成本	不愿放弃错误的诊断和决定，特别是在已经花费了大量的时间或资源的情况下。自尊心可能在作祟	因为已经决定清醒状态下用纤维支气管镜气管插管，尽管多次尝试失败仍不愿改变计划
内心偏差	反向的情感转移；由于对病人正面的或负面的感觉而影响决定	因为觉得产妇是个“难缠”或爱抱怨的人，而不去帮助排除硬膜外镇痛的故障
斑马退避	在各种可能性中，数据支持某种罕见的诊断，但医生对此很犹豫	当应该考虑恶性高热时，却试图为发生的高碳酸血症做其他解释
解构原则	不能提供所有的相关信息，特别在治疗人员变更的过程中	省略了关键的检查结果、病史和手术史
心理崩溃引起的失误	找不出行为问题的医学原因，支持心理学诊断	老年人在PACU变得躁动，可用药物进行控制而不应考虑发生了低氧

资料来源：经允许引自Stiegler MP，Neelankavil JP，Canales C，et al，2012. Cognitive errors detected in anaesthesiology：a literature review and pilot study. *Br J Anaesth*，108（2）：229-235.Copyright © 2012 Elsevier。

b. 注意可能对麻醉医师诊断能力产生不利影响的表现行为因素：噪声、疾病、衰老，尤其是睡眠剥夺和疲劳。

c. 不断从经历中学习：自我反思，与上级临床医师讨论，参加M&M讨论。

D. 人为因素的错误：人为因素管理在于科学的系统设计。它关注的是人和环境之间的相互作用。麻醉中的人为因素的开创性研究必须包括麻醉设备的再设计，可以明显减少手术室内损伤或死亡的风险。在导致损害前，相关领域的专家要对其进行应用测试和探索分析，以发现可能引起错误的设施和系统。

E. 替班和交班的错误

1. 交班错误示例： 最常见的错误是在转诊和交班的过程中，出现用药错误和不能及时跟进诊断结果。

2. 降低交班错误的策略

a. 交班应在没有干扰的指定时间，麻醉记录应标明交班的时间。

b. 如果可能，短时间的手术建议避免中途替换。特别是对于那些复杂病例。

c. 在交班过程中，应清晰准确地呈现以下信息。

（1）临床过程的细节：病人的诊断、手术过程、过敏史、既往病史、手术史、用药史和相关的实验室检查。

（2）术中管理：手术状态、气道评估和管理、麻醉计划、目前的生命体征及异常的原因、静脉通路的获得和监测、血液丢失和容量状态评估、病人的血液储备和血液制品供应情况、预计术中额外需求及病人术后苏醒计划。

（3）交接班还应提及可能的临床治疗和应急计划。

d. 可以使用交接班清单来确保将完整的信息传达给下一位负责的临床医师。例如，“I-PASS”（疾病严重程度、病人摘要、操作列表、意识状态和应急计划及接收方综合意见）是一种常见的交接班策略。

F. 团队合作和沟通的错误：手术室和ICU 都是团队工作的场所。加强团队工作的安全性对防止危机事件的发生起着重要的作用。

加强团队合作及降低沟通错误的策略：

a. 每一天都以有效的**介绍**，与团队成员进行**简报和签到**开始，最后以**汇报**结束。

b. 运转良好的团队的特征是有适当的权威梯度和医师等级，允许“**直言不讳**”。权威梯度是指在一个团队里能够明确意识到权威和等级的存在，并能够平衡权力。权力集中在一个人或专横的团队领导人身上时，如果该领导人不积极地以包容的态度向其他人征求信息就会导致不适宜的权力梯度。当团队内某些成员感受到他们的信息不受重视，他们就不愿意表达担忧、质疑或澄清指令。相反，**包容性领导**可以提高合作效率，因为团队内成员的信息受到重视，他们则愿意参与其中。

c. 进一步了解其他团队成员的**职责和职能**。在危机期间，发挥每一位成员的作用。

d. 清晰明确地提出要求和**委派任务**。将任务委派给最能胜任的人，并鼓励确认团队成员可以执行指定的任务。

e. 利用闭环沟通，避免误解。当一个人给出指令后，接收者应该重复该指令，以确保没有听错。要经常确认计划中的关键问题。

f. 对于任何所关注的问题都要尽早、明确地沟通。

Ⅳ. 一般安全策略

危机资源管理

1. 20世纪90年代初，大卫·加巴（David Gaba）博士提出了麻醉危机资源管理的概念。它改编自航空业及其机组人员（原名“驾驶舱”）资源管理法则，并已扩展到其他专业和领域的危机资源管理（CRM）。CRM是一种以最佳方式识别、组织和应用资源以保护病人的安全性和可接受结果的策略。CRM的关键原则是为团队成员设计的，以便将他们的注意力集中在可以提高病人安全性的要素上。有关更多详细信息，请参见表9-2。

表 9-2　危机资源管理原则

原则	关于原则的阐述
早打电话求助	了解自己的局限性，并在可以有所改变的时候寻求帮助。如果预判可能需要有特殊技能的人，打电话给他们
预测和计划	对可能出现的困难和意外做好计划。明智地利用工作量少的时间来做准备
了解您的环境	知道物品放置位置和如何使用，了解您环境的弱点和优势
利用所有可能的信息	使用不同的资源收集数据并将其整合，以便更好地了解病人情况。反复核对信息
明智地分配注意力	最大限度地减少干扰，不要只盯着一个变量，交替关注细节和大局
调动资源	考虑可利用的资源（人员或设备），并激活它们来帮助应对危机。不要孤军奋战
使用认知辅助工具	灵活性可能是有帮助的，但也是错误的来源。认知辅助工具可以帮助将这类错误降至最低，了解他们的格式、位置和内容
有效沟通	所有团队成员必须了解情况（即具有“共同的情景意识”）。所有请求必须明确并得到确认（直接，“闭环”）
分配工作量	团队领导必须根据团队成员的能力分配任务。确认过负荷和任务失败，须重新评估和分配
建立角色清晰度	每个成员都必须清楚自己的职责，角色必须与技能和培训相一致
指定领导	必须建立明确的领导。领导者能有效地计划和沟通

资料来源：经允许引自Gaba DM，Fish KJ，Howard SK，et al，2015. Crisis Management in Anesthesiology.2nd ed.Saunders.Copyright © 2015 Elsevier。

2. 一个简单的助记符“确认/要求/目标”集成了关键的CRM原则（图9-1）。
   a. **确认**：必须识别临床问题/危机并大声呼叫，包括诊断不明时。
   b. **要求**：必须指派一个领导，并且分配其他角色（要么由领导，要么由自己指定；角色可变）。
   c. **目标**：该团队的目标是提供一份简要的干预措施清单，包括需要解决的诊断问题。
3. 根据这一策略，“确认”阶段之前包括了解环境、预测和计划及尽早致电寻求帮助。“确认”阶段包括有效的沟通、预期、计划及调动资源。“要求”阶段是最广泛的，因为它包含了“确认”阶段之前以外的所有其他原则。作为一种通过扁平化权力层级来促进团队成员“发言”的手段，“事件管理者”与“团队领导”通常互换使用。最后，“目标”阶段包括有效沟通、调动资源、利用所有可用信息和使用认知辅助工具。

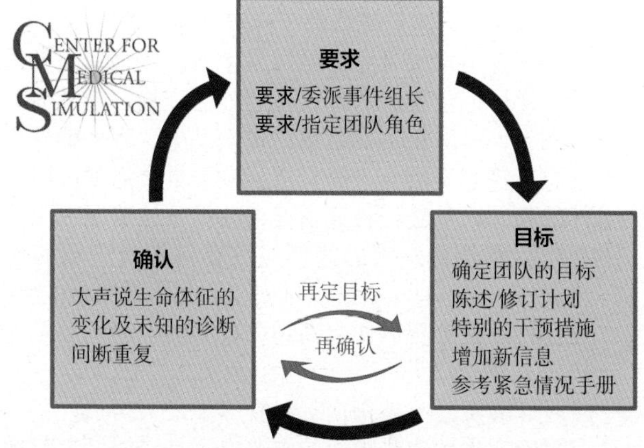

图9-1 确认/要求/目标。这是一个指导有效领导、团队合作和应用危机资源管理原则的工具示例（© Center for Medical Simulation，2018.）

Ⅴ. 质量保证和安全改进计划

机构质量保证程序应包括一系列旨在维持和提高护理质量并将麻醉造成的伤害风险降至最低的活动。

A. 公平文化：健康管理组织应该力争创建公平文化。公平文化是一种可以识别那些即使是非常专业的人也能犯的错误，并且不会追究个人由于体系问题而失误的责任。公平文化不能忍受故意地忽略病人明显存在的危险、鲁莽行动或严重的渎职。个人愿意从专业的角度发现自己的错误。

B. 标准和指南：麻醉医师应该熟悉科室安全制度和操作流程。这包括监测项目标准、不良事件处理、复苏流程、围手术期检查及药物和设备使用的任何特殊程序或做法。美国麻醉医师协会的标准和实践指南可以在www.asahq.org上找到。

C. **安全培训**：实施麻醉者应接受消防安全、电气安全、手术室内疏散、感染控制程序和危机管理方面的培训及应急管理。他们应该获得高级心脏生命支持的认证，在某些情况下，还应该获得儿科高级生命支持和高级创伤生命支持的认证。应用模拟器来进行仿真情景演练。

D. **文件报告**：许多系统依赖于麻醉医师自愿的错误报告。意外事件出现或者意外结果发生后应该书写完整的报告，详尽记录发生的经过及意外的结局，尤其需要随访病人，以防止不良结果的再次发生。意外事件由科室质量控制委员会进行分析，该委员会通常可以从事件的相关人员获得补充情况，并就整体情况提出补救办法。有教育意义的病例应该在科室内进行病例讨论。应该对不良事件（实际发生和几乎要发生的事件）进行持续性分析以便判断和分析制度上的问题及发展趋势。

E. **应对麻醉不良事件指南**：尽管尽了最大努力，错误仍有可能发生。这些指南的主要内容是错误发生时如何减少病人的伤害、明确错误的原因、防止事件的再次发生。

涉及不良事件的麻醉医师应该做到以下几点。

- **a.** 继续对病人观察和治疗。
- **b.** 尽快通知麻醉科手术部主任。如果涉及该事件的是住院医师或有资格认证的麻醉护士，应该通知上级主治医师。
- **c.** 病人的病历中要有事件记载，如果合适，包括相关设备或药物的序列号或批号的记载。
- **d.** 不要涂改记录。
- **e.** 继续参与后续护理。
- **f.** 必要时请上级医师会诊。
- **g.** 将随访报告提交质量保证部门。
- **h.** 参与向病人及其家属的道歉和说明。

i. 获得必要的支持。

（龙 波译 赵 平审校）

推荐阅读文献

Agarwala AV, McCarty LK, Pian-Smith MC. Anesthesia quality and safety: advancing on a legacy of leadership. *Anesthesiology*. 2014;120(2):253-256.

American Society of Anesthesiologists. Accessed on May 21, 2020. https://www.asahq.org/standards-and-guidelines

Anesthesia Patient Safety Foundation. Accessed on May 21, 2020. www.asahq.org

Arriaga AF, Bader AM, Wong JM, et al. Simulation-based trial of surgical-crisis checklists. *N Engl J Med*. 2013;368:246-253.

Cooper JB, Gaba DM. A strategy for preventing anesthesia accidents. *Int Anesthesiol Clin*. 1989;27:148-152.

Cooper JB, Newbower RS, Kitz RJ. An analysis of major errors and equipment failures in anesthesia management: considerations for prevention and detection. *Anesthesiology*. 1984;60:34-42.

Gaba DM, Fish K, Howard S, Burden A. *Crisis Management in Anesthesiology*. 2nd ed. Saunders; 2015.

Gelb AW, Morris WW, Johnson W, et al. World Health Organization-World Federation of Societies of Anaesthesiologists (WHO-WFSA) International Standards for a Safe Practice of Anesthesia. *Anesth Analg*. 2018;126(6):2047-2055.

Guohua L, Warner M, Lang BH, et al. Epidemiology of anesthesia-related mortality in the United States, 1999-2005. *Anesthesiology*. 2009;110:759-765.

Institute for Safe Medication Practice. Accessed on May 21, 2020. www.ISMP.org

Kohn LT, Corrigan JM, Donaldson MS, eds. *To Err Is Human: Building a Safer Healthcare System*. National Academy Press; 1999.

Leape L, Berwick D, Clancy C, et al. Transforming healthcare: a safety imperative. *Qual Saf Health Care*. 2009;18:424-428.

Minehart RD, Foldy EG, Long JA, Weller JM. Challenging gender stereotypes and advancing inclusive leadership in the operating theatre. *Br J Anaesth*. 2020;124(3):e148-e154.

Østergaard D, Dieckmann P, Lippert A. Simulation and CRM. *Best Pract Res Clin Anaesthesiol*. 2011;25(2):239-249.

Oberfrank SM, Rall M, Dieckmann P, Kolbe M, Gaba DM. Chapter 6. Avoiding patient harm in anesthesia: human performance and patient safety. In: Gropper MA, Miller RD, eds. *Miller's Anesthesia*. 9th ed. Elsevier Churchill Livingstone; 2020:105-178e.

Shahian DM, McEachern K, Rossi L, Gino Chisari R, Mort E. Large-scale implementation of the I-PASS handover system at an academic medical centre. *BMJ Qual Saf*. 2017;26(9):760-770.

Smith AF, Plunkett E. People, systems and safety: resilience and excellence in healthcare practice. *Anaesthesia*. 2019;74(4):508-517.

Stiegler MP, Neelankavil JP, Canales C, et al. Cognitive errors detected in anaesthesiology: a literature review and pilot study. *Br J Anaesth*. 2012;108(2):229-235.

Watcher RM. *Understanding Patient Safety*. 2nd ed. McGraw Hill Medical Publishing; 2012.

第10章 麻醉机

Wood S，Mountjoy J

Ⅰ. 概述

在过去的20年里，**麻醉机**变得越来越复杂。由于这些麻醉机复杂性增加、布局和功能发生变化，以及新技术的整合等原因给麻醉医师带来了许多挑战。

麻醉机的基本功能是为病人提供准确的、成分可变的混合性麻醉气体，包括流量可控的氧气、氧化亚氮、空气及吸入性麻醉气体。这些气体进入呼吸环路，可以通过机械通气或手控通气实现正压通气，还可以让病人自主呼吸气体。呼吸环路包含用于加热和加湿气体，以及从呼出气体中去除二氧化碳的装置。麻醉机还提供了一个废气排除系统，可以从周围环境中有效清除废气。

麻醉呼吸环路在呼吸机中是独一无二的，因为它明确设计允许病人重新吸入呼出的气体，从而可以节省麻醉剂。为了促进再呼吸，呼吸机功能被整合以确保输送给病人的气体混合物是安全的。麻醉机至少包含一个氧气传感器，用来测量气体混合物中的氧气浓度。许多麻醉机还包含复杂的气体分析系统，能够测量氧气、二氧化碳和麻醉药的浓度。麻醉机还必须符合复杂的检测标准，内置监测仪和传感器用于保证通气系统的功能，并能够发现设备故障。

Ⅱ. 供气系统（图10-1）

A. 医用气体供应

1. **中央供气系统：** 管道的墙壁出口提供压力为50～55psi[①]的氧气、氧化亚氮和空气。其出口和管道配有指定颜色和专用接头与麻醉机相连，以防止低氧混合气体的使用。这种模式被称为直径指数安全系统。

①译者注：psi即 lb/in^2，1psi=6.9kPa。

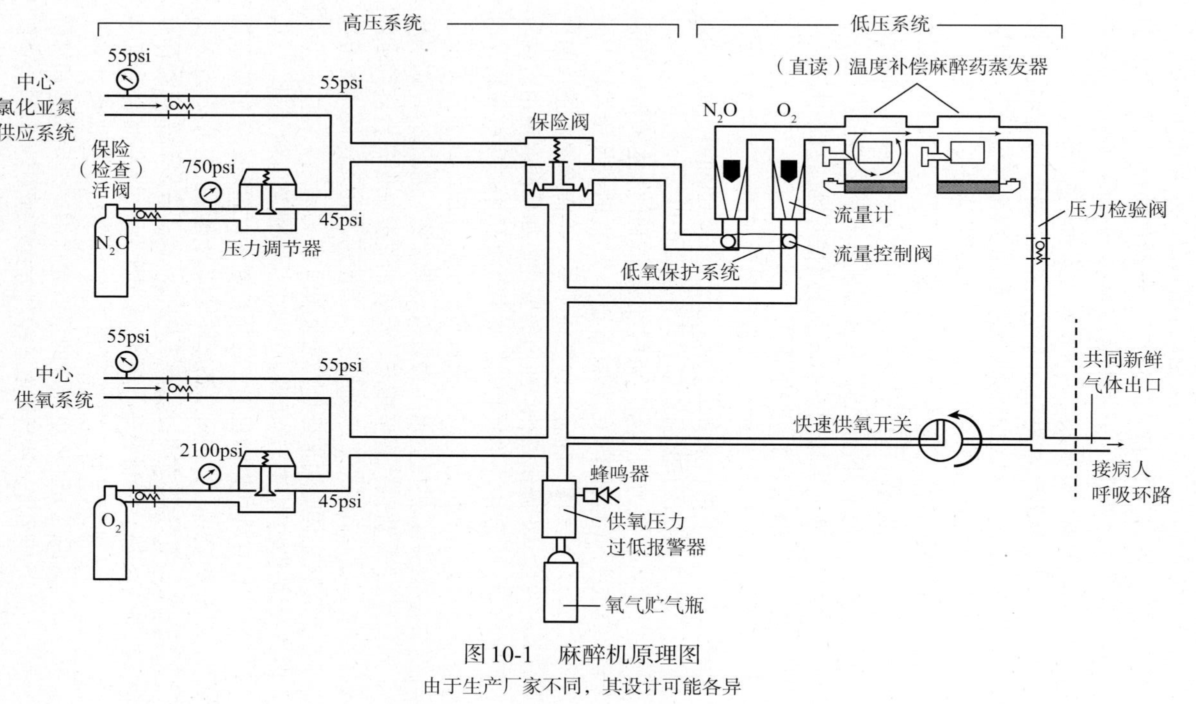

图10-1 麻醉机原理图

由于生产厂家不同，其设计可能各异

2. **贮气瓶：**当墙壁输送失败或在管道麻醉气体不可用的地方，贮气瓶用作备用来源。麻醉机使用E号气缸。与供气软管类似，气瓶颜色是针对每种气体的特定颜色，并带有标示锁，以防止连接到错误的调节器。此模式称为标示锁定安全系统。

   a. **充满氧的氧气瓶（绿色：美国；白色：国际）：**压力为2000～2200psi，在标准大气压和室温状态下其容量为660L。若压力下降则表示其容量按比例减少。

   b. **充满氧化亚氮的瓶（蓝色）：**压力为745psi，在标准大气压和室温状态下其容量为1500L。瓶内氧化亚氮为液态，其液态成分不耗尽则瓶内压力不减；当瓶内氧化亚氮只剩总容量的1/4时，气瓶的压力才开始下降。

   c. **空气瓶（黄色：美国；黑色/白色：国际）：**某些麻醉机备有空气瓶，其压力为1800psi，在标准大气压和室温状态下其容量为630L。

   d. **压力调节器：**将贮气瓶的高压气体减压至45psi（略低于中心供气管道压），此时若使用气缸中的气体，随着瓶内气体用尽，不需调整流量计的校正旋钮以补偿压力的变化。如果同时使用贮气瓶和中心供气管道，应首先使用中心供气管道，因其压力略高于被调节后的贮气瓶的压力。如果中心供气管道压力失效或低于贮气瓶压力，贮气瓶将供气直至排空。重要的是要确保每台麻醉机都有一个贮气瓶扳手，以便用户在无法使用管道气体时用来打开贮气瓶阀门。

B. 流量控制阀及流量计：用来控制并测算气体流量。

1. 在现代麻醉机上，流量控制阀可以是数字的或者机械的。**针式阀**控制每种气体的流量，为了安全起见，氧气阀的旋钮呈现不同的形状。许多新的机器都有电子控制装置。通常情况下用户指定混合的气体（即氧气与空气或氧化亚氮），然后设置流量和氧气的百分比。更先进的系统允许用户设定FiO_2和麻醉药浓度，然后以电子控制方式管理流量仪和蒸发器。这些系统目前在美国市场尚不可用。

2. **流量计：**传统的流量计是经校对的、有刻度的锥形玻璃管道，其中使用线轴或浮球来显示气体的流量。带浮球的流量计应在球的中间读数，带线轴的仪表应在线轴顶部读数。较新式的麻醉机具有电子流量计可以通过数字读取。不同气体通过各自的流量计后依次混合，最后加入氧气，这样即使在加入第一种气体后发生泄漏也不会导致低氧混合气体的输送。

C. 蒸发器：麻醉机通常配备有一个或多个具有温度补偿、流量驱动且经校对的蒸发器，由其提供特定浓度（以容量百分比计算）的麻醉药。模型麻醉机中使用的蒸发器可大致分为两组：可变旁路蒸发器和测量流量蒸发器。可变旁路蒸发器的作用原理：麻醉机提供的混合气体总量中的一小部分进入蒸发室，使该部分气体中的麻醉药充分饱和，然后再返回到混合气体。因此由蒸发器提供的麻醉药浓度与由蒸发器刻度调节旋钮控制的通过蒸发室的气流量是成正比的。许多可变旁路蒸发器是严格机械化装置，依靠精确的校准和温度补偿机制。此外，蒸发室被封闭在厚重的金属外壳中，以增强热传导并提供散热器以防止麻醉药蒸发时过度冷却。这种类型的蒸发器通常以百分比为单位标记麻醉药的输送量，但它通常以气体分压的形式输送。例如，设置为1%的七氟烷或异氟烷蒸发器将输送相同的气体分压，而与海拔无关，即使该分压代表总压力的增加部分。一些可变旁路蒸发器具有电子控制装置（如GE的Aladin Cassettes），它测量离开蒸发器的麻醉药浓度并相应地通过电子系统进行校正。

D. **地氟烷**通常使用测量流量蒸发器给药。这是为了补偿其独特的物理特性。**地氟烷的沸点约为23℃**。如果在输送过程中允许地氟烷达到其沸点，麻醉药将以不受控制的速率离开可变旁路蒸发器并以高浓度进入回路（注意：这不会影响Aladin型蒸发器）。许多（但不是全部）蒸发器通过地氟烷加热和加压的方式来解决这个问题，从而防止在给药期间地氟烷在蒸发器中从液态转变为气态。加热还可以补偿麻醉药相对较高的蒸气压和高浓度蒸发时发生的极度冷却。无论环境压力如何，蒸发器内都会产生大约2个大气压的蒸汽压。因此，在高海拔地区使用地氟烷时，最终输送给病人的气体分压将低于在海平面输送的量。

E. 蒸发器：对特定的麻醉药和几种不同的麻醉药进行校准存在专有的加药系统，以防止无意中将不正确的麻醉药添加到蒸发器中。这些通常采用适配器的形式，只能连接到一种麻醉药的罐子上，并且只能安装到相应的蒸发器中。

F. 共同气体出口：是混合气体经由麻醉机的最终排出口，其通过新鲜气体管道与呼吸环路相连。由于呼吸环路与现代麻醉机的其他组件集成在一起，因此使用者通常看不到或接触不到共同气体出口。

G. 氧气快充阀：压力为45～55psi的纯氧直接从高压系统进入共同气体出口，其氧流量可高达40～60L/min。插管病人使用此阀门时应小心，以防止气压伤。此警告不适用于带有新鲜气体隔离阀的呼吸环路。

Ⅲ. 呼吸环路

麻醉机呼吸环路系统在呼吸机中是独一无二的，因为它专门设计用于允许病人重新呼吸呼出的气体，有助于节约麻醉药及保存热量和水分。在重新吸入的同时，它们也被调节并与新鲜气流混合，从而改变了它们的组成成分。再呼吸是通过一个单向回路完成的，由至少两个组成环路系统的单向阀控制。

环形系统：该系统装有CO_2吸收器，以防呼出的CO_2复吸入人体。该系统的再吸入方式，允许使用低流量新鲜气体，从而减少昂贵的吸入性麻醉药浪费，并维持呼吸环路内较高的湿度和温度。整个系统由CO_2吸收器、两个单向活瓣、"Y"形接头、贮气囊和可调限压（APL）快速排气阀组成（图10-2）。

1. **CO_2吸收器：**碱石灰［$Ca(OH)_2$+NaOH+KOH+硅土］或钡石灰［$Ba(OH)_2$+$Ca(OH)_2$］置于专用容器内。碱石灰与CO_2结合，生成$CaCO_2$，并释放出热量和水。碱石灰含有对pH敏感的染料，当其变成蓝紫色时表明碱石灰已失效。在含有双层吸收器的老式麻醉机中，尽管下层碱石灰仍可保障吸收器功能处于正常范围，但当上层碱石灰有25%～50%的颗粒改变颜色时，即表示其需要更换。吸收器的容量应能够满足正常病人的潮气量上限。

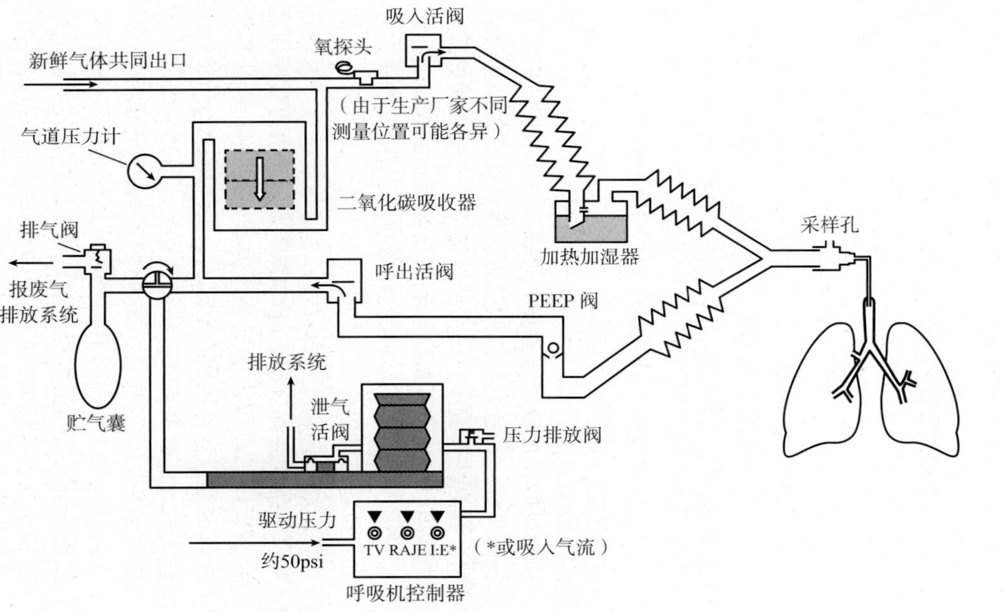

图 10-2 带有呼吸机的循环式麻醉环路

呼吸道压力计应安放在病人吸入活阀端，PEEP 阀可能与呼吸机合为一体，但由于生产厂家不同，其设计可能各异

2. **单向活瓣：** 两枚单向活瓣（吸入活瓣和排出活瓣）确保呼出的废气不通过二氧化碳吸收器，亦不会被再吸入人体内。

3. **"Y"形接头：** 用以将呼吸环路的吸入和呼出端与病人相连。

4. **贮气囊和限压排气阀：** 位于呼出端。贮气囊在吸气之间收集气体，用以观察自主呼吸的程度和辅助手法通气。3L贮气囊常用于成年病人，小的贮气囊则适用于小儿。APL阀用于控制呼吸管道内的压力，并将多余气体排出。此阀可从完全开放（用于自主呼吸，使呼吸道峰压最小，为1～3cmH_2O）调整至完全关闭（压力最大，可达75cmH_2O甚至更高）。如果APL阀置于完全或部分关闭状态又不加注意时，则易造成压力过高导致的气压伤，以及血流动力学损害。

Ⅳ. 麻醉呼吸机

A. 麻醉机配备机械通气装置，通过不同通气模式向病人输送气体。传统麻醉机配**有可伸缩波纹管的机械呼吸机。在这些系统中，一个波纹管位于一个封闭的腔室内**。当氧气或空气被引导到波纹管所在的腔室时，波纹管被压缩。压缩波纹管会导致呼吸系统中的压力升高。波纹管呼吸机有两种类型：上升的波纹管连接到其腔室底部并在呼气时上升；下降的波纹管连接到其腔室顶部并在呼气时下降。Draeger麻醉机通常使用活塞直接压缩系统内的气体，但有一种Draeger麻醉机Perseus通过涡轮风扇在系统内产生气压。Getinge麻醉机使用一种新型方式，将氧气直接计量到呼吸系统中以增加压力。氧气被添加到废气排出附近的系统中，并通过大的无效腔将其与呼吸环路的其余部分隔开，以防止吸入气体的成分受到影响。尽管空气与氧气均可驱动气动呼吸机，但是大多选择氧气作为动力源，并由中央管道供氧。当集中供气失灵时，是否用贮气瓶内气体驱动呼吸机则由使用者来定。如果中心供气系统不能供气而改用氧气瓶进行驱动，则应将机械通气改为手控通气，以便减少氧气消耗，从而保证氧气供应。

B. **通气模式**：现代麻醉机具有多功能性**微处理器控制的呼吸机**，可以对气道压力和流速进行复杂的管理和监测。麻醉机可提供多种通气模式（如压力调节-容量控制、容量控制、压力控制、压力支持、同步强制指令通气和反比通气），从而使麻醉医师可以优化完善通气、给氧、血流动力学稳定和脱机各环节的管理。用于通气模式的命名方法非常多变，并且在不同制造商之间并不一致。麻醉医师必须熟悉他们使用的机器的各种功能。

V. 安全装置

A. **声响供氧报警器**：安装在高压氧供系统的管路上，当供氧源压力在0～30psi以下时，蜂鸣器即发出声响。传统上是芦笛或哨子的声音，但现在通常是电子声音合成。

B. **故障安全阀**：当高压系统中氧气压力高于25psi时，氧化亚氮供气阀才能开启；如氧压力低于25psi时，氧化亚氮便停止供气。由于声响供氧报警器和气动氧安全阀均为特异性高压供氧系统装置，因此对于低压供氧系统中氧压过低（如氧流量调节阀门意外关闭）无保护作用。

C. **氧比例控制器**：麻醉机普遍配有一控制供氧比例的装置，通常是氧和氧化亚氮旋钮的机械联动装置，用以确保FiO_2不低于0.25。有些机器包含氧气比例控制器，如果氧气流量低于约200ml，则该控制器会切断氧化亚氮的供应。由于目前通常使用现代电子技术进行流量控制，以上可能只是防止生成低氧混合物的软件。

D. **压力报警器**：各种麻醉机均有配备。

1. **低压报警**：当呼吸环路负压或低压力达一定时间则报警，多由管路断开或严重漏气所致。出现负压通常表示废气排放系统故障或病人气道阻塞致吸气阻力增加。
2. **高压报警**：限压高压报警值既可以是可调亦可是预设值（如65cmH_2O）两种模式。高压报警提示呼吸管道或气管导管梗阻及肺顺应性改变（如支气管痉挛、气胸、腔镜检查或浅麻醉）。
3. **持续压力报警**：提示气道高压已持续数秒。快速排气阀阻塞或关闭、呼吸机压力释放阀故障或者废弃排放系统阻塞都会出现报警。

Ⅵ. 废气排放

废气排放系统是将麻醉废气从手术室排放至医院外或安全释放处（如非再循环通风系统）的装置。手术室中氧化亚氮浓度不应超过25ppm[①]，而含卤素麻醉药浓度不应超过2ppm。应常规使用专用的麻醉废气排放系统。

环路中的多余气体在机械通气期间通过APL或其他阀门排出。管道将这些气体输送到接收系统。

A. **接收系统**：需确保与病人连接部位无正压亦无负压。该系统可能是开放式或密闭式。开放式系统由贮气罐组成，该罐一端与大气相通，并对该端施以吸引排出废气。密闭式系统由带有正压和负压释放阀的贮气囊组成，以维持囊中压力在允许范围内。

B. **排放系统**：可以是被动亦可以是主动的排放。被动排放系统对现代化医院已不再适用，它是由大口径管道组成的，将气体直接排至室外或排废通道中，主动排放系统则由真空系统、风扇、泵或Venturi系统组成。

Ⅶ. 气体分析

麻醉机必须在回路的吸气端包含一个氧气传感器。氧气传感器可防止输送低氧混合气体。这些传感器通常是顺磁性或电流传感器。

CO_2波形图和吸入/呼出麻醉气体浓度监测呼出的CO_2是常规监测，通常经连接管中侧流气体分析进行监测。气体分析可以是麻醉机本身具备的功能，或由辅助设备完成。气体分析仪装入麻醉机后，可独立于氧传感器随麻醉机自动开机。有数种方法监测呼吸环路中O_2、CO_2和麻醉气体的浓度。氧检测仪是检测吸入低氧混合气体的重要仪器。CO_2检测仪有很多用途，包括通气是否适度及检测呼吸环路是否有问题。通过检测每次呼吸的麻醉药浓度可提供麻醉药摄取与分布情况。大多数的气体分析器备有报警装置。现将监测仪采用的技术分述如下。

A. **红外分析**：是采用分光光度计检测法和Beer定律（溶液浓度与其光吸收成正比）连续测定混合气体中的麻

①译者注：1ppm=10^{-6}。

醉气体或其他气体的浓度。分子中有两种以上不同的原子气体可吸收红外线，所以红外分析仪可以测定二氧化碳、氧化亚氮和吸入性麻醉药浓度，但是不能测定氧浓度。经典的方法是从呼吸环路中以恒定的速率抽取一些气样（50～300ml/min），并送入仪器的测量室内。一定波长的红外脉冲能量只有穿过气体时才会被吸收，再形成光束穿出气体，能量吸收的差值反映了被测气体的浓度。在某些CO_2分析仪中，微型测量室和传感器安装于呼吸环路中。大多数红外测量仪中，在某一时刻仅能测定预先选定的某种麻醉气体。

B. 氧分析仪：混合气体中的氧浓度可以通过电流分析或顺磁共振分析来实现连续测定。

1. **电流氧分析仪：**采用不同的阳极、阴极电子元件和电解质材料，该电池类似耗氧电池。

2. **顺磁法氧分析仪：**此类分析仪基于如下原理：氧本身是顺磁化的，因此在磁场中被吸收，而其他大多数气体具有弱抗磁性，因此在磁场中被排斥。现代微型顺磁磁分析仪包含一个快速震荡的磁室，能够进行吸气-呼气分析。其常与其他气体分析技术联合使用，进行麻醉药的监测。

Ⅷ. 应急设备

A. 正压呼吸器：在所有麻醉期间，均应备有一个简易正压呼吸器（自体充气袋）。许多手术间里，这些充气袋放置在麻醉机的后面。

B. 应急灯：应该有一个喉镜之外的光源（如应急灯）以应对电源中断的紧急情况。

Ⅸ. 麻醉机检查程序与步骤

麻醉机功能必须通过常规检查或在实施麻醉前通过合理的等效检查进行评估。现代麻醉机能够自动执行大部分检查。下面提供了麻醉医生应执行检查的通用列表，使用者也应同时进行设备制造商提供的自检程序。

A. 应急通气装置：确认麻醉机是否备有简易呼吸器及是否完好。

B. 吸引装置：确认有吸引装置可用且压力足够，以清除气道分泌物。

C. 高压系统

1. 检查氧气瓶是否有气。

2. **检查中央供气系统：**管路连接是否正确，压力表读数应在50psi左右。

D. 低压系统

1. **检查低压系统的初始状态**

a. 关闭流量控制阀和蒸发器。

b. 检查蒸发器内麻醉药量，将加药器盖扭紧。

2. **打开机器的总开关和所有其他必要的电气设备**

3. **检查流量计：**调整所有气体流量计至最大，检查流量计漂浮物的运动是否平滑和灵活，观察流量计管是否有破损。

E. 废气排放系统：检查并调整废气排放系统

F. 呼吸环路

1. **校对氧监测仪：**核实低氧警报器已经启用并正常工作。

2. **检查呼吸环路的基本状态**

a. 检查呼吸环路完整性、不存在损坏和阻塞。

b. 确保CO_2吸收剂充足及有效。

3. **检查呼吸环路的漏气情况**

a. 将所有气体流量计调至零（或者最小）。

b. 关闭限压排气阀并阻塞“Y”形接头。

c. 打开氧快速充气阀，使气道压力至30cmH_2O。

d. 确认此时的压力稳定在一个固定值至少10s。

e. 打开限压排气阀并确保压力降低。

G. 手动和机械通气系统：检测呼吸机和单向阀。

H. 检查监测仪：检查、校对和（或）设定监测仪的报警限值。

I. 检查麻醉机的最终状态

1. 关闭蒸发器。

2. 打开限压排气阀。

3. 通气选择开关置于手动通气模式。

4. 所有流量计归零。

5. 呼吸机准备就绪。

（朱俊超 译　赵　平 审校）

推荐阅读文献

Dorsch JA, Dorsch SE, eds. *A Practical Approach to Anesthesia Equipment.* Lippincott Williams & Wilkins; 2011.

Dorsch JA, Dorsch SE, eds. *Understanding Anesthesia Equipment.* 5th ed. Lippincott Williams & Wilkins; 2008.

Ehrenwerth J, Eisencraft J, Berry J, eds. *Anesthesia Equipment: Principles and Applications.* 2nd ed. Elsevier Saunders; 2013.

Olympio MA. Modern anesthesia machines offer new safety features. *Anesth Patient Saf Found Newsl.* 2003;18:17-32.

Sandberg WS, Urman RD, Ehrenfeld JM. *The MGH Textbook of Anesthesia Equipment.* Elsevier Saunders; 2011.

第11章 全身麻醉

Zazzeron L，Shaw K

全身麻醉的首要目标是在外科手术操作时提供遗忘、催眠、镇痛和制动。此章我们将回顾全身麻醉的常见适应证和围手术期需要考虑的因素，总结接受全身麻醉的病人术中管理的相关方面，包括麻醉诱导、气道管理和麻醉维持，以及重点介绍与全麻实施相关的术中和术后的副作用。

Ⅰ. 适应证

A. 外科手术： 决定病人是否需要全身麻醉的最常见因素是病人所需要的外科手术种类。所有需要病人完全制动和肌肉松弛的手术就需要全身麻醉和机械通气。通常需要全麻的常见外科手术种类是腹部腔镜手术和开胸手术（胸部和心脏手术）或开放式腹部手术（肝、胃肠道、胰腺、妇科、内分泌科、泌尿外科手术）。

B. 持续时间： 另一个需要考虑的因素是手术的持续时间。当预期手术时间很长时，即使手术种类本身不需要全身麻醉，但为保持病人在整个手术过程中的舒适度，全身麻醉也可能优于保持清醒的镇静麻醉。

C. 病人特征： 病人的特征和躯体合并症在决定麻醉选择时也起着一定作用。当椎管内麻醉禁忌时（如在接受抗凝治疗或伴有出血性疾病、脓毒血症或重度主动脉瓣异常），就可能需要全身麻醉，否则手术可以在椎管内麻醉下进行。伴有严重肺部疾病、肺动脉高压或严重心脏病的病人，可能更适合区域麻醉和镇静麻醉，应始终考虑病人的意愿，因为许多病人可能会拒绝区域麻醉并要求全身麻醉，反之亦然。

D. 时间： 某些情况下，当急诊手术时（如出血性休克、肢体缺血或因胎儿窘迫而需紧急剖宫产术），椎管内或区域麻醉需要更长的准备时间，实施全身麻醉是使病人做好准备最快捷的方法。

Ⅱ. 术前评估和计划

A. **病史**：围手术期，应对病人病史和体格检查进行综合评估。应核查病人的过敏史、药物史和近期实验室检查结果。

相对健康行择期手术病人：应收集病人相关的心脏病史，这可能会影响麻醉诱导药物的选择和心血管监测。评估最近摄入液体或固体食物的时间及胃肠道疾病史（如胃食管反流）也很重要，这可以指导全麻实施时选用哪种更优的气道设备［气管导管（ETT）或喉罩（LMA）］。糖尿病病人应在术前和术中监测血糖，以避免在禁食水状态下出现低血糖（表11-1）。应确认最后一次经口摄入食水的时间。应询问病人是否有麻醉困难的个人或家族史，如困难气道或恶性高热病史。

表11-1 ASA术前禁食水指南

进食物质	最少禁食时长
清澈液体	2h
母乳	4h
婴儿食品、非母乳、牛奶、清淡食物	6h
含肉类正餐	8h

B. **体格检查**：气道检查和对之前使用过的全麻药与曾接受的气道管理进行评估是体格检查的关键部分。如果预计会出现困难气道，则应在手术室提供额外的插管设备，如视频喉镜和（或）支气管镜，并应考虑使用光纤支气管镜进行插管。

C. **疼痛管理**：围手术期虽然全麻可能是手术的主要麻醉方式，但应与手术团队讨论是否需要使用区域麻醉来缓解术后疼痛。应在不耽误手术的情况下及时进行区域麻醉或椎管内麻醉。术前服用其他药物，如对乙酰氨基酚、加巴喷丁和Cox-2抑制剂，可减少阿片类药物的需求并缓解术后镇痛。

D. **静脉通路建立**：进入手术室之前就应建立确切的静脉通路。留置的静脉导管的大小和数量应根据手术、预估失血量和是否需要持续药物输注而异。对伴有严重心血管疾病或脑缺血风险的病人，在麻醉诱导期间应密切监测血压，并应在术前放置动脉导管。如果可能使用心血管支持药物（如肾上腺素和去甲肾上腺素），则可以在麻醉诱导之前或之后留置中心静脉导管，具体时机取决于这些药物是在麻醉诱导时就需要使用还是仅用于手术过程中。

E. **抗焦虑药物**：手术前是焦虑的高发时期之一。安慰可以有效地减轻大多数病人的焦虑。适当时候可以使用苯二氮䓬类药物（如地西泮和咪达唑仑）联合或不联合应用小剂量阿片类药物（如芬太尼或吗啡），特别是在有额外的术前操作时（如留置硬膜外导管或动脉导管）。到达手术室时，一些病人会抱怨疼痛，可给予镇痛药以缓解症状。剂量取决于病人的年龄、医疗状况和预计离院时间。静脉注射苯二氮䓬类药物或阿片类药物时，应进行适当监测和备好复苏设备。

F. **中和胃酸和减少胃容量的药物**：对于有误吸胃内容物高风险的病人（如近期进食、外伤、肠梗阻、妊娠、胃手术史、腹内压升高、困难气道或活动性反流病史）可考虑给予H_2受体拮抗药、质子泵抑制药、非颗粒抗酸药和甲氧氯普胺。当误吸风险较高时，如肠梗阻时，应在麻醉诱导前放置鼻胃管并排空胃部，同时应避免使用促进胃肠动力性药物，因为它们可能会增加胃肠道的逆行蠕动。

G. **团队协作**：除紧急情况外，在病人被送往手术室之前，应与医疗团队的其他成员讨论具体的气道、失血或其他手术问题（参见WHO手术安全核查表）。对于有危及生命安全的并发症（如气道缺失、非灌注性心律失常、大出血或空气栓塞）的高危病人，应立即提供专业设备和（或）额外的帮助，并在术前复习应急手册的相关部分。

Ⅲ. 麻醉诱导

麻醉诱导包括给药后使病人意识消失、反射和呼吸运动丧失。

A. **病人体位**：麻醉诱导期间，病人通常仰卧于手术台上。肥胖病人或腹压增加的病人（如妊娠）保持半卧位或头低足高位（反Trendelenburg体位）以增加功能残气量，可以降低麻醉诱导后低氧的风险。在某些情况下，如手术要求俯卧位或当病人因搬动而感到剧烈疼痛时，可以在病床或担架上进行麻醉诱导，麻醉诱导后再将病人转移至手术台上。无论麻醉诱导是在担架上还是在手术台上进行，麻醉医生都应确保在麻醉诱导前能接近病人的气道。

B. 监测： 麻醉诱导期间，应监测病人心电图（ECG）、无创或有创（当有指征时）血压和连续氧饱和度。

C. 预氧合： 麻醉诱导前，应将非重复呼吸器面罩或密封面罩轻轻放在病人面部，给予纯氧吸入。肺部的吸氧排氮会增加病人不通气至发生血氧饱和度下降的时间（如健康的70kg男性，从没有预氧合的2.8min延长至预氧合的9.9min）。呼气末氧监测或呼气末氮监测可用于评估预氧合是否充分：在大多数病人中，可实现呼气末氧浓度达90%或呼气末氮浓度低于5%。大多数没有呼吸系统疾病的病人吸入纯氧，正常呼吸3min或8次肺活量呼吸后便能达到足够的预氧合水平。

D. 静脉诱导： 麻醉诱导最常见的是通过静脉注射药物来进行。通常使用一种强效的短效催眠药来消除意识。常见的药物有丙泊酚、依托咪酯和氯胺酮。当需要肌肉松弛时，可以使用琥珀胆碱或非去极化神经肌肉阻滞药（NDNMBA），如罗库溴铵、维库溴铵或顺阿曲库铵。喉镜置入与强烈的交感神经反应相关，表现为血压升高和心动过速，可给予阿片类药物、利多卡因或β肾上腺素能受体阻滞药来减轻。为减少静脉注射丙泊酚和依托咪酯引起的注射痛，可静脉注射利多卡因（建议开始在注射部位上方使用止血带后再给药）。

E. 吸入麻醉药： 当由于气道受损而需要维持自主通气时，或当无法建立静脉通路时（如儿科病人），可采用吸入麻醉技术。预氧合后，通过面罩以低浓度［0.5倍最小肺泡浓度（MAC）］施用吸入麻醉药，然后每3～4次呼吸逐渐增加吸入麻醉药浓度，直至达到满足静脉置管或呼吸道内操作的麻醉深度。另一种诱导方法是使用高浓度刺激性小的药物，如氟烷或七氟烷，采用"单次肺活量呼吸"吸入诱导法来完成。

F. 其他药物和给药途径： 肌内注射氯胺酮，直肠给予美索比妥，口服经黏膜吸收的芬太尼和口服咪达唑仑通常适用于不配合的病人或小儿麻醉诱导。

Ⅳ. 气道管理

麻醉诱导后，气道反射和呼吸驱动力受抑制。应确保气道安全，并应提供机械通气以维持氧合和排出CO_2。保护气道和提供通气最常用的设备是气管导管（ETT）和喉罩（LMA）。

A. ETT放置： 如果计划进行气管插管，可给予肌松药以便置入喉镜和进行气管插管。瑞芬太尼（4μg/kg）可有效抑制气道反射并促进完成气管插管，但常引起心动过缓和低血压，可以采用多种方法进行气管插管，最常用的是直接喉镜，可以通过喉镜直接窥视声门，并将气管导管插入气管。当预估病人存在困难气道时，可使用视频喉镜。对有困难气道和气道不稳定的病人，麻醉诱导前进行气管插管更为安全，可在局部麻醉，表面麻醉和清醒镇静麻醉下通过光纤引导进行气管插管。

B. LMA放置： 全麻期间应用喉罩可安全保护气道并提供机械通气。通常LMA用于短时间手术（＜4h），因为长时间使用喉罩会增加咽部水肿和坏死的风险。在有胃食管反流病人中，LMA相对禁忌，因为它们不能完全保护气道以防止误吸。鉴于LMA是声门上装置且未插入气管，因此一般不需使用肌松药。

Ⅴ. 麻醉维持

麻醉诱导后，通过连续应用麻醉药使病人在整个手术过程中保持意识消失，应持续评估麻醉深度，并根据手术刺激和病人情况调整麻醉药剂量。病人对手术刺激的一些常见反应可以反映麻醉深度不足，这些反应包括躯体反应，如体动、咳嗽和呼吸模式改变及自主神经反应，如心动过速、血压升高、瞳孔散大、出汗或流泪。有酒精滥用史或长期使用镇静药和（或）阿片类药物的病人，可能需要更大剂量的全身麻醉药。若未能提供足够的麻醉深度可能会导致术中知晓，在全身麻醉中，其发生率为0.1%～0.2%，并且在某些高危手术人群（如创伤、心脏手术和产科）中更为常见。增加术中知晓风险的因素包括使用肌松药和一些麻醉技术的应用，如氧化亚氮与阿片类药物联合使用，而未辅助应用其他催眠药。术中监测皮质脑电图（如Sed-Line或BIS监测仪）和听觉诱发电位可能有助于麻醉深度的监测，尤其是在全凭静脉麻醉时，但在与挥发性麻醉药联合应用时，其应用价值尚存在争议。

A. **挥发性麻醉药**：其中常用的强效吸入麻醉药包括七氟烷、异氟烷和地氟烷。挥发性麻醉药的浓度根据病人的体动（如果不使用肌松药）、血压（随麻醉深度增加而降低）和通气量进行滴定。MAC是指可使50%的病人对手术刺激不产生体动所需要的肺泡内挥发气体浓度。将总呼气终末吸入药浓度保持在0.7MAC以上与低术中知晓发生率相关。通常，挥发性麻醉药复合小剂量阿片类药物可以维持病人自主通气。氧化亚氮可与强效吸入性麻醉药或阿片类药物（氧化亚氮-麻醉药）联合使用来维持全身麻醉。在应用氧化亚氮时用较低浓度的强效吸入麻醉药，便可维持足够的麻醉深度。如果使用氧化亚氮，应调整好其浓度以确保充分氧合。有气胸、脑积气或肠梗阻等密闭式充气腔室的病人，禁用高浓度氧化亚氮。维生素B_{12}或叶酸缺乏或蛋氨酸合酶异常的病人，氧化亚氮可加重血液或神经系统疾病。

B. **全凭静脉麻醉（TIVA）**：全身麻醉的维持可通过持续输注短效催眠药（如丙泊酚），复合或不复合阿片类药物（如瑞芬太尼）或其他辅助药物如利多卡因、氯胺酮、右美托咪定和肌松药来实现。TIVA技术特别适合在需要频繁中断通气的情况下使用，如肺部和呼吸树的手术。当进行神经监测时，如在脊柱手术和神经外科手术期间，TIVA通常是首选，因为丙泊酚所引起的诱发电位的振幅降低和潜伏期延长不如挥发性麻醉药明显。TIVA也是术后恶心和呕吐（PONV）高风险病人的首选。

C. **平衡麻醉**：吸入麻醉药和静脉麻醉药可以联合应用，以维持全身麻醉。低浓度的挥发性或静脉麻醉药（0.3～0.5MAC或ED_{50}）可与氧化亚氮、阿片类药物和肌松药联合使用。连续输注氯胺酮、右美托咪定、镁和利多卡因与吸入或静脉麻醉药联合应用，以减少术中和术后对阿片类药物的需求。联合麻醉用药减少了对大剂量单一药物的需求和潜在毒性，但增加了药物不良相互作用的风险。全身麻醉也可以与区域麻醉技术（即外周神经阻滞或椎管内麻醉）相结合。所需的全身麻醉深度随着手术疼痛刺激的阻断而显著降低，但仍需要充分保证催眠。

Ⅵ. 苏醒和拔管

为确保在手术结束时病人及时苏醒，应根据药物半衰期和药效动力学适时停药。一种常见的做法是降低强效吸入麻醉药的浓度并用氧化亚氮。使用瑞芬太尼时，应在30min内缓慢减药，以免术后痛觉超敏。出手术室前，应确保充分镇痛。保证病人体温正常，血流动力学稳定，气体交换和代谢状态正常。使用定量评估来确保肌松作用逆转，如应用四个成串刺激加速度仪，进行适时肌松药逆转。在某些情况下，可能更适合深麻醉拔管技术。这些情况下的病人包括气道操作过程中支气管痉挛发生风险较高的哮喘病人、因咳嗽和胸膜腔内压升高而有出血风险的病人（如颈部或脑部手术）或患有呼吸道传染病的病人。

Ⅶ. 转运和处置

离开手术室前，应确保病人生命体征平稳并进行严密监测。已气管拔管的病人，应该能够在没有辅助的情况下自主呼吸，并维持稳定的血氧饱和度。气管插管病人应连接转运呼吸机，并确认通气正常。所有病人的血流动力学都应平稳。在转运过程中需要血管活性药物输注的病人应有适当的血流动力学的监测。转运过程中的基本监测包括脉搏血氧仪、心电图和无创或有创血压监测。转运不稳定病人时应备有急救药品和紧急气管插管设备。所有接受全身麻醉的病人都应在麻醉后恢复室（PACU）或同级别病房［如重症监护病房（ICU）］中进行监测，直至充分恢复，可以转入普通病房。在此期间，应监测氧合、通气、循环、温度和意识水平，并根据需要提供相应治疗。

Ⅷ. 与全身麻醉和管理相关的术中不良反应

麻醉诱导药也会导致身体的许多自主调节反应减弱。全身麻醉会影响全身各系统，包括心血管系统、呼吸系统和运动系统，还会影响体温调节。

A. **心血管系统**：麻醉药物通常会导致全身血管阻力降低，心血管反射减弱，其中包括应对血压降低或血容量改变而引起的反射性心动过速和血管收缩。此外，许多麻醉药物如丙泊酚和吸入麻醉药会降低心肌收缩力。再加上许多病人由于禁食水而出现循环血量减少，全身麻醉通常伴有低血压。应仔细监测血压和心率。病人应进行充分的液体复苏。适当时应使用去氧肾上腺素和血管升压素等血管收缩药物。对于有潜在心脏功能障碍的病人，可能需要使用正性肌力药物，如去甲肾上腺素或肾上腺素。

B. **呼吸系统**：全身麻醉的病人无法保护自身气道，呼吸动力常受到抑制。此外，手术期间腹腔充气、开胸手术和病人体位等其他因素，可能会显著影响病人的呼吸功能。确保气道安全后，应为病人提供辅助或控制通气。辅助通气期间，呼吸频率和模式可以帮助评估麻醉深度及病人是否需要更多的镇痛药，如阿片类药物。当使用喉罩时，通常首选辅助通气模式以使气道正压最小化，因为这会降低胃胀气的风险。当需要使用肌松药时，就需要控制通气。如可能，应根据持续监测呼气末二氧化碳或动脉二氧化碳分压来调整每分通气量。在腹腔镜手术使用CO_2气腹期间，由于CO_2会被身体吸收，应增加每分通气量。在手术室实施全身麻醉时，可能会发生许多气道不良事件，持续监测气道压力，可以及早发现并纠正其许多问题，以确保病人的安全。气道压力降低可能意味着泄漏或呼吸环路断开，如发现应立即仔细评估整个环路以便识别和纠正。气道压力增加可能是从呼吸机到肺泡的呼吸环路存在阻塞的迹象。常见原因包括气管导管阻塞或移位、肌松的变化或手术压迫。不常见的原因，可能是气胸或支气管痉挛或黏痰栓所致的气道阻力增加。

C. **体温调节**：体温过低是全身麻醉和手术期间最常见的体温调节紊乱。挥发性麻醉药、丙泊酚和阿片类药物，通过血管扩张和热量从核心到皮肤表面的再分配来促使热量散失。然后通过辐射、传导、对流和蒸发等多种方式丢失热量，其中辐射是最重要的机制，约占总热量散失的60%。大多数全身麻醉药还会抑制下丘脑体温调节中枢，导致机体对体温变化的反应受损，如血管收缩和寒战反应。目前的指南建议持续监测核心温度，这可以通过置入一次性温度探头来实现。温度监测的常见部位包括食管、鼻咽、鼓膜、膀胱或混合静脉血。低体温的严重程度取决于许多因素，包括手术类型、暴露于环境中的身体面积、室温、体重指数（BMI）、年龄和复苏液体的温度。在麻醉诱导前可采用主动空气加温和变温毯对病人加温，以减轻全身麻醉后病人的体温下降。手术期间体温过低的处理策略包括调整室温、减少身体的暴露区域、在病人皮肤上应用加温装置及给予温热的液体。

D. **运动系统**：在全身麻醉期间，病人的运动、躯体知觉和本体感觉均被消除。病人的体位很重要，应使用防压垫来降低受压点皮肤和软组织损伤的风险。

Ⅸ. 全身麻醉相关术后不良反应

A. **低血压**：全身麻醉后持续低血压很常见，特别是在老年人、有潜在心血管疾病的病人和长时间手术后更常见。可能需要持续输注血管升压药物以维持足够的平均动脉压，同时应确保适当的容量复苏。

B. **PONV**：是全身麻醉后常见副作用。PONV的危险因素包括女性、PONV病史、不吸烟和年龄较小的病人。麻醉相关因素包括使用挥发性麻醉药、麻醉持续时间、应用阿片类药物和氧化亚氮。术中可以使用几种药物来降低PONV的风险。这些药物包括昂丹司琼、地塞米松、氟哌啶醇和东莨菪碱透皮贴剂。静脉输注丙泊酚也可用于预防或治疗严重的PONV。低风险病人可应用一种药物，而PONV高风险病人可以联合应用多达3或4种不同的药物。

C. **寒战**：麻醉后寒战是导致病人全身麻醉恢复后感觉不适的主要原因之一。主要机制是麻醉药物所介导的体温调节受到抑制。一线治疗措施包括给病人加温。药物干预，如给予哌替啶、可乐定、氯胺酮和曲马多，仅用于比较严重的病例。

D. **肌松药相关并发症**：在应用肌松药进行全身麻醉的病人中，有5%～50%的病人在PACU出现肌松残留。这种现象发生的频率取决于神经肌肉阻滞药的类型和是否使用拮抗药，以及所使用的神经监测系统和定义标准。肌松的残余作用多伴有虚弱、肺不张和通气不足，使肺部并发症风险增加，进而导致肺炎、低氧血症和呼吸衰竭。全身麻醉期间只要使用肌松药，均应常规进行定量神经肌肉阻滞监测（如使用定量四个成串刺激）。在苏醒和拔管之前，完全拮抗应记录在案，并在适当时给予拮抗药，如舒更葡糖或新斯的明。琥珀胆碱引起的术后肌痛，被认为是琥珀胆碱引起肌束颤动后所产生的轻微副作用；但是，在某些情况下，它可能会很严重并影响病人恢复。降低肌痛发生率和严重程度的最常见干预措施是在给予琥珀胆碱之前应用小剂量的非去极化神经肌肉阻滞药进行预处理。其他方法包括做伸展运动和补充维生素C。

E. **上呼吸道并发症：**全身麻醉咽喉酸痛和声音嘶哑是常见并发症，其发生率高达50%。由于气道操作和气管插管或置入喉罩而导致的更严重和罕见的并发症包括咽黏膜撕裂、杓状体脱位、声带损伤和喉返神经损伤。为了尽量减少损伤风险，气道装置应在可视喉镜下轻轻插入穿过声带（直接或使用视频技术）。其他与喉镜和喉罩置入相关的并发症包括牙齿损伤或移位、嘴唇撕裂和系带损伤。如果声音持续异常，应请耳鼻喉科医生会诊做进一步的评估和治疗。

F. **术后认知功能障碍（POCD）和谵妄：**POCD的定义为病人在术后记忆力和学习能力下降。高达30%病人会经历短期POCD，而10%的病人POCD可能会持续长达3个月。POCD的发生率受病人自身因素（包括年龄、受教育程度和社会支持）和手术麻醉相关因素（病例复杂性、麻醉持续时间和类型）的影响。术中监测麻醉深度并确保足够的脑灌注、氧合、维持正常的血糖和体温至关重要。术后多模式镇痛和阿片类药物节俭式用药可能是有益的，尤其是在老年病人中。

（陈 杰 译 王俊科 审校）

推荐阅读文献

American Society of Anesthesiologists Committee. Practice guidelines for preoperative fasting and the use of pharmacologic agents to reduce the risk of pulmonary aspiration: application to healthy patients undergoing elective procedures. An updated report by the American Society of Anesthesiologists Committee on Standards and Practice Parameters. *Anesthesiology*. 2017;126(3):376-393.

Apfel CC, Korttila K, Abdalla M, et al. A factorial trial of six interventions for the prevention of postoperative nausea and vomiting. *N Engl J Med*. 2004;350(24):2441-2451.

Avidan MS, Jacobsohn E, Glick D, et al; BAG-RECALL Research Group. Prevention of intraoperative awareness in a high-risk surgical population. *N Engl J Med*. 2011;365:591-600.

Avidan MS, Zhang L, Burnside BA, et al. Anesthesia awareness and the bispectral index. *N Engl J Med*. 2008;358:1097-1108.

Cavallone LF, Vannucci A. Review article: extubation of the difficult airway and extubation failure. *Anesth Analg*. 2013;116(2):368-383.

Fleisher LA, Fleischmann KE, Auerbach AD, et al; American College of Cardiology; American Heart Association. 2014 ACC/AHA guideline on perioperative cardiovascular evaluation and management of patients undergoing noncardiac surgery: a report of the ACC/AHA Task Force on practice guidelines. *J Am Coll Cardiol*. 2014;64:e77-e137.

Kheterpal S, Vaughn MT, Dubovoy TZ, et al. Sugammadex versus neostigmine for reversal of neuromuscular blockade and postoperative pulmonary complications (STRONGER): a multicenter matched cohort analysis. *Anesthesiology*. 2020. 132(6):1371-1381.

Kotekar N, Shenkar A. Nagaraj R. Postoperative cognitive dysfunction – current preventive strategies. *Clin Interv Aging*. 2018;13:2267-2273.

Lewis SR, Pritchard MW, Fawcett LJ, Punjasawadwong Y. Bispectral index for improving intraoperative awareness and early postoperative recovery in adults. *Cochrane Database Syst Rev*. 2019;9:CD003843.

Myles PS, Leslie K, McNeil J, Forbes A, Chan MTV. Bispectral index monitoring to prevent awareness during anaesthesia: the B-Aware randomised controlled trial. *Lancet*. 2004;363:1757-1763.

Plaud B, Debaene B, Donati F, Marty J. Residual paralysis after emergence from anesthesia. *Anesthesiology*. 2010;112(4):1013-1022.

Stanski DR, Shafer SL. Monitoring depth of anesthesia. In: Miller RD, ed. *Anesthesia*. 6th ed. Churchill Livingstone; 2005:1227-1264.

Willenkin RL, Polk SL. Management of general anesthesia. In: Miller RD, ed. *Anesthesia*. 4th ed. Churchill Livingstone; 1994:1045-1056.

World Alliance for Patient Safety. *WHO Surgical Safety Checklist and Implementation Manual*. 2008. Accessed May, 2020. http://www.who.int/patientsafety/safesurgery/ss_checklist/en/

第12章 静脉麻醉药和吸入麻醉药

Cotte Cabarcas JM，Ginsburg GE

Ⅰ. 静脉麻醉药药理

静脉麻醉药通常用于麻醉诱导与维持及病人的镇静。静脉麻醉药起效与失效均非常迅速，可归因于药物进出大脑的物理易位变化。在单次静脉注射后，丙泊酚、硫喷妥钠（在美国不可用）和依托咪酯等脂溶性药物快速分布至**血管密集**的高灌注组织（如大脑、心脏、肝和肾），使其迅速起效。在药物被血流低灌注组织（如肌肉和脂肪）摄取时，血浆药物浓度开始下降，并且药物快速转移出大脑。药物通过**再分布**移出大脑使药效消失，而活性药物的**清除**主要通过肝**代谢**及肾**排泄**。**消除半衰期**（elimination half time，$t_{1/2}$）的定义是药物在消除过程中血浆药物浓度下降50%所需的时间。**时量相关半衰期（context time-sensitivity half-time，CSHT）**是指在经历一个特定时间的稳定输注后（停止输注）中央室血浆药物浓度下降50%所需的时间。

A. **丙泊酚（2, 6-二异丙基苯酚）：**用于麻醉诱导与维持及程序化镇静。在美国，该药物被制成1%的等渗水包油乳剂上市销售，内含10%大豆油、2.25%甘油和1.2%纯化卵磷脂。生产厂家可能在药物中加入乙二胺四乙酸（EDTA）、二乙烯三胺五乙酸（DTPA）、亚硫酸盐或苯甲醇以抑制细菌生长。**磷丙泊酚**是丙泊酚的一种水溶剂型，在其他某些国家可用于程序化镇静。它是丙泊酚的前体药物，其水溶性可避免乳剂引起的注射痛及脂质代谢紊乱等不良反应。

1. **作用方式：**通过增强中枢神经系统（CNS）γ-氨基丁酸A（$GABA_A$）受体功能抑制神经传递。甘氨酸受体、*N*-甲基-D-天冬氨酸（NMDA）受体、大麻素受体及电压门控离子通道等，也可能参与调节丙泊酚的作用机制。

2. 药物代谢动力学：由肝内和肝外代谢成无活性代谢产物经肾排出。持续输注2h后CSHT仍低于15min，故丙泊酚连续输注可用于麻醉维持。但是，若持续输注超过8h，CSHT可延长至30min以上。

3. 药效动力学

a. 中枢神经系统

（1）麻醉诱导剂量的丙泊酚能快速产生意识消失（30～45s），随后由于药物再分布使药效迅速消失。清醒快速并经常伴随情绪增高。小剂量产生镇静和遗忘作用。

（2）催眠剂量有微弱的镇痛作用。

（3）显著降低平均动脉压（MAP），从而使颅内压（ICP）及脑灌注压（CPP）下降。不影响脑血管自动调节及对过度通气的脑血管收缩反应。

（4）具有抗惊厥作用，提高抽搐阈值。

（5）脑电图（EEG）中出现额叶α波（8～12Hz）、δ波（1～4Hz）及慢波（0.1～1Hz）。大剂量时产生爆发性抑制及等电位的EEG。

（6）抑制躯体感觉诱发电位（SSEP）及运动诱发电位（MEP），但对脑干听觉诱发电位（BAEP）基本没有影响。

（7）亚催眠剂量即有镇吐效应。与其他方法相比较，以丙泊酚为主药的麻醉方法发生术后恶心呕吐（PONV）减少。

b. 心血管系统

（1）剂量依赖性地减少心脏前负荷、后负荷及心肌收缩力，使血压下降及心排血量减少。在低血容量、老年及血流动力学不稳定的病人可能引起显著低血压。

（2）对心率影响很小，压力感受器反射变迟钝。

c. 呼吸系统

（1）剂量依赖性地降低呼吸频率（RR）及潮气量（T_V）。

（2）使低氧及高碳酸血症引起的呼吸兴奋作用减弱。

4. 剂量与用法：参见表12-1。

表 12-1 常用静脉麻醉药剂量及诱导剂量的起效和持续时间

药物	剂量			起效时间（s）	诱导剂量持续时间（min）
	诱导（mg/kg）	维持［μg/（kg·min）］	镇静（有效剂量）		
丙泊酚（静脉注射）	1～3	100～150	25～75μg/（kg·min）	＜30	3～8
咪达唑仑（静脉注射）	0.2～0.4	0.5～1.5	0.5～1.0mg	30～60	15～30
咪达唑仑（肌内注射）			0.07～0.10mg/kg		
氯胺酮（静脉注射）	1～2	15～90	0.1～0.8mg/kg	45～60	10～20
氯胺酮（肌内注射）	5～10		2～4mg/kg		
依托咪酯（静脉注射）	0.2～0.4	10[a]	5～8μg/（kg·min）[a]	＜30	4～8
右美托咪定（静脉注射）			0.2～0.7μg/（kg·h）[b]		
美索比妥（静脉注射）	1～1.5		0.5mg/kg[c]	＜30	4～7

a. 超说明书用药，存在肾上腺抑制的风险，应尽量避免。

b. 以超过 10min 的时间经静脉注射 0.5～1.0μg/kg 负荷剂量后。

c. 超说明书用药，初始负荷剂量 0.75～1mg/kg，每隔 2～5min 按需追加。

a. 低血容量、老年、血流动力学不稳定及与其他麻醉药联合应用时应酌减剂量。

b. 婴儿、幼儿的麻醉诱导和维持需要相对较大的剂量。

c. 虽然加入抑菌物质，丙泊酚乳剂仍适宜细菌生长，因此在配置和使用过程中需严格的无菌条件，使用时标记日期和时间，开启6～12h后未使用完的剩余药物应丢弃，以避免细菌污染。

d. 靶控输注泵可根据病人的年龄和体重调整初始剂量及输注速率，达到预期的血浆药物浓度（在美国不可用）。

e. 通过呼出气体的质谱分析或静脉电极可测定丙泊酚浓度，但这些方法不适用于常规操作。

5. 不良反应

a. **静脉刺激**：可致静脉注射痛，选取粗大静脉注射或合用利多卡因（如20mg利多卡因加入200mg丙泊酚中）有助于减轻注射痛。最有效地减轻注射痛的方法是在丙泊酚注射前1～2min给予利多卡因0.5mg/kg静脉注射，同时在注射位点近心端使用止血带。

b. **脂质代谢紊乱**：丙泊酚是一种脂肪乳剂，在脂质代谢紊乱的病人中（如高脂血症和胰腺炎）应用时应慎重。

c. **肌阵挛和呃逆**：可能发生在应用丙泊酚麻醉诱导后，其发生率比应用美索比妥或依托咪酯低。

d. **丙泊酚输注综合征**：是一种发生于危重症病人（通常是儿童）需要长期大剂量输注时的罕见但致命的综合征。典型特征包括横纹肌溶解，代谢性酸中毒，心力衰竭及肾衰竭。

B. **巴比妥类药物**：如硫喷妥钠（在美国不可用）和美索比妥，静脉注射后迅速产生意识消失（30～45s），由于药物再分布药效很快消失。静脉使用的巴比妥类药物呈强碱性（pH＞10），通常稀释后使用（1.0%～2.5%）。

1. 作用方式：与丙泊酚相似，巴比妥类药物通过增强$GABA_A$受体功能易化抑制性神经传导，与其变构位点结合并延长氯离子通道开放时间。在高浓度下，可直接兴奋$GABA_A$受体，也能通过作用于谷氨酸和乙酰胆碱受体抑制兴奋性神经传导。

2. 药物代谢动力学

a. 肝代谢：美索比妥清除率大于硫喷妥钠。硫喷妥钠的代谢产物戊巴比妥是一种清除半衰期更长的活性产物。

b. 巴比妥类药物多次注射或长时间持续输注，由于再分布速率降低，药物再次进入中央室，以及肝代谢速率减缓，可导致长时间镇静或昏睡。即使短时间输注，硫喷妥钠的CSHT也很长。

3. 药效动力学

a. 中枢神经系统

（1）巴比妥类药物呈剂量依赖性地抑制中枢神经系统，逐渐产生镇静，直至意识消失。抑制疼痛刺激反应需要较大剂量。

（2）巴比妥类药物呈剂量依赖性地收缩脑血管及降低脑氧代谢率（$CMRO_2$），导致颅内压（ICP）及脑血流（CBF）下降。脑血管自动调节能力不受影响。

（3）大剂量硫喷妥钠会引起等电位的EEG，而美索比妥则可能诱发抽搐发作（棘波）。美索比妥的这种特性及良好的药物代谢动力学特性，使其适合作为电惊厥治疗期间的麻醉药物。

（4）巴比妥类药物很少影响SSEP或MEP，但呈剂量依赖性地抑制BAEP。

b. 心血管系统

（1）扩张静脉及抑制心肌收缩力导致巴比妥类药物呈剂量依赖性地降低血压及心排血量，特别是对那些依赖前负荷的病人。血压下降程度小于丙泊酚。

（2）压力感受器反射基本不受巴比妥类药物影响，因此，可在低血压时发生反射性心率增快。

c. 呼吸系统

（1）巴比妥类药物呈剂量依赖性地抑制呼吸频率及潮气量。对低氧及高碳酸血症的通气反射显著抑制。给予诱导剂量30～90s后可出现呼吸暂停。

（2）与丙泊酚相比，喉头反射受巴比妥类药物影响更小；因此，呛咳和喉痉挛发生率较高。

4. 剂量与用法：参见表12-1。

a. 低血容量、老年人或血流动力学不稳定病人酌减剂量。

b. 巴比妥类药物与低pH溶液［如琥珀胆碱（司可林）］或其他药物（如维库溴铵）混合可能会产生沉淀。因此，慎重起见，应使用独立的静脉通路，并避免与其他药物同时使用。

5. 不良反应

a. **变态反应：**真正发生变态反应者罕见。硫喷妥钠通常由于组胺释放引起类过敏反应（如荨麻疹、潮红和低血压）。

b. **卟啉病**

（1）绝对禁用于急性间歇性卟啉病、变异性卟啉病和遗传性粪卟啉病病人。

（2）巴比妥类药物诱导卟啉合成酶如δ-氨基酮戊酸合成酶合成；卟啉病病人可能聚集毒性血红素前体，引起急性发作。

c. **静脉刺激与组织损伤**

（1）由于静脉刺激可能引起注射部位疼痛。

（2）硫喷妥钠注射至血管外或动脉内，可能引起严重的疼痛和组织坏死。一旦误入动脉，酚妥拉明（α受体阻滞药）、肝素、血管扩张药及局部交感神经阻滞治疗可能有益。

d. 肌阵挛与呃逆常发生于美索比妥麻醉诱导期。

C. 苯二氮䓬类：包括咪达唑仑、劳拉西泮和地西泮。通常用于镇静、遗忘、抗焦虑或作为全身麻醉辅助用药。咪达唑仑是一种pH为3.5的水溶性制剂，而地西泮和劳拉西泮的溶媒分别是丙二醇和聚乙二醇。

1. 作用方式：苯二氮䓬类药物通过增加$GABA_A$受体对GABA的亲和力而增强抑制性神经传递。与其他药物（如巴比妥类药物）相比，苯二氮䓬类药物在缺少GABA时无法激动$GABA_A$受体。不同的临床效应（如遗忘、镇静和抗焦虑）可能是通过不同的$GABA_A$受体亚型所介导的。

2. 药物代谢动力学

a. 静脉注射后，咪达唑仑和地西泮的中枢效应在2～3min后起效（劳拉西泮需要稍长时间）。中枢效应由于再分布而消失；因此，单次剂量的地西泮和咪达唑仑作用时间相似。劳拉西泮的作用时间可能更长。

b. 三种药物都在肝内代谢。咪达唑仑、劳拉西泮和地西泮的消除半衰期分别为2h、11h和20h左右。地西泮的代谢产物具有活性，作用时间比原药更长，并且随着地西泮的多次注射具有蓄积效应。在肾衰竭病人，羟咪达唑仑（hydroxymidazolam）能够蓄积并引起镇静效应。

c. 地西泮用于老年病人，消除率下降，但咪达唑仑和劳拉西泮很少引起类似作用。肥胖病人使用苯二氮䓬类药物可能需要更高的初始剂量，但消除率并没有显著的差异。

3. 药效动力学

a. 中枢神经系统

（1）苯二氮䓬类药物呈剂量依赖性地引起遗忘、抗惊厥、抗焦虑、肌松及镇静-催眠效应。单次术前用药剂量的咪达唑仑可以产生1h的遗忘效应，而镇静作用可能更长。

（2）在外科手术的麻醉中，苯二氮䓬类药物无法完全抑制对伤害性刺激的反应，需联合使用其他药物。

（3）苯二氮䓬类药物不产生明显的镇痛作用。

（4）苯二氮䓬类药物呈剂量依赖性地降低脑血流及脑氧代谢率。

（5）苯二氮䓬类药物即使应用大剂量也不会引起爆发性抑制或等电位EEG模式。

b. 心血管系统

（1）苯二氮䓬类药物可轻度扩张体循环血管，降低心排血量，心率通常不变。

（2）低血容量或危重症病人在大剂量或联合使用

阿片类药物时，可能引起血流动力学改变。

c. 呼吸系统

(1) 苯二氮䓬类药物引起轻度的剂量依赖性呼吸频率和潮气量降低。一定程度上降低缺氧引起的通气反应。

(2) 对于存在肺部疾病或衰弱的病人，苯二氮䓬类药物与阿片类药物合用可能会引起呼吸抑制。

4. 剂量与用法： 咪达唑仑参见表12-1。

a. 静脉注射地西泮2.5mg或劳拉西泮0.25mg用于镇静。

b. 口服剂量地西泮为5～10mg，劳拉西泮为2～4mg。

5. 不良反应

a. **药物相互作用：** 对使用抗惊厥药**丙戊酸**的病人，应用苯二氮䓬类药物可能引起精神疾病发作。

b. 妊娠与分娩

(1) 妊娠期的最初3个月使用苯二氮䓬类药物，可能增加先天性唇腭裂的风险。

(2) 通过胎盘屏障可能引起新生儿中枢抑制。

c. **血栓性浅静脉炎与注射痛：** 可由地西泮和劳拉西泮的溶媒引起。

6. **氟马西尼**（咪唑苯二氮䓬类）是中枢神经系统内$GABA_A$受体苯二氮䓬类结合位点的竞争性拮抗剂。

a. 氟马西尼在2min内即可逆转苯二氮䓬类药物诱导的镇静效应，10min左右作用达到高峰，但不能完全拮抗苯二氮䓬类药物引起的呼吸抑制。

b. 氟马西尼消除半衰期比苯二氮䓬类药物短，必要时可重复使用。

c. 氟马西尼肝内代谢，代谢产物无活性。

d. **剂量：** 每30～60s静脉注射0.3mg（最大剂量5mg）。

e. **氟马西尼禁用于**三环类抗抑郁药（TCA）过量（可能会掩盖TCA导致的抽搐发作）、使用苯二氮䓬类药物控制癫痫发作及颅内高压的病人。慎用于长期使用苯二氮䓬类药物治疗的病人，可能会诱发急性戒断症状。

D. **依托咪酯**是一种苄基咪唑类镇静-催眠药，通常用于静脉麻醉诱导。注射液中含有35%的丙二醇。

1. **作用方式：** 依托咪酯通过增强 $GABA_A$ 受体功能易化抑制性神经冲动传导。

2. **药物代谢动力学**

   a. 单次诱导剂量后，意识消失与清醒的时间依托咪酯与丙泊酚相似。依托咪酯单次静脉注射后产生的药效通过药物的再分布失效。

   b. 依托咪酯在肝内消除率高，通过酯酶代谢成无活性产物。

3. **药效动力学**

   a. **中枢神经系统**

   （1）依托咪酯无镇痛作用。

   （2）依托咪酯使脑血流、脑氧代谢率和颅内压下降，而脑灌注压通常不变。其不影响脑血管对过度通气的收缩反应。

   （3）大剂量依托咪酯引起爆发性抑制。

   （4）与丙泊酚和硫喷妥钠相比，依托咪酯很少抑制诱发电位。BAEP 不受影响，但增强 SSEP。依托咪酯增加致癫痫病灶的脑电活动，可能诱发抽搐。

   b. **心血管系统**

   （1）依托咪酯轻微改变心率、血压及心排血量，通常作为血流动力学不稳定病人麻醉诱导用药。

   （2）依托咪酯不影响交感神经张力或压力感受器功能，对疼痛刺激引起的心血管反应也无明显抑制作用。

   （3）依托咪酯可降低心肌耗氧量。

   c. **呼吸系统**

   （1）依托咪酯呈剂量依赖性地降低呼吸频率和潮气量，可能发生短暂的呼吸暂停。

   （2）依托咪酯的呼吸抑制效应小于丙泊酚或巴比妥类药物。

4. **剂量与用法：** 见表 12-1。

5. **不良反应**

   a. **肌阵挛**可在应用后出现，特别是在有刺激发生时。可通过术前应用苯二氮䓬类药物或阿片类药物避免。

b. **术后恶心呕吐**发生率高于其他麻醉药。

c. **静脉刺激与浅表性血栓性静脉炎**可能是由于溶媒丙二醇引起，应用静脉输液导管输注可减少其发生。注射部位疼痛可发生于30%～80%的病人。

d. **肾上腺抑制**：抑制11β-羟化酶；对于老年或衰弱的病人，单次诱导剂量抑制肾上腺类固醇合成可长达24h。尽管单次剂量可能没有明显的临床意义，但反复应用可能与ICU病人死亡率增加相关。

e. **呃逆和眼球震颤**也是依托咪酯诱导后相对常见的副作用。

E. **氯胺酮**：是一种芳香环己胺（与苯环利定相关）镇静-催眠药，具有强效镇痛特性。用于麻醉诱导、镇静及围手术期镇痛。它是左旋和右旋同分异构体的混合物。右旋同分异构体效能更强，副作用更少。

1. **作用方式**：主要通过非竞争性阻断中枢神经系统NMDA受体产生麻醉效应，有报道称也作用于阿片受体、乙酰胆碱受体及电压门控钠离子和钙离子通道。

2. **药物代谢动力学**

a. 氯胺酮静脉注射诱导剂量在30～60s内产生意识消失，15～20min后麻醉作用由于再分布而消失。肌内注射时，中枢神经效应延迟约5min后出现，在15min左右达峰效应。

b. 氯胺酮在肝内快速代谢为多种代谢产物，其中一些代谢产物具有中度活性（如去甲氯胺酮），消除半衰期2～3h。

c. 氯胺酮反复注射或长时间输注可引起药物蓄积。

3. **药效动力学**

a. **中枢神经系统**

（1）氯胺酮可产生一种“分离”状态，并伴有遗忘和深度镇痛。远低于催眠剂量的氯胺酮即可产生镇痛效应，因此在苏醒后镇痛效应可持续很长时间。

（2）氯胺酮可增加脑血流、颅内压及脑氧代谢率；不影响脑血管对过度通气的收缩反应。

（3）氯胺酮可增加SSEP，抑制BAEP及视觉诱发电位（VEP）。

（4）氯胺酮引起的剂量依赖性脑电图变化与其他麻醉药不同；大剂量并不产生等电位脑电图，可经常观察到γ波（25～40Hz）。

b. 心血管系统

（1）氯胺酮通过释放内源性儿茶酚胺提高心率、心排血量、体循环压及肺动脉压。

（2）氯胺酮通常用于血流动力学不稳定病人的诱导，特别是需维持较高的心率及前、后负荷的病人。对冠心病或肺动脉高压病人需谨慎使用。

（3）氯胺酮具有直接的负性肌力和扩张血管作用，通常会被强大的拟交感作用掩盖。但对于交感神经经受巨大刺激或自主神经阻断的病人，氯胺酮可产生直接的心肌抑制作用。

c. 呼吸系统

（1）氯胺酮可轻度抑制呼吸频率及潮气量，对CO_2反应影响轻微。

（2）氯胺酮由于拟交感活性作用而产生较强的支气管扩张效应。

（3）尽管仍可能发生误吸，但喉反射相对保持完好。

4. 剂量与用法：参见表12-1。

a. 氯胺酮适用于无静脉通路病人（如儿童等），可以采用肌内注射诱导。

b. 氯胺酮10%浓度注射液只用于肌内注射。

5. 不良反应

a. 口腔分泌物显著增多，合用止涎药（如格隆溴铵）会有益处。

b. 情绪紊乱：在苏醒早期可能引起烦躁和不愉快的幻觉，高龄、女性及剂量大于2mg/kg时发生率增加，而合用苯二氮䓬类药物或丙泊酚可以显著降低其发生率。儿童的幻觉发生率低于成人。精神疾病病人应该考虑选用其他麻醉药。

c. 肌张力：氯胺酮可能导致随意肌僵直运动，特别是当有刺激存在时，肌张力通常增高。

d. 颅内压升高：是头部创伤或颅内高压病人的相对

禁忌证。

e. 眼部效应： 氯胺酮可导致瞳孔散大、垂直性眼球震颤、睑阵挛、复视和眼内压增高。

f. 麻醉深度难以评估： 通常的临床麻醉深度征象（如心率、血压和呼吸频率）及基于脑电图的麻醉深度监测，在氯胺酮麻醉时应用均不可靠。

g. 术后恶心呕吐。

F. 右美托咪定： 是一种具有镇痛效应的镇静药，通常作为全身麻醉的辅助用药，以及用于ICU或手术中镇静。右美托咪定也可与局麻药联合用于区域麻醉，延长阻滞时间，还可作为儿科病人的术前用药（经鼻或口服给药），在某些医疗中心也常规用于清醒状态下的开颅手术（超说明书用药）。

1. 作用方式： 高选择性的α_2肾上腺素能受体激动药（α_2/α_1 1600∶1）。可乐定也是α_2肾上腺素能受体激动药，选择性更低（α_2/α_1 200∶1），作用时间更长，具有相似的镇静及镇痛效应。镇静效应模拟自然睡眠机制。减少来自蓝斑核的抑制性输出，导致下丘脑腹外侧视前核GABA能输出增加。

2. 药物代谢动力学

a. 静脉注射后很快进行再分布。消除半衰期约2h。

b. 主要在肝内代谢。

3. 药效动力学

a. 中枢神经系统

（1）右美托咪定可诱发镇静，但类似自然睡眠状态，可以唤醒。

（2）右美托咪定可增强丙泊酚、吸入麻醉药、苯二氮䓬类及阿片类药物的中枢神经系统效应。

（3）右美托咪定可减少术中阿片类药物用量。

（4）右美托咪定具有弱遗忘效应，无抗惊厥特性。

1）小剂量应用会使脑电图产生类似于非快动眼2期睡眠的梭形波。大剂量应用会产生类似于非快动眼3期睡眠的δ波及慢波。

2）降低儿科病人苏醒期谵妄的可能性。

b. 心血管系统

（1）右美托咪定可降低心率与血压，使α_{2A}受体介导的儿茶酚胺释放减少。

（2）右美托咪定静脉注射后可能发生一过性的高血压，被认为与外周 α_{2B}受体的激动有关。

（3）压力感受反射保持完好。

c. 呼吸系统

（1）右美托咪定具有微弱的呼吸抑制，尽管可能增加其他麻醉药的呼吸抑制效应。

（2）气道反射保持完好，使之适用于清醒纤维支气管镜气管插管。

d. 内分泌系统：长时间输注右美托咪定后可能降低肾上腺对促肾上腺皮质激素的反应，尽管临床意义尚不清楚。

4. 剂量与用法：参见表 12-1。

a. 对存在肝功能明显损害的病人应考虑酌减剂量。因为右美托咪定代谢产物的活性尚未被研究清楚，因此对于严重肾功能不全的病人减量使用是明智的。

b. 右美托咪定持续输注不应超过 24h。

5. 不良反应：由于α_2肾上腺素能受体介导抑制乙酰胆碱释放，可产生抗毒蕈碱效应（如口干和视物模糊）。

G. 阿片类药物：吗啡、哌替啶、美沙酮、氢吗啡酮、芬太尼、舒芬太尼、阿芬太尼和瑞芬太尼是全身麻醉常用的阿片类药物。它们的主要效应是镇痛，通常在麻醉诱导和维持期间与其他药物联合应用。大剂量阿片类药物偶尔作为麻醉主药（如心脏手术）。阿片类药物的效能、药物代谢动力学及副作用方面不尽相同。

1. 作用方式：与脑、脊髓和外周神经元特异性受体结合。上述阿片类药物均相对选择性地与μ阿片受体结合，阿片类药物的镇痛作用及副作用主要由μ阿片受体介导。某些特定的阿片类药物涉及的其他作用机制包括美沙酮的NMDA的拮抗作用，以及哌替啶抑制血清素再摄取和α_{2b}激动作用。

2. 药物代谢动力学

a. 药物代谢动力学参数如表 12-2 所示。

表 12-2　静脉应用阿片受体激动药和激动-拮抗药的剂量、峰效应时间和作用时程[a]

药物	剂量（mg）[b]	峰效应时间（min）	时程（h）[c]
吗啡	10	30～60	3～4
哌替啶	80	5～7	2～3
氢吗啡酮	1.5	15～30	2～3
羟吗啡酮	1.0	15～30	3～4
美沙酮	10	5～10	
芬太尼	0.1	3～5	0.5～1
舒芬太尼	0.01	3～5	0.5～1
阿芬太尼	0.75	1.5～2	0.2～0.3
瑞芬太尼	0.1	1.5～2	0.1～0.2
喷他左辛	60	15～20	2～3
布托啡诺	2	15～20	2～3
纳布啡	10	15～20	3～4
丁丙诺啡	0.3	＜30	5～6

a. 芬太尼衍生物数据来自术中研究，其余来自术后镇痛研究。

b. 等效镇痛剂量（见正文）。

c. 单次剂量平均作用时程。

b. 芬太尼衍生物静脉注射后，在数分钟内起效；氢吗啡酮和吗啡由于脂溶性低，需要20～30min达到峰效应。除瑞芬太尼外，所有阿片类药物药效均通过药物再分布消除。

c. 主要通过肝清除并依赖于肝血流。瑞芬太尼通过组织非特异性酯酶（主要是骨骼肌）代谢。吗啡和哌替啶代谢产物具有活性，而氢吗啡酮和芬太尼衍生物代谢产物则没有活性。

d. 代谢产物主要随尿液排出。在肾衰竭病人中，吗啡-6-葡萄糖苷酸蓄积可能导致长时间的麻醉及呼吸抑制。肾衰竭也可能导致哌替啶的活性代谢产物去甲哌替啶蓄积，可能与抽搐发作相关。

e. 芬太尼衍生物的CSHT：芬太尼＞阿芬太尼＞舒芬太尼＞瑞芬太尼。

3. 药效动力学

a. 中枢神经系统

（1）阿片类药物可产生剂量依赖性的镇静和镇痛作用，欣快感常见。超大剂量可能产生遗忘和意识消失，但阿片类药物的催眠效应不可靠。

（2）阿片类药物可降低吸入麻醉药的最低肺泡有效浓度（MAC）及静脉镇静-催眠药的需要量。

（3）阿片类药物可降低脑血流及脑氧代谢率。

（4）由于兴奋动眼神经 Edinger-Westphal 核使瞳孔缩小。

b. 心血管系统

（1）除哌替啶外其他阿片类药物对心肌收缩力影响很小，不影响压力感受器反射。

（2）阿片类药物由于降低了脊髓交感神经张力而使体循环血管阻力（SVR）轻度降低。静脉注射哌替啶或吗啡，由于组胺释放可引起 SVR 下降。

（3）阿片类药物通过兴奋中枢迷走神经核产生剂量依赖性的心动过缓，但哌替啶具有弱的阿托品样效应，不引起心动过缓。

（4）由于阿片类药物能提供相对稳定的血流动力学，通常用于血流动力学不稳定或危重病人的镇静或麻醉。

c. 呼吸系统

（1）阿片类药物产生剂量依赖性的呼吸抑制。先是呼吸频率减慢，剂量增加后潮气量开始下降。在合用镇静药、其他呼吸抑制药或原有肺部疾病的病人，阿片类药物呼吸抑制作用增强。

（2）阿片类药物减弱对高碳酸血症和低氧的通气反应。尤其当病人处于睡眠状态时更加明显。

（3）阿片类药物产生剂量依赖性的呛咳反射抑制。大剂量阿片类药物能抑制气管和支气管异物反射，因此能很好地耐受气管插管和机械通气。

d. 消化系统

（1）阿片类药物可降低胃排空和肠分泌。结肠张力与括约肌紧张性增加，减少蠕动性收缩，结果导致便秘。

（2）增加胆道压力，可能产生胆绞痛。Oddi括约肌痉挛可能妨碍胆总管置管，但阿片受体激动-拮抗药较少发生。

4. 剂量与用法：阿片类药物通常静脉给药，既可以单次静脉注射也可以持续静脉输注，常用剂量如表12-2所示。临床剂量必须个体化，根据病人自身情况及对药物的临床反应。长期使用阿片类药物的病人可能需要加大剂量。阿片类药物也可常规应用于椎管内麻醉技术以优化疼痛控制。

5. 不良反应

a. 变态反应：罕见，尽管吗啡和哌替啶因继发组胺释放可能引起类过敏反应。

b. 药物相互作用：正在使用单胺氧化酶抑制剂的病人，禁用哌替啶或曲马多，因其可诱发血清素综合征（肌阵挛、高热、躁动）。

c. 恶心呕吐：药物直接兴奋催吐化学感受区（chemoreceptor trigger zone）所致。若病人活动更易发生。

d. 肌肉僵直：有时发生，特别是胸壁、腹壁和上呼吸道，导致病人不能通气。其发生率与药物效能、剂量、注射速度和联合使用氧化亚氮有关。肌肉僵直可以用肌松药或阿片受体拮抗药逆转，预先应用苯二氮䓬类药物或丙泊酚可减少发生。

e. 尿潴留：可能因膀胱括约肌张力增加及排尿反射抑制引起，也可能是病人排尿意识降低所致。

6. 纳洛酮：是一种纯阿片受体拮抗药，通常用于**逆转**阿片类药物的副作用或其他不需要的作用，如呼吸抑制或中枢抑制效应。

a. 作用方式：竞争性拮抗大脑和脊髓阿片受体。

b. 药物代谢动力学

（1）纳洛酮在1～2min内出现峰效应；由于再分布其临床效果通常在30min后明显下降。

（2）纳洛酮在肝内代谢。

c. 药效动力学

（1）纳洛酮逆转阿片类药物的药效，如中枢和呼吸抑制。

（2）纳洛酮可通过胎盘；临产妇分娩前使用可以减轻阿片类药物引起的新生儿呼吸抑制。

d. **剂量与用法**：围手术期成人发生呼吸抑制时，可每2～3min单次静脉注射纳洛酮0.04mg。由于作用时间短，**可能有必要重复应用**。

e. 不良反应

（1）阿片镇痛作用被逆转后可导致**疼痛**突然出现，可能伴随突然出现的血流动力学变化（如血压升高和心动过速）。

（2）在极少数病人纳洛酮可导致**肺水肿**和**心脏停搏**。

Ⅱ. 吸入麻醉药药理

吸入麻醉药通常用于麻醉维持，也可用于吸入诱导。常用吸入麻醉药一般特性如表12-3所示。吸入麻醉药浓度通常以MAC表示，MAC是在1个大气压下，50%病人对手术刺激不发生体动反应的肺泡麻醉气体最低浓度。MAC是可以相加的（如氧化亚氮0.5MAC+异氟烷0.5MAC=1MAC）。

表12-3 吸入麻醉药特性

麻醉药	蒸气压（mmHg，20℃）	分配系数		MAC（%，仅同氧气时）
		血/气[a]（37℃）	脑/血（37℃）	
异氟烷	238	1.4	1.6	1.28
地氟烷	664	0.45	1.3	6.0
七氟烷	157	0.65	1.7	2.05
氧化亚氮	43879	0.47	1.1	105

a. 血气分配系数与诱导速度成反比。

A. 作用方式

1. **氧化亚氮**：尽管其确切的作用机制尚不清楚，但氧化亚氮可能主要通过拮抗中枢神经系统NMDA受体而产生麻醉作用。氧化亚氮是唯一的气体麻醉药，可直接产生镇痛作用。

2. 挥发性麻醉药： 已证明涉及突触传递的中枢神经系统各种离子通道（包括$GABA_A$、甘氨酸、谷氨酸受体）对吸入麻醉药敏感而产生麻醉作用，但确切机制不明。

B. 药物代谢动力学

1. 起效与苏醒速度的决定因素： 肺泡气麻醉药浓度（F_A）与吸入气麻醉药浓度（F_I）可能有明显差异。两者间比值（F_A/F_I）的上升速率决定了麻醉诱导速度（图12-1）。吸入麻醉药释放至肺泡和血液从肺泡摄取麻醉药这两个相反的过程，决定了某一时间内的F_A/F_I值。摄取的决定因素包括下述几项。

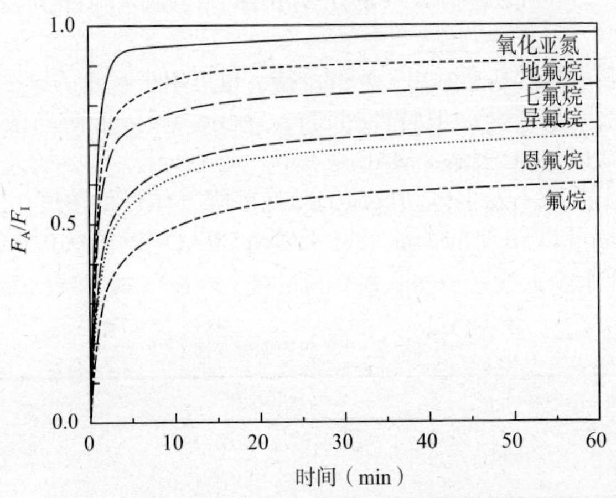

图12-1 保持心排血量及每分通气量恒定情况下，肺泡气与吸入气麻醉药浓度比值（F_A/F_I）时间函数曲线

a. 血/气分配系数： 低血液溶解度使血流摄取吸入麻醉药减少，因此增加F_A/F_I上升速率。卤族挥发性麻醉药的血液溶解度在低温和高脂血症时略有增加。

b. 吸入气麻醉药浓度： 受呼吸环路容积、新鲜气体流速及吸入麻醉药在呼吸环路中吸收率的影响。

c. 肺泡通气： 增加每分通气量但不改变其他影响吸入麻醉药输送和摄取的条件下，可增加F_A/F_I。此效应在血液溶解度大的吸入麻醉药中更加明显。

d. 浓度效应： F_A/F_I上升速率随着F_I增加而增加。对于F_I高的吸入麻醉药如氧化亚氮，肺泡内大量麻醉气体被摄取至血液，导致气体总体积锐减。残余的氧化亚氮因此被“浓缩”，在下一个吸气相吸入的麻醉气体可进一步提高其浓度。麻醉气体的大量摄取也导致压力降低，将更多新鲜气体吸入肺泡，因而增加F_A及吸气相潮气量。浓度效应可以解释为什么地氟烷的血/气分配系数比氧化亚氮低，反而氧化亚氮F_A/F_I上升速率比地氟烷更快（见图 12-1）。

e. 第二气体效应： 这是浓度效应的直接结果。当氧化亚氮和强效吸入麻醉药同时吸入时，氧化亚氮的摄取使“第二气体”（如异氟烷）浓缩，通过加大吸入气容量使第二气体进入肺泡的量增加。

f. 心排血量： 增加心排血量（和肺血流）可增大吸入麻醉药摄取，因此降低F_A/F_I上升速率。反之，心排血量减少则增加F_A/F_I上升速率。心排血量的这种效应在无重复吸入的环路中或高溶解度麻醉药中更明显，并且在麻醉药应用初期最为显著。

g. 肺泡与静脉血分压梯度： 在肺泡气与静脉血的麻醉药分压梯度降低时，血流摄取麻醉药也会减少。此梯度在麻醉药应用初期尤为明显。

2. 组织内分布： 吸入麻醉药在血液与特定组织的分压平衡速率依赖下列因素。

a. 组织血流： 组织血液灌注增加则平衡速率加快。**血管密集**的高灌注器官接受约75%的心排血量。剩余心排血量主要灌注肌肉和脂肪。

b. 组织内溶解度： 在动脉血的吸入麻醉药分压保持一定时，组织溶解度越高麻醉药平衡越慢。麻醉药溶解度在不同组织不尽相同，吸入麻醉药的脑/血分配系数见表 12-3。

c. 动脉血与组织间分压梯度： 在血液与特定组织之间麻醉药分压达到平衡之前，两者之间的分压梯度有助于组织对全身麻醉药的摄取。随着梯度下降，摄取速率也随之降低。

3. 消除

a. 呼出：这是消除的主要途径。停药后，组织和肺泡的麻醉药分压降低，出现与麻醉诱导时相反的过程。

b. 代谢：目前还没有证据表明氧化亚氮会发生显著的生物转化。吸入麻醉药可能发生不同程度的肝代谢。

c. 麻醉药损失：吸入麻醉药可能通过皮肤和内脏表面丢失，尽管这种损失可忽略不计。

C. 药效动力学

1. 氧化亚氮

a. 中枢神经系统

（1）氧化亚氮主要通过抑制NMDA受体起作用。

（2）氧化亚氮浓度超过60%可能产生遗忘，但不可靠。

（3）氧化亚氮由于其MAC很高（105%），通常需联合其他麻醉药才能达到外科手术麻醉要求。

b. 心血管系统

（1）轻度的心肌抑制及交感神经兴奋作用。

（2）心率和血压通常保持不变。

（3）在成年病人，可增加肺血管阻力。

c. 呼吸系统：尽管比吸入麻醉药呼吸抑制弱，但仍可产生轻度的呼吸抑制。

2. 挥发性麻醉药

a. 中枢神经系统

（1）较低吸入浓度（25%～35%MAC）即可产生意识消失和遗忘。

（2）应用小剂量卤化吸入麻醉药（异氟烷、七氟烷、地氟烷），α波、δ波及慢波均存在。大剂量时，θ波（4～8Hz）出现，直至引起爆发抑制。

（3）挥发性麻醉药使SSEP幅度降低及潜伏期延长。

（4）挥发性麻醉药可增加脑血流，降低脑代谢率；改变脑血管随脑血流变化的自动调节功能。

b. 心血管系统

（1）剂量依赖性的心肌抑制和全身血管舒张。

（2）挥发性麻醉药对心率几乎无影响，但地氟烷在诱导或吸入浓度突然加大时能引起交感神经兴奋，心率增快及血压升高。

（3）挥发性麻醉药可增加心肌对儿茶酚胺致心律失常作用的敏感性，在使用含肾上腺素的溶液或拟交感神经药物时需要特别小心。

c. 呼吸系统

（1）剂量依赖性的呼吸抑制，伴有潮气量减少、呼吸频率增快及 $PaCO_2$ 升高。

（2）挥发性麻醉药可产生气道刺激，浅麻醉状态下，可能导致呛咳、喉痉挛、支气管痉挛，特别是在吸烟或哮喘病人中。七氟烷气道刺激性小，适于作为吸入诱导用药。

（3）等效剂量的挥发性麻醉药均可产生相同程度的支气管扩张，但地氟烷有轻度的支气管收缩作用。

（4）挥发性麻醉药可抑制低氧性肺血管收缩，可能导致肺内分流。

d. 神经肌肉接头

（1）挥发性麻醉药呈剂量依赖性地降低骨骼肌张力，有助于手术操作。

（2）挥发性麻醉药在易感病人中可能发生**恶性高热**。

e. 肝： 挥发性麻醉药可导致肝灌注减少。极少数病人暴露于吸入麻醉药后可继发肝炎，尤其是氟烷（氟烷性肝炎）。

f. 肾： 挥发性麻醉药通过降低平均动脉压或增加肾血管阻力，使肾血流减少。

D. 特殊吸入麻醉药的相关不良反应

1. 氧化亚氮

a. 闭合含气空腔扩张： 躯体的闭合含气空腔内主要气体是氮气。由于氧化亚氮在血中的溶解度是氮气的35倍，因此氧化亚氮弥散进入闭合含气空腔的量远大于氮气弥散出的量，结果导致这些空腔增大。例如，气胸、封闭的中耳、肠腔或颅腔积气，在使用氧化亚氮时闭合空腔明显增大。氧化亚氮也会弥散进入气管导管的气囊内使气囊压力增大；因此需多次测压，必要时应降低气囊压力。

b. **弥散性缺氧**：停止使用氧化亚氮后，氧化亚氮快速从血液中排出进入肺泡，可能导致肺泡内氧分压降低；如果不增加氧供将会引起缺氧和低氧血症。

c. **抑制四氢叶酸合成**：氧化亚氮抑制甲硫氨酸合成酶，后者是一种合成DNA必需的维生素B_{12}依赖酶。妊娠期及维生素B_{12}缺乏的病人应慎用。

2. **地氟烷**：在CO_2吸附剂（特别是钡石灰）中能被降解成CO。应用新鲜或干燥的吸附剂时更易发生。

3. **七氟烷**：在CO_2吸附剂（特别是钡石灰）中能被降解为氟甲基-2,2-二氟-1-乙烯基乙醚（复合物A），并在动物模型中表现出肾毒性。复合物A浓度在低流量麻醉下增加。至今尚未发现人类使用七氟烷造成持续性肾毒性的证据。

（侯大亮 译　吴秀英 审校）

推荐阅读文献

Brown EN, Purdon PL, Van Dort CJ. General anesthesia and altered states of arousal: a systems neuroscience analysis. *Annu Rev Neurosci.* 2011;34:601-628.

Dershwitz M, Rosow CE. Intravenous anesthetics. In: Longnecker DE, Mackey SC, Newman MF, Sandberg WS, Zapol WM, eds. *Anesthesiology*. 3rd ed. McGraw-Hill; 2017:636-649.

Eger EI. Uptake and distribution. In: Miller RD, ed. *Anesthesia*. 6th ed. Churchill Livingstone; 2005:131-153.

Forman SA, Benkwitz C. Inhalational anesthetics. In: Longnecker DE, Mackey SC, Newman MF, Sandberg WS, Zapol WM, eds. *Anesthesiology*. 3rd ed. McGraw-Hill; 2017:551-570.

McPhee LC, Badawi O, Fraser GL, et al. Single-dose etomidate is not associated with increased mortality in ICU patients with sepsis: analysis of a large electronic ICU database. *Crit Care Med.* 2013;41(3):774-783.

Patel HH, Pearn ML, Patel PM, Roth DM. General anesthetics and therapeutic gases. In: Brunton LL, Hilal-Dandan R, Knollmann BC, eds. *Goodman & Gilman's: The Pharmacological Basis of Therapeutics*. 13th ed. McGraw-Hill; 2018:387-404.

Rosow C, Dershwitz M. Opioid analgesics. In: Longnecker DE, Mackey SC, Newman MF, Sandberg WS, Zapol WM, eds. *Anesthesiology*. 3rd ed. McGraw-Hill; 2017:650-670.

第13章 气道评估与处理

Foos GH，Kwo J

Ⅰ. 应用解剖

A. 咽部：分为鼻咽、口咽和喉咽部。

1. 鼻咽部由鼻道构成，包括中隔、鼻甲和腺样体。
2. 口咽部由口腔构成，包括牙龈和舌。
3. 会厌把喉咽部分为喉（通向气管）和下咽（通向食管）。

B. 喉（图13-1）

1. **喉**：位于C_4～C_6水平。始于喉的入口，终止于环状软骨下缘。喉由9块软骨及韧带和肌肉构成，9块软骨中3块不成对（甲状软骨、环状软骨和会厌软骨），6块成对（杓状软骨、小角状软骨和楔状软骨）。
2. **环状软骨**（C_5～C_6）：位于甲状软骨下方，是呼吸系统内唯一完整的软骨环。因为它是一个完整的环，因此在进行快速序列诱导时，压力施加于此来封闭食管（Sellick手法）。
3. **环甲膜**：连接甲状软骨和环状软骨，成人约为0.9cm×3.0cm。环甲膜在中线位置很薄，位置表浅，无大血管，因此成为外科紧急建立气道的重要位置（见于环甲膜切开术）。
4. **喉部肌肉**：可分为两组，开、闭声门的肌肉，包括环杓侧肌（内收）、环杓后肌（外展）和杓横肌；控制声带张力的肌肉，包括环甲肌、声带肌肉和甲杓肌。
5. **神经支配**

   a. **感觉神经**：舌咽神经（第Ⅸ对脑神经）支配舌的后1/3和口咽，即从口咽鼻咽结合部（含软腭、会厌和咽峡的咽表面）至咽与食管结合部。喉上神经内侧分支，为迷走神经（第Ⅹ对脑神经）的分支，支配会厌和声带黏膜。喉下神经的感觉分支，属于喉返神经分支（也属于迷走神经分支），支配气管和声带以下的黏膜。舌咽部的一个小分支赫灵神经也有传递信息的作用，将颈动脉窦的压力感受器和颈动脉体的化学感受器的信号传递到脑干。

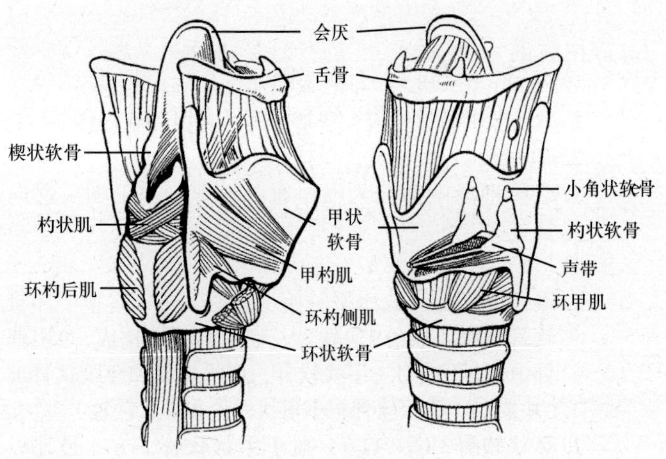

图 13-1 喉部解剖

经允许引自 Garrett CG，Ossoff RH，1999.Hoarseness.*Med Clin N Am*. 83（1）：115-123.copyright©1999 Elsevier

b. 运动神经：喉上神经的外侧分支支配环甲肌。刺激环甲肌会使声带紧张。喉返神经的运动支支配除环甲肌以外的所有喉的内在肌肉。双侧喉返神经损伤会导致环甲肌麻痹，声带紧张，气道关闭。

C. 声门：由声带（真声带和假声带）和声门裂构成。

1. 声门裂：是指真声带之间的缝隙。

2. 声门：是含8岁以上人群气道最狭窄的部位，婴儿（出生至1岁）气道最狭窄部位则是环状软骨。据报道，一个最新的MRI研究提出儿科病人（2个月至13岁）在镇静、非肌肉松弛状态下声门是最狭窄的部位。

D. 下呼吸道：从声门下喉部至支气管。

1. 声门下喉部是从声带至环状软骨下缘（C_6）。

2. 气管是纤维肌性管道，从环状软骨至气管隆突，在成人长10～12cm，直径约20mm。气管由16～20块"U"形软骨支撑，"U"形开口于背侧。在行气管支气管纤维光镜检查时，以软骨环后部的缺如作为标记，易于分辨气管前后方向。
3. 气管在隆突水平又分成左右主支气管。右主支气管长约2.5cm，与气管成25°角；左主支气管长约5cm，与气管成45°角。由于右主支气管的角度没有那么锐利，误吸和意外的支气管插管通常发生在右侧。

Ⅱ. 评估

A. **病史**：既往有困难气道处理病史是最好的气道预计指标。如果能获得既往病志，应该查阅既往麻醉记录［能否面罩通气、面罩通气是否需要辅助设备、试气管插管次数、所用喉镜片类型、气管内导管型号（ETT），或者是否应用特殊气道设备，如可视喉镜和纤维支气管镜（纤支镜）］，以便更好地处理气管插管和控制通气。有可能累及气道的疾病病史应给予特别重视。应询问病人气道可能受累的特殊体征，如声音嘶哑、喉鸣、喘鸣、吞咽困难、呼吸困难和体位性气道梗阻。

1. **关节炎或颈椎间盘疾病**：可降低颈部活动度。患类风湿关节炎时，颈椎不稳定和下颌骨活动受限很常见，颞下颌关节和环杓关节也可能受累。对这些病人行颈部过度活动可能会导致寰枢椎不全脱位和脊髓损伤。类风湿关节炎伴有严重手部畸形和皮肤结节的病人发生寰枢椎不全脱位的风险最高。
2. **感染**：口底部、唾液腺、扁桃腺或咽部感染可引起疼痛、水肿、张口受限，甚至牙关紧闭。**会厌炎**是一种细菌感染，可导致会厌及邻近结构的急性炎症，并可导致气道损伤。由于常规接种抗嗜血杆菌疫苗，会厌炎在成人中比儿童更常见。对于气道受损的病人，气管插管应在手术室进行，如有需要，应由能够执行硬性支气管镜检查或外科气道的专家进行待命。
3. 肿瘤可能造成呼吸道梗阻或引起外源性压迫和气管移位。

4. **体重指数**（BMI）：BMI增加通常给麻醉诱导带来风险和考验。BMI增加联合其他解剖异常（Mallampati分级较高、粗颈、甲颏间距短小）则预示有可能面罩通气困难，而且很有可能气管插管困难。BMI增加还存在功能残气量（FRC）下降和较高的阻塞性呼吸困难发生概率。
5. 有**打鼾**或**阻塞性呼吸暂停**病史的病人，可能造成气管插管困难。
6. **创伤**病人可能伴有气道损伤、颈椎损伤、颅底骨折或颅内损伤。
7. 既往有**外科手术**、**放射治疗**或**烧伤病史**，可导致组织瘢痕挛缩、组织活动性受限和口裂狭窄。
8. 与**妊娠**相关的生理变化导致喉部和口腔黏膜水肿，使声门成像具有挑战性，特别是在**妊娠晚期**。
9. 肢端肥大症：会导致下颌骨肥大、舌体和会厌过度增长和肥大，因声带增生可能使声门裂变窄。
10. **硬皮病**：导致皮肤紧张，下颌骨活动度降低和口裂狭窄。
11. **21-三体综合征**：病人可能有寰枢椎不稳定和舌体肥大。
12. **侏儒症和软骨发育不全**：可能伴有寰枢椎不稳定和下颌骨发育不全（小颌症导致的潜在性气道处理困难）。
13. **其他先天性异常**：可能导致气道处理复杂化，特别是伴有颅面部畸形病人，如皮埃尔·罗班综合征（小颌、腭裂和舌后坠组成的三联畸形）、特雷彻·柯林斯综合征（下颌颜面发育不全）、克利佩尔·费尔综合征（颈椎融合综合征）或戈尔登哈尔综合征（眼-耳-椎骨畸形综合征）。相对而言，单纯腭裂的患儿如果不伴有其他气道或颅面部畸形并不会导致困难气管插管，但是应该避免经鼻气管插管。

B. **体格检查**：正常体格检查并不能完全除外困难气道的可能性。

1. 提示气道处理困难的**特殊体征**如下所示。

a. **不能张口或张口受限：**上下门齿之间距离小于5cm。

b. 颈椎活动困难。

c. **颏退缩**（小颌症）**：**下颌角到颏正中长度小于9cm。

d. 舌体大（巨舌症）。

e. 门齿突出。

f. 短颈、肌肉颈。

g. 甲颏距离短。

h. Wilson评分——结合体重、颈椎活动度、下颌活动度、颏退缩、门齿突出。

2. **损伤：**必须检查面部、颈部或胸部的**损伤**，以评估其对呼吸道的影响。

3. **吸入性损伤：**急性烧伤病人可发生直接热损伤或吸入有毒气体引起的化学损伤而导致气道吸入性损伤。吸入性损伤的风险随着烧伤总体表面积的增加而增加。上气道肿胀可能在烧伤后24h才达到高峰。即将发生气道阻塞的危险因素包括封闭空间中暴露于火/烟的历史、中度至严重的面部/口咽烧伤、环颈烧伤及柔性鼻内镜检查中气道损伤等。

4. **头颈部检查：**在体格检查时，尚无单一最佳指征来预计困难气道处理，因此有必要依次详细地检查。多项困难气道处理指征将提高检查的特异性。

a. **鼻：**应通过阻塞一侧鼻孔同时检查另一侧鼻孔通气程度的方法，来评估鼻道通畅及鼻中隔偏曲程度。这对拟行鼻腔气管插管时尤为重要。

b. **口腔：**明确巨舌症和使张口受限的疾病（如面部瘢痕或挛缩、硬皮病、颞下颌关节疾病）。牙列不齐会增加气道处理时牙齿损伤或牙齿脱落的危险。在术前必须查出松动的牙齿，并在气道处理前给予保护或拔除。

上唇咬合试验（图13-2）：评估下颌骨的运动范围。如果上门牙咬不到下唇、下门牙咬不到上唇，预计会有60%概率出现气管插管困难。

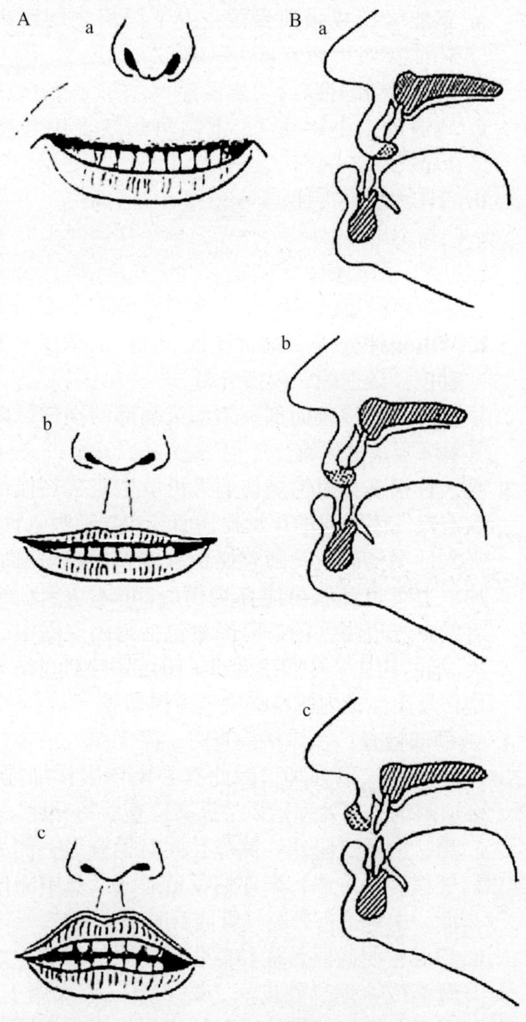

图13-2　上唇咬合试验正面（A）和侧面（B）图

让病人用下门牙咬上嘴唇。a. 1级下切牙能咬全上唇，唇黏膜几乎不可见。b. 2级下切牙咬合上唇部分，唇黏膜部分可见。c. 3级下门牙完全不能咬上唇

经允许引自Khan ZH，Kashfi A，Ebrahimkhani E.A comparison of the Upper Lip Bite Test（a simple new technique）with modified Mallampati classification in predicting difficulty endotracheal intubation：a prospective blinded study. *Anesth Analg*. 2003；96（2）：595-599. copyright©2003 International Anesthesia Reserach Society.

c. 颈部

（1）如果**甲颏距离**（颈部完全伸展时，从下颌骨下缘至甲状切迹的距离）小于6cm（3、4横指），窥视声门可能困难。应当检查喉结构的活动度，在胸骨切迹上方中线应触及气管。寻找是否在颈部有手术瘢痕、甲状腺增大、气管旁肿块及放射治疗后硬化组织。

（2）**颈椎活动度**：病人应能自行将下颏触及胸部，颈部能向后伸展。侧向旋转不应产生疼痛和感觉异常。胸骨距离（从胸骨切迹测量到下颌骨）在颈部完全伸展时应大于12cm。

（3）**气管造口术**痊愈的造口或者正处于气管造口期，提示有声门下狭窄或以往有气道并发症。对这类病人建议选用较小口径的气管导管。

（4）**颈围**：大于42cm与气管插管困难有关。

（5）**Mallampati气道分级**：是按照舌根不成比例增大时，影响窥视声门的程度进行气道评定分级的。其评定方法是病人取坐位，头居中，尽可能张大口，最大限度地伸舌而不发声。改良后分级标准为如下四级（图13-3）。

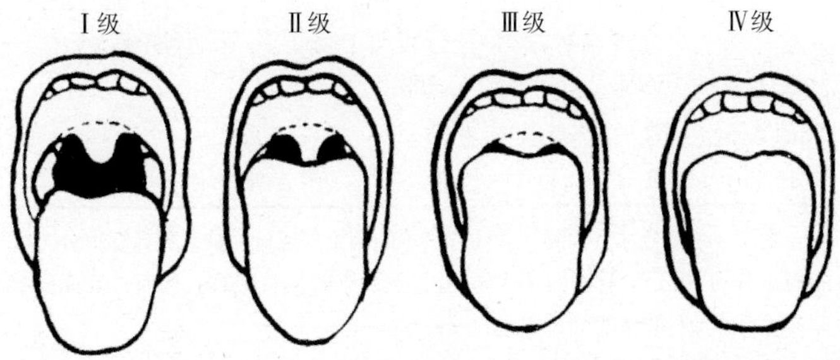

图13-3 经Samsoon与Young改良后的Mallampati分级评定的口咽结构。评定方法为病人取直立坐位，尽可能张大口，不发声伸舌检查

引自Samsoon GLT，Young JRB.Diffcult tracheal intubation，a retrospective study. *Anaesthesia*. 1987；42：487-490.copyright©1987 The Association of Anesthetists of Gt Britain and Ireland.Reprint by permission of John Wiley & Sons，Inc

Ⅰ级：可见咽峡弓、软腭和腭垂。

Ⅱ级：可见咽峡弓、软腭，但腭垂被舌根掩盖。

Ⅲ级：仅可见软腭，预示气管插管困难。

Ⅳ级：软腭也不可见，预示气管插管困难。

（6）体格检查里没有单一最好的检查项目可以用于评估困难气道。多项气道风险评估检查联合使用将提高检测特异度。高Mallampati分级，甲颏距离短或胸骨下颌骨间距短，同时上颌骨前凸，这些因素同时存在会增加困难气道的可能性。综合评分（如Wilson评分，见表13-1）应用受限，这是因为评分高预示有困难气道，但是评分低并不能除外有困难气道。

表13-1　Wilson 评分

项目	0分	1分	2分
体重	＜90kg	90～110kg	＞110kg
颈部活动	＞90°	90°	＜90°
下颏活动	上下切牙张口间距≥5cm或下颌前伸时下切牙可以越过上切牙	上下切牙张口间距＜5cm或下颌前伸时下切牙可与上切牙齐平	上下切牙张口间距＜5cm或下颌前伸时下切牙不能与上切牙达到齐平水平
下颌后缩	正常	中度	重度
切牙突出	正常	中度	重度

注：一个综合评分预测气管插管困难的例子。通过参数总数计算得分（可能的总分为10分）。评分≥2～3分有力预测气管插管困难。然而，低评分率并不能可靠地排除气管插管困难。

经允许引自Wilson ME，Spiegelhalter D，Robertson JA，et al，1988.Predicting difficult intubation. *Br J Anaesth.* 61（2）：393-397. copyright©1988 Elsevier.

C. **特异性检查**：大部分病人评估气道只需详细询问病史和体格检查即可。常用的辅助检查包括下述五项。

1. **喉镜检查**（直接喉镜、间接喉镜、可视喉镜或纤维喉镜）：可提供下咽部、喉入口及声带功能的信息。

神志清醒的病人，采用表面麻醉或神经阻滞可进行喉镜检查。

2. **胸部或颈部X线检查：**可显示气管偏移或狭窄及颈椎畸形。颈椎X线片对创伤病例特别重要。当有锁骨以上或严重多发创伤时，均应摄X线片检查。对有神志变化或精神伤害的病人，普通颈部X线检查不能除外重要韧带损伤。气管插管时应注意保护颈髓，如果可能的话应进行颈部计算机断层扫描（CT）或MRI检查。颈部侧位片对有症状的类风湿关节炎病人或唐氏（Down）综合征病人非常重要，可用于评估寰枢椎不全脱位。
3. **气管X线断层摄像或CT扫描：**能进一步明确阻塞气道的肿块。
4. **肺功能检查和流速-容积曲线：**有助于判定气道阻塞的程度和部位（见第1章和第4章）。
5. **动脉血气基础值：**可提示气道功能异常，以便警惕慢性低氧血症或高碳酸血症。

Ⅲ. 面罩通气

A. 适应证

1. 气管插管前对病人预充氧（去氮）。
2. 初期复苏时，气管插管建立前进行辅助或控制通气。
3. 没有胃内容物反流危险的病人，可行吸入麻醉。

B. 操作技术：包括放置面罩和维持气道通畅。

1. **面罩：**应能紧贴鼻梁、面颊和口部。透明塑料面罩便于观察唇（颜色）和口（分泌物或呕吐物）。
2. **放置面罩：**左手持面罩，用小指提起下颌角，第3、4指置于下颌骨处，示指和拇指置于面罩上。用右手控制贮气囊。有时可能需要双手维持面罩处于密闭的位置，需要一助手控制贮气囊，也可用头带密闭面罩。最大吸气压力应保持在20cmH_2O以下，尽可能防止气体进入胃内。某些特定气道情况下，可能需要与上述相反的手法放置面罩，即右手持面罩，左手控制贮气囊。这项技术应该左右手都灵活掌握。有些面罩有一个Luer锁，它可以让空气被注入或排出，以帮助适应。

3. **无牙齿的病人：**上、下颌骨间距较小，难以使面罩封闭严密，置入口咽导气管常能解决这一问题。紧压面罩以减少漏气，常需要应用双手操作面罩的方法才能有效。另外，面罩通气时可保留义齿，但是气管插管前常需摘下义齿。
4. 自主呼吸时发生**气道梗阻**，可出现胸腹摇摆式运动。自主呼吸时，如果上呼吸道梗阻，膈肌收缩时腹部会如常伸展，而胸廓并没有充气反而塌陷。喉鸣是一种高调噪声，常与上呼吸道极度狭窄有关，患有假膜性喉炎可以导致喉鸣，但最常见于气管拔管后的**喉痉挛**。气道梗阻时，贮气囊内呼吸运动减弱或消失。正压通气时，气道峰压升高。
5. 通过如下手段可保持**气道通畅**。
   a. 颈部向后伸展。
   b. 托起下颌，将手指放在下颌角下方，向前向上提起下颌。
   c. 将头转向一侧。
   d. 放置口咽导气管。病人如存在呕吐反射，则不能耐受口咽导气管。放置口咽导气管的并发症，包括呕吐、喉痉挛和牙齿损伤。口咽导气管型号选择不当会加重气道梗阻。如口咽导气管太短，可能压迫舌；如口咽导气管太长，可能阻挡会厌。适当的口咽气道在外部测量时，应该从门牙中点伸展到下颌骨夹角。
   e. 鼻咽导气管对轻中度气道梗阻的病人，有助于保持上呼吸道通畅，而且对清醒或镇静状态下的病人均能耐受。鼻咽导气管能引起鼻出血，接受抗凝疗法的病人应禁用。

C. **面罩通气困难：**可能发生在肥胖（BMI＞30kg/m^2）、没有牙齿、有胡须、高Mallampati分级（Ⅲ或Ⅳ），下颌前突受限颈椎关节炎，长颈围（大于42cm）或阻塞性睡眠呼吸暂停综合征的病人。应该备用适宜大小的口咽、鼻咽导气管及喉罩导气管。

D. **并发症：**面罩可引起口、下颌骨、眼或鼻的周围软组织压伤。气道不通畅时，可引起喉痉挛或呕吐。面罩通气不能防止胃内容物误吸。喉痉挛（喉和咽部肌肉痉挛性收缩）引起呼吸道梗阻和声门关闭，可通过托下颌行持续性正压通气加以缓解。如无效，可用小剂量（成人20mg）琥珀胆碱静脉注射或肌内注射、使声带松弛，缓解梗阻。

Ⅳ. 喉罩气道

喉罩（LMA）是声门上气道管理装置。在适合病例中，LMA可作为面罩通气和气管插管通气的一种替代通气方式。LMA也是处理困难气道时重要的措施。LMA放置恰当时，顶端应位于食管上段括约肌上方，气囊两侧应位于梨状窝，气囊上缘应位于舌基底部（图13-4）。此位置既能尽可能地防止胃内充气，又可以维持有效通气。

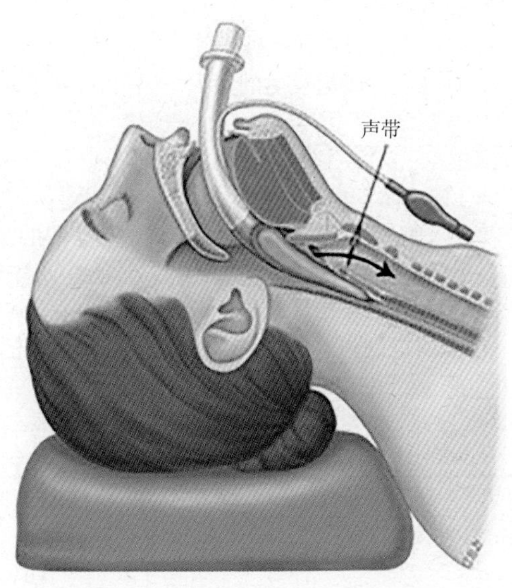

图13-4　正确插入喉罩气管的位置

引　自Doyle DJ.Supraglottic devices（including larygeal mask airways）for airway management for anesthesia in adults.In：Post TW，ed. *UpToDate*. Accessed May 12，2020.copyright©2020 UpToDate，Inc.

1. 适应证

a. LMA是面罩通气和气管插管通气的一种替代通气方式，但是如有气管插管适应证时，LMA不能取代气管插管通气。

b. LMA用于处理已知或难以预计的困难气道。

c. LMA用于意识不清病人，心肺复苏时的气道处理。

2. 禁忌证

a. 有胃内容物误吸风险的病人，如饱胃或者有症状的胃食管反流病病人。

b. 呼吸系统顺应性下降的病人禁用。因为低压封闭的LMA气囊，在呼吸系统顺应性下降的病人吸气压力升高时，气囊会漏气，造成胃内充气。应维持吸气峰压低于20cmH_2O，以避免气囊漏气和胃充气。

c. 预计需要长期行机械通气支持治疗的病人。

d. 存在上呼吸道反射的病人。因为LMA置入会引起喉痉挛。

3. 应用

a. LMA有各种型号适用于小儿和成人（表13-2）。选择适当型号的LMA可以提高置入的成功率。LMA置入的正确方法见图13-5气囊可以在部分充气下插入并与最终位置成90°角。它在舌和硬腭之间前进的过程中时会被挤压，直到在下咽部底部感觉到一定的阻力，然后旋转到合适的位置。

表13-2　LMA型号选择[a]

病人年龄	LMA型号	套囊容量（ml）	ETT号（ID）(mm)
新生儿/不超过5kg婴儿	1	不超过4	3.5
婴儿，5～10kg	1.5	不超过7	4.0
婴儿/儿童，10～20kg	2.0	不超过10	4.5
儿童，20～30kg	2.5	不超过14	5.0
儿童，30kg至过轻成年人	3.0	不超过20	6.0带套囊
普通成年人	4.0	不超过30	6.0带套囊
过重成年人	5.0	不超过40	7.0带套囊

注：ETT.气管内导管；ID.内径。

a. LMA号码、套囊容量、可容纳最大气管导管型号因产品不同而不同。详细用法请查询生产商的说明书。

b. 气囊的外表面涂润滑剂，有助于LMA插入。因为润滑剂可能落入喉部，诱发喉痉挛，所以气囊内侧面不能进行润滑。

c. 遵循常规预充氧和监测。

d. 确认充分的麻醉和上呼吸道反射抑制水平。

e. 将病人头部置于合适位置。适合气管插管时的头部位置，即头后仰位（C_1～C_2伸展，下位颈椎轻度屈曲）同样适用于放置LMA。

f. 插入LMA（图13-5）。可以使用软牙垫防止病人咬住LMA导管。

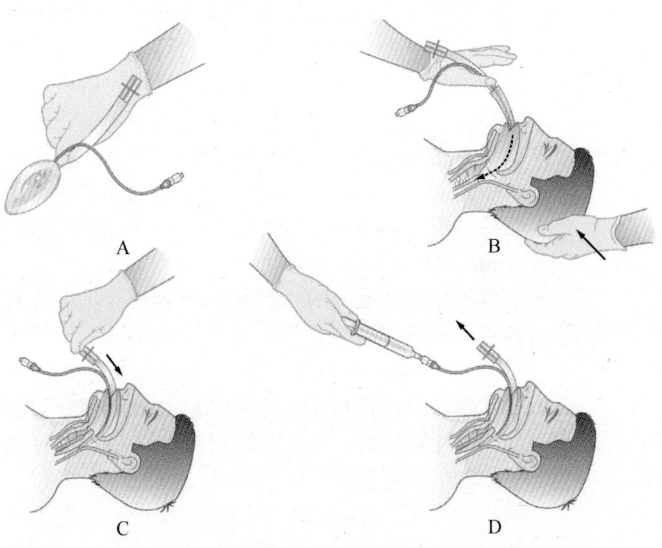

图13-5　LMA插入技术

A. 用惯用手抓住气道导管，将示指置于气道导管和面罩的排气后套囊之间。B. 用非惯用手将头部调整到“嗅探”的位置，将面罩的尖端牢牢地贴在上颚上，将LMA沿上颚推进至后咽，初始用力方向指向操作者的肚脐。C. 然后用非优势手将LMA进一步推入下咽，直至遇到阻力。D. 一旦插入，LMA套囊被注入刚好足够的空气来创建密封

引自Egan B.Suproglottic airway devices.In：Chu LF，Traynor AJ，Kurup V.eds. *Manual of Clinical Anesthesiology*. 2nd ed.Philadelphia，PA：Wolters Kluwer；2021：190-199和Walls RM，Murphy MF. *Manual of Emergency Airway Management*. 3rd ed.Philadelphia，PA.Lippincott Williams & Wilkins；2008：125-127

g. 气囊充气（见表13-2）。LMA充气适当，位置恰当时，一般在甲状软骨上方可见一光滑卵圆形的组织隆起。

h. 以胸廓抬起，呼气末CO_2确认充分通气。

i. 连接麻醉环路。如果需要，可以用胶带固定LMA。

j. **拔除LMA：** 如气囊未过度充气（气囊压力低于$60cmH_2O$）时，病人可以在全身麻醉苏醒期耐受LMA。当全身麻醉结束病人苏醒或气道保护性反射恢复时即可气囊放气、拔除LMA。

k. LMA同样适用于某些俯卧位手术病人。如果采用LMA，病人可在麻醉诱导前自行摆好俯卧位，头偏向一侧，头下垫枕或毯子，麻醉诱导后再置入LMA。

4. **第二代LMA：** 标准LMA包含套囊、活瓣、导气管和循环链接。第二代LMA拥有额外的功能装置可用于独特情况，很多第二代LMA加宽了内部导气管，具有嵌入式防止咬合阻塞功能。

a. 有各种型号和款式的插管型LMA可用于辅助气管插管，既可以盲探也可以在纤支镜协助下把气管导管通过LMA置入气管内。

b. 一次性air-Q型LMA和标准LMA样式相似，但是air-Q型LMA有一个较大的加强导管和一个可以移除的气道连接器，这样就可以经此LMA通过任何标准型号（ID8.5mm）的经凝胶水剂润滑过的气管导管。

c. Fastrach喉罩是可以反复使用的插管型LMA，包含可弯曲的表面覆有硅酮的不锈钢导管，15mm的末端连接器、套囊和一个会厌提升杆（图13-6）。不锈钢导管可供内径8mm的气管导管通过，其长度可保证气管导管的套囊越过声带。

d. 可弯曲加强型LMA，带有小的、金属丝加强的气道管，有利于气道内操作，而又不影响LMA的密封性。该LMA特别适用于头、颈部手术，普通型LMA可能有碍于术野显露。

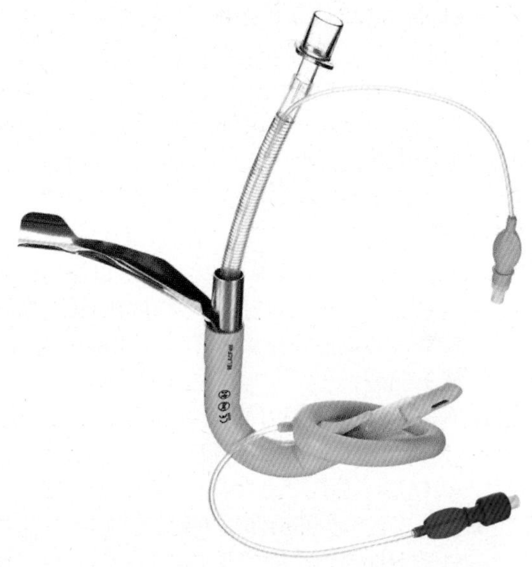

图 13-6　Fastrach 喉罩通气道外形

提供者 Teleflex Incorporated.Copyright©2021 Teleflex Incorporated

e. ProSealLMA 包括一个高压气囊和一种胃管，已成功用于有误吸风险病人实施腹腔镜手术。

f. LMA Gastro 带有一个大的通道，以允许内镜通过。

5. 副作用： LMA 最常见的副作用是咽痛，发生率在10%左右。主要原因是气囊充气过度。最主要的副作用是误吸，相比面罩通气和气管插管通气，LMA 通气误吸的发生率要高一些。舌神经、喉返神经和舌下神经损伤与 LMA 置入有关。LMA 使用时间应避免超过3h。

Ⅴ. 气管插管

A. 经口气管插管

1. 适应证： 有误吸风险、面罩通气困难和需要长时间控制通气的病人，都需要行气管插管。还有一些特定的外科手术也需要行气管插管，如头颈部、开胸或开腹的手术。

2. 插管技术： 通常使用喉镜实施气管插管，最常用的是 Macintosh 喉镜片和 Miller 喉镜片。

a. Macintosh喉镜片为弯型，将镜片尖端置入会厌谷（即舌根与会厌的喉面之间的空隙）（图13-7A）。它为口咽和喉咽提供良好的视野。因此为气管内插管提供了宽大的空间以便气管导管顺利通过，使会厌受伤减少。镜片的规格有1～4号，大多数成人需用3号镜片。

b. Miller喉镜片为直型，插入后其尖端位于会厌喉面的下方（图13-7B），挑起会厌以显露声带。直镜片使声门显露较好；但通过口咽和喉咽部路径较窄。其规格分为0～4号，大多数成人需用2号或3号镜片。

c. 有多种改良喉镜片可以挑起会厌直接显露声带（Mc Coy）或间接窥视声带（Siker和Trueview EVO）。

d. 病人应置于头部后仰位（鼻孔朝天位）。用垫或枕将病人枕部抬高并使头伸展。一般来说，这种体位能改善喉镜的视野。但是对某些病人，仅颈部伸展已足够满足气管插管和张口。颈部屈曲会使张口困难。

e. 左手在接近喉镜柄和镜片结合处持喉镜。用右手拇指和示指呈剪形运动支撑开口后，喉镜从病人右口角进入，避开门齿，同时把舌推向左侧。不应把唇挤压在镜片和牙齿之间。镜片沿中线进入直至看见会厌，然后抬起舌和咽的软组织，以显露声门。使用喉镜时应上提（图13-7B），而不是杠杆样使用（图13-7A），以防损伤上切牙或牙龈。

f. 一种经典的插管姿势，也就是所谓的屈曲-屈曲位置，如果常规体位不能看到声门时可尝试该种体位。这项技术即首先将喉镜片置入口腔，如上所述。然后，麻醉医师用右手或助手的帮助抬起头部，并由麻醉医师的腹部支撑，使颈椎下段和寰枢关节都呈屈曲位。然后上提起喉镜片，使所施加的力矢量与病人的身体平行。

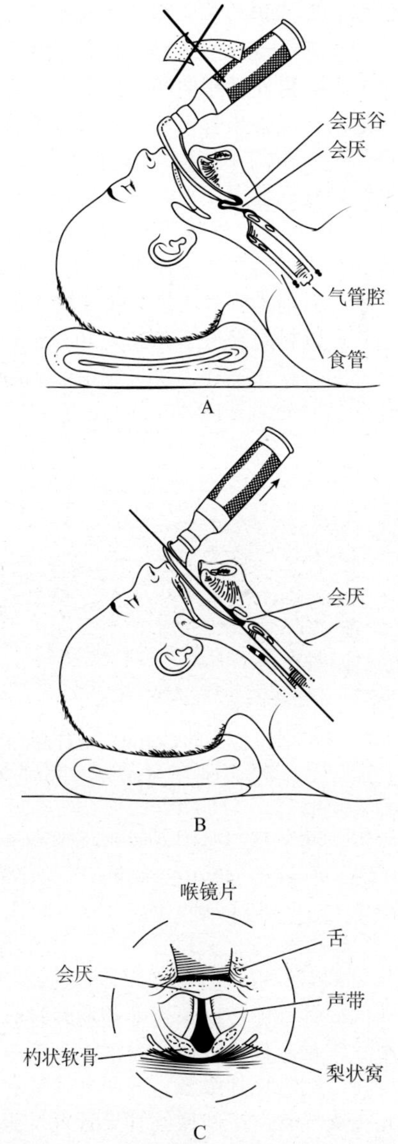

图 13-7　喉镜检查与气管内插管的解剖关系

A. 放置弯喉镜片；B. 放置直喉镜片；C. 置入弯喉镜片时显露的声门结构

g. 根据病人的年龄、体型及手术类型选择合适的气管导管型号。大多数女性适用内径7.0mm的导管，多数男性适用内径8.0mm的导管。用右手以执笔式持气管导管，从病人右口角通过口腔进入声门。若声门不能完全显露，需以会厌作标志，气管导管靠会厌正下方进入气管。在环状软骨和（或）甲状软骨外加压有助于显露声门。气管导管的套囊近端要置于声带下方。气管导管的标记显示导管前端到病人切牙（或唇）的距离。套囊充气量以封闭气道压在20～30cmH_2O为宜。声门打开的可视化描述，也可应用Cormack-Lehane记分系统记录（图13-8）。

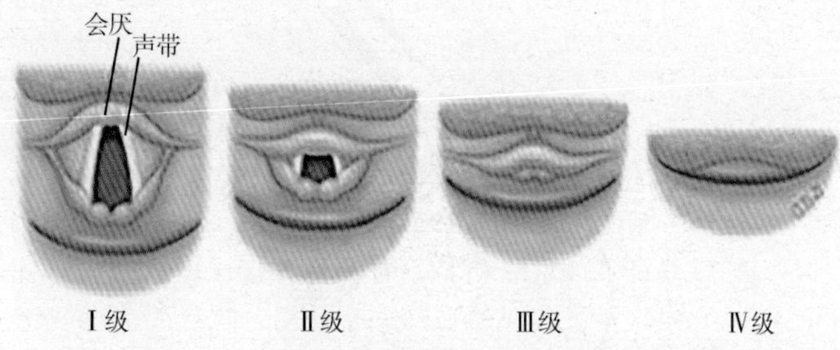

图13-8　直接喉镜检查的Cormack-Lehane分级

Ⅰ级：声门全视。Ⅱ级：声门部分可视。Ⅲ级：只见会厌。Ⅳ级：无法看到声门和会厌

经允许引自Orebaugh S，Snyder JV，Direct laryngoscopy and endotracheal intubation in adults. In：Post TW，ed. *UpToDate*. Accessed May12，2020.copyright©2020 UpToDate，Inc

h. 气管插管位置是否正确，通过监测呼气末CO_2或呼气混合气体，以及胃部和双肺野听诊确认。如果导管置入过深，通常会误入右侧主支气管。如仅在一侧听见呼吸音，表明气管导管已经插入单侧主支气管，应回撤气管导管直至能听见双侧呼吸音为止（外伤病人只能听见一侧呼吸音可能提示气胸）。在每侧腋窝上部听诊呼吸音，常可减少因对侧肺呼吸音传导而造成的判断失误。没有单一的完全准确的判定方法，一旦判断错误会产

生严重后果。其他的判断方法，如食管球状探头、支气管镜和放射学检查都很有必要。在确定充分氧合和通气之前，都要保持警惕，以免误入食管。

i. 用胶带固定好气管导管，胶带建议要超过骨结构上方的皮肤。

3. **经口气管插管的并发症：**包括唇、舌、牙齿、咽或气管黏膜的损伤。偶尔可发生杓状软骨脱位、声带或气管损伤。气管插管气囊的高压可导致气管黏膜缺血。理想情况下，气囊压力，用气囊充气阀上的压力计测量，应该在20～30cmH_2O。

B. 经鼻气管插管

1. **适应证：**经鼻气管插管并不常见，但是经口手术或者口腔颌面部手术的病人可能需要经鼻气管插管。与经口气管插管相比，用于经鼻气管插管的导管最大直径通常较小，气道阻力相应也较高。因为会增加气道阻力和鼻窦炎的风险，近年来在长时间的手术中很少应用经鼻气管插管。

2. **禁忌证：**颅底骨折特别是筛骨骨折、鼻骨骨折、鼻出血、鼻息肉、凝血疾病、计划全身应用抗凝治疗和（或）溶栓治疗（如急性心肌梗死病人），均是相对禁忌证。

3. **插管技术：**用棉签蘸用2%利多卡因与0.25%去氧肾上腺素混合液，进行鼻黏膜表面麻醉和血管收缩。若两侧鼻孔均通畅，选用右侧为佳。这是因为当插入右侧鼻孔时，气管导管的斜面正对平坦的鼻中隔，减少对鼻甲的损伤。下鼻甲妨碍插管通道，并限制了气管导管的型号。女性病人常用6.0～6.5mm的导管，男性病人常用7.0～7.5mm的导管。鼻导管通过鼻孔进入咽部，然后进入声门。插管时可以盲探进行，也可在喉镜或纤支镜直视下进行，还可以应用Magill钳协助。

4. **并发症：**与经口气管插管相似（见本章V.A.3.）。另外，也可能出现鼻出血、黏膜下剥离、肿大的扁桃腺和增殖体脱落。与经口气管插管相比，经鼻气管插管发生鼻窦炎和菌血症的概率增加。

C. **光纤喉镜插管**：易弯曲的纤维光学喉镜由玻璃纤维构成，许多光纤汇聚构成富有弹性的纤维束，传输光与图像。此纤维束很脆，过度弯曲可能引起光束材料损坏。操作径路可用于表面麻醉，也能提供吸引。纤支镜接近声门时，因为分泌物、血液或透镜的雾气会使视野模糊，视野常受到限制。把纤支镜前端浸入热水中，有助于防止雾气。

1. **标准设施**：经口或经鼻纤支镜气管插管的标准设施包括牙垫或Ovassapian导气管、表面麻醉药和血管收缩药、吸引装置和带有光源的无菌纤支镜。

2. **适应证**

   a. 易弯曲的纤维喉镜可用于对清醒或麻醉病人检查气道和气管插管，亦可用于经口和经鼻气管插管。对估计气管插管困难的病人光纤喉镜插管应作为首选而不是最后的手段。

   b. 对已知或可疑颈椎疾病、头和颈部肿物的病人及病态肥胖或有通气困难或气管插管困难既往史者，推荐首选应用纤支镜。

3. **操作技术**：将涂有润滑剂的纤支镜套在气管导管上，吸引管或供氧管与相应的工作接口连接，一只手把持住控制杆，另一只手操纵纤支镜前进。吸引端使用氧气有助于吹走阻挡视野的分泌物。Ovassapian导气管有助于提高病人对经口纤支镜操作的耐受性。在行进中，保持纤支镜在中线位很重要，以防进入梨状窝。当纤支镜在下咽部并朝向会厌时，应将纤支镜前端调向前位，如黏膜或分泌物有碍视野，应退回或抽出纤支镜，以清洗镜头，然后沿会厌重新插入。当镜头进至会厌下，可见声带。镜头以自然位向前推进，直至可见气管环。稳定住纤支镜，将导管向前推进，越过纤支镜即可进入气管。如前进有阻力，需将导管逆时针旋转90°，以避开前部接合处的阻力，使导管通过声带。撤出纤支镜前应看见气管隆突，以确认气管导管位置正确。

D. **其他插管技术及设施**

1. **可视喉镜**：有许多特别设计的喉镜，它们包含一个小型摄像机，可以进一步完善在视频屏幕上间接显示声带。这些喉镜包括可重复使用系统，可重复使用套件和一次性使用系统之间必须消毒，一次性使用系统包括一个塑料套管，可以套在使用后丢弃的视频棒上。一些系统由喉镜和单独的屏幕组成，而另一些则由一个镜片和一个安装在手柄底部的小屏幕组成。这些小型便携式系统，可能更适合手术室以外区域使用。如果使用得当，所有这些系统几乎使100%的病人实现声带可视化。尽管具有最佳的可视声带视野，但ETT向前行时仍然存在困难。

a. 由于喉镜在口咽部所占的空间比传统的镜片大，ETT向前进入会出现困难。一个技巧是先推进喉镜以获得声门视图，再部分收回喉镜以允许ETT进入口咽。然后将喉镜和气管导管平行推进，观察气管导管穿过声带的情况。

b. 即使在声门可视的情况下，仍然有ETT通过声带发生显著操作困难问题，此时采用一弹性胶质探条（见后续描述）可能更容易通过声带。然后将气管导管穿过此探条，在可视喉镜直视下进入声门。

c. 不同型号的可视喉镜都略有不同。熟练使用一种并不能保证熟练使用所有类型喉镜。对择期手术病人气管插管建议应用掌握熟练的可视喉镜。

2. 弹性胶质探条： 长约60cm，15F，有一定硬度，其远端为细长的“J”形角度，类似于其他中空、坚固的插管器。当直接喉镜气管插管困难时，可帮助气管插管。在直接喉镜指引下，探条置于会厌下，其末端前方朝向声门开口。当探条进入气管后，接触到气管环，会感觉到明显的“咔哒”声。然后将气管导管穿过探条，导管进入位置判断如前所述（见本章Ⅴ.A.2.h.）。同样探条也可用于更换气管导管。

3. 灯杖： 由可伸展、光导的细探条构成。可将经口气管导管套在灯杖上，盲探插入气管。气管插管时，手术室灯光可调暗，灯杖和气管导管沿舌的弯度前进。如亮点在颈部外侧表明导管前端进入梨状窝；如亮点减弱，表明导管进入食管。当导管准确进入气管时，亮点在颈部正中部位，此时如同标准管芯一样将导管沿探条滑入气管内。

4. 逆行插管技术： 当应用上述方法不成功时，可采用逆行插管技术。这种气管插管技术用于意识清醒、气道维持稳定的病人。其操作方法：确认环甲膜，用18号静脉穿刺导管针在环甲膜中线穿刺，将长80cm、直径0.6mm的导丝插入，从头的方向引出。在喉镜窥视下，拉出导丝。将气管导管套在导丝上，并引导其经声门进入气管。

Ⅵ. 困难气道与气道急救技术

A. 困难气道：2013年美国麻醉医师协会（ASA）重新修订的困难气道处理规则见图13-9。熟知该规则对麻醉医师具有决定性作用。自1993年采用该规则以来，在麻醉诱导过程中，与气道处理相关的死亡率和脑死亡病例有显著下降。

1. **困难气道**分为可认知困难气道与非认知困难气道，后者对麻醉医师存在很大挑战。
2. ASA确认应用常规喉镜气管插管三次失败和（或）应用常规喉镜气管插管10min以上失败者为困难气道病人。还有学者建议，对困难气道判断更合适的方法应为应用常规喉镜经“最佳尝试”后气管插管失败。“最佳尝试”包括有经验的喉镜检查专家、无明显的对抗性肌肉紧张、最佳气管插管体位、外部喉辅助操作、更换喉镜片型号一次和更换不同长度喉镜片一次。
3. 值得特别提及的是，为避免已知的、可预期的困难气道，可以采用区域麻醉。虽然困难气道处理规则说明可选择区域麻醉，但是应随时警惕区域麻醉可能失败，或病人由于某些原因需要立即改行全身麻醉的可能性。对于已知气道处理困难的病人，如果手术不能较快结束（假如发生阻滞失败或不全）或存在可能危及病人气道的情况，则不能选择区域麻醉。
4. 根据2013ASA困难气道处理规则，声门上通气设备或LMA为重要的气道处理方法。

ASA 美国麻醉医师协会

困难气道处理原则

1. 评估处理基本问题的可能性和临床影响
   A. 通气困难
   B. 插管困难
   C. 病人合作或应答困难导致操作困难
   D. 气管造口困难
2. 困难气道处理过程中要积极寻求供给氧气的机会
3. 考虑基本处理选择优点和可行性：

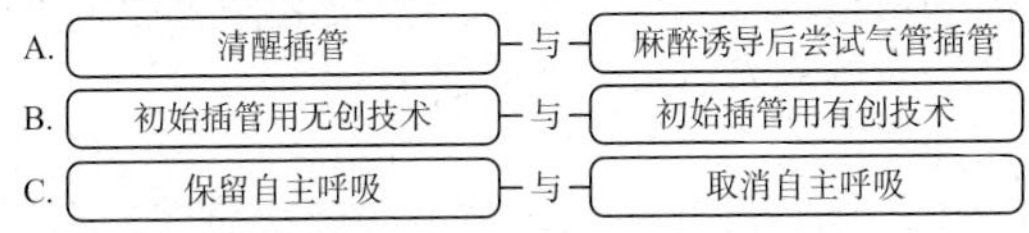

4. 制订主要策略与替代策略

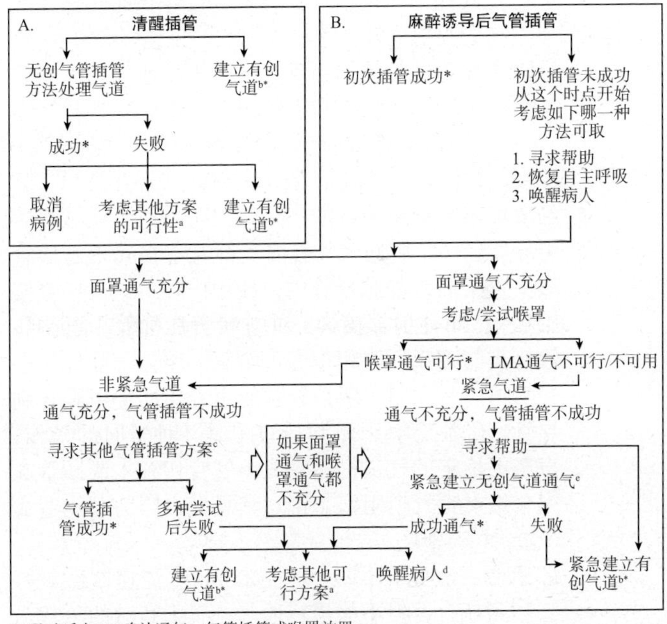

* 通过呼出CO_2确认通气、气管插管或喉罩放置

a. 其他选择包括（但不限于）：在面罩麻醉或喉罩麻醉下手术、在局部浸润麻醉或区域麻醉下手术。对这些选择的随访通常提示面罩通气并不困难。因此，如果在规则中，这一步通过紧急途径完成，这些选择的应用将受限。

b. 有创气道建立包括外科或经皮气管造口术或环甲膜穿刺术

c. 对插管困难的无创选择处理包括（但不限于）：使用不同的喉镜片；使用喉罩作为插管通路（用或不用纤维光学镜引导）；纤维光学镜插管；管芯或导管交换器；灯杖；逆行插管；经口或鼻盲探插管

d. 考虑重新准备清醒插管或取消手术

e. 对紧急无创气道通气的选择包括（但不限于）：硬支气管镜、食管-气管联合导管通气或经气管喷射通气

图 13-9　ASA 困难气道处理规则

经允许引自 ASA：Practice guidelines for management of the difficult airway：an updated report by the American Society of Anesthesiologists Task Force on Management of the Difficult Airway. *Anesthesiology* 2003；98：1269-1277. Copyright© 2003 American Society of Anesthesiologists，Inc.

a. 非紧急情况

（1）适用于麻醉诱导后不能气管插管但可行面罩通气的病人；也可用于清醒气管插管失败的情况下（仅限于全身麻醉和面罩通气不会有问题的病人）。

（2）可行面罩通气但不能用传统喉镜进行气管插管的病人。

b. 紧急情况

（1）用于气管插管失败且不能维持通气的病人。其他选择包括食管气管联合导管通气和经气管喷射通气。

（2）作为气管插管困难且不能维持通气病人的插管通路（当声门上气道显露不足，本身又需要气管插管的病人）

B. 气道急救技术

1. **经皮环甲膜针刺造口术**：是用14号静脉导管或7.5F引导器经环甲膜插入气管内。将内径3mm气管导管接头直接插入静脉导管内，或用内径7.0mm导管接头插入3ml注射器筒内，并连接静脉导管，再将导管接头与呼吸环路相连即可给氧。因为静脉导管很容易扭曲和梗阻，所以推荐使用专用的环甲膜穿刺导管。经皮穿刺环甲膜造口术是一种暂时的操作，直至更稳定的气道构建完成（气管切开术或插管）。完全性上呼气道阻塞是绝对禁忌证，因为可能造成严重的气压伤。

a. **氧合**：经此导管以10～12L/min气流速度供氧可达到氧合，但不能进行通气，属于暂时的急救措施。因为可导致严重的气压伤，对上呼吸道完全梗阻的病例绝对禁忌。

b. **通气**：向通氧阀加压1s，并使被动呼气时间维持2～3s可达到一些通气。

c. **避免脱管**：穿刺成功后，穿刺导管务必仔细并牢固固定于适当位置。一旦导管脱出，将危及生命。

d. **并发症**：包括气压伤、气胸、颈和前胸部皮下气肿、气道丧失及死亡。

2. **硬支气管镜**：外科医师和胸科介入医师，在由气管异物、外伤性破裂、气道狭窄或纵隔肿块引起的呼吸道部分梗阻时，可能需要硬支气管镜支持呼吸。插入硬支气管镜通常需要在全身麻醉下进行。需要准备多种型号的支气管镜（包括小儿型号）（见第27章）。

3. **环甲膜切开术**：是缓解严重上呼吸道梗阻的一种快速而有效的方法。使颈部伸展，在环甲膜中线处做小切口。用手术刀柄或Kelley钳分开组织，插入气管造口导管或气管导管。另一种选择是，用穿刺套件包即Seldinger经皮环甲膜穿刺术。用一根套管针穿过环甲膜，将一根导丝穿过该针推进，然后，将联合组织扩张器-气道导管通过导线推进气管内，将扩张器移除，气道导管留在气管内。

4. **气管造口术**：对气道处理特别困难的病人，可在麻醉诱导前，局部麻醉下行气管造口术。

   a. **操作技术**：在仔细解剖血管、神经及甲状腺峡部后，通常在第3或第4气管软骨环处做气管切口。也可用改良的Seldinger技术，行经皮扩张的气管造口术。

   b. **并发症**包括出血、假道和气胸。

Ⅶ. 特殊问题

A. 快速顺序诱导

1. **适应证**：有误吸风险病人，包括已进食的病人（饱胃）、孕妇、肠梗阻病人、病态肥胖或症状性反流的病人。

2. **操作技术**

   a. **快速顺序诱导的必需用品**

   （1）功能良好的扁桃体样尖端的吸引器（Yankauer型）。

   （2）几种不同规格的喉镜片（Macintosh和Miller型）。

   （3）有管芯的气管导管和另准备一根比常用导管小的备用导管。

   （4）可实施环状软骨有效压迫的一名助手。

   b. 用高流量纯氧予病人预充氧3～5min（去氮法）。时间紧迫时，4次肺活量呼吸纯氧也可达到几乎同样的目的。预充氧时也可将病人置于头高足低位（反Trengelenburg位），这样可以推迟病人呼吸暂停造成的乏氧发作时间。

c. 颈部伸展可以使气管直接在食管前部。静脉注射麻醉诱导药（如丙泊酚或氯胺酮）后，随即给予琥珀胆碱（1～1.5mg/kg，静脉注射）。琥珀胆碱禁忌时，推荐使用大剂量的非去极化肌松药或者瑞芬太尼（3～5μg/kg）。助手用示指紧压环状软骨，向下向矢状面施压，可有效压迫和阻塞食管（Sellick手法）。此手法可减少胃内容物被动反流进入咽部的风险，并能使声门向后移位使之进入较好的视野。此方法禁用于主动呕吐的病人，因为压力较高可引起食管损伤。值得注意的是，由于有证据表明环状肌加压可能降低食管下括约肌张力，损害声门视野，实际上，此法减少误吸方面的益处尚不明确，因此环状软骨压迫的使用存在显著争议。无论如何，在快速序列诱导中环状软骨加压仍然是麻醉实践中的标准操作。

d. 不要试图用面罩做人工通气。直到气管插管成功后，才可解除环状软骨压迫。

e. 气管插管通常在30s内能够完成。若尝试插管未成功，在随后的插管和应用面罩通气过程中，都应继续压迫环状软骨。

B. 清醒插管

1. 适应证： 当有下列情况时应考虑清醒经口或经鼻气管插管。

a. 有误吸风险的病人预计气管插管困难。

b. 不能确定麻醉诱导后能否使肺通气或能否气管插管（如病态肥胖病人）。

c. 在气管插管或摆放体位后需要评估神经系统功能。

2. 操作技术

a. 实施清醒插管，先用4%利多卡因液含漱后，再用利多卡因喷雾或雾化吸入，以减少上呼吸道感觉。

（1）**行喉上神经阻滞**，可使声门上结构麻醉。将25号针自舌骨大角前方，刺入甲状舌骨膜。回吸无血后，将2%利多卡因2ml分别注入两侧。

(2) **将局麻药经喉注入气管内**，可使声门和上呼吸道麻醉。用25号针在中线行环甲膜穿刺，回抽有空气，确认在气管腔内后，注入2%利多卡因2ml，拔出针头。局麻药注入时，病人会呛咳，这有助于局麻药扩散。对饱胃病人，或颈部粗大难以触及环甲膜的病人，这种阻滞会增加误吸的风险。

(3) 清醒插管时，**舌咽神经阻滞**可能有助于减少胃痉挛。将舌扫向另一侧，用一根25号长针在扁桃体前柱底部外侧0.5cm深处注射2ml 2%利多卡因。

b. 清醒时可经口用**喉镜检查气道**。除上述神经阻滞外，还可用镇静药，如咪达唑仑、丙泊酚和芬太尼。

c. 在充分表面麻醉和气道局部阻滞后，可行**清醒（盲探）经鼻气管插管**。

(1) 逐渐增加镇静药的剂量是有用的辅助措施。

(2) 用涂有润滑剂的气管导管，轻轻地将导管送入鼻咽腔。

(3) 当导管插向声门时，能听到深而响的呼吸音。加大头后仰体位有助于气管插管。导管通常在吸气相进入气管。

(4) 气管插管成功的标志为病人不能发声、通气时可听到呼吸音和通过导管可观察到湿化气，并在二氧化碳监测仪上显示二氧化碳波形。

3. 并发症同本章Ⅴ.A.3.的论述。

C. 气管导管的更换：偶尔，因气管导管套囊漏气或部分阻塞，对有气道处理困难的病人必须更换气管导管。

1. 吸引口咽部分泌物，并用纯氧进行肺通气。

2. 气管导管交换器是一种特殊的管芯，通过气管导管置入气管的远端。插入的深度需要谨慎测定。一人握住导管交换器，确保不会置入气道过深，另一人将原导管沿管芯拔出，将新气管导管通过此管芯插进气管。如果交换器进入了远端气道或者新导管不能顺利通过管芯插入可疑发生气胸风险。

3. 纤支镜也可用于重新气管插管。将气管导管套在纤支镜上，纤支镜前端沿着原气管导管一侧进入气管，将原导管气囊放气，纤支镜进入，确认气管环以证实位置，拔出原导管（气管导管交换器可保留在原位）。按本章Ⅴ.C.描述的方法插入新导管。该方法的优点是可直视气管，如果气管导管通过困难时，可以经纤支镜工作端口为病人进行供氧。

4. **安特里插管导管**类似于气管导管交换器，但它有一个较大的通道，允许它在可弯曲的支气管镜上滑动。它还有一个更小的通道，可以让麻醉医师在换管时向病人输送氧气。

（赵芸慧 译　江晓菁 审校）

推荐阅读文献

Adnet F, Baillard C, Borron SW, et al. Randomized study comparing the "sniffing position" with simple head extension for laryngoscopic view in elective surgery patients. *Anesthesiology*. 2001;95:836-841.

Apfelbaum JL, Hagberg CA, Caplan RA; American Society of Anesthesiologists Task Force on Management of the Difficult Airway. Practice guidelines for management of the difficult airway: an updated report by the American Society of Anesthesiologists Task Force on Management of the Difficult Airway. *Anesthesiology*. 2013;118:251-270.

Biro P. Difficult intubation in pregnancy. *Curr Opin Anesthesiol*. 2011;24:249-254.

Detsky ME, Jivraj N, Adhikari NK, et al. Will this patient be difficult to intubate? The rational clinical examination systematic review. *J Am Med Assoc*. 2019;321:493-503.

Hurford WE. Nasotracheal intubation. *Respir Care*. 1999;44:643-649.

Joffe AM, Aziz MF, Posner KL, Duggan LV, Mincer SL, Domino KB. Management of difficult tracheal intubation: a closed claims analysis. *Anesthesiology*. 2019;131(4):818-829.

Kheterpal S, Han R, Tremper KK, et al. Incidence and predictors of difficult and impossible mask ventilation. *Anesthesiology*. 2006;105:885-891.

Kheterpal S, Healy D, Aziz MF, et al. Incidence, predictors, and outcome of difficult mask ventilation combined with difficult laryngoscopy. *Anesthesiology*. 2013;119:1360-1369.

Lewis SR, Butler AR, Parker J, et al. Videolaryngoscopy versus direct laryngoscopy for adult patients requiring tracheal intubation: a Cochrane Systemic Review. *Br J Anaesth*. 2017;119:369-383.

Riad W, Vaez MN, Raveendran R, et al. Neck circumference as a predictor of difficult intubation and difficult mask ventilation in morbidly obese patients: a prospective observational study. *Eur J Anaesthesiol*. 2016;33:244-249.

Samsoon GLT, Young JRB. Difficult tracheal intubation: a retrospective study. *Anaesthesia*. 1987;42:490-497.

Sellick B. Cricoid pressure to control regurgitation of stomach contents during induction of anesthesia. *Lancet*. 1961;2:404-406.

第 14 章 神经肌肉阻滞

Balakrishna A，Vanneman MW

神经肌肉阻滞药物（neuromuscular-blocking drug，NMBD） 的基本药理作用是通过与**神经肌肉接头（neuromuscular junction，NMJ）**处的**乙酰胆碱受体（nicotinic acetylcholine receptor，AChR）**相互作用阻断突触信号传导。

Ⅰ. 神经肌肉接头

A. 神经肌肉接头（图 14-1）是位于周围神经系统的化学突触。神经肌肉接头由突触前神经元末梢和突触后肌细胞（运动终板）组成，在突触前神经元末梢中乙酰胆碱储存于一种特殊的细胞器——突触囊泡。

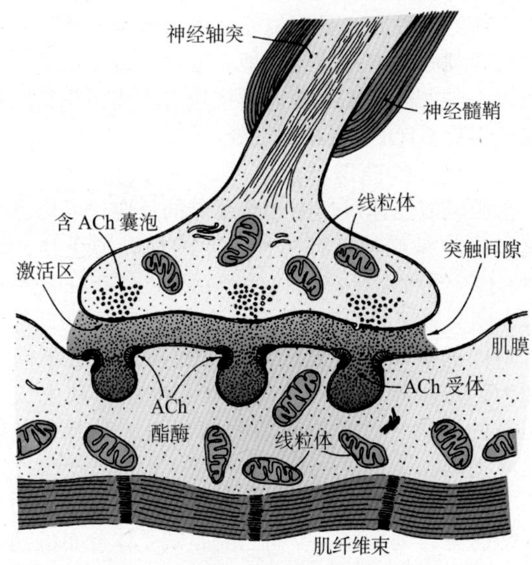

图 14-1　神经肌肉接头

B. **电压依赖型钙通道**在神经细胞产生动作电位时开放，钙离子快速内流至神经末梢，使细胞内钙浓度增加，导致突触囊泡与细胞浆膜的融合，释放储存的乙酰胆碱。乙酰胆碱弥散通过突触间隙，两个乙酰胆碱分子与一个乙酰胆碱受体结合。

C. **接头后的乙酰胆碱受体**是一种糖蛋白，由5个亚单位组成（两个α和β、δ、ε各一个），其中两个α亚单位是乙酰胆碱和神经肌肉阻滞药物的结合位点。与两个乙酰胆碱分子结合后，乙酰胆碱受体的构象改变（激活），以允许钙和钠流入肌细胞，细胞膜除极后细胞收缩。细胞膜去极化后，钠和钙停止内流，钾开始外流，复极也随之发生。此时，乙酰胆碱受体失活。释放的乙酰胆碱数量和突触后乙酰胆碱受体的数目远多于肌肉收缩需要的数量，此即神经肌肉传递的"安全因素"，在某些病理条件下起关键性的作用。触发去极化后，乙酰胆碱弥散入突触间隙，被**乙酰胆碱酯酶（AChE）**快速水解（15ms内）成胆碱和乙酸。胆碱随后在运动神经末梢重新循环合成新的乙酰胆碱。

D. **接头前的乙酰胆碱受体**位于突触前神经末梢，其作用是高频刺激时增强神经末梢去极化，增加乙酰胆碱的释放。非去极化NMBD能拮抗这些受体，是其使四个成串刺激（TOF）衰减的机制。

Ⅱ. 神经肌肉接头的药理特点

A. 根据**胆碱能受体**对**烟碱**和**毒蕈碱**的反应，可以分为烟碱和毒蕈碱受体，有两种主要的烟碱型受体，肌型（位于神经肌肉接头）和神经元型（分布在自主神经节，副交感神经的末端、中枢神经系统）。胆碱能受体有不同的亚单位组成，大多数药物与其有不同的亲和力，产生不同的效应。仅有乙酰胆碱和生成乙酰胆碱的药物（乙酰胆碱酯酶抑制剂）对所有受体都是激动剂。

B. 调节神经肌肉接头的乙酰胆碱受体分布和密度的信号系统已有详细描述。影响乙酰胆碱受体分布的病理情况在临床很常见。例如，去神经化、废用时间过长、机械通气时间过长会减少神经肌肉接头的乙酰胆碱受体密度，而接头外的肌膜表面乙酰胆碱受体增生。乙酰胆碱受体的上调增加了乙酰胆碱和琥珀胆碱等激动剂的敏感性，但降低了竞争性拮抗剂如非去极化

NMBD的敏感性。在乙酰胆碱受体下调时，拮抗剂敏感性增加，激动剂敏感性下降。这种情况在神经肌肉接头暴露于过多的乙酰胆碱时出现（如长期使用乙酰胆碱酯酶抑制剂）。

C. 根据作用时间，NMBD可分为超短效（＜10min，琥珀胆碱）、短效［＜20min，米库氯铵（美国未上市）］、中效［45～60min，阿曲库铵、顺阿曲库铵、罗库溴铵（剂量0.6mg/kg）和维库溴铵］和长效（＞1h，泮库溴铵，剂量＞0.9mg/kg的罗库溴铵）。根据化学结构，非去极化NMBD可分为氨基甾类衍生物（如泮库溴铵、罗库溴铵和维库溴铵）和苄异喹啉类（如阿曲库铵、顺阿曲库铵和米库氯铵）。NMBD在起效和作用时间、代谢、副作用及与其他药物相互作用等方面存在很大差异（表14-1，表14-2）。

Ⅲ. 神经肌肉阻滞

A. 去极化阻滞

琥珀胆碱（SCh）是唯一的去极化NMBD，由两个乙酰胆碱分子通过乙酰基连接起来，琥珀胆碱结合于烟碱型乙酰胆碱受体的α亚基引起突触后膜的去极化。琥珀胆碱的降解比乙酰胆碱慢，终板持续去极化使钠通道失活，从而不能对随后的乙酰胆碱刺激产生反应。诱导剂量的琥珀胆碱起效迅速（约1min），短暂激动（即肌颤）后，是4～6min的骨骼肌麻痹。这些特点使琥珀胆碱常用于快速气管插管。

1. 琥珀胆碱与乙酰胆碱受体分离后，其作用消退，并由**血浆胆碱酯酶**（产生于肝，也称作假性胆碱酯酶）快速水解为琥珀酰单胆碱，然后，慢速水解为琥珀酸和胆碱。与乙酰胆碱酯酶不同，在突触间隙不存在假性胆碱酯酶。然而，乙酰胆碱酯酶抑制剂对两种酶都有不同程度的抑制。

2. **琥珀胆碱**的副作用与它对烟碱和毒蕈碱受体的激动剂效应有关。

    a. **肌痛**：尤其是腹部、背部和颈部的肌肉，主要是由于肌肉颤动，在女性和年轻病人小手术后更常见。

表 14-1 各种 NMBD 的药理比较[a]

药物	ED_{95}（mg/kg）[b]	插管剂量（mg/kg）[c]	插管时间（min）[d]	25%恢复时间（min）[e]	输注速度［μg/（kg·min）］[f]	消除
去极化药物						
琥珀胆碱	0.25	1～1.5	1	4～6	60～100	血浆胆碱酯酶
非去极化药物						
阿曲库铵	0.25	0.4～0.6	2～3	20～35	4～12	酯水解、霍夫曼消除
顺阿曲库铵	0.05	0.15～0.20	2～3	40～60	1～3	霍夫曼消除
米库氯铵	0.08	0.15～0.25	2～3	15～25	3～15	血浆胆碱酯酶
泮库溴铵	0.06	0.06～0.10	3～4	60～100		肾（70%～80%），胆汁和肝（20%～30%）
罗库溴铵	0.3	0.6～1.2	1.0～1.5	30～150	4～12	主要经肝
维库溴铵	0.05	0.08～0.12	2～3	25～40	0.8～2	胆汁和肝（70%～90%）、肾（10%～30%）

a. 对肌松药的反应存在较大变异性，尤其极端年龄和危重病人。因此，所有病人均应按书中介绍进行密切监测。表中推荐的剂量是成年病人推荐静脉剂量。

b. 肌松药 ED_{95} 剂量在氧化亚氮-阿片类药物复合麻醉时可以为外科提供足够肌松。

c. 习惯插管剂量，但并非等效。吸入麻醉可加强神经肌肉阻滞。

d. 此为习惯用量下的插管时间，可因麻醉深浅显著改变。使用非去极化药物快速诱导时，在给全量前3～5min给预注剂量可缩短起效时间。

e. 当TOF达到2～3时给予单次维持剂量，常为首次剂量的20%～25%。

f. 首次负荷剂量后有早期自主恢复的证据时，才可开始持续输注。

表 14-2　NMBD 的心血管副作用

药物	组胺释放[a]	神经节效应	解迷走活性	交感刺激
阿曲库铵	+	0	0	0
顺阿曲库铵	0	0	0	0
米库溴铵	+	0	0	0
泮库溴铵	0	0	++	++
罗库溴铵	0	0	+	0
琥珀胆碱	+/–	+	0	0
维库溴铵	0	0	0	0

a. 组胺释放有剂量和速度依赖性，如果减慢注射速度，影响会减小。

b. **心律失常：**琥珀胆碱对心肌没有直接的作用，然而在成年病人，刺激神经节常导致心率增快和血压升高。琥珀胆碱可刺激窦房结的毒蕈碱受体，导致窦性心动过缓、结性心律，甚至儿童首剂和成人短时间内重复给药（如 5min）会导致心脏停搏。在给予琥珀胆碱之前，预先静脉注射阿托品可减少缓慢性心律失常的发生。

c. **血清钾离子浓度升高：**琥珀胆碱去极化增加跨膜离子流，通常会使血清钾离子浓度升高 0.5～1.0mmol/L。然而，在严重烧伤和大面积组织损伤、骨骼肌广泛去神经化或上位运动神经元疾病病人，可能发生威胁生命的**高钾血症**和心血管衰竭。这种作用与接头外乙酰胆碱受体增加或肌膜损伤及应激时钾离子大量释放有关。烧伤病人最危险的时间是烧伤后 2 周至 6 个月。因此建议在烧伤后 24h 至 2 年时间内避免使用琥珀胆碱。有肾衰竭的病人，如果没有高钾血症，可以安全使用。

d. 给予琥珀胆碱 2～4min 时，可发生一过性**眼内压升高**，5～10mmHg，其升高的机制尚不清楚。但是开放性眼损伤病人，仍可以应用琥珀胆碱行快速序贯诱导（见第 26 章）。

e. 胃部肌肉的颤动导致**胃内压升高**。胃内压与食管下端括约肌（LES）间的压差与误吸风险相关。有限的人体研究表明，LES 张力的升高大于胃内压的升高。没有临床证据表明，琥珀胆碱用于快速序贯诱导会增加误吸的风险。

f. 颅内压增加：其临床意义尚不清楚。尚无报道使用琥珀胆碱会导致脑疝。

g. 恶性高热病史（MH）是琥珀胆碱的绝对禁忌证。一定程度的咀嚼肌痉挛，可能是对琥珀胆碱的正常反应，但严重的颌部僵硬会增加暴发性恶性高热发作的风险。使用琥珀胆碱后发生全身肌肉僵硬、心动过速、呼吸过快和体温过高，应提示临床医生可能发生恶性高热。

h. 给予琥珀胆碱前2～4min，**预注亚肌松剂量非去极化NMBD**（如顺阿曲库铵1mg或罗库溴铵3mg静脉注射），可以消除肉眼可见的肌肉颤动，但对减少上述副作用并非都有效果。此外，清醒病人，用非去极化NMBD预处理，可能发生复视、无力或呼吸停止。采用预处理后快速序贯诱导时，要加大静脉注射琥珀胆碱剂量至1.5mg/kg。

3. Ⅰ相阻滞：琥珀胆碱引起的神经肌肉阻滞可分为两个阶段。如上所述，Ⅰ相阻滞（图14-2）通常由琥珀胆碱引起，其特点如下。

a. 短暂肌颤搐后松弛。

b. 对强直刺激或TOF无衰减反应（见本章Ⅳ.C.）。

c. 无强直后增强（PTP，见本章Ⅳ.C.）。

d. 乙酰胆碱酯酶抑制剂增强阻滞，而非逆转阻滞。

4. Ⅱ相阻滞：大多因多次重复注射或持续输注琥珀胆碱剂量超过3～5mg/kg时发生。Ⅱ相阻滞继发于通道反复开放，使电解质失衡和突触膜脱敏，进而导致去极化。Ⅱ相阻滞有非去极化阻滞的某些特征。

a. 强直或TOF刺激后有衰减（见本章Ⅳ.C.）。

b. 出现PTP现象（见本章Ⅳ.C.）。

c. 快速抗药反应（需增加剂量以达到相同的神经肌肉阻滞深度）。

d. 恢复延迟。

e. 可由乙酰胆碱酯酶抑制剂部分或完全拮抗。

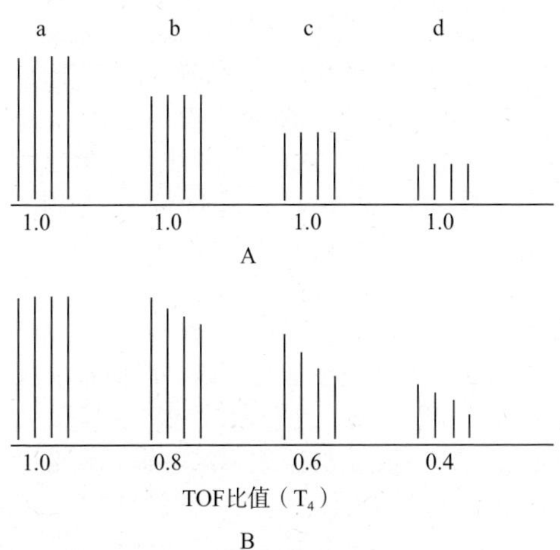

图 14-2　应用去极化（A）和非去极化（B）肌松药后 TOF

a 为使用肌松药前对照值，b～d 为给药后反应。应用去极化肌松药后 TOF 无衰减，而应用非去极化肌松药后 TOF 呈进行性衰减

5. 引起琥珀胆碱**阻滞时间延长的**原因包括血浆胆碱酯酶浓度下降、药物引起的胆碱酯酶活性抑制或遗传性酶异常。

a. 血浆胆碱酯酶水平下降见于严重肝肾疾病、饥饿、癌症、甲状腺功能减退、烧伤、失代偿性心力衰竭、妊娠最后3个月和产后几天，以及放射治疗后。

b. 血浆胆碱酯酶抑制发生于使用有机磷化合物（如碘乙磷硫胆碱滴眼液和杀虫剂）和其他抑制胆碱酯酶的药物（如新斯的明、溴吡斯的明和多奈哌齐），以及化疗药物（如环磷酰胺和氮芥）、口服避孕药、糖皮质激素、艾司洛尔和单胺氧化酶抑制剂。在血液透析时血浆胆碱酯酶水平通常不受影响。

c. 血浆胆碱酯酶遗传基因变异有下述几种：正常（N）、非典型（A）、抗氟化物型（F）和沉默型（S）。纯合非典型胆碱酯酶（A-A，发生率0.04%），应用常规剂量琥珀胆碱后即可引起骨骼肌麻痹时间延长（2～3h）和呼吸功能不全，而杂合非典型胆碱酯酶（N-A，发生率4%）仅有轻度延长作用。

d. 实验室使用地布卡因指数来分析血浆胆碱酯酶异常程度。通常情况下，局部麻醉药地布卡因抑制80%的血浆胆碱酯酶活性（地布卡因指数80），A-A型仅有20%胆碱酯酶活性被抑制（地布卡因指数20）。在N-A型，地布卡因指数为30～65。氟化物指数为0～60。N-F型个体（发生率为0.005%）使用琥珀胆碱麻痹时间轻度延长，地布卡因指数正常，氟化物指数减少。杂合沉默N-S型（发生率0.005%）有轻度延长效应，但地布卡因指数和氟化物指数正常。纯合子F-F和S-S罕见。

e. 给予单次剂量的琥珀胆碱后病人如果出现阻滞延长，则需要镇静和持续气管插管，直至肌松恢复。此时的神经肌肉阻滞与非去极化NMBD产生的阻滞相似。一旦观察到TOF衰退，就可以给予新斯的明/格隆溴铵逆转。应行血液化验以确定血浆总胆碱酯酶、地布卡因和氟化物的含量。

B. 非去极化阻滞： 是由乙酰胆碱的可逆性竞争性拮抗药作用于乙酰胆碱受体的α亚单位产生。

1. 它有以下特点（图14-2，图14-3）：

a. 没有肌束颤动。

b. 强直和TOF刺激后衰减（见本章Ⅳ.C.）。

c. PTP现象（见本章Ⅳ.C.）。

d. 去极化阻滞的拮抗。

e. 阻滞效应被其他非去极化NMBD和吸入麻醉药所增强。

f. 由乙酰胆碱酯酶抑制药逆转

2. 常用的非去极化NMBD的**临床药理特性**见表14-1。联合使用氨基甾醇类和苄异喹啉类非去极化NMBD时会有协同作用。相似结构的NMBD联合使用时有相加作用。

3. 顺阿曲库铵： 是一种中效的苄异喹啉类NMBD（阿曲库铵和米库溴铵同属苄异喹啉类，见表14-1）。由于其高摩尔效价导致其起效相对缓慢（见罗库溴铵部分）。顺阿曲库铵主要经霍夫曼消除，它的作用时间与肝肾功能无关。由于依赖血浆酶活性，其作用时间受体温和pH的影响。体温降低，其作用时间延长；体温升高，其作用时间缩短。

4. 维库溴铵：是一种亲脂性氨基甾体类NMBD，容易被肝吸收，排泄进入胆汁。代谢产物之一，3-去乙酰维库溴铵，也有神经肌肉阻滞效应（其效能约为维库溴铵的50%～70%），并经肾排除。老年人、肝病和肾衰竭的病人清除率下降、清除半衰期延长，维库溴铵作用时间延长。维库溴铵对心率和血压无明显影响，但它能抑制组胺*N*-甲基转移酶，可能增强某些药物如吗啡和万古霉素的组胺释放效应如面色潮红、低血压等。

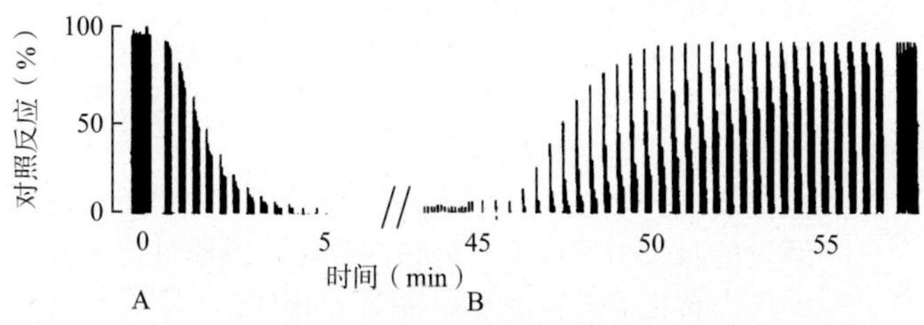

图14-3　A：应用非去极化肌松药后对重复TOF刺激的肌电图反应。每个柱体由四个单独的颤搐反应组成。TOF逐渐衰减直至只剩下一个颤搐反应（约90%阻滞）。B：注射阿托品和新斯的明进行逆转45min后，TOF反应逐渐恢复，衰减减少，TOF比值达0.9

5. 罗库溴铵：结构类似于维库溴铵，但效能更低。增大气管插管剂量可加快起效时间，因每一循环时间都有大量药物分子到达神经肌肉接头。成人应用0.6mg/kg剂量时，达最大阻滞时间为1.8～2.7min。剂量增加至1.2mg/kg（4倍ED_{95}）可进一步缩短起效时间，但显著延长作用时程。病人之间有很高的变异性。需快速诱导但又禁忌使用琥珀胆碱时，常选用此药。罗库溴铵经胆汁原形清除和经肾排泄。肾衰竭病人，此药作用时间延长，尤其在反复注射或持续输注后，尽管这种影响多变且难以预测。

6. 神经肌肉阻滞药的心血管副作用见表14-2。

Ⅳ. 神经肌肉功能监测

A. 麻醉中监测神经肌肉功能的理由：

1. 有利于判断气管插管时机。
2. 为临床评定术中的肌松程度和拔管前肌力的恢复程度提供客观的参考指标。
3. 根据病人的反应确定用药剂量。
4. 监测Ⅱ相阻滞的发生
5. 可早期发现病人血浆胆碱酯酶活性异常。
6. 预防术后残余的神经肌肉阻滞后遗症。

B. 周围神经刺激器可用多种类型的刺激：单颤搐刺激、强直刺激、TOF、双重暴发刺激和强直后计数。腕部**刺激尺神经引发的拇收肌反应**最常使用，其结果易于引出且不易与直接的肌肉激活混淆。将经皮电极置于腕部尺神经表面，并连于电池驱动的脉冲发生器，发生器发出特定频率电流形成剂量脉冲。要取得最大的颤搐反应，负极（活性）应置于腕部尺神经的远端。诱发的肌张力可以通过拇指内收动作或通过连于拇指的压力转化器进行测量。给予NMBD后，随着药物起效，肌张力和颤搐高度下降。如果不能行尺神经监测，也可应用其他部位（如面神经、胫后神经、腓神经或者腓总神经）。通过触摸很难精确估计颤搐强度，所以这些方法都可能使有临床意义的残余肌肉阻滞被遗漏。与拇收肌反应监测相比，面神经刺激监测眼肌反应定性TOF监测的残余神经肌肉阻滞风险增加了5倍。

C. 对不同类型刺激的颤搐反应与临床终点有相关性，这些数据见表14-3。

表14-3　神经肌肉阻滞的临床评价

颤搐反应	临床相应关系
0.15～0.1Hz的单颤搐抑制95%	满意的插管条件
单颤搐抑制90%；TOF仅见1个颤搐反应	氧化亚氮-阿片类药物麻醉达到的术中肌松水平
单颤搐抑制75%；TOF见3个颤搐反应	使用吸入麻醉药可获得满意的肌松
单颤搐抑制25%	肺活量减少

续表

颤搐反应	临床相应关系
TOF 比值＞0.75；50Hz 强者刺激持续 5s	抬头持续 5s；肺活量 15～20ml/kg；吸气力量达到 -25cmH_2O；咳嗽有力
TOF 比值＞0.9	不需辅助可坐起；颈动脉体对低氧产生的发射未受损；咽部功能正常
TOF 比值为 1.0	呼气流速、潮气量和吸气力量正常；复视消失

1. **单颤搐刺激**频率为 0.1Hz（每 10s 一个脉冲），持续时间 0.2ms 的单次超强刺激。肌肉颤搐的高度（一定负荷下的高度和峰值张力）表示的方式是对照颤搐高度百分比。超强刺激保证所有肌肉纤维参与收缩。短时间刺激防止神经重复兴奋。刺激频率也很重要，影响颤搐高度和衰减程度。单颤搐刺激对于药物起效和肌肉阻滞恢复判断不是敏感指标，因为必须有 75% 的乙酰胆碱受体被阻滞，颤搐高度才开始下降，而恢复到对照高度仍有 75% 的受体被阻滞。
2. **强直刺激**频率为 50～200Hz。所有的 NMBD 会降低颤搐高度，非去极化和 Ⅱ 相阻滞均有强直衰减，此时 NMBD 与突触前受体结合，减少高频刺激下乙酰胆碱的动员。50Hz 持续 5s 的强直刺激在临床上用处很大，这个频率下所产生的张力相当于最大自主运动下所达到的张力。但强直刺激可产生疼痛，能加速刺激肌肉的恢复，误导临床医生对呼吸和上气道肌肉恢复程度的判断。
3. **强直后单颤搐**是在一次强直刺激后 6～10s 给予的单次颤搐刺激。这个颤搐高度的增加称作强直后增强（PTP），这是由于在强直刺激同时和刺激后，乙酰胆碱合成及动员增加。非去极化和 Ⅱ 相阻滞均可产生 PTP，但去极化阻滞不出现 PTP。
4. **TOF 刺激**是频率为 2Hz 的 4 个超强刺激（图 14-2），可以间隔 10s 以上时间重复刺激。在 NMDB 起效和恢复的过程中，对这种频率的反应有衰减现象。在非去极化神经肌肉阻滞，第四个反应的消失相当于单次颤搐的75%抑制，第三、二、一个反应的消失相当于单次颤搐的80%、90%、100%抑制。第四个与第一个颤搐的比值（TOF比值）与几个临床参数相关（见表14-3）。临床医生经常高估TOF比值，当TOF比值＞0.4时不能发现衰减。几种市售的TOF监测仪是采用加速度法量化TOF比值，可以测量刺激后肌肉收缩的加速度。TOF值高达0.9时，可能存在上气道肌肉功能障碍，伴有反流和误吸的高风险。即使TOF比值仅0.7，NMBD也可能损害颈动脉体的低氧反应。TOF仍是一种有用的临床监测方法，不需要对照，疼痛明显少于强直刺激（可用于清醒病人识别残余肌松），也不影响随后的恢复，为外科肌松监测提供了很好的方法，也适用于评价肌肉阻滞的恢复。去极化阻滞不表现衰减，TOF不适用于其定量分析，但连续或反复给予琥珀胆碱的情况下，可用TOF刺激发现衰减以提示Ⅱ相阻滞的发生。

5. **强直后计数**用于定量深水平的非去极化阻滞，给予5s 50Hz的强直刺激，3s后以1Hz频率重复给予单个刺激。根据引出反应的次数判断自主恢复的时间。

6. **双重暴发刺激**使用两次二联或三联50Hz的强直暴发刺激，两次暴发刺激间隔750ms，第二次刺激反应减弱提示残余作用。当使用触觉评估时，双重暴发刺激反应的衰减比TOF衰减更易测得。定量测量时，双重暴发刺激并不优于TOF刺激。

Ⅴ. 神经肌肉阻滞的恢复

A. **琥珀胆碱**产生的**去极化阻滞**通常在5～10min内恢复。血浆胆碱酯酶异常或胆碱酯酶抑制的病人阻滞时间明显延长。Ⅱ相阻滞病人中约50%在10～15min内自行逆转。对发生阻滞时间延长的病人，建议等待20～25min自行恢复。若颤搐强度没有进一步改善，可以尝试使用抗胆碱酯酶药物进行拮抗。过早拮抗可能加重阻滞。

B. **非去极化阻滞**在药物脱离作用部位时自动恢复。可给予胆碱酯酶抑制药（抗胆碱酯酶药）增加乙酰胆碱水平来竞争结合部位，加速恢复。值得注意的是，一项大型多中心前瞻性观察研究显示，与未使用NMBD

相比，不管采用何种类型的监测或拮抗剂，只要使用NMBD，其术后肺部并发症（PPC）的风险就会增加。

C. 最常用的抗胆碱酯酶药物是**新斯的明**（0.03～0.07mg/kg，最大剂量5mg），可通过增加乙酰胆碱水平发挥作用，因此具有烟碱样和毒蕈碱样作用。应用抗毒蕈碱药物来减弱毒蕈碱样受体的作用，如心动过缓、支气管收缩、流涎、流泪、缩瞳等。格隆溴铵（0.02mg/kg）一般与新斯的明同时应用。一项包括15项研究的荟萃分析显示，无证据表明与未使用新斯的明相比，使用新斯的明能增加术后恶心呕吐（POVN）的发生率。然而，随后的一项小型随机对照试验（RCT）发现，使用新斯的明病人PONV的发生风险比使用舒更葡糖高，提示其对PONV可能存在一定的影响。但残余肌松的危害超过副作用的风险。

D. **包埋性拮抗剂**是一种新型的能够与肌松药结合的药物，与NMBD紧密结合形成水溶性复合物，从而减少神经肌肉接头处能与乙酰胆碱受体结合的NMBD。舒更葡糖，是一种修饰的γ-环糊精，是唯一在美国获批的此类药物。静脉输注后，它与甾类NMBD药物（罗库溴铵＞维库溴铵＞泮库溴铵）以1：1的比例紧密结合。临床试验发现，舒更葡糖可以快速逆转罗库溴铵或维库溴铵的神经肌肉阻滞作用。拮抗中度神经肌肉阻滞作用（TOF刺激后颤搐1～2次），推荐2mg/kg；拮抗深度阻滞（强直后计数1～2次），建议使用4mg/kg。如果需要立即逆转用于序贯诱导的罗库溴铵阻滞，推荐剂量为16mg/kg。

E. 在严重肾衰竭病人（肌酐清除率＜30ml/min），舒更葡糖或舒更葡糖-罗库溴铵复合物清除延迟，但没有再箭毒化迹象。如果需要再次给予罗库溴铵或维库溴铵，建议24h后再使用。舒更葡糖比新斯的明能更快地拮抗阻滞。一项循证医学研究表明，与新斯的明相比，舒更葡糖可减少40%的不良事件，包括降低心动过缓（RR0.16）、残余肌松（RR0.40）和PONV（RR0.52）的风险。此外，最近一项关于70岁以上老年病人的随机对照盲法试验显示，与新斯的明相比，舒更葡糖拮抗后，残余神经肌肉阻滞减少了40%，30d再住院率降低了10%。但也有很多病例报告报道，使用舒更葡糖后出现了严重的心动过缓和重度低血压。该药获批以来，上市后证据分析显示，其有潜在支气管痉挛和冠状动脉痉挛风险，尽管这些副作用的发生率尚不清楚。依据一项健康志愿者研究，FDA重点描述了舒更葡糖的过敏反应，其发生率为0.3%，其严重程度从皮肤过敏到过敏性休克均可发生。该药还可能会干扰激素类避孕药，因此FDA郑重声明，病人使用该药7d内应采用其他替代的避孕药物。

F. **达到充分恢复所需时间**与自行恢复的程度有关，因此阻滞程度越深，恢复时间越长。如果使用长效NMBD、大剂量和高浓度的吸入麻醉药，将增加恢复的困难程度。其他可能延长阻滞时间的因素包括低体温、抗生素使用（尤其氨基糖苷类、克林霉素和四环素）、电解质紊乱（低钾血症、低钙血症和高镁血症）和酸碱失衡（碱中毒延长阻滞，酸中毒不易逆转）等。仅在TOF刺激至少有一个反应时才能应用抗胆碱酯酶药物逆转，如深度或持续阻滞者，大剂量新斯的明逆转可增加残余肌无力的程度。如逆转后仍有残余肌无力，不应拔除气管导管，以保证足够的通气和气道保护。舒更葡糖可用于拮抗深度神经肌肉阻滞，但如上所述，需要更大剂量。舒更葡糖与其他药物之间的相互作用尚缺少足够的证据。FDA强调指出，托瑞米芬（一种用于乳腺癌治疗的雌激素受体调节剂）与舒更葡糖具有高度的亲和力，可减少其与NMBD的结合，使阻滞作用增强。

G. 神经肌肉阻滞恢复的证据

1. **神经肌肉完全恢复时的TOF比值**是客观标准，尽管该比值的金标准一直是争论的焦点。既往认为TOF比值在0.7～0.8时神经肌肉可完全恢复；但最近的研究显示，TOF在此比率间，咽部功能存在明显障碍，可引起术后肺部并发症。因此，更严格的标准应该是TOF比值＞0.9，尤其是对于高危病人。此前述及的多中心、前瞻性观察研究证实，TOF比值＞0.9不能降低术后肺部并发症。但有研究分析表明，TOF比值0.95比0.9能更显著地降低肺部并发症风险。

2. **神经肌肉完全恢复的临床指征**包括气道维持通畅不需要辅助，通气和氧合充分，能持续握拳、持续抬头或肢体运动无衰减，无舌后坠，口腔气道通畅，肌肉运动协调。虽然这些指征曾被用于评估肌力恢复，但与TOF客观评估的神经肌肉阻滞恢复程度还是存在一定的差别，单独应用存在肌松残余的风险。

Ⅵ. 神经肌肉阻滞的作用

A. 在腹腔镜和开放手术的盲法研究中，外科医生认为深度神经肌肉阻滞（强直后计数≤1）比中度神经肌肉阻滞（1～2次颤搐）提供的**手术条件**更好。深度神经肌肉阻滞更有利于低气腹压的成功使用，也可降低术后疼痛评分。

B. **EEG监测**可通过评估麻醉深度来减少术中知晓。但是，市售的脑电图监护仪可能会受到神经肌肉阻滞的影响。这些设备的专有算法需要面部肌肉活动来评估脑电活动，因此在给予肌松药时，EEG数据显示的麻醉深度不准确，可能提供虚假的安全范围。

Ⅶ. 影响NMBD作用效果的疾病

某些疾病，包括局限于神经肌肉接头和全身系统性疾病，会显著影响NMBD的使用和安全性。通常在这些疾病状态下神经肌肉接头的传递异常，在运动神经、肌肉或二者都有超微结构和生化的改变。

A. 烧伤和制动

1. **热损伤**影响体液和电解质调节、心血管和肺功能、药物代谢和骨骼肌结构和功能。

2. **烧伤病人**和许多**制动病人**对去极化药物的反应增加，对非去极化药物的反应降低。烧伤病人的骨骼肌细胞和神经肌肉的连接有超微结构和生化的改变，这些影响可以在最初的烧伤损害1年多以后仍然存在。琥珀胆碱能引起致命的高钾血症，类似的情况在严重挤压伤和大面积组织失活的病人中也有发生。

B. 危重症

1. **危重症性肌病**是ICU中一组引起肌无力的疾病，发生率很高（30%～70%），可有多种原因引起，单纯的神经病变或肌病及混合性神经肌肉传递异常均可引起。脓毒血症和多器官功能衰竭常与危重症性肌病有关。

2. **肌无力**是所有这些肌病的常见表现，导致呼吸肌依赖，以及致病率和致死率增加。疾病可以导致深肌腱反射改变，肌酸激酶水平增加及神经和（或）肌肉的电生理改变。
3. **皮质激素、NMBD和某些抗生素**可能导致或加重ICU病人的肌无力，一种危重症性肌病的亚型-急性坏死性肌病，与反复给予神经肌肉阻滞药物有关，经常发生在与高剂量皮质激素联合使用的情况下。

C. 重症肌无力

1. 重症肌无力是一种**自身免疫疾病**，美国发生率为（14～20）/100 000，常见于年轻成年女性。
2. 重症肌无力病人**运动终板乙酰胆碱受体的缺失**由抗受体抗体引起。这些抗体在90%重症肌无力病人的血清中可以检测到，但抗体滴度与临床表现无相关性。
3. 重症肌无力常表现为渐进性的**喉部或眼部肌肉无力**。所有肌肉都可能受累，特点是肌无力在运动后加重。
4. 治疗包括抗胆碱酯酶药物（如溴吡斯的明）、皮质激素、免疫抑制剂（如硫唑嘌呤和环磷酰胺）、血浆电泳和胸腺切除。胸腺切除后疾病常能缓解。
5. 对重症肌无力病人行区域麻醉或全身麻醉必须加以重视。
   a. 术晨不宜停用**抗胆碱酯酶药**。
   b. **椎管内麻醉**伴有骨骼肌松弛和一定程度的膈肌无力。这种作用经常会加重已存在的肌无力，这些病人可能会发生严重呼吸肌无力，麻醉和恢复期间需要谨慎监测呼吸。
   c. 尽管溴吡斯的明抑制琥珀胆碱的清除，这些病人经常对**去极化药物不敏感**。他们对**非去极化药物非常敏感**，较长时效药物如泮库溴铵和较短时效药物如顺阿曲库铵的阻滞作用时间均延长，拮抗药物无效，术后严重肌无力。如可能尽量避免使用非去极化神经肌肉阻滞药物。
   d. 尽管TOF的完全恢复不能保证上呼吸道肌肉的恢复和足够的自主通气，仍**强烈推荐使用神经肌肉阻滞监测**。

e. **手术和麻醉可能加重基础疾病**，即使小手术后仍有可能需要术后呼吸支持。

D. **肌营养不良**是一组遗传性肌病，其特征为进行性骨骼肌功能的缺失。**Duchenne肌营养不良**是最常见和最严重的疾病，病变基因编码一种膜相关蛋白-抗肌萎缩蛋白，对肌膜的稳定性非常重要。该病是X连锁隐性遗传，病人主要为男性。临床特点是骨骼肌的无痛性退变和萎缩，在5岁时表现为肌无力。到青春期前，经常发展到使用轮椅，通常在20岁中期死于充血性心力衰竭。

1. 心脏（进行性收缩功能不全和心室壁变薄）和平滑肌（胃肠道低动力和胃排空延迟）受累程度不同。膈肌不受累，但呼吸辅助肌无力，肺功能检测表现为限制性肺功能障碍。病人咳嗽功能受损，肺炎是常见的并发症。
2. **琥珀胆碱**可引起大面积横纹肌溶解、高钾血症和死亡。神经肌肉阻滞药物的强度和作用时间难以预测，常选择短效药物。吸入性麻醉药，尤其是氟烷加重心肌抑制。**恶性高热**发生概率也增加。胃排空延迟和咳嗽受损使这些病人易于反流误吸，术后需要积极的肺部理疗促进分泌物充分排出。**阿片类药物**可能进一步抑制深呼吸和咳嗽，应慎用。

E. **肌强直综合征**是一组遗传性疾病，其特征是骨骼肌松弛障碍，刺激后持续收缩，其原因是钙不能从胞质转移至肌浆网。**强直性肌营养不良**是此组中最常见的疾病。

1. 强直性肌营养不良病人全身骨骼肌、心肌和平滑肌进行性地受累和恶化，表现为呼吸肌无力，肺功能监测为限制性障碍，胃肠运动减弱。其他症状包括白内障、心脏传导系统异常、秃顶和智力发育迟缓。
2. **区域麻醉、NMBD和全身麻醉深度加深不能缓解强直肌肉的紧张程度**，妊娠加重疾病，子宫肌肉功能障碍常是剖宫产指征。这些病人对阿片类、苯二氮䓬类和吸入性麻醉药的呼吸抑制作用极敏感。椎管内使用阿片类药物对正常人呼吸功能影响很小，但对这些病人可能影响很大。与Duchenne肌营养不良病人一样，这些病人也经常发作心律失常，在全身麻醉时发生心脏停搏的概率增加。

3. **琥珀胆碱**可使骨骼肌持续收缩，应避免使用，可以使用**非去极化肌松药**，推荐应用短效非去极化肌松药且慎重使用拮抗剂。

（孙莹杰 译　张铁铮 审校）

推荐阅读文献

Ali HH, Savarese JJ. Monitoring of neuromuscular function. *Anesthesiology*. 1976;45:216-249.

Berg H, Roed J, Viby-Mogensen J, et al. Residual neuromuscular block is a risk factor for postoperative pulmonary complications: a prospective, randomised, and blinded study of postoperative pulmonary complications after atracurium, vecuronium and pancuronium. *Acta Anaesthesiol Scand*. 1997;41:1095-1103.

Blobner M, Hunter JM, Meistelman C, et al. Use of a train-of-four ratio of 0.95 versus 0.9 for tracheal extubation: an exploratory analysis of POPULAR data. *Br J Anaesth*. 2020;124(1):63-72.

Briggs ED, Kirsch JR. Anesthetic implications of neuromuscular disease. *J Anesth*. 2003;17:177-185.

Bruintjes MH, van Helden EV, Braat AE, et al. Deep neuromuscular block to optimize surgical space conditions during laparoscopic surgery: a systematic review and meta-analysis. *Br J Anaesth*. 2017;118(6):834-842.

Cheng CR, Sessler D, Apfel CC. Does neostigmine administration produce a clinically important increase in postoperative nausea and vomiting? *Anesth Analg*. 2005;101(5):1349-1355.

Eriksson LI. Residual neuromuscular blockade. Incidence and relevance. *Anaesthesist*. 2000;49:S18-S19.

Eriksson LI. The effects of residual neuromuscular blockade and volatile anesthetics on the control of ventilation. *Anesth Analg*. 1999;89:243-251.

Kirmeier E, Eriksson LI, Lewald H, et al. Post-anaesthesia pulmonary complications after use of muscle relaxants (POPULAR): a multicentre, prospective observational study. *Lancet Respir Med*. 2019;7(2):129-140.

Kopman AF, Yee PS, Neuman GG. Relationship of the train-of-four fade ratio to clinical signs and symptoms of residual paralysis in awake volunteers. *Anesthesiology*. 1997;86:765-771.

Lien C. Development and potential clinical impact of ultra-short acting neuromuscular blocking agents. *Br J Anaesth*. 2011;107:i60-i71.

Martyn JA, Richtsfeld M. Succinylcholine-induced hyperkalemia in acquired pathologic states: etiologic factors and molecular mechanisms. *Anesthesiology*. 2006;104:158-169.

Murphy GS, Szokol JW, Marymont JH, et al. Residual paralysis at the time of tracheal extubation. *Anesth Analg*. 2005;100:1840-1845.

Murphy GS, Szokol JW. Monitoring neuromuscular blockade. *Int Anesthesiol Clin*. 2004;42:25-40.

Pandit L, Agrawal A. Neuromuscular disorders in critical illness. *Clin Neurol Neurosurg*. 2006;108:621-627.

Plaud B, Meretoja O, Hofmockel R, et al. Reversal of rocuronium-induced neuromuscular blockade with sugammadex in pediatric and adult surgical patients. *Anesthesiology*. 2009;110:284-294.

Shear TD, Martyn JA. Physiology and biology of neuromuscular transmission in health and disease. *J Crit Care*. 2009;24:5-10.

Thilen SR, Hansen BE, Ramaiah R, et al. Intraoperative neuromuscular monitoring site and residual paralysis. *Anesthesiology*. 2012;117(5):964-972.

第15章 监　测

Aiudi CM，Safavi KC

Ⅰ. 标准监测

美国麻醉医师协会的麻醉基本监测标准指出，在所有麻醉（全身麻醉、区域麻醉或麻醉监测管理等）过程中麻醉医生应该一直在场，并对病人的氧合、通气、循环和体温进行持续评估。

A. **全身麻醉的标准监测**：全身麻醉监测至少应包括氧分析仪监测 FiO_2、脉搏血氧饱和度仪、心电图（ECG）、血压及温度测量。全身麻醉必须配备 CO_2 波形仪（见第11章和第13章），并推荐用于监护麻醉管理和区域麻醉。

B. **其他监测**：**若有合并疾病及手术需要可进行其他监测**，包括动脉压及静脉压、心功能（见第3章和第29章）、神经肌肉阻滞（见第14章）及中枢神经系统功能（见第16章和第23章）。

Ⅱ. 心血管系统

可通过临床体征、心电图、无创及有创血压监测、中心静脉压（CVP），肺动脉导管和超声心动图进行循环评估。

A. **在术前阶段（见第1章）**：应评估病人临床症状及体征，判断是否存在灌注异常，其临床表现包括神志改变、神经系统功能损害、呼吸困难、胸痛、肢体发凉、脉搏变弱及毛细血管再充盈时间延长，但在全身麻醉期间受限而难以评估。

B. **心电图**：心电图可用于测定心率、检测和诊断心律失常、心肌缺血、起搏器功能及电解质异常。心电信号并不能确保心脏收缩功能和心排血量正常。

1. 监测机制

a. 电极垫：心电电极测量的电信号较弱（约1mV），易受干扰，应将电极正确安放于洁净干燥的皮肤。

b. 电极位置：为了有效地检测心律失常和心肌缺血，电极垫必须放置在固定位置。肢体导联应置于相应的肢体上或其附近，胸前导联（V_5）置于第5肋间腋前线。

c. 模式及选项

（1）监护仪滤除心电噪声的方法常使用“诊断”和“监测”模式。“监测”模式是通过窄带带通（0.5～40Hz）来滤除心电噪声，而“诊断”模式则通过宽带带通（0.05～100Hz）进行滤波，其滤除的信号和噪声较少。监测心肌缺血时应使用“诊断”模式。

（2）自动ST段趋势记录有助于监测心肌缺血的动态变化。

2. 节律检测： 通过分析P波和QRS波关系可诊断心律失常；Ⅱ导联观察P波最适宜。

3. 心肌缺血的检测： Ⅱ导联和V_5导联监测涵盖大部分心肌，可检测到95%病人的心肌缺血。Ⅱ导联监测由右冠状动脉供血的心脏下壁，V_5导联监测由左前降支供血的大部分左心室。Ⅰ导联可用以监测左回旋支动脉病变的病人。

C. 动脉压

动脉压由血管阻力和血流量决定。如果血管阻力较高，尽管血压正常，但器官的血供却较低。各器官可通过自主调节改变局部血管阻力以维持恒定血流量。

1. 血压测量：平均动脉压（MAP）可直接测量或计算得出，即MAP=舒张压+1/3脉压，而脉压=（收缩压–舒张压）。

2. 自动无创血压测量： 是手术室中最常用的无创血压测量方法。**手动血压测量**是通过听诊Korotkoff音、脉搏触诊或多普勒直接测量收缩压和舒张压。

局限性：

（1）正确测量血压要求袖带尺寸合适。袖带过小可致测得血压偏高，袖带过大则偏低。袖带的宽度应覆盖上臂长度的2/3或大腿长度的2/3。

（2）心律失常和体动所致伪差可致数值错误或无法测出，使用自动血压测量时测量时间可延长。

（3）血压波动快或波动幅度较大时，由于频繁测压可引起静脉充血和肢体缺血。

（4）血压过低或过高时，无创与有创血压测量值相关性差；低血压（收缩压低于80mmHg）时，无创血压测量值通常偏高。

3. 根据特定部位的脉搏是否可扪及，以下**脉搏触诊可用来评估收缩压**：桡动脉（80mmHg）、股动脉（60mmHg）或颈总动脉（50mmHg）。此法不精确，血压极低时仅用以估测。

4. **监测有创血压时**，使用充满液体的测压管将动脉留置导管与压力换能器相连接。压力换能器将压力转变为电信号以进行显示。

 a. **适应证**

 （1）须严格控制血压（如控制性高血压或低血压）。

 （2）血流动力学不稳定的病人。

 （3）频繁采集动脉血气。

 （4）心肺转流时无脉动血流而无法进行无创血压测量。

 b. **所需物品**包括合适尺寸的动脉留置导管和换能器装置。动脉留置导管的尺寸：婴儿22～24G，儿童20～22G，成人18～20G。

 （1）将**换能器**与充满液体的测压管和加压生理盐水袋相连接。加压生理盐水以3ml/h速度持续输注，以防止凝血。换能器信号以低于20Hz的平坦频率响应监测所有生理范围心率的血压。

 （2）**测压管**：应为刚性管路，并尽量短，无打结及气泡。

 （3）**设定**：将换能器与空气相通进行电子校零，大多数病人可置于冠状窦水平（静脉静压轴）。但颅内动脉瘤手术时，换能器应置于头部水平。

5. **动脉穿刺置管步骤**

 a. **部位**：最常用桡动脉，其他部位包括尺动脉、肱动脉、腋动脉、股动脉及足背动脉。随着与心脏距离的增加，收缩压逐渐升高，舒张压逐渐降低，而平均动脉压变化不大。

b. 桡动脉穿刺置管步骤

（1）使用手臂托板将手腕背伸，消毒皮肤，病人清醒穿刺时应局部麻醉下操作（图15-1）。

（2）两种穿刺方法

1）导管套针法：此法与外周静脉穿刺相同。使用标准静脉留置导管（如套管针）。进针直至见回血，沿针芯将导管置入动脉。然后拔除针芯，连接换能器管路。

2）动脉透壁法：此法使用导丝。同上操作，进针直至见回血，继续进针穿透动脉后壁。然后拔除针芯，缓慢回撤导管直至出现搏动性喷血。推进导丝，将导管置入动脉内。还可以通过导丝拔除较短的动脉导管，更换为更长的动脉导管。

（3）当病人动脉穿刺条件差时可使用超声引导。

（4）冲洗管道液体量不应超过3ml。否则可逆流进入脑循环。

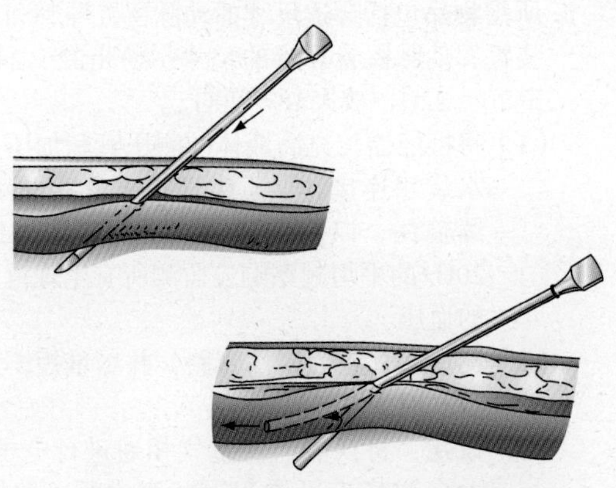

图15-1　动脉透壁法行桡动脉穿刺置管

上图：动脉穿刺针穿透动脉。下图：拔除针芯，回撤导管直至出现搏动性喷血，然后使用Seldinger法通过导丝将导管置入动脉内（经允许引自 Gehart MA，Walosik-Arenall KM. Monitoring the cardiac surgical patient. In：Hensley FA Jr，Gravlee GP，Martin DE，eds. *A Practical Approach to Cardiac Anesthesia*. 5th ed. Wolters Kluwer Health/Lippincott Williams & Wilkins；2013：117-155.）

c. 注意事项

（1）股动脉和腋动脉穿刺时，建议先用18G或20G套管针穿刺置管，然后再以Seldinger法置入更粗的所需口径的6in的动脉导管。

（2）**改良Allen试验**可评价桡动脉和尺动脉在手部血供的相对分布，但结果各有不同。研究已证实，改良Allen试验作为筛检的有效性，若结果异常，应在穿刺前行超声检查评估。

（3）血压和脉搏应在左右两侧都进行评估测量，若不一致，应选择血压高的一侧进行穿刺置管，因为压力伪差易致血压测量值偏低。

（4）先前做过动脉穿刺的病人可能致血栓形成。穿刺前应该评估穿刺处近端的动脉搏动。远端的搏动仅能提示有侧支循环。

d. 并发症

（1）**波形过度衰减**：可使测量值偏低。原因有动脉阻断、套管阻塞、管路过长、三通、气泡或测压管扭曲。

（2）**波形衰减不足**：可使收缩压测量值偏高。原因有使用非刚性管路或压力波反射引起共振增强。

（3）罕见的并发症：包括动脉血栓形成、缺血、感染和形成动脉瘘或动脉瘤。动脉穿刺侧的手使用脉搏血氧饱和度仪有助于及早发现血管损伤。一旦发生，应拔除导管；若还需进行穿刺，应选取对侧动脉。若桡动脉穿刺出现并发症，不应再选择同侧尺动脉穿刺置管。

Ⅲ. 中心静脉压和心排血量

中心静脉压（CVP）：是通过充满液体的测压管将压力换能器与中心静脉导管连接进行测量。

1. 在腔静脉或右心房水平监测压力。将压力换能器装置（见本章Ⅱ. C. 4. b.）置于冠状窦水平。

a. 适应证

（1）测量右心充盈压以评估血管内容量及右心功能。

（2）向中央循环给药。

（3）为外周静脉条件差的病人提供静脉通路。

（4）注射指示剂测定心排血量。

（5）为置入肺动脉导管（PAC）提供通路。

b. 波形：CVP波形包括3个正向波：a波、c波和v波，以及两个负向的降支：x降支和y降支（图15-2）。这些波分别对应心房收缩、心室等容收缩（包括三尖瓣膨出）和右心房充盈。x降支对应心房舒张和收缩期塌陷，y降支则对应心室早期充盈和舒张期塌陷。

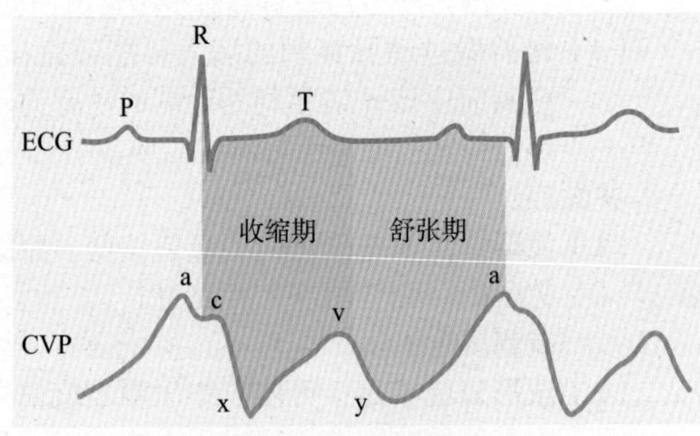

图15-2　正常CVP波形和心电图

经允许引自 Reprinted from Mark JB. Central venous pressure monitoring: clinical insights beyond the numbers. *J Cardiothorac Vasc Anesth*. 1991; 5（2）: 163-173.

c. 分析

（1）**范围**：为减少呼吸的影响，应在呼气末a波与c波之间测量中心静脉压。正常值为**2～6mmHg**。

（2）**CVP降低**：伴血压升高而外周血管阻力不变时，提示心功能增强，因而导致CVP降低。若CVP降低同时伴有血压下降，则是因为血管内容量或回心血量减少。但是，通过CVP评估液体反应性尚待商榷。CVP并非液体反应性的敏感指标。CVP降低（低于5mmHg）或升高（高于12mmHg）可能有一些预测价值，但临床意义有限。

(3) **CVP增高**：伴血压升高而外周血管阻力不变时，提示血容量或回心血量增加。若CVP增高伴有血压下降，则是由于心功能减弱。

d. **病理性CVP**

(1) **大a波**是由于右心房收缩时三尖瓣处于关闭状态，见于房室脱节。

(2) **大v波**是由心室收缩时反流所致，如三尖瓣反流。

e. **正压通气**可影响心排血量和回心血量。根据Starling定律，透壁压（即心房压和心外压的差值）与心排血量相关。PEEP较低时，CVP随PEEP的增加而升高。PEEP较高时（大于15cmH_2O），由于右心室功能受损，心排血量降低，CVP增高。

2. 中心静脉穿刺置管步骤

a. **部位**：常用部位包括颈内静脉、锁骨下静脉、颈外静脉、腋静脉、头静脉和股静脉。

b. **所需物品**：包括一个加压生理盐水袋、充满液体的测压管和换能器。换能器置于冠状窦水平。

(1) **多腔导管**有单腔至四腔，可同时输注各种药物、进行压力监测和血样采集。

(2) **引导鞘管**口径较粗，带有隔瓣。可通过引导鞘管置入特殊的多腔导管或肺动脉导管，详见下述。

(3) 可应用**超声**进行解剖定位、辅助穿刺置管及位置确认。只要经过适当的培训和指导，应用超声引导辅助血管穿刺明显优于体表标志法，可改善整体及首次穿刺成功率、缩短穿刺时间及降低并发症的发生。因此超声引导穿刺置管是绝大多数中心静脉穿刺的金标准。

c. 应选择右侧**颈内静脉**进行穿刺置管，因为该血管走行较直，汇入右心房（图15-3）。

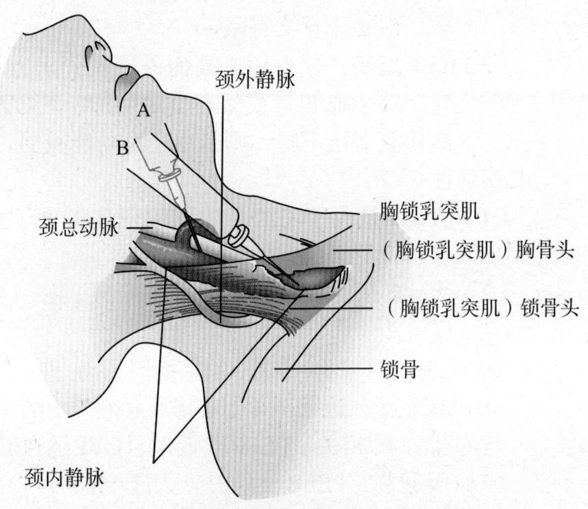

图 15-3　颈内静脉穿刺置管的两种方法

A. 前路：进针点为胸锁乳突肌内侧头内缘，锁骨上5cm，进针方向为同侧乳头。B. 中路：进针点为胸锁乳突肌的内外侧头组成的三角顶点，进针方向为同侧乳头（经允许引自 Gehart MA，Walosik-Arenall KM. Monitoring the cardiac surgical patient. Hensley FA，Gravlee GP，Martin DE，eds. *Practical Approach to Cardiac Anesthesia*. 5th ed. Philadelphia：Wolters Kluwer Health/Lippincott Williams & Wilkins；2013：117-155.）

（1）**部位和准备**：根据穿刺部位相对于胸锁乳突肌的关系，颈内静脉穿刺置管可分为前路、中路和后路三种入路。中路最为常用。病人取仰卧位或Trendelenberg体位，头后仰并且转向穿刺的对侧。为了减少导管相关感染，无菌单应从头覆盖到足，操作者应穿戴无菌服及手套，用氯己定消毒颈部。准备无菌线阵超声探头待用。

（2）识别血管：使用超声以血管短轴切面（横截面）识别颈部解剖结构。超声探头先横向扫查颈部，再从头侧向足侧扫查，寻找最佳穿刺位置，颈内静脉应尽可能偏向颈总动脉外侧（图15-4）。探头轻柔下压以判断动静脉。颈内静脉应塌陷，而颈总动脉仍呈搏动性，还可使用多普勒超声。检查静脉是否畅通，排除既存的解剖变异或血栓。可选用几种切面进行超声引导穿刺置管。

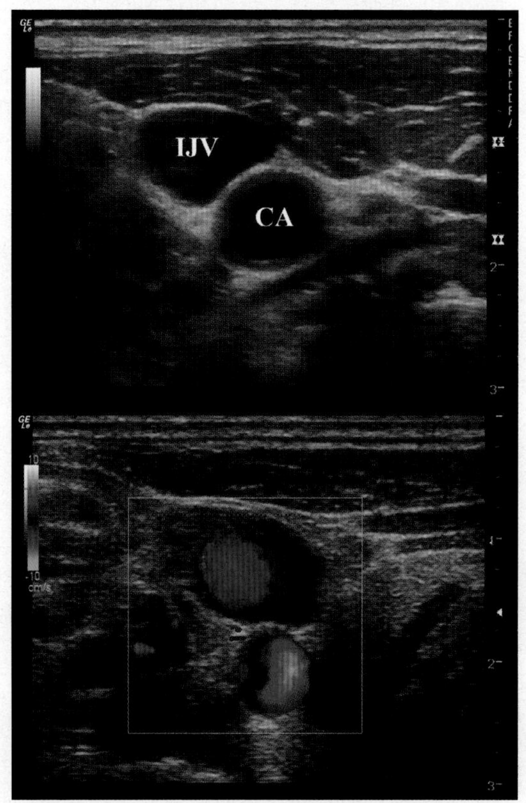

图15-4 超声引导颈内静脉穿刺置管

上图中二维超声图像显示颈内静脉（IJV）位于颈总动脉（CA）的外侧。下图中彩色多普勒图像显示颈内静脉为蓝色血流，颈总动脉为红色血流，探头方向朝向足侧（经允许引自Barash PG，Cullen BF，Stoelting RK，et al. *Clinical Anesthesia*. 6th ed. Wolters Kluwer Health/Lippincott Williams & Wilkins；2009.）

（3）短轴：以横截切面扫查颈部，确认颈内静脉穿刺点。短轴切面采用平面外法进针。与垂直面成60°在探头中线进针，详见下述。

（4）长轴：通常先按上述方法获得短轴切面，然后顺时针旋转探头90°以获得长轴切面。长轴切面采用平面内法进针。与垂直面成30°在超声探头近端进针，详见下述。

（5）斜轴：结合了短轴和长轴的技术。先获取短轴切面，然后顺时针旋转探头约45°。切面可同时显现颈内静脉和颈总动脉。斜轴切面采用平面内法进针。与垂直面成30°在超声探头近端进针，详见下述。

（6）置管：根据采用的切面以合适角度（见前述）进针。边进针边回吸，直至回抽到静脉血。若采用短轴切面，仅针尖可见。若采用长轴或斜轴，进针时整个针干应可见。一旦刺入静脉并回抽到静脉血，则去掉注射器，然后通过穿刺针或套管置入导丝。

（7）通过超声、超声心电图、X光机或测压计来判断是否为静脉。使用测压计时导管应置于血管内，另一端与测压计管路相连。然后拔除穿刺针或套管，用解剖刀沿导丝将穿刺点向外侧扩大。

（8）颈内静脉置入三腔或四腔中心静脉导管时，一般不需要扩皮器。按压住皮肤，将硬性的扩皮器沿导丝一边轻柔扭转一边推进；导丝应进退无阻力，以确保其仍在血管内。

（9）固定好导丝拔出扩皮器，沿导丝置入中心静脉导管或引导鞘管，也可将引导鞘管和扩皮器同时插入。然后拔出导丝，回抽并冲洗各端口，最后固定导管。

（10）应拍胸部X线片以确定导管位置，排除气胸等并发症。导管的尖端应位于上腔静脉（SVC）和右心房连接处。

（11）体表标志法穿刺置管：虽然体表标志法并非金标准，但仍可使用。体表标志包括胸骨上切迹、锁骨、胸锁乳突肌（SCM）外缘及下颌角。穿刺时，于乳突和胸锁乳突肌胸骨头的中点进行定位。根据穿刺点与颈部解剖结构相对关系的不同，穿刺置管操作也有所差异（见图15-3）。引导针以45°

角刺入皮肤，边回吸边向同侧乳头方向进针，直至回抽到静脉血。然后去掉注射器，通过穿刺针或套管置入导丝。

d. **锁骨下静脉（SCV）**：于锁骨中线处位于锁骨下方，易于穿刺，是最常选用的中心静脉穿刺部位之一。虽然误穿动脉后无法压迫止血，但凝血功能障碍并非是其穿刺置管的禁忌证。锁骨下静脉留置导管病人较为舒适；另外，由于左头臂静脉横行汇入上腔静脉，常选择左锁骨下静脉。

（1）**体表标志**包括锁骨、胸骨上切迹、胸锁乳突肌外侧缘与锁骨交界处。穿刺点在锁骨中线的内侧。

（2）沿胸骨上切迹方向置入穿刺针。针尖贴近锁骨，在锁骨下向后“缓步”进针。避免气胸的关键是始终保持水平进针。置管长度不应超过16～17cm，以免导管尖端进入右心房。

e. **股静脉**：是最方便的中心静脉之一，而且穿刺无气胸风险。缺点是需髋部制动及感染率增加。与绝大多数中心静脉置管术一样，推荐使用超声引导。但是平诊和急诊病人常利用体表标志法行股静脉穿刺置管。

（1）**体表标志**：包括股动脉、腹股沟韧带、髂前上棘（ASIS）和耻骨结节。股静脉紧邻股动脉内侧。股三角内的解剖结构关系由外及内分别为股神经、股动脉、股静脉和淋巴管，可按照“NAVeL”方便记忆。若动脉无法扪及，可在耻骨结节至髂前上棘连线的1/3处定位股静脉。在腹股沟韧带下方，股动脉内侧1～2cm处穿刺。

（2）**超声引导**：使用超声分清各血管解剖关系，并辅以体表标志定位，选择最佳穿刺部位。同前所述，可选用短轴、长轴或斜轴。

（3）采用Seldinger法**置管**

f. **颈外静脉**：穿刺置管方法与颈内静脉类似。颈外静脉斜行穿过胸锁乳突肌，沿下颌角至锁骨中点的连线走行。可在近锁骨处压迫颈外静脉下段以利于穿刺。因为颈外静脉走行弯曲汇入锁骨上静脉，可能难以置入导丝，切勿暴力操作。因此在颈内静脉置入中心静脉导管更容易。

g. **选择贵要静脉**：应使用较长的导管才能送至中央循环。置入导丝经过锁骨下静脉时若遇到阻力，可将同侧的手臂外展、头转向穿刺侧。

3. 并发症

a. **心律失常**：由于导丝刺激心内膜引起，为一过性，将导丝回撤即可消失。

b. **刺破动脉**：若误将扩皮器或导管置入动脉，可导致严重血管损伤和出血。扩皮前应通过超声、超声心动图、测压计或X光机透视来判断是否为静脉，也可做血气分析。若扩皮前误刺破动脉，应拔出穿刺针，压迫至少5min（有凝血功能障碍时10min），再另选位置穿刺。若误将导管置入动脉内，不要拔出，应请血管外科医生会诊。

c. 置入扩皮器时不应卡住导丝，否则可能损伤静脉或刺破血管后壁。推进导丝时若阻力较大，应立即停止。

d. **气胸、血胸、胸腔积液、乳糜胸或心脏压塞**：可引起明显的生命体征变化。胸部X线片可部分排除上述并发症。锁骨下静脉穿刺时气胸的风险最大。

e. 留置导管期间可随时发生感染。留置时间越长，感染发生风险越高。股静脉置管的感染风险较高。穿刺置管过程需严格遵守无菌原则，使用时导管端口消毒，临床允许时尽早拔除导管，以期最大限度地预防感染。

f. 穿刺置管或拔管时可发生**空气栓塞**。采用Trendelenberg体位可减少颈部和锁骨下部位的进气。拔除导管时应压迫穿刺部位并让病人做Valsalva动作，可降低空气栓塞发生的概率。

4. **肺动脉导管置管术和肺动脉阻塞压**：可应用肺动脉导管测量CVP、肺动脉压（PAP）、肺动脉阻塞压（PAOP）、心排血量和混合静脉血采样以评估心室功能和血容量。研究显示，重症监护室应用PAC并未改善住院死亡率，还可引起导管相关并发症。虽然PAC可为临床提供有用数据，但重症病人不推荐常规使用。

a. 机制：肺动脉导管通过中心静脉引导鞘管置入，行经腔静脉、右心房和右心室，然后进入肺动脉。将换能器连接至不同端口可测定CVP和PAP。将导管尖端的球囊充气可以测量PAOP或“楔压”，可反映左房压和左心室前负荷。为了减少肺泡压对PAOP的影响，肺动脉导管尖端应位于West 肺区的Ⅲ区，因为该区肺静脉压高于肺泡压。多数情况下，导管的尖端通常恰好在此位置。

b. 适应证

（1）不能解释的低血压。

（2）提供心脏起搏通路。

（3）引起显著生理变化的外科手术（如开胸主动脉瘤修补、肺移植或肝移植）。

（4）伴有休克的急性心肌梗死。

c. PAP和PAOP

（1）**波形**：PAP波形与体循环动脉压波形相似。因为其位置关系，PAP波形较小，时相早于体循环动脉压力波形。将球囊充气后肺动脉导管可以测量PAOP，其波形与CVP相似，有a波和v波。其压力波形近似于左房压，因肺脏阻隔而时相上略延迟。

（2）**范围：肺动脉压正常值为收缩压15～30mmHg，舒张压5～12mmHg。PAOP正常值为5～12mmHg**，在呼气末近似等于左房压，与左心室舒张末期容积相关。

d. PAOP分析可用来评估左心功能。左心功能的基本模型是建立在收缩末期压力-容积曲线和舒张末期压力-容积曲线关系上。因为左心室舒张末期压力（LVEDP）可测得，而且与左心室舒张末期容积相关，因此可推导如下（图15-5）。

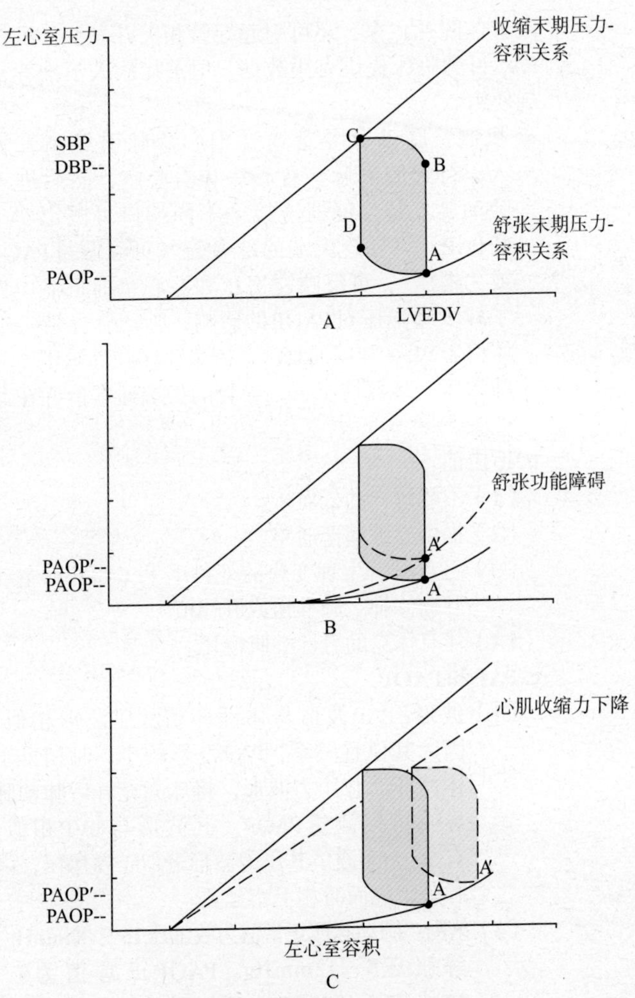

图 15-5　左心室压力 - 容积关系

图A. 心动周期（A-B-C-D-A）取决于收缩末期压力 - 容积关系（描述心肌收缩力）和舒张末期压力 - 容积关系。PAOP 近似等于LVEDP。PAOP 增高的原因可能是舒张期顺应性降低（图B）、左心室舒张末期容积增加（LVEDV）（图C）或二者皆有。LVEDV 增加常是由左心心肌收缩力下降所致，而右心功能正常
SBP. 收缩压；DBP. 舒张压

（1）**PAOP 增高**可能是因为左心室舒张末期容积增加，顺应性降低，或二者皆有。

（2）**PAOP降低**可能是因为左心室舒张末期容积降低，顺应性增加，或二者皆有。

e. **病理性PAOP**

（1）**大a波**是由于左心室肥大（LVH）或房室脱节引起。左心室肥大可降低左心室顺应性和使LVEDP增高，因此应在a波波峰测定PAOP。房室脱节时，则应在a波之前测定。

（2）**大v波**见于二尖瓣反流。

（3）**右心扩张**可导致室间隔突向左心室，引起左心室舒张末期顺应性降低，使LVEDP增高。

（4）**肺动脉栓塞时**PAP增高，但并不伴有PAOP增高。

f. **所需物品和肺动脉导管类型**：导管可带有或没有肝素涂层。肺动脉导管包括以下类型：

（1）**静脉输液**导管（VIP，VIP+）提供额外的端口便于输液和采血。

（2）**带起搏器端口**导管可置入心脏起搏导线。

（3）**持续心排血量**导管通过发出密集的低热脉冲获得热稀释曲线，可连续自动测量心排血量，通常为一定时间内的平均值。

（4）**血氧饱和度**导管可监测混合静脉血氧饱和度。

（5）**右心室射血分数**导管通过快速反应热敏电阻可计算心排血量及右心室射血分数。

5. **肺动脉导管穿刺置管步骤**

a. **部位和准备**：与中心静脉穿刺置管术类似。PAC均需通过引导鞘管置入。操作者置入引导鞘管后应更换无菌手套，再置入肺动脉导管。

b. **穿刺步骤**：按以下步骤准备和检查PAC。

（1）检查球囊之前应将PAC套上**保护套**至70cm处。保护套可在调整PAC至最佳位置的过程中保证其无菌。

（2）检查**球囊**，充气1.5ml。充气后球囊形状应对称，并能平顺地充气和放气。PAC尖端不应突出超过球囊。

（3）冲洗各端口确保通畅，并与已校零的压力换能器相连。置管前为了快速检查，可将肺动脉导管远端抬高或放低以观察压力波形的变化。

（4）**置管**（图15-6）：按其自然曲线握持PAC，经引导鞘管置入心脏。至20cm时，球囊充气1.5ml，确认出现CVP波形。继续置入导管，将会变为右心室波形，然后是肺动脉波形（舒张压呈上升-下降平台形状）。继续送管直至出现PAOP波形，然后将球囊放气。放气后波形应恢复为肺动脉波形。若没有出现，应把球囊放气后将PAC回撤约5cm，球囊再充气，继续置入PAC直至出现PAOP波形。正常情况下气囊应处于放气状态。

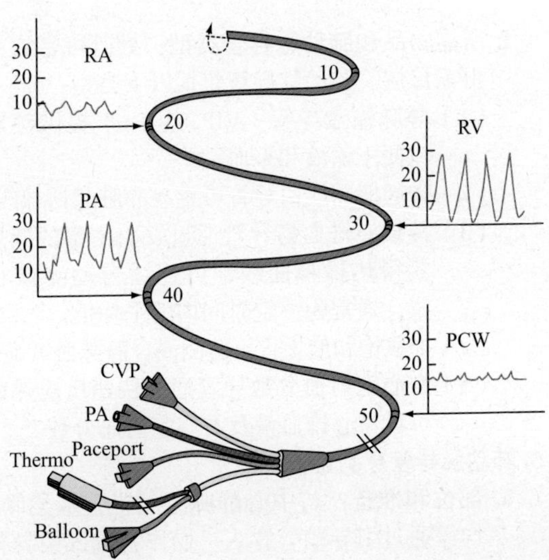

图15-6　肺动脉导管（PAC）及从右颈内静脉置管直至楔压位置过程中的压力波形。置管距离以PAC插入引导鞘管隔膜处的导管刻度近似表示

CVP. 中心静脉压；PCW. 肺毛细血管楔压；RA. 右心房；RV. 右心室；Thermo. 测定心排血量的热敏电阻接口；PA. 肺动脉；Paceport. 起搏端口；Balloon. 球囊端口

（经允许引自 Gerhart MA，Walosik-Arenall KM. Monitoring the cardiac surgical patient. In：Hensley FA，Gravlee GP，Martin DE，eds. *A Practical Approach to Cardiac Anesthesia*. 5th ed. Wolters Kluwer Health/Lippincott Williams & Wilkins；2013：117-155.）

（5）在近端将保护套与引导鞘管**牢固连接**，在远端70cm处确保可无菌操作PAC。固定好引导鞘管和PAC，并封闭敷裹。

c. **距离**：自右颈内静脉开始，以10cm为距离间隔标记各部位。20cm时至右心房，30cm时至右心室，40cm时达肺动脉，出现PAOP时为50cm。锁骨下静脉入路置管时，各距离应减去5cm；而股静脉置管时，则应加上20cm。

d. PAC置管进入右心室和肺动脉时，可能由于球囊故障、瓣膜病变、低血流量状态或右心室扩张而遇到阻力。应再次检查监测仪，进行校零和调整比例尺。球囊内充气1.5ml、缓慢进管或让病人深吸气以增加静脉回心血量等有助于缓解置管困难。还可将肺动脉导管回撤至20～30cm处，轻柔旋转，重新置入。放射线引导有助于PAC的准确置管。

e. **并发症**

（1）**心律失常**：发生率为50%～70%，可能是由于导管直接刺激心房、心室及肺动脉流出道。心律失常通常为一过性，继续置入或回撤PAC后可自行消失。还可能发生完全性心脏传导阻滞和室性心动过速（最高0.3%），应予相应处理。

（2）**右束支传导阻滞**：对于左束支传导阻滞或一度房室传导阻滞的病人，若发生右束支传导阻滞则可导致完全性心脏传导阻滞。此时应该拔除PAC，进行临时起搏。

（3）球囊过度充气、充气时间过长或PAC直接压迫可导致**肺动脉破裂或肺梗死**。因此球囊应缓慢充气，并注意PAOP出现时的充气量。常规监测PAP，若持续出现PAOP波形，应该立即回撤导管并重新调整位置。

（4）**起搏器**并非PAC置管的禁忌证，但是若安装时间不足6周，应在放射线引导下置管。

（5）球囊充气量超过建议的1.5ml时可能发生**球囊破裂**。

（6）亦可发生**瓣膜损伤、血栓形成和感染**。若导管未通过肺动脉瓣而折回右心室，导管可能打结。

6. **心排血量**正常值为4～8L/min，心脏指数［心排血量/体表面积（BSA）］为2.4～4.0L/（min·m^2）时。传统上使用肺动脉导管利用热稀释法来测定心排血量。由于PAC置管有一定的风险，还可采用其他方法来测定心排血量，如脉搏波形分析法、全身稀释技术、经食管多普勒、Fick法、心阻抗图。

a. **肺动脉导管热稀释法**是测量心排血量的金标准。在CVP端口注入固定容积的冷盐水，PAC尖端的热敏电阻监测其引起的温度变化。温度-时间曲线下面积与心排血量相关。

（1）**应在呼气末测定心排血量**。胸膜腔内压的变化可影响心排血量的测定。自主呼吸时，吸气相的胸膜腔内负压可使回心血量增加，左心室跨壁压升高。而正压通气时，吸气相胸膜腔内压为正压，则使回心血量减少，左心室跨壁压降低。

（2）**三尖瓣反流时，**由于时间延长和曲线下面积增加，常引起心排血量和心脏指数测定值偏低。尽管多数情况下测定值偏低，但也有偏高的情况发生。

（3）**心排血量测量误差**的其他原因还包括注射盐水漏出、注射过慢、使用错误导管常数及存在心内分流。

b. **脉搏波形分析法**通过计算机分析动脉脉压波形来测定每搏输出量和心排血量。此法假定主动脉脉压与每搏量存在比例关系。血管张力的影响作为转换系数被纳入计算中，后者是通过心率、MAP和血管顺应性计算得出。优点是不需要中心静脉置管。市售仪器可通过病人的一般资料和体格来估测动脉阻抗（FloTrac 系统，爱德华生命科学，Irvine，CA）或通过注射指示剂计算（见下述）。其局限性：

（1）**主动脉顺应性变化呈非线性**。主动脉顺应性随血压呈非线性变化，从而影响每搏输出量测定的精确性。

（2）与留置动脉导管监测有创动脉压一样，也可发生**共振和衰减**。

（3）**无法精确追踪每搏输出量的变化**。难以对容量冲击或使用血管升压药后每搏输出量的变化进行可靠的临床评估。

（4）须满足若干条件才能准确测定。文献建议，为增加准确性，应采用机械控制通气（无自主呼吸）、非开胸病人、呼吸频率恒定及潮气量≥8ml/kg，一般PEEP≥5cmH_2O。

c. **全身稀释技术**最初采用吲哚氰绿指示剂稀释。目前是以指示剂稀释技术测得的心排血量作为校准，联用脉搏波形分析法来测定心排血量，如经肺热稀释法和锂稀释法。

（1）**经肺热稀释法（PiCCO）**：需要置入中心静脉导管和带有热敏电阻的特殊股动脉导管。经中心静脉导管注入冷盐水，股动脉导管的热敏电阻记录下游的温度变化。通过曲线分析可估测心排血量和心内血容量。

（2）**锂稀释法（LiDCO）**：是通过尖端带有锂传感器的桡动脉或肱动脉留置导管进行测定。经中心静脉或外周静脉注入已知浓度和容量的氯化锂溶液，通过动脉血中锂浓度-时间曲线下面积计算心排血量。

（3）**稀释法局限性**：心内分流和主动脉瓣关闭不全可能导致心排血量测定值偏低。

d. **食管多普勒法**：通过以固定角度安装于食管内的多普勒探头测量胸降主动脉血流量（ABF）。其直接测量的是胸降主动脉血流量，而非心排血量。ABF约为心排血量的70%，因此可估算出心排血量，并避免了肺动脉导管置管的相关风险。经过简单的培训即可使用，而且探头可留置数日。但在清醒病人操作困难，而且也无法获得反映心脏充盈压的相关参数。

e. **改良Fick法**：NICO（Philips Respironics，Pittsburgh，

PA）是通过气管插管病人呼吸回路内的传感器测量气流量、气道压力及CO_2浓度。在复吸入过程中可通过上述参数计算出CO_2的清除量。因为心排血量与CO_2清除量变化同呼气末CO_2变化二者的比值成正比，通过Fick原理则可计算出心排血量。

f. 胸生物阻抗法：是通过沿颈部和胸廓放置的皮肤电极来测量电压和阻抗变化。因为血液的导电性强于肌肉、骨骼和皮肤，因此在心动周期内胸腔内血容量的变化会引起阻抗的改变。根据欧姆定律通过阻抗的变化即可测定心排血量。此法完全无创，简单培训即可使用电极。病人体格较大或液体负载时可能导致测量不准确。

g. 胸生物电抗法（NICOM device，Cheetah Medical，Portland，OR）：通过外电极发出固定频率的电流通过胸廓，而内电极记录该电流与胸廓内波动性血流相互作用后引起的时间延迟或相位移信号。根据特定的时间延迟可计算出波动性血流的容积（每搏输出量），连续监测生成NICOM信号。可连续动态监测，与生物阻抗仪器相比，胸生物电抗法信号失真度较低。生物电抗法测得的心排血量与热稀释法测定值高度相关，但还需进一步研究。

7. 超声心动图（见第2章）

a. 机制：超声心动图是利用超声波生成心脏及周围结构的二维图像。根据要观察的解剖结构、病人的意愿和实际操作情况，可选择经胸或经食管路径。除了可同样获得肺动脉导管测定的各项参数外，还可评估心脏瓣膜功能、心室收缩力、舒张功能，并观察心内结构。

b. 适应证

（1）不明原因的**低血压**。

（2）无法解释的肺动脉导管测定值。

（3）怀疑心内占位或赘生物。

（4）瓣膜功能异常。

（5）心内分流。

（6）空气栓塞。

（7）心包疾病。

（8）胸主动脉瘤或胸主动脉夹层。

c. 方法

（1）**经胸超声心动图**：可在病人清醒时操作，可以清楚地观察右心结构，并定性评估心脏收缩功能；但左心结构观察受限，还可能因与手术部位冲突而无法进行。

（2）**经食管超声心动图**：在病人表面麻醉、局部麻醉或全身麻醉下均可操作，术中也可进行，也可清晰观察左心结构。

Ⅳ. 呼吸系统

呼吸系统负责氧气的摄取和二氧化碳的排出，并为麻醉药的输送提供通道。

A. 全身麻醉期间**必须进行的呼吸监测器**包括脉搏血氧饱和度仪、CO_2波形仪、吸入氧浓度分析仪和回路断开报警。通过直接观察胸廓、心前区或食管内听诊还可获得更多的信息。区域麻醉时，可通过直接观察、脉搏血氧饱和度仪及CO_2波形仪来监测呼吸。

B. 氧合状态：**脉搏血氧饱和度仪**是测量氧合状态最简易的方法。其他方法包括皮肤颜色、经皮血氧饱和度仪和动脉血气。

1. **方法**：氧合血红蛋白和还原血红蛋白在大多数波长的光吸收不同，多数仪器在660nm和960nm波长进行检测。根据Beer-Lambert定律，可通过在上述波长的光吸收量来计算每一组分的浓度。通过吸收率可得出血红蛋白的氧饱和度。传感器含有至少两个发光二极管（960nm和660nm波长）和一个光探测器。该方法可用于手指、足趾、耳垂、舌或鼻（需特殊探头）等部位。

2. **临床意义**：健康成人氧饱和度的正常值为96%～99%，有肺部疾病的病人氧饱和度可在88%以上。脉搏血氧饱和度高提示肺内的氧气被摄取入血，并输送至末梢组织。脉搏血氧饱和度低可能是上述过程的某一环节出现问题或监护仪故障。

3. 局限性

a. 脉搏血氧饱和度仪仅在气体交换不足进展至晚期才能提示异常。

b. **碳氧血红蛋白**在660nm波长的光吸收量与氧合血红蛋白相似，导致氧饱和度读数假性升高，但是前者并不参与氧合。

c. **高铁血红蛋白**在660nm和940nm波长均有光吸收，导致氧饱和度测量值为85%，但与实际氧饱和度不相符。临床常应用亚甲蓝治疗高铁血红蛋白血症。

d. **注射亚甲蓝、吲哚氰绿、靛胭脂和异硫蓝**可导致氧饱和度值一过性假性降低。

e. 在低氧饱和度（低于80%）时，SpO_2可假性偏高。

f. 低灌注、肢体活动和涂指甲油（尤其蓝色）时，SpO_2测量值会出现异常或不可靠。

C. 肺通气：是通过测定呼气末CO_2（如CO_2波形仪）和经肺量计进行评估。CO_2测定仪和CO_2波形仪都是用来分析和记录CO_2变化的，常作为同义使用，但后者有波形图。CO_2波形仪不但可评估呼吸，还用于确认气管插管位置准确性及病情诊断。

1. **方法**：常通过CO_2对红外线的光吸收量测定其浓度。可在呼吸回路中（主流式CO_2波形仪）或者通过气体采样（旁流式CO_2波形仪）来测定CO_2浓度。主流式CO_2波形仪常牵拉气管导管，辐射热还可致烧伤；而旁流式CO_2波形仪则有测量延迟（与采样容积有关）及采样引起的明显漏气。旁流式CO_2波形仪还可用于非气管插管病人，定性评估其呼吸状况。

2. **波形**：正常呼气末CO_2（$P_{ET}CO_2$）波形（图15-7）包括呼气部分（Ⅰ相、Ⅱ相、Ⅲ相，偶尔会出现Ⅳ相）和吸气部分（0相）。两个角度，α角（Ⅱ相和Ⅲ相夹角）和β角（Ⅲ相和0相夹角）也有助于病情分析。

a. **0相**为吸气段。

b. **Ⅰ相**气体不含CO_2，不参与气体交换（无效腔）。

c. **Ⅱ相**是快速的上升段，包括肺泡气和无效腔气体。

d. **Ⅲ相**为平台期，包括肺泡气，略向上倾斜。

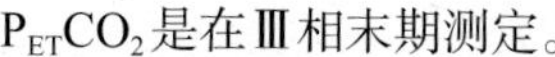

$P_{ET}CO_2$是在Ⅲ相末期测定。

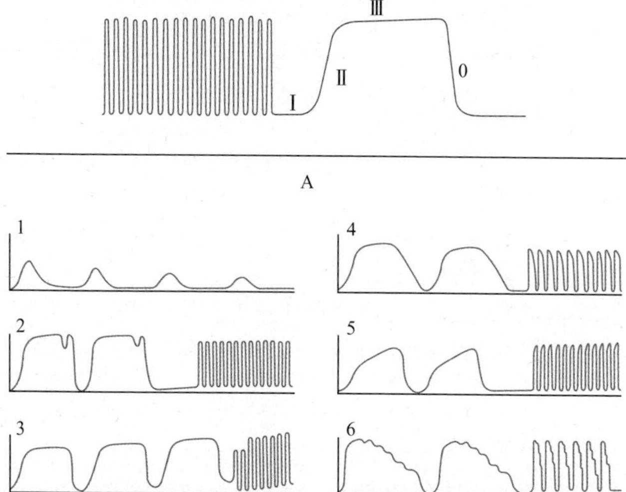

图15-7 A：正常二氧化碳波形图。Ⅰ相. 无效腔气体呼出；Ⅱ相. 无效腔气体和肺泡气的混合气呼出；Ⅲ相. 肺泡气呼出和平台期；0相吸气。Ⅳ相为Ⅲ相末期的上升支。B：临床中各种二氧化碳波形图。1. 快速消失的不典型波形，见于食管内插管；2. 呼吸末平台期有规律的切迹，见于通气不良或肌松恢复的病人；3. 基线和平台上移，见于CO_2重复吸入、校准错误等；4. 限制性肺疾病；5. 阻塞性肺疾病；6. 心源性波动。

e. Ⅳ相为终末上升段，见于胸廓顺应性降低的肥胖病人和孕妇。

f. α角为Ⅱ相和Ⅲ相夹角，与肺通气灌注比有关。**β角**为Ⅲ相和0相夹角，通常约为90°，用以评估重复呼吸。

3. 正常值范围和分析

a. $P_{ET}CO_2$正常值较动脉血CO_2分压低2～5mmHg，因此全身麻醉时呼气末CO_2分压是30～40mmHg。

b. 食管内插管时因为吞入气体，可出现与气管插管类似的CO_2波形，但数次呼吸后$P_{ET}CO_2$降为零。

c. 呼气末CO_2迅速升高是**恶性高热的早期征象**，尤其是对过度通气无反应时。

d. 休克/低灌注、栓塞、自动PEEP、气道阻塞和系统漏气时，呼气末CO_2分压降低。

e. 腹腔镜手术时CO_2吸收、松开动脉夹或止血带所致再灌注、CO_2吸收剂失效或形成通道均可导致呼气末CO_2分压升高。

f. β角增宽伴有0/Ⅰ相和Ⅲ相增高提示**吸气活瓣失灵**。

g. 0/Ⅰ相和Ⅲ相同时增高提示**呼气活瓣失灵或吸收剂失效**。

4. 食管测压计： 通过食管压力探头测得的食管压可以替代胸膜腔内压。应用食管测压计可计算跨肺压，优化PEEP，减少肺创伤风险，改善肺氧合。优化压力参数可减轻肺过度扩张，预防肺不张和萎陷伤，增加功能性肺容积。食管压的变化可反映胸膜腔内压的变化。食管探头放置深度约40cm以准确测定食管压，压力描记图可观察到心脏搏动波形。

在镇静、肌松和机械通气的病人，气道压（峰压和平台压）近似等于肺实质压力，可用于指导呼吸机参数调整。病人胸廓弹性和胸膜腔内压正常时，此假设成立，但在ARDS、胸膜积液、腹水或肥胖病人，由于胸壁顺应性降低或胸膜腔内压增高，用以驱动肺扩张的气道压力的比例减少，引起肺不张和正常肺组织的过度扩张。

计算：

（1） 驱动压=平台压－PEEP。驱动压反映传递到呼吸系统（包括胸壁和肺实质）的压力。

（2） 跨肺压=平台压–胸膜腔内压。跨肺压反映传至肺实质的压力。使用食管测压计可估测跨肺压以获得最佳PEEP。最佳PEEP可防止肺不张，改善氧合。此外还可避免肺气压伤。

Ⅴ. 体温监测

A. 机制： 可以间断或连续测量体温。体表测温方法的局限性在于无法反映中心温度的变化，尤其是血管收缩时。

B. 适应证

1. 进行控制性低温及复温期间（如在体外转流或神经外科血管手术时）**需要控制体温**。
2. **婴幼儿**因为体表面积与体积比值大，体温易发生变化。
3. **成人在大量蒸发丧失热量时或低温环境中**（体腔暴露、大量输注未加温液体或烧伤时）易发生低体温。
4. **发热的病人**有体温过高或低体温风险，应进行体温监测。
5. **自主神经功能障碍**病人无法自主调节体温。
6. 由于可能发生**恶性高热**，因此应常规进行体温监测。

C. 监测部位

1. **皮温**：在前额测量，通常较中心温度低1.7～2.2℃（译者注：原文为3～4℉）；继续降温时，温度差增加。
2. **腋窝**：是无创体温测量的常用部位，通常较中心温度低0.6℃（译者注：原文为1℉）。探头应置于腋动脉上，上臂保持内收。
3. **鼓膜温度**：与中心温度相关性良好，耵聍可增加其与中心温度的差值。
4. **直肠温度**：变化滞后于中心温度，常见于低温麻醉复温期间，提示外周或“体表”复温较慢。该方法极少发生直肠穿孔。
5. **鼻咽温度**：在鼻咽的后部进行测量，反映脑部温度。测量外耳道至鼻孔的距离，按此距离插入温度探头。凝血功能障碍的病人和孕妇可发生鼻出血；若手术时间较长，探头压迫鼻孔可致皮肤坏死。头部外伤和脑脊液鼻漏的病人应避免测量鼻咽温。
6. **食管温度**：可较好地反映中心温度。探头应置于食管下1/3处；极其罕见情况下，探头可误入气道内。
7. **血液温度**：可通过PAC热敏电阻进行测量。

（郭丽丽 译 吴滨阳 校）

推荐阅读文献

Akoumianaki E, Maggiore SM, Valenza F, et al. The application of esophageal pressure measurement in patients with respiratory failure. *Am J Respir Crit Care Med.* 2014;189(5):520-531.

Jacobsohn E, Chorn R, O'Connor M. The role of the vasculature in regulating venous return and cardiac output: historical and graphical approach. *Can J Anaesth.* 1997;44:849-867.

Kodali BS. *Capnography: A Comprehensive Educational Website, May 2005.* Harvard Medical School. Accessed September 30, 2005. http://www.capnography.com

Lake CL. *Clinical Monitoring: Practical Applications for Anesthesia & Critical Care.* 1st ed. WB Saunders; 2001.

Marik PE. Noninvasive cardiac output monitors: a state-of the-art review. *J Cardiothorac Vasc Anesth.* 2012;27(1):121-134.

Mark JB. *Atlas of Cardiovascular Monitoring.* Churchill Livingstone; 1998.

Pagel PS, Grossman W, Haering JM, et al. Left ventricular diastolic function in the normal and diseased heart (1). *Anesthesiology.* 1993;79:836-854.

Pagel PS, Grossman W, Haering JM, et al. Left ventricular diastolic function in the normal and diseased heart (2). *Anesthesiology.* 1993;79:1104-1120.

Perret C, Tagan D, Feihl F, et al. *The Pulmonary Artery Catheter in Critical Care.* Blackwell Science; 1996.

Safavi KC, Driscoll W, Wiener-Kronish JP. Remote surveillance technologies: realizing the aim of right patient, right data, right time. *Anesth Analg.* 2019;129(3):726-734.

Sagawa K, Maughan L, Suga H, et al. *Cardiac Contraction and the Pressure-Volume Relationship.* Oxford University Press; 1988.

第16章 麻醉状态下大脑监测

Lee J，Johnson-Akeju O

Ⅰ.概述

全身麻醉（全麻）状态可以定义为一种药物诱导的可逆状态，其特征包括无意识、遗忘、无痛、制动和维持生理功能的稳定状态。全麻状态下大脑和行为状态的监测具有挑战性，通常使用生命体征，有时还使用脑电图作为无意识状态的标记来监测全麻下病人的大脑状态。

A. 在全麻维持期间，麻醉实施者经常根据心率、血压和体动等生理指标的变化来监测麻醉状态并指导麻醉药物和镇痛药物的应用。

B. 麻醉状态下，病人对伤害性刺激所引发的心率、血压的变化可以用**伤害感受-延髓-自主调节（NMA）通路**进行解释，此通路包括脊髓网状束、脑干觉醒通路、交感神经和副交感神经传出通路。

1. **上行伤害性（疼痛）通路**以A-δ和C-纤维神经末梢开始，这些游离的神经末梢将伤害性（疼痛）刺激信息从外周传递到脊髓。
2. 在脊髓中，这些背角投射神经元的神经纤维突触，通过脊髓前外侧束上行与脑干中延髓孤束核建立联系。
3. **疼痛刺激的自主反应**起始于孤束神经核团，这些核团通过外侧髓质传递神经冲动到胸腰段交感神经节，调节心脏和外周血管，从而实现对交感神经传出的调节。孤束核对副交感神经传出的调节是通过疑核投射到迷走神经和心脏窦房结的神经冲动得以实现的。

C. 潜在的手术伤害性刺激，是通过NMA通路增加的交感神经冲动传出，降低副交感神经冲动的传出，而导致快速反应性的心率增快，血压升高。因此，这些体征可以作为识别镇痛水平不足的快速指标。

D. 除了生理体征外，术中脑电图还可用于监测全麻和镇静引起的意识水平变化。

Ⅱ. 以脑电图为依据来衡量意识水平的指数

A. 麻醉药物的剂量与脑电图系统性变化相关。因此，未处理的和几种处理的脑电图已经被用于衡量全麻和镇静病人的意识状态水平。

B. 脑电图的生物物理学基础

1. 脑电图探测的是大脑皮质突触后电位或局部电位。当一定区域大脑皮质神经元突触产生大量的细胞外电流时，位于大脑表面电极即可以探测到这种电位差。
2. 因为电场的强度随着表面记录电极距离的增加而衰减，所以皮质下结构，如丘脑，则会产生较小的场电位，
3. 然而，皮质和皮质下结构是高度相联系的，因此，脑电图可以同时反映皮质和皮质下结构的脑电动态变化。
4. 脑电图信号是由不同频率和幅度的振荡组成的（图16-1和图16-2）。

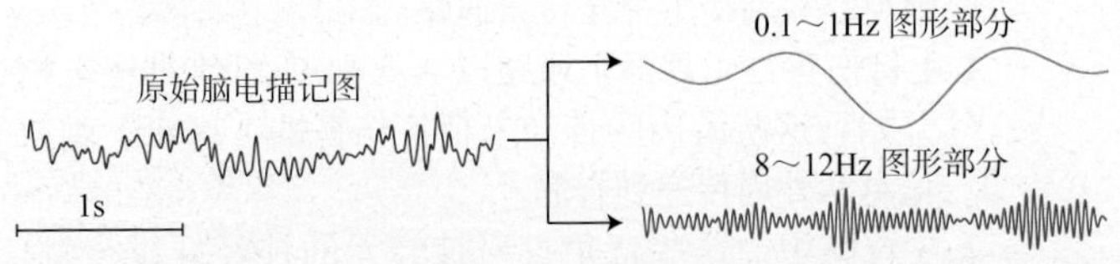

图16-1　典型的脑电图描绘可以分成慢震荡（0.1～1Hz构成）和叠加的高频波（8～12Hz 构成）

C. 几种以**脑电图为依据的指数系统**已进行了研究，并应用于临床实践，包括脑电双频谱指数（BIS）、病人安全指数（PSI）、麻醉/脑电意识监测指数（Narcotrend）和熵指数（Entropy）。这些系统通过对脑电图的处理分析，提供一个指数或者一系列数值，实时或者接近实时地监测病人的意识水平。总体而言，这些指数设计为随着意识水平的降低而降低，随着意识水平的恢复而升高。麻醉实施者同样可以像应用生理指标如心率和血压的变化一样监测病人的无意识状态，以及某种程度上用以监测镇痛水平。

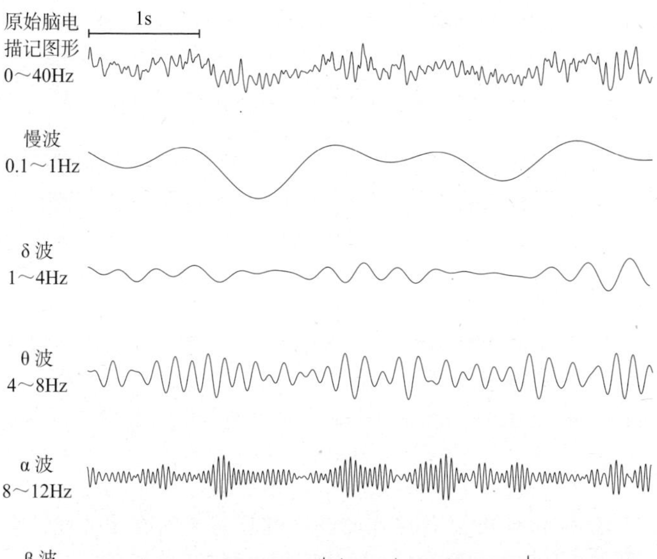

图16-2　手术期间典型的麻醉状态脑电图描绘为慢波（0.1～1Hz）、δ波（1～4Hz）、θ波（4～8Hz）和α波（8～12Hz），可以唤醒的镇静状态脑电图描绘为β波（12～25Hz），清醒状态脑电图描绘为γ波（25～40Hz）

D. BIS

1. BIS监测是使用一个贴在前额的四导联脑电感受器电极来记录脑电信号，以便进行实时的处理和分析。
2. BIS监测是应用专利的运算法则，通过测量频谱图，双频谱和爆发抑制水平的特征，运算产生一个从0到100的指数，该指数反映病人的意识水平。数值100代表完全清醒，数值0代表深昏迷或无意识状态，脑电图为等电位或平直。
3. **当BIS 40～60时，认为病人已达到适宜麻醉状态。**
4. 除了能够提供指数数值，BIS监测仪还能够提供未经处理的脑电图、频谱和肌电活动水平。肌电图指数提供频率范围为70～110Hz的肌肉活动引起的肌电变化。

5. 术中知晓高风险病人BAG-RECALL 临床研究提示，BIS监测的全麻病人，比呼气末麻醉气体监测全麻病人的术中知晓情况稍微增加，并且差异具有统计学意义。

E. PSI

1. PSI监测同样是使用一个贴在前额的四导联脑电感受器电极来记录脑电信号，以便进行实时的处理和分析。
2. 与BIS监测相似，PSI监测是应用专利的运算法则计算出一个0～100的指数，其中0表示无意识，100表示完全清醒。
3. **当PSI 25～50时，病人被认为处于无意识和适宜的麻醉状态。**
4. 与BIS相似，PSI也能实时监测获得病人左右侧大脑未经处理的脑电图图谱、肌电活动水平、人工合成指数、反映累积脑电图爆发抑制时间的抑制率。
5. 虽然PSI与BIS在监测麻醉状态方面有相关性，但PSI的研究较少，临床应用也没有BIS那么多。

F. Narcotrend

1. 正如BIS和PSI，Narcotrend应用专利保护的运算法则，将脑电图转换为不同的状态，同时报告Narcotrend状态（A～F）和Narcotrend指数（0～100）。
   a. Narcotrend状态：A代表病人处于清醒状态，F代表爆发抑制增加的全麻状态。理想的阶段为D（全麻）或E（深度全麻）。
   b. 与BIS和PSI一样，Narcotrend指数100代表清醒状态，而指数0则表示脑电图的抑制状态。
2. Narcotrend监护仪同样可以显示未处理的脑电图及其频谱。
3. 与BIS或PSI相比，Narcotrend的使用频率更低。

G. 熵指数

1. 熵是一个系统内在的无序的量度，这个概念最近被应用到脑电图分析中，用来表示麻醉的深度或无意识的程度。这种测量方法有赖于在全麻下观察对象的脑电图变得高度结构化和有序化（即信号越规律，熵指数越低）。
2. 使用公开算法的熵指数监护仪报告两个参数：**反应熵（RE）**和**状态熵（SE）**。

a. RE（范围0～100）是从0.8～47Hz频率的脑电信号计算得出的。

b. SE（范围0～91）是从0.8～32Hz频率的脑电信号计算得出的。

c. 一般来说，由于面部肌肉活动产生的肌电伪影会有更高的频率，因此会在RE中体现出来。所以有学者提出，RE和SE的相对变化可以用来监测麻醉下的大脑状态，区分意识恢复和运动伪影。

3. 适宜麻醉深度的RE或SE为40～60。

H. 脑电图为依据的指数的局限性

尽管以脑电图为基础的意识指数已经使用了将近 20 年，但是，它未能成为麻醉学标准化监测，其原因如下所述。

1. 应用脑电图为依据的指数并不能完全预防全麻期间的术中知晓。
2. 在老龄与小儿人群中，该指数并不可靠。
3. 该指数与特定麻醉药如何作用于大脑的神经生理并不直接相关。因此，它并不能真实反映大脑对药物最确切的反应状态，尤其是在使用氯胺酮、氧化亚氮和右美托咪定的情况下，上述基于脑电图为依据的指数通常是不可靠的。有关详细信息，请参阅本章Ⅴ.。
4. 这些指数假定对于所有麻醉药物而言，相同的意识指数反映同样的无意识状态，这显然是不够精确的。

Ⅲ. 呼气末麻醉药物浓度标准

A. 吸入麻醉药定量金标准仍然是**最低肺泡有效浓度（MAC）的中位数**（50%的麻醉病人产生制动时的吸入麻醉药的MAC值）。但是，MAC并不能用来定义或预测麻醉状态下病人的大脑意识状态。动物实验已经证明，麻醉诱发的脑电图类型和麻醉导致的制动作用之间并未见确切的关联，吸入麻醉药产生的制动作用主要是作用于脊髓，并非是大脑。

B. 无论如何，呼气末麻醉药物浓度还是被广泛应用于监测病人吸入麻醉下的意识状态，以及指导吸入麻醉药物的用量。B-Unware与BAG-RECALL临床试验已经证实，麻醉维持期间，维持呼气末麻醉药MAC在0.7～1.3与维持BIS值在40～60，这两种方案比较，术中知晓发生率无明显差异。

C. 与BIS、PSI、Narcotrend和熵指数依靠脑电图测量反映大脑活动状态等不同的是，呼气末麻醉药物浓度监测标准是通过测量肺呼出气麻醉药物的浓度间接反映大脑的活动状态。

D. 与MAC相关的两个概念：①肺泡气最低苏醒浓度（MAC awake），是指病人达到无意识状态时所需的吸入麻醉药物的MAC值，大约是MAC值的1/3；②阻滞肾上腺素能反应的肺泡气麻醉药浓度（MAC-BAR），是指抑制自主神经反应时所需的吸入麻醉药物的MAC值，大约是MAC值的两倍。

阿片类药物的使用可以通过减少伤害性刺激来降低MAC、MAC awake，特别是降低MAC-BAR。

E. 其最大的缺点是无法用于全凭静脉麻醉深度的监测。

Ⅳ. 脑电图的图谱分析

A. 在未处理的脑电图中很容易观察到镇静和全麻下大脑状态的变化。然而，实时分析未处理的脑电图中频率和幅度的变化具有挑战性。

B. **功率谱**是将一段脑电分解为其功率作为频率的函数，通常以dB为单位，由于功率谱在时间上仅捕获一个时点，因此在动态变化的麻醉状态下其用途有限（图16-3）。

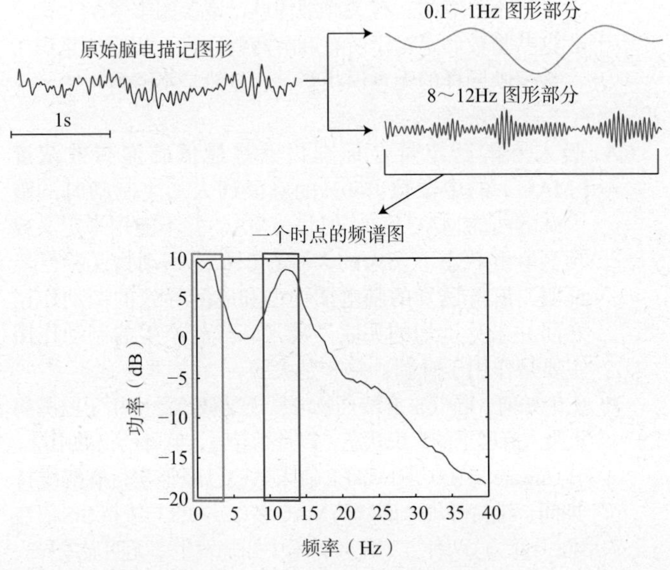

图16-3　与频率对立的功率谱分析

C. 取几个相邻时间间隔的频谱，并将它们堆叠在一起形成一个**频谱图**，该频谱图是频率功率随时间变化的曲线图。

D. 三维图谱（也称为压缩谱阵）可以转化为二维图谱（也称为密度谱阵），可以在手术间的监护仪屏幕上显示（图16-4）。这些二维图谱可以直观地显示脑电图的结构，有助于分析和监测麻醉下的大脑状态。

Ⅴ. 不同麻醉药物对大脑的作用

A. 丙泊酚

1. **分子机制**：丙泊酚是突触后γ-氨基丁酸A型（$GABA_A$）受体的激动剂，可介导氯离子内流，使突触后神经元超极化并增强抑制作用。

2. **神经通路机制**

   a. 丙泊酚作用于多个部位的$GABA_A$受体，包括大脑皮质、丘脑、脑干和脊髓。

   b. 丙泊酚通过增强与皮质高度相关的丘脑和脑干的GABA能抑制作用，减少兴奋性输入，增强皮质锥体神经元的抑制作用。

   c. GABA能通路的增强会产生麻醉的各种特征，包括意识丧失、呼吸暂停和肌肉松弛。

3. **脑电图特征**

   a. 每种麻醉药所诱发的觉醒状态变化在脑电图上都有标记。

   b. **丙泊酚诱导的意识障碍的特点是慢δ波（0.1～4.0Hz）振荡和前额叶相关的α波（8～12Hz）振荡（图16-5）**。

   c. 慢δ波振荡是由GABA介导的觉醒通路失活而产生的，并似乎通过隔离局部大脑皮质网络和损害大脑皮质内通讯，而破坏大脑皮质的整合。具体来说，慢δ波震荡是反映大脑皮质神经元不同时点（上下传输状态或开关状态）激活和失活状态的。这种状态使大脑活动碎片化进入协调障碍窗口期，不能进行信息交换，也称为“皮质碎片化”（图16-5）。

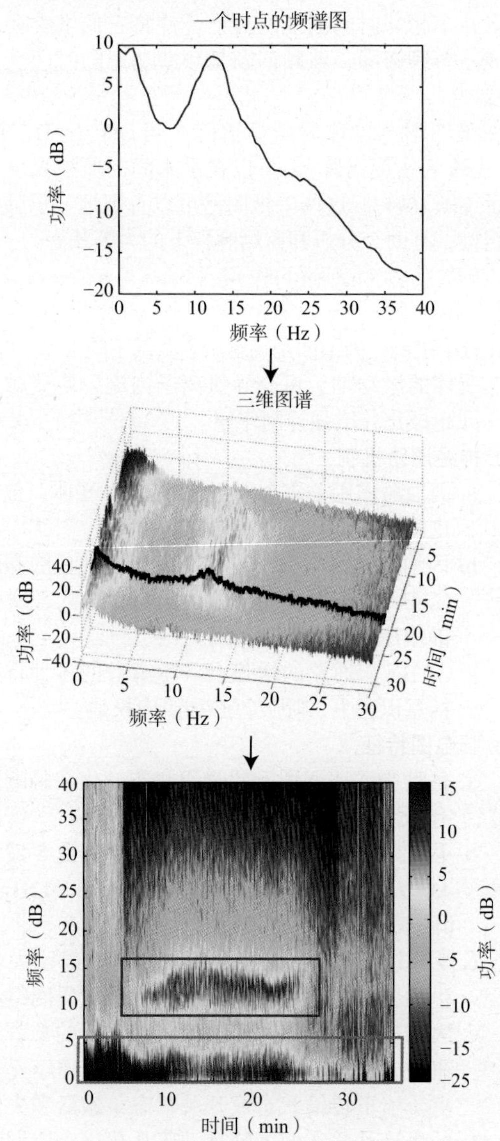

图16-4　图谱构成：相邻时段的功率图谱组合可以形成三维图谱。该图谱反映的是随时间变化的功率（**中间**）。三维图谱可以转化为二维图谱，可以在手术间的监护仪屏幕上实时显示（**底部**），值得注意的是，如功率标尺所示，红色表示高功率，蓝色表示低功率

d. 在模型研究中，α波振荡被认为反映了丘脑大脑皮质回路中高度结构化的节律。在丙泊酚诱导的意识丧失中，这些异常连贯或同步的α波振荡被认为干扰了丘脑和额叶皮质之间的传导（图16-5）。

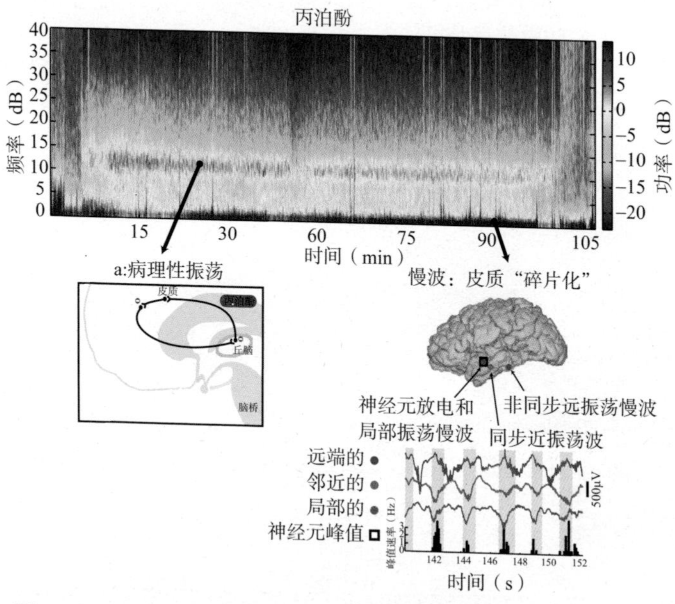

图16-5　丙泊酚效应所产生的脑电图α波振荡（8～12Hz）是丘脑和前额皮质之间交流障碍的病理性α振荡波和慢波（0.1～1Hz）的皮质碎片化

e. 高剂量的丙泊酚（和其他几种麻醉药）可导致**爆发抑制**，其特征是高幅度的脑电活动短暂爆发和等电活动（抑制）交替出现。由于担心潜在的不良反应，术中应该避免出现爆发抑制，但有时也适用于特殊情况，如癫痫持续状态、颅内高压或深低温停循环。

B. 乙醚衍生物（七氟烷、异氟烷、地氟烷）

1. **分子机制：**乙醚类麻醉药与中枢神经系统内的多个靶点结合，包括$GABA_A$受体、*N*-甲基-D-天冬氨酸（NMDA）受体、钾通道等。

2. **神经回路机制**：虽然乙醚类麻醉药的神经回路机制尚未完全确定，但吸入麻醉药全麻下的脑电图特征与丙泊酚诱导的麻醉非常相似，提示其主要机制是 $GABA_A$ 介导的对类似丘脑-皮质和皮质-皮质间脑电动力学的抑制。

3. **脑电信号特征**

   a. 在七氟烷全麻下，脑电图的特点与丙泊酚全麻时类似，表现为明显的**α波振荡和慢δ波振荡**，特别是在较高浓度时，会增加θ波（4～8Hz）振荡。

   b. 增加的θ波振荡在慢波振荡和α波振荡之间产生了"填充"效应（图16-6）。

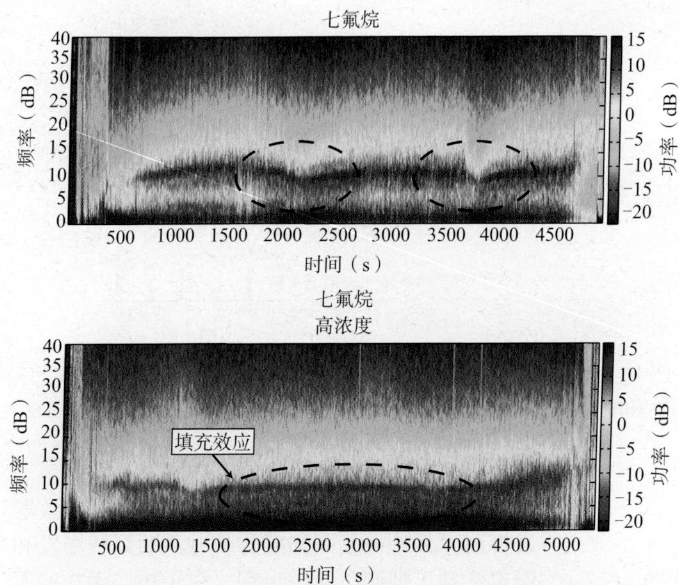

图 16-6　七氟烷麻醉大脑所产生的脑电图的原始描记图形，低浓度时呈α波振荡（8～12Hz）和慢波振荡（0.1～1.0Hz），高浓度时表现为"填充"效应

C. 右美托咪定

1. **分子机制**

   a. 右美托咪定是神经元突触前膜 **α_2 受体**的激动剂，位于蓝斑投射的神经元上。

b. 右美托咪定与 α_2 受体结合可使蓝斑神经元超极化，减少去甲肾上腺素的释放。

c. 右美托咪定也可与丘脑和基底前脑神经元的 **α_2 受体**直接结合。

2. 神经回路机制

a. 蓝斑核突触与大脑多个部位广泛相连，包括兴奋性信号传入大脑皮质、下丘脑视前区、基底前脑及丘脑髓板内核。

b. 蓝斑神经元的超极化导致去甲肾上腺素释放减少，导致下丘脑视前区的抑制性传导的缺失。

c. 这种抑制传导的缺失导致从视前区到觉醒中心的 GABA 能抑制通路被激活，从而产生镇静。

d. 这种神经回路机制与非快速眼动睡眠（NREM）的机制相似。

3. 脑电信号特征

a. 在**临床推荐的轻度镇静剂量**下，脑电图的特征是**纺锤波**（间歇性爆发的 9～15Hz 振荡）和类似于 NREM Ⅱ期睡眠的**慢 δ 波振荡**（图 16-7）。

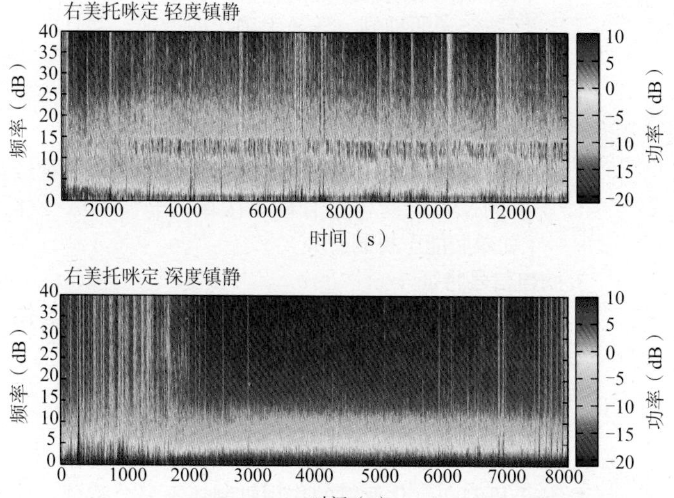

图 16-7　右美托咪定镇静作用的脑电图图形在低剂量时表现为慢波和纺锤波（9～15Hz），高剂量时表现为优势性慢波（0.1～1Hz）

b. 右美托咪定引起的慢波振荡可能是由于皮质兴奋性传入的减少（如上所述，由于解除了对抑制回路抑制）。

c. 右美托咪定观察到的纺锤波，如同睡眠纺锤波和丙泊酚诱导产生的α波振荡，被认为是由丘脑皮质机制产生的。值得注意的是，纺锤波是短暂间歇性爆发的脑电活动，与丙泊酚引起的α波振荡相反，后者是连续的。

d. 这些慢波振荡和纺锤波的振幅比丙泊酚全麻下观察到的慢波振荡和α波振荡小，可能反映了较低的回路抑制水平，因此镇静水平较低。

D. 氯胺酮

1. **分子机制：**氯胺酮是一种***N*-甲基-D-天冬氨酸（NMDA）**受体拮抗剂，可与大脑和脊髓内的受体结合。氯胺酮还与阿片受体、单胺受体、胆碱受体、烟碱受体和毒蕈碱受体相互作用。

2. **神经回路机制**

a. 在**中低剂量**时，氯胺酮主要**抑制**兴奋性谷氨酸能向抑制性中间神经元的传入，从而解除下游兴奋性神经元的抑制，导致大脑代谢增加，并且产生幻觉、分离状态和欣快感等神经兴奋效应。

b. 在**高剂量**时，氯胺酮还会阻断兴奋性谷氨酸能神经元上的NMDA受体，导致意识丧失。

c. 氯胺酮的抗伤害性作用可能与其作用于背根神经节的NMDA受体和脊髓上区域的非NMDA受体（如单胺能）机制有关。

3. **脑电信号特征**

a. 在使用氯胺酮的病人中，脑电图的特征是**β-γ波振荡**，范围在20～30Hz（图16-8）。

b. 因此，氯胺酮麻醉后尽管麻醉深度已经足够，但是基于脑电图的意识指数通常会很高。

E. 氧化亚氮

1. **分子机制：**氧化亚氮的作用机制还不完全清楚，因为它作用于许多受体。然而，它的麻醉作用主要是由于NMDA受体的拮抗作用。

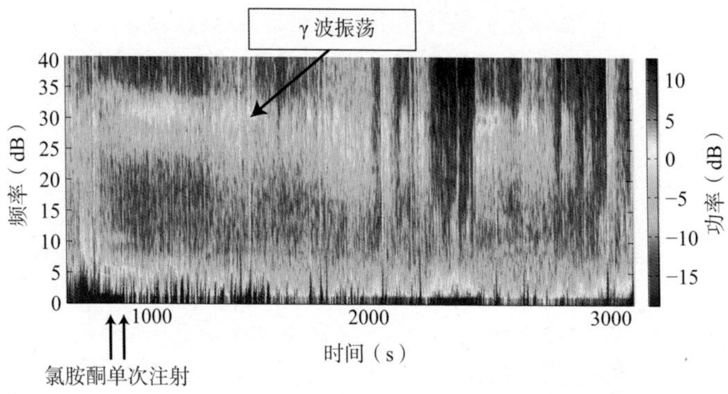

图 16-8　氯胺酮在脑电图谱中表现为 30Hz 的γ波振荡

2. 脑电信号

a. 一种常见的做法是在手术结束时从吸入麻醉药（如七氟烷、异氟烷）过渡到高浓度氧化亚氮（＞50%），以促进麻醉苏醒。

b. 在向氧化亚氮使用的转变过程中，脑电图的特征是短暂的、明显的慢δ波振荡（持续3～12min），然后是高频的β-γ波振荡（20～35Hz），这种高频的振荡更常见于单独使用氧化亚氮时（图 16-9）。

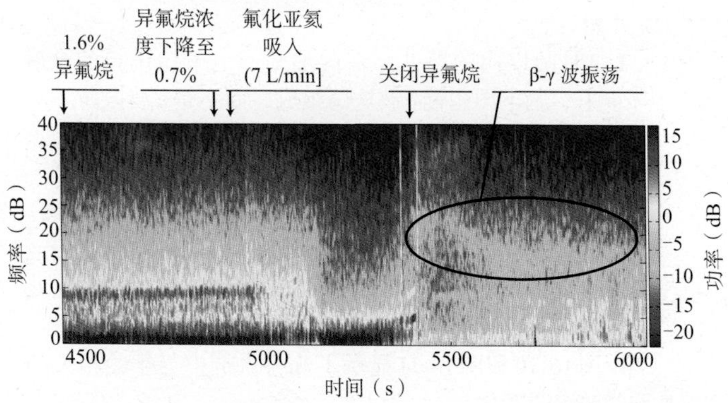

图 16-9　临床麻醉中为了便于苏醒，手术结束时应用氧化亚氮代替异氟烷表现的脑电图图形，氧化亚氮能够诱发深大慢波振荡转化为 γ 波振荡。

c. 在氧化亚氮作用下观察到的β-γ波振荡被认为是由与氯胺酮相似的机制引起的，都是由于NMDA拮抗的相同机制。

d. 短暂的慢δ波振荡产生的机制还不完全清楚。

F. 七氟烷复合氯胺酮

1. 病人通常会在麻醉下接受联合用药，如七氟烷这样的吸入麻醉药使病人意识消失，而氯胺酮用于镇痛。

2. 在七氟烷全身麻醉中加入氯胺酮后，七氟烷所能观察到的α波振荡和δ波振荡的功率降低，而β波振荡的功率增加。这些变化可能是由于氯胺酮对具有较低固有尖峰频率的神经元产生了较高尖峰频率的兴奋作用。

3. 值得注意的是，在已经接受吸入麻醉药或丙泊酚的病人中，使用氯胺酮作为辅助药物可能会导致爆发抑制。

4. 尽管目前并不是所有麻醉药物及其辅助药物的组合都被研究过，但是了解它们的机制和涉及的神经通路，可为预测或观察脑电图模式，以及发现某些药物组合可能存在的局限性提供帮助。

Ⅵ. 麻醉药物诱发脑电特征的年龄相关性变化

A. 全身麻醉下病人的脑电图信号随年龄而变化，最明显的是儿童和老年人。

B. 儿童

1. 3月龄以内的婴儿，在丙泊酚或七氟烷诱导的全麻下，脑电图由慢δ波振荡组成，而不是α波振荡。

2. 在大于3月龄的儿童中，脑电图由慢δ波振荡和α波振荡组成。α波振荡在大约1岁时开始变得连贯一致，反映的模式更类似于全身麻醉下的成人脑电图。

3. 儿童和年轻人的α波段通常较宽，为8～15Hz，而老年人的α波段较窄，为8～12Hz。α波段的功率在儿童和年轻人中也更大。

4. 图16-10和图16-11显示了儿科人群中与年龄相关的频谱图变化。

5. 在丙泊酚或七氟烷全身麻醉下，脑电图中出现的这些与年龄相关的变化可能反映了潜在脑回路的发育和成熟，如丘脑皮质回路。

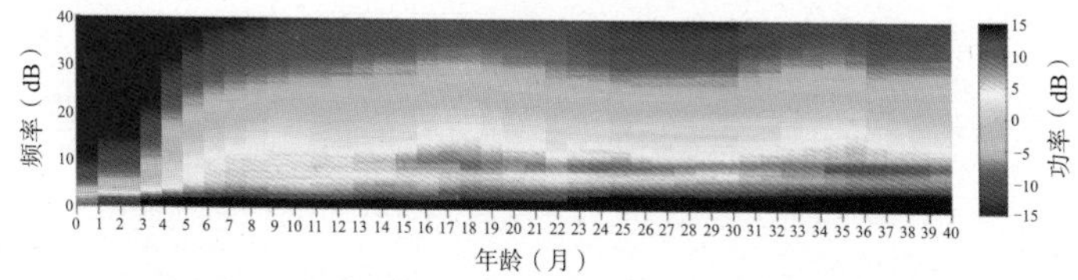

图 16-10　从婴儿期到儿童期的额叶频谱的年龄变化频谱图，表明0～3月龄无α波振荡功率，此后α波振荡功率逐渐增加，并在大约6月龄时变得更加显著和持续

经允许引自 Cornelissen L，Kim SE，Lee JM，et al. Electroencephalographic markers of brain development during sevoflurane anaesthesia in children up to 3 years old. *Br J Anaesth*. 2018；120（6）：1274-1286. Copyright © 2018 Elsevier.

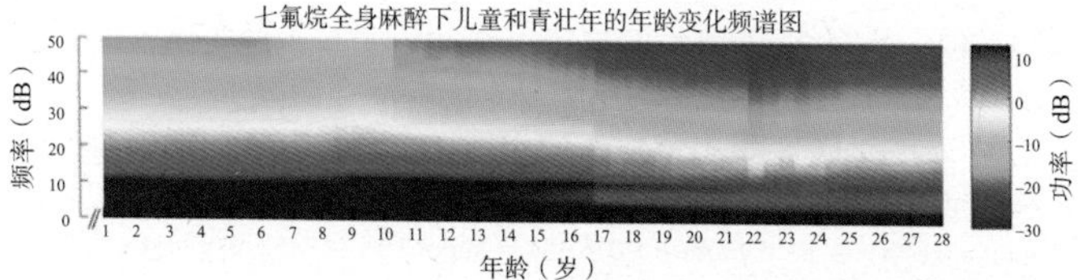

图 16-11　1～28岁儿童和年轻人的额叶频谱的年龄变化频谱图强调，尽管脑电图结构被定性地保存下来，但振荡的功率随着年龄的变化而变化

经允许引自 Akeju O，Pavone KJ，Thum JA，et al. Age-dependency of sevoflurane-induced electroencephalogram dynamics in children. *Br J Anaesth*. 2015；115（suppl 1）：i66-i76. Copyright © 2015 Elsevier.

C. 老年人

1. 功率和额叶相关的α波振荡随着年龄的增长而减小。这可能反映了随年龄增长而发生的神经学变化，包括但不限于皮质变薄、突触密度下降和神经递质合成下降（图16-12）。
2. 与年轻人相比，老年人在全麻下出现爆发抑制的可能性似乎更高，特征是等电周期的交替，以及高振幅活动的短暂爆发。
3. 爆发抑制和术后谵妄之间存在关联。ENGAGES（electroencephalography guidance of anesthesia to alleviate geriatric syndromes）随机对照临床试验（脑电图引导的麻醉实施减轻老年综合征的随机对照临床试验）将病人随机分为脑电图引导下的麻醉管理组或常规麻醉管理组，结果并未显示使用脑电图引导麻醉管理可以降低术后谵妄的发生率。最近的研究表明，先前描述的术后谵妄危险因素（如认知状态、身体功能）的所有影响中有一小部分是由爆发抑制介导的。

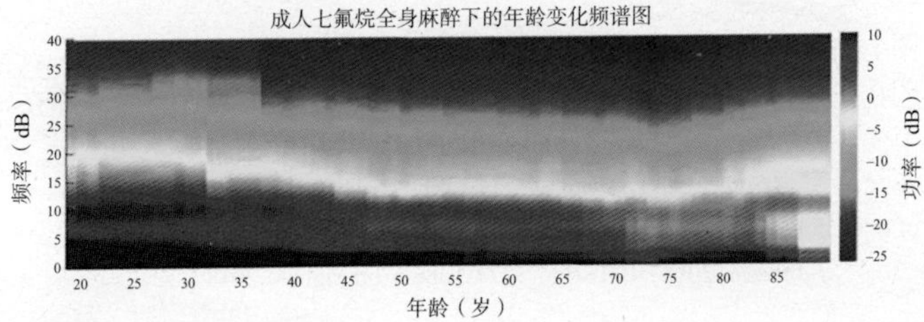

图 16-12　从18岁到90岁的成年人额叶频谱的年龄变化频谱图表明，α波振荡功率随着年龄的增加而减少

经允许引自：Purdon PL，Pavone KJ，Akeju O，et al. The Ageing Brain：age-dependent changes in the electroencephalogram during propofol and sevoflurane general anaesthesia. *Br J Anaesth*. 2015；115（suppl 1）：i46-i57. Copyright © 2015 Elsevier.

D. 在全麻下，脑电图的特征可能会有相当大的个体差异。例如，一些人可能会在更年轻的时候，比其他人表现出与年龄相关的特殊变化，如α波振荡减弱。这些个体间的脑电图差异可能反映了潜在的合并症。

Ⅶ. 麻醉状态的临床监测

A. 未经处理的脑电图和频谱图可以用来监测镇静或全身麻醉病人的大脑状态。脑电图教育资源由下列机构开发，并可在以下网站找到：

1. 麻省总医院与国际麻醉研究学会合作（www.eegforanesthesia.iars.org）。

2. 华盛顿大学麻醉从业者脑电图培训国际联合会（www.icetap.org）。

B. 一种个性化的方法来监测病人的大脑状态并指导麻醉管理，可能会改善麻醉医疗工作质量。尤其是，在全麻下使用这些策略针对特定的大脑状态，可能有助于避免由于麻醉药过量或不足引起的潜在并发症。

Ⅷ. 结论

尽管不同麻醉药物未经处理的脑电图记录可能很难分析，

但是，脑电图图谱的记录可清晰地反映出每种麻醉药物具有独特的脑电图信号。这些信号与不同麻醉药物作用于特定神经通路中特异受体，从而改变觉醒状态的作用机制密切相关，并且可用于监测麻醉状态下病人的大脑状态。

（谭文斐 译　王俊科 审校）

推荐阅读文献

Akeju O, Westover MB, Pavone KJ, et al. Effects of sevoflurane and propofol on frontal electroencephalogram power and coherence. *Anesthesiology*. 2014;121:990-998.

Akeju O, Pavone KJ, Westover MB, et al. A comparison of propofol- and dexmedetomidine-induced electroencephalogram dynamics using spectral and coherence analysis. *Anesthesiology*. 2014;121:978-989.

Akeju O, Pavone KJ, Thum JA, et al. Age-dependency of sevoflurane-induced electroencephalogram dynamics in children. *Br J Anaes*. 2015;115(suppl 1):i66-i76.

Avidan MS, Jacobsohn E, Glick D, et al. Prevention of intraoperative awareness in a high-risk surgical population. *N Engl J Med*. 2011;365:591-600.

Avidan MS, Zhang L, Burnside BA, et al. Anesthesia awareness and the bispectral index. *N Engl J Med*. 2008;358:1097-1108.

Brown EN, Purdon PL, Akeju O, et al. Monitoring the state of the brain and central nervous system during general anesthesia and sedation. In: Gropper MA, Cohen NH, Eriksson LI, Fleisher LA, Leslie K, Wiener-Kronish JP, eds. *Miller's Anesthesia*. 9th ed. Eslsevier, Inc.; 2020:1279-1297.

Brown EN, Lydie R, Schiff ND. General anesthesia, sleep and coma. *N Engl J Med*. 2010;363:2638-2650.

Brown EN, Purdon PL, Van Dort CJ. General anesthesia and altered states of arousal: a systems neuroscience analysis. *Annu Rev Neurosci*. 2011;34:601-628.

Cornelissen L, Kim SE, Lee JM, et al. Electroencephalographic markers of brain development during sevoflurane anaesthesia in children up to 3 years old. *Br J Anaes*. 2018;120(6):1274-1286.

Cornelissen L, Kim SE, Purdon PL, et al. Age-dependent electroencephalogram (EEG) patterns during sevoflurane general anesthesia in infants. *Elife*. 2015;4:e06513.

Egan TE. Are opioids indispensable for general anaesthesia? *Br J Anaesth*. 2019;122(6):e127-e135.

Fritz BA, King CR, Ben Abdallah A, et al. Preoperative cognitive abnormality, intraoperative electroencephalogram suppression, and postoperative delirium: a mediation analysis. *Anesthesiology*. 2020;132(6):1458-1468.

Kim MC, Fricchione GL, Brown EN, et al. Role of electroencephalogram oscillations and the spectrogram in monitoring anaesthesia. *BJA Educ*. 2020;20(5):166-172. doi:10.1016/j.bjae.2020.01.004

Lewis LD, Weiner VS, Mukamel EA, et al. Rapid fragmentation of neuronal networks at the onset of propofol-induced unconsciousness. *Proc Natl Acad Sci USA*. 2012;109:E3377-E3386.

Pedemonte JC, Plummer GS, Chamadia S, et al. Electroencephalogram burst-suppression during cardiopulmonary bypass in elderly patients mediates postoperative delirium. *Anesthesiology*. 2020;133(2):280-292. doi:10.1097/ALN.0000000000003328

Purdon PL, Pierce ET, Mukamel EA, et al. Electroencephalogram signatures of loss and recovery of consciousness from propofol. *Proc Natl Acad Sci USA*. 2013;110:E1142-E1151.

Purdon PL, Sampson A, Pavone KJ, et al. Clinical electroencephalography for anesthesiologists. *Anesthesiology*. 2015;123(4):937-960.

Purdon PL, Pavone KJ, Akeju O, et al. The Ageing Brain: age-dependent changes in the electroencephalogram during propofol and sevoflurane general anaesthesia. *Br J Anaes*. 2015;115(suppl 1):i46-i57.

Wildes TS, Mickle AM, Abdallah B, et al. Effect of electroencephalography-guided anesthetic administration on postoperative delirium among older adults undergoing major surgery: the ENGAGES randomized clinical trial. *J Am Med Assoc*. 2019;321(5):473-483.

第17章 麻醉期间问题

Chen FKW，Low YH，Nagrebetsky A

Ⅰ. 低血压

低血压是指病人动脉血压较平时显著降低。这可能与心功能（心肌收缩力）下降、体循环血管阻力（SVR，后负荷）降低、静脉回流（前负荷）减少或心律失常有关。

A. 心肌收缩力

1. **麻醉药**：大多数麻醉药，包括**吸入麻醉药**、**巴比妥类药物**、**苯二氮䓬类药物**及**依托咪酯**（见第12章）可导致直接的剂量依赖性心肌抑制。临床常用剂量**阿片类药物**虽无直接心肌抑制作用，但可通过抑制交感神经传出冲动而导致严重的心动过缓和低血压。虽然**氯胺酮**可产生剂量依赖性交感神经系统兴奋性增加，但当存在内源性儿茶酚胺耗竭，使用**心肌抑制药**如β受体阻滞药、钙通道阻滞药和利多卡因时，氯胺酮对心肌的直接抑制作用则更加明显。
2. **急性心功能不全**：可见于以下情况，如心肌缺血或心肌梗死、低钙血症、严重的酸中毒或碱中毒、低温（＜32℃）、肺源性心脏病，迷走神经反射或局麻药全身毒性反应（尤其是布比卡因）。

B. 全身血管阻力降低

1. 麻醉期间使用的多种药物均可导致SVR降低。
   - a. **异氟烷**、七氟烷和地氟烷均可产生剂量依赖性SVR降低，其中七氟烷和地氟烷程度较轻。
   - b. **阿片类药物**和**丙泊酚**可通过抑制交感神经系统传出活动降低血管张力。
   - c. **苯二氮䓬类药物**可降低SVR，尤其在大剂量且与阿片类药物合用时更易发生。
   - d. **直接血管扩张药**，如硝普钠、硝酸甘油和肼屈嗪。
   - e. **α_1肾上腺素能受体阻滞药**，如氟哌利多、氯丙嗪、酚妥拉明、拉贝洛尔、哌唑嗪及多沙唑嗪。

f. **α_2肾上腺素能受体激动药**，如可乐定及右美托咪定。

g. **引起组胺释放的药物**，如右旋筒箭毒碱、米库氯铵及吗啡。

h. **钙通道阻滞药**。

i. **血管紧张素转换酶抑制药**和**血管紧张素受体阻滞药**。

j. **正性肌力血管扩张药**，如米力农。

2. **交感神经阻滞**：常发生于蛛网膜下腔阻滞和硬膜外麻醉中，尤其当阻滞平面较高时，可致SVR和（或）前负荷降低。
3. **脓毒血症**：可导致介导外周血管舒张物质的释放，引起低血压。
4. **血管活性代谢产物**：如肠道操作，松开血管阻断钳或止血带后，血管活性代谢产物释放，可引起低血压。
5. **变态反应**：可导致严重的低血压（见本章XVIII.）。
6. **严重的低氧血症**。
7. **肾上腺功能不全**（包括医源性因素导致）。

C. 回心血量不足（前负荷）

1. **低血容量**：可由失血、非显性失液、术前容量缺失（如禁食水、呕吐、腹泻、鼻胃管引流、肠道引流及肠道准备）或多尿（利尿药、糖尿病、尿崩症及梗阻后利尿）引起。

   正压通气：在正压通气的病人，当心排血量改变时，其直接动脉压的变化可以反映出容量变化。当行机械通气且有直接动脉压监测时，若其收缩压变化的下降幅度大于10mmHg（呼吸暂停期间与正压通气后最低收缩压之差）即可诊断为低血容量。
2. **腔静脉受压**：可由手术操作、妊娠子宫、大量腹水、肿瘤或腹腔镜注气压力大于10mmHg致腹压增高所致。
3. **静脉容量增加**：见于下述情况。

   a. 交感神经阻滞（如神经节阻滞药或区域麻醉）。

   b. 直接血管扩张药（如硝酸甘油）。

   c. 引起组胺释放的药物（如吗啡、米库氯铵）。

d. 降低交感神经张力的药物（如丙泊酚、吸入麻醉药及阿片类药物）。

4. **胸膜腔内压增加**：包括机械压迫（手术时由于体位原因，外科医生可能会挤压到病人）、机械通气期间潮气量过大、PEEP通气、自主PEEP（空气陷闭及过度膨肺）和持续正压通气（CPAP），这些均影响静脉回流。

5. **急性原发性中心静脉压升高**：可减少静脉回流，原因为中心静脉压的升高使得驱动血液由外周向右心回流的压力梯度降低。

a. **张力性气胸**可使心脏和大血管受压，从而导致中心静脉压升高、前负荷降低和低血压。

b. **心脏压塞**时因心包腔内积聚的液体及血凝块而导致心脏受压，继而因心内压升高致充盈受限。

c. **肺栓塞**所致的右心室流出道梗阻可使右房压增高从而减少静脉回流。

d. **腹内压增高**引起胸膜腔内压增高，进而心脏受压引起中心静脉压升高，尽管中心静脉压升高但心脏仍严重充盈不足。

D. 心律失常（见本章Ⅲ.）

1. **快速性心律失常**：常因舒张期充盈时间缩短而导致低血压。

2. **心房颤动、心房扑动和交界性心律**：由于心房收缩功能丧失使心脏舒张期充盈不足而出现低血压。这在瓣膜性心脏病或舒张功能不全的病人中尤为明显，这类病人心房收缩可使舒张末期容积增加30%以上。

3. **缓慢性心律失常**：当前负荷储备能力不足以维持每搏输出量代偿性增加时可导致低血压。

E. 低血压的治疗：应直接纠正潜在的病因，包括下述措施。

1. **减浅麻醉深度。**

2. **扩容**（如输入血制品、胶体液或晶体液）。

3. **血管升压药**：增加血管阻力或减少静脉容积（如在酸血症的情况下使用去氧肾上腺素和血管升压素），增加每搏输出量（如肾上腺素）。

4. **纠正机械性因素**：如减轻心脏压塞，气胸时放置排气针或行闭式引流，减小或暂停PEEP或CPAP，降低平均气道压，缓解腔静脉梗阻（如将孕妇的子宫移向左侧），采用外科手术来解除腹腔内高压及巨大肺栓塞栓子的取出。

5. **抗心律失常（见本章Ⅲ.）**：治疗药物包括β受体阻滞药、钙通道阻滞药及胺碘酮。
6. **心肌收缩力支持**：如多巴酚丁胺、多巴胺、去甲肾上腺素、米力农及肾上腺素。
7. **抗缺血治疗**：包括使用血管升压药提高体循环血压并治疗潜在的心肌缺血（见本章XIV.）。
8. **对于顽固性低血压**：可考虑使用无创监测，如经胸超声心动图（TTE）、经食管超声心动图（TEE）及放置有创监测（如动脉置管、中心静脉导管或肺动脉导管）以明确低血压是由于心排血量或SVR下降引起的。

Ⅱ. 高血压

A. 病因

1. **儿茶酚胺分泌过多**：多见于麻醉不充分（尤其在喉镜操作、气管插管、切皮或苏醒期时）、缺氧、高碳酸血症、病人焦虑和疼痛及长时间使用止血带等情况导致交感神经兴奋性增强。
2. **基础疾病**：如原发性高血压，以及由嗜铬细胞瘤、睡眠呼吸暂停或内分泌、肾、肾血管等疾病导致的继发性高血压。
3. **颅内压（ICP）升高**：当颅内压升高时，血压会升高以维持脑灌注压。
4. **血管收缩药的全身吸收**：如局部麻醉药内加入肾上腺素。
5. **主动脉阻断**：造成SVR显著增加。
6. **反跳性高血压**：见于可乐定或β肾上腺素能受体阻滞药的停药反应。
7. **药物之间的相互作用**：在应用**三环类抗抑郁药**（如阿米替林、去甲替林、多塞平）或**单胺氧化酶抑制药**（如异烟肼、雷沙吉兰、司来吉兰）的病人，同时应用麻黄碱可产生严重的高血压反应。
8. **膀胱过度充盈**：膀胱过度充盈引起的交感神经反射导致血压升高。

9. 应用靛胭脂染料（通过α肾上腺素能效应）。

B. 治疗：高血压治疗应直接纠正潜在的病因，包括下述措施。

1. 改善氧合及通气。

2. 加深麻醉（挥发性麻醉药、静脉麻醉药及镇痛药）。

3. 使焦虑病人镇静或排空膀胱。

4. 药物治疗（见第18章）

a. α/β肾上腺素能受体阻滞药：如拉贝洛尔，每次5～10mg，静脉注射。

b. β肾上腺素能受体阻滞药：如普萘洛尔，每次0.5～1.0mg，静脉注射；美托洛尔，每次1.0～5.0mg，静脉注射；艾司洛尔，每次5～10mg，静脉注射。

c. 血管扩张药：如肼屈嗪，每次2.5～5.0mg，静脉注射；硝酸甘油，起始以30～50μg/min的速率静脉输注，随后依据效果调整剂量；硝普钠，以30～50μg/min的速率静脉输注，并依据治疗效果调整剂量。

d. 钙通道阻滞药：维拉帕米，2.5～5.0mg，静脉注射；地尔硫䓬，5～10mg，静脉注射。

Ⅲ. 心律失常

A. 窦性心动过缓：即窦性心律慢于60次/分。若未合并严重的心脏疾病，则血流动力学变化轻微。若心率明显变慢，则可能发生房性或室性异位搏动或节律。

1. 病因

a. 缺氧。

b. 心脏本身疾病：如病态窦房结综合征、急性心肌梗死（尤其是下壁心肌梗死）。

c. 药物：如**琥珀胆碱**（尤其对儿童通过直接胆碱能效应）、**抗胆碱酯酶药**、**β肾上腺素能受体阻滞药**、**钙通道阻滞药**、**地高辛**及合成的**麻醉性镇痛药**（如芬太尼及瑞芬太尼）。

d. 迷走神经张力增高：见于腹膜和精索牵拉、眼心反射、颅后窝手术对脑干的刺激、颈部或胸部手术中对迷走神经和颈动脉窦的压迫、腹腔镜手术气腹时腹膜腔压力骤增，由焦虑或疼痛引起并由中枢介导的迷走神经反应（血管迷走反应），以及Valsalva动作。

e. **颅内压升高（库欣反射）**。

f. **反射性心动过缓**：由压力感受器变化（如应用去氧肾上腺素）、心房牵张及心肺感受器反射引起。

2. **治疗**

a. 确保充分氧合及通气。

b. 对于迷走神经张力增高所致的心动过缓需解除诱发刺激。迷走神经受到反复刺激及深麻醉下会反射减弱。当病人发生低血压时可能需要使用阿托品（0.5mg，静脉注射）或低剂量的肾上腺素（10～50μg，静脉注射）。血流动力学稳定的心动过缓可给予格隆溴铵（0.2～0.6mg，静脉注射）或麻黄碱（5～10mg，静脉注射）。

c. 由原发性心脏疾病所致窦性心动过缓的病人，应给予阿托品（0.5mg，静脉注射）、变时性药物（如麻黄碱、多巴胺）或心脏起搏。

B. 窦性心动过速：即窦性心律快于100次/分。心律规则且极少超过160次/分。心电图（ECG）显示每一个QRS波前都有P波且PR间期恒定。

1. **病因**：包括儿茶酚胺过量、疼痛、浅麻醉、高碳酸血症、缺氧、低血压、低血容量、药物（如泮库溴铵、地氟烷、阿托品和麻黄碱）、发热、心肌梗死、肺栓塞、心脏压塞、张力性气胸、恶性高热、嗜铬细胞瘤及甲状腺功能亢进。

2. **治疗**：应直接纠正潜在病因，包括下述措施。

a. 改善氧合并纠正通气异常。

b. 增加麻醉深度及镇痛。

c. 纠正低血容量。

d. 药物治疗：如给予阿片类药物和β肾上腺素能受体阻滞药，对于合并冠心病和高血压的高危病人应在明确病因的同时给予β肾上腺素能受体阻滞药以有效控制心率。

C. 心脏阻滞

1. **一度房室（AV）传导阻滞**：PR间期≥0.2s，在一度房室传导阻滞中，每个心房激动均可传至心室。

2. 二度房室传导阻滞：可分为两型，即莫氏Ⅰ型（文氏型）和Ⅱ型。

a. 莫氏Ⅰ型：是指传导障碍位于房室结，表现为PR间期逐渐延长，直至出现一个未传导的P波。通常为良性。

b. 莫氏Ⅱ型：是指传导障碍位于房室结的远端，PR间期恒定，常出现未传导的P波，易发展为三度房室传导阻滞。

3. 三度房室传导阻滞（完全性房室传导阻滞）：病变可发生在房室结或希氏束及其以下部位，出现房室间传导完全缺失。表现为房室分离（PR间期不恒定）、交界性心律（窄QRS波）或室性逸搏心律（宽QRS波）。

4. 心脏传导阻滞的治疗

a. 一度房室传导阻滞：通常无须特殊处理，但合并双束支传导阻滞时（称为"三支阻滞"）常需放置临时起搏器。

b. 二度房室传导阻滞

（1）莫氏Ⅰ型房室传导阻滞：仅在有症状或血流动力学不稳定时需治疗。必要时采用经皮或经静脉起搏，尤其当病人合并下壁心肌梗死时，血管再通后传导阻滞可能消失。

（2）莫氏Ⅱ型房室传导阻滞：可进展为完全性房室传导阻滞，对血流动力学不稳定的病人应给予阿托品或临时心脏起搏治疗。血流动力学稳定的病人应持续监测，当进展为完全性房室传导阻滞时，应在稳定血流动力学同时评估是否需置入起搏器治疗。

c. 三度房室传导阻滞：通常需经皮、经静脉起搏或经心外膜起搏。

D. 室上性心动过速（SVT）：起源于希氏束或其以上部位，除异常传导外，其QRS波群均是窄的（＜120ms）。

1. 房性期前收缩（APC或PAC）：在窦房结发出正常冲动之前，由心房异位起搏点发出的冲动可诱发房性期前收缩。房性期前收缩的P波与先前P波的形态明显不同，PR间期也有变化。房性期前收缩可导致出现异常的QRS波群，或因房室结仍处于不应期而无法传导至心室。房性期前收缩较常见，通常为良性，一般无须治疗。

2. **交界性或房室结性节律**：表现为P波缺失或P波异常而QRS波正常；尽管此类心律失常可能预示缺血性心脏病，但在接受吸入麻醉的正常人群中也常可见到交界性节律。对于心排血量主要靠心房收缩供血的病人，其每搏输出量和血压可急剧下降。治疗方法如下所述：
   - **a.** 减浅麻醉深度。
   - **b.** 增加血容量。
   - **c.** 阿托品静脉注射，每次0.2mg，可将缓慢的交界性心律转为窦性心律，尤其当此交界性心律源于迷走神经机制时更为有效。
   - **d.** 需谨慎应用β肾上腺素能受体阻滞药（普萘洛尔，0.5mg，静脉注射；美托洛尔，1～3mg，静脉注射），尤其是在发生等律性房室分离时（P波与QRS波无固定关系，两者频率接近）。
   - **e.** 若同时伴有低血压，需使用血管收缩药（如麻黄碱或去甲肾上腺素）来升高血压，但这只是一种临时治疗措施。
   - **f.** 必要时可放置心房起搏器以维持心房收缩。

3. **心房颤动**：心房率350～600次/分且心室率不规则。心房颤动常见于心肌缺血、二尖瓣病变、甲状腺功能亢进、肺栓塞、交感神经过度兴奋、洋地黄中毒、胸腔手术后或有心脏操作时。应根据病人血流动力学状态进行治疗。
   - **a. 快速心室率伴血流动力学稳定**：最初的治疗可使用β肾上腺素能受体阻滞药，如普萘洛尔（每次0.5mg，静脉注射）、美托洛尔（每次2.5～5.0mg）、艾司洛尔（每次5～10mg），或钙通道阻滞药如维拉帕米（每次2.5～5.0mg），地尔硫䓬（10～20mg，静脉注射）（见第18章和第39章）。可应用胺碘酮（150mg，静脉注射）将心律转复为窦性心律（心房颤动超过24h的病人复律前需要抗凝治疗）。

b. **快速心室率伴血流动力学不稳定**：需进行同步心脏电复律（单相200J或双相50～100J）（见第18章和第39章）。

4. **心房扑动**：心房率为250～350次/分的规则节律，心电图表现为特征性的锯齿样图形。其多见于合并潜在心脏疾病（如风湿性心脏病和二尖瓣狭窄）的病人。通常无药物治疗时房室比例为2∶1传导，也可能为1∶1或4∶1传导。2∶1传导可导致心室率增快（通常为150次/分）。治疗包括β肾上腺素能受体阻滞药、钙通道阻滞药或进行同步心脏电复律（见第18章和第39章）。

5. **阵发性室上性心动过速**：多为突发的通过房室结折返的心动过速（心房和心室率为150～250次/分）。可能与下列疾病有关：预激综合征（**Wolff-Parkinson-White综合征，WPW**）、甲状腺功能亢进或二尖瓣脱垂。非心脏病病人可因应激、咖啡因或儿茶酚胺过量而诱发此心律失常。

a. 血流动力学不稳定病人应采取同步电复律，起始为50～100J，此类病人发生心室颤动的风险较高。

b. 血流动力学稳定的病人，治疗包括给予**腺苷**（6～18mg，静脉注射）、Valsalva动作、按摩颈动脉窦或给予普萘洛尔（1～2mg，静脉注射）。

c. 腺苷、钙通道阻滞药和β肾上腺素能受体阻滞药因能减慢房室结内传导，增加旁路传导使心室率明显增快而导致心室颤动，所以禁用于合并预激综合征的心房颤动或心房扑动病人。

对血流动力学稳定的预激综合征病人可选择给予普鲁卡因胺，以20～50mg/min的速率静脉输注（直至心律失常消失、出现低血压、QRS波时限延长＞50%或总剂量达到17mg/kg），或给予伊布利特（体重＜60kg，0.01mg/kg，静脉注射10min以上；体重＞60kg，1mg，静脉注射10min以上），如果在给药结束后10min内心律失常未消失，可再次静脉注射。

E. 室性心律失常

1. **室性期前收缩（VPC或PVC）**：由心室异位起搏点

在下一冲动到达之前提前发出的冲动引起。其特征为QRS波群增宽（＞120ms）。当与正常心律交替出现时可形成室性二联律。室性期前收缩偶见于正常人，但器质性心脏病病人出现室性期前收缩时，提示预后较差。在麻醉状态下常见于下列情况：儿茶酚胺过量、缺氧或高碳酸血症。室性期前收缩也可见于心肌缺血、心肌梗死、心力衰竭、洋地黄中毒、低钾血症或低镁血症。**当病人出现血流动力学不稳定及室性期前收缩持续出现、频率增加（超过心室除极的10%）或落在T波上或靠近之前的T波（R on T现象）时则须治疗**。因上述情况可发展为室性心动过速、心室颤动和心脏停搏。

可对血流动力学稳定的病人采用如下治疗：加深麻醉，保证氧合和通气充分，纠正离子紊乱（特别是钾离子和镁离子）。心室兴奋性持续增高的冠心病病人需纠正缺血。若异位节律持续存在，应使用**胺碘酮**（150mg，缓慢静脉注射超过10min，然后以1mg/min的速率静脉输注6h，必要时继续以0.5mg/min进行治疗）。难治性心室异位节律可能需要进一步治疗（见第18章和第39章）。

2. **室性心动过速**：是指连续3个或3个以上的心室电除极。根据持续时间，分为非持续性心动过速（发作时间＜30s）及持续性心动过速（发作时间＞30s或伴有血流动力学不稳定）。根据心电图QRS波的形态，分为单形性室性心动过速（QRS波的形态和频率相同）及多形性室性心动过速（QRS波形态在一个或多个导联发生变化，当伴有QTc间期延长时，称为尖端扭转型室性心动过速）。
   a. 对血流动力学不稳定的病人应按照ACLS指南进行心肺复苏和心脏电复律（双相120～200J，单相360J；如无反应，应逐步提高能量）。
   b. 血流动力学稳定的单形性室性心动过速，病人可尝试药物复律，但这类病人血流动力学可能会在短时间内恶化，所以应持续监测。还应纠正电解质紊乱、缺血及心力衰竭等潜在病因。
   c. 多形性室性心动过速病人通常血流动力学不稳定，

应紧急除颤。

d. 对于有意识、状态较稳定的尖端扭转型室性心动过速的病人，静脉注射硫酸镁通常有效。

3. 心室颤动： 心室活动紊乱所致的心室无效收缩，应迅速进行电除颤。

4. 预激综合征伴心房颤动： 对血流动力学稳定的宽QRS波心动过速，考虑出现预激综合征伴心房颤动，应首先控制心率及节律（参见上文预激综合征的治疗）。

Ⅳ. 低氧血症

当组织的氧供不足以满足机体代谢需要时，则发生低氧血症。

A. 术中病因

1. 氧供不足

a. 主管道供氧中断，备用氧气罐用完。

b. 氧流量表未调在足够的氧流量上。

c. 呼吸环路脱开。

d. 麻醉机、呼吸机、CO_2吸收罐、呼吸环路、气管导管周围或喉罩发生大的泄漏。可增加氧流量或用简易呼吸器（Ambu）给病人供氧来进行紧急处理。

e. 气管导管阻塞（如导管打折或黏液堵塞）。

f. 气管导管插入位置错误（如插入食管或主支气管）。

g. 上呼吸道梗阻。

h. 非气管插管病人发生喉痉挛（见本章Ⅹ.）。

2. 通气不足（见本章Ⅴ.）

3. 通气血流比例失调或分流

a. 肺内分流： 见于肺不张、肺炎、肺水肿、误吸、气胸、支气管痉挛、黏液堵塞和其他实质性病理状态及单肺通气。在某些情况下，可通过增加平均气道压或采用PEEP来纠正通气血流比例失调。

b. 心脏分流： 右向左分流，如室间隔缺损（VSD）、房间隔缺损（ASD）及法洛四联症。

4. 携氧能力降低： 当存在贫血、一氧化碳中毒和血红蛋白病时，尽管脉搏血氧仪显示血氧饱和度在正常范围，但其携氧能力降低。高铁血红蛋白可降低携氧能力，并且高水平的高铁血红蛋白可使脉搏血氧仪的血氧饱和度读数降低。

5. **血红蛋白-氧解离曲线左移**：见于低温、2, 3-DPG浓度降低、碱中毒、低碳酸血症和一氧化碳中毒。

B. 低氧血症的治疗

1. 如果病人正在进行机械通气，应先用纯氧手动通气以评估肺顺应性。听诊呼吸音，检查术野是否对气道造成机械性压迫，气管导管有无梗阻或脱出，观察胸壁和膈肌的运动是否充分。气道压峰值上升可提示支气管痉挛、气胸、气管内导管阻塞或支气管插管。
2. 检查有无呼吸环路、呼吸机和麻醉机漏气。如果发生上述情况，应改用其他方式如简易呼吸器行纯氧通气至问题解决为止。
3. 病人供氧充分与否应经由呼吸环路中的氧分析仪来确定。
4. 支气管镜检查有助于排除梗阻原因。
5. 超声或床旁X线检查可确诊气胸。
6. 进一步治疗见第13章。

Ⅴ. 高碳酸血症

高碳酸血症是由通气不足或CO_2产生增加所致，可导致呼吸性酸中毒，肺动脉压和颅内压增高。

A. 通气不足

1. **延髓呼吸中枢抑制**：可由药物（如阿片类药物、巴比妥类药物、苯二氮䓬类药物及挥发性麻醉药）或原发性中枢神经系统疾病（如肿瘤、缺血及水肿）引起。有时需进行控制通气或使用拮抗药（如纳洛酮和氟马西尼）。
2. **神经肌肉抑制**：可见于高位脊麻、膈神经麻痹和肌松拮抗不足。
3. **呼吸机设置不当**：导致每分通气量过低。
4. **气道阻力增加**：可见于支气管痉挛、上呼吸道梗阻、主支气管插管、气管导管扭曲、严重的慢性阻塞性肺疾病、充血性心力衰竭、血胸或气胸。
5. **呼出气体重复吸入**：可见于CO_2吸收罐失效、机器故障、吸气瓣或呼气瓣失灵，非重复吸入呼吸环路中的新鲜气体流量不足。

6. 单肺通气：对于已合并肺部疾病的病人，单肺通气能引起明显的高碳酸血症。

B. CO_2产生过多：来自外源性CO_2（如腹腔镜时吸收注入的CO_2），缺血组织再灌注和高代谢状态（如高热、脓毒症、烧伤及恶性高热）。

C. 高碳酸血症的治疗：主要是针对病因的治疗，包括行气管插管、增加每分通气量、改变气管导管位置、吸痰、处理支气管痉挛、利尿或放置胸腔引流管。

Ⅵ. 尿量异常

A. 少尿：即尿量＜0.5ml/（kg · h），肾前性、肾性和肾后性病因见第5章。

1. 治疗：包括排除机械性原因（如Foley导尿管位置不正确、扭曲或堵塞）和肾功能障碍（通过肾超声评估）。

2. 低血压：应纠正并维持足够的肾灌注压。

3. 评估血容量：若怀疑低血容量，可进行快速补液试验。若少尿持续存在，可对正在进行机械通气的病人进行CVP监测，或监测其动脉收缩压变化，以指导进一步的液体治疗。心室功能降低病人需放置肺动脉导管。

4. 少尿持续：若在血容量充足的状态下仍持续少尿，可通过使用以下药物来增加尿量。尽管目前证据表明这些药物对肾功能或治疗结果无影响，但他们可能有助于毒素排除和减少管型尿的形成。

a. 呋塞米，2～20mg，静脉注射。

b. 多巴胺，1～3μg/（kg · min），静脉输注。

c. 甘露醇，12.5～25.0g，静脉注射。

d. 非诺多泮，0.1～0.4μg/（kg · min），静脉输注。

5. 术中利尿：对于长时间接受利尿药治疗的病人在术中可能需用利尿药以维持其尿量。

B. 无尿：在围手术期非常少见，必须排除机械性因素，如Foley导尿管发生故障、输尿管梗阻、损伤或横断。血流动力学不稳定应予以纠正。

C. 尿量过多：可能与医源性因素（如大量输液、使用甘露醇和呋塞米）有关；除此之外还应考虑其他的因素，如高血糖症、神经源性和肾性尿崩症（见第5章）。尿量过多并不难处理，除非合并低血容量或电解质紊乱。治疗应针对其病因，维持容量状态并纠正电解质紊乱。

Ⅶ. 低温

低温是围手术期常见的问题。

A. 热量丧失：全身麻醉及手术中热量丧失发生于下列任何机制。

1. **核心温度再分布：**核心部位（如脑、心脏等）的热量重新分布至外周组织（如四肢、皮肤等），为维持平均体温，而导致核心温度下降。
2. **辐射：**辐射散热主要取决于皮肤血流和暴露的皮肤表面积。
3. **蒸发：**黏膜和浆膜表面、皮肤和肺的水分蒸发导致热量丧失。蒸发散热取决于暴露的表面积和周围气体的相对湿度。
4. **传导：**是指热量从温度高的物体传递到温度低的物体，与暴露的皮肤表面积、温度差和热传导性成正比。
5. **对流：**是指因气体流动而导致的热量丧失。手术间气体流速快（每小时10～15个房间容量变化）从而导致明显的热丧失。

B. 儿科病人：对术中低温特别敏感（见第33章）。

C. 老年病人：对低温也很敏感。

D. 麻醉效应

1. 挥发性麻醉药影响位于下丘脑后部的体温调节中枢，并因其血管扩张作用而导致热量重新分布及丧失。
2. 阿片类药物因具有抗交感神经作用从而降低了保存热量的血管收缩机制。
3. 肌松药可降低肌肉张力，并阻止寒战反应。
4. 区域麻醉可导致交感神经阻滞、肌肉松弛和温觉受体的感觉阻滞，从而抑制了机体的代偿性反应。

E. 严重低温：可导致一系列生理改变。

1. **心血管：**严重低温可导致外周血管阻力升高、室性心律失常和心肌抑制。
2. **代谢：**降低代谢率和组织灌注（儿茶酚胺反应）。
3. **血液学：**血液黏度增高，血红蛋白解离曲线左移，凝血机制受损及血小板功能障碍。

4. **神经系统**：脑血流减少，脑血管阻力增高，最低肺泡有效浓度下降，麻醉苏醒延迟，并可能导致嗜睡和意识障碍。
5. **药物分布消除**：肝血流和代谢的下降及肾血流和清除率的降低，可使得对麻醉药的需求减少。
6. **寒战**：可使得产热增加，同时也会使氧耗量和交感神经张力增加。

F. 低温的预防和治疗

1. **维持或升高周围环境温度**：若室温低于21℃，则麻醉病人很可能发生低体温。
2. **覆盖暴露的表面**：可减少传导和对流所致的热丧失。给病人盖上可加热的空气毯既可隔绝，又可加温，但不应对缺血组织采取加温措施，如当主动脉夹闭时的远端部位。
3. **加热输入的液体和血液**：对于需要输注大量液体或快速输液的病人来说是十分必要的（见第35章）。短期输注1L室温晶体液可使机体平均温度下降0.25℃。
4. **使用紧闭或低流量半紧闭麻醉环路**：可降低蒸发散热并适当减少热量丧失。
5. **加热湿化器**：当使用高流速气体时，加热湿化器应置于麻醉环路中以加热和湿化吸入的气体，减少肺的蒸发散热，应监测吸入气体温度并将其控制在41℃以下，否则可能造成气道烫伤。还可采用“人工鼻”（热量和湿度被动交换器），可置于呼吸环路和气管导管之间。这些都是表面积较大的吸湿性膜滤器，可留住呼出气中的水分。
6. **加热毯**：可置于病人身下，通过泵入毯中热水的传导作用提高机体温度。此法在体重低于10kg的儿童中最有效。加热毯温度应低于40℃以免烫伤。
7. **辐射加热器和加热灯**：可通过红外线辐射使病人升温，此法仅用于婴儿。加热灯应距离病人至少70cm，以免烫伤。
8. **加热灌注液**：灌注液在使用前应加温。

Ⅷ. 高热

高热是指体温以2℃ /h或0.5℃ /15min的速率上升。在手术室很少因维持病人体温而发生高热，所以任何体温上升均应追查病因。高热和伴发的高代谢状态可使氧耗、心脏做功及葡萄糖需求增加，以及代偿性的每分通气量增加。出汗和血管扩张可导致血容量降低及静脉回流减少。

A. 病因

1. **恶性高热**：围手术期出现体温升高时均应考虑是否与恶性高热有关（见本章XVII.）。
2. **炎症、感染和脓毒血症**：均可释放炎性介质从而导致高热。
3. **高代谢状态**：如甲状腺毒症可导致高热。
4. **下丘脑体温调节中枢损伤**：缺氧、水肿、创伤或肿瘤可影响下丘脑的温度调定点。
5. **神经阻滞剂恶性综合征**（NMS）：少见，由吩噻嗪类神经安定药（如氟哌啶醇）引起。
6. **拟交感神经药**：如单胺氧化酶抑制剂、苯丙胺、可卡因和三环类抗抑郁药均可导致高代谢状态。
7. **抗胆碱药**：如阿托品，可抑制出汗。

B. 治疗

1. **恶性高热**：如疑有恶性高热必须给予丹曲林治疗（见本章XVII.）。
2. **严重高热**：可用冰、降温毯或降低周围环境温度以降低暴露皮肤的温度，或用体内冷盐水灌洗法（灌洗胃、膀胱、肠和腹膜）。
   a. 用挥发性液体（如医用酒精）敷于皮肤可加快蒸发散热。
   b. 可应用硝普钠和硝酸甘油等血管扩张药以增加传导性散热。
   c. 可经胃管或直肠给予中枢作用的药物，如阿司匹林和对乙酰氨基酚。
   d. 维持神经肌肉阻滞可防止寒战。
   e. 当高热加重时，可采用**体外降温**。当体温降至38℃时，应停止降温以防止发生低温。

Ⅸ. 出汗

焦虑、疼痛、高碳酸血症或麻醉不充分时的伤害性刺激，引起交感神经兴奋可导致出汗。出汗可与下列症状同时发生：心动过缓、恶心、低血压，这些都是全身性迷走反射的一部分或是机体对高热的一种体温调节反应。

Ⅹ. 喉痉挛

A. **喉痉挛：**最常见的原因是浅麻醉下刺激气道。常见的有害刺激包括分泌物、呕吐物、血液、吸入难闻的挥发性麻醉药、置入口咽或鼻咽通气道、喉镜检查、外周疼痛刺激，以及浅麻醉下的腹膜牵拉。麻醉诱导时，快速注射大剂量合成的麻醉性镇痛药（如芬太尼）也可诱发喉痉挛。

B. **声带的反射性关闭：**可使声门发生部分或全部梗阻，轻度喉痉挛可表现为“鸡鸣样”呼吸或喘鸣，当全部梗阻时则表现为“摆动样”阻塞性呼吸。在这种情况下，吸气时腹壁随膈肌收缩而被抬起，但由于气体进入受限，而使胸廓回缩或不能扩张；呼气时腹壁因膈肌松弛而下降，胸廓恢复至原来位置。当完全梗阻时，麻醉医师将无法对病人进行通气。

C. 喉痉挛所致的缺氧、高碳酸血症和酸中毒可引起高血压和心动过速。除非气道能在数分钟内重新开放，否则将出现低血压、心动过缓及室性心律失常而致心脏停搏。儿童和孕妇因其功能残气量小和氧耗相对较高，故更易出现上述并发症。

D. 治疗

1. 在吸入纯氧的同时加深麻醉，消除刺激（如吸引，拔出人工气道或停止外周刺激）即可缓解喉痉挛。
2. 如喉痉挛仍未解除，使用托下颌面罩**持续正压通气**可能能够缓解喉痉挛。若仍无效，可给予小剂量**琥珀胆碱**（如成人10～20mg，静脉注射）松弛喉肌。
3. 使用纯氧进行通气，并在再次进行伤害性操作前加深麻醉。若喉痉挛发生于苏醒期，可将病人唤醒。
4. 少数情况下，可能需要重新进行气管插管。
5. 喉痉挛可导致负压性肺水肿，故喉痉挛解除后应对肺水肿进行治疗。

Ⅺ. 支气管痉挛

A. **反射性小支气管收缩：**可由中枢介导，也可以是对气道刺激的局部反应。支气管痉挛常见于过敏反应、药物过敏反应和输血反应，也可见于吸烟者和慢性支气管炎病人。与喉痉挛相似，支气管痉挛可被伤害性刺激诱发，如分泌物和气管插管。

B. 喘鸣：是支气管痉挛的特征性表现（呼气时常更明显）。清醒病人可伴有气促和呼吸困难，而麻醉病人则因呼吸道阻力增高而难以进行肺通气。呼气流速降低可导致残气量和胸膜腔内压增加、静脉回流减少，心排血量降低及低血压。呼气末CO_2曲线常在呼气时出现梗阻模式（持续上升）。

C. 引起组胺释放的药物：如吗啡、米库氯铵、万古霉素和阿曲库铵，可加重支气管收缩。

D. 治疗

1. **气管导管位置：**应核查气管导管位置是否准确。若气管导管刺激隆突则可将导管稍向外拔出。
2. **加深麻醉：**常可减轻因麻醉过浅导致的支气管痉挛。通常可使用吸入麻醉药来加深麻醉，但若合并严重的通气障碍则应静脉给药。与巴比妥类药物相比，丙泊酚更少引起支气管收缩，故在这样的情况下应优先考虑使用丙泊酚。氯胺酮可通过释放内源性儿茶酚胺而使支气管扩张。在达到充分氧合之前应提高吸入氧浓度。
3. **药物治疗：**包括吸入或静脉给予β_2肾上腺素能受体激动剂。吸入性气管扩张药因全身吸收少，因此能在最大程度上减少药物对循环系统的副作用。雾化型药物含有的大颗粒，很大程度上沉积在管道和上呼吸道。当通过呼吸环路用药时，应根据疗效逐步调整吸入药物的剂量，必要时用大剂量（吹入10～20次）。基于一些病例报道指出，严重者可先通过静脉给予小剂量氯胺酮[0.10～0.15mg/（kg·h）]或小剂量肾上腺素[0.02～0.05μg/（kg·min）]治疗。
4. 充分湿化吸入气体可使分泌物的浓缩减少到最低限度。

Ⅻ. 误吸

全身麻醉可抑制气道反射从而使病人易于发生误吸。吸入呕吐或反流的胃内容物可引起支气管痉挛、低氧血症、肺不张、呼吸急促、心动过速和低血压。症状的轻重取决于误吸胃内容物的量和pH。易于诱发误吸的情况：胃动力障碍、胃流出道梗阻、胃食管反流、小肠梗阻、有症状的食管裂孔疝、妊娠和饱食。

A. **呕吐或反流**：若呕吐或反流发生在麻醉后病人未行气管插管时，病人应取头低足高位以减少胃内容物被动流入气管。头应转向一侧，吸净上呼吸道并行气管插管。在正压通气前应对气管导管进行吸引以免将胃内容物压入远端气道。明显的误吸表现为喘鸣、肺顺应性降低和低氧血症，应进行胸部X线片检查，但胸部X线片的浸润性影像可能会延迟出现。使用支气管扩张药可能有效。

B. **支气管镜**：若临床上怀疑有明显的误吸，则应进行支气管镜检查。同时应将气道吸引干净并清除异物，如牙齿和食物。使用大量生理盐水灌洗并无益处。

C. **误吸血液**：除非大量吸入血液，通常并不严重。

D. **应用抗生素**：除非吸入物中细菌含量很高，如肠梗阻的病人（见第8章），否则不需要使用抗生素。

E. **痰培养**：应做痰标本的革兰氏染色和培养。

F. **甾体类药物**：对治疗误吸无帮助。

G. **若发生明显误吸**：术后应进行密切观察，包括脉搏血氧饱和度监测和反复胸部X线片检查。必要时给予通气支持并供氧（见第37章）。

XIII. 气胸

气胸是指胸膜腔积气。

A. 病因

1. 肺大疱自发性破裂。
2. 胸部钝性伤和穿通伤。
3. 胸部、上腹部和腹膜后手术、气管造口术或胸壁和颈部手术中破入胸膜腔。
4. 医源性损伤，如锁骨下或颈内静脉置管时、胸腔穿刺术、心包穿刺术或上肢神经阻滞时发生的并发症。
5. 在正压通气中使用高压力和高容量通气，引起气压伤和肺泡破裂，合并慢性阻塞性肺疾病的病人特别容易发生气胸。
6. 胸腔引流管引流无效。

B. **生理效应**：气胸所致的生理效应，取决于气体容积和膨胀速度。小量气胸对心肺无明显影响，大量气胸可导致明显的肺萎陷和低氧血症。当气体单向进入胸膜腔时可发生张力性气胸并导致明显的胸膜腔内压升高，从而导致静脉回流减少、纵隔移位和心脏受压。小量的张力性气胸可导致低血压，而大量的张力性气胸则可诱发心脏停搏。

C. 诊断：气胸的诊断可能有困难。

1. 气胸体征：患侧呼吸音减弱、肺顺应性降低、吸气峰压升高和低氧血症。
2. 低血压可反映张力性气胸的发生。
3. 胸部X线片可根据在胸壁、纵隔、膈肌和肺实质的透射性区别来诊断气胸。
4. 胸壁的超声影像可提供快速可靠的诊断。气胸的超声影像表现为壁胸膜和脏胸膜随呼吸的相对滑动消失。

D. 治疗：停用氧化亚氮并进行纯氧通气。张力性气胸需立即减压。将大孔套管针（14～16G）刺入锁骨中线第2肋间。然后将胸腔引流管置于腋中线第5～6肋间。

XIV. 心肌缺血

A. 病因：由心肌氧供和氧耗失衡所致，若持续存在可导致心肌梗死。

B. 临床表现

1. **症状及体征**：清醒病人的心肌缺血表现为胸痛、呼吸困难、恶心、呕吐、出汗，以及肩或颌骨疼痛。然而在围手术期，尤其是糖尿病病人，**无症状性缺血十分常见**。在全身麻醉病人中，可因心肌缺血而出现血流动力学不稳定和心电图改变。
2. **心电图改变**：如**ST段压低**超过1 mm或急性T波倒置提示心内膜下缺血。**ST段升高**可见于透壁性心肌缺血。T波改变还可见于电解质紊乱，因此不能作为心肌缺血的特异性诊断。V_5导联对监测左心室心肌缺血最为敏感（见第15章）。
3. **其他心肌缺血表现**

   a. 低血压。

   b. 中心充盈压或心排血量改变。

   c. 经食管超声心动图可发现局部室壁运动异常。

   d. 心律失常，尤以室性异位节律最为常见。

C. 治疗

1. **纠正低氧血症和贫血**：以最大限度地增加心肌供氧。
2. **β肾上腺素能受体阻滞药**（美托洛尔，每次1～3mg，静脉注射；普萘洛尔，每次0.5～1.0mg，静脉注射；艾司洛尔，每次5～10mg，静脉注射）可通过降低心率和心肌收缩力来降低氧耗。急性心力衰竭时应推迟使用β肾上腺素能受体阻滞药。
3. **硝酸甘油**（以25～50μg/min开始静脉滴注，或0.15mg舌下含服）通过扩张静脉减少心室舒张压和容量，从而减少心肌对氧的需求。此外，硝酸甘油还可通过间接增加冠脉血流以提高氧的输送。当疑似或已经出现右心室缺血、严重低血压、显著心动过缓、24小时内使用过磷酸二酯酶抑制剂、肥厚型心肌病及重度主动脉瓣狭窄时，应避免使用硝酸酯类。
4. **低血压**：若在此情况下出现心肌缺血则需用血管收缩药如去氧肾上腺素（40～80μg/min，静脉注射）或去甲肾上腺素（2～20μg/min，静脉注射）以提高心肌的灌注压。麻醉深度可能需要减浅并维持血容量。
5. 当心肌缺血导致明显的心排血量降低和低血压（心源性休克）时，应使用**正性肌力药物**，如多巴胺[5～20μg/(kg · min)，静脉注射]、多巴酚丁胺[5～20μg/(kg · min)，静脉注射]、米力农[给予负荷剂量50μg/kg之后，以0.375～0.750μg/(kg · min)维持]或去甲肾上腺素（2～20μg/min，静脉注射）。主动脉内球囊反搏为抢救措施。放置肺动脉导管及经食管超声心动图以监测心室功能和机体对药物治疗的反应。
6. **阿司匹林**：应予以使用。
7. **肝素治疗、溶栓治疗、血管成形术和冠状血管再通术**：在某些病人中可以应用。

XV. 肺栓塞

肺栓塞（PE）是由于血栓、空气、脂肪或羊水所造成的肺动脉血流阻塞。大的栓子可引起因**无效腔急性增加**而导致的呼气末CO_2分压突然降低。其他体征包括呼气末氮气分压增加、中心静脉压增加、低氧血症、低血压、快速型或缓慢型心律失常，以及室性异位心律。

A. 血栓栓塞：多源于骨盆和下肢的深静脉系统。血栓发生的常见因素包括血液淤滞、高凝状态和血管壁异常。血栓栓塞多继发于妊娠、创伤、肿瘤、长时间卧床和血管炎。

1. **体征**：非特异性，可能表现为呼吸急促、心动过速、呼吸困难、支气管痉挛和发热。
2. **实验室检查**
    a. 心电图提示非特异性心动过速，严重栓塞时可出现电轴右偏、右束支传导阻滞及前壁T波改变。肺栓塞可导致心房颤动。
    b. 胸部X线片无显著变化，除非有肺梗死。
    c. 低血压和低氧血症为典型表现。
    d. 有自主呼吸的病人可因呼吸增快而出现低碳酸血症和呼吸性碱中毒。
    e. 确诊需行肺血管造影或高分辨的胸部CT（螺旋CT）。
3. **术中治疗**：对可疑肺栓塞病人应采取支持治疗。通过提高吸入氧浓度来提高氧合，正性肌力药及血管升压药可改善血流动力学。因有出血风险，故术中采取肝素化或溶栓疗法等抗凝治疗时应慎重，尤其在血流动力学不稳定的肺栓塞病人，应考虑介入导管溶栓、取栓或行体外循环下外科取栓术。

B. 空气栓塞：空气进入静脉或静脉窦可导致空气栓塞。它最常发生于坐位行颅内手术当硬脑膜静脉窦被切开时。空气栓塞亦可发生于中心静脉导管置入及取出时、肝移植、心脏直视手术和腹腔镜手术注气时。

1. **提示空气栓塞的体征**：包括经食管超声心动图见到或经心前区多普勒听见空气。其他体征包括呼气末CO_2分压突然降低、缺氧、低血压及心血管虚脱。
2. **治疗**：首先采取的治疗包括在术野灌满生理盐水以防止空气再进入，或将病人重新摆放体位以使静脉压升高。暂停使用氧化亚氮以避免循环中的气泡体积增大。提高吸入氧浓度促进已进入体内空气的再吸收。将病人置于头低左侧卧位，有助于减少积气，以避免影响右心室充盈，并减少气体进入肺动脉。若放置了中心静脉导管，可尝试将空气抽出。病人应补液并使用血管升压药（如去甲肾上腺素）和正性肌力药来维持血压及心肌收缩力。必要时需胸外按压等高级心脏生命支持。

3. 使用PEEP：空气栓塞时是否应使用PEEP仍存在争议。它可以通过升高中心静脉压来防止气体进入，但同时将影响静脉回流，从而使心排血量降低。当出现大量气体栓塞时可考虑行**高压氧**治疗。

C. 脂肪栓塞：可发生于创伤后或涉及长骨、骨盆或肋骨的手术。

1. 临床特征：与肺循环的机械性阻塞有关，并与肺血栓栓塞相似。游离脂肪酸的释放可导致精神状态萎靡，低氧血症加重，尿中出现脂肪滴，弥散性血管内凝血（DIC）、血小板减少，并出现出血点。

2. 治疗：应采取支持疗法，维持循环并充分供氧和通气。

D. 羊水栓塞（见第32章）

XVI. 心脏压塞

心包腔内积聚的血液、血凝块或形成的腔内分隔，阻碍了心室的充分充盈，降低了心排血量。当液体迅速积聚时，将在数分钟内发生心血管虚脱。

A. 心脏压塞：可与下列情况有关，胸部创伤；心脏或胸部手术；恶性肿瘤（包括淋巴瘤、白血病、乳腺癌、肺癌及放射性心包炎）；心包炎（急性病毒性、化脓性、尿毒症性或放射后）；中心静脉导管或肺动脉导管刺破心肌；特发性心包积液，见于主动脉夹层、急性心肌梗死、结缔组织病及甲状腺功能减退伴黏液性水肿。

B. 临床特征：包括心动过速、低血压、颈静脉怒张、心音遥远、脉压减小。

1. 心电图显示电交替变化（QRS波振幅和轴的电交替）和广泛性低电压。
2. 可见**奇脉**（收缩压在吸气时下降10mmHg以上）。
3. **左心和右心压力相等**，表现在中心静脉压、右心室舒张末期压、肺动脉舒张压和肺毛细血管楔压。

4. 胸部X线片显示心影增大。

5. **超声心动图**具有诊断意义。

C. 治疗：对疑有心脏压塞且血流动力学不稳定病人的治疗可采用心包穿刺术。应增加血管内容量，并应用正性变时药物和正性肌力药物（如肾上腺素）维持血压。长穿刺针在剑突和左肋缘之间刺入，针尖朝向左肩胛，将心电图的胸前导联连于穿刺针，当穿刺针接触到心外膜时，可检测到一个损伤电流（ST段上抬），然后将针稍向外拔出并开始抽吸。通过超声引导，操作者可以直观地将针从最靠近心包积液聚集处的胸壁刺入进行抽吸。**心包穿刺术的并发症**包括气胸、冠状动脉裂伤、心肌穿孔。外科心包开窗术是更为长久的缓解填塞的方法。

XVII. 恶性高热

A. 病因：恶性高热是一种高代谢综合征，具有遗传易感性的病人接触到可触发的麻醉药之后发生。触发恶性高热的麻醉药包括所有强效的吸入麻醉药（如氟烷、异氟烷、地氟烷、七氟烷）和琥珀胆碱。多数病例由于兰尼碱受体（肌浆网中钙释放通道）的遗传突变引起，受体功能异常使肌浆网对终止肌肉收缩的Ca^{2+}的再摄取能力降低。从而导致肌肉持续收缩，产生高代谢体征，包括心动过速、酸中毒，高碳酸血症、肌肉强直、呼吸加快、低氧血症和高热。恶性高热的最初症状通常发生在手术间内，但可能直至病人到达麻醉后恢复室或回到病房后才表现出来。

B. 临床表现

1. 不明原因的心动过速。

2. 机械通气病人出现高碳酸血症或自主呼吸病人出现呼吸急促。

3. 代谢性酸中毒。

4. 即使使用了神经肌肉阻滞药仍不能缓解肌肉强直，应用琥珀胆碱后的咬肌痉挛与恶性高热有关。然而，并非所有咬肌痉挛的病人均发展为恶性高热。

5. 低氧血症。

6. 室性心律失常。

7. 高钾血症。
8. 发热是晚期体征。
9. 肌红蛋白尿。

C. 治疗

1. **请求帮助**：一旦怀疑有恶性高热时，应立即请求帮助。停用所有可能诱发恶性高热的麻醉药，并使用纯氧对病人进行过度通气，纯氧需来自于新的气源，如墙壁氧气或简易呼吸器，改用全凭静脉麻醉，如丙泊酚。尽快结束手术，如果可能应更换麻醉机。
2. **给予丹曲林或Ryanodex**：**丹曲林**先静脉注射2.5mg/kg，若恶性高热症状仍持续，可重复给药直至总量达10mg/kg或更多。丹曲林是已知的特异性治疗恶性高热的唯一方法。它通过抑制肌浆网释放Ca^{2+}而产生疗效。每个安瓿含有丹曲林20mg和甘露醇3g，可用50ml的温无菌注射液溶解。**Ryanodex**是一种新型的，具有高溶解度的丹曲林钠制剂。每瓶Ryanodex内含有丹曲林钠250mg和甘露醇125mg，用5ml的无菌注射液溶解，Ryanodex比丹曲林易溶解。
3. **碳酸氢钠**：应依据测得的pH值和CO_2分压来应用。
4. **高钾血症**：可用胰岛素、葡萄糖及吸入β肾上腺素能受体激动剂（如沙丁胺醇）来纠正；然而当高代谢状态被控制后可能发生低钾血症。应避免使用钙剂。
5. **心律失常**：通常在解除恶性高热的高代谢相时得到缓解。持续的心律失常需治疗。
6. **高热**：可采用多种方法治疗（见本章Ⅷ.）。
7. **尿量**：需维持在2ml/（kg · min），以免肌红蛋白对肾小管的损伤，并尽可能早地置入Foley导尿管。
8. **复发、弥散性血管内凝血和急性肾小管坏死**：可在恶性高热急性期之后发生。因此，应在恶性高热发生后的48～72h继续使用丹曲林进行治疗（1mg/kg，静脉注射，或口服每6h一次）并严密观察病情变化。
9. 若有必要可与1-800恶性高热热线（1-800-644-9737）联系（美国境内），也可上网获取信息（网址：www.mhaus.org）。

D. 对恶性高热易感病人的麻醉

1. **家族史**：了解每例病人是否有提示恶性高热易感性的麻醉问题的家族史，如麻醉中是否有无法解释的发热或死亡等。
2. **恶性高热**：可发生在曾经接触过诱发因素但是无意外发生的易感病人中。
3. **预防**：一般不推荐用丹曲林对易感病人进行预防。然而，恶性高热急救车或丹曲林药品应随时备用。
4. **准备麻醉机**：应更换CO_2吸收剂和新的气体管道，取下蒸发器，使用一次性呼吸环路，用纯氧以10L/min冲洗麻醉机至少20min。现代麻醉机需要的准备也各不相同，一些机器准备比较复杂，可能需要大量新鲜气体长时间地冲洗，而另一些机器只需要在环路的吸入及呼出端安装CO_2过滤器。
5. **局部麻醉或区域麻醉**：应考虑选择，但也可以对病人施行不使用诱发药物的全身麻醉。麻醉诱导和维持的**安全用药**包括巴比妥类药，丙泊酚，苯二氮䓬类药，麻醉性镇痛药和氧化亚氮。非去极化神经肌肉阻滞药可以应用并且可以安全地拮抗。
6. **密切监测**：密切监测恶性高热的早期体征，如无法解释的高碳酸血症或心动过速至关重要。

E. **相关的综合征**：有报道称，若病人合并多种疾病则发生恶性高热的危险性增加。在许多病例中，这种相关性尚未明确。然而，当病人患有下列疾病时则应将其视同恶性高热的易感病人来进行处理。

1. **King-Denborough综合征**：表现为侏儒症，智力发育迟缓和肌肉骨骼异常。
2. **中央轴空病**：一种罕见肌病。
3. **Multiminicore病**：一种罕见肌病。
4. **肌营养不良**：假肥大型肌营养不良症和其他肌营养不良可能与高钾有关，与恶性高热无关。

F. **神经阻滞剂恶性综合征（NMS）**：与应用神经安定药有关，有许多恶性高热的共同表现。

1. **临床表现**：典型发作可持续24～72h以上并与恶性高热相似，表现为高代谢状态，包括发热、自主神经系统不稳定、明显的肌肉强直和横纹肌溶解。肌酸激酶和氨基转移酶水平常升高，病死率接近30%。

2. 治疗：使用丹曲林进行治疗，即使苯二氮䓬类药物、多巴胺拮抗药如溴隐亭和非去极化肌松药也可减轻肌强直。

3. 对麻醉的影响：尚未明确NMS和恶性高热之间的确切关系，但某些NMS病人有发生恶性高热的危险，应谨慎处理（如避免使用已知的诱发药物）。对NMS病人使用所有麻醉药时均应对恶性高热进行监测（如体温、呼气末CO_2）。二者均不应预防性使用丹曲林。

XVIII. 过敏和类过敏反应

A. 过敏：是一种危及生命的变态反应，它是由抗原与肥大细胞和嗜碱性粒细胞表面的IgE抗体结合而引发，从而导致血管活性物质的释放（包括组胺、白三烯、前列腺素、激肽和血小板激活因子）。过敏反应特征性地表现为类胰蛋白酶水平急剧升高。

B. 类过敏反应：临床表现与过敏反应相似，但不是由IgE介导且不需要被抗原预先致敏。

C. 临床表现：过敏反应或类过敏反应包括下述临床表现。

1. 荨麻疹和潮红。
2. 支气管痉挛或气道水肿，可导致呼吸衰竭。
3. 外周血管扩张和毛细血管通透性增加所致的低血压和休克。
4. 肺水肿。

D. 治疗

1. **停用麻醉药**：病人出现循环虚脱时，应停用麻醉药。
2. **吸纯氧**：吸入纯氧，评估病人是否需要气管插管和通气支持。在急性发作后，气道水肿可持续存在。
3. **予以病人血管内扩容治疗。**
4. **予以肾上腺素治疗低血压**：静脉注射50～100μg。对于明显的心血管虚脱，给予肾上腺素0.5～1.0mg静脉注射；若低血压持续存在，则可持续静脉滴注。肾上腺素可用于治疗低血压和支气管痉挛，并可减少肥大细胞脱颗粒。其他儿茶酚胺药，如去甲肾上腺素也可能有效。血管升压素可用于难治性的过敏或类过敏反应。

5. **类固醇类药物**：可能会减轻炎性反应（氢化可的松250mg～1g，静脉注射；甲泼尼龙1～2g，静脉注射）。
6. **抗组胺药**：可作为二线治疗药物（成人：苯海拉明，50mg，静脉注射；雷尼替丁，50mg，静脉注射）。
7. 待病情平稳后需检测类胰蛋白酶水平以最终确诊。

E. 药物超敏反应的预防

1. **组胺（H_1）受体拮抗药**：术前夜和术日晨应用苯海拉明（成人0.5～1.0mg/kg或50mg静脉注射）。
2. **H_2受体拮抗药**：术前夜和术日晨应用雷尼替丁（成人50mg静脉注射或150mg口服）。
3. **皮质类固醇类药物**：泼尼松（成人1mg/kg或50mg），每6h一次，术前可使用4次。

XIX. 手术间失火和用电意外

A. 失火：因需火源、易燃物及氧化剂，故失火在手术间较为少见。

1. **激光和电凝器**是最常见的火源。
2. **易燃物**包括乙醇、溶剂、铺单、布帘、塑料或橡胶制品（包括气管导管）。现代的强效吸入麻醉药不是易燃物。电器失火时，拔掉电源插头相当重要。
3. **氧**是最常见的氧化剂，尽管氧化亚氮也可助燃。在空气中能燃烧的物质在高浓度氧中会引起大火。氧气可在手术巾下积聚，因此只在有医疗指征时才可供氧。
4. **灭火器**应在所有的麻醉场所常备，CO_2和Halon灭火器具有可用于各种火灾的优势，且不像干粉化学灭火器那样产生颗粒污染。

B. 用电安全

1. **宏电击**：是当电流穿过完整的皮肤时引起的皮肤、神经和肌肉的热损伤。它可中断正常的生理功能，甚至导致心搏、呼吸骤停。损伤程度依电流强度及频率而定，但一般来说，下列叙述指南适用于60Hz的交流电。
   a. **1mA持续1s**：可感觉到的阈值。
   b. **5mA持续1s**：最大的无伤害电流强度，是线路隔离器报警的界限。
   c. **10～20mA持续1s**：可使得肌肉持续收缩，称为

"放手电流"。

d. 100mA 持续 1s：是可诱发心室颤动的阈值。

2. **微电击**：是电流直接通过心脏发生的情况，常见于使用心脏起搏器时，但不给予足够重视则极易发生危险。即使通过心肌的电流仅为**100μA**也可诱发心室颤动，这远比线路隔离监测器2～5mA的阈值电流小。因此，线路隔离监测器不能防止电流对人体的微电击。为减少微电击的可能性，所有装置应使用三角插头接地，与病人相连的导线应该绝缘。即便使用电池也不能确保电绝缘。

3. **线路隔离监测器**：当地线连接错误时，病人和手术间内所有工作人员都暴露于巨大电流（2～5mA）之中，为引起麻醉医师警惕这一危险的存在而设计了线路隔离监测器。当两条火线中的一条变成地线时，就发生了第一个错误，线路隔离监测器便开始报警。这意味着手术间工作人员碰到任一被这条电路供电的电器时，都可能会造成宏电击，因为在这一回路中，人充当了地线的角色，这是第二个错误。当线路隔离监测器报警时应拔出最后插电设备的电插头并进一步检查这一电器或回路。尽管这种监测器仍在手术间中使用，但现在大多数电器都做了电绝缘设计而且现代手术间也安装了接地漏电断路器。

4. **电手术器械（ESU）造成的烧伤**：可由分散电极（接地的软垫）与病人接触不良所致。在这样的情况下，任何接地的物体均可成为另一条电流的通路，从而导致这些部位的烧伤。烧伤的危险可通过以下方法避免：充分涂抹电极凝胶，分散电极靠近术野部位及病人同其他可能的电流通路绝缘。

XX. 设备故障

有关监测的详细内容，见第15章。以下为监护设备常见的技术问题及故障排除建议。

A. 心血管系统

1. 心电图

a. 电刀电凝、移动或电极片与皮肤接触不良都会对心电图产生干扰。

b. 当磁共振成像（MRI）扫描时，MRI安全心电电极片仍可遇到干扰。

c. 电极片的位置会影响心电图的波形，应置于适当位置以监测心律失常及心肌缺血。

2. 无创血压监测

a. 检查血压袖带尺寸对病人是否合适。袖带过小会导致血压读数偏高，袖带过大会导致血压读数偏低。

b. 外部压迫（如外科医生倚靠病人手臂）导致读数错误。

3. 动脉留置导管

a. **过阻尼波形：**会导致血压测量偏低，脉压减小。发生原因可能由于动脉阻塞、导管堵塞、管路过长、三通阀门、气泡或管路打折。

b. **欠阻尼波形：**会导致血压测量偏高，脉压增大。发生原因可能由于非刚性管道或压力波回响引起的超共振。

B. 呼吸系统

1. 脉搏血氧仪

a. 确保光电二极管的位置放置正确。

b. 当灌注不良、移动、涂抹指甲、患有碳氧血红蛋白或高铁血红蛋白血症，以及应用亚甲蓝、吲哚菁绿、靛胭脂和异硫蓝时可导致血氧饱和度读数错误或无法显示。

2. 呼气末二氧化碳：采样管线进水或集水器过满会导致无法采样，需及时更换。

C. 神经系统

脑电图（EEG）监测：术中监测脑电图时应将电极片置于前额头皮上。

a. 确保电极片与皮肤的充分接触。

b. 调整振幅幅度使所有频率最大程度可视化。

c. 电刀电凝及病人移动会干扰脑电图监测。

（孔　雪 译　陈晓光 审校）

推荐阅读文献

Chacko T, Ledford D. Peri-anesthetic anaphylaxis. *Immunol Allergy Clin North Am*. 2007; 27(2):213-230.

Cottron N, Larcher C, Sommet A, et al. The sevoflurane washout profile of seven recent anesthesia workstations for malignant hyperthermia-susceptible adults and infants: a bench test study. *Anesth Analg*. 2014;119:67-75.

Ebo DG, Fisher MM, Hagendorens MM, et al. Anaphylaxis during anaesthesia: diagnostic approach. *Allergy*. 2007;62:471-487.

Flood P, Rathmell JP, Shafer S. *Stoelting's Pharmacology and Physiology in Anesthetic Practice*. 5th ed. Wolters Kluwer; 2014.

Fuchshuber P, Jones S, Josens D, et al. Ensuring safety in the operating room—the "fundamental use of surgical energy" (FUSE) program. *Int Anesthesiol Clin*. 2013;51:65-80.

Gaba DM, Fish KJ, Howard SN, et al. *Crisis Management in Anesthesiology*. 2nd ed. Churchill Livingstone; 2014.

Hines RL, Marschall KE. *Stoelting's Anesthesia and Co-existing Disease*. 6th ed. Saunders; 2012.

Kim TW, Nemergut ME. Preparation of modern anesthesia workstations for malignant hyperthermia-susceptible patients: a review of past and present practice. *Anesthesiology*. 2011;114:205-212.

Lobato EB, Gravenstein N, Kirby RR. *Complications in Anesthesiology*. Lippincott; 2007.

Marik PE. Aspiration pneumonitis and aspiration pneumonia. *N Engl J Med*. 2001;344: 665-671.

Marik PE, Cavallazzi R, Vasu T, et al. Dynamic changes in arterial waveform derived variables and fluid responsiveness in mechanically ventilated patients: a systematic review of the literature. *Crit Care Med*. 2009;36:2642-2647.

Simons ER, Ardusso LR, Bilo MB, et al. International consensus on (ICON) anaphylaxis. *World Allergy Organ J*. 2014;7:1-19.

Zacharias M, Mugawar M, Herbison GP, et al. Interventions for protecting renal function in the perioperative period. *Cochrane Database Syst Rev*. 2013;9:CD003590.

第18章 围手术期血流动力学调控

Cote D，Benedetto W

Ⅰ. 血压

血流动力学管理的目标是维持充足的器官灌注。由于在体的器官灌注很难测量，体循环血压就成为反映血流和器官灌注的一个测量指标。血压和灌注的关系可以参照Ohm定律的机械模拟建模：MAP–CVP=SVR×CO。式中，MAP：平均动脉压；CVP：中心静脉压；CO：心排血量；SVR：体循环血管阻力。通过求解CO的方程可以看出MAP变化不一定反映CO的变化。

A. **心排血量**受心率、前负荷、后负荷、心肌顺应性和心肌收缩力的影响。这些独立变量紧密地相互依赖，受自主神经系统和体液机制的调控。

Ⅱ. 自主调节

器官或血管床在不同**灌注压**下维持充足血流的能力称为自主调节。各器官具有不同的能力（自主调节储备），增加或减少各自的血管阻力，使器官代谢需求和血流达到最佳的匹配。麻醉药扩张血管，抑制器官的自主调节功能。在此情况下，器官灌注更依赖于全身血压。

Ⅲ. 肾上腺素能受体生理学（表18-1）

肾上腺素能受体结合**儿茶酚胺**，介导许多生理功能。内源性儿茶酚胺包括肾上腺素、去甲肾上腺素和多巴胺。许多用于围手术期控制血压的药物作用于肾上腺素能受体。激活α肾上腺素能受体（α受体）的儿茶酚胺效价从高到低排列为去甲肾上腺素＞肾上腺素＞异丙肾上腺素。激活β肾上腺素能受体（β受体）的效价排序正好相反，即异丙肾上腺素＞肾上腺素＞去甲肾上腺素。与多巴胺起作用的受体称为**多巴胺能受体**。肾上腺素能受体还可根据其解剖位置和下游影响进一步分类。

A. α_1 受体：位于血管平滑肌突触后膜、子宫、皮肤、肠黏膜、虹膜和内脏血管床。α_1 受体激动可引起小动脉和静脉收缩、瞳孔扩张和肠道弛缓。心脏 α_1 受体激动导致轻微的肌力增加。

B. α_2受体：存在多种亚型，分布于中枢神经系统（CNS）和自主神经系统中，在维持清醒、注意力、痛觉和自主调节中发挥作用。

1. **突触前α_2受体**：位于外周肾上腺素能神经末梢的突触前α_2受体参与反馈抑制，以减少交感信息跨膜传递，其激活可以减少去甲肾上腺素的释放，并具有全身血管舒张作用。中枢神经系统内的突触前α_2受体能抑制去甲肾上腺素和其他神经递质的释放，引起镇静催眠和镇痛作用，还可引起低血压和心动过缓。
2. **突触后α_2受体**：位于中枢神经系统、外周血管平滑肌、胃肠道和胰腺β细胞。外周突触后α_2受体激动可引起血管收缩、唾液分泌减少和胰岛素释放减少。其镇静、镇痛和抑制交感神经的作用与激活中枢受体相关。

C. β_1 受体：位于心肌、窦房结、心室传导系统、脂肪组织和肾组织。β_1受体激动可引起正性变力、变时作用，心肌传导速度增加、肾素释放和脂肪分解。

D. β_2 受体：位于心肌、血管平滑肌、支气管、子宫平滑肌及胃肠道。激动β_2受体可引起血管扩张、支气管扩张、子宫松弛，轻微增强心肌收缩力。β_2受体激活还可促进糖异生、胰岛素释放和细胞摄取K^+。

E. β_3 受体：参与脂肪分解和代谢率调节。

F. 多巴胺能受体多为5种亚型（D_1、D_2、D_3、D_4和 D_5），又进一步分为 D_1样家族（D_1和D_5受体）和D_2样家族（D_2、D_3和D_4）。

1. **D_1样受体**：主要位于外周神经系统和中枢神经系统的突触后膜。在肾和肠系膜血管平滑肌细胞中，它们直接介导血管舒张。
2. **D_2样受体**：位于外周神经系统和中枢神经系统的突触前膜，某些外周D_2样受体激活可以抑制去甲肾上腺素的释放，间接引起血管舒张。

表 18-1　肾上腺素能受体和作用位点

受体		作用位点	效应	激动剂	拮抗剂
α_1	平滑肌	血管	收缩血管	去氧肾上腺素[a]	酚苄明
		内脏血管床		去甲肾上腺素	酚妥拉明
		子宫	子宫收缩	肾上腺素	特拉唑嗪
		胃肠道	括约肌收缩	甲基多巴	哌唑嗪
		眼部	瞳孔扩大	可乐定	拉贝洛尔
		支气管	支气管收缩	右美托咪定	卡维地洛
	心肌细胞		增加心肌收缩力		
			抑制胰岛素分泌		
α_2	突触前	中枢神经系统	催眠、镇静、镇痛	右美托咪定	酚苄明
			交感抑制（心动过缓、血管舒张）	可乐定	酚妥拉明
		肾上腺素能神经末梢	抑制神经递质释放（去甲肾上腺素、乙酰胆碱、多巴胺、血清素）	替扎尼定	拉贝洛尔
	突触后	血管平滑肌	血管收缩	肾上腺素	
		胃肠道	唾液分泌减少	去甲肾上腺素	
		胰腺β细胞	胰岛素释放减少	去氧肾上腺素	
		中枢神经系统	催眠、镇静、镇痛	甲基多巴	
			交感抑制（心动过缓、血管舒张）		

续表

受体	作用位点	效应	激动剂	拮抗剂
β_1	心肌	增加心肌收缩力	异丙肾上腺素	阿替洛尔[c]
	窦房结	增加变时性	肾上腺素	艾司洛尔[c]
	心脏传导系统		多巴酚丁胺	美托洛尔[c]
	肾	增加肾素释放	去甲肾上腺素	普萘洛尔
	脂肪组织	脂肪分解	多巴胺	拉贝洛尔
			麻黄碱[b]	
			特布他林	
β_2	血管平滑肌	血管扩张	异丙肾上腺素	拉贝洛尔
	支气管平滑肌	支气管扩张	特布他林	普萘洛尔
	心肌	增加心肌收缩力	肾上腺素	
	子宫	子宫松弛	麻黄碱	
		胰岛素释放	多巴胺	
DA_1	肾平滑肌	血管扩张	非诺多泮[d]	
	肠系膜平滑肌		多巴胺	
			多培沙明	
DA_2	中枢神经系统	抑制去甲肾上腺素释放	多巴胺[d]	
			多培沙明	

a. 激动剂按照效应降序排列。

b. 麻黄碱主要通过间接刺激儿茶酚胺释放发挥作用。

c. 选择性作用于 β_1 受体。

d. 表中所列的仅为对血流动力学影响大的药物。

G. 受体调节：受体数量和循环中肾上腺素能激动物质的浓度及作用时间成反比关系，这被称为受体的上调（up-regulation）和下调（down-regulation）。例如，长期应用β受体阻滞药引起β肾上腺素能受体上调，突然停药可能诱发反跳性高血压和心动过速，由于对内源性儿茶酚胺的超敏性，引起心肌缺血。

Ⅳ. 肾上腺素能药理学（表18-2）

A. α受体激动药

1. **去氧肾上腺素**：临床剂量（40～200μg/min静脉输注）时直接激动α_1受体；去氧肾上腺素引起动脉和静脉血管收缩，此双重作用可导致静脉回流增加和平均动脉压升高，并常引起反射性心动过缓。当心脏功能正常时，去氧肾上腺素可维持心排血量；但在心肌缺血时，则可降低心脏功能。去氧肾上腺素作用时间短，易于调整剂量。
2. **米多君**：是一种口服的α_1受体激动剂，被批准用于治疗直立性低血压，剂量为2.5～10mg，3次/日。它是一种前药，通过活性代谢物去甘咪啶行使其临床作用。尽管米多君安全性和有效性的数据有限，但已超说明书用于预防血液透析相关低血压，并促进ICU停用血管升压药。已有米多君给药相关肠系膜缺血的案例。
3. **可乐定**：是中枢性抗高血压药，对α_2受体有相对选择性，其作用包括降低交感神经张力，增加副交感神经活性，减少麻醉药和镇痛药的需求，镇静、止涎。可通过静脉、肌肉、口服、经皮、鞘内和硬膜外给药。突然停用可乐定与反弹性高血压有关，因此停用时应逐渐减少剂量。
4. **右美托咪定**：是选择性α_2受体激动剂，目前已获准用于 ICU 病人机械通气的静脉镇静。作用于突触前受体，抑制去甲肾上腺素释放，作用于中枢神经系统的α_2受体，抑制交感神经活性。上述效应降低血压和心率。不同于其他镇静药，右美托咪定无呼吸抑制，谵妄和低血压发生率低。

表 18-2　常用血管升压药和变力药剂量

药名（商品名）	静脉注射	静脉滴注			受体选择性				
		配比[a]	动力学[b]	剂量	α_1	β_1	β_2	D_1	V_1
精氨酸血管升压素（pitressm）	NR	50U/250ml（0.2U/ml）	O：＜15min D：10～20min	0.04U/min（0.01～0.10U/min）					+++
多巴酚丁胺（dobutrex）	NR	250mg/250ml（1000μg/ml）	O：＜10min D：5～10min	2～20μg/（kg·min）	+	+++	++		
多巴胺（inotropin）	NR	200mg/250ml（800μg/ml）	O：＜5min D：5～10min	1～5μg/（kg·min）		+		+++	
				5～10μg/（kg·min）	+	++	+	++	
				10～20μg/（kg·min）	+++	++	+	+	
麻黄碱	5～10mg	NR	O：＜5min D：15～20min[c]	NR	++	++			
肾上腺素（adrenaline）	20～100μg（低血压） 0.5～1mg（心脏停搏）	1mg/250ml（4μg/ml）	O：＜1min D：1～2min	0.01～0.03μg/（kg·min）		++	+		
				0.03～0.1μg/（kg·min）	+	+++	+		
				＞0.1μg/（kg·min）	+++	++	+		
异丙肾上腺素（isuprel）	NR	1mg/250ml（4μg/ml）	O：＜1min D：10～15min	2～10μg/min		+++	+++		

续表

药名（商品名）	静脉注射	静脉滴注			受体选择性				
		配比[a]	动力学[b]	剂量	α_1	β_1	β_2	D_1	V_1
米力农	NR	20mg/100ml（200μg/ml）	O：5～15min D：3～5h	0.375～0.75μg/（kg · min）[d]					
去甲肾上腺素（levophed）	2～8μg	4mg/250ml（16μg/ml）	O：＜1min D：1～2min	1～30μg/min	+++	++			
去氧肾上腺素（neosynephrine）	40～100μg	10mg/250ml（40μg/ml）	O：＜1min D：5～10min	10～150μg/min	+++				

a. 5% 葡萄糖水溶液（麻省总医院配制方法）。

b. O：起效时间；D：持续时间。

c. 若单次静脉注射，剂量乘数倍。

d. 单次静脉负荷剂量为 50μg/kg，注射 10min 以上；肾功能受损病人需调整剂量。

D. 多巴胺受体；V_1. 血管升压素受体；NR. 不推荐。

B. β受体激动药（请参照表 18-2 的推荐剂量）

异丙肾上腺素： 是直接作用的非选择性β受体激动剂，可增加心率和心肌收缩力（作用于β_1受体），降低SVR（作用于β_2受体），对心排血量具有中性作用，激活β_2受体同时舒张肺血管和支气管。

a. 适应证

（1）血流动力学变化明显而阿托品无效的心动过缓。

（2）房室传导阻滞（在安装临时起搏器前）。

（3）低心排状态，需维持快速心率（每搏输出量固定的患儿和移植后心脏）。

（4）哮喘持续状态。

（5）β受体阻滞药过量。

b. **监测：** 经静脉给药时建议连续监测心电图，可经外周静脉给药。

c. **副作用：** 包括低血压、快速性心律失常，亦可引起心肌氧供需平衡失调，导致心肌缺血。

C. 混合性激动药

1. **肾上腺素：** 由肾上腺髓质产生，直接激动α受体和β受体。

a. 适应证

（1）心脏停搏。

（2）过敏。

（3）支气管痉挛。

（4）心源性休克。

（5）症状性心动过缓或心脏传导阻滞。

b. **临床应用：** 肾上腺素的临床效应取决于α和β受体激动效应的总和，小剂量时以β受体效应为主。极小剂量[0.01μg/（kg · min）]时，肾上腺素引起支气管舒张，在临床剂量下[0.03～0.10μg/（kg · min）]，肾上腺素作用于α和β受体，具有正性变时变力和血管收缩的作用。在更高的剂量下[＞0.1μg/（kg · min）]，α效应占优势，每搏输出量可能由于 SVR 增加而下降。由于肾上腺素可能导致显著的心动过速、心律失常和心肌缺血，其临床应用受到限制。挥发性麻醉药（尤其是氟烷）可使心肌对循环中儿茶酚胺敏感，产生潜在的致命性心律失常。肾上腺素应通过中心静脉通路给药，因为一旦外渗可导致严重的组织坏死。

2. **去甲肾上腺素：**是肾上腺素的生物合成前体，由节后交感神经元释放，并与靶器官的肾上腺素能受体结合。去甲肾上腺素是强效α_1受体和β_1受体激动剂，小剂量时以α效应为主。与肾上腺素相比，去甲肾上腺素有轻微的β_2受体效应。去甲肾上腺素通过增加SVR 提升血压，可使大多数器官的血管阻力升高，因此，尽管MAP升高，但器官血流仍可能减少。心排血量基本保持不变。同大多数血管活性药物一样，可应用有创血压监测和连续心脏节律监测指导去甲肾上腺素滴定剂量。去甲肾上腺素应通过中心静脉给药，稀释浓度（如16μg/ml）可以暂时通过可靠的外周静脉通路给药。可能的副作用包括心律失常和微循环灌注恶化，多发生在大剂量使用的情况下。

3. **多巴胺：**是去甲肾上腺素的直接前体，可产生剂量相关的α受体、β受体和多巴胺受体组合效应。它还会导致从心脏的神经末梢释放去甲肾上腺素。在较低剂量[＜5μg/(kg·min)]时，多巴胺主要激活肾和内脏血管D_1受体，增加肾血流、肾小球滤过率和钠排泄。多巴胺虽然通常会增加尿量，但尚未证明其可以改善死亡率或用于肾替代治疗。在5～10μg/(kg·min)时，β效应变得更加明显，导致心肌收缩力、心率和动脉血压升高。在高剂量[＞10μg/(kg·min)]时，以α_1效应为主，导致动脉和静脉血压显著升高，肾血流量减少。多巴胺用于治疗心源性休克、血管舒张性休克、心力衰竭和难治性心动过缓。不良反应包括心动过速、室性心律失常、心肌耗氧量增加和重度血管收缩。

4. **多巴酚丁胺：**是合成的儿茶酚胺，有β_1受体、β_2受体和α_1受体效应。多巴酚丁胺是立体异构体的混合物。L(−)异构体激活α_1受体，D(+)异构体有β_1受体、β_2受体活性。多巴酚丁胺通过激动心脏β_1受体增强心肌收缩力和变时性。在外周血管中，多巴酚丁胺是血管扩张剂，其 β_2 效应超过 α_1 效应。在急性心肌梗死、心肌病和心脏术后由于心肌抑制引起心功能不全时，可用多巴酚丁胺治疗低心排血量。多巴酚丁胺降低肺血管阻力（PVR）或对其有中性作用，故对右心衰竭的病人可能有益。多巴酚丁胺最常见的副作用包括体循环低血压，心脏氧耗增加和快速性心律失常。

5. **麻黄碱**：是非儿茶酚胺类，间接肾上腺素能激动药，可导致神经末梢内储存的去甲肾上腺素和其他内源性儿茶酚胺释放。它主要用于治疗麻醉相关的低血压和心动过缓。由于有快速耐药性，麻黄碱只能用于单次注射。

Ⅴ. 非肾上腺素能拟交感神经药物

A. 非肾上腺素能血管升压药

1. **精氨酸加压素（AVP）**：是一种合成的抗利尿激素类似物。AVP通过直接刺激血管平滑肌 V_1 受体引起血管收缩。在需要高剂量去甲肾上腺素的脓毒性休克中，它作为二线用药，即使尚未证明其死亡率获益。低剂量AVP（0.04U/min）静脉输注可治疗血管舒张性难治性休克，见于长期使用血管紧张素转换酶（ACE）抑制剂治疗的病人。AVP也用于治疗肺动脉高压，因为它优先收缩周围血管系统，而对肺血管系统没有影响。AVP起效迅速，作用时间为10～20min。建议经中心静脉给药。
2. **亚甲蓝**：作为示踪剂常用于泌尿外科手术评价尿路完整性和治疗高铁血红蛋白血症。亚甲蓝通过竞争性抑制鸟苷酸环化酶，进而降低环鸟苷酸（cGMP）生成而发挥作用。这使得血管内皮对cGMP介导的血管舒张剂敏感性降低，如**一氧化氮**。经证实，亚甲蓝对治疗体外循环后的血管麻痹有效。常用剂量是2mg/kg静脉注射，随后以0.5mg/（kg · h）速率静脉输注，持续12h。亚甲基蓝作为单胺氧化酶的可逆性抑制剂，在病人使用5-羟色胺能药物时必须谨慎使用，包括选择性5-羟色胺再摄取抑制剂、血清素和去甲肾上腺素再摄取抑制剂及单胺氧化酶抑制剂，已有5-羟色胺综合征病例的报道。其他不良反应包括心律失常、肺血管阻力增加、冠状动脉血管收缩和急性溶血性贫血。亚甲蓝还会影响脉搏血氧饱和度仪，产生假性低值。

B. 非肾上腺素能正性肌力药

1. **强心苷类**：是临床上首次使用的正性肌力药物。它们是在植物（如毛地黄）中发现的天然化合物。在这一药物家族中，**地高辛**至今仍在临床使用。地高辛的肌力作用来自于抑制钠钾ATP酶，其次是促进钙通过钠-钙交换器流入心肌细胞。另外，它还对房室结有直接的抑制作用。在治疗上，地高辛仅用于β受体阻滞药难以控制的心动过速和难治性慢性心力衰竭。由于治疗窗口狭窄，与许多药物有相互作用，并且不能降低死亡率，因此其临床应用受限。围手术期病人，地高辛可作为维持用药。

2. **磷酸二酯酶Ⅲ抑制药**：氨力农、米力农和依诺昔酮是合成的非儿茶酚胺非苷类双吡啶衍生物。它们抑制磷酸二酯酶Ⅲ，增加环单磷酸腺苷水平，增强心肌收缩力，舒张外周血管，与肾上腺素能药物有协同作用。

   a. **氨力农**：是PDE_3抑制剂类的第一种药物。它是一种肌力和血管扩张药，可剂量依赖性地改善心脏指数、左心室做功指数和射血分数，而心率和平均动脉压保持不变。其临床应用受到血小板减少和胃肠道副作用的限制，并随着其继任者的出现而不受青睐。

   b. **米力农**：是氨力农的衍生物，具有同样的血流动力学效应。米力农的效价是氨力农的20倍，且不会引起血小板减少。典型的剂量方案是负荷量50μg/kg，10min后给予维持剂量0.375～0.750μg/（kg·min）。副作用包括低血压、室性心律失常、心肌缺血和尖端扭转型室性心动过速。半衰期2～4h，因此对不稳定的病人需注意。通常需要与血管升压药联合应用以预防低血压。米力农常用于冠状动脉旁路移植术后的正性肌力支持。

   c. **依诺昔酮**：是一种口服的咪唑啉酮衍生物，小剂量（25～50mg，3次/日）改善慢性心力衰竭病人的运动能力。

3. **左西孟旦：** 是一种钙增敏剂。作为正性肌力药和血管扩张药，它通过与心脏肌钙蛋白C结合，使肌丝对钙增敏，促进ATP依赖性钾通道开放，使血管舒张。尽管在不增加心肌耗氧量的情况下增加了肌力，但在治疗急性失代偿性低排血量心力衰竭时，左西孟旦并没有比肾上腺素能药物显示出更低的死亡率受益。60多个国家使用此药物，但尚未被批准在美国或加拿大使用。其副作用包括低血压、心律失常、心肌缺血和低钾血症。

Ⅵ. β受体阻滞药（表18-3）

A. β受体阻滞药： 是窦性心动过速、快速性心律失常、高血压、心肌梗死和心力衰竭的围手术期治疗的主要药物，可以通过其肾上腺素能受体选择性和内在的拟交感神经活性对该类药进行分类。

1. 根据2014年美国心脏病学会和美国心脏协会的非心脏手术病人的管理指南，在围手术期病人应继续使用β受体阻滞药，突然停止使用β受体阻滞药可能会增加不良心脏事件的发生。在修订后的心脏风险指数中，若病人有3个或3个以上危险因素，在手术前也可以考虑开始β受体阻滞药治疗，这些危险因素包括既往脑卒中（或短暂性脑缺血发作）、需要胰岛素治疗的糖尿病、血肌酐≥2mg/dl、充血性心力衰竭、冠状动脉疾病和高风险手术（胸、腹或腹股沟的血管手术）。以上两个指南均获B级证据支持。
2. β受体阻滞药禁用于严重失代偿性心力衰竭、无起搏器的症状性心动过缓和心房颤动性预激综合征病人。

B. 普萘洛尔： 是非选择性 β_1 和 β_2受体阻滞药，可通过静脉或口服给药。普萘洛尔具有高度亲脂性，口服几乎全部吸收，肝首过效应约为75%。普萘洛尔和其他β受体阻滞药的血流动力学效应是通过降低心排血量，抑制肾素-血管紧张素系统。按照相对的 β_1受体选择性、内在拟交感神经活性和药理半衰期将β受体阻滞药加以区分。由于其β_2受体的阻滞作用，哮喘和慢性阻塞性肺疾病病人应用非选择性β受体阻滞药可能诱发支气管收缩，即使研究表明，这种顾虑很大程度上是理论性的。

表 18-3　β受体阻滞药

药名（商品名）	β_1受体选择性	α_1受体阻滞	生物利用度（%）	半衰期	清除	常用口服剂量	静脉注射剂量
阿替洛尔（tenormin）	+	–	–	6～7h	肾（85%）	50～100mg，每天	5mg，每10min，最大剂量10mg[a]
艾司洛尔（brevibloc）	+	–	–	9min	红细胞酯酶	—	单次给药1mg/kg；50～200μg/（kg · min）[b]
美托洛尔（lopressor）	+	–	50	3～4h	肝	25～100mg，每6h 1次[c]	2.5～5.0mg，每5min 1次，共计最多15mg
卡维地洛（coreg）	–	+	30	7～10h	肝	6. 25～50mg，每12h 1次	—
拉贝洛尔（trandate，normodyne）	–	+	25	3～8h	肝	100～800mg，每8～12h 1次	负荷剂量5～20mg，维持20～80mg，每10min，最多300mg，每天
纳多洛尔（corgard）	–	–	30	14～24h	肾（75%）	40～320mg，每天	—
普萘洛尔（inderal）	–	–	30～50	3～6h	肝	10～40mg，每8～12h 1次	0.25～1.00mg，定期增加剂量
噻吗洛尔（blocadren）	–	–	75	2～4h	肝（80%）	5～20mg，每12h 1次	—

a. 在美国无资料可用。

b. 输注前负荷剂量可选择0.25～0.50mg/kg。

c. 可调整美托洛尔的剂量。

C. 美托洛尔：是选择性 β_1 受体阻滞药，可通过静脉或口服给药。用于治疗室上性心动过速，如心房颤动时控制心率，还可有效治疗心绞痛，降低心肌梗死和心力衰竭的死亡率，治疗轻中度高血压。

D. 艾司洛尔：是选择性 β_1 受体阻滞药，可被红细胞浆中的酯酶迅速代谢。红细胞酯酶与血浆假性胆碱酯酶不同，不受抗胆碱酯酶药物影响。艾司洛尔起效快，作用时间短。服药后约 5min 达到峰值，清除半衰期为 9min。这些良好的动力学特性使其成为围手术期的常用药物。其稀释剂含有丙二醇，长时间输注可导致丙二醇中毒，表现为脑病和渗透间隙代谢性酸中毒。

E. 拉贝洛尔：是混合性α和β受体阻滞药。口服用药β受体与α受体作用之比为 3∶1；静脉用药为 7∶1。拉贝洛尔对α受体和β受体的联合效应在降低血压的同时不会引起反射性心动过速。拉贝洛尔降低PVR，轻度影响心排血量。拉贝洛尔在2～5min内快速起效，用于治疗急性围手术期高血压，拉贝洛尔还可用于妊娠期高血压、嗜铬细胞瘤病人管理和可乐定撤药反应。

Ⅶ. 血管扩张药（表18-4）

A. 钙通道拮抗药或钙通道阻滞药（CCB）：结合L型钙通道，调节钙进入血管平滑肌、心肌细胞和心脏起搏细胞。其可降低周围器官的血管阻力，引起冠状动脉血管舒张，是心肌抑制剂。不同的CCB对心脏和血管L型钙通道的相对亲和力不同。

1. **二氢吡啶（DHP）类**：CCB对血管平滑肌更有选择性，常用于治疗高血压。其生理作用主要是动脉血管舒张，而对静脉容量血管的影响较小。

   a. **氯维地平**：是一种超短效的降压药，通过静脉输注给药，由于其起效快，通过血清酯酶消除半衰期约1min，非常适合围手术期使用。停药后，效果持续5～10min，90%的病人在7min内血压恢复至基线水平。输液速率从1～2mg/h开始，每90s加倍，直至血压接近目标范围。通常剂量为4～8mg/h，最大允许剂量为21mg/h。

表 18-4　血管扩张药

药名	静脉输液			作用机制
	配比[a]	动力学[b]	剂量	
丁酸氯维地平（cleviprex）	25mg/50ml（0.5mg/ml 脂质乳剂）[c]	O：2～4min D：5～10min	负荷剂量：1～2mg/h[d] 维持剂量：4～8mg/h	CCB；动脉扩张＞静脉扩张
尼卡地平（cardene）	40mg/200ml（0.2mg/ml）[c]	O：5～10min D：0.5～8h	负荷剂量：5mg/h[e] 维持剂量：5～15mg/h	CCB；动脉扩张＞静脉扩张
硝酸甘油	50mg/250ml（400μg/ml）	O：1min D：5min	负荷剂量：50mg/min[f] 静脉注射：50～100μg	NO；静脉血管扩张
硝普钠（nipride）	50mg/250ml（200μg/ml）	O：1～2min D：5～10min	负荷剂量：0.5μg/（kg · min）[f] 维持剂量：0.5～4μg/（kg · min）	NO；动脉扩张＞静脉扩张
氯酚多帕（corlopam）	10mg/250ml（40μg/ml）	O：5～10min D：1～4h	负荷剂量：0.05μg/（kg · min）[g] 维持剂量：0.05～1.5μg/（kg · min）	D_1 受体激动药；动脉扩张

a. 除非另有说明，否则应配制成 5% 葡萄糖混合液。
b. O：起效时间；D：持续时间。
c. 制造商配制。
d. 每 90s 剂量加倍，直至接近血压目标，最大剂量为 21mg/h。
e. 每 5～15min 剂量增加 2.5mg/h，直至达最大剂量 15mg/h。
f. 依据病人反应性，每 5min 增加剂量，直至达最大剂量 400μg/min。
g. 每 15min 增加剂量 0.05～0.10μg/（kg · min），直至最大剂量 1.5μg/（kg · min）。
CCB. 钙通道阻滞药；NO. 一氧化氮。

b. 尼卡地平：是另一种静脉输注的短效降压药，适宜围手术期应用。以5mg/h开始输注，每5～15min增加2.5mg/h，直至达到目标血压，最大剂量为15mg/h。数分钟起效。停用后，效果可持续8h。

c. 硝苯地平：仅限于口服治疗高血压，包括妊娠相关性高血压，每日剂量为30～90mg。

d. 尼莫地平：是一种口服CCB，可用于预防蛛网膜下腔出血时的血管痉挛，剂量为60mg，4次/日，口服。在肝功能不全时需要减少剂量。

e. 氨氯地平：是一种常见的口服降压药，每日剂量为5～10mg。

2. 非二氢吡啶类：CCB对心肌和自律性钙通道更有选择性，被称为**心脏选择性**。维拉帕米和地尔硫䓬是临床使用的两种非二氢吡啶类CCB。

a. 适应证

(1) 抗心绞痛治疗（通过减少心肌耗氧量和冠状动脉血管痉挛）。

(2) 控制心率（通过抑制房室结传导）。

(3) 血流动力学稳定的室上性心动过速的转复（通过延长房室结复极化，阻断再激动）。

(4) 高血压（通过影响血管平滑肌L型钙通道）。

b. 禁忌证：CCB的禁忌证与β受体阻滞药相似。CCB能允许通过辅助通路优先传导，所以并不适合心房颤动/扑动的预激综合征病人的抗心律失常治疗。

c. 维拉帕米：初始剂量为2.5～5. 0mg静脉注射，注射速度2min以上，然后每15～30min给予5～10mg静脉注射。

d. 地尔硫䓬：静脉注射初始剂量为10～20mg，可维持2min以上，必要时15min后可追加剂量0.35mg/kg。反应良好则可以5～15mg/h维持。

B. 硝普钠：是直接作用于动脉和静脉血管平滑肌的血管扩张药。作用于动脉和静脉平滑肌，通过扩张小动脉减少后负荷，扩张静脉减少前负荷。SVR和PVR均降低。

1. **作用机制**：亚硝基分解释放 NO，NO 是一种内源性血管扩张剂，可激活鸟苷酸环化酶，导致环磷酸鸟苷浓度增加，使平滑肌舒张。
2. **给药剂量**：以 0.5μg/（kg · min）的速率开始静脉输注，并每5min根据血压反应进行滴定，每分钟最大剂量为400μg/min（注：不基于体重）。
3. **动力学**：硝普钠2min内迅速起效，停用后2min内失效，适合围手术期使用。
4. **不良反应**
   a. **反射性心动过速**：硝普钠降低前负荷和后负荷，通常会导致反射性心率增快、心肌收缩力增加和心排血量增加。
   b. **颅内压（ICP）升高**：硝普钠可扩张脑血管，对颅内压升高的病人应谨慎使用。
   c. **窃血现象**：整体血管舒张可能导致血流失衡。在正常情况下，缺血区域被代谢因子扩张，以最大限度地增加血液供应。用药后，向血管扩张的缺血区域的血液供应被分流到新扩张的非缺血区域时，就会产生窃血现象。这在冠状动脉中尤为重要，尽管后负荷下降降低了总体心肌耗氧量，但窃血现象仍会加重缺血。
   d. **氰化物中毒**：硝普钠与血红蛋白中的巯基非酶反应释放5个氰化物自由基。氰化物自由基与细胞色素氧化酶结合，破坏电子传递链，导致细胞缺氧和死亡。氰化物自由基可以被组织和肝硫氰酸酶转化为硫氰酸盐，并通过尿液排出。肾功能不全时，硫氰酸盐蓄积可引起**硫氰酸盐中毒**，其特征是腹痛、呕吐和精神状态的改变。
      （1）**临床表现**：氰化物毒性的症状包括疲劳、恶心、肌肉痉挛、心绞痛和精神错乱。氰化物中毒常发生于 2.5h 内用药超过1mg/kg，或血中氰化物浓度＞100μg/dl。代谢性酸中毒、混合静脉血氧分压升高是氰化物中毒的早期表现。
      （2）**治疗**：硫代硫酸钠是硫氰酸酶反应中的硫元素供体，氰化物中毒时应停用硝普钠，吸纯氧，硫代硫酸钠150mg/kg 给药时间应超过15min。严重的氰化物中毒（碱缺失＞10mmol，血流动力学不稳定）需附加应用硝酸戊酯（吸入0.3ml）或3%硝酸钠（5mg/kg 静脉注射超过 5min）。上述两种药可产生正铁血红蛋白，结合氰离子，形成非活性氰化正铁血红蛋白。

C. 硝酸甘油：也称三硝基甘油，是有效的静脉扩张药，同时也扩张动脉、肺动脉、子宫、输尿管、胃肠道和支气管平滑肌。它通过转化为一氧化氮来调节其作用。硝酸甘油对静脉血管的扩张作用强于动脉，这是硝酸甘油降低MAP 的主要机制。

1. **适应证：** 硝酸甘油通过增加冠状动脉血流和提高左心室功能治疗充血性心力衰竭和心肌缺血。硝酸甘油增加静脉容量，减少静脉回流，从而减少心室舒张末期容量。舒张末期容量减少引起压力降低，并最终降低室壁张力，减少心肌耗氧。
2. **给药剂量：** 硝酸甘油可单次静脉注射50～100μg，效果会在5min内消失。病人对硝酸甘油的反应性差异很大，通常用50μg或更少的初始试验剂量衡量病人反应性。以50μg/min的保守剂量开始输液，并根据病人的反应性每5min提高一次剂量，最大剂量为400μg/min。硝酸甘油也适用于口服、舌下和经皮途径。
3. **反射性心动过速**常见，需用β受体阻滞药治疗，以避免心肌氧耗增加抵消硝酸甘油的有益作用。
4. 硝酸甘油持续输注可引起快速耐药性。
5. **并发症：** 硝酸甘油经肝代谢，在临床剂量范围内无毒性。极大剂量（＞250μg/min）和长期连续使用可产生高铁血红蛋白血症。硝酸甘油可扩张脑血管，有颅内压升高风险的病人应慎用。

D. 肼屈嗪：是直接作用的动脉血管扩张药。通过降低小动脉张力和冠状动脉及脑、子宫和内脏血管阻力来降低 MAP。其常用于治疗高血压紧急情况或增强其他降压药物的效果。

1. **反射性心动过速：** 肼屈嗪引起的血管扩张可诱发反

射性心率增快，激活肾素-血管紧张素系统。同时应用β受体阻滞药可减弱此效应。

2. 给药剂量：肼屈嗪可单次静脉注射5～20mg。

3. 药物动力学和注意事项：肼屈嗪静脉用药20min达峰效应，适宜的初始剂量为5～10mg，如果血压仍然升高，可以在20min内重复给药。半衰期相对较长，3～7h，单次给药作用时间可达12h。由于起效缓慢，肼屈嗪很容易给药过量，导致数小时不必要的低血压。

E. 依那普利拉：是依那普利的活性代谢产物，也是目前唯一的静脉用血管紧张素转换酶抑制药，通过抑制血管紧张素Ⅰ转化为血管紧张素Ⅱ，降低收缩压和舒张压。

1. 药物动力学：其起效时间约为15min，峰效应1～4h，总持续时间约为4h，主要经肾代谢。

2. 禁忌证：ACE抑制剂会干扰肾的自动调节，肾功能不全病人慎用。

F. 氯酚多帕：是一种合成的多巴胺（DA_1）受体激动药，通过选择性扩张动脉血管床，维持肾灌注。

1. 用法：持续静脉输注可用于围手术期治疗肾功能受损病人的严重高血压。

2. 尽管氯酚多帕降低了术后急性肾损伤（AKI）的发生率，但尚未被证明可以改善死亡率或用于肾替代治疗。

3. 给药剂量：0.1μg/（kg · min）的“肾剂量”氯酚多帕具有利尿和利钠特性，可增加肾血流量，而不影响血压。对于高血压病人，其剂量增加至0.3μg/（kg · min）。

4. 药物动力学：起效时间为5～15min，每15～20min调整一次剂量，直至最佳的血压控制范围。

5. 不良反应：包括剂量依赖性心动过速和偶发低钾血症。其合用β受体阻滞药可能发生低血压。

G. 腺苷：是一种内源性核苷酸，大剂量时通过抑制房室结抑制心脏冲动传导。

1. 临床应用

a. 腺苷减缓房室结传导的能力有助于诊断和治疗室

上性心动过速。

b. 腺苷单次静脉注射引起的短暂性停搏和低血压，可以使动脉瘤减压，改善术野可视化，便于脑动脉瘤的夹闭。

c. 腺苷可扩张冠状动脉。静脉输注腺苷可以利用其冠脉窃血进行药物应激试验，用以心肌灌注缺陷的诊断。通常用瑞加德松（lexiscan）单次静脉注射0.4mg，该药是一种更稳定的腺苷类似物。

2. **给药剂量**：由于血管内皮的快速降解，必须迅速输入，然后再进行冲洗。起始剂量为6mg，如果无效，可继续最多用两次，12mg。

3. **预防措施**：腺苷可引起急性心肌缺血，延长窦性停搏，加重心动过缓，为便于经皮起搏和除颤，建议应用衬垫。

4. **禁忌证**：对于心房颤动/心房扑动的预激综合征病人，应避免使用腺苷，因为其使副路优先传导。

H. α受体阻滞药

1. **酚妥拉明**：是一种短效选择性α受体阻滞药，主要引起动脉血管舒张。

a. **剂量**：静脉注射5mg治疗高血压和儿茶酚胺过多状况（如嗜铬细胞瘤）。另外，酚妥拉明用于局部浸润，以防止去甲肾上腺素、去氧肾上腺素、多巴胺或肾上腺素（5～10mg加入10ml生理盐水中）外渗后的组织坏死。

b. **药物代谢动力学**：2min内快速起效，可维持30min。

2. **酚苄明**：是一种不可逆的，长效α受体阻滞药，用于嗜铬细胞瘤病人的术前管理。虽然它能有效预防嗜铬细胞瘤病人的术中高血压，但因其作用时间长达几天，常见术后低血压。

3. 选择性α_1受体阻滞剂包括**坦索罗辛、特拉唑嗪和多沙唑嗪**，多用于良性前列腺增生治疗，以诱导前列腺平滑肌松弛。直立性低血压是这类药物常见的不良反应。

I. 肺血管扩张药：用于治疗肺动脉高压和右心衰竭。

1. **前列腺素 E_1（PGE_1）**：是花生四烯酸的稳定代谢产

物，引起外周血管和肺血管扩张（附录1）。

2. **依前列醇（veletri，flolan）**：是一种前列环素（PGI_2）类似物，具有血管舒张和抗血小板作用（附录Ⅰ）。

3. **吸入一氧化氮**：可将一氧化氮输送到通气区域，选择性地扩张肺血管以改善通气血流比例，而全身一氧化氮类药物如硝普钠和硝酸甘油则导致非选择性全身血管舒张。

4. **西地那非**：是一种选择性磷酸二酯酶-5抑制剂，可降低cGMP降解，增加肺内NO水平。已有研究证明，西地那非可以改善肺动脉高压病人的运动能力和血流动力学。

5. **波生坦**：是一种口服内皮素受体拮抗剂，可竞争性地阻断内皮素的结合，内皮素是一种有效的肺血管收缩剂。波生坦已被批准用于治疗肺动脉高压。

Ⅷ. 控制性低血压

控制性低血压是为提高手术条件和协助手术操作（如中耳显微镜手术、脑动脉瘤钳夹和整形手术）控制出血或减少输血需求（如矫形手术，稀有血型病人和宗教限制）的技术。即使该技术在20世纪40年代提出，已广泛应用了几十年，还是缺乏足够的数据支持或反驳这种血流动力学调控技术的有效性。

A. **病人选择**：该技术不适用于有缺血风险的病人，包括那些重要器官血管功能不全、心脏功能不稳定、难以控制的高血压、贫血或低血容量的病人。严重的并发症包括脑梗死，心肌梗死和AKI。

B. **血流动力学目标**：可接受的降压目标是MAP降低幅度为基础值的30%，健康者MAP不低于50mmHg，老年病人MAP不低于80mmHg。

C. **方法技术**：控制性低血压可以通过椎管内阻滞、高浓度挥发性麻醉药、强短效阿片类药物（如瑞芬太尼）和外周血管扩张药（如硝普钠或硝酸甘油）来实现。

Ⅸ. 药物剂量计算

药物剂量通常在静脉注射或持续静脉滴注用药之前进行单位转换。

A. 药物浓度以 *Z*% 表示

Zmg/dl=Zg/100ml=（10×Z）g/L=（10×Z）mg/ml

例如：2.5%的硫喷妥钠溶液等同于25g/L或25mg/ml。

B. 以比值表示的药物浓度转换

1 ∶ 1000=1g/1000ml=1mg/ml

1 ∶ 10 000=1g/10 000ml=0.1mg/ml

1 ∶ 100 000=1g/100 000ml=0.01mg/ml

C. 持续输注用以下简单的公式计算

Zmg/250ml=Zμg/min 输注速率 15ml/h

麻省总院标准药物配置方法见表 18-1。任何药物的理想静脉滴注速率均可以简单地计算为 15ml/h 的几分之一或几倍。

例如： 一位 80kg 的病人需要 5μg/（kg·min）的多巴胺，输注速率是多少？

5μg/（kg · min）×80kg=400μg/min

找到*Z*：在250ml的溶液中有200mg的多巴胺。因此，200μg/min=15ml/h，

所需速率：400/200×15ml/h=30ml/h

（方　波 译　王俊科 审校）

推荐阅读文献

Barak M, Yoav L, Abu el-Naaj I. Hypotensive anesthesia versus normotensive anesthesia during major maxillofacial surgery: a review of the literature. *Sci World J.* 2015; 2015:1-7.

Cardenas-garcia J, Schaub KF, Belchikov YG, Narasimhan M, Koenig SJ, Mayo PH. Safety of peripheral intravenous administration of vasoactive medication. *J Hosp Med.* 2015;10(9):581-585.

De Backer D, Biston P, Devriendt J, et al. Comparison of dopamine and norepinephrine in the treatment of shock. *N Engl J Med.* 2010;362(9):779-789.

Espinosa A, Ripollés-Melchor J, Casans-Francés R, et al. Perioperative use of clevidipine: a systematic review and meta-analysis. *PLoS One.* 2016;11(3):e0150625.

Fleisher LA, Fleischmann KE, Auerbach AD, et al. 2014 ACC/AHA guideline on perioperative cardiovascular evaluation and management of patients undergoing noncardiac surgery. Executive summary: a report of the American College of Cardiology/American Heart Association Task Force on Practice Guidelines. *Circulation.* 2014;130(24):2215-2245.

Jadadzadeh M, Hosseini SH, Mostafavi Pour Manshadi SM, et al. Effect of milrinone on short term outcome of patients with myocardial dysfunction undergoing off-pump coronary artery bypass graft: a randomized clinical trial. *Acta Med Iran.* 2013;51(10):681-686.

Lawson N, Meyer D. Autonomic nervous system: physiology and pharmacology. In: Barash PG, Cullen BF, Stoelting RK, eds. *Clinical Anesthesia.* 3rd ed. Lippincott-Raven Publishers; 1997:243-309.

Morozowich ST, Ramakrishna H. Pharmacologic agents for acute hemodynamic instability: recent advances in the management of perioperative shock – a systematic review. *Ann Card Anaesth.* 2015;18(4):543-554.

Onwochei DN, Ngan Kee WD, Fung L, Downey K, Ye XY, Carvalho JCA. Norepinephrine intermittent intravenous boluses to prevent hypotension during spinal anesthesia for cesarean delivery: a sequential allocation dose-finding study. *Anesth Analg.* 2017;125(1):212-218.

Rhodes A, Evans LE, Alhazzani W, et al. Surviving Sepsis Campaign. International Guidelines for Management of Sepsis and Septic Shock: 2016. *Intensive Care Med.* 2017;43(3):304-377.

Rizvi MS, Trivedi V, Nasim F, et al. Trends in use of midodrine in the ICU: a single-center retrospective case series. *Crit Care Med.* 2018;46(7):e628-e633.

Rodriquez MA, Kumar SK, De Caro M. Hypertensive crisis. *Cardiol Rev.* 2010;18(2):102-107.

Russell JA, Walley KR, Singer J, et al. Vasopressin versus norepinephrine infusion in patients with septic shock. *N Engl J Med.* 2008;358(9):877-887.

Santillo E, Migale M, Massini C, Incalzi RA. Levosimendan for perioperative cardioprotection: myth or reality? *Curr Cardiol Rev.* 2018;14(3):142-152.

Unverzagt S, Wachsmuth L, Hirsch K, et al. Inotropic agents and vasodilator strategies for acute myocardial infarction complicated by cardiogenic shock or low cardiac output syndrome. *Cochrane Database Syst Rev.* 2014;1:CD009669.

Wachter SB, Gilbert EM. Beta-adrenergic receptors, from their discovery and characterization through their manipulation to beneficial clinical application. *Cardiology.* 2012;122(2):104-112.

第19章 局部麻醉药

Fettiplace MR，Bao XD

Ⅰ. 概述

A. 历史： 临床上局部麻醉药（局麻药）几乎完全是指从秘鲁古柯植物中分离出的可卡因苯甲酸环合成的酯和酰胺连接的钠通道阻滞药。尽管存在其他钠通道阻滞药，但除非另有说明（在本章Ⅳ.中），“局部麻醉药”均指可卡因衍生物。

B. 化学性质： 局麻药是由芳香基团和氨基通过酯键或酰胺键相连而组成的，在生理pH约7.4 范围内具有带电荷（离子化）和不带电荷（非离子化）两种形式。只有非离子化的自由基能穿过脂质双分子层以阻断开放的钠通道，与较弱的碱基（如利多卡因，pKa 7.2）相比，更强的碱基（如氯普鲁卡因，pKa 9.2）需要更长的时间才能发挥作用。由于致敏性低、半衰期长，酰胺类局麻药成为局麻药的首选。

1. **脂类局麻药：** 包括苯佐卡因、可卡因、氯普鲁卡因、普鲁卡因和丁卡因。脂类局麻药的酯键能够被假性胆碱酯酶所裂解，因此，它们在循环中的半衰期很短（约 1min）。其代谢产物为对氨基苯甲酸（PABA）。
2. **酰胺类局麻药：** 包括布比卡因、阿替多卡因、利多卡因、甲哌卡因、丙胺卡因和罗哌卡因。酰胺类局麻药的代谢主要在肝内进行，通过水解和水解后的首位N-脱羟基，使酰胺键裂解。大多数酰胺类局麻药的消除半衰期为2～3h，尤其是利多卡因，它的消除半衰期为90～120min，并且在停止静脉输注后仍能在循环中长时间存在。

C. 作用机制

1. **局麻药阻滞神经传导：** 局麻药通过影响神经轴突的动作电位而达到神经阻滞作用。它们对静息电位和阈电位不产生作用，但能够降低动作电位的上升速度，使其不能达到阈电位。

2. **局麻药抑制特异性受体**：局麻药的治疗靶点是电压门控钠通道（NaV），抑制钠离子内流。局麻药在解离状态下与 NaV 的内孔相结合。非解离状态的局麻药必须通过被动扩散穿过脂质双分子层进入细胞内。局麻药还能够阻断其他离子通道（钾通道、钙通道等）和代谢通道；解偶联线粒体能量产生并防止肌肉中的兴奋收缩偶联。

3. **影响局麻药阻滞效果的理化特性**
   a. **脂溶性**：由油水分配系数决定，局麻药的脂溶性越高，其从通道解离的时间越长，因此表现出更高的效力和更长的作用时间。
   b. **蛋白结合率**：局麻药蛋白结合率越高，其作用时间越长。
   c. **pKa**：影响局麻药的起效速度。pKa 低的局麻药起效速度快，因为此时会有较多的局麻药分子处于非解离状态，更容易透过神经细胞膜而产生作用。
   d. **药液的 pH**：pH 越高的局麻药起效越快，因为 pH 增高可以增加局麻药非解离状态的分子数量。
   e. **药物浓度**：局麻药的浓度增加能够增强其阻滞效果、加快其起效速度。

4. **神经纤维的差异性阻滞**
   a. 外周神经是根据其粗细和功能进行分类（表 19-1）。局麻药的作用取决于其所阻断的电压门控钠通道的数量。细的神经纤维比粗的神经纤维更容易被局麻药阻滞。
   b. 局麻药具有差异性阻滞作用，最先阻滞痛温觉，然后是精细触觉，最后阻滞运动功能。然而，这种差异性阻滞并不能够实现完全的分离（如几乎不可能在不阻滞运动功能的情况下产生完全的感觉阻滞）。
   c. 神经阻滞通常按照如下顺序：交感神经≥痛觉和温度觉≥本体感觉≥精细触觉和压力觉≥运动。

5. 影响神经阻滞的病理生理因素

a. 心排血量的减少会降低局麻药在血浆和组织中的清除率，导致血浆中局麻药浓度升高，增加其毒性。

b. 严重的肝病可能延长酰胺类局麻药的作用时间。

c. 肾病对局麻药的影响较小。

d. 胆碱酯酶活性降低。新生儿、孕妇及胆碱酯酶缺乏的病人会使脂类局麻药的清除减慢，但通常情况下不会导致严重的局麻药中毒。

e. 胎儿酸中毒可能导致离子捕获现象（如离子化的局麻药在胎儿循环中的积聚）。尤其对于酰胺类局麻药，由于它们不能被母体肝酶迅速清除，更容易导致潜在的胎儿毒性。

f. 脓毒血症、恶性病和心肌缺血等病理状况均能增加α_1酸性糖蛋白的浓度，从而使血浆中游离状态的局麻药浓度降低。

表 19-1　外周神经纤维的分类

纤维类型	髓鞘	直径（μm）	局麻药敏感性	功能
A-α	+++	12～20	++	运动
A-β	+++	5～12	++	触觉、压力觉
A-γ	++	1～4	+++	本体感觉、运动张力
A-δ	++	1～4	+++	痛觉、温度觉
B	+	1～3	++	自主神经节前纤维
C	–	0.5～1	+	痛觉、温度觉

D. 市售制剂：大多数市售制剂在用无菌水稀释之前先用乙醇、氯仿或丙酮溶解。用盐酸或氢氧化钠将pH调节至4～6以保持稳定性。将含有肾上腺素的溶液pH调节至3～4以保持溶液中儿茶酚胺的稳定性。

1. 抗菌防腐剂：在多次给药的局麻药小瓶内应当加入对羟基苯甲酸甲酯或其衍生物作为防腐剂以抑制微生物的繁殖，但是用于脊椎麻醉、硬膜外麻醉或骶管内麻醉的局麻药中不能加入防腐剂，以免发生神经毒性。

2. 肾上腺素：除了防腐剂以外，最常见的添加剂是酒石酸肾上腺素，用于延长阻滞时间并作为血管内注射的标志物，这需要额外添加稳定剂（见本章Ⅱ.B.）。
3. 抗氧化剂：局麻药中加入抗氧化剂［亚硫酸钠盐、乙二胺乙酸钠（EDTA）］可以减慢其氧化降解。
4. 布比卡因脂质体：商品名“Exparel”，它能够从脂质体中缓慢释放布比卡因，以延长其局部麻醉作用并降低毒性。目前已获得美国食品药品监督管理局（FDA）的批准用于腹横肌平面（TAP）阻滞和肌间沟阻滞。相对于传统布比卡因，其临床优势数据有限，并且具有潜在的毒性，尤其是在使用不当时（如与非布比卡因局麻药混合时会破坏脂质体）表现更为严重。

Ⅱ. 局麻药的临床应用

临床上，局麻药的选择必须综合考虑手术持续时间、局部麻醉方法、手术要求、局麻药的局部或全身毒性及局麻药的代谢因素（表19-2，表19-3）。

A. 局麻药的联合使用

1. 联合使用局麻药（如甲哌卡因-布比卡因）被认为可以加快起效，但有数据表明并不能加快起效，只能延长作用时间。
2. 非布比卡因局麻药与布比卡因脂质体联合使用会干扰脂质体并改变布比卡因的释放。布比卡因与布比卡因脂质体联合使用会改变局麻药释放的药物代谢动力学。
3. 局麻药混合乳剂（EMLA）是由2.5%的利多卡因和2.5%的丙胺卡因组成，主要用于皮肤的表面麻醉。使用时，需要将其涂于未破损的健康皮肤，起效至少需要30min。

B. 局麻药佐剂

1. **肾上腺素：**是防腐剂外最常用的佐剂。

   a. 肾上腺素的优点

   （1）肾上腺素有利于判断局麻药误入血管。

   （2）肾上腺素可以减慢局麻药吸收入血的速度，从而减轻其全身毒性反应。

表 19-2　局麻药的临床应用

局麻药	pKa	起效速度	维持时间[a]	相对毒性	最大推荐剂量（mg）[b]	应用/注意事项
脂类						
普鲁卡因（奴夫卡因）	8.9	慢	短	低	500（600）	浸润麻醉，脊麻有潜在过敏反应
氯普鲁卡因（纳塞卡因）	9.1	快	短	低	800（1000）	全部[d] 在血浆中快速水解
丁卡因（潘妥卡因）	8.5	慢	长	高	10（20）	脊麻，局部麻醉
苯佐卡因	2.5	中等	短	n/a[c]	n/a[c]	只能用于局部麻醉易引起高铁血红蛋白血症
酰胺类						
利多卡因（塞鲁卡因）	7.9	快	中等	中等	300（500）	全部[d]
丙胺卡因	7.7	快	中等	中等	400（600）	全部[d] 易引起高铁血红蛋白血症
甲哌卡因（卡波卡因）	7.6	快	中等	中等	400（500）	全部[d]
布比卡因（丁哌卡因）	8.1	中等	长	高	175（225）	全部[d] 低浓度时可提供感觉、运动分离阻滞

续表

局麻药	pKa	起效速度	维持时间[a]	相对毒性	最大推荐剂量（mg）[b]	应用/注意事项
左旋布比卡因	8.1	中等	长	高	150（n/a）	全部[d] 是布比卡因的S-同分异构体，与布比卡因相比心脏毒性可能更小
罗哌卡因（耐乐品）	8.1	中等	长	高	225（n/a）	全部[d]
依替卡因	7.1	中等	长	高	300（400）	全部[d] 运动神经阻滞强于感觉神经阻滞[c]

a. 局麻药作用维持时间与使用剂量、用药途径有关。

b. 括号内是指加入肾上腺素后的最大推荐剂量。最大剂量可能需要基于其他合并症的临床判断。

c. 浓度为20%的剂型容易引发高铁血红蛋白血症，目前已经不再使用。

d.“全部”表示该药物可用于任何类型的局部麻醉（浸润麻醉、局部麻醉、区域阻滞、椎管内麻醉）。

表 19-3　局部麻醉药

麻醉方法	局麻药	浓度（%）	持续时间（min）[a]	常用剂量范围（ml，70kg）[b]
局部浸润	普鲁卡因	1～2	20～30（30～45）	
	利多卡因	0.5～1.0	30～60（120）	
	甲哌卡因	0.5～1.0	45～90（120）	
	布比卡因	0.25～0.50	120～240（180～240）	
	罗哌卡因	0.20～0.50	120～240（180～240）	
外周神经阻滞（加入肾上腺素，1：200 000）	利多卡因	1～2	（120～240）	30～50
	甲哌卡因	1.0～1.5	（180～300）	30～50
	布比卡因	0.25～0.50	（360～720）	30～50
	罗哌卡因	0.2～0.5	（360～720）	30～50
硬膜外麻醉（加入肾上腺素，1：200 000）	氯普鲁卡因	2～3	（30～90）	15～30
	利多卡因	1～2	（60～120）	15～30
	甲哌卡因	1～2	（60～180）	15～30
	布比卡因	0.25～0.50	（180～350）	15～30
	左布比卡因	0.25～0.75	（180～350）	15～30
	罗哌卡因	0.20～0.75	（180～350）	15～30

续表

麻醉方法	局麻药	浓度（%）	持续时间（min）[a]	常用剂量范围（ml，70kg）[b]
脊麻	利多卡因+葡萄糖（高比重）	1.5，5.0	30～60	1～2
	布比卡因（等比重）	0.5	90～200	3～4
	布比卡因+葡萄糖（高比重）	0.75	90～200	2～3
	丁卡因（轻比重）	0.25	90～200	2～6
	丁卡因（等比重）	1.0	90～200	1～2
	丁卡因+葡萄糖（高比重）	0.25～1.00	90～200	1～4

a. 括号内是加入肾上腺素后的作用时间。

b. 对有特定危险因素的病人使用及不加入肾上腺素使用时应减小剂量。

(3) 肾上腺素可以延长局麻药的作用时间。其延长效果随局麻药的种类、浓度和阻滞类型不同而异，延长效果可能不如其他佐剂显著。

b. 肾上腺素的局限性

(1) 肾上腺素在糖尿病动物模型中具有神经毒性。患有严重冠状动脉疾病、心律失常、未控制的高血压和甲状腺功能亢进的病人全身性应用肾上腺素具有风险，易感人群应慎用。

(2) 在侧支循环较差的区域（如手指、阴茎和鼻子）或静脉局部麻醉技术中，应避免在周围神经阻滞中使用肾上腺素。

c. 给药前可加入现配肾上腺素制成 1∶200 000 至 1∶400 000 的溶液（2.5～5.0μg/ml）（同时保持高 pH 以加速阻滞起效）。在 20ml 局麻药溶液中加入 0.1～0.5ml（1mg/ml）肾上腺素进行稀释。这种剂量既可以确保发现血管内注射，同时能将高剂量肾上腺素带来的心血管风险降至最低。

d. 为防止室性心律失常的发生，肾上腺素的最大剂量，儿童不超过 10μg/kg，成人不超过 5μg/kg。

2. 阿片类药物：包括芬太尼、吗啡和氢吗啡酮等，能够与脊髓中的阿片受体结合，延长脊麻/硬膜外麻醉缓解疼痛的时间，但在周围神经阻滞中作用不大。

a. 丁丙诺啡（0.15～0.30mg 或 3μg/kg）：可使外周神经阻滞持续时间增加 1.5～3 倍，但与术后恶心呕吐（PONV）发生风险增加有关。

b. 哌替啶：兼具阿片类药物和局麻药的特性，是可以用于脊麻的麻醉药。但由于其代谢物去甲哌替啶存在 5-羟色胺综合征的风险，目前在美国禁止使用。

3. 局麻药中加入碳酸氢钠可以提高 pH，增加非离子化自由基团的浓度。非解离状态的药物比例增加可以使其扩散速度加快，从而使局麻药的起效增快。通常每 10ml 利多卡因、氯普鲁卡因或甲哌卡因中加入 1mEq 碳酸氢钠，而在 10ml 布比卡因中只能加入 0.1mEq 碳酸氢钠，主要是为了防止其发生沉淀。

4. α_2 受体激动剂是中枢作用的肾上腺素能受体激动剂，

结合突触前受体（在蓝斑和其他部位）产生麻醉和镇痛作用。较高的剂量与镇静和心动过缓有关。

a. **可乐定：**能够延长轴索阻滞的持续时间（15～50μg单次剂量），但对区域麻醉持续时间（100～150μg或0.5～5. 0μg/kg）的益处较小。

b. **右美托咪定：**可延长椎管内麻醉（脊麻5～10μg，硬膜外麻醉1μg/kg）和区域麻醉（20～150μg）的持续时间。

5. **地塞米松：**是一种抗炎类固醇，通过肌内注射或静脉注射等效剂量的地塞米松（轴索阻滞4～8mg，周围神经阻滞1～8mg），可以延长局部阻滞的持续时间。

6. **镁：**是*N*-甲基-D-天冬氨酸激动剂，可延长阻滞持续时间（100～500mg），但较高剂量容易增加PONV的发生。

7. **缺乏临床证据和（或）禁忌证的其他佐剂**

a. 与肾上腺素相似，去氧肾上腺素也可用于收缩局部血管，但临床数据有限，很少作为血管内注射的标志物。

b. 曲马多：多项研究表明曲马多的益处很小。

Ⅲ. 毒性

A. **过敏反应：**真正的局麻药过敏反应很少见。重要的是与一些常见的非过敏反应相鉴别，如血管迷走神经反应和局麻药（加或不加肾上腺素）误入血管反应。

1. **脂类局麻药：**代谢产物为对氨基苯甲酸（PABA），可能产生过敏反应。由于结构相似，对PABA过敏的病人应避免使用羟基苯甲酸甲酯。

2. **酰胺类局麻药：**基本不可能发生过敏反应。

3. **含有磺胺抗氧化剂的肾上腺素溶液：**可能会引起磺胺过敏病人的过敏反应。

4. **局部高敏反应：**主要表现为用药局部出现红斑、荨麻疹、水肿或皮炎。

5. **全身超敏反应：**这种情况十分罕见。其症状包括广泛的红斑、荨麻疹、水肿、支气管痉挛、低血压和心血管虚脱。

6. **处理：**发生局麻药过敏反应，主要采用对症、支持治疗。

B. 局部毒性反应

1. 组织毒性反应： 短期使用极少发生。

2. 脊麻后疼痛综合征（PSPS）可在蛛网膜下腔注射局麻药后发生，主要表现为臀部或大腿疼痛或麻木。

3. 大量鞘内或硬膜外氯普鲁卡因注射可能导致剧烈的背痛，这可能是由EDTA导致的椎旁肌痉挛所致。

C. 局麻药全身毒性反应（LAST）： 多由于局麻药误注入血管、从组织储备吸收、代谢物蓄积、意向性静脉输注或多因素组合所导致。

1. 临床特点

a. 在基于体表标志的麻醉中，LAST主要是由局麻药误入血管所致，可通过以下方式减少。

（1） 注射药物前回抽。

（2） 使用血管内标记物（如肾上腺素）。

（3） 使用分次注射的方法完成阻滞（如每次注射5ml药液）。

（4） 使用超声引导。

b. 超声改变了LAST的临床表现，增加了储备吸收引起的延迟毒性。

c. 全身毒性反应的发生率为（1～2）/1000，其中20%［（2～4）/10 000］是出现心脏停搏和（或）癫痫发作的严重病例。

d. 发生全身毒性反应的危险因素：局麻药总量、阻滞部位的血管丰富程度（阴茎＞椎旁＞上肢阻滞＞下肢阻滞）及长时间输注。

e. 病人的危险因素：身材矮小（低体重指数）、低蛋白血症、肾病、肝功能不全、心力衰竭、线粒体疾病、肉毒碱缺乏和酸中毒（导致局麻药的细胞内离子捕获）。

f. 局部麻醉（尤其是利多卡因麻醉）的安全性：ASA Ⅰ级或Ⅱ级病人中发生LAST的比例过高，而利多卡因多是致病因子。

2. 毒性表现： LAST表现为神经系统症状、心血管症状或两者兼而有之。早期症状并不总是先于晚期症状。首先观察到的症状可能是癫痫发作或心脏停搏。

a. 中枢神经系统毒性：早期表现包括头晕、目眩、耳鸣、口周麻木和金属异味，晚期可进展为肌肉抽搐、震颤、癫痫发作和昏迷。首发症状可能是癫痫发作。

b. 心血管系统毒性反应：表现为心电图改变（心动过缓、PR间期延长、QRS波增宽）、高血压和低血压，并可进展为完全性心脏传导阻滞和（或）心脏停搏。

（1）早期的心脏毒性：是由于钠通道、钙通道被阻断，破坏了心肌的传导通路。

（2）血管毒性：会导致早期（通常是观察不到的）高血压和随后的低血压（平滑肌抑制所致）的双峰效应。

（3）严重的毒性：是由线粒体中氧化磷酸化的解偶联所致。

c. 毒性的严重程度与局麻药的亲脂性（LogP）相关：布比卡因≫罗哌卡因＞利多卡因＞氯普鲁卡因。

d. 孕妇对心脏毒性的敏感性增加。

e. 酸中毒和缺氧显著加重心脏毒性，因此治疗上要优先进行气道管理。

3. 局麻药全身毒性反应的治疗

a. 保证气道：进行纯氧吸入并考虑使用高级气道支持技术，以尽量减少呼吸和（或）代谢性酸中毒。

b. **脂肪乳疗法：**一旦怀疑发生LAST，脂肪乳是最行之有效的治疗方法，要立即进行静脉注射，注射脂肪乳带来的益处远大于风险。

（1）对于体重≥70kg的病人，在2～3min内静脉（或骨内）注射100ml 20%脂肪乳（如英脱利匹特），然后以 0.25ml/（kg·min）的速率输注至250ml。

（2）对于体重＜70kg的病人，先静脉注射1.5ml/kg（去脂体重）剂量的脂肪乳，然后以0.25ml/kg持续输注10min。

（3）对于持续性心血管衰竭的病人，可以重复静脉注射。对于持续性低血压的病人，可以将静脉输注速率提高一倍[0.5ml/(kg · min)]。

(4) 在病人血流动力学稳定后，应继续静脉输注脂肪乳至少15min。

(5) 根据FDA指南推荐，建议脂肪乳静脉输注剂量上限为12.5ml/kg。

c. 使用苯二氮䓬类药物控制癫痫发作。如果只有丙泊酚可用，建议使用小剂量（10～20mg）分次给药，尤其对于心血管系统不稳定的病人更要注意减小用量。

d. 如果出现心脏停搏，立即实施胸外按压（基本生命支持/高级心脏生命支持）。

(1) 可以使用小剂量（＜1μg/kg）肾上腺素。

(2) 避免使用血管升压素、钙通道阻滞药、β受体阻滞药或局麻药。

e. 心肺转流术（CPB）：如果上述治疗手段效果不佳，应考虑对病人实施CPB，应提前联系CPB中心做好治疗准备。

f. 建议持续监测心血管系统症状4～6h，监测中枢神经系统症状2h，以防止出现复发风险。

4. 需要关注LAST可能发生的新领域：外科手术的局部浸润麻醉、在无监控的环境下静脉注射利多卡因、长时间导管输注（尤其对于高危病人）及使用新型制剂局麻药（如布比卡因脂质体）时，混合用药可能导致超中毒剂量。

D. 高铁血红蛋白血症是由血红蛋白分子的辅基血红素中的亚铁（Fe^{2+}）被氧化成三价铁（Fe^{3+}），同时失去携氧能力所致。

1. 可以导致高铁血红蛋白血症的常用局麻药包括丙胺卡因和苯佐卡因。丙胺卡因（EMLA乳膏的成分）在肝代谢为邻甲苯胺，可以使血红蛋白氧化形成高铁血红蛋白。苯佐卡因常作为外用喷剂使用。

2. 亚甲蓝可以用于治疗（1～2mg/kg静脉注射，注射时间应大于5min），它可以使高铁血红蛋白转化成还原血红蛋白。

Ⅳ. 新进展

新型局麻药解决了可卡因衍生麻醉药的主要局限性，特别是持续时间短和全身毒性风险。

A. 新型钠通道阻滞药

1. Neosaxitoxin是一种麻痹性贝类毒素，可与电压门控钠通道上的河豚毒素结合位点结合。其无心脏毒性，并且在动物模型中被证明能够产生更长时间的阻滞，但目前在clinicaltrails.gov网站上没有注册在研的临床研究。

2. 其他钠通道阻滞药（河豚毒素、α和β蝎子毒素、海葵毒素、短尾鱼毒素、雪卡毒素、δ芋螺毒素），还有一些处于临床前开发阶段，目前尚未发现适合的药物。

B. 包括布比卡因脂质体在内的缓释剂型

1. 如本章Ⅰ.D. 4.所述，以商品名"**Exparel**"销售的多泡布比卡因。

2. 乙酸异丁酸蔗糖缓释（SABER）-布比卡因是一种与安慰剂相比可改善疼痛缓解的制剂，但出于安全考虑，尚未通过FDA审查。

3. HTX-011是布比卡因与美洛昔康作为佐剂的生物染料聚合物。Ⅲ期临床试验证实比单独使用布比卡因有效。

4. 布比卡因的其他缓释制剂型仍于临床前试验中。

（邱 鹏 译 董有静 审校）

推荐阅读文献

Aggarwal N. Local anesthetics systemic toxicity association with exparel (bupivacaine liposome)—a pharmacovigilance evaluation. *Expert Opin Drug Saf.* 2018;17:581-587.

Balocco AL, Van Zundert PGE, Gan SS, Gan TJ, Hadzic A. Extended release bupivacaine formulations for postoperative analgesia: an update. *Curr Opin Anaesthesiol.* 2018;31:636-642.

Berde CB, Strichartz GR. Local anesthetics. In: Miller RE, ed. *Anesthesia.* 8th ed. Elsevier; 2015:1028-1053.

Bhole MV, Manson AL, Seneviratne SL, Misbah SA. IgE-mediated allergy to local anaesthetics: separating fact from perception—a UK perspective. *Br J Anaesth.* 2012;108(6):903-911.

Clarkson C, Hondeghem L. Mechanism for bupivacaine depression of cardiac conduction: fast block of sodium channels during the action potential with slow recovery from block during diastole. *Anesthesiology.* 1985;62:396-405.

Fettiplace MR, Weinberg G. The mechanisms underlying lipid resuscitation therapy. *Reg Anesth Pain Med.* 2018;43:138-149.

Gadsden J, Hadzic A, Gandhi K, et al. The effect of mixing 1.5% mepivacaine and 0.5% bupivacaine on duration of analgesia and latency of block onset in ultrasound-guided interscalene block. *Anesth Analg.* 2011;112:471-476.

Gitman M, Barrington MJ. Local anesthetic systemic toxicity: a review of recent case reports and registries. *Reg Anesth Pain Med.* 2018;43:124-130.

Hamilton TW, Athanassoglou V, Mellon S, et al. Liposomal bupivacaine infiltration at the surgical site for the management of postoperative pain. *Cochrane Database Syst Rev.* 2017;2(2):1-63.

Hermanns H, Hollmann MW, Stevens MF, et al. Molecular mechanisms of action of systemic lidocaine in acute and chronic pain: a narrative review. *Br J Anaesth.* 2019;123:335-349.

Hiller N, Mirtschink P, Merkel C, et al. Myocardial accumulation of bupivacaine and ropivacaine is associated with reversible effects on mitochondria and reduced myocardial function. *Anesth Analg.* 2013;116:83-92.

Kirksey MA, Haskins SC, Cheng J, Liu SS. Local anesthetic peripheral nerve block adjuvants for prolongation of analgesia: a systematic qualitative review. *PLoS One.* 2015;10:e0137312.

Neal JM, Barrington MJ, Fettiplace MR, et al. The Third American Society of Regional Anesthesia and Pain Medicine Practice Advisory on local anesthetic systemic toxicity. *Reg Anesth Pain Med.* 2018;43:113-123.

Rodríguez-Navarro AJ, Berde CB, Wiedmaier G, et al. Comparison of neosaxitoxin versus bupivacaine via port infiltration for postoperative analgesia following laparoscopic cholecystectomy: a randomized, double-blind trial. *Reg Anesth Pain Med.* 2011;36:103-109.

Rosenberg PH, Veering BT, Urmey WF. Maximum recommended doses of local anesthetics: a multifactorial concept. *Reg Anesth Pain Med.* 2004;29(6):564-575.

Swain A, Nag DS, Sahu S, et al. Adjuvants to local anesthetics: current understanding and future trends. *World J Clin Cases.* 2017;5:307.

Vorobeichik L, Brull R, Abdallah FW. Evidence basis for using perineural dexmedetomidine to enhance the quality of brachial plexus nerve blocks: a systematic review and meta-analysis of randomized controlled trials. *Br J Anaesth.* 2017;118:167-181.

第20章 脊麻、硬膜外麻醉和骶管麻醉

Gee EL，McDowell JL

Ⅰ.概述

A. 术前评估：区域麻醉的术前评估与全身麻醉病人相似，应考虑手术时间、病人体位及并存疾病的详细情况，以便选择适宜的区域麻醉方法。

B. 系统回顾：应对病人的心血管系统和呼吸系统进行全面检查，详细记录病人既往是否存在神经系统异常、异常出血史和用药史，提示病人是否需要做进一步凝血功能检查。

C. 体格检查：分析病人气道、心血管与肺部检查结果，评估拟实施神经阻滞区域是否存在潜在风险，如解剖异常（脊柱侧凸）或感染。

D. 获得病人知情同意：包括向病人详细解释拟定麻醉方案的各个细节、优点和风险，如出血、感染、神经损伤、感觉异常和硬脊膜穿刺后头痛。告知病人在手术过程中要辅用一些镇静药和麻醉药以缓解焦虑；若阻滞失败或手术时间延长或手术超出预想范围，可能改用全身麻醉，需签署麻醉知情同意书。在某些情况下，麻醉开始就采用全身麻醉联合区域麻醉。

E. 监测：与全身麻醉一样，脊麻、硬膜外麻醉和骶管麻醉也应对病人进行适当的监测（见第15章），并建立静脉通路。此外，应备有供氧、插管用具、正压通气设备及支持血流动力学的药物。

Ⅱ.各种手术所需的麻醉节段平面

A. 了解脊神经感觉、运动和自主神经分布知识，有助于麻醉医师为拟行手术选择合适的麻醉方式及预测阻滞所引起的潜在生理效应。图20-1标明脊神经的皮肤节段分布。

B. 支配内脏感觉和内脏躯体反射的传入自主神经的脊髓节段平面，高于皮肤测定的感觉平面。

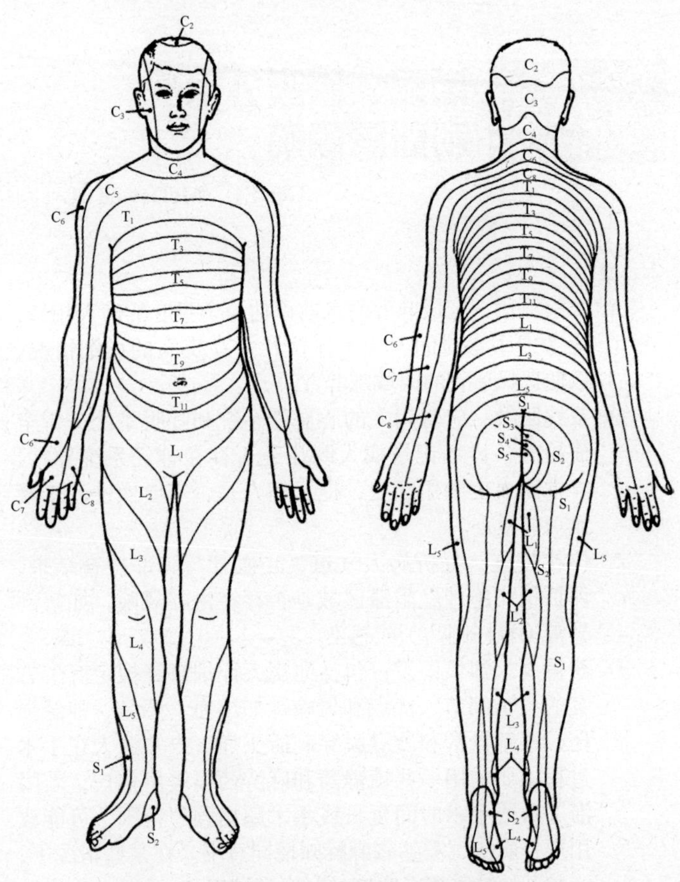

图 20-1　脊神经感觉神经分布相应的皮肤节段

C. 表20-1所列为常见手术的最低阻滞平面。

表 20-1　各种手术的脊麻最低麻醉平面

手术部位	麻醉平面
下肢	T_{12}
髋部	T_{10}
阴道，子宫	T_{10}

续表

手术部位	麻醉平面
膀胱，前列腺	T_{10}
下肢（用止血带）	T_8
睾丸，卵巢	T_8
下腹部内脏	T_6
腹部其他内脏	T_4

Ⅲ. 椎管内麻醉的禁忌证

A. 绝对禁忌证

1. 病人拒绝接受。
2. 穿刺部位皮肤局部感染。
3. 凝血功能异常。
4. 颅内压增加。

B. 相对禁忌证

1. 脓毒血症或菌血症。
2. 低血容量。
3. 中枢神经系统疾病。

Ⅳ. 脊麻

脊麻是指将局麻药注入蛛网膜下隙。

A. 解剖

1. 椎管起自枕骨大孔，下达骶裂孔。骨性椎管前方为椎体，两侧为椎弓根，后方为棘突和椎板（图 20-2）。

2. 棘突由 **3 条椎间韧带**相互联结。

- **a. 棘上韧带**在棘突尖表面将其联结。
- **b. 棘间韧带**联结棘突的水平部位。
- **c. 黄韧带**联结上位椎板的下缘和下位椎板的上缘。黄韧带由弹性纤维构成，通常穿刺针通过时触及阻力增加可以感知。

3. 胎儿期**脊髓**与椎管长度相同，出生时其末端终于 L_3 水平，随后逐渐移向头端，2 岁时其末端即达成人部位，近于 L_1 水平。脊髓圆锥、腰、骶和尾神经的分支下行构成马尾。由于马尾神经有一定的活动度，故在 L_2 以下行腰椎穿刺不易损伤神经。

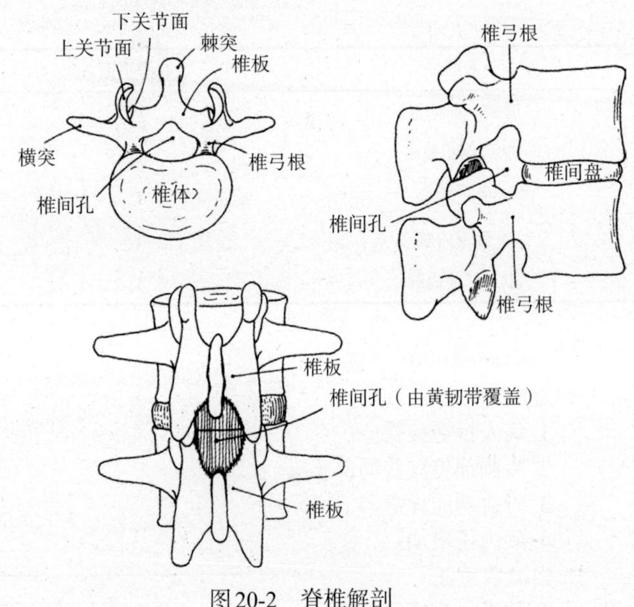

图20-2　脊椎解剖

4. 脊髓由3层脊膜包绕。
   a. **软脊膜：直接包裹脊髓。**
   b. **蛛网膜**：位于软脊膜与硬脊膜之间。
   c. **硬脊膜**：是一层包绕着脊髓全长的坚韧的纤维鞘，末端终于S_2。
5. **蛛网膜下腔**：位于软脊膜与蛛网膜之间，其范围由S_2水平的硬脊膜附着处向上至脑室。此腔内含有脊髓、神经、脑脊液和供应脊髓的血管。
6. **脑脊液**（CSF）是无色透明的液体，充满蛛网膜下腔。其总容量为100～150ml，而脊髓段蛛网膜下腔的容量为25～35ml。通过位于侧脑室、第三脑室和第四脑室的脉络丛对血浆分泌或超滤作用，CSF以450ml/d的速率持续生成，经由突出于硬脊膜且与大脑静脉窦内皮相连的蛛网膜绒毛和颗粒再吸收入血液。

B. 生理改变

1. **神经阻滞**：差异阻滞是指不同类型的神经纤维对局麻药的敏感度不同。传递自主神经冲动的较细的C

纤维，比粗大的感觉和运动纤维更易被阻滞。因此，自主神经阻滞平面比感觉阻滞平面要高出2～6个节段。同样，传递感觉的神经纤维比较粗的运动神经纤维更易被阻滞，故感觉阻滞平面要高于运动阻滞平面。传统上人们认为这种差异阻滞完全是由于神经纤维的直径所引起的，然而这种现象可能是多种因素造成的。

2. **心血管系统：低血压**与**交感神经阻滞**的程度直接相关。交感神经阻滞引起动脉和静脉容量血管扩张，导致体循环阻力降低，静脉回流减少。若阻滞平面低于T_4，压力感受器活动增加，可引起心交感神经纤维活动增加和上肢血管收缩。若阻滞平面超过T_4，则可阻滞心脏交感神经，导致心动过缓，心排血量减少，进一步降低血压。在低血容量、老年、静脉回流受阻（如孕妇）的病人，上述改变更明显。脊麻后心动过缓的危险因素包括基础心率慢、ASA Ⅰ级、应用β受体阻滞药、年龄小于50岁、PR间期延长和感觉阻滞平面高于T_6。

3. **呼吸系统：**低位脊麻对通气没有影响。当阻滞平面高达胸部时，可逐渐出现向上发展的肋间肌麻痹。对于膈神经支配（C_3～C_5）的膈肌功能完好的仰卧位手术病人，肋间肌麻痹对其通气几乎无影响，但病人可能会因为胸壁运动减弱而感到呼吸困难。相反，对于呼吸储备较差的病人（如病理性肥胖），其通气功能可能显著受损。肋间肌和腹肌均麻痹者其咳嗽的效率降低，这对于慢性阻塞性肺疾病病人可能有重要意义。通常麻醉平面在T_4时，并不影响通气，但是对于呼气功能储备受限者或麻醉平面较高时，呼吸功能可能会受损。

4. **对内脏的影响**

   a. **膀胱：**骶神经（S_2～S_4）阻滞可导致膀胱松弛，使之能储存大量尿液。支配括约肌和逼尿肌的交感传入和传出神经阻滞可导致尿潴留。

   b. **肠道：**脊麻所致的交感神经（T_5～L_1）阻滞，由于副交感神经活动占优势而引起小肠和大肠收缩。

5. **神经内分泌**：硬膜外阻滞平面高达T_5时，由于阻滞了肾上腺髓质的交感传入神经及调节疼痛的交感神经和躯体感觉神经，抑制了部分应激反应的神经成分。应激反应的其他成分及中枢性体液因子的释放则不受影响。上腹部器官的迷走神经传入纤维未被阻滞，可刺激下丘脑和垂体释放激素，如抗利尿激素和促肾上腺皮质激素。糖耐量和胰岛素释放正常。
6. **体温调节**：发生低体温的机制如下，主要原因是由于血管扩张，身体中心的热量要向外周重新分布，使用强力的空气加温对升高病人体温特别有效。所以即使体表温度依然保持不变，机体中心体温也会下降。即使体温下降，但病人自身会感觉到温暖。脊麻时病人的体温调节功能受损，在交感神经阻滞平面以下，以血管收缩弥补体温代偿机制的缺失，常见寒战。
7. **中枢神经系统效应**：脊麻可以直接抑制病人的意识状态，这可能是继发于抑制网状上行激活系统。因此，在脊麻或硬膜外麻醉期间，镇静药用量应减少。

C. 麻醉方法

1. **脊麻穿刺针**：主要分为两大类，一种是针尖呈斜形，能切开硬脑膜；另一种是针尖呈圆锥形，旁边带有侧孔。
2. **Sprotte和Whitacre针**：是圆锥形脊麻穿刺针，与传统的斜形脊麻穿刺针相比，穿刺时是钝性分开硬膜纤维，而不像传统针那样切断硬膜纤维，可减少硬膜穿刺后头痛（postdural puncture headache，PDPH）的发生率（＜1%）。24G和25G穿刺针容易弯曲，常经19G导引针内穿刺。
3. **Quincke针**：斜形脊麻穿刺针，能切割硬脑膜，更容易引起PDPH。22G **Quincke针**硬度较大，刺入时更易定向。老年人穿刺较困难，可用此针穿刺，且PDPH的发生率低。
4. **病人体位**：侧卧位、俯卧位或坐位下穿刺均可采用。
   a. **侧卧位**穿刺时，若使用等比重或轻比重局麻药，病人应置于患侧向上体位；若使用重比重局麻药，则取患侧向下体位。脊柱应保持水平，平行于手术台的边缘。双膝关节屈曲并尽量向胸部靠拢，下颌尽量向胸部屈曲以使脊柱最大限度弯曲。

b. **坐位**穿刺常用于低位脊麻，用于某些妇科和泌尿科手术，还常用于肥胖病人以利于确定中线。坐位穿刺常使用重比重局麻药。穿刺时，头与双肩弯向躯干，双前臂放于托盘架上。病人需有助手扶持以保持体位不变，且病人不应过度镇静。

c. **俯卧位**穿刺使用轻比重或等比重局麻药，用于直肠、会阴及肛门部位的手术。折刀俯卧位既可以进行脊麻，随后又可以实施手术。

5. 穿刺步骤

a. 所有区域麻醉病人均应采用ASA标准监测，包括心电图、血压和脉搏血氧饱和度（SpO_2）监测。

b. 脊麻常选用L_2～L_3、L_3～L_4或L_4～L_5棘突间隙穿刺。两侧髂嵴的最高点连线通过L_4棘突或L_3～L_4棘突间隙。

c. 应选用合适的消毒液，行大面积皮肤消毒。谨防消毒液沾染脊麻用具，因其具有潜在的神经毒性。

d. 仔细检查针芯与穿刺针是否匹配，可以通过将针芯抽出后再回送原位置进行检查。

e. 用25G注射针头，以1%利多卡因在穿刺点注射一皮丘。

f. 穿刺入路

（1）**正中入路**：脊麻针（或引导针）通过局麻皮丘刺入棘间韧带，穿刺针应与棘突平行，沿棘突间隙稍向头侧进针，进入椎间隙（图20-3）。

（2）**旁正中入路**：此入路适用于因疼痛或棘间韧带骨化而脊背不能充分弯曲的病人。穿刺点位于棘突间隙中点旁开1cm，稍偏向尾侧（约1cm）。穿刺针对准中线并稍向头侧，经棘上韧带侧方进入，如触及椎板，应调整进针方向，避开后再向头侧和内侧进针。

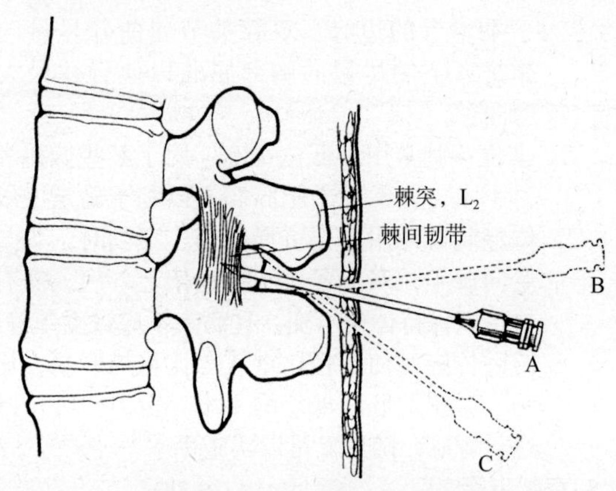

图20-3 脊麻穿刺的侧面观

标准的正中入路是从间隙正中穿刺稍向头侧角度进针。如果角度正确（A），将穿过棘间韧带、黄韧带进入硬膜外间隙。如果触及骨质，可能是下一节椎体的棘突（B），针头稍向头侧是正确的途径。如果角度向头侧较浅层又触及骨质（C），可能是上一节椎体的棘突。如果数次更换针头的方向，还是在同一深度刺到骨质，很可能是刺到了侧面的椎板，这时应该重新确定中线的位置（经允许引自 Mulroy MF. *Regional Anesthesia: An Illustrated Procedural Guide.* 2nd ed. Little，Brown and Company；1996：79.）

（3）**进针**：为避免穿刺时组织嵌入堵塞针腔，进针时针芯一定要放置到位。若穿刺时出现异感，应立即退针，待异感消失后重新进行穿刺。当穿刺针触到黄韧带，可感觉到阻力增加。当穿刺针通过黄韧带和穿破硬膜时，会感觉到阻力突然消失。

（4）**取出针芯**：若CSF经穿刺针座顺利流出，则证明穿刺针的位置正确。若需进一步证实CSF流出通畅，可将穿刺针旋转90°。

（5）**注入局麻药**：将装有预定量局麻药的注射器接于穿刺针，并轻轻回吸，CSF可在含有葡萄糖的药液中见有不同介质的光束影像。证实CSF流出通畅后，缓慢注入局麻药。注药完毕应再次回吸CSF，以证实针尖仍位于蛛网膜下腔内。拔除穿刺针后，将病人轻缓置于所需体位。

g. **监测**：严密监测10～15min，每60～90s测量一次血压、脉率和呼吸。用针刺法或凉的医用酒精棉签测定麻醉平面的上界。麻醉平面固定约需20min。

h. **连续脊麻**：此法是用分次小剂量局麻药以达到所需的感觉阻滞平面。此种麻醉可避免交感神经阻滞平面过高或发生过快（对循环剧烈波动者尤应注意，如重度主动脉瓣狭窄）。将20G导管经17G硬膜外穿刺针插入。导管前端进入蛛网膜下腔2～4cm。送入导管时若刺激神经根，应重新放置导管。已有报道，经微孔脊麻导管（26～32G）注入含葡萄糖的重比重局麻药对神经有**毒性作用**，可能与马尾神经周围局麻药浓度过高有关。目前在美国市场上没有这种微孔导管。

D. 影响脊麻平面的因素

1. 主要因素

a. **局麻药比重**：与CSF的比重（1.004～1.007g/ml）相比，局麻药可以分为重比重液、轻比重液和等比重液。

（1）**重比重液**：通常在局麻药中加入葡萄糖配制。由于比重的缘故，药液流向CSF最低处（表20-2）。

表20-2　脊麻重比重所选用的药物及用量

药物	阻滞平面所需药量（mg）			作用持续时间（min）
	T_{10}	T_8	T_6	
丁卡因[a]	10	12	14	90～120
布比卡因[a]	7.5	9.0	10.5	90～120
利多卡因	30	45	60	60～90

a. 表中局麻药量是按身高为66in病人所需剂量。若病人身高高于或低于66in，每增加或降低6in时，则局麻药需要量丁卡因需增加或减少2mg、布比卡因需增加或减少1.5mg。

(2) **轻比重液**：用局麻药加灭菌注射用水配制。药液流向CSF最高处。

(3) **等比重液**：优点在于能预知药液在CSF中的扩散而不受病人体位的影响。增加剂量，其延长麻醉时间的作用大于对麻醉平面的影响。病人体位的改变可以限制或增加药液的扩散范围。

b. **药物剂量**：麻醉平面与所用的麻醉药剂量直接相关。

c. **药物容量**：注入的药物容量越大，药物在CSF中扩散越广，采用重比重局麻药者尤其明显。

d. **病人的体位**：对等比重局麻药的扩散影响较小。

2. 次要因素

a. **CSF湍流**：注药时和注药后引起的CSF湍流可加速药物的扩散，增宽阻滞平面。注药过快、采用抽液加药注射法（反复抽吸小量CSF，与药液混合后注射）、咳嗽及病人活动过分均可引起CSF湍流。

b. **CSF容量**：腰骶部CSF容量与局麻药扩散范围呈负相关。

c. **增加腹内压**：妊娠、肥胖、腹水和腹部肿瘤，均可增加下腔静脉内的压力，从而增加硬膜外静脉丛的血流量，减少椎管内CSF容量，并导致局麻药扩散更广。肥胖病人硬膜外间隙脂肪增多，也可增强这种作用。

d. **脊柱弯曲**：腰椎前凸和胸椎后凸可影响重比重药液的扩散。侧卧位病人L_3以上注药，药液向头侧扩散，但受到胸部脊柱T_4曲度的限制（图20-4）。

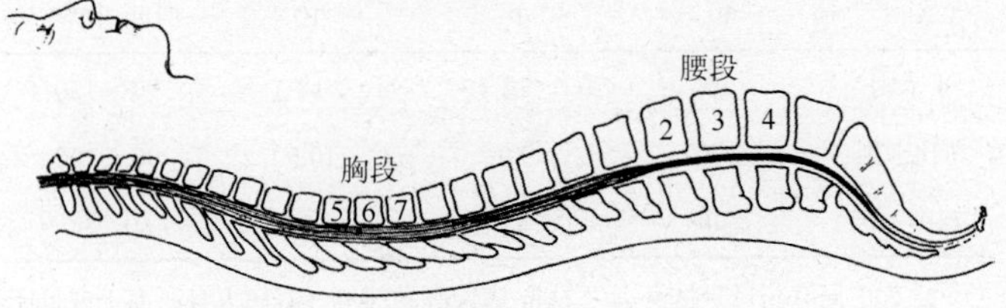

图20-4　影响局麻药扩散的脊柱曲度

E. 影响脊麻作用时间的因素

1. **药物种类和剂量**：每种药物的性质决定了其麻醉持

续时间（见第19章）。在药液中加入阿片类药物可以改变阻滞的特点（见第38章）。**亲水性阿片类药物**（如吗啡）镇痛起效慢，作用时间长，但可能发生延迟性呼吸抑制。所以亲水性阿片类药物蛛网膜下腔给药后应该严密监测至少24h。**亲脂性阿片类药物**（如芬太尼）发生延迟呼吸抑制危险性小，并且起效快，作用时间适中。

2. 血管收缩药： 加入肾上腺素，可延长某些局麻药作用时间50%，产科麻醉中，肾上腺素可以延长小剂量布比卡因与芬太尼合用的镇痛时间，但布比卡因的这种效应还未被明确证实。脊麻时通常加入的肾上腺素浓度为1：（200 000～400 000）（2.5～5.0μg/ml）。

F. 并发症与副作用

1. 神经损伤： 发生率虽然很低，但是一个非常严重的问题，以下是可能发生的几种神经损伤。

a. 穿刺或置管时直接损伤神经： 置管或注药过程中病人疼痛，可能是穿刺针或导管引起潜在神经损伤的警示信号，这时需要重新置入穿刺针或导管。神经阻滞过程中**短暂的感觉异常**一般立即消失，通常不会造成远期后遗症。

b. 短暂神经综合征（TNS）： 是一种在脊麻消退后出现并可持续2～7d的自发的严重神经根性疼痛。症状包括臀部或大腿的烧灼痛。TNS通常采用保守治疗有效，如使用非甾体抗炎药和热敷。利多卡因应用后TNS发生率最高，但丁卡因、布比卡因和甲哌卡因麻醉亦可发生TNS。肥胖、门诊手术、膝关节镜手术和截石体位亦为危险因素。

c. 脊麻后背痛： 可能与麻醉时背部韧带松弛有关。发生率与全身麻醉后背痛发生率相似，可能与麻醉药和肌松药对背部结构的作用有关。应尽量消除病人的顾虑。

d. 血性穿刺液： 进针时刺破硬膜外静脉可以导致血液或血液与CSF的混合液自穿刺针流出。如果此种液体不能很快变清澈，应立即拔针，重新穿刺。

e. 脊髓血肿： 为外科急症。总体发生率约为

1/150 000。通常在48h内表现出严重的背痛和持续的神经功能丧失的症状及体征。凝血功能异常或应用抗凝药的病人危险性增加。凝血功能正常的病人出现血性穿刺液一般不会发生脊髓血肿。随后接受抗凝治疗的病人，若出现血性穿刺液为脊髓血肿的危险因素，但并非强制暂停手术的依据。应与手术医生沟通，并依据病人自身情况，权衡利弊，以制订出最佳解决方案。同时**必须密切监测**与血肿相关的体征。通常依靠MRI诊断，治疗方法是实施急诊血肿清除术。拔除硬膜外导管与穿刺一样也会产生脊髓血肿，因此麻醉医师要在穿刺时和拔出导管时核对病人的凝血状态及抗凝药的使用情况。麻省总医院有关抗凝药、抗血小板药和非甾体抗炎药的应用列于表20-3。

f. PDPH： 通常在麻醉后3d内发生，70%的病人在7d内症状消失，90%的病人在6个月内症状消失。典型症状是额部和枕部头痛，较少见于颞部。直立姿势时头痛加重，卧位时减轻。其他征象包括视觉障碍或听力减退。低龄、女性、妊娠、粗针、多次硬膜穿刺、既往PDPH是发生脊麻后头痛的危险因素。使用细针或非切割性穿刺针（如尖端呈铅笔尖形针）可减少头痛发生率。初始对症治疗包括补充液体、保持仰卧位、给予阿片类镇痛药和咖啡因。仰卧位是否为有效的预防措施尚未证实，因此并不推荐。咖啡因可通过收缩脑血管而起作用，剂量为300～500mg（口服或静脉注射）。一杯咖啡含咖啡因50～100mg。若初始治疗失败或严重头痛持续24h以上，可行硬膜外自体血填充治疗。在估计穿破硬膜的椎间隙行硬膜外穿刺，无菌条件下采血注入硬膜外间隙。注入血量一般为20～30ml，注入血液过程中若病人主诉背部不适，可减少注入血量。该疗法的成功率为65%～98%，一般即刻见效。二次自体血填充亦可试用，成功率约与首次相同。头痛症状出现前预防性自体血填充效果并不确定，但某些麻醉医师仍然在沿用此项技术。

表 20-3　硬膜外麻醉/镇痛与抗凝药的使用指南

药物（通用名）	商品名	最后一次给药与置管的时间间隔	术后最后一次给药与拔管的时间间隔	拔出导管后与再次给药的时间间隔
阿昔单抗	reopro	48h	48h	24h
阿戈托班	acova	至少6h；核查PTT或ACT是否正常	核查PTT或ACT是否正常	2h
西洛他唑[a]	pletal	42h	42h	5h
氯吡格雷[b]	plavix	7d	单次剂量75mg 7d	6h
依替巴肽	integrilin	8h	8 h	24h
戊聚糖[c]	arixtra	7d	7d	6h
皮下注射的肝素（2次/天）	肝素	4～6h或评估AC状态	4～6h或评估AC状态	可以立即应用
静脉注射的肝素	肝素	静脉注射：4～6h 皮下注射：12h同时评估AC状态	静脉注射：4～6h 皮下注射：12h同时评估AC状态	1h
双肽肝素（小剂量）[d]	法安明（≤5000U，1次/天）	12h	12h	4h
双肽肝素（大剂量）[d]	法安明（5000U，2次/天；120U/kg，2次/天；175U/kg，1次/天）	24h	24h	4h

续表

药物（通用名）	商品名	最后一次给药与置管的时间间隔	术后最后一次给药与拔管的时间间隔	拔出导管后与再次给药的时间间隔
低分子量肝素（小剂量）[d]	lovenox（＜60mg，1次/天）	12h	每日2次给药：给药前拔出留置导管 每日1次给药：最后一次给药后12小时	拔出导管后4h或留置导管后12h
低分子量肝素（大剂量）[d]	lovenox（＞60mg，1次/天；1mg/kg，2次/天）	24h	给药前拔出留置导管	拔出导管后4h或留置导管后24h
非甾体抗炎药，阿司匹林	celebrex，motrin naprosyn，vioxx，等	没有显著的危险		
溶栓药：链激酶，阿替普酶（tPA）	streptase，activase	10d	10d	10d
替格瑞洛	brilinta	5d	5d	6h
替罗非班	aggrastat	8h	8h	24h
华法林	香豆定	3～5d，INR≤1.5	如果药物治疗超过24h，且INR≤1.5	同一天

ACT. 活化凝血时间，PPT. 部分凝血酶原时间。

a. 如果西洛他唑只用作唯一的抗凝药使用，硬膜外置管是相对安全的。但是与其他抗凝药合用时，硬膜外置管的时间要至少推迟48h。

b. 如果病人已经用了氯吡格雷，应该在24～48h内将硬膜外导管拔出。如果留置导管超过了48h，只有等到7d后再将其拔出。

c. 如果决定采用或已经用区域阻滞技术，就不要用戊聚糖。如果使用了此药2.5mg，应依据上表的规定实施。如果给予了较大剂量5～10mg，7d内不建议手术。

d. 低分子量肝素：1次/天，可在术后6～8h给予；如果2次/天，应该至少在术后24h给予。在给药前，应将硬膜外导管拔出。

2. **心血管系统**

a. **低血压**：阻滞前经静脉给予等渗溶液500～1000ml可降低低血压发生率。阻滞恢复过程中，外周液体向中心转移，加之体血管张力逐渐恢复，可导致容量超负荷和肺水肿，因此，心功能不良者大量静脉输液务必谨慎。治疗方法：增加静脉回流，治疗严重心动过缓。保持头低足高位，静脉输液，可能需抬高肢体促进血液回流或使用血管升压药。

b. **心动过缓**：是由迷走神经反射所致。虽非常见，亦可发生于高位脊麻，一旦发生，可应用阿托品或格隆溴铵治疗。若出现严重心动过缓伴有低血压，可给予麻黄碱或肾上腺素。

3. **呼吸系统**

a. **呼吸困难**：是高平面脊麻时病人常见的主诉，由于腹壁及胸壁肌肉的本体感觉传入神经纤维被阻滞。一般只需安慰病人，但必须保证病人充足通气。足够的氧供可使病人感到舒适。

b. **呼吸停止**：可因严重低血压导致延髓供血减少或直接阻滞到C_3～C_5脊神经（全脊麻）、抑制膈神经功能所引起。须立即给予通气支持，此时面罩通气并保证气道通畅可能有效。

4. **内脏**

a. **尿潴留**：机制参见本章Ⅳ. B. 4. a.。尿潴留的时间可较感觉神经和运动神经阻滞的时间长。如果麻醉或镇痛需维持较长时间，应留置尿管。

b. **恶心呕吐**：通常因低血压或迷走神经兴奋引起。治疗措施应首先升血压，其次吸氧和静脉注射阿托品。

5. **感染**：脊麻引起的感染极为罕见。可导致脑膜炎、蛛网膜炎和硬膜外脓肿。其病因可能为化学药物沾染、病毒或细菌感染，应尽早请会诊，及早诊断和治疗。

6. **瘙痒**：常出现在椎管内使用阿片类药物时，鞘内注射比硬膜外注射更常发生。确切发生机制还不清楚。药物治疗包括纳布啡（5～10mg，静脉注射），纳洛酮[1～2μg/(kg·h)]，纳曲酮（6～9mg，口服），苯海拉明（25～50mg，静脉注射或口服），昂丹司琼（4～8mg，静脉注射）及丙泊酚（10～20mg，静脉注射）。

7. **寒战**：发生率高，可静脉注射哌替啶25mg。静脉注射可乐定（65～300μg）的疗效相似。

Ⅴ. 硬膜外麻醉：是将局麻药注入硬膜外间隙而达到神经阻滞。

A. 解剖：硬膜外间隙是上起颅底、下达骶尾韧带的潜在间隙；后界为黄韧带、椎板的前面及关节突；前界为覆盖椎体和椎间盘的后纵韧带；侧方为椎间孔和椎弓根。硬膜外间隙与椎旁间隙有直接交通。硬膜外间隙内含脂肪、淋巴组织及硬膜外静脉（多分布于侧腔）。硬膜外静脉无静脉瓣，与颅内静脉直接交通。此类静脉经椎间孔与胸腹静脉交通，还通过骶静脉丛与盆腔静脉交通。硬膜外间隙在中线处最宽，两侧逐渐变窄。在腰段中线处其宽度为5～6mm，而在中胸段仅为3～5mm。

B. 生理

1. **神经阻滞**：注入硬膜外间隙的局麻药，直接作用于间隙侧方的脊神经根。脊神经根被硬膜鞘覆盖，局麻药可通过硬膜被摄取进入CSF。硬膜外麻醉起效时间较脊麻慢，对感觉神经和运动神经的阻滞程度也小于脊麻。麻醉以节段方式发生，可实施选择性阻滞。

2. **心血管系统**：交感神经阻滞的生理改变与脊麻相似（见本章Ⅳ. B. 2.），但通常血流动力学的变化较缓慢。大剂量局麻药可被吸收或误注入体循环，均导致心肌抑制。用以延长局麻药作用时间而加入的肾上腺素也可被吸收或直接注入体循环而产生心动过速和高血压。

3. **呼吸系统**：所发生的生理变化与脊麻相似。腹部和胸部手术后，用稀释的局麻药行术后硬膜外镇痛，对膈肌功能和功能残气量影响轻微，可整体改善肺功能。实施硬膜外麻醉可减少全身阿片类药物用量，降低术后低氧血症发生。

4. **凝血功能**：有报道称，硬膜外麻醉可以减少静脉血栓形成，从而减少肺栓塞。其可能原因：增加盆腔血流量，使交感神经对手术反应下降，有利于早期下床活动。髋部、盆腔和下腹部手术中，硬膜外麻醉可减少术中失血。
5. **胃肠道功能**：硬膜外麻醉可用于行肠切除肠吻合术的病人。与脊麻一样，硬膜外麻醉同样会使副交感神经占优势，从而导致肠管收缩。使用硬膜外麻醉的病人肠功能恢复更早。
6. 其他生理变化与脊麻相似，见本章Ⅳ. B.。

C. 麻醉方法

1. **硬膜外穿刺针**：最常用17G的**Tuohy**或**Weiss**穿刺针，配有针芯，其前端钝圆，侧方有开口，壁薄，针内可通过20G导管。
2. **病人体位**：可采用坐位或侧卧位穿刺，注意事项参见脊麻（见本章Ⅳ. C. 4.）。
3. **监测**：对病人进行标准监测，包括心电图、血压和脉搏血氧饱和度（SpO_2）。
4. **穿刺入路**：由于硬膜外间隙中央处最宽，且硬膜外静脉、脊髓动脉或脊神经根多分布于间隙两侧，故无论采用正中或旁正中穿刺，穿刺针均应由中线进入硬膜外间隙，以减少刺伤硬膜外静脉、脊髓动脉或脊神经根的危险。穿刺点定位、皮肤消毒及铺无菌单均与脊麻操作相同（见本章Ⅳ. C. 5.）（图20-5）。

   a. **腰段硬膜外麻醉**：用25G长注射针头，将局麻药自浅表皮肤直达深层棘上韧带和棘间韧带做浸润麻醉，同时可探明硬膜外穿刺进针的方向。硬膜外穿刺针稍向头侧进针，穿过棘上韧带和棘间韧带，抵达黄韧带可有韧性感。

   （1）**阻力消失法**：取出针芯，用一阻力消失的玻璃或塑料注射器抽吸生理盐水或空气3ml，连接于穿刺针尾段接口。缓慢进针同时给注射器内塞恒定压力。当针尖斜面进入硬膜外间隙时，推动内塞则阻力明显消失。也可采用缓慢小心边进针边反复试验阻力变化的穿刺方法。当采用空气作为阻力消失的标志时，注入的气量要尽量少。曾有报道，当采用空气做阻力消失法时，出现了不完全阻滞、颅腔积气和空气栓塞。

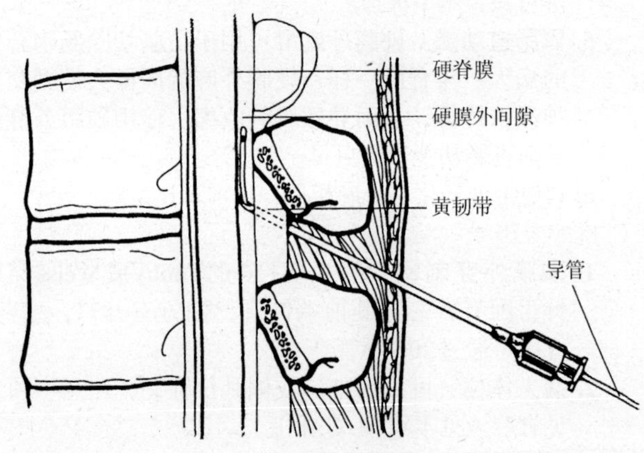

图20-5 硬膜外置管

一手靠住病人背部握住针座，固定好硬膜外穿刺针，另一手将导管缓慢置入，超过穿刺针的头端。针头斜面通常偏向头侧，以利于导管的置入；若针头偏向尾侧，则容易将导管置入椎间孔。理想情况下，硬膜外导管应超过硬膜外穿刺针头端3～4cm，如果进入太深，也会有置入侧方的错误或穿出椎间孔的可能（经允许引自Mulroy MF. *Regional Anesthesia: An Illustrated Procedural Guide.* 2nd ed. Little，Brown and Company；1996：109.）

（2）**悬滴法**：在硬膜外穿刺针尾部悬浮一滴液体，一旦穿刺针进入黄韧带后，当针尖进入硬膜外间隙时，悬浮在针尾的液滴即被吸入。负压是由穿刺针尖推开硬膜所产生的，但可因胸膜腔内压和腹内压的传递（如孕妇、肥胖）而变化。仅有80%的病人会出现悬滴被吸入征象，故穿刺时感到针尖已过黄韧带，应做阻力消失试验加以验证，以防止意外穿破硬脊膜。

（3）当难以触及体表标志时，可应用**超声**引导识别中线和间隙。当超声探头垂直脊柱放置时（横向法），.棘突在靠近皮肤的位置呈高回声信号，垂直声影（三角形）为脊柱中线标志。纵向旁正中法是将超声探头平行脊柱中线旁开数厘米，并倾斜向中线，可见结构包括黄韧带、椎体和骶骨等。

b. **胸段硬膜外麻醉：**用较小剂量的局麻药即可获得上腹部和胸部的麻醉，还可用于手术后镇痛而不产生下肢阻滞。胸段硬膜外穿刺与腰段硬膜外穿刺方法相同，但胸椎棘突更向下方倾斜，上一个棘突的顶端覆盖了下一个椎板，故进针方向更需向头侧倾斜。此外，如穿破硬脊膜，则有损伤脊髓的危险，有时需采用旁正中穿刺法。

c. **置入导管：**放置导管可反复注入局麻药，以满足长时间手术的需要，并可用于术后镇痛。

（1）通过硬膜外穿刺针置入每隔1cm标有刻度的不透X线的20G导管。若导管带有金属管芯，置入导管前应先退出1～2cm以减少异感和穿破硬脊膜或静脉的机会。大多数人倾向于将针芯完全拔出，因为针芯硬度足以使其进入硬膜外组织。如果导管不用针芯很容易通过穿刺针，那么导管的位置通常都在硬膜外间隙。聚氯乙烯导管相对较硬，不易打折，但有穿破硬膜和血管的可能。聚四氟乙烯导管很软，弯曲性强，但是容易打折而造成梗阻。新型的尼龙、聚酰胺和聚乙烯导管在硬度和可弯曲性上达到了相互平衡。用金属丝加固的软导管不易打折也不会滑脱。如使用多孔导管，必须测量导管头端至最后一个侧孔的长度，以确保局麻药全部注入硬膜外间隙。

（2）记录阻力消失时暴露于皮肤表面的Tuohy或Weiss穿刺针的刻度，标准的硬膜外穿刺针为10cm，减去暴露于皮肤外的长度，即为皮肤到硬膜外腔的大致距离，或称为硬膜外深度。将硬膜外导管穿过针尖直至15cm标记处，以确保大约有5cm的导管位于硬膜外间隙。置管时病人可能突然有异感，通常为一过性的。若异感持续存在，应重新置管。若必须拔除导管，应将穿刺针和导管一并拔除，以免切断导管头端。

（3）小心保留导管并退出穿刺针，确保导管不被拔出。再次确定导管置于硬膜外腔内5cm（即如果在6cm时发生阻力消失，则导管应留置在11cm处）。

d. 使用3ml注射器回吸CSF，可以经穿刺针或连续硬膜外导管给予试验量。**试验量**包括1.5%利多卡因3ml和1∶200 000肾上腺素。试验量注入硬膜外间隙只有很小的效应，若注入CSF中，可迅速发生脊神经阻滞的征象。若注入硬膜外间隙静脉内，常可发现心率增快20%～30%，误入血管后的其他征象包括口周麻木、金属味、耳鸣和心悸，还会出现血压和心率的增加，嘱病人任何感觉异常均应及时告知。如果病人使用β受体阻滞药控制心率，会出现相应的血压升高。

e. 注入局麻药： 局麻药应每3～5min分次注入3～5ml，直至达到全量。每次注药前均应回吸，以核实有无血液或CSF出现。

D. 影响硬膜外麻醉平面的因素

1. 局麻药容量： 用于硬膜外阻滞的诱导，阻滞每个神经节段的最大局麻药容量为1.6ml。若用低浓度局麻药则可超过上述最大容量，如用于术后镇痛或分娩镇痛。

2. 年龄： 对老年人和新生儿，局麻药容量应减少约50%。老年人椎间孔狭窄，减少了局麻药向侧方的椎旁间隙扩散，而易向头侧扩散。

3. 妊娠： 妊娠期间，受激素水平的影响神经对局麻药更敏感，由于下腔静脉受压增加了硬膜外静脉丛的血流量，使硬膜外间隙容积减小。所以，孕妇的局麻药用量应减少30%。

4. 注药速度： 与快速注药相比，约0.5ml/s的速率缓慢注药产生的阻滞效果较快速注药更可靠。快速注入大容量药液，因增加硬膜外间隙的压力可能产生潜在的危险。压力增高会导致头痛、颅内压增高，甚至可能减少脊髓供血而致脊髓缺血。

5. **病人体位**：对硬膜外阻滞平面影响较小。坐位病人阻滞平面易向尾侧扩散；侧卧位病人，其下侧的阻滞平面较高。**如果病人出现"单侧阻滞"，在给予单次剂量时将未阻滞侧置于较低位置有助于完善阻滞效果。**
6. **硬膜外阻滞的扩散**：硬膜外阻滞效果在注药部位最先出现且最完善。通常阻滞向头侧扩散比尾侧快，可能原因是下腰段和骶段神经根较粗大，而胸段神经根较细小。因 L_5～S_1 神经根粗大，常可发生阻滞不全。

E. 影响硬膜外麻醉起效及持续时间的因素

1. **药物的选择**，见第 19 章。
2. **加用肾上腺素**：在局麻药中加入 1：200 000 肾上腺素，可减少局麻药的全身吸收和血浆浓度，并可延长其持续时间（见第 19 章）。
3. **加用阿片类药物**：在局麻药中加入芬太尼 50～100μg，可加快其起效时间，增宽麻醉平面，延长持续时间并增强阻滞效果。芬太尼通过对脊髓背角胶质的选择性作用，调控疼痛的传导，可与局麻药产生协同作用。
4. **调整药液 pH**：局麻药利多卡因 10ml 加 8.4% 碳酸氢钠 1ml（或布比卡因 10ml 加 8.4% 碳酸氢钠 0.1ml）可缩短阻滞的起效时间。其作用被认为是局麻药碱基的比例增加，使更多的非离子化局麻药透过轴突膜。

F. 并发症

1. **穿破硬膜**：置入导管时穿破硬膜发生率约 1%。在置入导管时穿破硬膜术后发生头痛的比例较脊麻高，是因硬膜外穿刺针型号较粗的原因。因此，重要的是尽量减少脑脊液从导管中流出，可通过用手指堵住导管出口或者重新置入针芯。一旦穿破硬脊膜，可有多种处理方法供选择。将适当量的局麻药注入 CSF，改为脊麻；通过穿刺针置入硬膜外导管，可行连续脊麻。若仍需采用硬膜外麻醉（如准备手术后镇痛），可在另一个椎间隙重新穿刺置管，使硬膜外导管头端远离已穿破的硬膜处。但应考虑经此硬膜外导管注药后可能发生脊麻。

2. **血性穿刺液：**如果在硬膜外穿刺中出现血性穿刺液，有些医师主张选择另一间隙重新操作。这样可以避免流出的血液影响对于导管位置的正确判断，也会减少局麻药的吸收，从而降低给予试验量时假阳性的发生率。对于凝血功能正常的病人，血性穿刺液并不会带来严重的并发症（如硬膜外血肿）。然而，对于以后进行抗凝治疗的病人，血性硬膜外穿刺液就可能是硬膜外血肿的危险因素。但是在这种情况下，也无支持取消手术的资料。主张与手术医师直接沟通，并根据病人的具体情况，衡量利弊，做出下一步决定。术后须密切监测血肿的征象。

3. **置管并发症**

   a. **置管困难：**较为常见。可因穿刺针经侧方而不是正中进入硬膜外间隙，或穿刺针斜面与硬膜外间隙夹角太锐，以致导管不能进入硬膜外间隙。也可因阻力消失时，只是部分穿刺针斜面通过了黄韧带。如遇后一种情况，小心向硬膜外间隙再进针 1mm 即可顺利置管。

   b. **导管误入硬膜外静脉：**并不总是能经导管回吸出血液而发现，而是在注入含肾上腺素的试验量并发生心动过速时才发现。应缓慢拔出导管直至不能再回吸出血液，用生理盐水冲洗后再做回吸试验。若导管拔出超过 1～2cm，则应迅速将其全部拔出重新置管。

   c. **导管在硬膜外间隙内折断或打结：**无感染时，残留的导管并不会比手术缝线的反应性大。应向病人解释使其放心，手术探查及取出无症状导管的并发症比保守处理更多。

   d. **导管置入硬膜下间隙：**此间隙是硬膜与蛛网膜之间的潜在间隙，穿刺针或导管可以进入此间隙。此时回吸无CSF，但局麻药的作用与通常的硬膜外麻醉有很大差别且表现各异。如不能做脊髓造影，只能用排除法诊断。硬膜下间隙的麻醉可能导致阻滞方式的分离（如感觉完全阻滞而无运动阻滞，或运动阻滞伴轻微的感觉阻滞）。如果阻滞的效果超出了预期的范围，则应想到是出现了硬膜下阻滞，应将导管取出并重新行硬膜外间隙置管。

4. **药物误注入蛛网膜下间隙**：大量局麻药注入蛛网膜下间隙可导致全脊麻。其治疗与脊麻所致的并发症中的描述相似。

5. **药物误注入血管**：局麻药注入硬膜外静脉，可引起中枢神经系统和心血管系统的毒性反应，导致惊厥和心搏呼吸骤停。曾有报道，静脉注射布比卡因可导致顽固性心室颤动。曾有报道，静脉注射脂肪乳剂可缓解局麻药所致心脏毒性。20%脂肪乳剂1.5ml/kg经2～3min静脉注射后接着以0.25ml/（kg · min）的速率持续静脉输注，同时重复1～2次静脉注射直至达到最大剂量12ml/kg。若药物无法逆转心室颤动和心搏骤停，则应考虑心肺转流手术（见第19章和第39章）。

6. **局麻药过量**：局麻药用量相对过大可导致全身局麻药中毒。误将局麻药注入血管内是局麻药过量最常见的原因。局麻药液中加血管收缩药肾上腺素，可以通过减少局麻药的吸收速度而降低毒性反应的发生。

7. **脊髓直接损伤**：在L_2以上行硬膜外穿刺，可能导致脊髓直接损伤。穿刺进针过程中出现单侧异感，提示经侧方进入硬膜外间隙。再由此处注药或置管，可能损伤神经根。供应脊髓前动脉的小滋养动脉穿过椎间孔时，也走行于此。损伤这些动脉有可能导致脊髓前部缺血或硬膜外血肿。麻醉诱导后置管可以掩盖神经损伤时的症状与体征，因此要在有确实需要的情况下才可以进行。小儿麻醉时经常要在麻醉诱导后实施硬膜外置管，常在骶尾部操作。

8. **硬膜穿破后头痛**：如用17G硬膜外穿刺针穿破硬脊膜，年轻人发生硬膜外穿刺后头痛的概率超过75%。其处理方法与脊麻后头痛相同（见本章Ⅳ. F. 1.f. ）。

9. **硬膜外脓肿**：是硬膜外麻醉极其罕见的并发症。感染原通常是其他的感染部位经血行散播至硬膜外间隙，也可来自于置管过程中的沾染，或术后镇痛所保留的导管沾染，或穿刺部位皮肤感染。病人出现发热、剧烈背痛及背部局限性压痛。可发展为神经根性疼痛和麻痹。最初，实验室检查可发现白细胞增多，而腰椎穿刺可提示硬膜外感染。MRI可明确诊断。治疗包括给予抗生素，有时需行紧急椎板切除减压术。快速的诊断与治疗，可使神经功能恢复良好。每日检查硬膜外导管敷料，以便及时发现是否有炎症或者漏液。

10. **硬膜外血肿**：是硬膜外麻醉一种极其罕见的并发症。硬膜外血肿是外科急症。凝血功能障碍的病人，穿破硬膜外静脉可形成大的硬膜外血肿。病人在硬膜外麻醉后出现剧烈背痛并伴有持久性神经缺失症状。MRI可明确诊断。临床须在出现症状后8h内行椎板切除减压以保护神经功能。

11. **霍纳综合征**：1%～4%的硬膜外麻醉病人会出现霍纳综合征。由于阻滞了高位胸段脊髓的交感神经而引起上睑下垂、瞳孔缩小、无汗和眼球内陷综合征。上述症状缓解后应对病人进行再次评估，以确保病人安全。

Ⅵ. 脊麻-硬膜外联合麻醉

A. **特点**：脊麻具有起效快的优点，同时硬膜外置管可满足长时间手术麻醉及术后镇痛。这种技术也常用于分娩（见第32章）。

B. **麻醉方法**：病人准备同硬膜外穿刺（见本章Ⅴ.C.）。当硬膜外针进入硬膜外间隙后，取一根长脊麻针（Sprotte 24G×120mm或Whitacre 25G）经硬膜外穿刺针向前推进，直至出现典型穿破硬膜的落空感。拔出脊麻针的针芯，见有CSF顺畅流出。在拔出管芯之前，建议同时固定脊麻针和硬膜外针，以稳定脊麻针的位置。将脊麻药注入蛛网膜下间隙，然后拔出脊麻针。再按标准方法经硬膜外穿刺针置入导管，如其后应用硬膜外麻醉应先注入试验量，以便术中给药。

Ⅶ. 骶管麻醉

将局麻药注入骶骨区硬膜外间隙以达到麻醉的效果，这种方法经常用于低平面麻醉。以下阐述的是成年人骶管麻醉的相关问题。

A. 解剖：骶管腔是硬膜外间隙的延续部分。骶裂孔由S_5椎板未完全融合而形成。骶裂孔两侧为骶角，即S_5的下关节突。**骶尾膜**是一覆盖骶裂孔的薄层纤维组织。骶管腔内有骶神经、骶静脉丛、终丝及硬膜囊，此囊通常终止于S_2下缘。新生儿的硬膜囊可向下延伸到S_4。

B. 生理：骶管麻醉对生理的影响与硬膜外麻醉相似（见本章Ⅴ. B.）。骶管麻醉适用于会阴及骶区的外科和产科手术。

C. 麻醉方法

1. 骶管麻醉时，病人可取侧卧位、俯卧位或折刀位。
2. 触摸骶角，若难以直接触摸到，也可沿中线由尾骨尖向上5cm以估测成人骶裂孔位置。
3. 皮肤消毒与铺无菌单的方法与脊麻相同。
4. 在两骶角之间，用1%利多卡因浸润麻醉做皮丘。
5. 用22G脊麻针与皮肤成70°～80°穿刺。当穿透骶尾韧带时，可有典型的落空感。不应将穿刺针送入骶管以上，以免增加穿入硬膜外静脉的可能性（图20-6）。
6. 取出针芯，检查针尾部有无CSF或血液流出，再用注射器回吸检查。若见有CSF或血液流出，则应改换穿刺点重新穿刺。
7. 注入含1∶200 000肾上腺素的局麻药3ml作为试验量，与腰段硬膜外麻醉相似（见本章Ⅴ. C. 4. d.），观察病人有无药物注入蛛网膜下间隙或静脉的征象。由于骶管内有丰富的硬膜外静脉丛，药物注入静脉常见，即使经穿刺针回吸无血液，也可发生。
8. 可用17G Tuohy穿刺针向骶管内置管，与腰段硬膜外麻醉相似（见本章Ⅴ. C. 4. c.）。导管可用于术后镇痛。
9. 骶管麻醉的平面、起效时间和作用时间遵循的原则与硬膜外麻醉相同（见本章Ⅴ. D. 和Ⅴ. E.）。由于骶管内容物、容积及骶孔漏出的局麻药量差异很大，骶管麻醉所阻滞的范围与其他硬膜外麻醉方法相比难以预料。注入局麻药12～15ml足以获得骶管麻醉的效果。

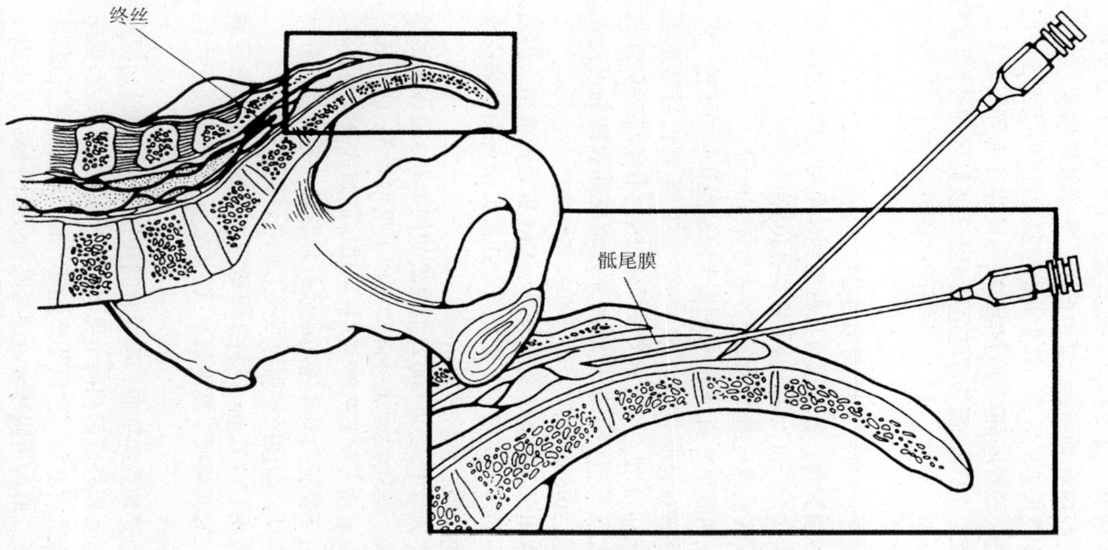

图20-6　骶部解剖侧面观

与骶尾膜成45°的方向进针，会穿破韧带，针尖达到骶管前方的骨骼。然后旋转穿刺针，使针的斜面不刮擦骨膜，再向上进针2～3cm不再碰到骨质。此间隙内有丰富的血管，硬膜囊的终止部位变化较大，但通常都在S_2（经允许引自Mulroy MF. *Regional Anesthesia*: *An Illustrated Procedural Guide.* 2nd ed. Little，Brown and Company；1996：124.）

D. 并发症： 骶管麻醉的并发症与硬膜外麻醉相似（见本章Ⅴ.F.）。

Ⅷ. 抗凝与椎管内阻滞

由于可以增加硬膜外血肿的危险，接受预防性或治疗性抗凝处理的病人应避免实施椎管内阻滞。表20-3所列为麻省总医院抗凝病人椎管内麻醉指南。

A. 口服抗凝药： 服用小剂量的抗凝药（如华法林）的病人，如果是在24h之内开始血栓预防，区域麻醉还可以使用。如果要实施脊麻或硬膜外麻醉，术前3～5d要停用华法林，而且在术前要做国际标准化比值（INR）检查。许多麻醉医师认为INR＜1.5实施麻醉是能够接受的，但目前还没有确切的证据说明INR超过1.5就绝对不能做脊麻或硬膜外麻醉。

B. 普通肝素： 预防性皮下注射小剂量肝素（2次/日）并非椎管内麻醉绝对禁忌证。皮下注射小剂量肝素（2次/日）的风险目前尚不能确定，此类病人应检查凝血功能。对衰弱病人应提高警惕，衰弱病人需要注意药物作用时间的延长或神经功能监测困难。椎管内麻醉前至少2～4h应停用肝素；如果对病人抗凝状态有疑问，应重复检查凝血功能。置管后至少推迟2h才可给予肝素。拔出硬膜外导管的处理与放置导管的抗凝指导原则相同。

C. 低分子量肝素（LMWH）： 应用LMWH预防血栓栓塞的病人，其凝血参数有变化。给予最后一次剂量后，至少12h内不应做脊麻或硬膜外麻醉穿刺。用较大剂量LMWH（依诺肝素1mg/kg，2次/日）的病人则应推迟更长时间（24h以上）。需要持续输注LMWH的病人，给药前一定要将脊麻或硬膜外导管拔除，而且拔管后4h才可给予LMWH。

D. 抗血小板药： 应用阿司匹林或非甾体抗炎药的病人，形成硬膜外血肿的危险性并不大。但这些药与其他抗凝药合用时，会增加出血风险。应用噻吩吡啶衍生物（噻氯匹定、氯吡格雷）实施椎管内阻滞时，噻氯匹定的停用时间是14d，氯吡格雷的停用时间是5～7d。停用血小板GP2b/3a受体抑制药阿昔单抗后，血小板功能恢复正常的时间是24～48h，而依替巴肽、替罗非班停用后血小板功能恢复正常的时间是4～8h。

E. **纤维蛋白溶解和血栓溶解药**：虽然溶栓药的血浆半衰期仅数小时，但溶栓效应却要持续数天，故此，溶栓治疗10d内禁忌手术或穿刺操作。椎管内麻醉和溶栓治疗之间的相互关系尚无确切指导意见。监测血浆纤维蛋白原含量有助于治疗决策。

F. **中草药治疗**：在中草药中，大蒜、银杏和人参都影响凝血功能。实施椎管内麻醉时停用中草药的时间目前尚无特定指南。这是因为中草药可能导致凝血功能障碍的剂量还不清楚，治疗决策通常更多依据临床异常出血史。当这些中草药与常用抗凝药合用时，也许会产生更多的问题。

（宋丹丹 译　张铁铮 审校）

推荐阅读文献

Aida S, Taga K, Yamakura T, Endoh H, Shimoji K. Headache after attempted epidural block: the role of intrathecal air. *Anesthesiology*. 1998;88:76-81.

Horlocker TT, Wedel DJ, Rowlingson JC, et al. Regional anesthesia in the patient receiving antithrombotic or thrombolytic therapy: American Society of Regional Anesthesia and Pain Medicine Evidence-Based Guidelines (Third Edition). *Reg Anesth Pain Med*. 2010;35(1):64-101.

Moen V, Dahlgren N, Irestedt L. Severe neurological complications after central neuraxial blockades in Sweden 1990-1999. *Anesthesiology*. 2004;101:950-959.

Moraca RJ, Sheldon DG, Thirlby RC. The role of epidural anesthesia and analgesia in surgical practice. *Ann Surg*. 2003;238:663-673.

Turnbull DK, Sheperd DB. Post-dural puncture headache: pathogenesis, prevention and treatment. *Br J Anaesth*. 2003;91(5):718-729.

第21章 区域麻醉

Li LT，Card S，Sabouri AS

缩写

ASA	美国麻醉医师协会
ASIS	髂前上棘
BP	臂丛神经
CPB	颈丛神经阻滞
EOM	腹外斜肌
ESM	竖脊肌
GA	全身麻醉
IOM	腹内斜肌
IP	平面内
IV	静脉注射
LA	局部麻醉药
LAST	局麻药全身毒性
LFC	股外侧皮神经
OOP	平面外
PCNT	股后皮神经
PNS	周围神经刺激
QL	腰方肌
RA	局部麻醉
SCM	胸锁乳突肌
SCN	坐骨神经
SCTL	肋横突上韧带
TAM	腹横肌
TAP	腹横肌平面
TP	横突
TPVS	胸椎旁间隙
UGRA	超声引导下区域麻醉

Ⅰ. 一般原则

A. 周围神经阻滞：对于许多手术操作来说，周围神经阻滞可以补充全身麻醉（全麻）效果或替代全麻。周围神经阻滞能提供有效的感觉及运动神经阻滞同时又不明显干扰自主神经功能；单次神经阻滞可使术后镇痛时间持续数小时。

B. **连续周围神经阻滞（置管法）**：镇痛的持续时间超过单次注射阻滞最长时间，尤其适用于患有慢性疼痛或阿片类药物耐受病人。通常在超声引导下，神经阻滞导管经皮置入周围神经或筋膜平面内，然后通过导管注入局麻药，提供数天甚至数周的镇痛作用。

C. **术前评估**：包括病人病史和体格检查，尤其关注凝血疾病史，以及是否存在神经功能损伤。术前准备及监测等级与全麻相同。

D. **手术因素**：区域麻醉必须考虑手术因素，包括手术自身因素和术后因素，如预计的手术切口和范围、总手术时间和止血带使用情况，术后预期的疼痛程度和恢复时间。

E. **区域麻醉知情同意书**：应对麻醉风险和受益、麻醉方式和常见并发症等进行全面介绍。同时，在手术期间如有必要，可能追加局部麻醉、镇静、甚至备用全麻，也应向病人告知。**手术团队须在手术当日预约手术、掌握术前影像学资料或诊断结果，标记手术部位，与病人确认手术和神经阻滞的区域。**

F. **术前抗焦虑**：只要病人手术前保持合作和清醒，就应给予**抗焦虑药物**。轻度镇静通常给予短效药物，如芬太尼和（或）咪达唑仑。

G. **标准的ASA监测**：在实施神经阻滞前，应进行标准的ASA监测，包括心电图、血压、可听到音调的脉搏血氧饱和度等。同时复苏药物和设备必须准备充分（见本章Ⅳ. G.）。

H. **安全核查**：在操作开始前，必须先确认病人身份、手术部位及局麻药物。

I. **无菌操作**：所有神经阻滞操作均应在无菌条件下实施，包括摘除首饰、彻底洗手、戴无菌外科手套、戴口罩和帽子；术前应用酒精型氯己定溶液进行皮肤无菌准备，且干燥时间务须足够；使用无菌器械；操作部位铺无菌敷料；尽可能一次性完成局麻药的连接与注射。

J. **术后随访**：包括区域麻醉的效果和作用时间、病人的满意度，感觉和运动阻滞恢复情况、感觉异常，以及其他的不良反应。

Ⅱ. 一般禁忌证

区域麻醉的绝对禁忌证：未获得病人知情同意、进针部位皮肤感染或拟行的神经阻滞妨碍手术操作及术后神经功能测试。相对禁忌证：凝血功能异常、神经系统疾病、全身性感染、病人过度焦虑、精神疾病、解剖变异及麻醉医师经验不足等。周围神经阻滞可能加重多发性硬化、脊髓灰质炎及肌营养不良等疾病。

Ⅲ. 各类神经阻滞的常见并发症

A. 局麻药相关并发症：包括血管内误注射、局麻药毒性反应（LAST）（见第19章）及过敏反应等。在局麻药液中加用肾上腺素和注药时间断回吸有助于发现血管内误注射。

B. 神经损伤：是极为**罕见的并发症**，远期神经损伤的发生率为0.02%～0.04%。可能由穿刺针直接损伤、神经压迫缺血、局麻药神经毒性所致。穿刺针穿刺或注射局麻药出现异感并非一定发生神经损伤，但如果注药过程中发生疼痛或感觉异常，麻醉医师必须意识到可能会发生神经损伤，应重新调整穿刺针位置。同时可应用周围神经刺激仪、注射压力监测仪和超声引导等技术预防上述并发症。

C. 血肿：可能为刺破动脉所致，通常可自行消退而不会遗留任何问题。对应用抗凝药或凝血功能障碍的病人实施区域阻滞时应遵循椎管内阻滞的原则，出血难以控制的深部阻滞（如锁骨下神经阻滞、椎旁神经阻滞等）尤应注意（见第20章）。

D. 感染：使用无菌技术可降低此风险（见本章Ⅰ. I.）。

E. 阻滞失败或阻滞不全：应进行细致的神经系统检查，评价阻滞效果，阻滞效果确实后才可施行手术操作。

Ⅳ. 器械

A. 神经阻滞穿刺针

阻滞针尖口径：为使病人舒适，应尽可能选用最小口径的阻滞针，一般选择22号针。**小斜面针**（45°）已经成为周围神经阻滞的标准用针。神经刺激仪所使用的**绝缘针**在针尖部位有一个小的导电区域，与非绝缘针相比，应用更小的刺激强度就能达到更精确的神经刺激。**穿刺针的长度**根据穿刺部位而定，上、下肢神经阻滞可根据不同神经深度选用50～150mm穿刺针。**回声穿刺针适用于**超声引导下神经阻滞，该穿刺针表面经技术处理后所具有的纹理可增强声波反射，使穿刺针在超声下更为可视。

B. 用无菌延长管将一大容量**注射器**（20ml）与阻滞针连接，以确保在回吸和注药过程中针头位置固定。

C. **各种商品化的连续阻滞导管**包和输注泵可用以完成神经阻滞。

D. **神经刺激仪（图21-1）**：是为区域麻醉而设计的专业仪器，可产生0.1～10.0mA的电流、0.5～4Hz的频率，刺激持续0.05～1.00ms。其所配备的绝缘针可实现更好的刺激效果。

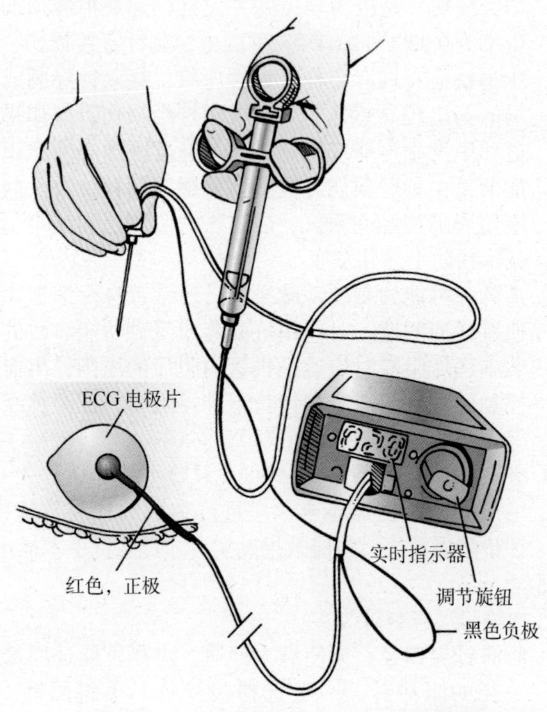

图21-1　连接区域阻滞针的神经刺激仪

负极（黑色）连接穿刺针，正极（红色）连接电极片用作地线（经允许引自Mulroy MF，BernardsCM，McDonald SB，et al. *A Practical Approach to Regional Anesthesia.* 4th ed. Wolters Kluwer Health/Lippincott Williams & Wilkins；2009.）

E. **便携式超声设备**：配有不同形状、型号和频率的超声探头，在身体的不同部位探测成像，以辅助或替代传统的神经电刺激方法。无菌耦合剂和传感器保护套的使用可以使设备在无菌区域进行实时影像学监测。

F. **局麻药的选择**：取决于预期的神经阻滞起效时间和作用时间（见第19章）。

G. 常规准备抢救局麻药中毒所需的**急救药品**，包括脂肪乳剂、复苏药物、肾上腺素等。**急救设备**包括供氧设备、气道管理装置、吸痰装置和除颤仪等。

H. 为保证区域麻醉安全有效地实施，应配备**专门的操作间**，同时配备专业的设备和有经验的护理人员共同完成（图21-2）。

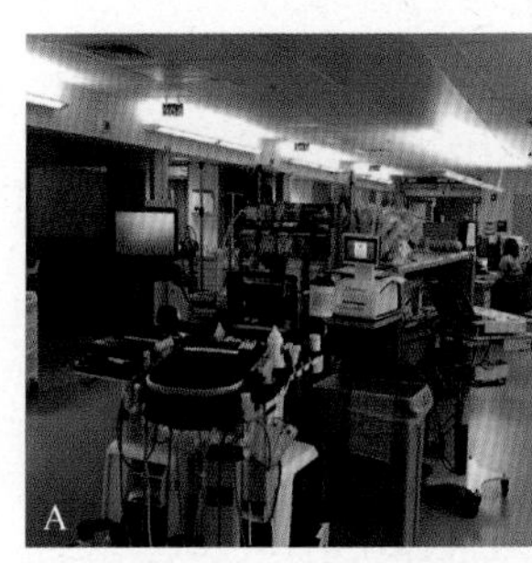

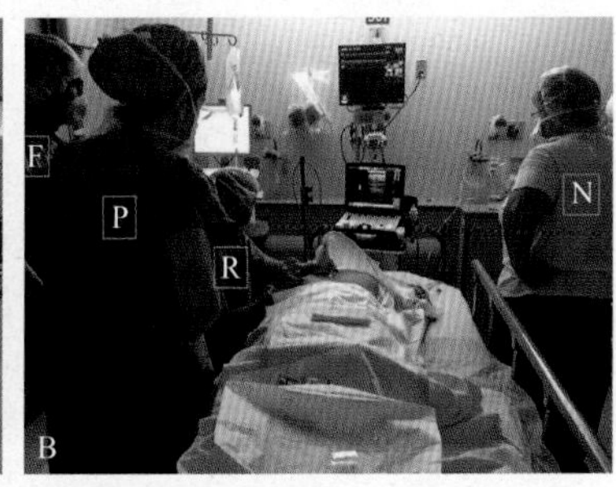

图21-2　区域麻醉操作间与团队

A. 设备齐全的操作间对于安全实施区域麻醉至关重要。B. 优秀的团队（N.熟悉区域麻醉的专业护士；F. 麻醉教授；P. 麻醉主治医师；R. 麻醉住院医师）

Ⅴ. 神经定位技术

传统方法是根据解剖标志，刺激筋膜产生的触觉反应，以及寻找感觉异常来引导穿刺针进针并注射局麻药。由于越来越多的麻醉医师采用周围神经刺激（PNS）和超声引导下区域阻滞（UGRA），目前传统方法已很少应用。**神经刺激仪引导技术**要求操作者根据诱发目标肌群的运动反应来估计针尖与目标神经的距离。虽然它不需要直接接触神经，但神经刺激会导致病人的不适，尤其在受伤区域。**超声引导穿刺技术**在近年来已经得到广泛应用，在超声下可以直视穿刺针针尖、相关解剖和局麻药的扩散情况。有研究表明，应用超声引导不仅能减少穿刺操作时间，而且可减少达到有效阻滞的局麻药用量，更能减少误入血管的发生。但也存在某些并发症，如穿刺针误入血管，损伤神经等，同时某些部位，如腰丛神经或更小、更深的神经应用可视化技术依然受限。

A. 神经**电刺激技术**可引发无痛性运动反应。

1. 电刺激仪正极与病人连接，负极与阻滞针相连（见图21-1）。
2. 将神经刺激仪的初始电流设置为0.5～1mA，向目标神经进针，并移动针头直至目标肌群产生运动反应。以0.5mA电流刺激靶神经，若能引出反应，则说明定位准确，即可注入局麻药。若目标肌群在小于0.5mA的电流刺激即能产生反应则提示穿刺针误入神经，应缓慢退出穿刺针。

B. **超声引导下**周围神经阻滞可以补充或替代上述技术。

1. **超声**应用高频声波（＞20kHz）提供实时的可视化的组织结构图像，而且可以避免电离辐射。电流经过压电晶体发射高频信号形成声波，这些声波一部分穿过目标组织，一部分返回至探头。返回声波的强度和延迟信息被用于形成二维灰度图像。高密度组织，如骨骼反射声波较多、成像较亮，呈**高回声团**；低密度组织，如空气或液体反射声波较少，成像较暗，呈**低回声团**。
2. **超声参数的调节**：操作者应不断调整超声设备的参数以获取完美的可视化效果。**深度**应设置为能够见到目标组织的最小值，**焦距**应设为刚刚超过目标组织的距离。根据需要增加或降低图像的**整体亮度**。声波**频率**影响其穿透深度和图像的分辨率。高频信号可增加图像分辨率，但会降低信号穿透性。相反，低频信号可增加信号穿透深度，但会降低图像分辨率。大多数神经阻滞均在中等深度、中等频率下进行。**彩色多普勒**有助于血管结构的识别。
3. **阻滞效果**取决于目标组织的成像效果、进针位置，以及局麻药在神经旁足够地扩散。
   a. 探头的位置根据体表的解剖标记放置，并通过扫描图像来确认最佳解剖结构。在扫描之前应该先确认探头方向，基本的扫描方式包括水平移动探头，沿探头纵轴与皮肤呈各种角度扫描，绕其纵轴旋转，给予探头适当的压力。组织的解剖结构可呈矢状面、水平面、斜面，从而直接引导神经阻滞。

b. 进针有两种选择。紧邻探头中线上方或下方进针，沿超声束垂直方向刺入，穿刺方向与探头长轴垂直**平面外进针（OOP）**。进针点、进针方向和针尖最终位点与传统方法相似，这样在图像上仅可观察到针尖横截面的高回声（白色）信号点。另外，也可在距探头几厘米处刺入，穿刺方向与探头长轴一致**平面内进针（IP）**，此时超声影像上可见穿刺针是一条强回声（白色）信号线。

c. **进针角度**影响针尖的可见度，当穿刺针平行于超声探头时，针尖很容易识别。进针角度越大，针尖越难识别。这种情况下回声穿刺针可有效改善可视效果。

d. 针尖的位置应该接近目标神经。注射0.5～1.0ml生理盐水有助于针尖定位。应密切观察局麻药的扩散，这不仅能够提示针尖是否注入神经内部，从而避免损伤神经，而且可及时调整穿刺位置使局麻药达到充分的扩散。局麻药在神经周围的扩散提示穿刺针在一个合适的平面。有一些神经阻滞是需要多次注射局麻药才能达到预期的阻滞效果的。

Ⅵ. 颈部区域麻醉

颈丛神经阻滞

1. 解剖： 颈丛神经位于第1～4颈椎旁侧面，由C_1～C_4脊神经前支组成，走行于椎前肌前内侧和颈横突肌（TP）后外侧之间，包括皮支、肌支和交通支。**浅表皮支**包括枕小神经、耳大神经、颈横神经和锁骨上神经，向前穿过椎前筋膜在C_5横突水平至胸锁乳突肌深处（图21-3）。支配头后区、颈外侧区及肩部前外侧及锁骨上部的皮肤。**深肌支**深入椎前筋膜支配颈部肌肉和深部结构，并参与形成膈神经。

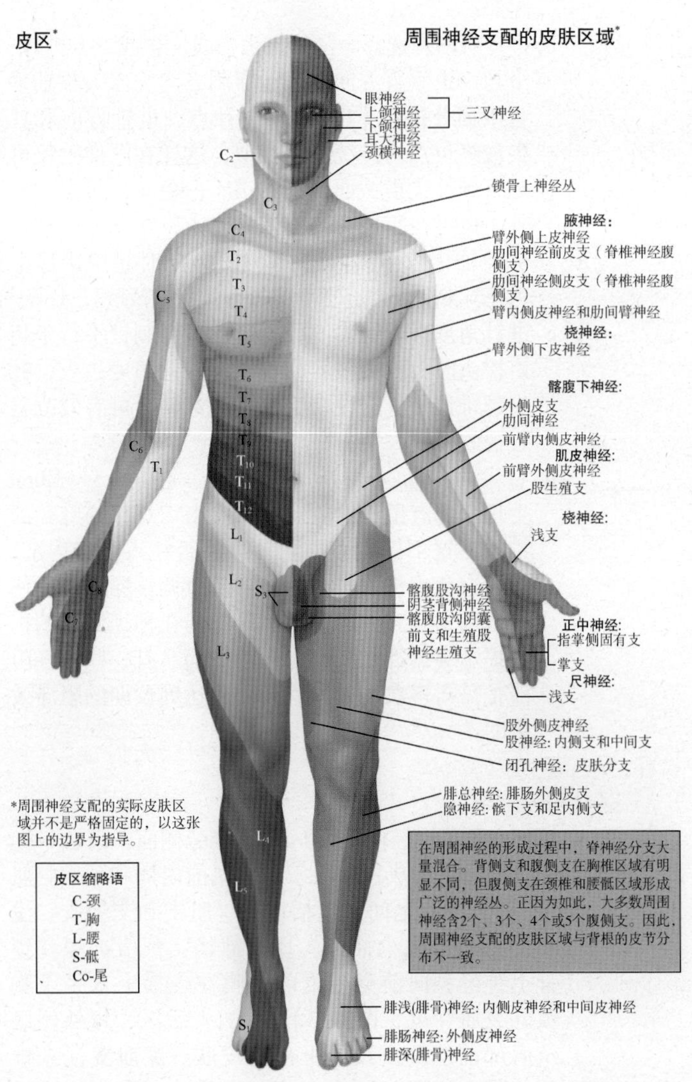

皮区*
周围神经支配的皮肤区域*
眼神经
上颌神经
下颌神经
三叉神经
耳大神经
颈横神经
C2
C3
锁骨上神经丛
腋神经：
臂外侧上皮神经
肋间神经前皮支（脊椎神经腹侧支）
肋间神经侧皮支（脊椎神经腹侧支）
臂内侧皮神经和肋间臂神经
桡神经：
臂外侧下皮神经
C4
T2
T3
C5
T4
T5
T6
T7
T8
T9
T10
T11
T12
C6
T1
L1
L2
S3
C8
C7
L3
髂腹下神经：
外侧皮支
肋间神经
前臂内侧皮神经
肌皮神经：
前臂外侧皮神经
股生殖支
桡神经：
浅支
髂腹股沟神经
阴茎背侧神经
髂腹股沟阴囊前支和生殖股神经生殖支
正中神经：
指掌侧固有支
掌支
尺神经：
浅支
股外侧皮神经
股神经：内侧支和中间支
闭孔神经：皮肤分支
腓总神经：腓肠外侧皮支
隐神经：髌下支和足内侧支
*周围神经支配的实际皮肤区域并不是严格固定的，以这张图上的边界为指导。
L4
L5
皮区缩略语
C-颈
T-胸
L-腰
S-骶
Co-尾
在周围神经的形成过程中，脊神经分支大量混合。背侧支和腹侧支在胸椎区域有明显不同，但腹侧支在颈椎和腰骶区域形成广泛的神经丛。正因为如此，大多数周围神经含2个、3个、4个或5个腹侧支。因此，周围神经支配的皮肤区域与背根的皮节分布不一致。
S1
腓浅(腓骨)神经：内侧皮神经和中间皮神经
腓肠神经：外侧皮神经
腓深(腓骨)神经

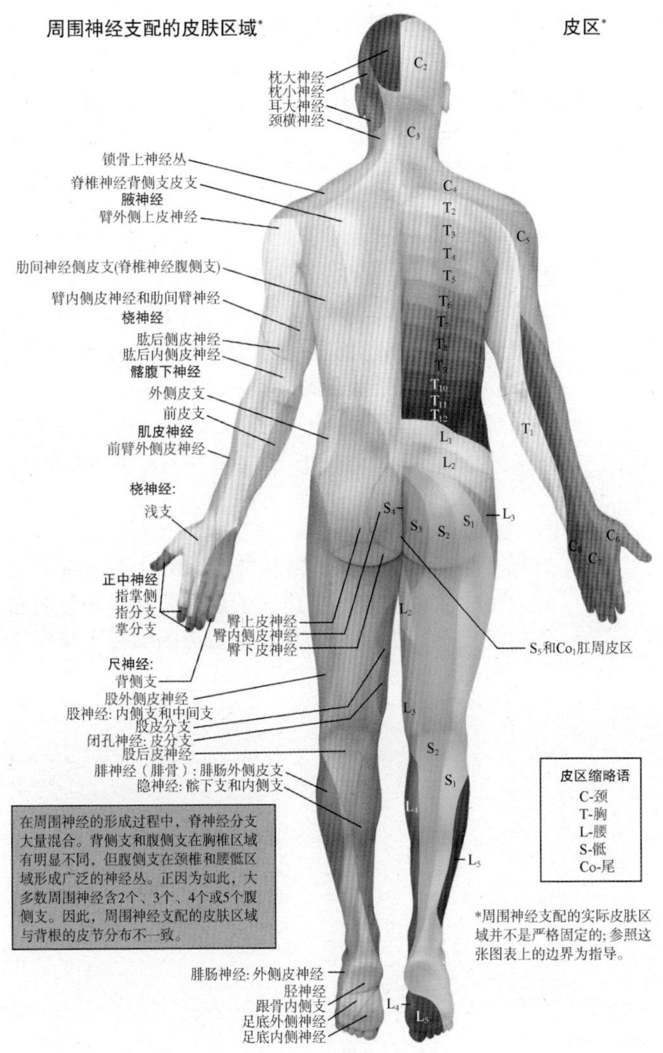

图21-3 脊神经分布示意图

经允许引自Anatomical Chart Company. *Dermatomes Anatomical Chart.* Wolters Kluwer; 2004 and Jaffe RA，Schmiesing CA，Golianu B，eds. *Anesthesiologist's Manual of Surgical Procedures*. 6th ed. Wolters Kluwer; 2020

2. **适应证：颈浅丛神经阻滞（C_2～C_4）**仅产生表皮麻醉，适于颈部和肩部的浅表手术，其效果与椎旁神经阻滞相似。**颈深丛神经阻滞**可用于颈动脉内膜剥脱术，其并发症较少。

3. **超声引导下颈浅丛神经阻滞**（图21-5）：病人取仰卧位，颈部略伸展，头转向对侧。将超声探头横向置于沿胸锁乳突肌表面环状软骨水平，扫描直至其后缘位于屏幕中央。浅丛神经位于胸锁乳突肌和斜角肌之间成2～3束分布。采用平面内技术，用5cm 23～25号穿刺针在探头的下方进针直至针尖到达胸锁乳突肌后缘下并靠近神经丛，回吸无血后，沿胸锁乳突肌后缘2～3cm呈扇形注射局麻药10～15ml，同时观察药物在椎前筋膜和胸锁乳突肌之间的扩散情况。

4. **并发症：**如果局麻药向内侧扩散太深，可能出现迷走神经和喉返神经阻滞，导致声音嘶哑和声带功能障碍。

Ⅶ. 上肢区域麻醉

A. 解剖（图21-4）

1. 肩部、腋窝和上肢均由**臂丛神经（BP）**所支配。上臂内侧皮肤由T_2神经根组成的**肋间臂神经**和**臂内侧皮神经**支配，由C_3～C_4神经根组成的**锁骨上神经**支配肩顶部皮肤感觉（见本章Ⅵ. A. 1.）。

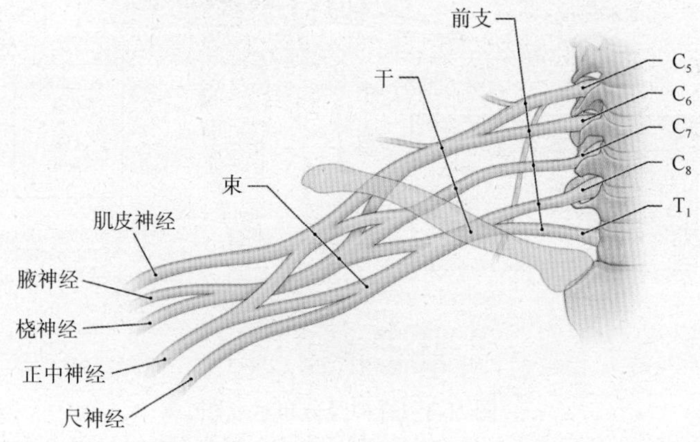

图21-4　臂丛神经及其分支示意图

引自Horn JL，Nasiri M. Regionalblocks—A brief overview. In：Jaffe RA，Schmiesing CA，Golianu B，eds. *Anesthesiologist's Manual of Surgical Procedures.* 6th ed. Wolters Kluwer；2020：1763-1799

2. 臂丛神经由C_5～C_8和T_1脊神经前支组成，并常有C_4、T_2脊神经前支参与，分为五部分：根、干、股、束、支。
3. 每一神经自**根部**发出后均经椎动脉后方，位于前、中斜角肌筋膜鞘内沿颈椎横突外侧走行。
4. **神经干（上、中、下）**经前、中斜角肌间隙越过第1肋，并与锁骨下动脉包裹于筋膜鞘中。
5. 神经干越过第1肋在锁骨下方走行，分为前部（屈肌）和后部（伸肌），随后又重新组合成3支臂丛神经**束**（外侧束、内侧束和后束）。
6. 外侧束和内侧束组成**正中神经**。外侧束分支形成**肌皮神经**，后侧束组成**腋神经**和**桡神经**。内侧束还形成**尺神经**、**前臂内侧皮神经**和**臂内侧皮神经**（图21-4）。在腋窝，正中神经位于腋动脉外侧，桡神经位于后侧，尺神经位于内侧。腋神经和肌皮神经自腋窝上部出鞘，肌皮神经于喙肱肌内走行，之后在肘部形成皮下神经。腋神经穿过四边形间隙（肱骨干、肱三头肌长头和圆肌为界）后分成末端分支。
7. **神经皮节分布**如图21-3所示。神经的皮肤支配与深部结构，包括骨骼并不一定完全一致，因此，了解**体表投影**对预测任何区域麻醉成功与否均十分有益。
8. 下述5支神经的**主要运动功能**：腋神经，肩外展；肌皮神经，肘屈曲；**桡神经**，伸腕和伸指；正中神经，前臂旋前、屈腕和屈指，屈曲拇指和拇指对掌；**尺神经**，屈腕、腕内收和屈指内收。

B. 适应证

1. **肌间沟入路**可在上支神经根水平阻滞臂丛神经。该方法最适用于肩部和肱骨近端手术。由于不能阻滞下支神经根（C_8～T_1）和尺神经，因此不适用于前臂和手部手术。
2. **锁骨上入路**阻滞水平在神经干，故可麻醉神经干远端全部神经丛。
3. **锁骨下入路可**为肱骨中段以远的手术提供完善阻滞。
4. **腋下入路可阻滞**臂丛神经终末支，与上臂肌皮神经阻滞联合应用可用于前臂及手部手术。
5. 上臂内侧手术或使用肱骨近端止血带时，必须在阻滞臂丛神经的基础上**联合肋间臂神经阻滞**。

6. **腋路神经阻滞联合肩胛上神经阻滞**可提供与肌间沟神经阻滞相似的肩部镇痛作用，尚可避免肌间沟神经阻滞可能引起的膈神经麻痹等并发症。
7. 当无法实施麻醉或神经丛阻滞不全时，可采用**单支外周神经阻滞**。

C. 操作技术与并发症

1. **超声引导下肌间沟入路臂丛神经阻滞**（图21-5）：病人取仰卧位、半仰卧位或侧卧位均可，头略转向对侧，双上肢置于身体两侧。探头置于胸锁乳突肌环状软骨水平（C_6），辨认颈内动脉和颈内静脉。探头向外侧移动，可见前斜角肌和中斜角肌。此时，进入视野的低回声（暗区）结节状结构，即为神经根/神经干，通常为C_5和C_6的两个分支；将其置于屏幕中央，选择紧邻探头外侧作为进针点。用局麻药浸润麻醉后，用22号50mm尖面针刺入。使用神经刺激仪刺激神经丛可产生异感或三角肌、二头肌、三头肌或胸大肌等肌肉抽动。回吸无血后，在两斜角肌间注射局麻药15～20ml。

常见并发症有膈神经麻痹和膈肌麻痹，颈交感神经阻滞可产生同侧霍纳综合征。

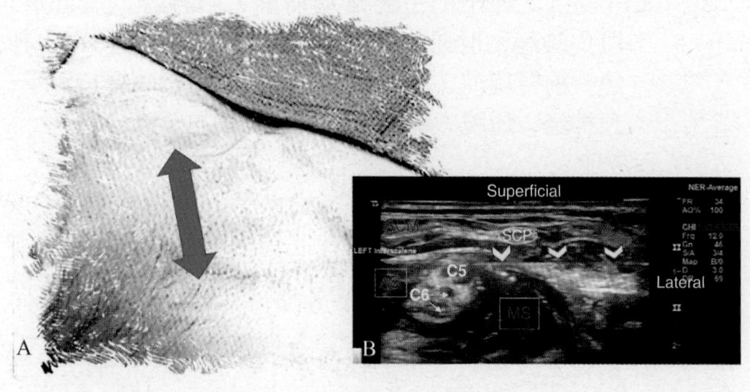

图21-5　超声引导下肌间沟入路臂丛神经阻滞

A. 双向箭头所示为超声探头位置。B. 臂丛神经位于（C_5～C_6）肌间沟水平。黄色箭头为穿刺针进针路径。AS. 前斜角肌；MS. 中斜角肌；SCM. 胸锁乳突肌；SCP. 颈浅丛神经；Superficial. 表层；Lateral. 外侧

2. 超声引导下锁骨上入路臂丛神经阻滞（图21-6）：体位与肌间沟阻滞相同。肩下垫枕抬高有助于超声显像。常规无菌操作，将探头平行锁骨置于锁骨上窝。于锁骨下动脉后外侧，呈现低回声束臂丛神经（“葡萄丛”）。在动脉下方可见典型的高回声即为第1肋；胸膜常被肋骨声影所掩盖。皮肤浸润麻醉后，用22号50mm穿刺针在探头外侧刺入，保持穿刺针在超声影像下进针，以便观察进针深度，直至臂丛神经。使用神经刺激仪刺激神经丛，可见手指抽搐，回吸确认无血后，缓慢注入局麻药15～20ml，局麻药理想的注射位置应该在第1肋以上和锁骨下动脉之间。**常见并发症有**气胸（超声引导下发病率为0.04%）、膈神经阻滞和霍纳综合征。

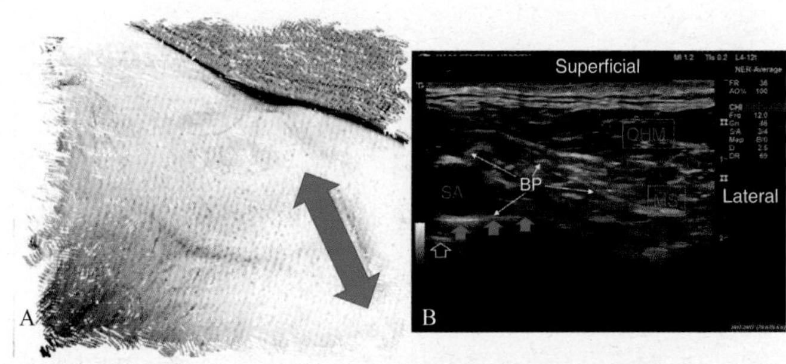

图21-6 超声引导下锁骨上入路臂丛神经阻滞

A. 双向箭头所示为超声探头位置。B. 臂丛神经位于锁骨下动脉的后外侧，高于第1肋（蓝色箭头）。第1肋深面的高回声信号为胸膜（白色箭头）。BP. 臂丛神经；MS. 中斜角肌；OHM. 肩胛舌骨肌；SA. 锁骨下动脉；Superficial. 表层；Lateral. 外侧

3. 超声引导下锁骨下入路臂丛神经阻滞（图21-7）：病人取仰卧位，患侧上肢外展90°，前臂外旋手掌向上。探头置于锁骨下窝（三角胸肌间沟）和喙突下，辨识腋动脉并使其位于屏幕中央，动脉周围呈“U”形排列的高回声团。进针位点大约在探头上1cm，低于锁骨，行进针点局部浸润麻醉。采用22号100～150mm穿刺针，以平面内法穿刺进针，直至针尖抵达腋动脉后方（即在6点钟位置）。使用神

经刺激仪刺激神经，刺激后束可见伸肘和（或）伸腕/伸指动作（桡神经）；刺激内侧束可见腕向尺侧屈曲，出现屈腕和（或）屈指动作（正中神经和尺神经）；刺激后束成功率更高。确认回吸无血后，注射局麻药20～30ml，力求药液在腋动脉周围均匀扩散。因此，需要在每注射一部分药物后重新调整方向，以保证两侧均有药物分布。

常见并发症除本章Ⅲ所述外，还包括气胸。

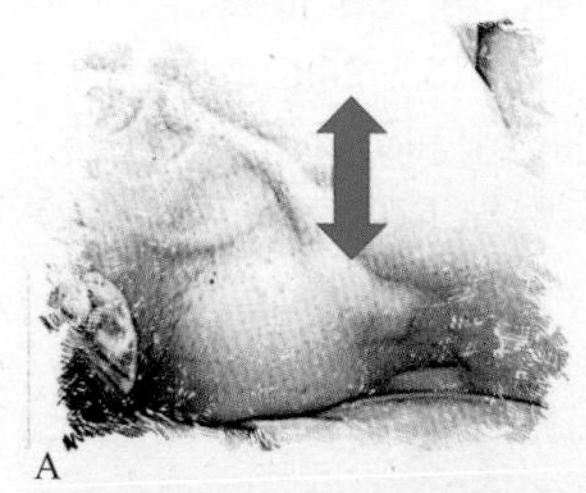

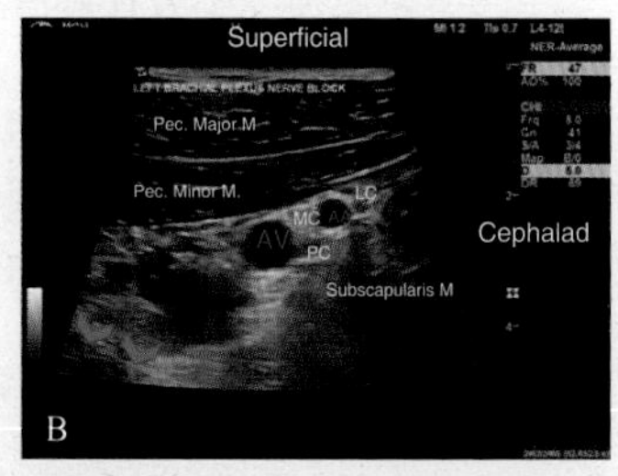

图21-7　超声引导下锁骨下入路臂丛神经阻滞

A. 双向箭头所示为超声探头位置。B. 腋动脉周围可见外侧束、内侧束和后束。后束可能会被动脉掩盖，蓝色箭头表示胸膜。AA. 腋动脉；AV. 腋静脉；LC. 外侧束；MC. 内侧束；PC. 后束；Superficial. 表层；Cephalad. 头侧；Pec. Major M. 胸大肌；Pec. Minor M. 胸小肌；Subscapularis M. 肩胛下肌

4. 超声引导下腋路臂丛神经阻滞（图21-8）：病人取仰卧位，上肢外展90°，肘部外旋屈曲。探头置于腋窝侧壁腋动脉之上，将腋动脉影像调至屏幕中央。在腋动脉周围可见高回声的正中神经、尺神经和桡神经。要特别关注腋静脉，探头压力可能将其压瘪而容易忽视。浸润麻醉后，用22号25～50mm穿刺针紧邻探头上方刺入，以合适的角度进针达靶神经。使用神经刺激仪刺激不同神经会产生不同的运动刺激（见本章Ⅶ. A. 8.）。回吸确认无血后，注入局麻药20～30ml。目标是使药物浸润每条终末神经，正中神经、桡神经、尺神经周围单次注射5～7ml局麻药即可实现。此外，超声影像尚可提示肌皮神经呈高回声（白色）椭圆或三角形结构，位于喙肱肌和肱二头肌之间。无须改变进针点，垂直进针，向深

部穿刺直至针尖接近该神经根，注射局麻药5～7ml即可。神经刺激仪刺激该神经表现为肘部弯曲。

常见并发症除本章Ⅲ所述外，还包括局麻药误入血管引起的局麻药毒性反应。

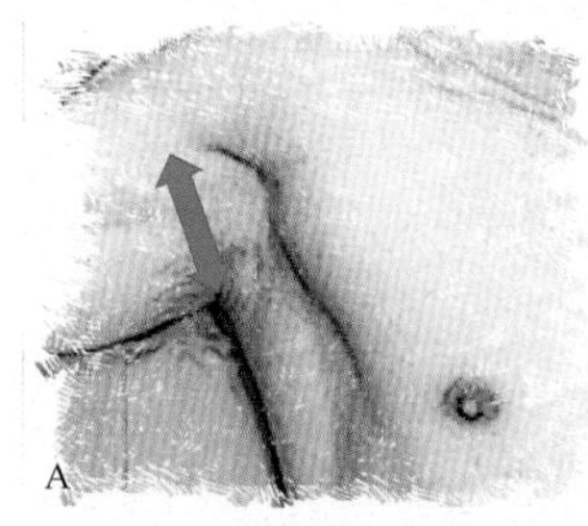

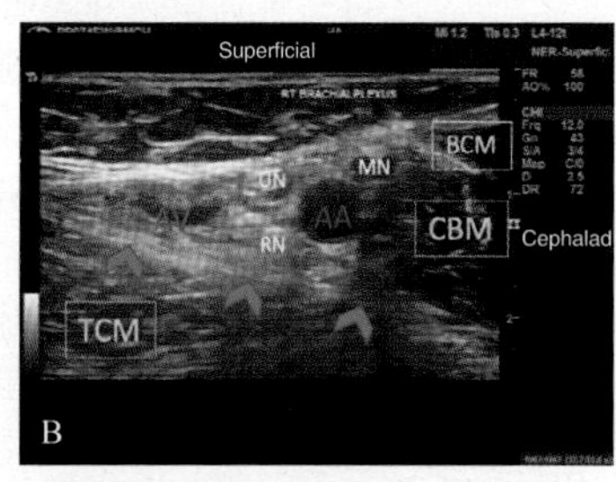

图21-8 超声引导下腋路臂丛神经阻滞

A.双向箭头所示为超声探头位置。B.腋路臂丛神经阻滞是将探头置于腋动脉上识别臂丛神经的末端分支。蓝色箭头示背阔肌和大圆肌。AA.腋动脉；AV.腋静脉；BCM.肱二头肌；CBM.喙肱肌；MN.正中神经；RN.桡神经；TCM.肱三头肌；UN.尺神经；Superficial.表层；Cephalad.头侧

5. **间臂神经阻滞：**于腋窝腋动脉水平，用25号针沿肋骨下方穿刺，沿腋窝皱襞皮下浸润注射5ml局麻药，该阻滞为表面麻醉，并发症少见。
6. **肩胛上神经阻滞和腋神经阻滞：**肩胛上神经阻滞联合/不联合腋神经阻滞是不影响膈神经功能的肩部手术区域麻醉技术。
   a. **超声引导下肩胛上神经阻滞：**采用**后入路**，病人取侧卧位，肩部完全内收。超声探头置于冈上窝上方，从脊柱内侧向肩胛骨外侧移动探头至肩胛上大切迹，确定目标神经。通过平面内方法，采用22号穿刺针进针至冈上肌下方的冈上窝外侧。回吸确认无血后，注入局麻药10～12ml。采用**前入路**，病人体位与锁骨上入路阻滞相同。识别臂丛神经顶部的肩胛舌骨肌。沿肩胛舌骨肌横向和后向，确定肩胛上神经，该神经由臂丛神经上干发出。采用平面内技术22号针向后前向进针，穿透肩胛舌骨肌至目标神经附近，回吸无血后注入局麻药10～12ml。
   b. **超声引导下腋神经阻滞：**病人取侧卧位，探头矢

状位置于上臂后外侧，找到肱骨头。识别旋肱后动脉及其上方的腋神经。采用平面内技术，置入22号穿刺针穿过三角肌至目标神经附近，回吸无血后，在腋神经周围注入局麻药10ml。药液应浸润三角肌和肱骨表面的间隙。

c. **并发症：**除了本章Ⅲ.的并发症外，还包括药液扩散引起桡神经阻滞，这是由于肩胛上神经和（或）腋神经阻滞不能阻滞C_5和C_6神经根的其他3支末端分支，因此需要辅以镇痛药物。

7. 臂丛神经单一终末支阻滞

a. **超声引导下尺神经阻滞：在前臂，**尺神经位于尺侧腕屈肌腱外侧，指深屈肌上方。将超声探头横向置于前臂中部，使用平面内技术，在神经周围注入局麻药3～6ml。

b. **超声引导下正中神经阻滞：在肘部，**正中神经位于肱动脉内侧，肱骨内上髁水平。采用尺神经阻滞相同方法，在正中神经周围注射局麻药3～5ml，注意避免损伤肱动脉。**在腕部，**正中神经位于掌长肌腱和桡侧腕屈肌腱之间，在此层面，超声很难区分神经和肌腱。肌腱连接肌肉，探头滑动时可改变其外观，而神经则保持不变，故沿前臂滑动探头有助于区别肌腱和神经。阻滞方法与肘部相同。

c. **超声引导下桡神经阻滞：在肘部，**桡神经在肱二头肌肌腱外侧，肱桡肌内侧，肱骨外上髁水平。超声探头横向置于肱骨外上髁上方3～4cm定位桡神经。沿桡神经走行直至肱骨外侧缘以确认为桡神经。使用平面内方法穿刺至神经附近，注射局麻药3～5ml即可。

d. **超声引导下前臂外侧皮神经阻滞：**该神经为肌皮神经主要的皮肤分支。可以在腋窝处进行阻滞，如本章Ⅶ. C. 4.所述，在**肘部，**位于前臂外侧，肱二头肌腱和肱桡肌之间，伴行头静脉。方法与上述相同，但需注入局麻药5～10ml。

D. 静脉区域麻醉（Bier阻滞）：从止血带远端静脉给予局麻药，是肢体手术的简单麻醉方法（短小手术通常小于60min）。

1. 尽可能在肢体的远端，置入一根20或22号的静脉导管。在上肢近端缠双气囊止血带，嘱病人抬起手臂，用Esmarch绷带（弹性绷带）由肢体远端向近端驱血。
2. 将近端套袖充气至150mmHg（高于收缩压）。充气后脉搏消失即表明动脉已被阻断。去除Esmarch绷带，并经静脉置管注入麻醉药。平均注药量上肢为0.5%利多卡因50ml。尽管文献报道Bier阻滞可用于下肢，但临床实践中几乎不用，原因：其一，用止血带完全阻断下肢血流较困难；其二，增加局麻药剂量会增加全身毒性反应的风险。
3. 局麻药注射后5min内起效，通常1h后引起难以忍受的止血带痛，故此技术的应用受到限制。当病人主诉疼痛时，应将远端已麻醉区域的止血带充气，并放松近端止血带。
4. 局麻药毒性反应是局部静脉麻醉最主要的**并发症**。如止血带无效，注药即刻即可发生中毒反应，亦可发生于松解止血带时。

Ⅷ. 下肢区域麻醉

A. 解剖：支配下肢的两个主要神经丛是腰丛神经和骶丛神经。

1. **腰丛神经**（图21-9A）：位于腰大肌内，由腰1～腰4和胸12脊神经（肋下神经）前支组成。神经丛最上面的3支神经是**髂腹下神经**、**髂腹股沟神经**和**生殖股神经**。这些神经支配臀部、腹股沟区和生殖器区域皮肤。腰丛神经尾侧的3支神经是**股外侧皮（LFC）神经**、**股神经**和**闭孔神经**。
   a. **LFC神经**由腹股沟韧带外侧附着点下方穿出，支配大腿和臀部外侧的感觉。
   b. **股神经**在腹股沟韧带下方，于股动脉外侧穿出，位于髂筋膜下，髂肌表面，支配大腿前部肌肉和皮肤感觉及膝、髋关节。**隐神经**是股神经的终末皮神经，支配小腿、足内侧的皮肤。它是腰丛神经中唯一支配膝关节以下肢体的神经。
   c. **闭孔神经**从坐骨的闭孔穿出骨盆，支配大腿内收肌群、髋关节、膝关节和大腿内侧的部分皮肤。
2. **骶丛神经**（图21-9B）：由第4～5腰神经和第1～3骶神经（腰骶干）的前支组成。**坐骨神经（SCN）**和**股**

后皮神经（PCNT）是骶丛神经中两个最大的神经。其他分支为阴部神经、臀上神经和臀下神经。

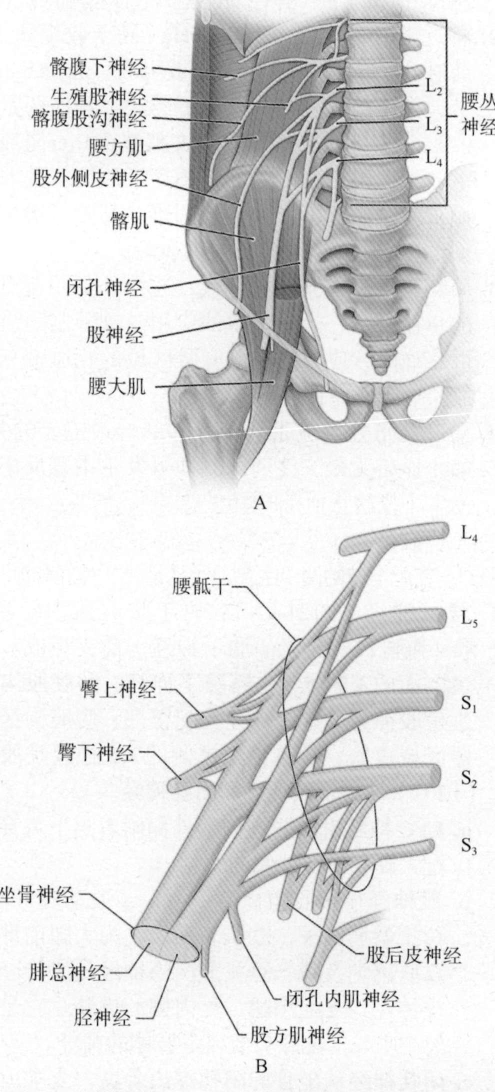

图21-9　腰丛神经（A）和骶丛神经（B）示意图

引自Horn JL，Nasiri M. Regional blocks—A brief overview. In：Jaffe RA，Schmiesing CA，Golianu B，eds. *Anesthesiologist's Manual of Surgical Procedures*. 6th ed. Wolters Kluwer；2020：1763-1799

a. **PCNT：**前段与坐骨神经伴行，主要支配大腿后部皮肤，也可延伸至小腿后部皮肤。

b. **SCN：**从坐骨大孔穿出骨盆，在臀大肌下缘穿行，沿股骨内侧缘下行，并发出分支支配腘绳肌，再于腘窝处浅行，位于内侧的半膜肌和半腱肌之间，在该处分为胫神经和腓总神经。

（1）**胫神经：**沿小腿后方下行，经过内踝下方发出终末分支，主要支配足内侧和足底皮肤，产生足跖屈（见图21-3）。

（2）**腓总神经：**经腓骨小头绕行后分支为腓浅神经和腓深神经。

1）**腓浅神经：**为感觉神经，经小腿外侧向下，于外踝内侧发出终末分支，支配足前部（见图21-3）。

2）**腓深神经：**走行于胫前动脉外侧，踝关节上缘，位于胫骨前肌肌腱和𧿹长伸肌腱之间。其主要是足背屈运动神经，同时也发出感觉支支配第1、2足趾之间皮肤（见图21-3）。

3）**腓肠神经：**是感觉神经，由腓总神经和胫神经的分支汇合而成。其走行于外踝下方，支配足外侧皮肤（见图21-3）。

B. 适应证：**全部下肢麻醉**需要同时阻滞腰丛神经和骶丛神经。

1. 髋关节的神经支配来自腰丛神经和骶丛神经，包括股神经、坐骨神经、生殖股神经、闭孔神经、股外侧皮神经、臀上神经等。因此很难应用单一的区域阻滞技术用于髋关节手术。然而，腰丛神经阻滞、股神经阻滞（髂筋膜阻滞）、坐骨神经阻滞和关节周围注射可用于髋关节手术的术后镇痛。尽管腰丛神经-肋间神经联合阻滞可用于**下腹手术**，但临床很少应用。然而，**髂腹股沟-髂腹下神经阻滞**是一种简单实用的麻醉方法，可用于腹股沟区手术（如疝修补术），并提供良好的术后镇痛。

2. **股外侧皮神经阻滞**可为大腿前侧取皮移植术提供良好的镇痛。**股神经阻滞**可用于股骨干骨折，以及股四头肌成形术及髌骨骨折修复术的术后镇痛。髋关节手术需阻滞除了髂腹下神经和髂腹股沟神经以外的全部腰神经丛，最简便的方法是阻滞腰丛神经（经腰大肌）。

3. **膝关节**的神经支配也很复杂，包括股外侧皮神经、胫神经、腓总神经和闭孔神经的分支及股神经分支隐神经和股内侧皮神经等。因此单一的神经阻滞很难用于膝关节开放性手术。腰丛神经阻滞、股神经阻滞、坐骨神经阻滞、内收管和关节周围注射可作为术后切口镇痛的选择。
4. **膝远端手术**需要阻滞**坐骨神经**和**隐神经**。

C. **下肢神经阻滞并发症**与神经阻滞共性并发症无异（见本章Ⅲ.）。

D. 操作技术

1. **超声引导下腰丛神经阻滞**（图21-10）：病人取侧卧位，屈髋，术侧向上。将探头纵向置于髂嵴上方腋后线L_2～L_4水平，由中线向外侧扫描，识别脊柱横突、横突表面的竖脊肌、腰大肌和腹膜，记录所有结构的深度。神经本身不易直接观察到，腰大肌后1/3可视为腰丛神经位置。用22号150mm穿刺针由探头中点进针，进针方向由中线向外侧，在超声探头平面内进针直至针尖到达腰大肌后1/3，神经刺激仪有助于定位，表现为股四头肌收缩。回吸无血后，注入局麻药25～30ml。该阻滞特有的**并发症**包括硬膜外阻滞、交感神经损伤、血管损伤、内脏穿孔和肾损伤。
2. **股外侧皮神经阻滞**
   a. **体表标志**：选择25mm 22号穿刺针在髂前上棘下内侧1～2cm处刺入，稍向外上方进针，触及髂前上棘下方髂骨面后，注入局麻药5～10ml。
   b. **超声引导下股外侧皮神经阻滞**：探头置于髂前上棘下方，与腹股沟韧带平行。股外侧皮神经位于阔筋膜张肌和缝匠肌之间。平面内法置入25mm 22号穿刺针至神经周围，回吸无血后注入局麻药5～10ml。注意该神经穿过缝匠肌的概率高达22%。

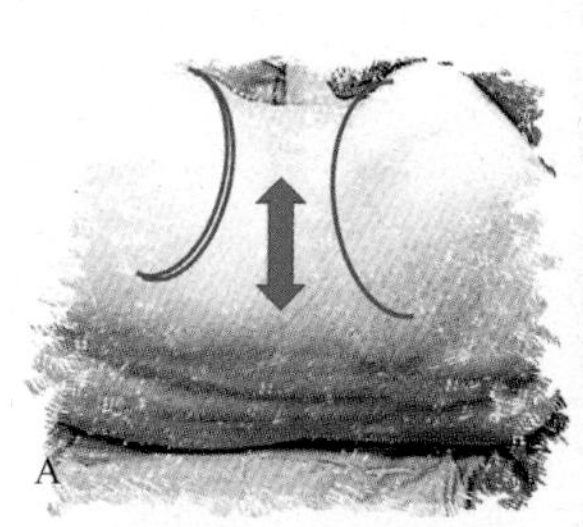

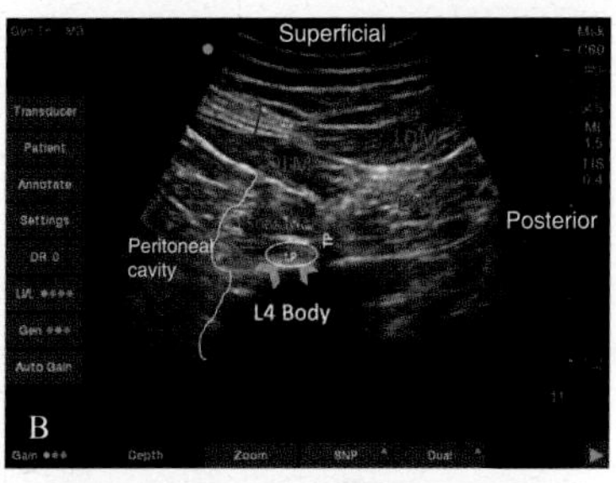

图21-10 超声引导下腰丛神经（腰大肌）/腰方肌阻滞

A.双向箭头所示为超声探头位置，在髂嵴（一条蓝线）和肋缘（两条蓝线）之间。B. 红色标记为三层腹壁肌肉（1. 腹外斜肌；2. 腹内斜肌；3. 腹横肌）。横突将腰大肌与竖脊肌分开。腰丛神经走行于腰大肌间隙内。ESM. 竖脊肌；LDM. 背阔肌；LP. 腰丛神经；QLM. 腰方肌；Superficial. 表面；Posterior. 后侧；Psoas M. 腰大肌；Peritoneal cavity. 腹膜腔；L_4 Body. 腰4椎体

3. **超声引导下股神经阻滞**（图21-11）：病人取仰卧位，超声探头置于腹股沟横纹水平股动脉上，然后向外侧移动约1cm，探头置于股动脉图像内侧。可见髂腰肌表面有两层筋膜：阔筋膜浅层和髂深筋膜。**股神经**位于髂深筋膜的深部，股动脉的外侧面。用50mm 22号穿刺针，与皮肤成60°向内侧平面内进针。随着针尖推进，可感到两次明显的突破感（由于两层筋膜被穿破；每次均为阻力先增加，然后突然消失）。此时针尖已突破阔筋膜和髂筋膜，且应位于髂筋膜和髂腰肌之间。如果穿刺针所在平面正确，神经刺激可引起股四头肌抽搐（"髌骨舞蹈"），可见局麻药在多水平方向扩散，很容易阻滞股神经。

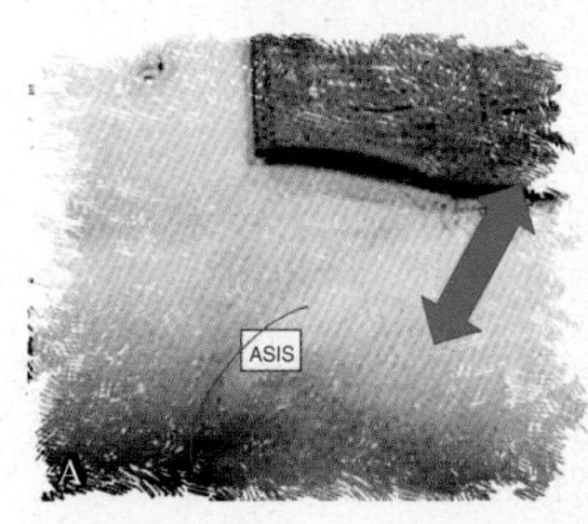

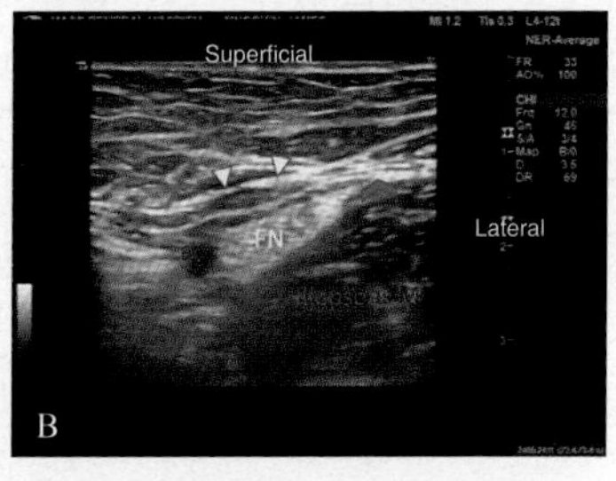

图21-11 超声引导下股神经/髂筋膜间隙阻滞

A.双向箭头所示为超声探头位置，与腹股沟韧带平行且位于尾部，蓝线表示髂嵴 B.股神经位于阔筋膜（黄色箭头）和髂筋膜（蓝色箭头）深面，股动脉外侧ASIS. 髂前上棘；FA. 股动脉；FN. 股神经；Iliopsoas M. 髂腰肌；Superficial. 表层；Lateral. 外侧

4. **超声引导下髂筋膜间隙阻滞**（见图21-11）：此技术能阻滞股外侧皮神经和股神经，方法与股神经阻滞相同。由髂筋膜外侧缘注射局麻药35～40ml，向内扩散至股神经。

5. **超声引导下收肌管阻滞**（图21-12）：此方法可阻滞穿过收肌管的股神经分支（隐神经和股内侧皮神经）和闭孔神经分支，在此位置阻滞股神经与在腹股沟处阻滞效果相当，但可能会降低对股四头肌运动神经的阻滞。病人取仰卧位，术侧腿外旋，膝盖屈曲。滑动探头识别大腿中段缝匠肌深面的股动脉。股神经束与股动脉相毗邻。80～100mm 22号穿刺针由探头外侧向目标组织进针。回吸无血后，在股动脉两侧共注入局麻药15～20ml即可。

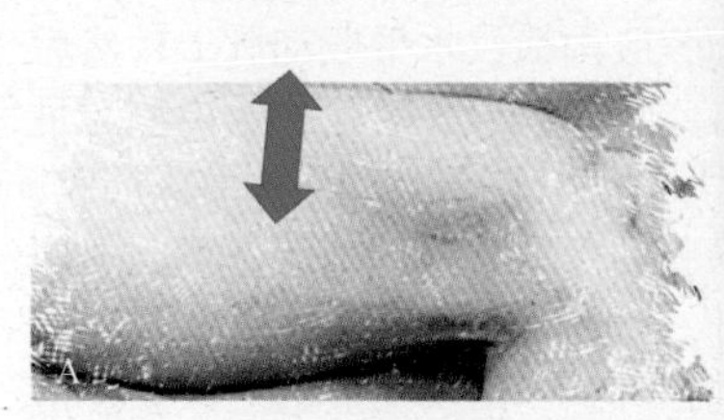

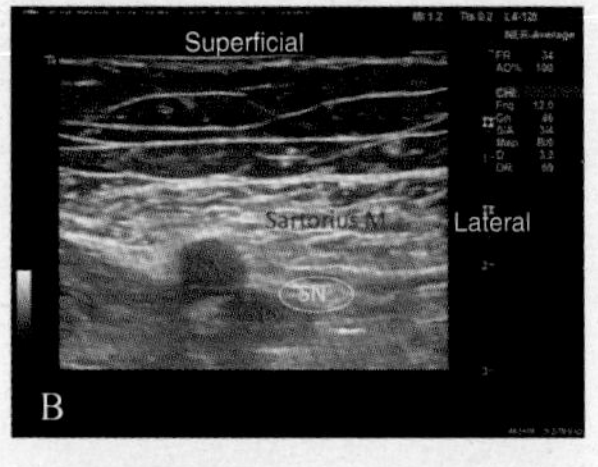

图21-12　超声引导下收肌管阻滞

A. 双向箭头所示为超声探头位置。B. 股动脉和股静脉位于缝匠肌下方，隐神经位于动脉外侧。FA. 股动脉；FV. 股静脉；SN. 隐神经；Sartorius M. 缝匠肌；Superficial. 表层；Lateral. 外侧

6. **超声引导下隐神经阻滞**：收肌管入路常用于阻滞大腿中段和膝关节以下的隐神经。病人取仰卧位，腿伸直，探头置于胫骨粗隆水平。识别大隐静脉和阔筋膜，在靠近隐静脉的隐神经周围注入局麻药。膝盖上方使用止血带有助于大隐静脉充血。

7. **超声引导下闭孔神经阻滞**：病人取**仰卧位**，将探头放在大腿内侧腹股沟下方处，识别长短内收肌筋膜表面的闭孔神经分支。以80mm 22号穿刺针进入，直至针尖接近筋膜，**神经刺激仪**刺激闭孔神经可引起内收肌群抽搐。每个分支旁注入局麻药5～10ml（总计10～20ml）。

8. 坐骨神经阻滞

a. **超声引导下后入路/臀下入路：**病人呈Sims体位，即病人侧卧，阻滞侧向上，屈髋、屈膝。将探头置于股骨大转子和坐骨结节之间，坐骨神经成像于坐骨棘平面，穿臀大肌到股方肌表面。以80～100mm 22号针于探头下方进针，针尖到达神经附近，**神经刺激仪**可引出坐骨神经分布区域的运动反应（腓肠肌收缩，足背屈或跖屈）或腿、足异感。回吸无血后，注入局麻药15～25ml，使局麻药扩散至神经周围。**臀下入路**（图21-13），与上述入路相似，但进针位置较上述穿刺点远数厘米，该处臀大肌较薄，坐骨神经相对较浅。

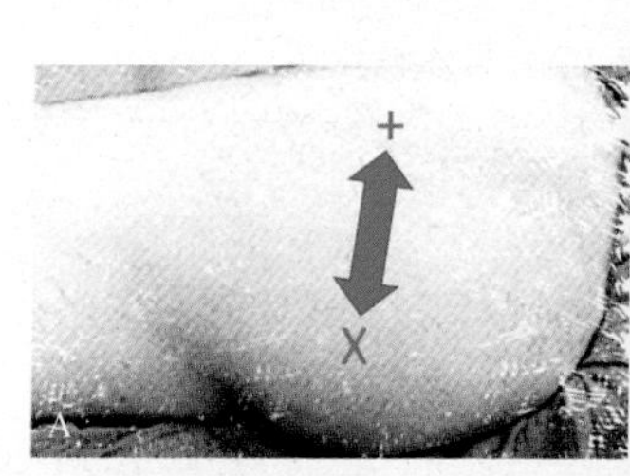

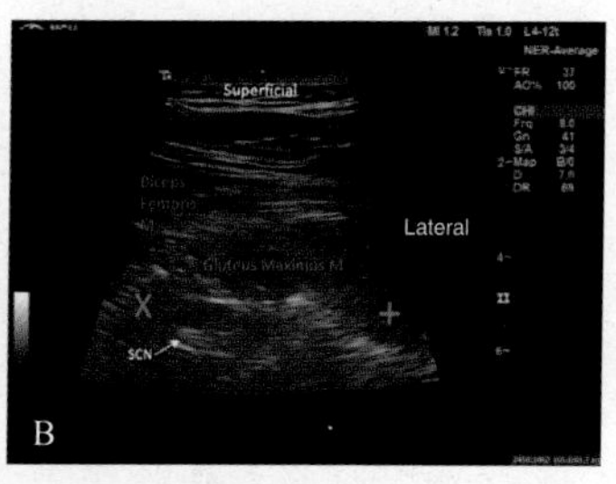

图21-13 超声引导下臀下入路坐骨神经阻滞

A. 双向箭头所示为超声探头在坐骨结节（X）与股骨大转子（+）之间位置。B. 坐骨神经位于臀大肌深面。SCN. 坐骨神经；Superficial. 表层；Lateral. 外侧；Biceps Femoris M. 股二头肌；Gluteus Maximus M. 臀大肌

b. **超声引导下腘窝入路坐骨神经阻滞**（图21-14）：病人取俯卧位、侧卧位或仰卧位，抬高下肢。探头置于腘窝横纹水平，在横断面上可见腘动脉，沿腘动脉向头侧移动5～7cm，可见腘静脉，较动脉更表浅、更靠外侧，而坐骨神经较腘静脉更表浅、更靠外侧。半膜肌位于神经内侧，而股二头肌位于神经外侧。观察神经时，须向尾侧移动探头，注意分辨此时坐骨神经分成胫神经和腓总神经。将坐骨神经置于图像中心，进针点选于探头外侧约1cm，并行局部浸润麻醉。80mm 22号

阻滞针以合适角度进行穿刺，使针尖接近坐骨神经与胫神经和腓总神经的分叉点。穿破鞘膜后有明显突破感。**神经刺激**表现为足背屈或跖屈和（或）感觉异常。确认回吸无血后，注入局麻药20～30ml，使其围绕神经充分浸润。

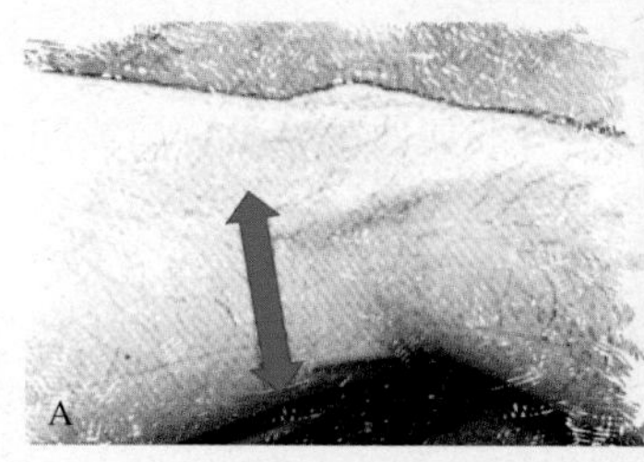

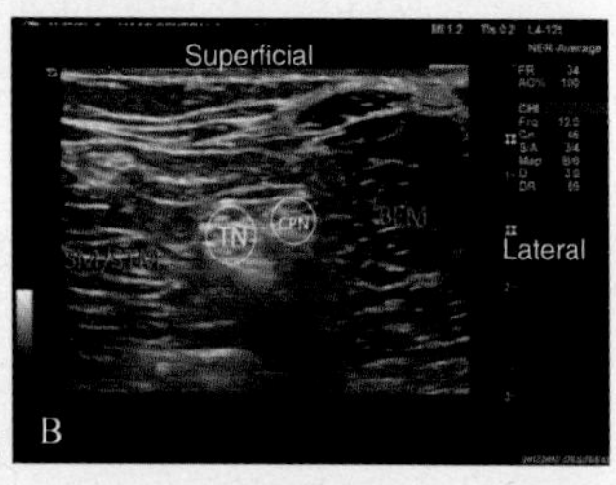

图21-14　超声引导下腘窝入路坐骨神经阻滞

A.双向箭头所示为超声探头在腘窝的位置。B. 半膜肌/半腱肌位于坐骨神经内侧，股二头肌位于坐骨神经外侧，由腓总神经和胫神经组成。BFM. 股二头肌；CPN. 腓总神经；SM. 半膜肌；STM. 半腱肌；TN. 胫神经；Superficial. 表层；Lateral. 外侧

9. 踝关节阻滞： 支配足部的5支神经均可在踝部阻滞，包括两支深神经（胫后神经、腓深神经）和3支浅表神经（腓浅神经、腓肠神经、隐神经）（图21-15）。可采用体表标志或超声引导技术进行阻滞。用枕将足垫起，以便踝部两侧操作。

a. 在踝上界，**腓深神经**位于胫前肌腱和踇长伸肌腱之间。在足背屈或踇趾伸展时很易触到这两条肌腱。将探头置于内踝上方并识别胫骨外侧的动脉和神经，紧邻胫前动脉外侧以25mm穿刺针进针至神经周围注入局麻药5～10ml。

b. 将探头置于外踝近端前侧横向移动5～10cm，识别皮下的表浅神经筋膜，或在胫骨前表面两踝之间皮下注射局麻药10ml，可以横向阻滞**腓浅神经**和**隐神经**。

c. 将探头横向置于内踝水平并识别胫后动脉后方的**胫后神经**。采用平面外技术从内踝后方进针至胫后神经，于神经周围注射局麻药5～10ml。

d. 将探头置于外踝近端后侧，寻找小隐静脉，并识

别邻近静脉的**腓肠神经**，注射局麻药5ml。

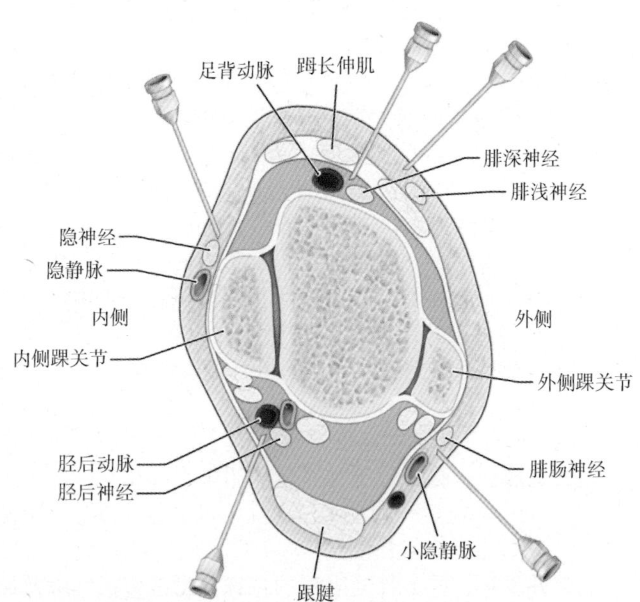

图21-15 踝部横切面示意图。腓深神经位于跗长伸肌腱和足背动脉外侧，胫后神经位于内踝和胫后动脉后方

引自Horn JL，Nasiri M. Regional blocks—A brief overview. In：Jaffe RA，Schmiesing CA，Golianu B，eds. *Anesthesiologist's Manual of Surgical Procedures*. 6th ed. Wolters Kluwer；2020：1763-1799

Ⅸ. 躯干区域麻醉

A. 解剖

1. **胸神经**由椎间孔发出，分为前支和后支。**前支**为**肋间神经**，走行于肋间隙内，位于上位肋骨下缘的下方，支配胸腹壁皮肤感觉。除T_1外，所有肋间神经均发出外侧皮支，支配**外侧胸壁**和乳腺的皮肤感觉。**胸壁前乳房内侧**皮肤感觉由T_2～T_5肋间神经**前皮支**支配，而锁骨上神经支配**乳房上极**皮肤感觉。其他支配乳腺的神经包括胸内侧神经、胸外侧神经、胸长神经、肋间臂神经（支配腋窝和乳腺的腋窝尾区）和胸背神经（图21-3）。
2. **胸椎旁间隙（TPVS）**是一个位于胸椎两侧的楔形腔

隙，上界是前方的壁胸膜，内侧界为椎体，后界为肋骨横突上韧带（SCTL）。该腔隙包含胸神经前支、后支、交感链和肋间血管。

3. 起自T_6～T_{11}的肋间神经终止于**腹壁前外侧**，又称**胸腹神经**。T_{12}神经前支又称肋下神经，走行于腹壁内第12肋下。前侧腹壁接受来自T_6～L_1脊神经前支的感觉神经支配。这些神经的终末支穿过外侧腹壁，走行于**TAP**内形成神经丛，此筋膜平面位于腹内斜肌（IOM）和腹横肌（TAM）之间。T_6～T_9神经末端从肋间隙穿出，进入腹白线外侧的TAP内。胸腹神经的前皮支进入腹直肌鞘，相互交织成神经丛。L_1神经分为髂腹下神经和髂腹股沟神经（见本章Ⅷ. A. 1.）。

B. 超声引导下胸部神经阻滞

1. **适应证：**胸部椎旁神经阻滞用于胸部和上腹部手术镇痛，包括开胸手术、乳腺手术、胃造瘘术、胆囊切除术和疝修补术。

2. **并发症：**椎旁神经阻滞的特殊**并发症**包括气胸及蛛网膜下腔、硬膜外和血管内误注射。

3. **操作技术**

   a. **胸椎旁神经阻滞：**产生单侧躯体和交感感觉缺失。可以使用平面外旁正中入路。将探头矢状位置于棘突外侧，水平向内侧移动直至出现横突和胸椎旁间隙，以及胸膜和肋横突上韧带。在探头外侧置入80mm 22号穿刺针，平面外进针，直至针尖穿过肋横突上韧带，穿透后可见注射局麻药会导致胸膜凹陷，或将探头横向置于棘突外侧，平面内进针可以全程见到穿刺针的位置（图21-16）。肋骨清晰地呈现为狭窄的强回声团，伴随下方声影。轻轻向头侧或尾侧移动探头，会见到胸膜和横突。胸椎旁间隙表现为低回声的三角形结构，由下方的胸膜、上方高回声的肋间内膜和内侧的横突组成。在探头外侧置入80～100mm 22号穿刺针，向内侧胸椎方向进针，持续观察针尖位置以避免针尖未进入胸腔。水分离法可以帮助找到针尖。确认回吸无血后，注入局麻药3～5ml，可在多个平面穿刺也可在一个平面穿刺并注射更大剂量的局麻药（20ml）以达到更广泛的阻滞区域，也可置入导管达到连续阻滞，局麻药注射可见胸膜腔凹陷，也能见到药物向头侧和尾侧扩散。

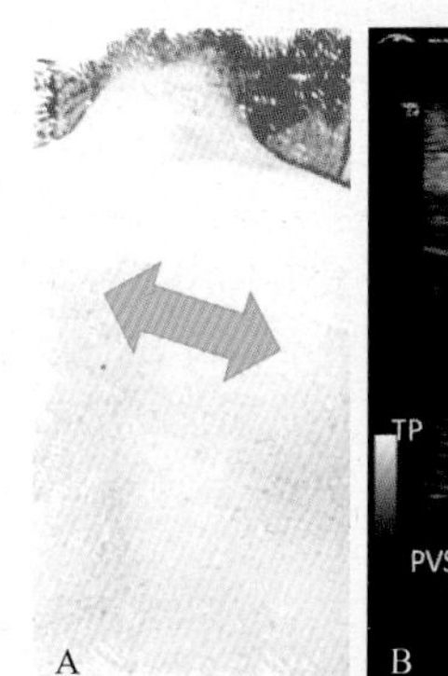

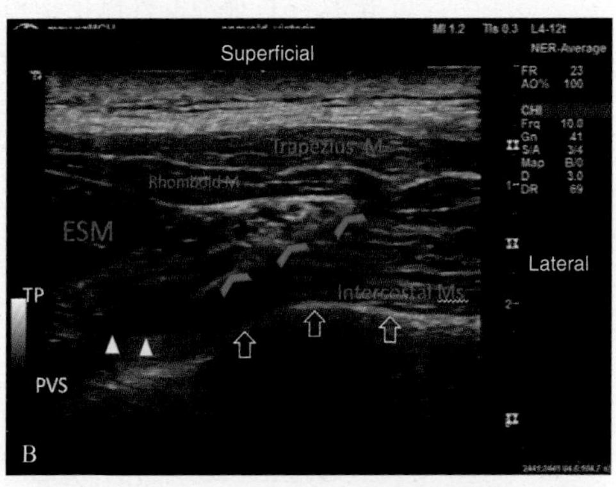

图21-16　超声引导下横向入路胸椎旁神经阻滞

A. 双向箭头所示为超声探头位置。B. 椎旁间隙位于肋横突上韧带（黄色箭头）和横突后方。蓝色箭头示穿刺针指向椎旁间隙，白色箭头示胸膜。ESM. 竖脊肌；PVS. 椎旁间隙；TP. 横突；Superficial. 表层；Lateral. 外侧；Trapezius M. 斜方肌；Rhomboid M. 菱形肌；Intercostal MS. 肋间肌

b. 胸筋膜平面阻滞：是较新的超声引导下阻滞技术，主要依靠局麻药在筋膜平面的扩散完成。目前被认为是硬膜外阻滞、胸椎旁阻滞和肋间阻滞的安全替代方法。

（1）胸神经阻滞（Pecs）：胸神经支配胸大肌和胸小肌，阻滞该神经可为术后胸肌痉挛和胸肌筋膜疼痛提供良好的治疗。胸神经阻滞方法Ⅰ在胸大肌和胸小肌之间注射局麻药，以阻滞胸内外侧神经。病人取仰卧位，手臂外展90°，探头矢状位，类似于锁骨下入路阻滞臂丛神经（见图21-7）。由内向外旋转超声探头并识别胸肩峰动脉胸支。**水分离法**用于确认正确的筋膜平面。确认回吸无血后，注入局麻药10ml。**胸神经阻滞方法Ⅱ在**两个筋膜平面单独注射局麻药，包括胸神经阻滞方

法Ⅰ和在前锯肌与胸小肌之间注射局麻药。第一次注射与胸神经阻滞方法Ⅰ相同，横向移动探头识别胸小肌和前锯肌，在腋前线第4肋水平，于两肌间第2次注射局麻药，可阻止T_2～T_4神经的外侧皮支和肋间臂神经。

（2）**前锯肌平面阻滞**：该阻滞在腋窝区第2肋和第7肋之间进行，位置较胸肌平面向外向后。该方法主要阻滞肋间神经外侧皮支、胸神经和胸背神经。覆盖范围为T_2～T_7，用于乳腺手术和开胸手术镇痛。探头置于第4、5肋之间定位背阔肌。识别位于前锯肌和背阔肌之间筋膜平面内的胸背动脉。回吸无血后，注入局麻药。

（3）**竖脊肌平面阻滞**（图21-17）：该阻滞用于肋骨骨折和躯干手术镇痛。将局麻药注入竖脊肌深面和横突尖端浅层的筋膜平面，主要依靠局麻药向椎旁和硬膜外腔的扩散发挥作用。探头矢状位置于横突尖端外侧，80mm 20号穿刺针平面内进针，直至针尖抵达横突，单次注入局麻药20ml，阻滞平面可扩散至邻近6～10条脊神经。

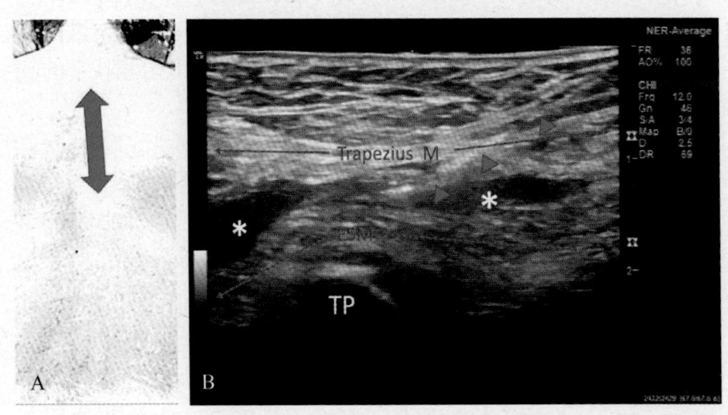

图21-17 超声引导下竖脊肌平面阻滞

A.双向箭头所示为超声探头位置。B.竖脊肌位于横突背侧。蓝色箭头示竖脊肌上方的穿刺针和水分离扩散区（*）。ESM.竖脊肌；TP.横突；Trapezius M.斜方肌

（4）椎板平面神经阻滞：该阻滞用于横突骨折和躯干镇痛，类似于竖脊肌阻滞。探头置于中线位置以识别椎板，穿刺针抵达椎板而不是横突，单次注入局麻药20ml，阻滞平面可扩散至邻近2～4个节段的脊神经。

c. 肋间神经阻滞：该阻滞是将局麻药注入肋间内膜和胸内筋膜/壁胸膜之间的肋间隙内。病人取俯卧位、坐位、侧卧位均可。探头矢状位置于旁后正中线并识别横突尖端，向外侧移动探头识别肋骨。25～50mm 22号穿刺针平面内进针，直至针尖抵达肋间内膜下方，壁胸膜上方。回吸无血后注入局麻药3～5ml，可多次注射以提供更广泛的镇痛作用。

C. 超声引导下腹部神经阻滞

1. 适应证：腹部神经阻滞主要为脐周腹部切口提供镇痛，包括腹腔镜手术、结直肠开腹手术、阑尾切除术、耻骨后前列腺切除术、子宫切除术、剖宫产术和疝修补术等。正中切口需行双侧神经阻滞。

2. 并发症：特有并发症包括内脏穿孔及局麻药全身毒性反应。

3. 操作技术

a. TAP阻滞：主要用于前腹壁手术后镇痛，包括皮肤、肌肉和壁胸膜。理论上可以实现T_7～L_1脊神经节段感觉阻滞。临床上实施TAP阻滞有两种方法。

（1）侧腹壁入路（图21-18）：该方法主要针对腋前线和腋中线之间的腹壁。病人取仰卧位，显露肋缘至髂嵴间的腹部区域。探头平行置于髂嵴上缘与肋下缘之间的腋中线上。由外向内识别腹外斜肌、腹内斜肌和腹横肌。在腹横肌深面可见壁腹膜及下方蠕动的肠腔。于探头中点内侧2cm呈30°角置入80～100mm 22号blunt-tipped穿刺针，进针直至针尖到达腹内斜肌和腹横肌之间，回吸无血后，两侧各注入局麻药20～30ml或留置导管用于连续神经阻滞。给药后可见局麻药在肌间扩散。

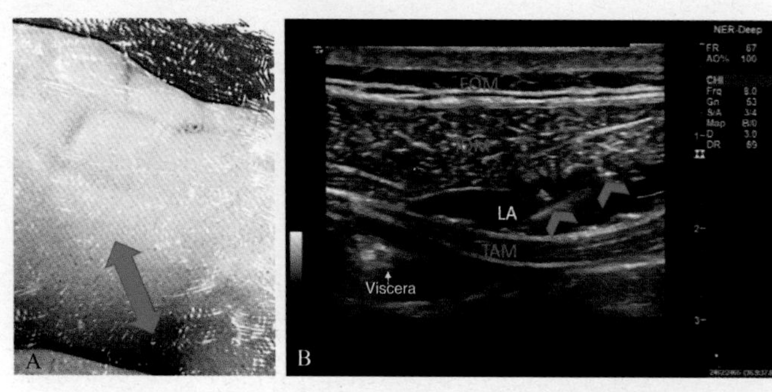

图21-18　超声引导下侧腹壁入路腹横肌平面阻滞

A. 双向箭头所示为超声探头位置。B. 局麻药经穿刺针（蓝色箭头）注入腹内斜肌和腹横肌之间。EOM. 腹外斜肌；IOM. 腹内斜肌；TAM. 腹横肌；LA. 局麻药；Viscera. 内脏

（2）肋下入路：主要针对剑突至髂前上棘间的腹壁，通常用于上腹部感觉神经阻滞（T_6～T_{10}）。探头置于肋下缘、剑突外侧，长轴与肋缘平行，识别腹直肌、腹直肌鞘及深面的腹横肌。平面内进针直至针尖到达腹直肌鞘与腹横肌之间，回吸无血后注入局麻药，超声下见药物呈梭形扩散至髂前上棘方向。

b. 腹直肌鞘阻滞（图21-19）**：**主要用于脐疝修补术等腹部正中线切口手术的镇痛。腹直肌位于腹部浅筋膜下方。病人取仰卧位，充分显露腹部。探头横向置于脐外侧，采用平面内技术于探头内侧置入80～100mm 22号穿刺针，由内侧向外侧进针，针尖穿过腹直肌鞘前层和腹直肌到达后层，回吸无血后，每侧注入局麻药10～20ml。穿刺时注意避开腹壁下动静脉。

c. 髂腹下/髂腹股沟神经阻滞：该方法可为腹股沟手术（如疝修补术）提供良好的术后镇痛。探头平行放置于髂前上棘与脐之间的连线上、髂前上棘内侧。超声示目标神经为腹内斜肌和腹横肌之间的高回声信号，同时见旋髂深动脉位于此平面内。采用平面内技术于探头内侧置入25mm 22号

穿刺针，由内侧向外侧进针，直至针尖到达此平面，回吸无血后，注入局麻药10～20ml。

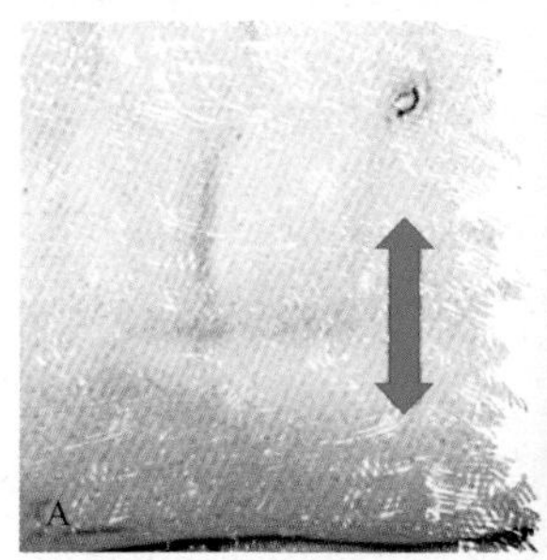

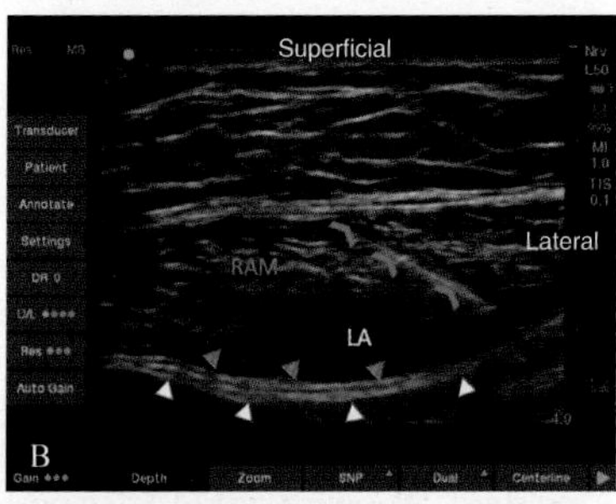

图21-19　超声引导下腹直肌鞘阻滞

A.双向箭头所示为超声探头位置。B.局麻药经穿刺针（蓝色箭头）注入腹直肌和腹直肌鞘（红色箭头）之间。黄色箭头示腹内筋膜。EA.腹壁下动脉；LA.局麻药；RAM.腹直肌；Superficial.表层；Lateral.外侧

d. 腰方肌阻滞： 该方法是将局麻药注入腰方肌周围的间隙内，并阻滞走行于此间隙的T_7～L_1脊神经。根据注射位点和腰方肌结构，可分为以下3种阻滞类型。病人可取仰卧位、侧卧位、坐位或俯卧位。

（1）类型Ⅰ（外侧入路）： 将线阵探头横向置于腋中线，移动探头直至图像中显示腹横肌。采用平面内技术于探头外侧置入80～150mm 22号穿刺针，前后观察针尖位置，直至针尖穿过腹横肌腱膜到达腹横筋膜表面。回吸无血后，在腰方肌外侧注入局麻药。

（2）类型Ⅱ（后入路）： 方法类似于类型Ⅰ，定位和进针方法相同。只是将局麻药注入腰方肌的后侧，腰方肌与竖脊肌之间的筋膜平面内。

（3）腰方肌前入路阻滞（图21-10）**：** 使用凸阵探头，置于髂嵴头侧。可见由横突、外侧的腰方肌、前部的腰大肌、后部的竖脊肌组成的“三叶草”征。采用平面内进针方法从后向前进针，在腰方肌和腰大肌之间的筋膜间隙内

注入局麻药，可见局麻药向椎旁间隙扩散。

（宋丹丹 译　张铁铮 审校）

推荐阅读文献

Abell DJ, Barrington MJ. Pneumothorax after ultrasound-guided supraclavicular block. *Reg Anesth Pain Med.* 2014;39(2):164-167.

Adhikary SD, Bernard S, Lopez H, et al. Erector spinae plane block versus retrolaminar block: a magnetic resonance imaging and anatomical study. *Reg Anesth Pain Med.* 2018;43(7):756-762.

ASA House of Delegates. *Standards for Basic Anesthetic Monitoring*; 2015:1-4.

ASA Task Force. Practice advisory for the prevention, diagnosis, and management of infectious complications associated with neuraxial techniques. *Anesthesiology.* 2010;112:530-545.

Bigeleisen PE, Moayeri N, Groen GJ. Extraneural versus intraneural stimulation thresholds during ultrasound-guided supraclavicular block. *Anesthesiology.* 2009;110: 1235-1243.

Chin KJ. Thoracic wall blocks: from paravertebral to retrolaminar to serratus to erector spinae and back again. A review of evidence. *Best Pract Res Clin Anaesthesiol.* 2019;33(1):67-77.

Chin KJ, McDonnell JG, Carvalho B, Sharkey A, Pawa A, Gadsden J. Essentials of our current understanding: abdominal wall blocks. *Reg Anesth Pain Med.* 2017;42(2):133-183.

Elsharkawy H, El-Boghdadly K, Barrington M. Quadratus lumborum block: anatomical concepts, mechanisms, and techniques. *Anesthesiology.* 2019;130(2):322-335.

Elsharkawy H, Pawa A, Mariano E. Interfascial plane blocks: back to basics. *Reg Anesth Pain Med.* 2018;43(4):341-346.

Greengrass RA, Narouze S, Bendtsen TF, et al. Cervical plexus and greater occipital nerve blocks: controversies and technique update. *Reg Anesth Pain Med.* 2019;44:623-626.

Hadzic A. *Textbook of Regional Anesthesia and Acute Pain Management.* 2nd ed. McGraw-Hill Education; 2017.

Horlocker TT, Vandermeuelen E, Kopp SL, et al. Regional anesthesia in the patient receiving antithrombotic or thrombolytic therapy: American Society of Regional Anesthesia and Pain Medicine evidence-based guidelines (fourth edition). *Reg Anesth Pain Med.* 2018;43:263-309.

Hussain N, Golder G, Ragina N, et al. Suprascapular and interscalene nerve block for shoulder surgery. *Anesthesiology.* 2017;127(6):998-1013.

Ilfeld BM. Continuous peripheral nerve blocks: a review of the published evidence. *Anesth Analg.* 2011;113:904-925.

Kandarian B, Indelli PF, Sinha S, et al. Implementation of the IPACK (Infiltration between the Popliteal Artery and Capsule of the Knee) block into a multimodal analgesic pathway for total knee replacement. *Korean J Anesthesiol.* 2019;72(3):238-244.

Ladak A, Tubbs RS, Spinner RJ. Mapping sensory nerve communications between peripheral nerve territories. *Clin Anat.* 2014;27(5):681-690.

Neal JM, Bernards CM, Hadzic A, et al. ASRA practice advisory on neurologic complications in regional anesthesia and pain medicine. *Reg Anesth Pain Med.* 2008;33:404-415.

Neal JM, Gerancher JC, Hebl JR, et al. Upper extremity regional anesthesia. *Reg Anesth Pain Med.* 2009;34:134-170.

Pandit JJ, Bree S, Dillon P, et al. A comparison of superficial versus combined (superficial and deep) cervical plexus block for carotid endarterectomy: a prospective, randomized study. *Anesth Analg.* 2009;91:781-786.

Sabouri AS, Crawford L, Bick SK, Nozari A, Anderson TA. Is a retrolaminar approach to the thoracic paravertebral space possible?: a human cadaveric study. *Reg Anesth Pain Med.* 2018;43(8):864-868.

Singelyn FJ, Lhotel L, Fabre B. Pain relief after arthroscopic shoulder surgery: a comparison of intraarticular analgesia, suprascapular nerve block, and interscalene brachial plexus block. *Anesth Analg.* 2004;99:589-592.

Sites BD, Taenzer AH, Herrick MD, et al. Incidence of local anesthetic systemic toxicity and postoperative neurologic symptoms associated with 12,668 ultrasound-guided nerve blocks: an analysis from a prospective clinical registry. *Reg Anesth Pain Med.* 2012;37(5):478-482.

Tran DQ, Bravo D, Leurcharusmee P, Neal J. Transversus abdominis plane block: a narrative review. *Anesthesiology*. 2019;131(5):1166-1190.

Tran DQ, Salinas F, Benzon HT, et al. Lower extremity regional anesthesia: essentials of our current understanding. *Reg Anesth Pain Med.* 2019;44:143-180.

Woodworth GE, Ivie RMJ, Nelson S, et al. Perioperative breast analgesia: a qualitative review of anatomy and regional techniques. *Reg Anesth Pain Med.* 2017;42(5):609-631.

第22章 骨科手术麻醉

Vassallo SA，Gerner P，Williams S

Ⅰ. 概述

骨科手术特点繁多，需要予以特别关注。骨科麻醉要求掌握多种麻醉技术：全身麻醉、椎管内麻醉和区域麻醉。了解每种麻醉方式和手术的适应证、局限性和潜在并发症至关重要。麻醉医师也必须能够对各个年龄段的病人，从健康青年到患有多种共存疾病的临终病人，提供舒适的医疗服务。该类病人可能要施行简单的择期手术、复杂的重建手术或姑息性手术。

Ⅱ. 全髋和膝关节置换术的麻醉

在美国，全髋关节置换术（THA）和全膝关节置换术（TKA）是最常见的两种外科手术。人口的老龄化增加了健康和体弱人群中退行性和创伤性疾病的发病率。即使是那些以前可能被视为不适宜接受手术的病人，现代医学也为其维持生活质量提供了希望。

A. **椎管内麻醉**：是骨科手术的主要麻醉方法，尤其在THA和TKA中。椎管内麻醉在第20章中进行了描述，本节只讨论椎管内麻醉用于特定的骨科手术。目前，麻省总医院在髋关节和膝关节置换术麻醉中，最常用的药物是0.5%布比卡因，并根据病人的身高、体重、手术复杂程度和预估的手术时间调整药物剂量。手术全程要尽力提供充分的椎管内麻醉。THA手术时通常注入局麻药2.5～3.0ml；而TKA常注入局麻药1.6～2.0ml。运动功能的早期恢复有利于术后当晚进行物理治疗。

B. 在TKA中，通常用**气压止血带**形成无血手术视野，为手术提供最佳条件。该装置充气压力应超过病人收缩压100mmHg。

1. 尽管进行了完善的椎管内麻醉，止血带仍可能引起明显疼痛。此种“**止血带疼痛**”可以表现为交感神经系统反应，有时需要药物治疗，但很少需改行全身麻醉。通常，在使用止血带超过60min时出现此种反应。这种情况下，多数专家建议松开止血带10min，然后重新充气。如果充气时间超过120min，术后可能出现严重的神经功能障碍。

2. 在手术过程中的任何时候，将气压止血带松开都可能引起多种生理变化；麻醉医师应该做好处理这些事件的准备。止血带放气后，因肢体再灌注而引起CVP和MAP降低。肢体代谢产物被洗出，则$PaCO_2$、$ETCO_2$、钾离子和乳酸水平增高，而pH和体温降低。这些变化可能导致自主呼吸病人的每分通气量增加。少数情况下，会出现心律失常、ST段和T波改变。

C. 氨甲环酸（**tranexamic acid，TXA**）：是一种抗纤溶药物，常用于减少围手术期失血量并最大限度地降低骨科手术中的输血需求量。其在关节置换术、脊柱外科和创伤外科中应用有大量研究。在麻省总医院，我们通常使用 TXA 而不是氨基己酸，尽管他们的作用机制和结果相似。

1. **作用机制**：TXA是人工合成的赖氨酸类似物。它与纤溶酶原上的赖氨酸受体位点紧密结合，从而抑制其转化为纤溶酶。
2. **剂量**：成人关节置换术时，TXA分两次给药，分别在切皮前 20min和缝皮前15min，每次静脉输注1g，输注时间超过10min。
3. **禁忌证**：①动、静脉血栓性疾病史；②3个月内心脏支架植入术；③严重缺血性心脏病（纽约心脏协会心功能分级Ⅲ级或Ⅳ级）或心肌梗死；④TXA过敏；⑤近期脑血管意外（3个月内）；⑥肾损害（血清肌酐浓度高于1.5mg/dl）；⑦妊娠；⑧视力丧失或视网膜疾病。

D. 通常在缝合切口前，手术团队局部注射**多模式镇痛药混合液**。混合液：150ml生理盐水中加入0.5% 罗哌卡因（300mg）、酮咯酸（30mg）、肾上腺素（1mg）和可乐定（80μg）。

E. 骨水泥植入综合征：是关节置换术的一种危险并发症。

"骨水泥"的成分是聚甲基丙烯酸甲酯，是一种合成树脂。在手术室内即时配制，制备时将液体与粉末混合，引起甲基丙烯酸甲酯聚合反应。这种发热反应会产生糊状物，分别将其放置在股骨髓腔内（THA时）和股骨、胫骨假体组件上（TKA时）。放置骨水泥会引起髓腔内压力增高，进而导致骨水泥、骨髓或脂肪栓塞。主要病理生理改变是肺血管阻力增加。因此，术前存在右心功能障碍或肺动脉高压病人尤易受累。

1. **临床表现**包括低血压、低氧血症和心律失常。
2. 为了避免这些并发症，我们临床实践做法是，在放置骨水泥之前提高FiO_2和血容量。首要工作是手术和麻醉团队之间的明确沟通，若病人状态不稳定，则应推迟放置骨水泥。对病情复杂病人，拟行半髋关节置换术或THA修复髋部骨折时，应在术前讨论病人是否适合使用骨水泥。对于已知肺动脉高压或右心功能不全、预后不良的病人，以及拟行姑息性手术以便回家护理或进行临终关怀病人，手术团队应考虑使用非骨水泥假体。

F. **双侧TKA/THA**，是指在一天内进行双侧髋关节或膝关节置换术，目前较少进行。几项研究回顾了双侧关节置换术的后果。与分期单侧手术相比，同期双侧手术为病人提供了便利并缩短了康复时间，但是却增加了围手术期并发症的风险，必须权衡利弊。**权威专家共识建议**拟行双侧关节成形术病人的排除标准：①年龄超过75岁；②ASA Ⅲ级或以上；③多种共存疾病，尤其是病态肥胖和心肺疾病病史病人。

Ⅲ. 肩部手术麻醉

肩部手术可以在全身麻醉、区域麻醉或两者复合麻醉下进行。该类手术包括全肩关节置换术、前部肩峰成形术、肩袖修复术和肱骨或锁骨骨折复位固定术。肩部手术可采用关节镜或开放途径实施。尤其是老年、体弱和高危病人，可从实施单纯区域麻醉或辅助全麻中受益。

A. **体位**：在肩部手术中是一项重要因素。坐姿或"沙滩椅"体位广受欢迎，已经取代了传统的侧卧位（图22-1）。坐姿会影响气道管理和血流动力学稳定性。病人的头部由可移动的头枕支撑，然后将手术台上半部抬高

45°。手术过程中对病人头部和眼睛的保护至关重要。定期观察是避免受伤的主要措施。

B. **直立体位的血压测量**：需要注意垂直高度每相差1.36cm，血压就会变化1mmHg。例如，如果放置在心脏水平的袖带测量血压值为120/80mmHg，而Willis环位于在心脏上方25cm处，脑灌注压即为102/62mmHg。采用的策略是提高血压以抵消垂直高度的变化。而外科医师可能会要求控制性降压以改善出血状况，但对脑血管疾病病人，必须慎重考虑这一要求。对于病情复杂或脓毒症病人，可能需要有创动脉压来管理血流动力学。

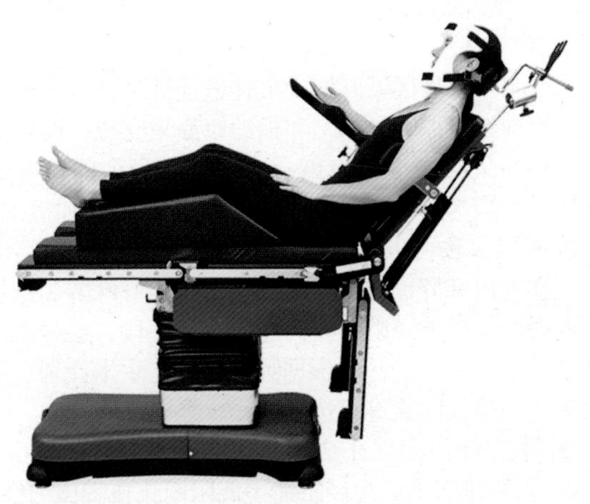

图22-1 沙滩椅体位，如施乐辉公司T-MAX手术台所示（承蒙Smith & Nephew公司提供）

C. 在肩部手术前，接受区域麻醉的坐位病人中，有20%发生**贝措尔德-雅里施反射（Bezold-Jarisch reflex）**引起心动过缓合并低血压，使病情更加复杂。该血流动力学改变多在神经阻滞后60min突然发生，这可能是心脏收缩亢进的结果，也可能与阻滞时使用肾上腺素或清醒病人的焦虑状态有关。由于坐位时前负荷降低，心脏收缩力增强以对抗心室容积减少。这些因素激动心室壁的机械感受器，出现反射性心动过缓。关于预先使用β受体阻滞药是否能有效缓解贝措尔德-雅里施反射，结果不一。

D. 气道管理：在这些病人中，通常需要气管插管，因为直立位和手术部位使喉罩出现问题时重新定位变得困难。

E. 当行区域麻醉时，多选择**肌间沟臂丛神经阻滞**，因为大部分肩关节深部组织受C_5～C_6神经根支配，还可以留置导管进行持续术后镇痛。有时，行肩关节后部手术时，可阻滞肋间臂神经以增强麻醉效果。

F. 全肩关节置换术和肱骨骨折脱位修复术，常需要**深度肌肉松弛**，这为重新整合和固定提供了有利条件。区域麻醉的优点是能够提供良好的肌肉松弛，而无须反复给予神经肌肉阻滞药。

Ⅳ. 足踝手术麻醉

远端下肢手术是区域麻醉的最佳适应证。许多手术可以通过外周神经阻滞（PNB）和辅助镇静来完成，而其他部位手术则可能需要全身麻醉；在没有禁忌证的情况下，所有病人均应考虑PNB，但是要谨记禁忌证，如后文所述。这种麻醉方法可以提供良好的术中麻醉和术后镇痛。另外，椎管内麻醉也可用于下肢手术。全身麻醉和**监护麻醉**的选择，是以神经阻滞作为主要麻醉手段，还是采用神经阻滞辅助全身麻醉，应依据具体手术、手术计划、手术持续时间和病人因素进行选择。

1. 术中使用大腿止血带的病人，通常需要全身麻醉，因为许多下肢神经阻滞不能阻断止血带压力性疼痛。
2. **体位**对麻醉选择的影响：大多数足踝手术可在仰卧位或侧卧位下实施，而跟腱手术和跟骨骨折通常在俯卧位下进行。若想气道管理安全且病人舒适，选择区域麻醉可能合适。无论如何，控制气道的全身麻醉可能是必不可少的。
3. 术后，外科医师可能需要评估患肢远端神经血管的完整性，这种需求可能会影响区域麻醉或全身麻醉的选择。我们面对着人口老龄化，他们常患有晚期心血管和肺部疾病，这可能促使我们的临床实践倾向于区域麻醉。**切记，如果镇静过度，那么区域麻醉的显著优势（如减少术后谵妄、缩短住院时间和加速康复）可能无法实现。**

4. 需要考虑的**其他外周神经阻滞**

a. **坐骨神经阻滞（腘窝阻滞）**：是足踝外科最常用的神经阻滞技术之一。在胫神经和腓总神经的分叉处近端阻滞腘窝坐骨神经，可使膝盖以下（小腿和足内侧除外）的感觉完全丧失。

b. **隐神经**：支配小腿和足内侧的感觉，可在收肌管、胫骨粗隆或踝关节进行阻滞。隐神经通常位于缝匠肌下方股动脉旁。

c. **踝关节阻滞**：足部手术不需要阻断足踝以上感觉时，可采用踝关节阻滞。足接受5支神经支配，可在踝关节水平环形阻滞。神经包括隐神经、腓肠神经、胫神经、腓浅神经和腓深神经。

5. **区域麻醉的禁忌证**：①注射部位感染；②局麻药过敏；③骨筋膜室综合征的风险；④急性神经功能缺损。

Ⅴ. 肘部、前臂和手外科的麻醉

上肢手术可以在单纯区域麻醉或全身麻醉联合区域麻醉下完成。病人体位、使用止血带、手术时间和肌肉松弛的需求，同样会影响麻醉方式的选择（见本章Ⅳ.）。

A. **肘部和上臂手术**：通常可选择肌间沟臂丛神经或低位臂丛神经阻滞（见本章Ⅲ.）。肌间沟径路确实存在臂丛神经下干阻滞不全，且发生率较高，并可能导致尺神经分布区镇痛不足。

1. **腋路臂丛神经阻滞**：通常需辅以单独肌皮神经阻滞，可为上臂中段至手部提供可靠的麻醉。该径路不能麻醉三角肌上方的区域，因为在腋窝近端腋神经已经离开后束。

2. 需要注意的是，如果是上臂内侧切口，阻滞**肋间臂神经**和**臂内侧皮神经**可增强腋路臂丛神经阻滞效果。其阻滞方法：在胸大肌水平，将局麻药注射到腋动脉上方的皮下组织内完成。

3. 绝对**禁忌证**与所有区域麻醉技术相似；腋窝淋巴结病变，是腋路臂丛神经阻滞的相对禁忌证。

4. 相关阻滞技术、用药及其剂量的阐述，请参见第21章。纽约区域麻醉学院（NYSORA）网站详细介绍了许多区域麻醉技术，以及推荐阅读资料。

B. 前臂和手外科：通常可以在区域麻醉和镇静下实施手术。放置止血带将影响区域麻醉的应用。

1. 低位臂丛神经阻滞（锁骨上、锁骨下和腋路）可用于手外科和肘部手术；也可用于大多数前臂手术。
2. 使用止血带时通常**还需要阻断肋间臂神经和臂内侧皮神经（T_1～T_3神经根）**，因为此神经支配上臂内侧的皮肤，且不能被臂丛神经阻滞所阻断（见上文）。
3. 腕部的小手术，不需要使用前臂或上臂止血带，常采用PNB。正中神经、尺神经和桡神经很容易被阻滞。
4. 腕部和手部的小手术可采用**静脉局部麻醉或Bier阻滞**，如腕管松解术。如果在前臂，而又不使用止血带，则用较小剂量局麻药即可。

Ⅵ. 骨肿瘤麻醉

在骨肿瘤病人群体中，对其术前、术中和术后情况必须全面特殊地关注。骨、软骨和软组织恶性肿瘤可发生在各个年龄组。在过去的30年里，积极的外科治疗和创造性的重建技术，已经彻底改变了临床实践，对许多病人来说保留肢体已经成为现实。恶性骨肿瘤包括原发性肿瘤，常见有骨肉瘤、软骨肉瘤、尤因肉瘤，以及转移性肿瘤，通常为乳腺癌、前列腺癌和黑色素瘤。

A. 术前关注要点

化疗：是关键要点，在手术前病人可能接受过全面化疗。因此可能存在骨髓抑制、贫血、血小板减少、白细胞减少及靶器官损伤等副作用。术前可能需要输注促红细胞生成素、红细胞和血小板等治疗。

B. 必须了解**特殊的化疗方案**，多柔比星是一种蒽环类药物，骨肿瘤病人常在术前应用，该药物的心脏副作用与剂量有关，包括心律失常、心电图改变（如ST段和T波异常）、充血性心力衰竭和心肌病。累积剂量大于550mg/m^2心肌病风险增高。在多柔比星治疗前，应进行超声心动图检查；连续心脏检查是该方案一部分。

1. **放疗**：是同样重要的考虑因素，因为术前放疗可能导致瘢痕形成，从而增加术中出血的风险。

2. **肿瘤高度血管化**增加大量失血的风险。手术前应考虑肿瘤栓塞。目前，对复杂肿瘤进行多学科干预是标准流程，如治疗团队通常包括骨肿瘤外科医师和脊柱外科医师，普通外科医师游离肠道，泌尿外科医师放置输尿管支架，血管外科医师处理动静脉血管，胸外科医师协助切除胸部肿瘤，整形外科医师可以制作“游离皮瓣”覆盖大面积创面。

C. **术中关注要点**：精确识别肿瘤、预期手术时间、分期手术的可能性、病人体位及可能需要的电生理监测，如体感诱发电位和运动诱发电位，请参见第24章。

1. **麻醉方式**：取决于肿瘤的位置和范围。通常情况下，除计划术后需立即进行神经血管功能检查外，肢体远端孤立的肿瘤可在区域麻醉下切除。当实施术后预防血栓形成计划时，若所选择的麻醉方式，如椎管内麻醉或区域麻醉对其有影响，在术前必须进行沟通。
2. **预期大量失血**：由肿瘤高度血管化所致。建立大口径的外周静脉和中心静脉通路、具有快速输血的能力、备用成分血液制品、动脉通路和额外增加麻醉医师等都是非常必要的。该类病人可能有明显的气道水肿和需要使用血管活性药物，因此，手术后适宜转送到重症监护病房进行治疗。
3. **术后镇痛**：可能非常困难，通常需要多模式镇痛。骨肿瘤病人在术前通常有剧烈的疼痛，可能曾服用大剂量阿片类药物、三环类抗抑郁药和抗惊厥药（如加巴喷丁）。麻醉医师应了解病人的耐受性和术前用药量，因为该镇痛方案在术后阶段可能需要升级。

Ⅶ. 创伤骨科的麻醉

创伤骨科通常是多发性创伤的一部分，应遵循标准程序进行分类和手术前评估。如果可能，应该获取病人疾病史、当前的治疗史、过敏史和既往手术史。在进行标准创伤处理同时，还需关注一些特殊问题（包括适宜的静脉通路、气道控制、处理共存疾病及植入性装置）。

A. **急诊（emergent）**：骨科手术必须立即实施，而**紧急（urgent）**骨科则应在4～6h内进行手术。急诊病例有可能导致截肢或威胁生命的情况，包括血管损伤、外伤性肢体离断、骨盆骨折伴大量失血、长骨骨折和骨筋膜室综合征。紧急病例若没有及时固定或修复，可能发生并发症，包括可致软组织损伤或骨感染的开放性骨折，以及可能导致缺血坏死的关节损伤。

B. 监测：血流动力学不稳定、潜在失血问题，以及频繁实验室检查，开通动脉和中心静脉通路势在必行。为获得有关心脏功能和容量状态的详细信息，可考虑经食管或经胸超声心动图检查，有时，偶尔应用肺动脉导管监测。如果怀疑气胸、血胸、肺或心脏挫伤，心脏、胸部和肺脏的放射线检查和超声检查非常有价值。

C. 髋部骨折：是最常见的创伤骨科疾病之一。在美国，每年约有30万人遭遇髋部骨折，全世界每年约发生160万例。这些数字可以更直观地显示为女性一生中发生髋部骨折的风险为14%～18%而男性为3%～6%。髋部骨折会对老年人造成灾难性后果。髋部骨折后死亡率，可分为两个时间点：急性住院死亡率和骨折后1年死亡率。骨科病人手术后极少死亡。在美国，所有住院病人手术后急性死亡率约为1%，而髋部骨折病人为3.1%，非髋部骨折病人为0.5%。死亡的术前主要危险因素：慢性肾衰竭、充血性心力衰竭、慢性阻塞性肺疾病和年龄大于70岁。髋部骨折病人1年后的死亡率为20%～25%。这是与医疗界同行、病人及其家属交谈时要记住的最重要数据。

1. 髋部骨折病人的处理可以相当简单，也可以极其复杂。尽管手术可能是简单明了，但是，病人合并的基础疾病常给麻醉团队带来挑战。另外，骨科团队计划的不同种类修复手术，会对麻醉管理产生影响，包括：用空心钉固定股骨颈骨折；用动力髋螺钉（DHS）固定髋部骨折；髓内钉，如粗隆固定髓钉（TFN）或Gamma钉；人工股骨头置换术或全髋关节置换术。DHS或TFN修复需要牵引，病人必须放置在合适的牵引床上（图22-2）。病人在侧卧位下进行人工股骨头置换术或全髋关节置换术。更多的操作和术中透视可延长手术时间，从而影响区域麻醉或全身麻醉的选择。

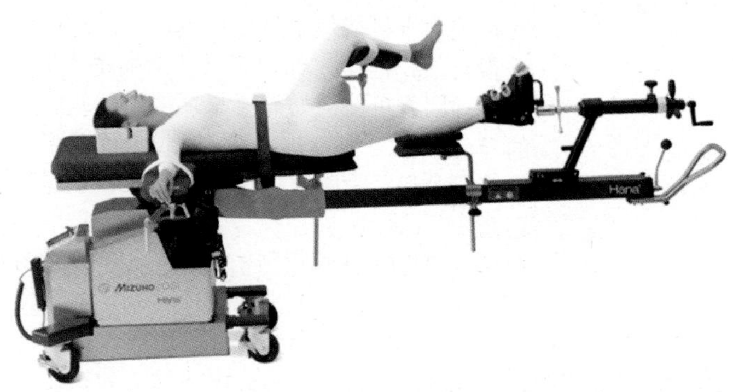

图22-2　骨折病人在Mizuho OSI公司Hana骨科手术台的体位摆放（承蒙Mizuho OSI，Union City，CA提供）

2. 虽然在制订髋部骨折修复计划时，可能需要考虑多方面问题，但是有两个长期存在的问题。

a. 麻醉种类即全身麻醉或区域麻醉，是否影响病人急性和长期发病率、死亡率和其他后果？

（1）早期的回顾性研究，如Neuman等（2012年）研究结果提示，与全身麻醉相比，区域麻醉可降低髋部骨折病人住院死亡率和肺部并发症的发生率。这种益处在股骨转子间骨折病人更为显著，而股骨颈骨折病人中则不明显。同一作者发表的第二项研究，对56 729例病人进行了类似的调查，其中28%的病人接受区域麻醉，72%的病人接受全身麻醉。与全身麻醉相比，该分析显示区域麻醉未降低30d死亡率，但显示区域麻醉病人的总体住院时间（6.2d）比全身麻醉病人（6.6d）略有缩短。Neuman等在2014年，一项大型研究得出结论，区域麻醉对髋部骨折病人的死亡率未显示益处。

（2）到目前为止，支持全身麻醉或脊麻的研究结果相类似。有关此问题的详细综述，请参阅本章推荐阅读文献。

b. 手术时机是否会影响预后？

（1）第二个争议焦点是髋部骨折手术的时机。虽然早期手术可能使术后效果更佳，这一点似乎很自然，但是，如何定义“早期手术”？有多种因素可能会妨碍了早期手术，如病人的身体状况（如急性心肌梗死）、转诊医院的转运延迟、手术室可用性及病人和家属的意愿。

（2） 在麻省总医院，我们努力在伤后48～72h内修复骨折。如果病人出现以下情况，我们将推迟手术：急性心肌梗死伴有肌钙蛋白水平升高、急性充血性心力衰竭、急性肺炎伴有血氧饱和度恶化、急性代谢紊乱，以及急性意识状态变化需要影像学检查进一步评估。

D. 创伤骨科并发症

1. 脂肪栓塞综合征（FES）： 估计创伤骨科病人FES发生率为3%～10%。死亡率高（10%～20%），应注意预防、早期诊断和治疗。

a. 病理生理： 通常认为FES病理生理学是机械性起源或生化性起源。机械性理论认为，在损伤时大脂肪滴被挤压进入静脉系统，并通过肺毛细血管和动静脉分流进入脑循环。这种微血管栓塞会导致炎症和局部缺血。而生化理论认为，是损伤引起的炎症而导致的生理反应，进而引起骨髓释放脂肪酸进入血液循环。脂肪酸和由此产生的炎症共同损伤了肺部和其他器官的毛细血管床。

b. 临床表现： 通常在长骨或骨盆创伤后12h～3d出现临床症状。临床表现为不同程度的呼吸窘迫、神经功能障碍和皮肤出血点特征性三联征。

c. 诊断： 本质上应临床诊断，但可通过使用两种独立的评分表格即 Gurd’s诊断标准或Schonfeld FES指数进行辅助诊断。

（1） Gurd’s诊断标准

1）主要标准

i. 呼吸功能不全（PaO_2＜60mmHg，FiO_2 0.4）。

ii. 中枢神经系统抑制与低氧血症不成比例。

iii. 出血点。

iv. 肺水肿。

2）次要标准

i. 心动过速＞110次/分。

ii. 发热＞38.5℃。

iii. 黄疸。

iv. 视网膜改变。

v. 肾改变。

vi. 微球蛋白血症（必选）。

vii. 血小板减少。

viii. 红细胞沉降率升高。

ix. 贫血。

至少有2个主要标准和1个次要标准阳性表现，或4个次要标准阳性表现提示FES。

（2） Schonfeld FES指数

i. 5分：出血点。

ii. 4分：弥漫性肺泡浸润。

iii. 3分：低氧血症（PaO_2＜70mmHg，FiO_2 100%）。

iv. 1分：意识混乱、发热、心动过速、呼吸急促。

v. 诊断FES需要5分或以上。

vi. **预防**：包括长骨骨折的早期手术固定。已证明这种干预措施能使FES的发生率降低75%以上，尤其是内固定术。如果内固定术被推迟，则应考虑对骨盆和长骨骨折进行外固定术。

vii. **治疗**：主要是对症支持治疗，取决于肺脏和其他终末器官功能障碍的严重程度。类固醇、肝素和腔静脉滤器等治疗措施都已被提出，但前瞻性、随机、对照研究目前尚无定论。

2. 急性骨筋膜室综合征（ACS）：是一种真正的骨科急症。区域麻醉可能会延迟诊断，因此麻醉医师必须了解其表现和选择合适的麻醉方案。ACS最常见于前臂和小腿，它也可发生在上臂和大腿。

a. 体征：早期临床表现多种多样，而疼痛与损伤不成比例是一个重要的症状。其他的典型“P”征即无脉、苍白和感觉异常，在预测骨筋膜室综合征方面无特异性。

b. **诊断**：可直接测量筋膜室压力进行诊断。血压正常病人的筋膜室压力绝对值高于20mmHg则提示ACS。

c. **治疗**：ACS的确切治疗是紧急切开筋膜，如果筋膜室压力达到30mmHg或与舒张压的差值小于30mmHg时，提示需紧急手术，及时治疗有很大机会完全康复。切口至少开放3～5d。

3. **挤压伤**：肌肉压迫引起横纹肌溶解。这些损伤可导致急性肾衰竭，其死亡率很高。

a. **血清肌酸激酶**水平与肌肉损伤程度相关，有助于诊断和监测。

b. **治疗**：包括避免肌红蛋白在肾小管中沉积。通常采用积极补充血容量和利尿治疗。

4. 在第35章讨论了术中低血压和休克的治疗及大量输血流程。

Ⅷ. 脊柱手术麻醉

此方面内容在第24章"脊柱手术麻醉"中单独介绍。

（崔　湧 译　王俊科 审）

推荐阅读文献

Anderson MR, Jeng CL, Wittig JC, et al. Anesthesia for patients undergoing orthopedic oncologic surgeries. *J Clin Anesth*. 2010;22(7):565-572.

Donaldson AJ, Thomson HE, Harper NJ, Kenny NW. Bone cement implantation syndrome. *Br J Anaesth*. 2009;102(1):12-22.

Fingerman M, Benonis JG, Martin G. A practical guide to commonly performed ultrasound-guided peripheral-nerve blocks (Review). *Curr Opin Anaesthesiol*. 2009;22(5):600-607.

Guay J, Parker MJ, Gajendragadkar PR, Kopp S. Anaesthesia for hip fracture surgery in adults (Review). *Cochrane Database Syst Rev*. 2016;2:CD000521.

Kahn RL, Hargett MJ. β-Adrenergic blockers and vasovagal episodes during shoulder surgery in the sitting position under interscalene block. *Surv Anesthesiol*. 1999;43(6):356.

Kwiatt E, Mark J, Seamon. Fat embolism syndrome. *Int J Crit Illn Inj Sci*. 2013;3(1):64-68.

Liguori GA, Kan RL, Gordon J, et al. The use of metoprolol and glycopyrrolate to prevent hypotensive/bradycardic events during shoulder arthroscopy in the sitting position under interscalene block. *Anesth Analg*. 1998;87(6):1320-1325.

Memtsoudis SG, Hargett M, Russell LA, et al. Consensus statement from the consensus conference on bilateral total knee arthroplasty group. *Clin Orthop Relat Res*. 2013;471(8):2649-2657.

Neuman MD, Rosenbaum PR, Ludwig JM, Zubizarreta JR. Anesthesia technique, mortality, and length of stay after hip fracture surgery. *J Am Med Assoc*. 2014;311(24):2508-2517.

Neuman MD, Silber JH, Elkassabary NM, Ludwig JM, Flesicher LA. Comparative effectiveness of regional anesthesia versus general anesthesia for hip fracture surgery in adults. *Anesthesiology*. 2012;117(1):72-92.

Papadonikolakis A, Wiesler ER, Olympio MA, Poehling GG. Avoiding catastrophic complications of stroke and death related to shoulder surgery in the sitting position, *Arthrosc J Arthrosc Relat Surg*. 2008;24(4):481-482.

Perlas A, Chan VW, Beattie S. Anesthesia technique and mortality after total hip or knee arthroplasty. *Anesthesiology*. 2016;125(4):724-731.

Rains DD, Rooke GA, Wahl CJ. Pathomechanisms and complications related to patient positioning and anesthesia during shoulder arthroscopy. *Arthroscopy*. 2011;27(4):532-541.

Rashid HH, Shah AA, Shakoor A, et al. Hip fracture surgery: does type of anesthesia matter? *Biomed Res Int*. 2013;2013:252356.

Ryan DJ, Yoshihara H, Yoneoka D, Egol KA, Zuckerman JD. Delay in hip fracture surgery: an analysis of patient-specific and hospital-specific risk factors. *J Orthop Trauma*. 2015;29(8):343-348.

Shaikh N. Emergency management of fat embolism syndrome. *J Emerg Trauma Shock*. 2009;2(1):29-33.

Triplet JJ, Lonetta CM, Everding NG, Moor MA, Levy JC. Association between temporal mean arterial pressure and brachial noninvasive blood pressure during shoulder surgery in the beach chair position during general anesthesia. *J Shoulder Elbow Surg*. 2015;24:127-132.

Warltier DC, Campagna JA, Carter C. Clinical relevance of the Bezold–Jarisch reflex. *Anesthesiology*. 2003;98(5):1250-1260.

第23章 神经外科手术麻醉

Mullen EM，Ankeny D

Ⅰ. 生理学

A. 脑血流（CBF）等于脑灌注压（CPP）除以脑血管阻力。**CPP是指平均动脉压（MAP）与颅内压（ICP）或中心静脉压（取二者较大值）之差。**CBF的正常值为平均每分钟50ml/100g脑组织，并受血压、代谢需求、$PaCO_2$、PaO_2、血液黏度、血管活性药和神经调节的影响。大脑获得约15%的心排血量。

1. **CBF：**在MAP处于50～150mm Hg时，通过舒缩小动脉（自主调节）（图23-1）维持在恒定水平。MAP超出此范围时，CBF直接随着MAP变化。慢性高血压的自动调整曲线右移，使得对于健康人来说正常的血压值，高血压病人却容易发生脑缺血。慢性抗高血压治疗可使自动调整范围正常化。脑缺血、创伤、低氧血症、高碳酸血症、水肿、肿物占位及挥发性麻醉药可减弱或消除自主调节，使流向受影响区域的脑血流依赖于MAP。

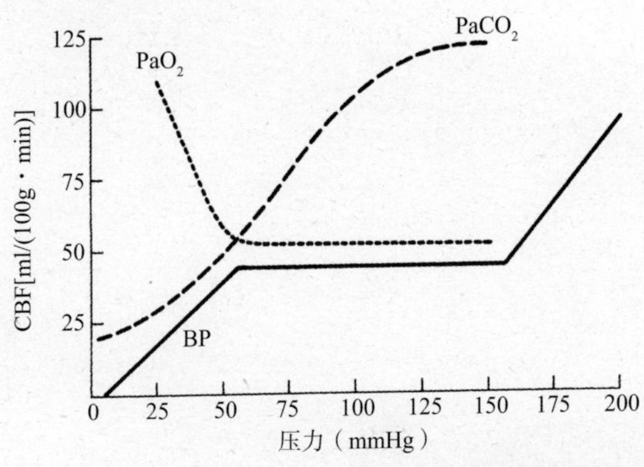

图23-1 在颈动脉平均压广泛范围内的自主调节使CBF维持在一个恒定水平。不依赖这种效应，CBF会因高碳酸血症（$PaCO_2$）和低氧血症（PaO_2）而增加，而因低碳酸血症而减少

2. **$PaCO_2$**：通过影响脑细胞外液（ECF）的pH而对CBF有很大影响。$PaCO_2$处于20～80mmHg时，CBF随$PaCO_2$的升高呈线性增长，$PaCO_2$每变化1mmHg会导致CBF变化（1～2）ml/（100g · min）。由于脑ECF碳酸氢根浓度的缓慢的适应性变化，$PaCO_2$对CBF的影响将在6～24h后减小。持续过度通气导致脑脊液（CSF）碳酸氢根生成下降，使CSF的pH逐渐恢复正常。过度通气一段时间后，$PaCO_2$的快速恢复，导致严重的CSF酸中毒伴血管扩张及ICP上升。
3. **PaO_2**：低氧血症是一种有效的脑血管扩张因素。PaO_2低于60mmHg时CBF显著增加。PaO_2在60mmHg以上对CBF影响很小。而在神经病理学条件下，高氧可能通过促进氧化损伤而变得有害。
4. **神经源性调节**：脑血管接受大量的胆碱能、肾上腺素能、血清素能和血管活性肠肽能神经支配，然而这些神经系统在CBF控制中的确切角色尚不明确。但有证据表明，失血性休克时交感神经兴奋性增强，使得自主调节曲线的下端向右移动，进而导致在给定的MAP下CBF减少。
5. **血液黏度**：正常脑组织内正常红细胞压积（33%～45%）对CBF几乎没有影响。然而，在局灶性脑缺血时，血液稀释（红细胞压积为30%～34%）所致的血液黏度减小可增加CBF到缺血范围。

B. **脑代谢率**（$CMRO_2$）和CBF紧密相关，这是因为大脑需要底物的持续供给来满足其高代谢需求。区域或全脑的$CMRO_2$增加可能通过氧化亚氮等信号分子介导，引起CBF的相应增加。其他调节$CMRO_2$（以及通过这一机制调节CBF）的因素如下所述。

1. **麻醉药**：作用不同（见本章Ⅱ. A.和B.）。
2. **温度**：体温在37℃以下时每下降1℃，$CMRO_2$降低7%，而高体温则会增加$CMRO_2$。
3. **癫痫**：会增加$CMRO_2$。
4. **疼痛与觉醒**：会增加$CMRO_2$。

C. **ICP**反映了颅内容物（脑组织、血液及CSF）容量与颅腔容积之间的关系。**正常情况下ICP为5～15mmHg**。

在有颅内病变的情况下，ICP持续升高大于15～20mmHg被认为异常。

1. **颅骨质地坚硬，**其适应颅内容积增大的潜力有限。进展中的颅内占位（如肿瘤、水肿、血肿或脑积水）首先取代血液和CSF，而ICP相对保持正常（图23-2）。随着颅内容积继续增大，颅内顺应性减小同时ICP快速上升（图23-2）。因此，对于顺应性减小的病人，尽管其颅内容积增长量很小，ICP也会显著增大（如麻醉、高血压或CO_2潴留导致的脑血管扩张）（图23-2）。

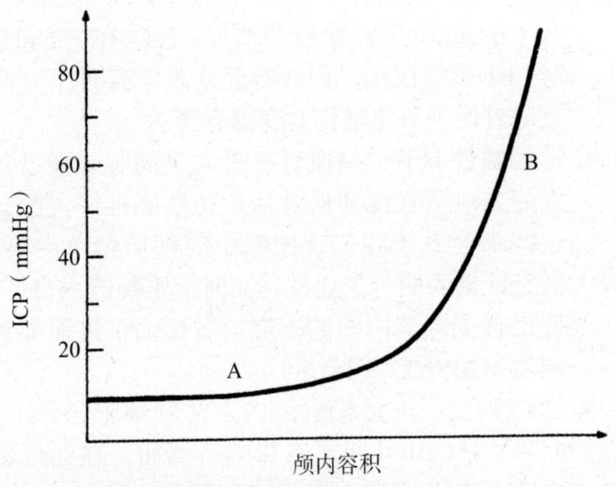

图23-2　颅内顺应性曲线。在正常的ICP范围时（A），颅内容积增大引起ICP轻度改变。超过曲线"拐点"后，颅内容积少量增多即导致ICP急剧增高（B）

2. **ICP升高的临床特征：**ICP升高通常会降低CPP，并且可能导致有自主调节缺陷，且CBF依赖于CPP的脑组织缺血。ICP升高的早期体征和症状包括头痛、恶心、呕吐、视物模糊、视盘水肿及意识水平降低。随着ICP上升，可能发生脑疝，从而造成机械性损伤和（或）脑干和脑神经缺血。这可能导致伴随慢速性心律失常或快速性心律失常的高血压、呼吸不规律、动眼神经（第Ⅲ对脑神经）麻痹引起同侧瞳孔扩大且无光反射、展神经（第Ⅵ对脑神经）麻痹、对侧轻偏瘫或偏瘫，并最终导致昏迷和呼吸骤停。

3. ICP升高的治疗策略： 主要在于减小颅内容物体积。

a. **过度通气直至 $PaCO_2$ 为25～30mmHg导致脑血管收缩，可作为控制急剧上升的ICP的临时措施。** 尽管如此，过度通气有潜在的危害，会导致CBF低的脑部受损部位缺血。因此，一旦明确有效的治疗建立就应该停止过度通气。此外，当CSF的pH正常时，过度通气对于ICP的影响减少。相反，**低氧血症和高碳酸血症会导致脑血管扩张**，应予避免。

b. **降低颈静脉压：** 将头部从仰卧位升高至少30°以促进静脉引流并减小颅内静脉血容量，进而降低ICP。避免颈部过度弯曲或扭转，防止胸膜腔内压增大（如咳嗽、高张力及升高的胸膜腔内压），以免颈静脉回流减少。此外，PEEP应被减小到能够提供足够的肺复张的最低水平。

c. **控制 $CMRO_2$：** 巴比妥类药物是有效的血管收缩药，能在降低 $CMRO_2$ 的同时减少脑血流。在需要时使用适当的镇静药和抗癫痫药来防止由于觉醒或癫痫导致的 $CMRO_2$ 的升高。

d. **保持高血浆渗透压**（305～320mmol/L）：可通过促进有利的流体梯度（静水压和胶体渗透压）减轻脑水肿，并减小脑体积。这一目标通过液体管理实现（见本章Ⅴ. D.）。此外，**甘露醇**（0.5～1.0g/kg，静脉输注）和**呋塞米**产生高渗状态并有效使ICP快速下降。可用**高渗盐水**代替甘露醇控制上升的ICP。

e. **减小CSF容量：** 可通过术中经脑室造瘘置管或穿刺抽吸来引流CSF，ICP升高造成危险时可在术前进行。

f. 手术去除肿瘤、血肿或去骨瓣减压可以减小颅内容积和降低ICP。

g. 激素可能减轻与肿瘤相关的脑水肿，但起效缓慢，无助于急性颅内高压的治疗。

Ⅱ. 药理学

麻醉使用的药物可能影响 $CMRO_2$ 和CBF。

A. **吸入麻醉药**会造成与剂量相关的 $CMRO_2$ 降低，同时导致CBF增加。

1. **氧化亚氮**会增加$CMRO_2$、CBF和ICP。当其与静脉麻醉药一起使用时这些影响会明显减弱或消除。存在颅内空隙（如颅腔积气）时应避免使用氧化亚氮，因其扩散入空腔的速度比氮气扩散出的速度快，会造成ICP快速上升。
2. 挥发性药物由于具有直接的扩血管作用，会导致CBF增大。增加这些药物的浓度会使脑血管自主调节作用减弱或消除，但是自主调节对CO_2的反应性仍存在（表23-1）。对于具有正常颅内顺应性的病人，吸入麻醉药的血管扩张作用临床上不显著。对于颅内顺应性受损（如大型颅内占位病变和急性颅内血肿）的病人慎用此类药物。

表23-1　吸入性麻醉药的脑生理学效应

	氧化亚氮	地氟烷	七氟烷	异氟烷
CBF	↑	↑↑	↑	↑↑
CPP	↓	↓↓	↓	↓↓
ICP	↔/↑	↔/↑	↔/↑	↔/↑
代谢需求	↑	↓	↓	↓
CO_2反应性	↔	↔	↔	↔
癫痫阈值	↓	↓	↓	↓

CBF. 脑血流；CPP. 脑灌注压；ICP. 颅内压。

3. 挥发性麻醉药物可能是通过抑制神经元的电活动，产生呈剂量依赖性的代谢（$CMRO_2$）减少。异氟烷在这方面效力最强，而且是唯一的在临床相关浓度（2×MAC）诱导等电位脑电图（EEG）的挥发性药物。

B. **静脉麻醉药**通常导致CBF和$CMRO_2$呈剂量相关性同步减小。这是由于其抑制了脑代谢。**巴比妥类、依托咪酯及丙泊酚**都显著减少CBF及$CMRO_2$，能产生等电位脑电图。依托咪酯与癫痫发作有关，尽量避免用于易发作癫痫的病人。使用治疗剂量的**利多卡因**同时降低CBF和$CMRO_2$。相比之下，**氯胺酮**则增加CBF和$CMRO_2$，不常用于神经外科麻醉。**阿片类药物**和**苯二氮䓬类药物**对CBF和$CMRO_2$的影响很小。使用静脉药物时，脑血管自主调节性及对CO_2的反应性均存在。

C. **肌松药**不会直接影响CBF和$CMRO_2$。它们可能通过对血压的影响来间接地改变脑血流动力学。**琥珀胆碱**引起ICP短暂轻微的增加，可能由觉醒现象造成，通过预先使用巴比妥类药物或小剂量的非去极化肌松药可被减弱。

D. 血管活性药物

1. **肾上腺素能激动药**：MAP处于自主调节范围内时，α肾上腺素能受体激动药和低剂量β肾上腺素能受体激动药对CBF的影响很小。更大剂量的β肾上腺素能受体激动药会使$CMRO_2$和CBF增大，且在血脑屏障缺陷时被放大。多巴胺会使CBF增大，而$CMRO_2$几乎不变。

2. **血管扩张药**：若MAP保持不变，硝普钠、硝酸甘油、肼屈嗪、尼莫地平和尼卡地平会通过直接的脑血管扩张而增大CBF和ICP。β肾上腺素受体阻滞药可能有极小的影响。尽管如此，所有这些药物均已安全使用于神经外科麻醉，尤其是在CPP保持不变的情况下。

E. 脑保护

1. **局灶性与全脑脑缺血**

a. **局灶性缺血**的特征是密集缺血脑组织区域被周围非缺血区域包围，后者向半影边缘提供侧支循环。这种残余血流可以使神经元存活不同时间（脑卒中发生后3h内进行溶栓可防止因再灌注所导致的完全性脑梗死）。

b. **全脑缺血**的特征是无CBF（如心脏停搏）。全脑缺血生存的可耐受时间约为数分钟。心脏停搏后的治疗性低温（见下文低温部分）可能提高生存率并减少神经功能障碍。

2. **药物**

a. **静脉麻醉药**：高剂量的**巴比妥类药物**可能会略微促进局灶性脑缺血时神经功能的恢复，此作用可能是通过降低新陈代谢速率来实现的，或者更有可能是通过直接的药理作用完成。尽管不像巴比妥类药物那样被广泛研究，但**丙泊酚**也可以减小局灶性脑缺血的损伤。依托咪酯则使缺血脑损伤恶化。早期临床研究表明，预防性低剂量的**利多卡因**对非糖尿病病人有神经保护作用。

b. 吸入性麻醉药：可能有一定的脑保护作用，但是数据显示结果不一致，并且该神经保护作用是否持久也不确定。

c. 1, 4二氢吡啶类钙通道阻滞药**尼莫地平：**在蛛网膜下腔出血（SAH）后对血管痉挛的有利作用已得到了很好的证实，而且更像是通过神经元介导而非血管效应。临床试验未发现其对急性脑卒中病人有利。

d. 类固醇激素：在脑卒中或严重颅脑外伤后应用，未见有益效应。类固醇激素是否有利于创伤性脊髓损伤后的恢复也存争议。

e. 镁：在动物实验中显示了显著的神经元保护作用。然而，大规模临床试验表明，其对急性脑卒中病人未表现出保护作用。

f. 低体温同时降低了神经元和其他细胞的功能代谢，并因此有利于降低脑灌注。其中浅低温（核心体温34～36℃，12～24h）已被证明对已有心脏停搏病史的病人具有降低并发症发病率的作用。相反，两个关于在严重颅脑外伤后或者动脉瘤手术中使用浅低温的临床研究未证明可改善结局。

g. 体温过高会严重恶化局灶性脑缺血造成的后果，应避免。

h. 中度**高血糖**（＞170mg/dl）在缺血损伤后会加剧神经系统损伤。临床试验数据显示，正常的血糖水平会使脑卒中病人出现良好结局的可能性更高。

i. 其他生理因素：除了上述如温度和葡萄糖、灌注压的精密控制，以及PCO_2、PO_2、pH正常化等因素，预防癫痫对脑缺血状态下改善神经功能有十分重要的作用。维持CPP处于正常高值能够增大侧支循环的CBF。与此相反，低血压则会减小CBF并加重损伤，应保持血CO_2正常。癫痫会增加CBF和ICP并降低CPP，需要加以预防并迅速治疗。

3. 有初步证据表明，雌性激素能够在创伤性脑损伤或脊髓损伤后提供神经保护作用。

Ⅲ. 电生理学监测

A. 脑电图（EEG）：测量大脑皮质神经元的电活动，因此被用作检测CBF缺乏时导致脑缺血的阈值指标。在颈动脉内膜剥脱术等损害脑灌注的操作中EEG被频繁使用，或将其用于循环停止前确保电静息。

1. 灰质和白质中正常的CBF平均为50ml/（100g·min）。对于大多数麻醉技术，CBF降至20ml/（100g·min）时，EEG出现异常。异氟烷则不同，当CBF更低达到8～10ml/（100g·min）时EEG才出现异常。CBF降至12ml/（100g·min）（使用异氟烷时更低）时，细胞生存受到威胁。因此，EEG的变化可以在CBF变得不足以维持组织存活之前警示缺血状态。可以通过增加灌注压或行分流术来恢复CBF以预防损害。

2. **虽然**EEG术中变化，但在术后测试时可未见明显的神经功能缺陷。因为引起电活动衰竭的血流阈值高于维持细胞完整性所需的血流阈值，故脑缺血只能产生电活动障碍而不导致神经元损害。

3. 除麻醉以外影响EEG的因素还包括低体温（可能限制EEG在体外循环中的应用）、低血压、低血糖、缺氧、肿瘤、血管畸形及癫痫。对已存在的神经功能缺损、进展中的脑卒中及近期可复性缺血性神经功能缺陷的病人，解释异常EEG的新变化也较为困难。

4. **麻醉对EEG的影响**一般来说是全脑性改变，该特点常用来帮助分辨局灶性的缺血改变。随着麻醉深度的增加，慢活动的优势逐渐显现。“深度”麻醉可以导致特征性EEG改变，可发现关键期难以解读的重叠的缺血改变。在关键期（如颈动脉夹闭时）保持恒定的麻醉深度有利于EEG解读。

B. 诱发电位监测

1. **感觉诱发电位：**是外周神经或脑神经接受刺激后由神经元轴突产生的电位。因其常由外周传导到脑，这些电位可被头皮上及沿着传导通路放置的电极所记录。虽然诱发电位电压低于EEG背景活动电压，但是使用神经生理记录设备累加数百个电位后，神经生理学医师可以通过平均后减去随机背景EEG来提取诱发电位。一个正常的反射要求传导通路完整。**通路的损伤一般来说降低了波幅或延长了波峰的等待时间**（也就是从外周刺激至电位到达记录装置的时间）。诱发电位根据被评估的神经来分类。

   a. **体感诱发电位（SSEP）：**通过刺激周围神经（如腕部的正中神经或足踝处或腘窝里的胫后神经）并在脊髓（脊髓SSEP）或大脑皮质（皮质SSEP）记录引出信号。SSEP最常被用于脊髓或脊柱手术（如使用器械的脊髓大手术）以监测脊髓功能，也可用于周围神经、臂丛神经及胸主动脉手术（以发现主动脉阻断过程中的脊髓缺血）。因为SSEP主要是从脊髓背束传导，故有学者关注 SSEP监测运动功能受威胁（即脊髓前角缺血）的可靠性。因此，在一些中心，除运动诱发电位监测外，“唤醒试验”也被使用（见本章Ⅶ. B. 2.）。

   b. **脑干听觉诱发电位（BAEP）**是通过入耳式耳机向一只耳朵释放一个听觉刺激的记录。BAEP反映了电脉冲沿听觉通路传导，并可在颅后窝手术中监测以力图避免脑干及听神经（第Ⅷ脑神经）的损伤。

2. **运动诱发电位（MEP）：**如前所述，在脊髓手术中，监测脊髓内运动通路的完整性比SSEP监测更可靠。脊髓腹侧运动束相对于后本体感受纤维对缺血更加敏感，运动冲动由经颅电刺激诱发。诱发反应是测量手术范围以下的脊髓及所测肌肉的电位。麻醉明显影响诱发电位，但是如果刺激作用于手术范围以下的脊髓则影响较小。

3. **肌电图（EMG）：**记录肌肉对运动神经刺激的反应。EMG常被用于有面神经损伤风险的脑桥小脑三角手术（如颅后窝脑膜瘤手术）。因为EMG记录对刺激的运动反应，在电刺激和监测期间禁用神经肌肉阻滞药。

4. **混杂因素**：对于诱发电位改变的混杂因素的解释与那些影响EEG的因素类似（如麻醉、体温、低血压、缺氧、贫血及已存在的神经系统障碍）。吸入性麻醉药能通过降低波幅或延长SSEP的等待时间来抑制SSEP，同时可使更为敏感的MEP无意义。BAEP看上去要比皮质SSEP对麻醉药的抑制作用有更强的抵抗能力。静脉麻醉药影响要小一些；巴比妥类、丙泊酚及芬太尼或瑞芬太尼适用于皮质SSEP、BAEP及MEP监测。

5. **假阳性**：诱发电位的变化常常发生，而且经常不与术后神经系统并发症相关。需进一步研究证实，诱发电位改变的本质、量及持续时间与不可逆损害的相关性。

Ⅳ. 神经外科手术术前考虑的问题

A. **颅内顺应性**可因颅内占位性病变（如肿瘤、血肿或脓肿）降低。周围的正常脑组织可被挤压，导致血脑屏障损害、脑水肿、脑自主调节功能丧失及局部缺血和炎症。ICP升高的体征和症状在本章Ⅰ.C. 2.中讨论。

B. **CT或MRI**应再次检查。中线移位、基底池闭塞、脑沟变窄及脑室消失提示存在ICP升高。肿物周围脑水肿的程度、病变的位置及其与主要颅内血管和结构的关系均应注意。靠近硬脑膜静脉窦的病变可能需要将静脉窦暴露到空气中，并与静脉空气血栓风险升高相关。

C. **肿物的病理类型**在预计围手术期可能出现的问题时非常重要。血管病变（如脑膜瘤及一些转移性脑肿瘤）可能大量出血，导致麻醉计划的改变。浸润性恶性肿瘤可能使病人有严重的术后脑水肿倾向。

D. **术前可出现液体、电解质紊乱及葡萄糖不耐受，其原因为经口摄入减少、利尿药和类固醇的使用及中枢介导的内分泌调节异常。**

E. **抗癫痫药**被用来控制癫痫，**类固醇皮质激素**用以治疗水肿。这些药物应在术前连续使用。

F. **术前应用苯二氮䓬类和阿片类等抗焦虑药物**应谨慎，

因为有颅内疾病的病人对中枢神经系统抑制药异常敏感。通常无术前用药，若需要镇静，可使用地西泮（0.1～0.2mg/kg 口服）。一旦病人到达手术室，可追加镇静药物。若病人有颅内顺应性受损和（或）ICP 升高，应避免使用阿片类药物，因其呼吸抑制作用及因高碳酸血症可引起 CBF 升高。

G. 除了标准的监护以外，有创动脉监测用于大多数行开颅手术的病人。CO_2 分析仪在以过度通气降低 ICP 时特别有效。放置尿管以帮助液体管理及利尿治疗。有创监测（如肺动脉导管或经食管超声心动图）应用指征：合并严重心、肾、肺疾病，并出现明显的利尿药诱导的液体转移病人。由于在神经外科手术中接近病人颈部受限，应考虑肱静脉或锁骨下静脉置管。开放第二条外周静脉通路用于给药非常有用。

Ⅴ. 术中管理

神经外科手术的麻醉目标包括催眠、遗忘、无体动、控制 ICP 和 CPP 及“脑松弛”（即最佳手术条件）。麻醉方案应在手术结束后保障病人清醒、已拔管、可交流，并可由神经外科团队进行神经系统评估。

A. **麻醉诱导**必须在不增加 ICP 或危害 CBF 的情况下完成。应避免高血压、低血压、缺氧、高碳酸血症及咳嗽。

1. 硫喷妥钠[（在美国无法获取）3～7mg/kg]、丙泊酚（2.0～2.5mg/kg）、咪达唑仑（0.2～0.4mg/kg）及依托咪酯（0.3～0.4mg/kg）均是合理的静脉诱导用药，但应预期这些药物产生的血流动力影响。
2. **充分的面罩通气**预防低通气及 $PaCO_2$ 升高是必要的。麻醉诱导之后，应开始用氧化亚氮-氧气混合气体或纯氧经面罩过度通气。
3. 给予气管插管剂量的肌松药，常选用非去极化肌松药。应在置入喉镜和气管插管前获得充分的肌松，以防止咳嗽和高张力。
4. **阿片类药物**对脑血流动力学影响极微，可有效抑制病人对气管插管及开颅的反应。因为气管插管、放置头钉及开颅（头皮及骨膜切开）是颅内手术刺激最强的操作，所以应在这些操作之前给予充足剂量的镇痛药物。芬太尼（5～10μg/kg）及瑞芬太尼是最为常用的快速高效镇痛药。利多卡因（1.5mg/kg，静脉注射）或艾司洛尔（约0.5mg/kg，静脉注射）也常用于减弱心血管和ICP对气管插管的反应。

5. **低浓度的强效吸入性麻醉药**有时在最初的手术刺激时应用以预防高血压。

6. 气管插管后，应用防水贴膜盖住眼睛以防皮肤消毒液的刺激，头部定位后需仔细再确认以保证良好的静脉回流。因为**神经外科手术操作中接近气道受限**，所以应在体位确定后再检查呼吸音和通气，以确认气管插管位置合适，气管导管已充分保护，并且所有呼吸环路连接确保严密。

B. 维持

1. **充分的脑松弛**：在打开硬脑膜之前是必要的。这可通过确保充足氧供、静脉回流、肌松、麻醉深度、33～35mmHg的$PaCO_2$（如按手术野需要，如果有指征可实施过度通气）来实现，而且通常在开颅完成前给予呋塞米（10～20mg，静脉注射）、甘露醇（0.5～1.5g/kg，静脉注射）及地塞米松。外科医师可以通过检查硬脑膜的张力评估是否需进一步的脑松弛。如果需要，可经静脉给予硫喷妥钠或通过腰部蛛网膜下腔预置导管进行CSF引流。

2. **麻醉药需求量**：在开颅及硬脑膜打开后显著降低，因为脑实质没有感觉。若需要追加麻醉药，可给予小剂量吗啡或芬太尼。丙泊酚[50～150μg/（kg · min）]和（或）瑞芬太尼[0.1～0.5μg/（kg · min）]持续输注可产生稳定的麻醉深度且苏醒迅速。**在手术最后1～2h内常禁止使用大剂量的长效麻醉性镇痛药和镇静药**，以利于手术结束时神经功能检查及避免潜在的嗜睡和低通气。

3. **肌松药**通常需在整个操作过程中持续应用以防止体动。使用抗癫痫药物（如苯妥英）的病人需更加频繁给予肌松药。

C. 麻醉苏醒：需迅速且无挣扎或咳嗽出现。静脉给予利多卡因可抑制咳嗽反射但会延迟苏醒。若使用了过度通气，在临术毕时$PaCO_2$应逐渐恢复正常。应该控制高血压以最大限度地减少出血。常应用快速起效的静脉药物有拉贝洛尔、艾司洛尔、硝普钠及硝酸甘油等。肌松药常维持到头部包扎完毕，之后给予拮抗药。在离开手术室之前病人应清醒并且能做出反应，以便进行简单的神经系统检查。所有麻醉药物停止后仍持续意识不清的鉴别诊断包括麻醉药残留作用、昏迷、低体温、缺氧、高碳酸血症、部分性神经肌肉阻滞、代谢原因及手术诱导的ICP升高（出血、水肿及脑积水）。毒扁豆碱（0.01～0.03mg/kg）或纳洛酮（0.04～0.40mg）有助于拮抗药物导致的CNS抑制。新出现的局部或全身神经功能缺陷应立即处理，可以通过CT检查和（或）再次手术探查加以评估。

D. **围手术期液体管理**旨在降低脑组织的水含量，进而降低ICP和提供适宜脑松弛，同时保持血流动力学和CPP的稳定。

1. **血脑屏障**呈选择性通透作用。渗透活性物质的浓度梯度最终决定了脑和血管内的液体分布。

   a. **水自由通过血脑屏障：**血管内输注自由水可增加脑的水含量及升高ICP。等渗葡萄糖溶液（如5%葡萄糖溶液）具有相同的作用，因葡萄糖被代谢后剩余的是自由水。因此，在神经外科手术中通常避免使用这些液体。

   b. **大多数离子包括Na^+不能透过血脑屏障：**不同于外周血管，不是胶体渗透压而是总渗透浓度压决定了通过血脑屏障的渗透压梯度。因此，维持正常高限的血浆渗透压可减少脑水含量，而给予大量的低渗晶体溶液可增加脑水含量。

   c. **大分子的极性物质难以通过血脑屏障：**白蛋白对脑ECF影响甚微，因为胶体渗透压仅占血浆总渗透压的一小部分（约1mmol/L）。

   d. 若血脑屏障遭受破坏（如缺血、颅脑外伤或肿瘤），对甘露醇、白蛋白及生理盐水通透性增加使这些分子同样可进入到脑ECF。在这样的条件下，等渗胶体液和晶体溶液似乎对水肿形成和ICP有相似的影响。

2. **严格的液体限制：**可以产生显著的低血容量，导致低血压、CBF减少及脑和其他器官缺血，而只有适度限制才能减少脑水含量。**容量过度**可引起高血压和脑水肿。

3. **特殊治疗的建议**：首要目标是维持正常血管内容量同时形成一个高渗状态。

   a. **液体丢失**：彻夜禁食水的液体缺失常未予补充，只给予生理维持量的液体。在开颅手术中，第三间隙液体量很少，不常规补充。2/3至全部的术中尿量应由晶体液补充。若出现低血容量的征象再额外补充液体。

   b. 颅内手术中**血液丢失量的评估**较为困难，因为相当量的血液隐匿性丢失于手术单。另外，神经外科医师还使用大量冲洗液。因此，麻醉医师应记录手术过程中使用的冲洗液总量。

   c. 升高**血浆渗透压**至305～320mmol/L。若预期需要大量的液体，等渗晶体液如0.9%NaCl（309mmol/L）优于低渗溶液如乳酸林格液（272mmol/L）。但是，大量的0.9%NaCl可能导致代谢性酸中毒，损害靶器官功能。所以需谨慎地追踪动脉血气的结果，如有提示则改为乳酸林格液。通常也可给予甘露醇（0.5～2.0g/kg，静脉滴注）和（或）呋塞米（5～20mg，静脉注射）。这些药物可产生显著的利尿作用，因此要求对血管内容量和电解质进行密切监测。

   d. **低钾血症**：可发生于应用类固醇或排钾利尿药后，过度通气使之加重。然而，术中很少需要补充钾。

   e. **低钠血症**：可由应用利尿药或抗利尿激素异常分泌综合征（SIADH）所致。

   f. **高血糖**：可加重缺血后神经系统损伤。有CNS缺血风险的病人应避免输入含糖液体。

E. 即时术后处理：大多数颅内神经外科手术后病人需在ICU密切观察。

1. **床头**应抬高30°以利于静脉回流。

2. **神经系统功能**：包括意识水平、定向力、瞳孔大小及肌力，应经常进行评估。上述任何体征的恶化均可提示有脑水肿、血肿、脑积水或脑疝的发生。

3. **充分的通气和氧合**：在意识水平降低的病人尤为

重要。

4. 在关闭硬脑膜时存在或预计术后可能出现颅内高压病人，需**持续监测ICP**。
5. **血清电解质和渗透压**应常规检查并适当纠正。
6. **SIADH**：可通过低钾血症及低血渗透压伴高渗尿获得诊断，并通过限制水的摄入进行治疗。
7. **脑耗盐综合征**：发生在脑肿瘤或脑损伤的病人。特点为低钠血症和多尿症。也可出现烦渴、极度盐渴求和脱水。该征与SIADH难以区分，在SIADH确诊前需先排除。二者主要差别在于血容量状态（脑耗盐综合征血容量减少，而SIADH血容量正常）。
8. **尿崩症**：可发生于任何颅内手术后，但垂体瘤术后最为常见。**多尿**通常合并高钠血症、血高渗及尿低渗。清醒病人可通过增加饮水来代偿；否则，需强制性经静脉补充。**水溶性血管升压素**（5～10USPU皮下注射或3U/h静脉输注）可给予，大剂量可导致高血压。作为替代药，可用**去氨加压素**（1～2mg静脉注射或每6～12h皮下注射）。与血管升压素相比，去氨加压素应用后高血压发生率较低。
9. **癫痫**：可能表明存在进行性颅内血肿或脑水肿。若癫痫发作，必须保证气道通畅、氧合及通气。病人应受到保护免受损伤并确保静脉通路畅通。为了控制急性发作，可用硫喷妥钠（50～100mg，静脉注射）、咪达唑仑（2～4mg，静脉注射）或劳拉西泮（2mg）。磷苯妥英（15～20mg/kg，静脉注射，100～150mg/min）用以预防复发。
10. **张力性颅腔积气**：可能发生，尤其在麻醉后病人不苏醒时应高度怀疑。头颅X线或CT扫描可确认诊断。临床可通过打开硬脑膜释放空气治疗。

Ⅵ. 特殊神经外科手术

A. **颅内动脉瘤**病人行择期手术或**SAH**后急诊手术

1. SAH病人的术前评估应包括常规麻醉术前评估的所有项目（见第1章），注意明确相关的生理学变化，包括**神经系统分级**（表23-2）、是否存在**脑血管痉挛**（以及有效缓解临床症状的血流动力学参数）、脑积水的程度。ICP升高，以及药物治疗的协同作用如钙通道阻滞药尼莫地平，可导致术中中等程度的收缩压降低。**心电图改变**在SAH后常见，包括心律失常和ST段、QT间期及T波改变，可能有波动。这些变化可能是由于SAH相关的自发性放电在心内膜下导致损伤。假如这些都与心力衰竭无关，则病人的管理方案不必修改，尽管最近的数据显示：心率低于60次/分；或心率大于80次/分；或持续存在非特异性的ST/T波异常；均与接受动脉瘤夹闭的SAH病人死亡率增加相关。心脏生物学标志物可能也会增加。

表 23-2　颅内动脉瘤病人按手术风险分类（Hunt-Hess 分类）

分级	特征
Ⅰ	无症状或轻微的头痛及轻微的颈部僵硬
Ⅱ	中度至重度头痛，颈部僵硬，除脑神经麻痹外无其他神经功能缺损
Ⅲ	嗜睡，意识错乱，轻度局灶性缺损
Ⅳ	昏迷，中度至重度偏瘫，可能早期去大脑强直，自主神经功能紊乱
Ⅴ	深昏迷，去大脑强直，濒死状态

2. 目前的做法是对神经功能Ⅰ～Ⅲ级的病人在SAH发生后72h内早期干预，以减少再出血的风险，有利于血管痉挛所致高血压的治疗。

3. 麻醉特殊考虑的事项如下

a. 避免高血压： 高血压可增加动脉瘤夹闭前破裂的风险。预防性应用，如静脉给予尼卡地平、芬太尼、β受体阻滞药、利多卡因，或追加一个剂量的巴比妥类药物或丙泊酚，常能减弱对伤害性刺激如置喉镜和气管插管的血压反应。

b. 避免低血压： 以便对伴有自主调节功能和半影边缘区脑灌注改变的近期脑损害维持足够的CPP。

c. 提供适当的脑松弛： 以使手术显露更佳。ICP快速降低可影响透壁压和增加动脉瘤破裂的风险。应在打开硬脑膜前小心操作。

d. 诱导性高血压： 临时夹闭动脉瘤时要求提高血压，

以改善被夹闭血管灌注区域的侧支血流。通常静脉应用去氧肾上腺素。需要注意的是只有在临时性动脉夹闭**之后**，才能进行诱导性升压，否则动脉瘤破裂的风险明显增加。

e. **术中动脉瘤破裂**可发生快速**大量失血**，容量复苏需要大直径的静脉通路。准确估计失血量对指导容量补充是非常重要的。诱导性低血压、腺苷介导的心脏静止或临时手法按压同侧颈动脉可能在未控制的大血管快速破裂的紧急情况下有所帮助。

f. **轻度低体温（34℃）**：在脑缺血期间已传统地用于脑保护性治疗措施。但是，**动脉瘤术中低体温系列研究数据却提示低体温对评级良好的SAH手术病人的神经和神经心理结局没有改善**。鉴于与低体温相关的心脏及感染性疾病，因此目前是否将低体温作为动脉瘤手术所要求的生理目标仍有争议。

g. 一旦动脉瘤永久性夹闭，术后血管痉挛的预防则变得非常重要。适度升高血压，同时控制液体量以实现轻度液体正平衡。

h. 麻醉苏醒应当快速，以便即刻进行神经系统功能检查，保证动脉夹位置未压迫主血管。

B. **动静脉畸形（AVM）**：是指脑动脉和静脉之间无毛细血管床而直接交通。因为AVM是一个高血流量低阻力系统，因此形成血液分流（“窃血”现象）导致周边脑区低灌注。AVM最常见的临床表现是SAH、癫痫、头痛，以及罕见的由于窃血而引起的进行性神经缺陷。

1. AVM病人可能在栓塞操作或手术切除时需要麻醉看护。

a. 在手术切除前实施**栓塞**以减少AVM的血流。栓塞可降低术中出血风险和术后再灌注充血。

b. 栓塞可以在全身麻醉或监护麻醉下进行，监护麻醉优点在于允许持续性神经评估。

c. 麻醉医师需做好应对造影剂的不良反应（如过敏反应及渗透负荷，可能导致的充血性心力衰竭）、血管穿孔（突然而迅速地失血，需立即行开颅术）及神经病学改变的准备。

2. **AVM手术切除的麻醉处理**与脑动脉瘤相似。

a. 因为低血压会导致低灌注区域的缺血，故关键在于严格控制血压。高血压可加重灌注压突破——一个尚未充分了解的现象，被认为是由于AVM的血流突然转向周边的低灌注脑组织，导致了突发的脑肿胀和出血。如果发生灌注压突破与脑水肿，通常使用巴比妥类药物、低体温及适度降压来处理。

b. 大出血多见于巨大AVM、由多根脑血管供血或术前栓塞未成功的病例。

c. 术后立即进行**血管造影**，以确定AVM是否完整切除。如果发现任何残余AVM，则提示需进一步切除。

C. 颅后窝手术

1. **颅后窝肿瘤**可导致脑神经麻痹、小脑功能障碍及由于第四脑室阻塞引起的脑积水。舌咽神经及迷走神经周围的肿瘤或手术可损伤呕吐反射而增加术后误吸风险。肿瘤切除导致的第四脑室底水肿可损害呼吸中枢，需术后机械通气。

2. 由手术操作引起的**心血管不稳定性**常见。若三叉神经受到刺激，将引发突然的严重心动过缓及高血压。喉返神经或迷走神经的刺激会导致心动过缓、心脏停搏或低血压出现。在这样的情况下，应立即告知术者，因为不稳定性常随着刺激停止而缓解，很少需要药物治疗（如阿托品、格隆溴铵或麻黄碱）。

3. 颅后窝手术偶尔采用**坐位**。其好处是手术显露更佳、静脉及CSF引流充分、由于静脉压力降低而减少出血及方便麻醉医师接近气道、胸部及四肢，但是静脉空气栓塞和心血管不稳定性发生率也升高。因此，改良仰卧位、俯卧位和3/4俯卧位可取代坐位。

a. 只要手术部位高于心脏水平且存在开放的静脉，就随时都有发生**静脉空气栓塞的**风险。在此种情况下开放的静脉窦能带进空气并产生缺氧、高碳酸血症、支气管痉挛、低血压而最终导致心血管系统虚脱。只要存在右向左分流，随时都有发生体循环动脉空气栓塞风险，并将导致心肌和脑缺血。当存在静脉空气栓塞风险时应放置空气栓塞探测仪和中心静脉导管吸引空气装置。

b. **监测静脉空气栓塞常用方法**：多普勒超声（提示空气进入特征性的“碾轮”样杂音）、CO_2分析仪（显示呼气末CO_2突然降低），呼气末氮气监测及经食管超声心动图。这些手段中，经食管超声心动图是最敏感的有创监测，而多普勒超声是最敏感的无创监测。

c. **如已发现空气**，重点是防止进一步的空气吸入和对其不良结果的处理。首先，应告知术者以便排除空气来源（关闭硬脑膜、涂抹骨蜡或冲洗术野）；停止使用氧化亚氮并将空气从中心静脉导管吸出。如果可能，应调整病人的体位，使手术部位低于心脏水平，以逆转促进空气进入的压力梯度。若病人情况稳定，采取所有必需的措施以预防进一步空气进入。若发生低血压，需采用头低足高位、补充液体及正性肌力药物支持。

4. 术毕气管拔管前应确保病人气道通畅和充分通气。手术操作可能导致脑神经或脑干呼吸中枢损伤，造成吞咽或呼吸功能障碍。术后梗死、水肿或颅后窝血肿形成能迅速造成临床症状恶化。需要密切观察和支持治疗、气管插管、机械通气及循环处理。

D. 清醒开颅术

1. 推荐清醒开颅术用于累及或邻近语言中枢和（或）运动皮质肿瘤和癫痫病灶的切除。术中皮质图像定位可在最大限度切除病灶的同时，最大限度地减小术后神经系统功能障碍。

2. 目标是提供足够的镇痛和镇静，以确保在皮质刺激期间的血流动力学稳定、气道通畅，以及神经系统测试刺激皮质时的病人配合。需要充分的局部麻醉。用丙泊酚、右美托咪定、瑞芬太尼或其他药物进行清醒镇静。另外，只要病人在测试过程中充分配合，可使用“睡眠-清醒-睡眠”技术，在病人“睡眠”过程中，需应用喉罩（LMA）确保气道通畅。

3. 准备**皮质刺激诱发癫痫**的处理，如果发生上述，则要求神经外科医师用冰盐水冲洗皮质。然后，用咪达唑仑、丙泊酚或小剂量巴比妥类药物（硫喷妥钠50mg静脉注射）可中止癫痫。这样小剂量药物即可中止癫痫，同时又不产生过度镇静，故测试可以继续。重要的一点是静脉导管不能置入穿过关节部位，因为癫痫大发作时关节弯曲可致静脉导管失效。在操作之前，应检查病人的抗惊厥水平以确保其有效。

4. **预留足够空间接近病人气道**。这种介入治疗应包括足够大的手术间和环境，以便于面罩通气和插入喉罩。

E. **经蝶骨垂体瘤切除术**是经鼻或经唇切口进行的。

1. 尽管无功能**垂体腺瘤**是最常见的肿瘤类型，但某些病人因为下丘脑垂体受压导致内分泌不足。不同垂体功能亢进综合征可伴有功能性垂体腺瘤，包括库欣综合征、肢端肥大症（合并相关困难气道）及闭经泌乳综合征。
2. 这些肿瘤通常较小且通常不影响颅内顺应性，因此ICP不受影响。
3. **无法控制的出血**罕见，但因为暴露不充分可能发生灾难性的大量出血。最终可能需经前额开颅止血。
4. **监测：**手术显微镜阻挡了通往病人头部的通道，所以气管插管必须牢固固定。连续通气监测很重要。通常不需要动脉监测，除非其他治疗特殊需要。
5. **咽部填塞**可防止血液在胃内潴留同时可减少术后呕吐。咽部填塞物必须在气管拔管前去除。
6. 在手术结束时，经鼻呼吸将被填塞物堵塞。病人应在术前为此做好准备。
7. **尿崩症**可在经蝶垂体切除术后（常于术后4～12h）出现。需静脉补液或用血管升压药治疗（见本章V. E. 7.）。一些病人可能出现术后肾上腺功能减退，需要术后补充皮质类固醇。

F. **立体定向手术**通常是通过颅骨外板放置的固定针，将三维定位仪固定于头部建立三维参照坐标系，并在病灶部位进行钻孔完成。该方法可为活检或消融术进行不同脑区定位。大多数病例，该手术可在局麻辅以静脉镇静下完成。因为立体定向仪完全妨碍通向气道，必须谨慎给予镇静。若已放置立体定向仪固定架后需要全身麻醉，则根据气道管理的紧迫性及立体定向仪固定架是否影响面罩或喉罩通气进行选择安全气道通气技术。因立体定向仪也妨碍摆放头部位置而影响面罩通气和直视喉镜的应用，所以应备有喉罩及清醒气管插管物品，建议备有纤维喉镜。在紧急情况下也可拆除立体定向仪固定架；新型架可快速拆除以提供更快速的气道通路。

G. **脑深部刺激器**用于药物治疗失败的运动障碍疾病病人（多为帕金森病）。微电极通过钻孔精确地植入下丘脑核、苍白球或丘脑。需要用具有图像引导导航的立体定向头架以识别和确定靶位后置入电极。

1. 病人常不服用他们清晨剂量的多巴胺能和抗胆碱能药物，以改善电极的描记反应性，引导电极置入特定的细胞层。
2. 病人在安放电极过程中应保持清醒且常不需镇静。镇静药会改变电极记录结果。一旦电极安放完毕，要适当地给予病人镇静。

H. **癫痫手术适用**于药物治疗无效或对抗癫痫药副作用不耐受的局部病灶癫痫病人。

1. **癫痫病灶切除：**为了最大范围切除癫痫病灶同时最大限度地减少神经功能缺损，常进行癫痫病灶及其他皮质区（如语言、记忆和感觉运动）的电生理图像分析。在静脉镇静和头皮局麻下清醒开颅实施图像扫描，以取得病人配合。全身麻醉的优点是病人舒适、无体动、气道安全、$PaCO_2$可控及其他。麻醉药的选择依据其可以增强（如恩氟烷、美索比妥、依托咪酯、阿芬太尼或氯胺酮）或减弱（如苯二氮䓬类药物、巴比妥类药物或异氟烷）癫痫发作性和与术中监测的相容性来确定（见本章Ⅲ.）。由于术后癫痫发作的初始活动常会增加，因此应尽早恢复使用抗惊厥药物。
2. **迷走神经刺激器（VNS）：**可用于药物难治性癫痫。经典的方法是通过左侧颈部切口放置一电极，再通过隧道与置于左侧胸大肌筋膜上发生器相连。在气管插管全身麻醉下放置VNS是经典方法。病人频繁服用多种抗癫痫药物，这些药物可能导致对神经肌肉阻滞药的耐药性。另外，可能触发癫痫活动的药物（如氯胺酮）应禁用。术后应对气管周围血肿和声带麻痹进行严密监测。

I. 头部创伤： 由于头部创伤病人“强直”的头颅、饱胃及潜在的颈椎不稳定等挑战致使麻醉处理极为复杂。在遵循复苏的“ABC”之后，麻醉医师应确定外伤的机制与程度，必须怀疑是否有**颈椎脊髓损伤，**同时在排除颈椎骨折之前必须进行颈部固定。

1. 对反应灵敏及通气充足的病人应采取支持性吸氧，同时密切观察有无神经系统恶化征象。
2. 昏迷病人应立即行气管插管以保护气道，同时避免高碳酸血症及缺氧，以免导致ICP进一步地升高和继发脑损伤。
3. **气管插管**应快速完成，同时保持血压稳定并避免咳嗽或高张力。
   a. **快速序列诱导**是常用的方法。若尚不能除外颈椎骨折，应以手动轴线制动法（MILS）固定颈部。移除颈托前部适度压迫环状软骨（压力过大可使骨折移位）并充分张口。应用短效药物如丙泊酚、硫喷妥钠或依托咪酯进行麻醉诱导，然后快速给予气管插管剂量的肌松药。如无禁忌则琥珀胆碱可以安全使用（见本章Ⅱ. C. 和第13章Ⅲ. A.），也可使用非去极化肌松药。使用MILS时，由于枕骨、C_1及C_2的后仰受限，喉镜操作者应预计到声门可视性差的可能性增加。
   b. 因为考虑到饱胃、气道操作过程中可能使颈部外伤恶化及因合并面部损伤而预期困难气道的病人，则提倡**清醒气管插管**（如经鼻盲插或纤维支气管镜插管）。在头颅外伤病人中，因为缺乏配合、气道出血及因高血压、用力、咳嗽等导致的ICP升高，所以清醒气管插管的方法常不切合实际或是不明智的选择。
   c. **鼻插管及置鼻胃管**在颅底骨折病人（如脑脊液鼻漏、耳漏或Le Fort Ⅲ颌面骨折）是相对禁忌。
4. **高血压**是头颅外伤的病人因ICP升高为维持CPP而产生的机体代偿作用。CPP应维持在60mmHg。**低**

血压对ICP升高的病人**是不利的**，当合并心动过速时，应怀疑是否有其他损伤导致的出血。止血及恢复血管内容量的干预措施应先于手术或与手术治疗同时进行。

5. **应积极治疗低氧血症**，因为低氧血症能使头颅外伤病人的神经功能急剧恶化。
6. **应治疗高碳酸血症**以改善神经功能结局。
7. 若疑有严重的或进行性颅内压升高，可进行**ICP监测**。
8. **癫痫**可伴有直接的脑损伤或提示颅内血肿扩大。
9. **脑挫伤**是颅脑损伤最常见的类型。手术常仅限于急性硬膜外和硬膜下血肿。硬膜下血肿较硬膜外血肿多见，而且预后更差。由于严重的脑肿胀，即使在血肿清除后，颅内高压仍很常见。
10. **脑穿透伤**需要早期行损伤组织清创及骨碎片和血肿清除。颅骨骨折需要清创、颅骨成形及硬膜撕裂伤的修复。
11. **麻醉处理**遵循维持CPP并降低ICP和脑水肿的总原则。对长时间意识丧失或咽喉反射减弱病人，为控制ICP和保护气道需术后气管插管及机械通气支持。术前意识水平的改变对预测术后带管的必要性有帮助。
12. **弥散性血管内凝血**是急性头颅外伤常见的并发症，尤其是合并有硬膜下血肿时。在整个手术过程中和术后早期，建议频繁监测病人的凝血功能。
13. **头颅外伤不是皮质类固醇的应用指征**，并可能增加发病率和致死率。

J. **CSF分流**：用于脑积水病人。脑室腹腔（VP）分流术是脑积水最常见的治疗方法。脑室导管通过额部钻孔置入，并与皮下储存池和瓣膜相连接，这些再与皮下隧道穿行的引流管连接达上腹部，在上腹部做一小切口直视下将导管插入。

1. 这些病人的麻醉处理主要取决于疾病的急性程度。急性脑积水可使ICP快速升高进而导致缺血性神经损伤，因此是神经外科急症。麻醉处理关键在于降低ICP，至少维持CPP在60mmHg并行快速神经外科手术减压。择期脑室腹腔分流术或翻修术的麻醉处理应采用标准的麻醉方案，以达到处理完好及安全的麻醉状态，避免引起ICP升高的因素。

2. 一些脑室封闭的病人可通过额部钻孔进行脑室分流。直视下在脑室中隔上钻孔。这些病人可采用全身麻醉，在灌注溶液冲洗的时候可致ICP升高。这可能导致病人不适或意识状态改变。

Ⅶ. 脊柱和脊髓手术

脊柱和脊髓手术在多种不同的情况下进行，包括椎间盘疾病、脊椎病、狭窄、肿瘤、脊柱侧凸及创伤。尽管绝对血流量及代谢率在脊髓中较低，但脊髓与脑的生理学特点相似。控制脊髓灌注压（等于MAP减去脊髓外在压力）及减少脊髓受压是临床管理的目标。

A. 病人常采用**俯卧位**。多数病人在手术车上麻醉，气管插管后再通过“轴向滑板”移到手术台上。在神经功能不稳定病人，置喉镜气管插管或摆体位可能使其神经系统恶化的情况下（如颈椎不稳定或胸椎损伤病人），应行清醒气管插管。这时，在气管插管及搬运后应行一个简短的神经系统查体以确定脊髓未发生损伤。麻醉医师需确认：所有受压点均有棉垫；颈部及四肢位于中轴位置；眼、耳、鼻、乳房及外生殖器未受压；所有监护仪及管线可靠就位且功能正常。需特别注意气管内导管，因在摆体位的过程中可能发生移位或扭曲。**缺血性视神经病变**是俯卧位的**潜在并发症**，与手术时间（常大于5h）、失血量（常大于2L）、低血压，内科合并症及液体复苏有关。严重的面部肿胀可改变眼球内的静脉血流动力学，导致视神经缺血和术后视力缺陷。目前尚无标准的预防指南，但控制全身血压于基线水平、经常检查眼部以评估对眼球的直接作用力及维持足够的灌注压可能有益处。

B. **脊柱侧凸矫正手术**可伴大量失血。可采用多种技术以减少异体输血量，包括手术前自体备血、术中血液稀释、术中血液回收技术及仔细摆放病人体位以防止腹腔及胸腔内压力增高导致静脉出血增加。由于顾虑神经系统后遗症，控制性降压在该操作中并无益处。脊柱侧凸手术合并严重术后神经系统并发症为1%～4%。

脊柱器械和牵拉可能导致脊髓缺血引起截瘫。术中应常规监测脊髓功能。

1. **SSEP及MEP监测**：用以连续评估脊髓功能（见本章Ⅲ.B.）。
2. **选择性的唤醒试验**：术中如神经生理学监测存在不确定性，可通过短暂唤醒病人并嘱其活动双腿来确认神经肌肉功能。如腿不能活动，则需放松脊柱牵拉直至活动出现。术前病人需为此做好准备。唤醒试验可用于年长儿童和成人。
3. 临床常选择丙泊酚和瑞芬太尼行**全凭静脉麻醉**，因其比吸入性麻醉对神经生理学监测干扰小，但是全凭静脉麻醉无法提供可靠的快速术中唤醒试验。另外，儿童通常有强大的神经传导能力，用地氟烷麻醉可实现更快的术中唤醒试验，可联合氧化亚氮和短效麻醉性镇痛药，也可不联合。与临床神经生理学家或技师交流麻醉干预的影响是很重要的。

C. **在急性脊髓损伤后**，可能需要手术减压并稳定脊髓。急性脊髓损伤初始处理的主要目标是避免脊髓的继发性损伤。这是通过稳定脊柱并纠正可能加重原发损伤的循环和通气异常来实现的。若有颈髓损伤，就应怀疑有头部、面部或气管损伤；胸腰段脊柱损伤常合并胸部或腹内创伤。

1. **脊髓休克**：以交感神经系统激活受损导致的血管扩张和低血压为特征。如果损伤累及心交感神经（T_1～T_4），因不能拮抗迷走神经活动，可出现心动过缓、缓慢性心律失常、房室传导阻滞及心脏停搏。脊髓休克是由于损伤平面以下交感神经支配功能被横断而发生，可持续数日到数周。心动过缓可用阿托品治疗。低血压可通过补液、血管升压药或二者同时应用得到治疗。合并其他部位损伤及容量状况不确定时肺动脉导管可能有帮助。高位脊髓损伤病人对麻醉药的心血管抑制效应异常敏感，因为不能增加交感神经张力。
2. **C_3～C_4以上损伤需气管插管及机械通气支持**，因为膈肌失去了神经支配（C_3～C_5）。C_5～C_6以下损伤亦可导致潮气量和FEV_1减少达70%，同时伴有通气降低和氧合不良。

3. **胃肠道及膀胱张力下降**需分别置入鼻胃管和导尿管。因血管收缩能力丧失，这些病人亦有**热量丢失倾向**。
4. **甲泼尼龙**[30mg/kg负荷剂量，静脉注射；之后以5.4mg/（kg · h）静脉持续输注23h]，如在伤后最初3h内应用，可以改善急性脊髓损伤病人功能的恢复。对脊髓损伤的这种治疗方法仍有较大的争议，一些医学中心并不遵守该治疗方案。
5. **慢性脊髓损伤**在第24章讨论。
6. 颈椎损伤病人的**气道管理**详见本章Ⅵ. I.。

D. 神经放射学检查常在远离手术室的房间内进行。有关行磁共振成像或介入放射学操作病人的麻醉细节的讨论，请参阅第34章Ⅳ.B.和Ⅵ.。

（金　强 译　张铁铮 审校）

推荐阅读文献

Cottrell JE, Young WL, eds. *Cottrell and Young's Neuroanesthesia.* 5th ed. Mosby; 2010.
Drummond JC, Patel PM. Neurosurgical anesthesia. In: Miller RD, ed. *Miller's Anesthesia.* 7th ed. Churchill Livingstone; 2010:2045-2088.
Koht A, Sloan TB, Toleikis JR, eds. *Monitoring the Nervous System for Anesthesiologists and Other Health Care Professionals.* Springer; 2012.
Mashour GA, Farag E. *Case Studies in Neuroanesthesia and Neurocritical Care.* Cambridge; 2011.
Newfield P, Cottrell JE. *Handbook of Neuroanesthesia.* 5th ed. Lippincott; 2012.
Patel PM, Drummond JC. Cerebral physiology and the effects of anesthetic drugs. In: Miller RD, ed. *Miller's Anesthesia.* Churchill Livingstone; 2010:305-339.
Seubert CN, Mahla ME. Neurologic monitoring. In: Miller RD, ed. *Miller's Anesthesia.* Churchill Livingstone; 2010:1477-1514.

第24章 脊柱手术麻醉

Marota J，da Nobrega RQ

Ⅰ. 概述

需要进行外科手术治疗的脊柱疾病包括椎间盘疾病、椎管狭窄、脊柱强直、脊柱侧弯、脊柱前凸、脊柱后凸、肿瘤和创伤等。由于腰部疼痛的流行、人口老龄化及微创外科手术的发展，脊柱手术的数量在美国呈指数级增长。因此急需麻醉医师熟悉脊柱手术存在的一系列挑战，包括俯卧位、体液的转移、手术时间长及在神经和血管周围进行手术操作。尽管微创腰椎间盘切除术或椎板切除术可以选择局部麻醉，但全身麻醉仍然是脊柱外科手术最常见的麻醉方法。

A. 脊髓损伤

1. 急性脊髓损伤会出现神经源性休克，一般损伤通常高于T_6节段，可以出现继发于交感神经离断的血流动力学不稳，表现为低血压和热量丢失。脊髓休克急性期数周至数月后，可能会出现自主神经反射障碍，其特征为对刺激反应表现为血压升高和心率减慢，从而引起心肌缺血、视网膜出血、脑出血及癫痫等症状。
2. 颈椎损伤常合并颅脑损伤，值得注意的是C_5损伤后会出现三角肌、肱二头肌、肱肌、肱桡肌无力，以及部分膈肌麻痹。C_4损伤可导致包括膈肌在内的呼吸肌麻痹，需要正压通气治疗。
3. 截瘫或者四肢瘫痪后长时间卧床固定，会使神经肌肉接头处的额外受体增加。为了避免高钾血症的发生，琥珀胆碱禁用于脊髓损伤48h内的病人。

B. 气道

1. 除了考虑一般的气道保护措施外，还需要注意对于颈部脊髓损伤的病人要防止或不要加重脊髓的损伤。颈托能达到允许正常颈椎72%～73%的伸展和弯曲。
2. 可视喉镜在颈椎损伤病人行气管插管时非常有用，

因为它不需要太大的颈椎活动。

3. 对于严重不稳定的颈椎损伤病人，应考虑在颈部固定后进行清醒纤维支气管镜插管，在气管插管前、后即刻要做明确的神经系统相关检查，以确保气管插管后病情无变化。气管插管前应将操作过程向病人解释清楚。气管插管时尽量少用或不用麻醉药物，同时要对上、下气道进行充分的表面麻醉，气管插管后要再次进行简短的神经系统检查。病人要在清醒下转移到手术台上，并在进行神经系统相关检查后行全身麻醉。
4. **手动内联稳定（manual inline stabilization）**可用于限制颈部活动。助手需要在气管插管和摆体位时，扶住病人肩膀和头部来限制颈部活动。此时助手是站在病人的一侧，将前臂放在病人胸前。尽管这种技术被广泛应用，并且是高级创伤生命支持的组成部分，但因此技术会潜在地增加头颈部运动，并影响可视气管插管的视野而受到质疑。
5. 在紧急情况下，如果病人没有面部及颅底骨折，盲探经鼻气管插管也是可以接受的选择。

C. 俯卧位

1. 对于后路手术的病人，常在担架或病床上仰卧位下行麻醉诱导和气管插管，之后将病人轴向翻身转移到手术台上。在翻身之前，用胶带或透明塑料贴膜保护眼睛，并放置牙垫、经口胃管和体温探头。因有潜在的出血风险，俯卧位时不鼓励放置经鼻胃管或体温探头。
2. 病人俯卧位时还有其他一些支撑头部的方法可供选择。一种商用泡沫垫圈，头和（或）面部可以放置其上部，中间留有眼睛和鼻子的空间，可防止受压；气管导管可以向下穿过垫圈孔，或者从侧面进入。另外，可以通过尖针拧入颅骨外板以固定头部。Gardner-Wells 颅骨固定系统应用两根尖针，可以提供持续的牵引力；Mayfield 颅骨固定系统应用三根尖针，可以将头部牢牢固定在手术台上。此外，Halo-vest 头架既可以在牵引时使用，也可以在手术台上起固定作用。

3. 俯卧位时生理学改变包括充盈压降低导致心脏指数下降、下腔静脉阻塞导致静脉回心血量减少、外周血容量聚集、胸膜腔内压增加引起气道压升高、功能残气量增加、肺血流和肺通气再分配。
4. 眼睛、腹部、生殖器和乳房都应防止受压，胃和膀胱都应通过胃管和尿管进行减压。手臂位置不当会造成血管和臂丛神经的损伤，特别是肘关节弯曲大于130°，会明显增加肘管内的压力。其他的并发症还包括肩关节脱位、面部水肿、眼睛损伤和周围神经麻痹。脊髓损伤的最大风险发生在从仰卧位转向俯卧位的过程中，应注意保持脊柱在不稳定区域的良好对齐。

D. 监测

1. **术中监测：**术中脊髓完整性的监测包括感觉和运动传输通路的电生理监测，血管受损或扭曲引起直接压迫所致血管缺血，进而导致脊髓功能活动的改变。监测脊髓功能的不同方法包括SSEP、MEP、硬膜外电极、神经根刺激、F反应、H反射、特定反射检测、肌电图、经颅螺丝电刺激和电阻抗测试。缺血风险较高时可结合多种方法以增加敏感性。已有研究证实，脊髓监测可以降低术后神经源性并发症的发生率，并可以实时提示手术操作带来的脊髓损伤（如牵开器及椎弓根螺钉置入），以纠正可逆性重建的不足。
2. **SSEP和MEP：**是监测脊髓和外周神经系统完整性的最常用两种方法。通过在病人身上放置多个电极，可分别检测到由神经或肌肉去极化产生的电生理复杂波的振幅和潜伏期。SSEP是通过重复刺激手术部位远端的周围神经末梢而获得的，脊髓后动脉是其主要供血血管，一旦血供中断或神经损伤会导致这些信号的丢失。经颅电刺激运动皮质或直接刺激脊髓或神经根可产生MEP，该动作电位只有在特定肌肉才能检测到，此脊髓运动通路由单一的脊髓前动脉供血。
3. 术中“**唤醒试验**”可用于评估运动功能。病人在麻醉诱导前接受唤醒测试指导。在适当的时间，一般在脊髓牵张后，减浅麻醉直至病人可以听从指令运动手和足，在确认神经系统功能测试完成后加深麻醉。这项测试需要在唤醒前充分镇痛并使神经肌肉阻滞充分恢复。潜在的并发症包括呛咳、气管导管移位或脱管、静脉空气栓塞和术中知晓。

4. 所有全身麻醉药均剂量依赖性地降低神经监测的有效性，此作用是通过增加去极化产生的电生理信号的潜伏期和（或）降低传导振幅来实现的。这些变化也常预示着有缺血的存在。低温和脑电图突发抑制会减弱SSEP，低温和肌松药则抑制MEP。低浓度的异氟烷、地氟烷和氧化亚氮不影响术中监测，但信号会减弱。丙泊酚、瑞芬太尼、氯胺酮、咪达唑仑和依托咪酯等静脉麻醉药，以及联合使用某些药物，均不会因为信号减弱而影响神经监测，但依托咪酯可以增加SEEP振幅。

Ⅱ. 失血

在脊柱手术中，硬膜外血管出血和脊柱内固定和融合过程中的骨皮质剥脱是导致出血的主要原因。预测需要输血的失血因素包括手术类型（融合或椎板切除术、椎弓根减影截骨术、截骨术）、术前低血红蛋白、肿瘤手术、多节段脊柱手术及合并心肺疾病。可能减少失血的方法包括使用杰克逊手术台、控制性降压和使用氨甲环酸或氨基己酸。在非肿瘤手术中，还可应用血细胞回收以减少输血。监测术中进展性凝血功能障碍监测指标包括检测凝血酶原时间/国际标准化比值、部分凝血活酶时间、血小板计数和凝血酶水平。

Ⅲ. 脊髓灌注

脊髓灌注受损的因素包括创伤本身、手术操作、血肿形成及血压和心排血量降低。与脑灌注压类似，脊髓灌注压（SCPP）是由平均动脉压（MAP）和椎管内压（ISP）决定的[如果CVP＞ISP，则由CVP决定]：SCPP=MAP−ISP。血管损伤（局部血流减少）、全身性低血压（MAP降低）和血流受阻（节段性阻断或ISP升高）均能降低SCPP。最大限度地增加SCPP的方法包括提高MAP以尽可能地提高灌注、监测蛛网膜下腔的CSF压力及进行CSF引流以最大限度地提高灌注压力。

并发症：

1. 脊柱外科手术并发症风险明显高于其他骨科手术，重大并发症发生率为11%，较小并发症为24%。患有特发性脊柱侧凸青少年病人手术并发症的发生率最低，而患有神经肌肉类型脊柱侧凸病人的发生率最高。前路/后路联合路径手术并发症的发生风险明显大于节段路径手术。年龄超过60岁的病人发生并发症的风险也增加。
2. **静脉气栓（VAE）：**是脊柱外科手术期间致命性并发症。大面积暴露、剥脱骨皮质及手术部位相对高于心脏水平的外科操作，使发生VAE的风险明显增加。呼吸末CO_2监测和经胸多普勒是常规监测。经食管超声心动图是最敏感的监测方法。如果怀疑VAE，治疗应包括生理盐水冲洗伤口、停用氧化亚氮、应用血管收缩药物治疗低血压、将俯卧位改为平卧位（对于开放手术来说比较困难）、建立高级生命支持，如果复苏尝试无效，可以考虑行体外循环。
3. **骨水泥栓塞：**是比较罕见的并发症，多发生于行椎体成形术或椎体后凸成形术的脊椎压缩骨折的病人，骨水泥栓子由低压的椎体静脉回流系统移行进入肺血管。大多数都是偶然发生，仅小部分（＜1%）出现全身症状，表现为典型的呼吸困难。胸部X线或CT影像显示，骨水泥栓子沿着肺血管分布可以做出诊断，多采用监测保守治疗，同时根据症状的轻重，采用系统性的抗栓治疗或手术栓子取除术。
4. **术后视觉丧失（POVL）：**发生率约为0.2%，可能原因包括静脉充血引起的视神经缺血、低血压造成的动脉灌注压降低、血液稀释及俯卧位造成的眼内压增加。危险因素包括合并血管疾病、术前贫血、手术时间过长、大量血液丢失、肥胖及吸烟。ASA建议持续动脉血压监测，对于大量失血者应采用晶体胶体复合液，定时监测血红蛋白/血细胞比容；个体化地采用控制性降压、中心静脉压监测；对于高风险病人可以采用分阶段手术。
5. **外周神经损伤：**脊柱手术中最容易损伤的外周神经是尺神经。肘关节屈曲大于130°可使肘管内压力增加而致尺神经损伤。

6. **脊髓损伤**：可导致病人术后瘫痪，尽管进行了SSEP和MEP监测，也难以避免。颈部牵引因能降低枕颈关节的运动，可有效地预防脊髓损伤的发生。进行体位调节或搬动病人时颈部制动，以及纤维支气管镜经口明视气管插管可以减少颈部运动。

7. **血管损伤**：因脊柱周围及脊柱内有许多大的血管结构，故手术可能损伤血管。主要的血管损伤风险见表24-1。

表24-1　脊柱手术期间受损风险血管

手术	血管
枢椎齿突骨折前路螺钉固定术	椎动脉、颈内动脉
前路颈椎手术	椎动脉
后路 C_1～C_2关节固定术	椎动脉
后路颈椎手术	椎动脉
前外侧入路胸腰椎骨折手术	主动脉、下腔静脉
后路胸椎手术	胸主动脉
脊柱侧凸手术	肠系膜上动脉
前路腰椎椎体融合术	下腔静脉、髂静脉、髂动脉（左侧>右侧）
腰椎手术	下腔静脉、髂静脉
后路腰椎手术	硬膜外出血

Ⅳ. 手术后处理

术后即刻处理取决于手术类型及病人合并疾病情况。对所有病人，都应该进行多次的神经系统检查，以评估是否出现水肿、压迫性血肿或者血管损伤。入ICU的决定因素包括大手术、血液大量丢失、面部及气道水肿，以及术后需要呼吸机支持治疗和气管插管以维持气道通畅。

Ⅴ. 手术后疼痛管理

A. 术后疼痛治疗，对于术前合并慢性疼痛，特别是后背部疼痛的病人尤为重要。这类病人，在术前可能曾长期应用大剂量阿片类药物治疗。

B. 据报道，术中使用美沙酮可以降低复杂脊柱外科手术的疼痛评分及镇痛需求，而其副作用在可接受范围。术中持续输注短效阿片类药物，如芬太尼或瑞芬太尼，已证实可以提供充分的术中镇痛，同时有利于术中“唤醒试验”。术后疼痛治疗通常以静脉注射阿片类药物起始，如有必要，可采用病人自控镇痛或持续输注。使用长效局麻药进行手术切口封闭或静脉注射对乙酰氨基酚，也可以缓解术后急性疼痛。

C. 有助于减少术后镇痛需求的辅助药物包括术前应用对乙酰氨基酚、塞来昔布、加巴喷丁或普瑞巴林，术中应用地塞米松和氯胺酮。研究证明，手术开始前氯胺酮0.15mg/kg 单次静脉注射后，以0.015～0.020mg/(kg · min)持续静脉输注可减少阿片类药物的需要量。

（孙喜家 译　王俊科 审校）

推荐阅读文献

Alboog A, Bae S, Chui J. Anesthetic management of complex spine surgery in adult patients: a review based on outcome evidence. *Curr Opin Anaesthesiol.* 2019;32(5):600-608.

American College of Surgeons. *Advanced Trauma Life Support: Student Course Manual.* American College of Surgeons; 2012.

American Society of Anesthesiology. Practice advisory for perioperative visual loss associated with spine surgery: an updated report by the American Society of Anesthesiologists Task Force on Perioperative Visual Loss. *Anesthesiology.* 2012;116(2):274-285.

Banoub M, Tetzlaff JE, Schubert A. Pharmacologic and Physiologic influences affecting sensory evoked potentials. *Anesthesiology.* 2003;99(3):716-737.

Edgcombe H, Carter K, Yarrow S. Anaesthesia in the prone position. *Br J Anaesth.* 2008;100(2):165-183.

Farag E. Airway management for cervical spine surgery. *Best Pract Res Clin Anaesthesiol.* 2016;30(1):13-25.

Inamasu J, Guiot BH. Vascular injury and complication in neurosurgical spine surgery. *Acta Neurochir (Wien).* 2006;148(4):375-387.

Klatt JWB, Mickelson J, Hung M, et al. A randomized prospective evaluation of 3 techniques of postoperative pain management after posterior spinal instrumentation and fusion. *Spine.* 2013;38(19):1626-1631.

Kong CY, Hosseini AM, Belanger LM, et al. A prospective evaluation of hemodynamic management in acute spinal cord injury patients. *Spinal Cord.* 2013;51:466-471.

Lennarson PJ, Smith D, Todd MM, et al. Segmental cervical spine motion during orotracheal intubation of the intact and injured spine with and without external stabilization. *J Neurosurg.* 2000;92:201-206.

Lennarson PJ, Smith DW, Sawin PD, et al. Cervical spinal motion during intubation: efficacy of stabilization maneuvers in the setting of complete segmental instability. *J Neurosurg.* 2001;94(2 suppl):265:270.

Li G, Sun TW, Luo G, Zhang C. Efficacy of antifibrinolytic agents on surgical bleeding and transfusion requirements in spine surgery: a meta-analysis. *Eur Spine J.* 2017;26(1):140-154.

Lo YL, Dan YF, Tan YE, et al. Intraoperative motor-evoked potential monitoring in scoliosis surgery: comparison of desflurane/nitrous oxide with propofol total intravenous anesthetic regimens. *J Neurosurg Anesthesiol.* 2006;18(3):211-214.

Manoach S, Paladino L. Manual in-line stabilization for acute airway management of suspected cervical spine injury: historical review and current questions. *Ann Emerg Med.*

2007;50(3):236-245.

McDonnell MF, Glassman SD, Dimar JR, et al. Perioperative complications of anterior procedures on the spine. *J Bone Joint Surg*. 1996;78(6):839-847.

Murphy GS, Avram MJ, Greenberg SB, et al. Postoperative pain and analgesic requirements in the first year after intraoperative methadone for complex spine and cardiac surgery. *Anesthesiology*. 2020;132(2):330-342.

Murphy GS, Szokol JW, Avram MJ, et al. Clinicaleffectiveness and safety of intraoperative methadone in patients undergoing posterior spinal fusion surgery: a randomized, double-blinded, controlled trial. *Anesthesiology*. 2017;126(5):822-833.

Nuttall GA, Horlocker TT, Santrach PJ, et al. Predictors of blood transfusions in spinal instrumentation and fusion surgery. *Spine*. 2000;25(5):596-601.

Raw DA, Beattie JK, Hunter JM. Anaesthesia for spinal surgery in adults. *Br J Anaesth*. 2003;91(6):886-904.

Reynolds RA, Legakis JE, Tweedie J, et al. Postoperative pain management after spinal fusion surgery: an analysis of the efficacy of continuous infusion of local anesthetics. *Global Spine J*. 2013;3(1):7-14.

Scheufler KM, Zentner J. Total intravenous anesthesia for intraoperative monitoring of the motor pathways: an integral view combining clinical and experimental data. *J Neurosurg*. 2002;96:571-579.

Schmid RL, Sandler AN, Katz J. Use and efficacy of low-dose ketamine in the management of acute postoperative pain: a review of current techniques and outcomes. *Pain*. 1999;82(2):111-125.

Urban MK, Ya Deau JT, Wukovits B, et al. Ketamine as an adjunct to postoperative pain management in opioid tolerant patients after spinal fusions: a prospective randomized trial. *HSS J*. 2007;4:62-65.

Werndle M, Saadoun S, Phang I, et al. Monitoring of spinal cord perfusion pressure in acute spinal cord injury: initial findings of the injured spinal cord pressure evaluation study. *Crit Care Med*. 2014;42(3):646-655.

第25章 移植手术麻醉

Walsh EC，Chitilian HV

Ⅰ. 历史和伦理学问题

A. 首例成功的人体器官移植（肾）于1954年完成。此后，**心脏、肺、肝、胰腺、肠、胃、睾丸、阴茎、手、胸腺**和**子宫**移植都陆续获得了成功。

B. 从20世纪50年代中期到70年代初期，器官捐献和移植的各个环节是由个别医院和器官获取机构来管理的。1984年，美国**器官资源共享网络（UNOS）**成立，专门协调美国器官的分配和收集捐赠者、移植候选者和移植受体的相关数据。

C. 尽管器官供不应求，但器官分配系统的改进，供体器官接纳标准的放宽，以及器官保存技术的进步已经拓宽了器官的可利用性，提高了异体移植的存活率。

1. 肾低温灌注转运箱（lifeport kidneys transporter）是一种供肾的灌注保存设备。与静态的保存方法相比，它会持续向血管内泵入冷灌注液，降低发生肾衰竭的可能性，提高移植后首年的成活率。

2. 美国FDA认证的供肺转运系统已经开发成功（如TransMedics公司的器官护理系统（OCS）中的肺装置，一种“盒子里的肺”）。这台机器在转运供肺时，全程保持正常的温度、呼吸和灌注，允许更大的复活极限，使得那些在采用低温保存方法的移植中心被弃用的器官获得成功应用。

3. 类似的用于供体心脏和供体肝的转运装置正在研发中。

D. 实体器官移植的成功很大程度上取决于受体的精心选择。合适的移植候选者通常由多学科委员会根据国家标准来确定。

1. 需要对病人进行完整的**病史和体格检查**及**社会心理学评估**，以确认是否有妨碍免疫抑制治疗和移植后医学随访的行为、社会或经济问题。

2. 除了**常规的实验室检查**外，水痘病毒、麻疹病毒、腮腺炎病毒、风疹病毒、人类免疫缺陷病毒、肝炎病毒、结核病病毒、梅毒、巨细胞病毒、EB病毒的**血清学检查，药物筛查，ABO-Rh血型鉴定，适龄筛查**及**心电图检查**都是必须做的。

3. 自2020年起，所有接受器官移植的病人都必须进行上呼吸道或下呼吸道新型冠状病毒（SARS-CoV-2）的核酸检测。核酸检测在越接近移植时做越好。

4. 是否需要其他心肺功能检查取决于病人的基础疾病及移植手术的种类。

5. **绝对禁忌证**包括感染活动期、恶性肿瘤活跃期、药物滥用、未控制的精神疾病、预期寿命小于1年和持续的不依从治疗。

6. 移植手术的**伦理学问题**很多，包括死亡和脑死亡的定义、经济激励和器官贩运及强迫捐赠。详细的讨论超出了本章的范围，在此不予赘述。

Ⅱ. 肾移植麻醉

A. 2019年，美国共进行了23 401例肾移植，其中16 534例为已故者器官捐赠，6867例为活体器官捐赠。尸体器官移植和活体器官移植的5年生存率分别为83.3%和92.1%。

B. 适应证和受体选择

1. 任何原因引起的**终末期肾病（ESRD）**都是肾移植的适应证。

2. 当**估算肾小球滤过率低于30ml/（min · 1.73m²）**时，通常将病人送往移植中心，以确保及时完成申请移植候选资格所需的评估和干预。

3. 死亡供体肾移植的时间安排应考虑供体肾的存活极限（表25-1）。活体供体的移植通常是择期的，尽管在某些情况下，移植是作为捐赠链的一部分进行的，因此时机更为关键。

表 25-1　常见移植器官的最大冷缺血时间UNOS指南

器官	冷缺血时间（h）
肾	24～36
胰腺	12～18
肝	8～12
心脏/肺	4～6

C. 麻醉前注意事项

1. 对ESRD病人的术前评估详见第5章。
2. 准备肾移植的病人，在提名前必须接受全面的术前评估。对于此类病人的评估，我们推荐从以下几个方面量身定制。
   a. **容量状态**可以通过多种方式评估，包括体格检查、与估计干体重的比较和胸部放射线片。
   b. **电解质紊乱**包括低钠血症、高钾血症、低钙血症、高磷血症和代谢性酸中毒，可通过综合代谢分析仪和动脉血气来诊断。
   c. **贫血**可通过全血细胞计数来诊断。尿毒症血小板功能障碍所引起的**凝血异常**很难客观测定，但应对此有所预见。
   d. 确认**相关用药**（利尿药、抗高血压药、肾毒性药物）和**透析日程**。
   e. **并存的心血管疾病**可通过病史、体格检查、心电图和必要的辅助检查来评估。

D. 监测

1. **标准监测**（见第15章）包括带ST段分析的Ⅱ导联和V_5导联的连续心电图（ECG）和温度监测。
2. 对于有明确心脏病史者，还应监测**有创动脉血压**。
3. 术中液体治疗具有挑战性。尿量已无法可靠地反映容量状态。**中心静脉压**或**肺动脉压监测**是传统的监测手段。**经食管超声心动图**，**动脉脉搏波形分析**和**胸腔生物电阻抗**也提倡使用。

E. 手术前处理

1. 两条**外周静脉通路**应建立在不同的静脉系统中。保留其中一条通路用于注射兔抗胸腺细胞球蛋白。
2. 对于常规透析的病人，确认最近一次透析的疗程和方法（如血液透析、腹膜透析），以及评估容量状态至关重要。如果存在低血容量，在麻醉诱导前应先用250～500ml不含钾的等渗液进行**扩容治疗**。如果出现严重高血容量，则需要**立即透析**。
3. 必须确认病人在进入手术室前已**口服免疫抑制剂**（常用霉酚酸酯）。
4. 如果没有禁忌，应向病人交代**腹横肌平面阻滞**用于术后镇痛。由于存在尿毒症血小板功能障碍，通常回避椎管内穿刺。

F. 手术中处理

1. **快速序贯诱导**适用于接受腹膜透析或诊断为自主神经病变的病人，也适用于合并肥胖和糖尿病等可能导致胃排空延迟的病人。
2. 在免疫抑制方面，气管插管后一次性静脉注射**甲泼尼龙** 125～250mg，随后通过带过滤器的专用静脉通路，在6h内静脉输注1.5mg/kg的**兔抗胸腺细胞球蛋白**。风险较低的病人可用巴利昔单抗代替胸腺球蛋白。兔抗胸腺细胞球蛋白可通过激活T细胞，导致细胞因子释放综合征，表现为发热、低血压和寒战。通常**苯海拉明** 50mg可以降低该不良反应。
3. **麻醉维持**可使用**挥发性麻醉药**或**丙泊酚**。由于复合物A理论上存在肾毒性风险，在使用七氟烷麻醉时，建议新鲜气体流量大于2L/min。**脑电图处理数据**可用于麻醉深度的滴定。
4. **镇痛**可间断使用不经肾清除的阿片类药物，如**芬太尼**和**氢吗啡酮**。禁忌使用吗啡和哌替啶，因为其活性代谢物（分别是吗啡-6-葡萄糖苷酸和去甲哌替啶）需经肾清除，有蓄积风险（见第5章）。
5. **顺阿曲库铵**是**神经肌肉阻滞**的最优选择。因为它的消除不依赖器官功能。
6. 手术通常需要**3～5h**。从耻骨联合到髂前上棘上方的纵向曲线切口开始手术操作。在切开和分离过程中，手术刺激的增加可能引起剧烈的血流动力学反应。镇痛药、麻醉药和肌松药应随之滴定。
7. 术野显露和游离后，先夹闭髂外静脉，再将其与供肾静脉吻合。然后夹闭髂外动脉并将其与供肾动脉吻合。

   为了保证肾灌注血流，提高同种异体移植物的功能，MAP应维持在**70～90mmHg**，或者波动范围**不超过病人基线值的15%～20%**。
8. **术中扩容**使用等渗晶体液或5%白蛋白。考虑α受体激动药可能导致移植物灌注不良，因此**麻醉药物滴定**优于使用血管升压药物。

a. 通常在血管吻合后和开放灌注前给予**甘露醇**（12.5g），以降低移植物急性肾小管坏死的发生率。**呋塞米**（60～100mg）也常在此时给药，用于提升再灌注后的利尿能力。

b. 极少情况下，移除血管夹会导致大量失血，需要液体复苏和输血。

9. 接下来将供体输尿管与受体膀胱吻合，膀胱内预先填充抗菌盐水灌洗液。外科医师会要求先夹闭尿管，然后向膀胱逆行灌注亚甲蓝溶液，检查是否渗漏。

10. 关腹过程中，在筋膜层缝合完毕前，**确保维持完善的神经肌肉阻滞**。一旦发生呛咳或其他意外体动，容易造成血管吻合口损伤。

11. 绝大部分病人在手术室内**拔除气管导管**。

G. 手术后处理

1. **严格监测尿量**：疑似低血容量时行容量复苏治疗。一旦发现输尿管梗阻、血管内血栓形成及出血，应及早外科探查。

2. **移植肾功能延迟恢复**：定义为移植后7d内需要透析。这是一种常见的并发症，随着边缘供体器官使用的增多，其发生率不断上升。除了监测尿量，病人术后还应进行基本代谢检查，及时发现需要立即透析治疗的电解质紊乱。

3. 术后镇痛通常使用芬太尼或氢吗啡酮，通过**病人自控镇痛**（PCA）来实现。避免使用吗啡和哌替啶，因为会有经肾排泄的毒性代谢物蓄积的风险。由于肾毒性，应避免使用非甾体抗炎药。**腹横肌平面阻滞**可减少术后阿片类药物的用量。

Ⅲ. 胰腺移植麻醉

A. 适应证和受体选择

1. 胰腺移植的目的是针对胰腺β细胞功能障碍无法产生胰岛素的病人，以**恢复其正常血糖水平和防止糖尿病并发症的进展**。

2. 对于同时罹患ESRD和1型糖尿病病人，最常见的做法是同时进行**胰-肾联合移植**或**肾移植后胰腺移植**。胰岛素依赖型2型糖尿病的择期病人也可以成为胰腺移植的候选者。

3. **单独胰腺移植**通常用在出现严重并发症的1型糖尿病病人。这些病人通常伴有频发的严重代谢并发症（如糖尿病酮症酸中毒）且外源性胰岛素治疗无效。

4. **胰岛细胞移植**是从死亡供体胰腺中提取胰岛细胞，然后经皮注射到门静脉的一种实验性疗法。

5. 2019年，美国共进行了143例胰腺移植和872例胰-肾联合移植。5年生存率预期超过88%。

B. 麻醉前注意事项

1. 胰腺疾病病人的术前评估详见第7章。

2. 对于接受胰腺移植的病人的术前评估，建议从以下几个方面量身定制。

   糖尿病大血管和微血管并发症可以通过病史和体格检查来确诊。特别应注意心脏、神经和肾的并发症。

   合并终末期肾拟行胰-肾联合移植的病人，还应该按上节所述进行肾评估。

3. **急性代谢异常**：如糖尿病酮症酸中毒或低血糖，可通过基础代谢检查和监测血糖进行诊断。

4. 评估并记录**近期胰岛素用量和胰岛素基础需求量**。

C. 监测

1. 推荐的**标准监测**（见第15章）包括带ST段分析的Ⅱ导联和V_5导联的连续ECG监测和温度监测。

2. 对于有明确心脏病史者，还应**监测有创动脉血压**。

3. 由于术中频繁测定血糖的需要，**血糖仪**或动脉留置导管是必备的。

D. 手术前处理

1. 两条**外周静脉通路**应建立在不同的静脉系统中。保留其中一条通路用于注射免疫抑制诱导剂，通常是兔抗胸腺细胞球蛋白。

2. 必须确认病人在进入手术室之前已口服免疫抑制剂。

3. 如果没有禁忌，在T_5～T_8水平提前留置**胸段硬膜外导管**可能会让病人获益。对于合并严重肾病的病人，由于尿毒症血小板功能障碍，椎管内麻醉应推迟。可靠的替代方法是术后行**腹横肌平面阻滞**。

E. 手术中处理

1. 由于长期罹患糖尿病和术前口服免疫抑制剂有导致胃轻瘫的风险，建议采用**快速序贯诱导**。

2. 气管插管后立即单次注射**甲泼尼龙**125～250mg，随后，通过带过滤器的专用静脉通路，在6h内输注**兔抗胸腺细胞球蛋白**1.5mg/kg。
3. **麻醉维持**可使用**挥发性麻醉药**或**丙泊酚**。
4. **镇痛**通常可间断使用阿片类药物或硬膜外麻醉/镇痛。
5. **神经肌肉阻滞**推荐使用顺阿曲库铵或罗库溴铵。
6. 术中滴定**注射胰岛素和右旋葡萄糖（D5W或D10W）**维持血糖水平在**110～180mg/dl**，防止术中发生高血糖引起胰岛细胞功能障碍。
7. 胰腺移植的手术时间一般为**3h**，胰-肾联合移植可达**6h**。两者均为正中外科切口。组织切开和游离后，供体胰腺需进行3个吻合：①**动脉**，通常来自于受体髂动脉；②**静脉**，通常吻合至受体髂静脉；③**外分泌腺**，最常见的是吻合至小肠或膀胱。
   a. 移植胰腺的灌注开放后，胰腺β细胞5min内开始分泌胰岛素。在开放灌注后的第1个小时内**每15min**评估1次**血糖水平**，此后**每30min**评估1次。
   b. 为了保证移植物再灌注后的血流，用等渗晶体液或5%白蛋白进行**术中扩容**。考虑到α受体激动药可能导致移植物灌注不良，因此**麻醉药物滴定**优于使用血管升压药物。
   c. 极少情况下，血管吻合时会出现大量失血，需要液体复苏和输血。
8. 关腹过程中，在筋膜层缝合完毕前，务必**维持足够的神经肌肉阻滞**。一旦发生呛咳或其他意外体动，容易造成血管吻合口损伤。
9. 绝大部分病人在手术室内**拔除气管导管**。

F. 手术后处理

1. **严格监测血糖和电解质**：当血糖超过200mg/dl时称为移植物功能延迟恢复，此时必须补充外源性胰岛素。
2. 出现外科并发症，如胰腺血栓形成、瘘和出血，应及早手术探查。
3. 在缺乏确切的胸段硬膜外镇痛时，术后镇痛一般通过**病人自控镇痛**静脉注射氢吗啡酮或吗啡，或者局部麻醉来实现。

Ⅳ. 肝移植麻醉

A. 概述

1. 2019年，美国共进行了8896例肝移植，其中8372例为已故者捐赠，524例为活体捐赠。
2. 尸体器官捐赠移植和活体器官捐赠移植的5年生存率分别为75%和83.9%。

B. 肝移植的**适应证**包括但不限于下文所述。

1. 急性暴发性肝衰竭（最高优先级）。
2. 伴有门静脉高压和严重失代偿征象的肝硬化，如静脉曲张出血、腹水、肝性脑病和肝肾综合征。病因包括慢性乙型或丙型肝炎、酒精性肝病、胆汁性肝硬化、隐源性肝硬化、自身免疫性肝炎、血色素沉着病、非酒精性脂肪性肝炎。
3. 肝细胞癌（HCC）Ⅰ期或Ⅱ期。
4. 布-加综合征（肝静脉血栓形成）。
5. 硬化性胆管炎。
6. 胆道闭锁与先天性代谢障碍。

C. 受体选择

1. 肝移植等候名单的优先级是基于病人的**终末期肝病模型（MELD）**评分。这是一个预测肝硬化病人短期生存的客观、准确的指标。MELD评分由病人的**血清胆红素、血清肌酐和国际标准化比值**算出。对于正在血液透析的病人，血清肌酐值按4mg/dl计算。当MELD评分大于11分时，则引入血清钠浓度计算出**MELD-Na评分**。此评分反映肝硬化病人的血管舒张状态，并可独立于MELD评分来预测死亡率。
2. 例外加分
   a. 某些情况下，病人的实际死亡率会高于MELD评分的预测，如**Ⅰ期或Ⅱ期肝细胞癌、肝肺综合征、门静脉高压**和**遗传性出血性毛细血管扩张**的病人，在MELD评分之外还能获得**例外加分**，这使他们在等候者名单上更优先了一步。
   b. 存在与肝病相关的其他并发状况，却不符合标准MELD评分例外加分条件的病人，可以**提出申请**额外加分。

D. 麻醉前注意事项

1. 肝病病人的术前评估详见第6章。
2. 术前测评通常在MELD评分**10～15分**时开始。测评的目的是确认**肝功能障碍**的程度；筛查肝硬化特有的心、肺和肾的**合并症**；评价移植后**生存适应性**。是否将病人列入移植名单是基于**多学科委员会**对测评结果的审查。该委员会应包括肝移植麻醉医师。
3. 在心脏测评方面，每例病人都要筛查**结构性心脏病、冠状动脉疾病和门脉性肺动脉高压**。
   a. 对于50岁以下的病人，我机构的做法是获取**经胸超声心动图**。特别需注意估算右心室收缩压（RVSP）、右心室功能和右心室大小。增强超声心动图可用于鉴别肺内分流。RVSP升高的病人有必要进行**右心导管**检查，监测平均肺动脉压（mPAP）和肺血管阻力（PVR）。RVSP截断值因机构各异，但通常为**40或50mmHg**。
   b. 门脉性肺动脉高压定义为mPAP＞25mmHg，肺毛细血管楔压（PCWP）＜15mmHg，PVR＞240dyn/（s · cm^5）。
   c. **当mPAP＞35mmHg或PVR＞250dyn/（s · cm^5）**，移植后18d内死亡率为36%。
   d. 年龄超过50岁或伴有显著心脏危险因素的病人，应进行**多巴酚丁胺负荷超声心动图来**评估心率提升后心功能的耐受性。对于使用了β受体阻滞药无法获得心率提升的病人，可用冠脉血管扩张剂进行**心肌核素负荷试验**。**肝硬化心肌病**是一种综合征，表现为静息时心排血量和心肌收缩力增加，但应激时收缩反应迟钝和（或）舒张功能障碍。
4. 作为肺评价，需要**脉搏血氧测定**、**肺功能检查**和年龄校正的肺泡-动脉梯度的**动脉血气分析**。

   肝肺综合征是一组三联征，包括伴有或不伴有肝硬化的门静脉高压、动脉低氧血症（坐位静息状态，呼吸室内空气时PaO_2＜60～80mmHg）和肺内分流。低氧血症的程度直接与围手术期死亡率相关。
5. **胸部和腹部影像学检查**通常用于排除隐匿的恶性肿瘤，以及评估是否存在影响移植的解剖学异常。一旦发现肝细胞癌，首选**动态增强CT**或**增强磁共振成像**来评估肝血管情况和肿瘤分期。

6. **上消化道内窥腔镜检查**用于评估是否存在严重的食管静脉曲张。

E. 监测

1. **标准监测**（见第15章）：包括带ST段分析的Ⅱ导联和V_5导联的连续ECG监测和温度监测。
2. **有创动脉血压监测**：不论对于血流动力学管理还是反复化验抽血都非常必要。
3. **肺动脉导管监测**：常用于术中监测肺动脉压力和心排血量。
4. **经食管超声心动图**：用于评估术中心排血量和腔室功能，特别是合并肝硬化心肌病或其他基础心脏病的病人。操作前应先排除严重食管静脉曲张。

F. 手术前处理

1. 应建立**大孔径外周静脉通路**。快速输液时可插入一个短的7.5Fr导管。优先选择左臂，因为右臂通常在术中收拢。将最粗的通路连接快速输液系统，38℃下输液速率应达到1.0～1.5L/min。
2. 在左臂置入**桡动脉导管**。因为凝血功能障碍，推荐超声引导下单次穿刺法，避免穿透式穿刺法。
3. 如果预估手术初期会大量出血，则应在麻醉诱导前备**血液制品**。肝移植的失血量差别很大，从500ml到几倍于病人的血容量不等。与肝移植输血量增加有关的一些因素（包括但不限于）：**肝病的严重程度、既往腹部手术史**和供体器官**冷缺血时间**。了解病人的血液抗体状态和交叉配型大量血液的能力至关重要。我们建议如下开始：
   a. **5～10U浓缩红细胞**术间备用，**10U交叉配型**。
   b. **5～10U新鲜冰冻血浆**术间备用，**10U交叉配型**。
   c. **5等份的5%白蛋白**（每份250ml）。
4. 有必要确认病人在进入手术室之前已口服免疫抑制剂（常用霉酚酸酯）。

G. 手术中处理

1. **麻醉诱导**：由于多为急诊手术，以及术前口服免疫抑制剂和存在腹水的原因，建议**快速序贯诱导**。

2. **麻醉维持**：最常采用挥发性麻醉药和阿片类药物的平衡麻醉。即便在轻微脑病的情况下，低浓度的麻醉药也能满足需要，此时可以用脑电处理信号来滴定麻醉深度。

3. 建立**中心静脉通路**给药，同时监测中心静脉压。根据外周血管通路的通畅性和预期失血量，可插入一根单腔或双腔的9Fr中心静脉导管。当需要**静脉-静脉转流（VVBP）时**，恰好可以在右颈内静脉中插入一个15Fr的VVBP流入套管。

4. 理想的**神经肌肉阻滞药**是顺阿曲库铵，因为它的清除不依赖器官功能。罗库溴铵也可以在肌松监测指导下用药。肝衰竭导致分布容积增大，因此神经肌肉阻滞药的起效和恢复都会延迟。

5. **无肝前期**

   a. 手术时间一般**6～8h**。

   b. 无肝前期开始于**双肋缘下（"V"形）切口**，终止于**门静脉阻断**。病肝在此期间被解剖和游离出来。

   c. 如果使用**VVBP**，外科医师会在股静脉和门静脉插入流出管道。在无肝期之前即开始转流。

   d. 在无肝前期，最常见的问题是**低血压**。

   e. **大量腹水引流**时可预先给予胶体液，以减少前负荷的变化。

   f. **出血**相关因素包括既存的凝血功能障碍、门静脉高压及其严重程度、外科操作的时长和复杂性（如严重粘连）。

   g. 解剖过程中搬动肝**压迫下腔静脉**，会因静脉回流减少而导致低血压。

   h. 监测血流动力学的同时，定期评估病人的血红蛋白和代谢状态。

   i. 切除受体肝时给予**甲泼尼龙125～250mg**进行免疫抑制。

6. **无肝期**

   a. 无肝期开始于**门静脉阻断**，终止于**新肝再灌注**。在此期间切除受体肝和部分下腔静脉，再将供体肝与受体下腔静脉和门静脉吻合。

b. 手术方法（图 25-1）

（**1**）在**原位**或**"经典"术式**中，肝上腔静脉和肝下腔静脉需在切除肝之前阻断。为了保证静脉回流，**VVBP** 可将血液从受体下腔静脉和门静脉转流至腋静脉，以缓解前负荷的骤减。但是 VVBP 的使用会增加术后急性肾衰竭、空气栓塞、血栓栓塞和套管意外脱落的风险。

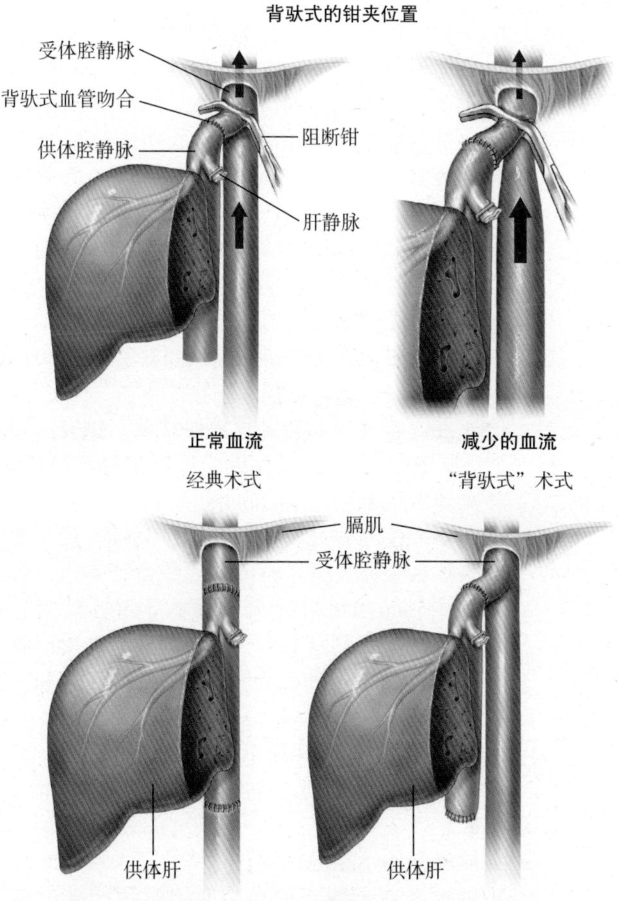

图 25-1　供体肝"经典"术式与"背驮式"手术方法

(2) 一旦开始VVBP，当病人在阻断下腔静脉后出现低血压，应增加VVBP流量来维持足够的静脉回流。如果流量无法增加（呈“线性颤振”），则应额外补充血容量。

(3) 在**“背驮式”术式**中，将肝静脉的根部侧向阻断，保留腔静脉血流和静脉回流的同时，将供肝的肝上腔静脉与肝静脉根部吻合。此技术保留了受体的下腔静脉，同时避免了VVBP。

(4) 由于组织型纤溶酶原激活物的强大作用，此阶段可能发生**纤维蛋白溶解**。

(5) 病人可能发生低钙血症。原因是输注血制品时带入的枸橼酸盐在肝功能完全丧失时无法代谢，枸橼酸盐与钙结合降低血钙浓度。血清钙离子浓度低于1mg/dl时通常给予100～200mg氯化钙治疗。

(6) 代谢性酸中毒容易发生在已有酸中毒、肾衰竭或无肝期延长的病人。

(7) **再灌注**指的是完成腔静脉和门静脉吻合后，开放门静脉的过程。

(8) 在吻合完成和新肝再灌注之前，供肝需要术野冲洗来洗除保存液。可以选择胶体液/晶体液或血液，经门静脉进行冲洗。

(9) 再灌注时容易发生低血压、高钾血症、酸血症和心律失常。**再灌注后综合征**是指，再灌注5min内MAP下降幅度大于30%且持续超过1min。预计15%～30%的病人会出现此种征象。通常的处理是给予血管升压药和扩容治疗。

(10) 再灌注后**高钾血症**可以通过氯化钙、胰岛素（加葡萄糖）、过度通气和呋塞米来治疗。

7. 新肝期

a. 此阶段开始于**新肝再灌注**，终止于**关腹**。麻醉管理的要点在于纠正凝血功能障碍和纤维蛋白溶解，并维持低CVP。

b. **纤维蛋白溶解**是由于来自移植物内皮细胞的组织

型纤溶酶原激活物的增多所引起的。根据**反复实验室检查**、**血栓弹力图**或**血栓弹力描记**的结果，通常使用新鲜冰冻血浆、冷沉淀和血小板来处理。对于严重凝血功能障碍病人，有必要输注抗纤溶药如氨基己酸和氨甲环酸。

c. 精准**容量复苏**的目标是维持**CVP低于10mmHg**，以防止肝淤血和新肝功能障碍。

H. 手术后处理

1. 手术结束后，病人送入**重症监护室**。如果状态稳定，也可在转运前于手术间内拔除气管导管。
2. 肝移植的即刻并发症包括**术后出血**、**胆汁漏**、**移植肝功能障碍**和**血管内血栓（肝动脉或门静脉）**，需急诊手术处理。
3. **感染**是免疫抑制所致的晚期并发症。

Ⅴ. 器官获取麻醉

A. 捐献者种类[①]

1. **脑死亡后器官捐献（DBD）**：根据美国神经学会指南和一些机构标准，捐献者存在终末期神经损害并被宣告脑死亡。
2. **心脏死亡后器官捐献（DCD）**：捐献者存在终末期神经损伤但不符合脑死亡标准。死亡是根据撤除生命支持设备后的心肺标准判定的。在获取器官前需等待5min，以确保没有自主复苏。
3. **活体器官捐赠者**：是指自愿捐献器官的人，通常是捐献肾。活体肝捐献可以是捐献肝左外侧段或叶，供小儿肝移植，或捐献肝右叶供成人肝移植。

a. 活体器官捐献常显示提高了器官存活率，缩短了病人等待时间，以及能提供择期手术的机会。然而，激烈的**伦理学争议**一直存在。因为对供体而言，这是唯一一种无法从他们承担的风险中获益的手术。

---

① 注：从 2020 年开始，所有捐献者应在捐献前 3d 内进行上呼吸道或下呼吸道的 SARS-CoV-2 核酸检测。活体器官捐献者在器官捐献手术前需自我隔离 14d。目前不主张感染 SARS-CoV-2 的病人捐献器官，尽管从供者到受者的传播率尚不清楚。

b. 活体肝捐献手术应该有肝移植麻醉医师的参与。解剖和游离肝节段的过程通常是供体风险最大的步骤。肝移植麻醉医师更熟悉此阶段的麻醉要点。

B. DBD器官获取的麻醉前注意事项

1. 我们讨论的目的，将聚焦在提供器官的**DBD供者**，因为获取器官直接需要麻醉团队的参与，存在特有的挑战性。

2. **脑死亡**会引发许多**重大生理变化**，几乎影响到所有器官系统。详见表25-2的归纳。

表25-2　DBD的器官系统病理学变化

器官系统	病理学变化
肺	肺毛细血管通透性增加
	肺水肿
心血管	严重血管麻痹
	心肌损伤
	低血容量
	自主神经风暴
血液	进展为弥散性血管内凝血的凝血功能障碍
内分泌	垂体梗死导致尿崩症、肾上腺功能不全和甲状腺功能减退
	胰岛素抵抗导致高血糖

资料来源：经Springer允许引自Anderson TA，Bekker P，Vagefi PA。Anesthetic considerations in organ procurement surgery：a narrative review.*Can J Ananesh.* 2015；62（5）：529 -539. Copyright©2015 Springer Nature.。

C. DBD器官获取的手术前处理

1. 分别在两上肢，至少建立两条大孔径的**外周静脉通路**。

2. 推荐建立**有创动脉血压监测**，用于血流动力学管理和应对术中抽血化验的需要。

3. 建立**中心静脉通路**，用于动态监测中心静脉压和应用血管升压药。

4. 必要时建立**肺动脉导管监测**。

D. DBD器官获取的手术中管理

1. **神经肌肉阻滞**是抑制脊髓运动反射所必需的。

2. 切皮时，给予静脉阿片类药物和低至中浓度的挥发性麻醉药进行**镇痛**，以减少血流动力学波动。
3. 推荐**肺保护性通气策略**，如潮气量为预计体重6～8ml/kg，PEEP为8～10mmHg，以及吸气压低于35cmH_2O。
4. 通过**血管升压药的持续输注和单次注射**，维持**血流动力学目标**在收缩压大于100mmHg，中心静脉压4～8mmHg，平均动脉压大于70mmHg及心率60～120次/分。**血管升压素**是推荐的血管升压药，它既能提高全身血管阻力，又能治疗并存的尿崩症。
5. 对于严重尿崩症的供体，则需要**血管内容量替代**。胶体液优于平衡晶体液，如5%白蛋白或浓缩红细胞（维持血红蛋白目标大于7g/dl）。人工合成的胶体液应完全避免。**去氨加压素（ddAVP）**（每6h静脉注射1～4μg）也是很好的选择。
6. 在**胸主动脉、腹主动脉阻断**前即刻给予**肝素**。随后，器官进行冷却处理并按以下顺序取出：心脏、肺、肝、胰腺和肾。
7. 主动脉阻断后，麻醉医师结束术中记录，停止呼吸机和所有正在输注的药物。

（张冬颖 译　孙艳红 审校）

推荐阅读文献

Anderson TA, Bekker P, Vagefi PA. Anesthetic considerations in organ procurement surgery: a narrative review. *Can J Anesth.* 2015;62:529-539.

Aniskevich S, Perry D. Anesthesia for pancreas transplantation. *Pancreatic Dis Ther.* 2013;3:1-3.

Carton EG, Plevak DJ, Kranner PW, et al. Perioperative care of the liver transplant patient. Part I and II. *Anesth Analg.* 1994;78(120-133):382-399.

Deshpande R, Chadha RM. Tutorial 377. Anaesthesia for orthotopic liver transplantation. In: Doane MA, Poon C, ed. *Anesthesia Tutorial of the Week.* 2018. Accessed March 29, 2020. https://www.wfsahq.org/components/com_virtual_library/media/c7978058d48874571f25ee46e1c8864c-377-Anaesthesia-for-Liver-Transplantation.pdf

Gruessner RWG, Gruessner AC. The current state of pancreas transplantation. *Nat Rev Endocrinol.* 2013;9:555-562.

Krowka M, Wiesner RH, Heimbach JK. Pulmonary contraindications, indications, and MELD exceptions for liver transplantation: a contemporary view and look forward. *J Hepatol.* 2013;59(2):367-374.

Moers C, Pirenne J, Paul A, Ploeg RJ: Machine Preservation Trial Study Group. Machine perfusion or cold storage in deceased-donor kidney transplantation. *N Engl J Med.* 2009;360:7-19.

Organ Procurement and Transplantation Network (OPTN). *U.S. Department of Health and Human Services.* Last updated March 29, 2020. Accessed March 29, 2020. https://optn.

transplant.hrsa.gov/data/

Schmid S, Jungwirth B. Anesthesia for renal transplant surgery: an update. *Eur J Anaesthesiol.* 2012;29:552-558.

Steadman RH. Anesthesia for liver transplant surgery. *Anesthesiol Clin North Am.* 2004;22:687-711.

Steadman RH, Wray CL. Anesthesia for abdominal organ transplantation. In: Miller RD, ed. *Miller's Anesthesia.* 8th ed. Elsevier; 2015:2262-2289.

TransMedics OCS: Science That Mirrors life. TransMedics; 2020. Accessed April 5, 2020. https://www.transmedics.com/ocs-hcp/

United Network for Organ Sharing (UNOS). 2020. Accessed April 1, 2020. https://unos.org/

Xia V, Steadman RH. Anesthesia for organ procurement. In: Miller RD, ed. *Miller's Anesthesia,* 8th ed. Elsevier; 2015:2262-2289.

第26章 腹部手术麻醉

Hao D，Psyhojos TJ

Ⅰ. 麻醉前注意事项

对行腹部手术的病人，需要按照第一章概述的模式进行完整的病史询问和体格检查，同时应注意下列问题。

A. 术前体液容量情况：腹部手术可严重影响容量与内环境稳态。围手术期容量不足的主要原因包括术前禁食水、血管内容量潴留于间质（炎症或水肿），以及手术出血。

1. 评估容量状态

a. 生命体征随体位改变而变化（心率增快和血压下降），黏膜干燥、皮肤肿胀或出现花斑及毛细血管再充盈延迟表明低血容量或脱水已经发生。

b. 实验室检查指标包括碱剩余或不足、血细胞比容、血浆渗透压、血尿素氮-肌酐比值、血和尿电解质浓度和尿量，这些检查有助于估计容量不足的程度。

c. 动态血流动力学监测也可用于指导血管内容量状态的评估。通过动脉管路波形获得的脉压改变（PPV）和收缩压改变（SPV）有助于评估容量反应性。一般来说，5mmHg SPV和13%～15% PPV的减少意味着这例病人需要补充容量。中心静脉压（CVP）和肺动脉闭塞压的监测作为传统的容量监测手段，在围手术期液体管理中存在争议。

2. 低血容量的病因

a. 经口摄入减少、吸收不良或胃肠道运动障碍会增加病人在围手术期发生低血容量或脱水的概率。

b. 呕吐、胃液引流或腹泻可能导致明显的体液和电解质紊乱，建议监控引出液体量、性状、持续时间和频率。

c. 胃肠道来源的出血可能是隐匿性的，包括溃疡、肿瘤、食管静脉曲张、憩室、血管畸形和痔疮等。

d. 液体潴留的发生可能因肠梗阻而潴留于肠腔，或者因腹膜炎潴留于腹腔间隙内。

e. 发热会增加不显性失水量。

B. 需要行急诊腹部手术的病人常出现**代谢紊乱**。胃液大量丢失［呕吐或鼻胃管（NG）引流］的病人常出现低血钾代谢性碱中毒。严重的低血容量或败血症可能导致严重的代谢性酸中毒。

C. **手术时间长短**受既往腹部手术史、腹腔内感染、放射治疗、使用类固醇药物、手术技术和外科医师经验的影响。

D. **所有进行紧急腹部手术的病人都应被视为存在误吸的高风险，并以"饱胃"的病人来对待**。为降低误吸风险，宜选择快速序贯诱导。压迫环状软骨，对减少误吸风险尚存许多争议。手术前给予组胺（H_2）受体拮抗剂和口服非颗粒型抗酸剂可降低胃液酸度。

Ⅱ. 麻醉技术

A. 全身麻醉（GA）：是最常用的技术。

1. 与腹部手术特别相关的优点包括有利于气道保护和通气参数的控制。
2. 缺点包括气道反射消失，从而增加了常规手术或急诊手术发生误吸的风险，同时全身麻醉对血流动力学有潜在的不良影响。

B. 腹部手术的区域麻醉技术：包括椎管内麻醉（即脊麻、硬膜外麻醉、骶管麻醉）和躯干外周神经阻滞。胸腰神经（T_6～L_1）的前支支配腹壁，针对不同神经分支的阻滞包括腹直肌鞘、腹横肌平面（TAP）、肋下TAP、髂腹股沟和髂腹下神经的神经阻滞。

1. 下腹部手术（如腹股沟疝修补术）可以采用区域麻醉技术。

a. 通常使用置管连续阻滞技术实施硬膜外麻醉。单次给药技术适用于小于3h的手术，但是不常用。

b. 虽然可放置蛛网膜下腔导管，但是脊麻通常使用单次给药技术完成。阻滞的持续时间取决于所选的局麻药和辅助药物。

c. 外周神经阻滞（在下文讨论）不仅能够为腹部手术提供足够的麻醉，还更常用作术后镇痛的辅助技术。

d. 阴道和宫内手术可在单纯椎管内麻醉下完成。T_{10}平面的椎管内麻醉通常足以满足手术要求，而阴道子宫切除术则需要达到T_4平面，以避免与手术相关的腹膜牵引造成的刺激。

2. 单纯应用区域麻醉，不能很好地耐受**上腹部手术**（脐上，T_{10}）。上腹部手术行脊麻或硬膜外麻醉，可能需要阻滞T_2～T_4感觉水平。高位胸段阻滞麻痹了肋间肌，从而影响呼吸的深度：尽管每分通气量可以维持，但是病人常诉呼吸困难。腹腔内存在气体或者上腹部探查可引起C_5支配区域的隐痛（通常位于肩上），这种疼痛并不能由区域麻醉所预防，可能需要静脉注射镇痛药予以补充。

3. 优点

a. 若病人在手术中清醒，可保持病人对症状（如胸痛）的沟通能力。

b. 呼吸道反射得以维持。

c. 深度的肌肉松弛及肠道收缩，便于手术显露。

d. 对交感神经的阻滞增加了流向肠道的血液量。

e. 置管连续阻滞技术为术后镇痛提供了便捷途径。

f. 区域麻醉技术可减少阿片类药物的使用。

g. 有一些证据支持当应用硬膜外导管用于术后镇痛时，长期术后肠梗阻的病人能够更早恢复肠道功能。

4. 缺点

a. 不慎注入静脉或药物快速吸收，造成局麻药中毒。

b. 实施阻滞及术中维持体位均需要病人的配合。

c. 术中出现麻醉失败必须改为全身麻醉。

d. 对有异常出血倾向或穿刺部位感染的病人，区域麻醉为禁忌。

e. 椎管内阻滞致交感神经阻滞，导致血管扩张和心动过缓，可发生严重低血压，特别在血容量不足的病人更为明显。而副交感神经活动增强引起肠道收缩，使肠吻合更加困难，可静脉注入格隆溴铵0.2～0.4mg或者胰高血糖素1mg得以改善。

f. 上胸段神经阻滞可能影响呼吸功能。

g. 病人清醒通常需要频繁地沟通和安慰，对于复杂的病人这可能会分散麻醉医师的注意力。

C. **联合应用区域麻醉和全身麻醉技术**：通常用于上腹部大手术，可能包括硬膜外或者神经阻滞联合全身麻醉。腹壁的外周神经阻滞可在清醒状态下完成，但是更常用于麻醉诱导后即刻或者全身麻醉操作后出现症状前。神经阻滞能够提供显著的术中和术后镇痛，减少阿片类药物的使用。当出现脓毒症、严重的椎管狭窄、严重的外周神经疾病或者病人拒绝等椎管阻滞技术的禁忌证时，神经阻滞是一个切实可行的选择。常应用于腹壁的外周神经阻滞技术包括下述阻滞方法。

1. **TAP阻滞**：可用于大部分下腹部手术，常替代硬膜外麻醉。应用区域阻滞针，在肋缘和髂嵴之间的腋前线进针，针尖进入腹横肌和腹内斜肌之间后，注入局麻药。TAP阻滞可留置导管提供术后镇痛，能够明显减少阿片类药物的用量。

2. **腹直肌鞘阻滞**：适用于腹中线部位操作，特别是脐周。应用区域阻滞针将局麻药注于腹直肌和腹直肌后鞘之间。

3. **肋下TAP阻滞**：与上述TAP阻滞方法相似，但是进针点相对更靠上和偏外，位于肋缘下。这种改良的TAP阻滞对高位腹壁神经，特别是T_8～T_{10}，阻滞效果更好。

Ⅲ. 麻醉管理

A. **标准监测方法**详见第15章。

B. 麻醉诱导

1. 麻醉诱导前应补充容量不足（在下述章节讨论）。

2. 怀疑“饱胃”的病人均应该采用快速诱导或清醒气管插管。其适应证还包括患有胃排空延迟性疾病、腹内压增加或食管下段张力减低。例如：外伤、肠梗阻、食管裂孔疝、胃食管反流病、妊娠3个月以上、显著肥胖、腹水及糖尿病胃轻瘫和自主神经功能紊乱等。

C. 麻醉维持

1. 除临床经验外，麻醉医师也可以通过有创监测指导补液。传统认为，术中肠道暴露面积大且术前低血容量病人，所需补液量高达10～15ml/(kg · h)。但是，新的证据指出限制性补液能使病人恢复更快，且减少并发症的发生。

2. 用“protocol-based”策略指导补液能降低肠动力不足、心肺并发症和肠水肿，同时可能提升吻合口的愈合能力，减少住院时间。目前针对限制性补液的定义及具体实施方案的意见尚不统一，已发表的关于术中补液的文献所监测的指标也是多种多样的，如补液总量、围手术期测量体重、血流动力学反应性等。在个体化基础上，采用有计划而成熟的术中液体管理策略，似乎是最为谨慎的方法。

   a. 可以通过直接观察术野和吸引器及称量海绵纱布两种方式估计出血量。失血可能被掩盖（如手术单遮挡，或者病人体内出血），应适当辅以实验室检查。

   b. 进行腹部较大手术时，可能有0.5～1.0ml/(kg · h)液体在无法察觉的情况下丢失。

   c. 尽管有一整夜的禁食水期，许多病人的血容量可能接近正常，并不需要静脉补液纠正液体丢失。主要依据临床经验判断是否需要在手术开始前进行液体复苏。

   d. 手术打开腹膜后腹水快速排出，腹内压突然降低，肠系膜血管内血液集聚，右心回心血量迅速减少，导致血压急剧下降。术后腹水重新积聚，又可造成血管内的液体量显著减少。

   e. 鼻胃管和其他肠道引流均应计量，并应适当地加以补充。

3. 应用晶体液、胶体液或血液制品补充体液丢失量。

   a. 初始应给予等张盐溶液补充体液丢失。无论是在纠正失血、目标导向的液体治疗还是根据液体反应性的液体治疗，使用等张晶体液补充体液丢失可能均优于传统的3∶1补液方法。越来越多的证据表明，大量生理盐水的应用可能造成非阴离子间隙代谢性酸中毒。

b. 胶体液较晶体液的分子颗粒大，能够产生较高的胶体渗透压，理论上存留在血管内的时间更长。多项晶体液和胶体液用于复苏比较的研究表明，胶体液并不能带来更多益处。由于胶体液价格比晶体液昂贵，因此，常规使用胶体液并不合理。对于严重烧伤、肝肾疾病或急性肺损伤病人，白蛋白可能优于晶体液。羟乙基淀粉溶液（如Hextend或Hespan）为非血源性胶体，可用于扩容，但是因为它对肾功能、凝血功能和潜在的全因死亡率有不利作用，所以应用较少。

4. **肌肉松弛**：除了腹壁表浅手术外，大多腹部手术都要求肌肉松弛；保证关腹时充分的肌松至关重要，因为肠管积气、水肿、移植器官均可以增加腹部内容物的体积。

a. 以四个成串刺激仅能检测到一次颤搐为度，可为关腹提供满意的肌松，同时也利于肌松拮抗，便于气管拔管。

b. 强效吸入麻醉药可阻滞神经肌肉传导，与肌松药有协同作用。

c. 屈曲手术台可减少腹部横切口和肋下切口的张力，有助于缝合。

5. 由于氧化亚氮（N_2O）的弥散能力强，应用N_2O可导致肠管积气。积气程度取决于吸入N_2O的浓度，肠道的血流，以及N_2O的使用时长。在正常情况下，初始肠腔气体量少，即使体积增加两倍或三倍也并无较大影响。研究表明，N_2O可用于较低比例和较短时间（＜3h）的开腹和腹腔镜手术，不会引起临床上明显的肠扩张。对于肠梗阻病人，N_2O是相对禁忌，因为最初的肠腔气体量可能很大。

6. 鼻胃管常在围手术期放置。

a. **术前放置**：适于胃内减压，特别是外伤和肠梗阻病人；虽然通过大口径鼻胃管进行负压吸引可减少胃内容物容积，但并不能使胃完全排空，同时由于鼻胃管撑开食管下括约肌，反而会增加误吸的风险。鼻胃管还影响面罩的密闭性。麻醉诱导前应吸引鼻胃管，麻醉诱导时鼻胃管应开放引流。置入鼻胃管病人，压迫环状软骨有助于防止被动反流。

b. 术中放置：腹部手术时，为引流胃内液体和空气需放置鼻胃管。经鼻或口放置胃管时不可过于用力；适当润滑和病人头屈曲有利于导管插入。可用手指进入口咽部协助胃管进入食管内，或者在喉镜直视下用麦氏插管钳放置。

c. 并发症：包括出血、咽后黏膜下撕裂和胃管置入气管内。颅底骨折病人，有胃管意外置入颅内的报道。固定鼻胃管时应小心，以免对鼻中隔或鼻孔过度压迫而导致缺血坏死。

d. 如上所述，应该与外科医师讨论胃管的需要与否，多数情况下不推荐非必要性放置。

D. 加强术后康复（ERAS）：是一种多模式循证医护概念，旨在加快术后恢复和缩短病人出院时间，其执行核心在于维持术前、术中和术后策略的连续统一。

目前的文献表明，与传统医护相比，ERAS 方案有利于降低住院时间、加快康复、降低总体发病率和非手术并发症率，而再入院率两者相似。由于大多数 ERAS 均为一系列医护方案的总和，因此缺乏证据表明特定方案中的哪部分内容更加有效。

E. 适于择期结直肠手术的ERAS方案：将在后面内容加以论述，部分方案在其他手术已得到广泛开展。

1. 缩短术前禁食时间。鼓励在手术前2h饮用透明液体和碳水饮料。禁食水时程可以基于疾病状态（如肠梗阻）进行调整。

2. 由于术后神经运动功能及进食能力的恢复可能受到影响，避免术前常规使用镇静药物。

3. 避免常规机械肠道准备，防止由脱水或因长期肠梗阻和肠内容物溢出造成不良的生理损害发生。

4. 为减少病人不适感和缩短进食时间，应避免术后常规放置鼻胃管，术中放置的鼻胃管应在苏醒前拔出。

5. 术中维持体温稳定。

6. 术中液体管理策略仍是一个活跃的研究和辩论领域。以生理需要量为指导的目标导向管理策略是ERAS

液体管理的基础，但具体目标尚不明确。目前，在没有证据证明何种方法优于综合临床判断管理策略的情况下，可以采用测量心排血量、每搏输出量和每搏输出量变异度的无创方法指导补液。

7. 仅给予维持正常血容量的液体，避免液体过量。

8. 使用多模式镇痛和区域镇痛技术，最大限度地减少阿片类药物的使用，可以促进术后早期行走与康复。

Ⅳ. 特殊腹部手术的麻醉注意事项

A. 腹腔镜手术：随着设备及手术技术的进步，腹腔镜技术在外科的应用越来越广泛，包括阑尾切除术、胆囊切除术、疝气修补术、胃底折叠术、肾切除术、减肥手术、肝切除术和结肠切除术等。腹腔镜手术的优点包括切口小、术后疼痛减轻、术后肠梗阻少、早期下床活动、住院时间短及早期功能恢复。

1. 手术技术： 通过腹部小切口插入针管，在腹膜下注入CO_2形成气腹，直至腹内压达到12～15mmHg。通过调节病人体位至头高足低或头低足高位帮助显露术野。

2. 麻醉注意事项

a. 腹腔镜手术中，影响血流动力学的因素主要包括气腹后腹内压力的改变、CO_2吸收的多少、病人血容量的状态、体位的改变及麻醉药物。气腹可增加儿茶酚胺的释放，激活肾素-血管紧张素系统，平均动脉压和全身血管阻力可随之增加。合并心脏病病人易受气腹影响，容易出现心排血量减少和低血压。腹膜吸收过多CO_2可导致高碳酸血症及酸中毒，进而增加交感神经系统刺激并降低心肌收缩力。

b. 气腹可减少全身麻醉下病人的功能残气量（FRC），头低足高位及病人体型肥胖可加重FRC的下降，需经常复张和PEEP通气预防肺泡塌陷。

c. 由于头高足低位或头低足高位影响静脉回流，应密切监测心血管功能。

d. 随着腹腔压力增加，腹腔与胸腔或心包之间的胚胎源性通道可能被打开，导致纵隔气肿、心包积气和气胸。纵隔内气体向头侧扩散可导致面部及颈部皮下气肿。

e. 气腹针或戳卡操作不当引起急性出血，造成血管或内脏损伤，需中转开腹，进行血管修复控制出血。

f. 临床严重的静脉气体栓塞并不常见，如气腹针或戳卡误入血管或腹腔器官内，或气体潴留于肝门静脉，则可能发生气体栓塞。血液吸收CO_2能力强，并在肺部迅速消除，这增加了CO_2意外注入静脉内的安全界限。高压力下注入的气体可能“锁定”在腔静脉和右心房内，可能减少静脉回流和心排血量，并导致循环衰竭。进入肺循环的气体栓子将导致无效腔增加、通气血流比例失调及低氧血症。体循环气体栓塞（偶有累及脑和冠脉循环者可造成致死性后果）可发生于注入气体量过大或卵圆孔未闭病人。治疗包括立即停止注入气体，增加FiO_2，缓解低氧血症，调整病人体位至尽量头低的左侧卧位，使气体从右心室流出道排除（见第19章），并给予右心室正性肌力支持。

3. **麻醉处理**：尽管曾有椎管内麻醉下完成腹腔镜手术的报道，但腹腔镜手术通常需要全身麻醉。气腹和头低足高位限制通气功能，清醒病人通常不能耐受。急救动静脉通路可能会受到覆盖和体位的限制。

B. 机器人手术：作为远程操纵器技术，已被越来越多的外科专业所应用，具有更高的精确度和控制力，能够减少病人的住院时间，改善术后恢复。

1. 机器人系统的优势在于能为外科医师提供真实的三维感知，优化术野。此外，该系统能够过滤人手精确运动时的震颤及鳞片样运动。与腹腔镜手术相比，为外科医师提供了6个操作自由度。

2. 麻醉的注意事项和管理

a. **机器人手术的体位**：通常需要气腹并要求角度较大的头低足高位，这可能导致严重的生理功能紊乱。当病人合并心血管、呼吸、眼内或中枢神经系统疾病时应考虑其他手术方式。

b. 由于机器人定位和接合后，接触病人的通道将受到限制，因此必须事先放置和固定好**所有线路、监视器或病人保护装置**。根据机器人设备模型的不同，一般需要手术台的位置在整个手术过程中都保持不动。

c. 机械臂的弹性小，任何运动都可能对器官和血管系统造成严重损害。因此，机器人手术结束前，都应保持病人处于**深度神经肌肉阻滞状态**，必要时需要连续输注非去极化肌松药。舒更葡糖钠可用于逆转深度神经肌肉阻滞。

d. 必须谨慎**固定和保护病人**，避免因长时间大角度倾斜体位造成的损害。

e. 用于**肩部支撑及其他保护的装置**可能影响病人气道的通畅。

f. **大角度的头低足高位**及CO_2气腹对循环和呼吸系统的不良影响具有协同作用。

g. **腹部内容物**向头侧移位造成FRC 减少和肺顺应性降低。病人可出现通气灌注比例失调、气道压升高及肺不张。

h. **CVP、肺动脉压和肺毛细血管楔压**的增加程度与头低位的程度有关。动脉血管受压会使全身血管和肺血管阻力增加。

i. 限制性液体管理有助于避免长时间大角度头低位造成的**面部和上呼吸道水肿**。手术结束后将病人体位调整至头高足低位，可改善气道静脉回流，特别是对麻醉诱导时存在气道困难的病人有益。

C. 食管手术：治疗胃食管反流病可以通过经腹入路（见下文）或经胸入路完成。Nissen胃底折叠术是治疗反流病最常用的术式。该术式是将胃底部折叠，形成了一个箍圈围绕食管下段，胃内压力使被包裹的食管收缩，将防止胃内容物进入食管。如果存在食管裂孔疝，可同时修复。通常可经腹腔镜完成此手术，以缩短术后住院时间。

a. **麻醉注意事项：**该手术通常在全身麻醉或全身麻醉联合硬膜外麻醉（开腹手术）下进行。需手术治疗的病人多已经过药物治疗，如质子泵抑制剂、H_2受体拮抗药或促胃动力药。一般应持续服药至手术当日。由于胃食管反流和误吸的风险较高，多采用快速诱导。

b. 食管探条：胃底折叠术常需置入食管探条，以确保食管通畅，减少术后吞咽困难。探条或鼻胃管置入时可造成胃或食管穿孔，因此，应在腹腔镜直视下将探条置入胃内。操作过程中保持食管或胃的角度正确是避免损伤的关键。扩张器或鼻胃管应该在直视下缓慢通过。食管狭窄病人更应注意。

D. 胃部手术：胃癌、淋巴瘤和未控制住出血的胃部手术通常在全身麻醉联合硬膜外麻醉下进行。这些病人误吸的可能性很高，因此需要快速顺序插管。

1. 胃切除术或胃部分切除术+胃十二指肠吻合术（Billroth Ⅰ型）/胃空肠吻合术（Billroth Ⅱ型）：常用于治疗胃癌、淋巴瘤或难治性胃/十二指肠溃疡出血。极少情况下，用于Zollinger-Ellison综合征的治疗。

2. 胃造口术：可通过上腹部小切口或经皮内镜下进行。衰弱的老年病人，局部麻醉加镇静通常足够完成，只有少数病人需要全身麻醉。

E. 肠道和腹膜手术：小肠切除术适应证包括感染、穿透伤、克罗恩病、梗阻性粘连、梅克尔憩室、肿瘤和梗死（由肠扭转、肠套叠或血栓栓塞所致）。病人通常血容量不足，并应视作饱胃。

1. 阑尾切除术：可经下腹部小切口或腹腔镜下进行。发热、厌食和呕吐可导致低血容量，麻醉诱导前应当静脉补液。通常选择快速诱导，TAP阻滞可减少阿片类药物的使用，可以作为辅助技术应用。

2. 结肠切除术或半结肠切除术：用于治疗结肠癌、憩室病、克罗恩病、溃疡性结肠炎、外伤、缺血性结肠炎和脓肿。因为粪便污染，未行肠道准备的急诊结肠切除术发生腹膜炎的风险较高。一些急诊手术仅做结肠造口术，待肠道准备后再行择期结肠切除术。必须评估病人是否有低血容量、贫血或脓毒血症。所有急诊结肠切除术和结肠造口术的病人均应按有误吸风险处理。尽管随着腹腔镜和其他辅助技术的应用，硬膜外镇痛的使用正在减少，但全身麻醉联合区域麻醉仍最为普遍。

3. **肛周脓肿引流、痔切除术和毛囊肿切除术：** 是相对简单、创伤较小的手术。毛囊肿切除术病人取俯卧位，脓肿引流和痔切除术病人可选择俯卧位或截石位进行。若采用全身麻醉，通常需深度麻醉或应用肌松药以获括约肌充分松弛。重比重脊麻适用于截石位手术，而屈曲卧位（折刀位）或膝胸卧位适用轻比重脊麻。该两种体位手术均可进行骶管阻滞。

4. **腹股沟疝、股疝或腹壁疝修补术：** 可在局部麻醉、区域麻醉（脊麻、硬膜外麻醉、骶管麻醉或神经阻滞）或全身麻醉下进行。牵拉精索或腹膜时刺激最明显，迷走反应也最重。与外科医师的沟通很重要，必要时可请他们减轻牵拉。建议尽量避免苏醒期咳嗽，减少创口张力，对于非禁忌的病人（如面罩通气困难、气管插管困难、高反流误吸风险等）可考虑深麻醉下气管拔管。

F. 肝手术

1. **肝部分切除术：** 适用于肝癌、肝癌单叶转移灶、动静脉畸形或包虫囊肿的治疗。肝部分切除术有大出血的可能，应常规标准监测，并建立动脉及大口径静脉和（或）中心静脉置管。为减少肝实质分离出血，可在肝蒂水平暂时阻断门静脉和肝动脉（Pringle 法）。目前已经证实，保持术中低CVP可减少失血并提高生存率。因右心房与肝之间没有瓣膜存在，CVP基本上代表了切除术时出血的压力，一般控制CVP 2～5mmHg。应通过目标限制液体保持非零尿量和可接受的血压（取决于病人）。若限制性补液控制CVP仍不理想，也可适当使用硝酸酯及阿片类药物。肝切除及止血均已完成后，需要通过低血容量指标，如动脉收缩压、动脉PPV、心排血量、CVP及每搏量变异指导液体复苏。正常肝储备能力很强大，只有肝大部分切除，才能引起明显的药物代谢障碍。肝病对麻醉的影响已在第5章中讨论。凝血功能正常病人可放置硬膜外导管或椎旁导管。

2. 对于门脉高压病人，经颈静脉肝内门体静脉分流术

（TIPS）因其更佳疗效，现已取代门腔静脉分流或脾肾分流术。TIPS 通常经颈内静脉（大多为右侧）入路，通过对比和压力测量验证位置后，在门静脉和肝静脉之间建立分流。TIPS 在监护麻醉或全身麻醉下均可完成，但大多仍选择全身麻醉。TIPS 的麻醉较简单，但仍需警惕其潜在的出血风险。

G. 胆道手术

1. 胆囊切除术是一种常见的手术方式，无论是开腹还是腹腔镜手术，均宜采用全身麻醉。经腹腔镜胆囊切除术中，病人呈大角度的头高足低位，用电刀或激光将胆囊从肝床剥离时，需用肌松药使腹壁充分松弛。由于视野的限制及腹腔镜的高倍放大，通常难以评估出血量、有胆囊动脉或肝动脉大出血的可能。

2. 胆道引流术包括因大量胆总管结石而行十二指肠括约肌成形术；因胰腺癌所致胆总管远端梗阻而行胆囊空肠吻合术；以及因慢性胰腺炎、胆石症、良性病变所致远端胆管狭窄而行的胆总管空肠吻合术。内镜和经肝技术日趋普遍，但偶尔需要开放手术引流。失血量通常很小，但体液丢失可能很多。

H. 胰腺手术

1. 虽然急性胰腺炎最初多采用支持疗法，但胰腺炎并发症多需外科手术治疗。手术治疗适应证：感染性胰腺坏死、血液制品复苏无效的出血性胰腺炎和纠正凝血功能障碍。胰腺假性囊肿需要通过手术或者内镜引流，将囊肿与空肠、胃后壁或十二指肠进行 Roux-en-Y 吻合。外科手术可引起明显出血和第三间隙体液丢失。在重症急性胰腺炎中，大量炎性介质活化可引起脓毒血症及多器官功能障碍，通常需要液体复苏、机械通气和血管活性药物的支持。

2. 胰空肠吻合术、胃空肠吻合术和胆总管空肠吻合术（Whipple 手术）：通常用于切除胰腺腺癌、恶性囊腺瘤或局限于胰头部难治性胰腺炎。这些术式的出血和体液丢失风险均较高。在无禁忌的情况下，硬膜外置管及其他区域麻醉技术，如椎旁阻滞，均有助于术后镇痛。术中腹腔神经丛损毁，可用于预计术后疼痛严重的无法切除的病例。

I. 脾的钝性或穿透伤可行急诊**脾切除术**，特发性血小板减少性紫癜或霍奇金淋巴瘤可行择期脾切除术。要求全身麻醉和肌肉松弛，同时需要开通大口径静脉通路，因为可能会遇到需要输血的严重失血，也可以选择全身麻醉联合硬膜外麻醉，但应注意，由于交感神经阻滞，可能加重出血引起的血压下降。有时需经胸入路加强对巨脾脾门血管的控制。脾切除术病人术后应接种多价肺炎球菌疫苗。

J. 胰腺癌、结肠癌或其他肿瘤的**术中放射治疗**，可在一期肿瘤切除术或肿瘤减灭术的术中进行。术中放射治疗需在专门设计建造的手术室内进行。确保病人的血流动力学和通气状况稳定，并在辐射区外一直保持远程监控。当放疗设备的无菌圆锥体置于腹部切口位置时，可能压迫主动脉或下腔静脉（IVC）。纯氧通气可最大限度地提高肿瘤对放射治疗的敏感性。治疗通常只持续几分钟，如果血流动力学或通气不稳定病人可以中止。放射治疗完成后进行伤口闭合，并进行必要的吻合。

K. 肥胖病人的手术：随着美国人群肥胖率的持续上升，肥胖病人的围手术期管理变得越来越重要。肥胖由体重指数（BMI）定义，计算方法如下：BMI=体重（kg）/身高（m^2）。BMI 超过 30kg/m^2，即被定义为肥胖。

1. 麻醉前注意事项

a. 肥胖病人的循环血容量和心排血量均增加，以满足氧耗增加的需求。即使在年轻的无症状病人也可见与左心室肥厚相关的左心室功能降低，且通常与肥胖持续时间相关。

b. 肥胖病人患心血管疾病的风险增加，可能需要额外的心脏评估或会诊，以优化围手术期管理。

c. 由于胸壁顺应性降低，肥胖病人的呼吸系统顺应性下降；FRC 和呼吸储备能力也可能降低。仰卧位时，FRC 可能小于闭合容积，导致通气血流比例失调和低氧血症。肥胖病人较高的代谢率需求，加上耗氧量和 CO_2 生成增加，需要增加分钟通气量以维持正常呼吸。

d. 咽黏膜下脂肪的增加会加重正常睡眠时下咽的塌陷，从而易患阻塞性睡眠呼吸暂停。长期低氧血症可能导致肺动脉高压和右心衰竭。阻塞性睡眠呼吸暂停会增加围手术期并发症的风险，筛查可以通过STOP-Bang问卷在内的有效工具完成。

e. 胃排空时间延长、腹内压和腹内容物增加易导致症状性胃食管反流的发生率升高。

f. 伴有高血糖、高胰岛素血症和胰岛素抵抗的2型糖尿病在肥胖病人中较常见。由于脂肪组织的灌注是可变的，因此可能需要静脉注射胰岛素来控制高血糖。血糖和胰岛素的管理指南见第7章。

g. 气道管理是肥胖病人面临的一个挑战，包括气管插管和面罩通气困难。需要再次气管插管前详细评估颈部与下颌部的活动度，检查口咽与牙齿情况。如果预计气管插管困难，应制订气道管理策略，并考虑清醒气管插管。

h. 病人上半身处于外耳道和胸骨切迹高度一致的位置，可为直接喉镜提供更佳视野。这通常是通过在胸部下方做一个“斜坡”毯子来实现的，有助于使胸部与气管对齐。之外，对于病态肥胖病人，应采用头高足低位，以增加FRC，并利用重力将软组织移开颈部和呼吸道。

2. **手术技术：**减肥手术是目前治疗病态肥胖最有效的方法。BMI≥40kg/m^2 或 BMI≥35kg/m^2 并伴有肥胖相关合并症的病人，可能需要手术治疗。目前，减肥手术的基本类型包含两种。

a. **垂直带状胃成形术（胃套）：**是产生一个小的胃袋，限制可摄入的食物量。减重的长期效果可能受不良饮食模式（高热量液体）或吻合缝合线断裂的限制。胃成形术，尤其是腹腔镜袖状胃切除术，由于并发症比常规的分流手术要低，因此越来越流行。

b. **Roux-en-Y胃分流术：**制造一个小的胃袋，并将其与近端空肠吻合。通过限制进食量和绕过小肠减少热量吸收导致体重下降。接受此手术的病人可能出现“倾倒”综合征，即摄入高能量黏稠食物后导致恶心、腹部痉挛和腹泻。Roux-en-Y胃分流术通常在腹腔镜下进行。

3. 麻醉处理

a. 标准手术台通常无法容纳肥胖病人，应使用专门为肥胖病人设计的手术台。即使是短期手术，也需要额外的保护垫填充和皮肤保护。

b. 对于无严重合并症的肥胖病人，可以接受标准的无创监测，同时应使用尿管。合适尺寸的血压袖带至关重要，前臂放置常规大小的袖套比上臂放置超大袖套更有效。静脉通路的建立可能具有挑战性。

c. 由于解剖标志不明确，区域麻醉和椎管内麻醉技术可能具有一定困难。在行椎管内麻醉时，坐位时脊柱中线可能比侧卧时更明显，有利于导管的放置。椎管内麻醉时可能需要长的硬膜外针（5in）。由于脂肪浸润和硬膜外静脉系统的血容量增加，肥胖病人硬膜外腔容积缩小，因此，可能需要减少局麻药用量。

d. 呼吸暂停后，代谢需求的增加和FRC的降低会共同导致急剧的，甚至是顽固的氧饱和度下降。建议预吸氧3～5min，目标是呼吸末O_2浓度大于90%。面罩通气可能比较困难，气体交换通常受到限制。经常需要使用口或鼻咽通气道或双人袋式面罩技术。

e. 麻醉诱导期间，病态肥胖病人的肺容积较非肥胖病人的肺容积减少更多，生理学上，更容易出现肺不张、气道关闭和低氧血症。可能需要适当的PEEP来抵消这一作用。

f. 在肥胖人群中，药物剂量是一个挑战和争议的话题。肥胖病人的总体重（TBW）和瘦体重（LBW）都增加。然而，LBW与TBW的比率随着TBW的增加而减少。生理学上，肥胖病人的心排血量、全身体积、肾小球滤过率（GFR）和局部血流增加，使得药物代谢动力学和药效动力学发生变化。一般来说，脂溶性药物的分布容积有所增加，但也有例外。

(1)在肥胖病人中，LBW与决定早期分布动力学的心排血量和药物清除率高度相关。大多数麻醉药物应根据LBW给药。

(2)LBW由个人的身高和体重决定，肥胖病人最佳的计算方法为改良的LBW方程：LBW(男)=[9×103×体重/7×103+(216×BMI)]；LBW(女)=[9×103×体重/9×103+(244×BMI)]。

(3)丙泊酚的诱导剂量应基于LBW，维持剂量应基于TBW。

(4)阿片类药物(包括瑞芬太尼)的剂量应基于LBW。

(5)由于拟胆碱酯酶和细胞外液量的增加，琥珀胆碱的剂量应以TBW为基础。

(6)非去极化肌松药应按理想体重给药。

g. 病人应于清醒时在手术室拔管，并有足够的咳嗽反射，且确认肌松充分逆转。因仰卧位降低FRC，肥胖病人应尽早取坐位。睡眠呼吸暂停需要持续正压通气的病人，可以在必要时尽快恢复该治疗，胃胀气似乎不是问题。

h. 对于患有严重冠状动脉疾病、糖尿病控制不良、严重睡眠呼吸暂停的病人，应考虑送至术后重症监护或观察病房。研究表明，男性、年龄较大(>50岁)、体重较重(BMI>60kg/m^2)及出现并发症而需再次手术的病人，可能更需要重症监护治疗。

L. 脑死亡后移植器官的恢复

1. 合适的捐赠器官与这些器官治疗终末期疾病的供需之间存在显著差距。为了增加供体库，不再严格限制排除标准(如年龄和共存疾病)。此外，很多中心对潜在的捐赠者采取积极的护理方案，以防止脑死亡伴随的常见内环境紊乱。另有选择是无心搏供体，供体不符合脑死亡标准，但预后很差，家人可能会考虑停止生命支持。器官采购组织的移植协调员必须筛选所有潜在的捐赠者。

2. 根据供体年龄、器官损伤、疾病或疾病严重异常情况，器官可能被视为不适合作为供体。

3. 使用甲泼尼龙激素、精氨酸加压素和三碘甲状腺原氨酸进行治疗，可以增加器官移植的成功数量，并减少脑死亡供体移植后的功能障碍，这些供体表现出对常规复苏的抵抗，表现为低心排血量、器官灌注不足或乳酸酸中毒恶化。

4. 取器官时的麻醉管理应侧重于优化器官灌注和氧合。挥发性麻醉药可能有助于阻断脊髓反射，减少肾上腺素瀑布式释放，并为重要器官提供一些缺血预处理，即使尚无研究证实其临床意义。阿片类药物能减少对刺激的反应。

a. 器官的切除通常按以下顺序进行：心脏（30min）、肺（1～1.5h）、肝（1～1.5h）、胰腺（1～1.5h）和肾（30min～1h）。

b. 即将摘取器官时，应静脉注射肝素（成人捐献者静脉注射2万～3万U），并夹闭主动脉。远端主动脉和下腔静脉插管，对获取的器官进行原位灌注、局部冷却，并通过下腔静脉放血。

c. 主动脉夹闭后停止通气支持，麻醉医师的职责随着所有监测和支持治疗的停止而结束，心脏与肺脏采集期间除外。

d. 无心搏器官捐赠，也称为心脏死亡后器官捐赠（DCD），指未宣布脑死亡，但其家人选择放弃生命支持的病人，因为病人的情况已是“无望的”。在准备手术切除器官后，停止维持病人生命的支持治疗（机械通气和血管升压药）。心脏停搏5min后，由一位移植团队外的医师宣布其死亡。经主动脉插管用保存液快速冷却，随后开腹，迅速取出器官。该技术的缺点是在器官获取开始前有明显的热缺血时间。此外，关于在供体死亡前采用改善移植器官的干预措施（肝素治疗）的合理性，也存在伦理争议。一般情况下，麻醉医师不参与DCD过程。但如果捐赠器官是肺脏，可能会要求麻醉医师为死者气管插管并短暂通气。

5. 特殊问题处理

a. 低氧血症可能由肺不张、肺水肿、误吸或肺炎所引起。应调整 FiO_2 和每分通气量，以保持

$PaO_2 \leqslant 100mmHg$，$PaCO_2$ 35～45mmHg，pH 7.35～7.45。动脉血气应每 30～60min 测定 1 次。应避免使用高水平的 PEEP 以保证心排血量和避免气压伤。对潜在的肺供体应避免使用高 FiO_2，以尽量减少可能的氧毒性。

b. 体温改变很常见，尽量采取积极措施减少热量损失。

c. 高血压通常会短暂伴随脑死亡发生，而且可能会很严重。术中可能会出现因手术刺激造成的反射性高血压反应。可应用短效药物如硝普钠或艾司洛尔降压，而高血压在器官获取过程中通常更难控制。

d. 低血压很常见，是由血容量不足和血管舒缩引起的神经源性紊乱共同造成的。需要进行中心静脉或肺动脉导管适宜调节充盈压。低血容量可根据需要使用晶体液、胶体液和血液制品进行治疗。血细胞比容应保持在 30% 以上。血管内容量恢复后，需使用血管升压药，如多巴胺、肾上腺素或去甲肾上腺素。

e. 心律失常经常发生，尤其是在电解质紊乱、体温过低、颅内压升高、低氧血症和酸中毒，以及脑干心血管中枢调节紊乱的情况下，需要标准治疗。心动过缓通常对阿托品有抵抗，需要起搏治疗。

f. 多尿可能继发于容量超负荷、渗透性利尿或由下丘脑-垂体轴紊乱引起的尿崩症。可静脉输注升压素或去氨加压素治疗重度尿崩症（见第 7 章），并应与外科医师协商确定。如果使用，谨慎的做法是在主动脉阻断前 1h 停止输注，以减少输注保存液造成分布不均和缺血性损伤的风险。

g. 应通过确保足够的血管内容量来治疗少尿。低血压首选多巴胺治疗。摘取肾时，快速利尿。如果容量充盈和血管升压药不能有效恢复足够的尿量，则可给予甘露醇和（或）呋塞米。

（唐　冰 译　王俊科 审校）

推荐阅读文献

Ahmad S, Nagle A, McCarthy RJ, Fitzgerald PC, Sullivan JT, Prystowsky J. Postoperative hypoxemia in morbidly obese patients with and without obstructive sleep apnea undergoing laparoscopic bariatric surgery. *Anesth Analg*. 2008;107(1):138-143.

Akca O, Lenhardt R, Fleischmann E, et al. Nitrous oxide increases the incidence of bowel distention in patients undergoing elective colon resection. *Acta Aanesthesiol Scand*. 2004;48:894-898.

Ballantyne JC, Carr DB, deFerranti S, et al. The comparative effects of postoperative analgesic therapies on pulmonary outcome: cumulative meta-analyses of randomized, controlled trials. *Anesth Analg*. 1998;86:598-612.

Boldt J, Haisch G, Suttner S, Kumle B, Schellhaass A. Effects of a new modified, balanced hydroxyethyl starch preparation (Hextend) on measures of coagulation. *Br J Anaesth*. 2002;89:722-728.

Brodsky JB, Lemmens HJ, Brock-Utne JG, Vierra M, Saidman LJ. Morbid obesity and tracheal intubation. *Anesth Analg*. 2002;94(3):732-736.

Brodsky JB, Lemmens HJ, Collins JS, Morton JM, Curet MJ, Brock-Utne JG. Nitrous oxide and laparoscopic bariatric surgery. *Obes Surg*. 2005;15:494-496.

Chappell D, Jacob M, Hofmann-Kiefer K, Conzen P, Rehm M. A rational approach to perioperative fluid management. *Anesthesiology*. 2008;109(4):723-740.

Choi PT, Yip G, Quinonez LG, Cook DJ. Crystalloids vs. colloids in fluid resuscitation: a systematic review. *Crit Care Med*. 1999;27:200-210.

Corcoran T, Rhodes J, Clarke S, Myles PS, Ho KM. Perioperative fluid management strategies in major surgery: a stratified meta-analysis. *Anesth Analg*. 2012;114(3):640-651.

Doherty M, Buggy DJ. Intraoperative fluids: how much is too much? *Br J Anaesth*. 2012;109(1):69-79.

Ebert TJ, Shankar H, Haake RM. Perioperative considerations for patients with morbid obesity. *Anesthesiol Clin*. 2006;24(3):621-636.

Gridelli B, Remuzzi G. Strategies for making more organs available for transplantation. *N Engl J Med*. 2000;343:404-410.

Gustafsson UO, Scott MJ, Schwenk W, et al. Enhanced recovery after surgery society. Guidelines for perioperative care in elective colonic surgery: enhanced Recovery After Surgery (ERAS(®)) Society recommendations. *World J Surg*. 2013;37(2):259-284.

Hartog CS, Bauer M, Reinhart K. The efficacy and safety of colloid resuscitation in the critically ill. *Anesth Analg*. 2011;112:156-164.

Hebbard PD, Barrington MJ, Vasey C. Ultrasound-guided continuous oblique subcostal transversus abdominis plane blockade: description of anatomy and clinical technique. *Reg Anesth Pain Med*. 2010;35(5):436-441.

Huntington JT, Royall NA, Schmidt CR. Minimizing blood loss during hepatectomy: a literature review. *J Surg Oncol*. 2014;109:81-88.

Ingrande J, Lemmens HJ. Dose adjustment of the anaesthetics in the morbidly obese. *Br J Anaesth*. 2010;105(suppl 1):i16-i23.

Lobo SM, Ronchi LS, Oliveira NE, et al. Restrictive strategy of intraoperative fluid maintenance during optimization of oxygen delivery decreases major complications after high-risk surgery. *Crit Care*. 2011;15(5):R226.

Lowham AS, Filipi CJ, Hinder RA, et al. Mechanisms and avoidance of esophageal perforation by anesthesia personnel during laparoscopic foregut surgery. *Surg Endosc*. 1996;10:979-982.

McKeown DW, Bonser RS, Kellum JA. Management of the heart beating brain-dead organ donor. *Br J Anaesth*. 2012;108(suppl 1):i96-i107.

Molenaar IQ, Warnaar N, Groen H, Tenvergert EM, Slooff MJ, Porte RJ. Efficacy and safety of antifibrinolytic drugs in liver transplantation: a systematic review and meta-analysis. *Am J Transplant*. 2007;7:185-194.

Myles PS, Leslie K, Chan MT, et al; ANZCA Trials Group for the ENIGMA-II Investigators. The safety of addition of nitrous oxide to general anesthesia in at-risk patients having major non-cardiac surgery (ENIGMA II): a randomised, single blind trial. *Lancet*. 2014;384(9952):1446-1454.

Neligan PJ, Porter S, Max B, et al. Obstructive sleep apnea is not a risk factor for difficult intubation in morbidly obese patients. *Anesth Analg*. 2009;109(4):1182-1186.

Ogunnaike BO, Jones SB, Jones DB, Provost D, Whitten CW. Anesthetic considerations for bariatric surgery. *Anesth Analg*. 2002;95(6):1793-1805.

Patel T. Surgery in the patient with liver disease. *Mayo Clin Proc*. 1999;74:593-599.

Pelosi P, Ravagnan I, Giurati G, et al. Positive end-expiratory pressure improves respiratory function in obese but not in normal subjects during anesthesia and paralysis.

Anesthesiology. 1999;91:1221-1231.

Qadan M, Akca O, Mahid SS, Hornung CA, Polk HC Jr. Perioperative supplemental oxygen therapy and surgical site infection: a meta-analysis of randomized controlled trials. *Arch Surg*. 2009;144:359-366.

Robertson KM, Cook DR. Perioperative management of the multiorgan donor. *Anesth Analg*. 1990;70:546-556.

Shenkman Z, Shir Y, Brodsky JB. Perioperative management of the obese patient. *Br J Anaesth*. 1993;70:349-359.

Sinha AC. Some anesthetic aspects of morbid obesity. *Curr Opin Anaesthesiol*. 2009;22(3):442-446.

Spanjersberg WR, Reurings J, Keus F, van Laarhoven CJ. Fast track surgery versus conventional recovery strategies for colorectal surgery. *Cochrane Database Syst Rev*. 2011;(2):CD007635.

Strunden MS, Heckel K, Goetz AE, Reuter DA. Perioperative fluid and volume management: physiological basis, tools and strategies. *Ann Intensive Care*. 2011;1(1):2.

Tympa A, Theodoraki K, Tsaroucha A, Arkadopoulos N, Vassiliou I, Smyrniotis V. Anesthetic considerations in hepatectomies under hepatic vascular control. *HPB Surg*. 2012;2012:720-754.

White PF. The changing role of non-opioid analgesic techniques in the management of postoperative pain. *Anesth Analg*. 2005;101(5 suppl):S5-S22.

Zhuang CL, Ye XZ, Zhang XD, Chen BC, Yu Z. Enhanced recovery after surgery programs versus traditional care for colorectal surgery: a meta-analysis of randomized controlled trials. *Dis Colon Rectum*. 2013;56(5):667-678.

第27章 胸科手术麻醉

Ochieng PO，Horvath RJ

Ⅰ. 术前评估

A. 胸科手术病人：应进行常规的术前评估，具体内容详见第1章。

1. 任何行择期胸科手术的病人，术前均应仔细检查是否存在潜在的支气管炎或肺炎，并给予适当的治疗。**诊断性检查**：例如支气管镜检查和肺组织活检，适用于感染迁延不愈的病人。

2. **气管狭窄或纵隔肿物病人**：病史中应关注与体位相关的呼吸困难症状和体征、静止与活动时气道塌陷情况及低氧血症的表现。通过病史也可提示病变可能的位置。

B. 动脉血气（ABG）：有助于明确潜在肺部疾病的严重程度，但不必作为常规检查。

C. 肺功能测定（pulmonary function test，PFT）：有助于评估肺切除手术的肺部风险。第一秒用力呼气量（FEV_1）和肺一氧化碳弥散量（DLCO）是手术预后的重要预测因子。若上述任一指标低于预测值的80%，则需立即进行术后预测（PPO）FEV_1和PPO DLCO的进一步评估。如果PPO FEV_1和PPO DLCO均≥60%，则认为手术为低风险。如果上述任一指标＜60%，且二者均≥30%，则需行爬楼梯测试（SCT）或穿梭步行测试（shuttle walk test，SWT）。如果SCT≥22m或SWT≥25次往返，则手术为低风险。如果PPO FEV_1和PPO DLCO任一指标＜30%，或SCT和SWT测试的结果不佳，则需进行心肺运动试验以计算最大氧耗量（Vo_2max）。Vo_2max＞20ml/（kg · min）或＞75%提示手术低风险。当Vo_2max＜10ml/（kg · min）或＜35%则为高危，不建议进行手术。Vo_2max为10～20ml/（kg·min）或35%～75%提示手术风险为中等程度（译者注：英文原文此处有重复叙述，已做处理）。对于拟行肺切除手术的病人，通气血流比例定量扫描也用于计算PPO FEV_1。

D. 心功能：如果无法确定病人心脏疾病和肺部疾病在病人心肺功能异常中分别所占比例时，应评估病人的心功能。超声心动图可以用来评估右心室功能。肺动脉高压的明确诊断需要应用右心导管，超声心动图对右心室收缩压的评估可以用作肺动脉高压的筛查。这对于需要钳夹肺动脉的操作（如肺切除手术）来说尤为重要。

E. 胸部X线、CT及MRI：有助于判定气管支气管、肺部和纵隔病变的形态和范围。影像学检查也可以揭示在疾病过程中胸部其他结构受累的状态和程度。**CT三维重建**可用于评估狭窄气道的口径，以指导麻醉气道方案的制订。同时对于需要肺隔离的手术，CT三维重建也有利于肺隔离方案的制订。

Ⅱ. 术前准备

术前镇静：对于存在气管或肺部疾病的病人，术前镇静应谨慎。

1. **深度镇静：**会削弱病人的术后深呼吸、咳嗽及气道保护能力。当呼吸驱动受抑制时，肺功能差的病人更容易发生低氧血症。对这些病人实施镇静时，应密切监测氧合情况并给予供氧。
2. **存在气道阻塞的情况：**镇静的应用需仔细权衡。维持自主呼吸是至关重要的。过度的镇静会显著抑制通气，但焦虑会使病人呼吸做功增加。在这种情况下，气体湍流的增加会加剧气道的阻塞，进而加重病人的焦虑状态。此时建议的做法：选用苯二氮䓬类药物、对病人进行言语安慰、严密监测和快速实施镇静。对于气道狭窄的病人，**氦氧混合气体**（含有79%的氦气和21%的氧气）降低呼吸气体的密度，从而能减少呼吸道阻力，但同时降低了吸入气的氧浓度。此外，静脉注射**格隆溴铵**0.2mg可用于减少口腔的分泌物。

Ⅲ. 监测

A. 标准监测：详见第15章。

B. 有创动脉压监测：应依据病人情况、外科操作性质，以及是否预计有血流动力学的快速变化、需要频繁采集动脉血气等情况做出决定。

1. 胸部手术外科暴露过程中可能需要压迫心脏和大血管，持续血压监测有利于对血流动力学的不稳定做出迅速判断。
2. 肺部周边手术，如胸腔镜下边缘肺组织切除术，很少压迫心脏和大血管，采用间断血压监测即可。
3. 动脉置管有利于胸科手术病人的血流动力学监测。
4. 侧卧位时，腋窝受压可能会影响该侧手臂的血流。应采用动脉置管或脉搏氧饱和度仪来监测受压手臂的搏动性血流。
5. 纵隔手术（如纵隔镜手术）期间，头臂干可能受压，影响右侧颈动脉和肱动脉的血流。应采用脉搏血氧饱和度仪来监测右侧手臂的血液灌注情况，及时反馈给外科医师以解除头臂干压迫。当外科医师无法解除头臂干压迫时，体循环动脉压监测依赖于左侧手臂动脉压的测量。

C. 进一步的有创监测：根据病人的情况，决定是否行进一步的有创监测。如果放置肺动脉导管，则应注意如下事项。

1. 一般在手术侧的颈部置入导管。如果导管干扰手术切除，则先将导管退至肺动脉主干，待手术侧动脉阻断后再重新置入。
2. 以大气压为基准的压力测定会受到侧卧位和开胸的影响，应监测中心静脉压、肺动脉压和肺动脉楔压的动态变化，而心排血量和每搏输出量的测定仍是准确的。

Ⅳ. 内镜检查

内镜检查包括直接或间接的咽、喉、食管、气管和支气管检查。内镜可用于取活组织标本、明确呼吸道解剖状况、取出梗阻异物、评估咯血情况、置入支架及导丝、放置放射性导管、实施光动力学治疗和进行冷冻或激光手术。

A. 纤维支气管镜检查：能进行从喉部到肺段支气管的直视检查。

1. 支气管镜的操作管腔可用来吸引、给药和通过导丝器械。

2. 只能通过纤维支气管镜周围的空隙进行通气。支气管镜的直径范围从2mm（新生儿支气管镜，无操作管腔）至5mm（标准成人型号），更粗的治疗用的支气管镜和超声支气管镜直径可达7mm。

3. **表面麻醉**：是通常采用的麻醉方法。

   a. 病人需遵照ASA术前禁食指南的要求。

   b. 用利多卡因（1%～4%的各种配方）对口咽、鼻咽、喉及声带进行表面麻醉。通过支气管镜喷入局部麻醉药或者经气管内注射来对气管进行表面麻醉。如果气道表面麻醉效果较好，则无须再应用其他麻醉方法。

   c. 由于经口腔和气管黏膜局麻药可被大量吸收，应注意局麻药应用的总量。

   d. 术前应用阿托品或格隆溴铵可减少唾液对局麻药的稀释，加快局麻药的起效、增强麻醉效能。

   e. 可采用神经阻滞进行气道麻醉（详见第13章）。

   f. 麻醉后2～3h，气管和喉反射恢复之前病人不能口服任何东西，以免在检查后发生误吸。

4. **全身麻醉**：适用于术前焦虑、不合作，或需更复杂的支气管镜操作的病人。若支气管镜检查是较大外科手术中的一个环节时，也应选用全身麻醉。

   a. 支气管镜检查对病人的刺激很大，但不会引起明显的术后疼痛，因此宜选用强效且作用时间短的麻醉药。

   b. 通常需要肌松药和气管内表面麻醉以避免操作中的呛咳。

   c. 应选用足够粗的气管导管（ETT）（拟用标准支气管镜病人选用内径7mm的气管导管，拟用超声支气管镜病人需内径8.5～9mm的气管导管），以保证气管镜周围有足够的环形空间来通气。

   d. 如果无禁忌证，可应用喉罩（LMA），其优点在于提供了更大的管腔、并能够观察到声带和近端气管。

B. 支气管内超声：是在支气管镜检查期间使用超声来观察肺、气道和纵隔内的结构，用于活检靠近气道的病变（如肿大的纵隔淋巴结）。

1. 尽管可以使用轻度镇静下的局部麻醉，但该操作通常需在使用大号ETT或LMA的全身麻醉下进行。
2. 无论使用哪种麻醉技术，都必须避免咳嗽和体动，因为这会增加操作过程中胸内主要血管受伤的风险。

C. 硬质支气管镜：可以进行从喉部到主支气管的直视检查。

1. 与纤维支气管镜相比，硬质支气管镜能提供更好的视野和更大的操作管腔，可用于建立气道、检查气管及处理气管病变，如梗阻、狭窄及出血。
2. 可通过支气管镜的内腔进行通气，从而更好地控制气道。
3. 由于硬质支气管镜无套囊，因此，依据气管镜粗细、气道直径及气管镜插入深度的不同，会发生不同程度的漏气。
4. 硬质支气管镜的置入需全身麻醉下进行，需要使用高浓度的吸入麻醉药或肌松药，以避免因病人活动和呛咳引起的气道损伤。
5. 硬质支气管镜的近端由透明镜片或能通过窥镜的橡胶圈所封闭，因此将硬质支气管镜的侧臂与麻醉回路连接，可方便地进行通气。
   a. 由于可能存在严重漏气，因此需要能提供高流量氧气的麻醉机。
   b. 首选静脉麻醉。由于漏气及通气暂停，采用吸入麻醉很难维持足够的麻醉深度。另外，吸入麻醉药会造成手术室内空气污染。
   c. 麻醉医师与外科医师需要密切合作。因为外科操作可能要求中断通气，同样病人的通气也需要暂停外科操作。
6. 对受累严重的气道（如重度气道狭窄或气道破裂），建议采用保留自主呼吸的麻醉方式，可以采用七氟烷吸入诱导，并在达到深度麻醉时置入硬质支气管镜。在确认气道安全后，再给予静脉麻醉药加以替代。
7. 由于支气管镜周围通常存在漏气，所以呼气末CO_2的监测结果可能不准确，应通过观察胸廓起伏和脉搏血氧饱和度仪来评估通气是否充足，必要时可行血气分析。

8. **硬质支气管镜**可以设计成通过其侧方的小管腔实施喷射通气。
   a. 中央管腔应保持开放，若气体无法排出会造成严重的气压伤和气胸。因此在呼气相观察胸廓的运动非常关键。但对无顺应性的肺，喷射通气是无效的。
   b. 必须采用静脉麻醉技术（见第11章），同时需要保持肌肉松弛，以便喷射的气体能够使肺充分膨胀。
   c. 由于吸入气体中夹带的室内空气的量无法控制，因此无法确定吸入气的氧浓度。
   d. 对于激光手术，通过喷射空气或在喷射入口处使用空气混合器，使吸入氧浓度小于0.3。
   e. 由于支气管镜的近端始终保持开放，因此喷射技术的优点在于无须因外科吸引或手术操作而中断通气。因此尤其适用于喉、声带或近端气管的激光手术。
   f. 自动喷射通气机有额外的安全防护功能，当气道压升高超过设定的阈值时，通气机会自动中止喷射，防止因气体积聚而引起的气压伤。
9. 气管镜的并发症包括支气管镜置入时引起的牙齿和喉的损伤、眼睛或唇的损伤、气管破裂、气胸和出血。出血、异物或肿块脱落可能造成气道梗阻。

D. 纤维食管镜检查：与纤维支气管镜检查一样，可在局部麻醉下进行（见本章Ⅳ. A.），或在麻醉诱导及气管插管后进行。选用小号的气管导管可使外科医师有较大空间在咽和近端食管处进行操作。

E. 硬性食管镜检查：通常在有肌肉松弛的全身麻醉下进行。与纤维食管镜检查一样，应使用较细的气管导管。

F. 激光手术：用来治疗某些上呼吸道和下呼吸道病变，包括喉肿瘤、声门下蹼及喉乳头状瘤病。激光的波长决定了其穿透力和靶组织。激光手术可在硬支气管镜、带有喷射通气的喉镜或传统的气管插管下进行。病人通常需要挑起喉部，因而术中需使用肌松药。手术后的疼痛很轻微。

在喉被挑起期间，监测生命体征很重要，因为这种操作会引发迷走神经反应并导致严重的心动过缓，可以给予病人格隆溴铵，也可以要求外科医师将喉镜取出，直至心动过缓消失。

Ⅴ. 纵隔手术

A. 纵隔镜检查：用于评估肺肿瘤的肺外受累情况，以及纵隔肿物的诊断。通过胸骨柄上方切口置入硬性的内镜，沿胸骨下方进入，检查气管的前表面和肺门。病人处于仰卧位，颈部保持伸展。

1. 可采用使病人保持不动的任何一种全身麻醉技术。尽管手术操作引起的疼痛并不剧烈，但会间断地刺激气管、隆突和主气道。

2. 并发症包括气胸、大血管破裂和气道损伤。针对出血风险，应开放粗大的静脉通路，并进行交叉配血试验。纵隔镜可能压迫左侧头臂静脉，故静脉通路需建立在右上肢。如果担心术中对上腔静脉（SVC）造成损伤，则应建立下肢静脉通路。头臂干在纵隔镜和胸骨后表面之间可能受压闭塞而引起脑卒中。因此在输液的同时，需在右上肢监测脉搏血氧饱和度或血压。在头臂干受压的情况下，体循环血压的测量需通过左臂来进行。一旦发生头臂干受压，而外科医师无法解除压迫的情况（如当通过纵隔镜处理出血时），需提高体循环平均动脉压以增加右侧大脑半球的血液灌注。纵隔镜可能会间断地压迫气管，病人和外科医师所处的位置增加了呼吸回路意外断开的可能。

B. 前纵隔切开术：通过胸骨旁前外侧切口，获取肺或前纵隔组织用于病变诊断或进行脓肿引流。切口通常在左侧第2肋间隙。

1. 麻醉诱导后，病人取仰卧位来进行此操作。如果不切断肋骨，手术疼痛并不剧烈。用局麻药切口浸润或应用小剂量的阿片类镇痛药和（或）静脉应用非甾体抗炎药，通常可以提供充分的镇痛。

2. 肺活检时不需要单肺通气，但手动通气有利于配合外科医师操作。

3. 如果胸膜腔闭合时已排气，则术后不必放置胸腔引流管，但要密切监测病人有无气胸的任何体征。

C. 纵隔手术

1. 正中胸骨切开术用于纵隔肿瘤切除或两侧肺切除。纵隔肿物的发生率由高到低的排列顺序依次为神经源性肿瘤、囊肿、畸胎瘤、淋巴瘤、胸腺瘤、甲状旁腺瘤和胸骨后甲状腺肿。
2. 胸腺切除经正中胸骨切口，可用于治疗重症肌无力。重症肌无力病人的麻醉详见第 14 章。
3. 全身麻醉可采用任何一种方法进行诱导和维持。
   a. 肌松药并非外科操作所必须，但可作为全身麻醉的辅助用药。当前对于可否使用罗库溴铵和其拮抗药舒更葡糖尚有争论，肌无力病人的麻醉建议避免使用非去极化或去极化肌松药。
   b. 胸骨切开时，病人的肺脏应放气并保持静止不动。即便如此，胸骨切开也可发生某些并发症，包括右心室、右心房或大血管（特别是头臂干）的裂伤及未被发现的任何一侧的气胸。
   c. 正中胸骨切开术后疼痛比胸廓切开轻得多，可通过硬膜外或非肠道途径给予阿片类镇痛药物来治疗。

D. 纵隔肿物切除术的麻醉

1. 概述
   a. 前纵隔肿瘤可能压迫心脏大血管而引起循环衰竭。此外，肿块会阻碍上胸部的静脉回流导致上腔静脉综合征，以及压迫气道导致气道阻塞。
   b. 术前与外科医师针对手术计划、可能的围手术期并发症及心血管或气道压迫的处理方法进行完善的评估和讨论，这一点是必不可少的。
   c. 麻醉诱导期间的镇静和麻痹可因支气管平滑肌松弛而导致气道塌陷。
   d. CT 扫描和病人的症状体征是全身麻醉风险的最重要的决定因素。
2. 手术前准备
   a. 术前肺功能检查因其临床价值不大，不作为常规检查。此外，研究表明，由于流量-容积环与气道阻塞缺乏相关性，因此在临床上没有意义。
   b. 关注病人的症状病史十分重要，可以根据病人对仰卧的耐受能力进行分级。症状分级如下，轻度：可以仰卧，有一些压迫感或咳嗽；中度：可以短时间保持仰卧；重度：不能耐受仰卧体位。此外，还应评估病人最舒适的体位，当发生气道阻塞时可以将其用作“救援体位”。

c. CT扫描可用来评估肿块与心脏的关系（受压或心包积液）、气管支气管受压情况及与重要血管的关系。CT扫描显示气管支气管阻塞大于50%则提示为高风险。

d. 依据加强血管通路的原则，应留置动脉通路和至少一个大口径的外周静脉通路。如果担心上半身血管系统受压，应在下肢留置血管通路。

e. 如果计划应用硬膜外镇痛来控制术后疼痛（如开胸术、胸骨翻盖术），也应在手术前行硬膜外置管，但在麻醉诱导和肿物切除之前，硬膜外给药应谨慎实施。

f. 依据病人的合并症和肿块的性质，也可在麻醉诱导前放置中心静脉导管。导管放置的部位同样也取决于大血管占位情况。

g. 如果在麻醉诱导过程中极有可能发生完全气道阻塞或心血管衰竭，则可在麻醉诱导前行股动脉插管，实施**体外循环（CPB）或体外膜氧合（ECMO）**。上述操作在局部麻醉下完成，但在置入导管过程中可给予小剂量镇静药物，1～4mg咪达唑仑和0.5～1.0mg/kg氯胺酮。

3. 麻醉诱导和气管插管

a. 诱导技术和气道管理取决于病人症状的严重程度和气道的病理改变。在此期间外科医师应在场，并在必要时能立即提供适当的气道抢救设备，包括**硬质支气管镜**，以防气道塌陷的发生。

b. 在确认气道安全之前，病人应保持于舒适的备用体位。

c. 在气道安全之前，或在可能的情况下，整个操作过程均保持自主通气是最安全的方法。

d. 对于有中重度症状或CT扫描显示肿块位于近端的病人，应采用清醒纤维支气管镜插管，或应用局部麻醉或区域麻醉技术来完成。

e. 对于症状较轻的病人，用七氟烷进行吸入诱导，可在纤维支气管镜（FOB）下完成气管插管。

f. 在无症状，或没有气道或心血管压迫证据的病人，可以小心地进行常规静脉诱导。

g. 如果肿块压迫气管，则首选加强气管导管。但如果可能需单肺通气，准备一系列的气管导管则十分重要，包括显微喉镜管、双腔管（DLT）和支气管堵塞器（见下文）。另外，气管导管应放置在气道阻塞的远端，这一点也很重要。

h. 如果诱导后出现气道阻塞或血流动力学衰竭，无法进行通气，应采取的措施包括改变体位或进行硬质支气管镜检查。外科医师还应为紧急胸骨切开术做好准备，以抬起肿块并减轻压迫。

4. 术中及术后处理

a. 如果肿块未影响食管，可用经食管超声心动图评估病人的整体功能，尤其是在肿块压迫重要血管或心脏的情况下。

b. 需要输血时应能即刻获得血液制品。

c. 病人术后可能需要机械通气，转入ICU进行监测治疗。

Ⅵ. 肺切除

A. 麻醉方法：全身麻醉联合硬膜外麻醉或区域神经阻滞为首选的麻醉方法。若采用硬膜外麻醉，需要在胸段硬膜外水平实施（见第20章）。

1. **全身麻醉**的维持可采用吸入麻醉或全凭静脉麻醉（TIVA）。

2. 肌松药是全身麻醉有效的辅助药。虽然外科操作不需要肌肉松弛，但术中病人体动及咳嗽会给手术带来一定的风险。

3. 通常需要单肺通气来隔离和萎陷手术侧肺，以提供最佳外科显露。这可以使用双腔支气管导管或支气管堵塞器来实现，在下文中详述。

4. **硬膜外镇痛**是开胸手术后缓解疼痛的有效方法，也可以在术中应用以增强全身麻醉的效果。

B. 体位：肺切除术最常用的体位是侧卧位，手术台弯曲使患侧胸腔平行于地面。

1. 病人的双臂通常置于身体前方，须仔细垫好以免压迫桡、尺神经或防止动、静脉置管阻塞，在非手术侧的手臂置管通常可以避免这种情况。必须检查非手术侧臂丛神经，避免牵张过度。多种装置可使手术侧手臂安全地支撑于非手术侧手臂的上方，从而使麻醉医师很容易接触到下方的手臂。双侧手臂外展均不能超过90°。
2. 颈部应保持自然体位，在手术床变动到屈曲位的过程中病人的头部需要始终得到支撑。仔细检查手术对侧的眼和耳，确保其不受任何直接的压迫。
3. 下肢应垫好以避免压伤。男性病人应防止阴囊受压。
4. 在摆放病人体位时应密切监测生命体征，血液淤积于下侧肢体会引起低血压。
5. 体位变动会造成支气管导管或堵塞器位置的改变，并改变通气血流比例（*V*/*Q*）。
6. 体位变动后应重新评估肺顺应性、肺隔离情况和氧合情况。

C. **苏醒和拔管**：选择麻醉方法的目标是在手术结束时病人清醒、感觉舒适，并能拔除气管导管。

1. 关胸前，用20～30cmH_2O压力、保持15～30s使肺膨胀，以使肺不张的区域膨胀起来，并检查是否有明显的漏气。
2. 置入胸腔引流管以引流胸膜腔并促进肺膨胀。除肺切除术以外的其他手术，胸腔引流管通常置于水封瓶液面以下，并施加负压吸引，其吸引强度最大可达20cmH_2O。而在肺切除术后，如需使用胸腔引流管，则只需将其置于液面以下即可。负压吸引可使纵隔移向有引流的一侧，并减少静脉回流。
3. 在双肺通气过程结束时，吸入浓度高达70%的氧化亚氮可使麻醉恢复更加平稳。保证胸管有效的引流功能是至关重要的。在这样的病人中，确保肌肉松弛完全逆转也十分关键。
4. 即刻拔管可避免气管插管和正压通气对新完成的手术缝合口产生潜在的不良影响。若术后需要机械通气，可将双腔管换成带有高容低压套囊的普通气管导管，吸气压力保持在尽可能低的水平。

D. 手术方式

1. 侧方或侧后方开胸术： 适用于较大肺部肿物或脓肿切除的手术方法。开胸前可能依次先行支气管镜、纵隔镜或胸腔镜检查。如果在同一次手术依次完成上述操作，制订麻醉计划时则应考虑到如果发现转移病灶，手术进程将随时缩短。

2. 视频辅助胸腔镜手术（VATS）： 是肺边缘切除、肺节段切除、肺叶切除的常用手术方法。胸腔镜手术可减轻病人手术疼痛、缩短病人恢复时间。外科术野的充分显露需要肺隔离技术。

3. 机器人辅助胸腔镜手术（RATS）： RATS技术不断发展，理论上优于VATS，因为机械臂有助于准确切除淋巴结，保护神经并提高疾病治愈率。

a. 与 VATS 一样，体位选择侧卧位，必须保持手术侧肺的完全萎陷，常用低压力CO_2加强肺萎陷的程度。

b. 机器人手术的极端体位要求确保对病人受压部位进行良好的铺垫保护。

c. 先前已提过，一旦机器人就位，外科手术床必须要完全固定不动。然而，较新的机器人系统允许机器人和手术床作为一个整体进行移动，从而降低了手术床位置改变时病人受伤的风险。

d. 病人在RATS手术期间的咳嗽或体动是十分危险的，因此手术期间维持充分的肌肉松弛十分重要。

E. 支气管导管：放置双腔支气管导管以利于肺保护（对严重咯血或单侧肺感染）、支气管肺泡灌洗或外科手术显露。

1. 导管的选择

a. 双腔支气管导管的型号范围为26～41F。通常成年男性选用39F或41F，成年女性为35F或37F。导管型号的选择还依据病人的身高决定。一般来说，对男性而言，70in为选择39F或41F的临界身高。对女性而言，65in为选择35F或37F的临界身高。

b. 右侧或左侧双腔支气管导管：根据右侧或左侧主支气管而设计。每种导管都有两个独立的管腔，一个用于该侧支气管通气，另一个用于气管和未插管侧支气管的通气。右侧双腔管有一个独立的开口（Murphy孔）用于右肺上叶通气。

c. 左侧或右侧导管的选择：取决于手术位于哪一侧和手术的类型。如果一侧主支气管缺失、狭窄、破裂或阻塞，则双腔管必须置入对侧，置入时建议有纤维支气管镜的直接指引。大多数情况下，左侧与右侧导管的选择并非如此绝对。大多数手术操作应用左侧双腔支气管导管即可完成。但在临床实践中，多选择对侧（非手术侧）支气管插管，这样会确保支气管导管不会妨碍必要时进行的手术侧主支气管切除。另外，如果在手术侧施行支气管插管，则通过双腔导管的气管腔进行对侧肺通气时，纵隔的压力会将气管导管挤压在气管壁上，形成“球瓣样”阻塞。

2. 气管插管术

a. 气管插管前应仔细检查支气管导管，包括双侧套囊和所有必需的连接管。导管需润滑，并在支气管腔中放置好管芯。

b. 喉镜置入后，最初将导管远端弯曲面向前送入气管。导管一旦进入气管后，将管芯退出，并旋转导管，使支气管腔朝向正确方向，然后将导管送至距离门齿或牙龈平均深度为29cm（女性27cm）处，或虽未达到该深度但导管置入遇到阻力的位置。

c. 纤维支气管镜应用：当导管送入气管后，经导管的支气管腔将纤维支气管镜置入，引导导管进入正确的主支气管腔内。

d. 导管放置完成并与麻醉环路连接后，对气管侧套囊充气并开始人工通气。通过出现呼气末CO_2、听诊双肺呼吸音，确认导管置入气管内。然后夹闭气管侧连接管，并使其远端经通气口通向大气。对支气管侧套囊进行充气直至恰好不再从气管侧管腔漏气，并进行胸部听诊，此时呼吸音应仅限于支气管插管侧胸部。当夹闭支气管连接管，并关闭气管侧通气口时，呼吸音应只限于非插管侧肺。

e. 应使用纤维支气管镜定位导管位置。当纤维支气管镜通过气管侧管腔置入时，应该显露气管隆突，同时在主支气管口刚刚可见支气管套囊的近端。当纤维支气管镜通过支气管侧管腔置入时，根据置入的导管是左侧双腔导管还是右侧双腔导管，分别可见左主支气管或中间支气管。通过右侧双腔支气管导管的侧孔可见右肺上叶的开口。在整个手术过程中，纤维支气管镜应该随时备用。

3. 双腔支气管导管位置错误的最常见的几种情况如下所述。

a. 导管在支气管内置入过深，以至于导管的远端管腔只能对单个肺叶进行通气。

b. 导管置入过浅，以至于支气管套囊堵塞了整个气管腔。

c. 左侧导管误入右主支气管，将右肺上叶误作为整个右肺。这种错误可以通过支气管腔内置入纤维支气管镜引导加以纠正，将导管回撤到气管内，然后直接推进到左主支气管。

4. 在向外拔出气管导管或施行任何较大幅度的支气管导管操作之前，应放松支气管套囊。

5. 通过气管造口处进行支气管插管的步骤与上述步骤相似，当气管导管进入气管后可应用纤维支气管镜协助判断导管置入的深度。

F. Univent 导管：是一种管径较大的气管导管，含有一个小的完整的管腔，管腔内置支气管阻塞器。Univent 导管的适应证：满足手术后带管的需要，可以避免由双腔导管更换为单腔导管；以及置入双腔导管有困难或有禁忌的情况。其可能的并发症是阻塞器不慎移至气管并充气，导致通气完全阻塞。

1. **气管插管术**：按常规方法将 Univent 导管插入气管后，转向手术侧肺。气管套囊充气后，在纤维支气管镜的引导下将支气管堵塞器送入术侧主支气管。确认位置正确后，将支气管阻塞器气囊充气。由于 Univent 导管是由硅胶而不是聚氯乙烯制成，故需充分润滑纤维支气管镜。

2. **手术侧肺萎陷：**通过堵塞器远端的小开口放气，以及肺内氧气的吸收使肺泡塌陷，从而实现手术侧肺萎陷，这是一个缓慢的过程。在肺探查时，可将堵塞器套囊放气，并将麻醉回路断开，这可使手术侧肺快速萎陷。一旦肺萎陷后，再将堵塞器重新充气，并重新连接呼吸环路。

G. **支气管堵塞器：**可以常规使用，尤其适用于无法置入支气管导管的情况，如小儿、解剖异常所致的困难气道或使用其他方法无法获得满意肺隔离时。

1. 先前的支气管堵塞器采用的是血管堵塞导管，如Fogarty导管。选择适宜口径的Fogarty导管（8～14F静脉阻塞导管，带有10ml的球囊），并在气管插管前置于气管内。气管插管后，在纤维支气管镜的指引下将球囊尖端置入对应的主支气管并充气。随着肺内气体的吸收，肺可以缓慢塌陷。但无法对非通气侧的肺进行吸引或使用持续正压通气（CPAP）。
2. **Arndt堵塞器：**是一种专门用来进行肺隔离的支气管堵塞器，其远端的圆圈能套住支气管镜使该堵塞器的放置更加容易。与呼吸环路连接处经特殊设计，带有独立的连接部件，可容纳堵塞器、支气管镜和通气回路。与Univent导管一样，该堵塞管中心有一小的管腔，可用于使肺萎陷或实施CPAP。
3. **"Y"形EZ堵塞器：**放置简单。与Arndt堵塞器类似，它包含可以同时实施通气、支气管镜检和堵塞器放置的气道连接器。模仿隆突处主支气管的形状，堵塞器末端呈"Y"形，终末端各有一个球囊。堵塞器置入时，"Y"形部分位于隆突，导管末端分别位于两侧主支气管。每一个球囊均可以通过其对应的套囊进行充气。与其他堵塞器一样，每一个分叉的末端均有一个小的中央管腔。

H. **肺隔离技术的并发症：**阻塞段肺萎陷、包括支气管破裂在内的气道创伤、出血和长时间气管插管期间出现的误吸。气管插管期间导管位置不当可引起缺氧和通气不足。

I. **单肺通气：**全身麻醉、侧卧位、开胸、手术操作及单肺通气均可改变通气和血流灌注情况。

1. 氧合

a. 在单肺通气期间，流经未通气侧肺的血流量（肺内分流）是决定动脉氧合情况的最重要因素。

b. 病肺多由于血管闭塞或血管收缩导致其血流灌注减少。这会减少单肺通气期间通过手术侧未通气肺的血液分流。

c. 缺氧性肺血管收缩（HPV）也会减少未通气侧肺的灌注。HPV是一种肺血管调节机制，通过该机制减少肺通气不良区域的血流，从而减少 V/Q 的不匹配。

d. PEEP对肺血管阻力的影响是多方面的，PEEP并不能明确改善单肺通气时的肺氧合，但它更多的是作为肺保护策略的一部分。

e. 与仰卧位相比，在侧卧位时，由于重力作用减少了手术侧肺的血流，从而减少了肺内分流。

f. 应用脉搏血氧饱和度仪持续监测氧合情况。

2. 通气

a. **动脉血 CO_2 分压：**单肺通气时动脉血 CO_2 分压应保持在双肺通气水平，但不应通过对通气侧肺的过度充气或过度膨胀来实现。

b. 开胸手术中必须采用**控制通气**。

c. **呼吸平台压（或吸气末压）**应保持在25cmH_2O以下，以避免肺过度膨胀。气道压过高通常是由于导管位置不当或分泌物造成，应立即进行检查，包括使用纤维支气管镜检查。

d. **潮气量：**保护性单肺通气要求潮气量维持在4～6ml/kg。

e. 动脉血 CO_2 分压的适当增高通常可以很好地耐受。必要时可通过增加呼吸频率来维持每分通气量（只要内源性PEEP和空气积聚处于最低水平）。

f. 当由双肺通气转为单肺通气时，手动通气可以使机体迅速适应肺顺应性的变化，并有助于肺隔离的判断。一旦通过手动通气明确了潮气量和顺应性，并确切地观察到肺塌陷，则可重新进行机械通气。

J. 单肺通气的管理

1. **麻醉管理**：单肺通气期间，如有任何动脉血氧分压明显下降的迹象（如血氧饱和度的下降），则应限制或停止氧化亚氮的使用。

2. **单肺通气时氧合障碍**：可通过多种方法进行处理，如降低非通气侧肺的血流（减少肺分流率）、减少通气侧的肺不张或向术侧肺增加供氧。

   a. **导管位置**：应采用纤维支气管镜重新评估，必要时重新调整位置。同时，通过吸引清除分泌物，确保气道通畅。

   b. **CPAP**：用另一套独立的呼吸环路对非通气侧肺施行CPAP。直视下将塌陷的肺充气，然后放气至不干扰外科操作的容量（通常为2～5cmH_2O的CPAP）。

   c. **PEEP**：对通气侧肺加用PEEP以治疗肺不张，但如果PEEP造成更多的血流被挤到非通气侧肺，则反可致动脉血氧饱和度下降。

   d. 肺复张操作可有效地避免肺不张的发生。

   e. **呼吸暂停氧合**：用纯氧对非通气侧肺施行部分充气后关闭呼气口。通过此法使肺部静止于部分塌陷状态，但必须每10～20min用氧对肺进行重新充气一次。

   f. **持续低氧血症**：经上述处理未能纠正，或突发血氧饱和度骤降，应通知外科医师，并将手术侧肺用纯氧重新充气。双肺通气直至情况好转稳定后，再使手术侧肺重新萎陷。在某些手术的整个过程中，均需定时充气或双肺手动通气以维持足够的动脉血氧饱和度。在单肺通气右心压力升高的情况下，还应考虑分流的肺外病因（如卵圆孔未闭伴右向左分流）。

   g. **TIVA**：要优于使用吸入麻醉药，因为在进行改善氧合和通气的操作中，全凭静脉麻醉更易于维持稳定的麻醉深度。但与吸入麻醉不同，全凭静脉麻醉无减轻乏氧和抑制炎症反应的作用。

   h. **如果低氧血症持续存在**，外科医师可通过压迫或钳闭手术侧肺动脉或肺叶动脉来减少肺内分流。

i. **CPB或ECMO**：氧合极度困难时，可通过建立CPB或ECMO来供氧，详见第29章。

3. 当由单肺通气转为双肺通气时，手动通气几次同时延长吸气时间，有助于萎陷肺泡的重新膨胀。

K. **术后镇痛**：侧后方切口的开胸手术疼痛剧烈，因涉及多层肌肉组织、肋骨切除及病人呼吸时胸壁持续运动而产生疼痛。应在病人麻醉苏醒前就开始术后疼痛的治疗。

1. **硬膜外镇痛**：是很长时间以来治疗开胸术后疼痛的首选方法。开胸术的病人普遍主诉的同侧肩痛为膈肌刺激所引起的牵涉痛，硬膜外镇痛对其无效，但使用辅助用药治疗则效果明显，如非甾体抗炎药和对乙酰氨基酚。

2. **椎旁神经阻滞**

a. 最新研究显示，对开胸手术的病人行椎旁神经阻滞是一种与硬膜外镇痛同样有效的镇痛方法。

b. 通常于手术前行神经阻滞，产生从T_4～T_9的感觉神经阻滞。椎旁神经阻滞的实施，可通过外科术野置入导管，或经皮肤利用体表解剖标志，或采用超声引导的方法实施。病人可于坐位或俯卧位下，采用超声引导旁正中矢状位或经肋间横断面技术实施椎旁神经阻滞。上述两种经皮超声引导技术，最终当局麻药注入椎旁间隙时，均可见胸膜受压的征象。若采用体表标志法实施椎旁神经阻滞，最终则可出现阻力消失征象。依据选用局麻药的不同，单次注射的椎旁神经阻滞可获得12～24h的镇痛效果。另外，可以在椎旁间隙置入连续输注导管获得持续的术后镇痛效果。

c. 肋间神经阻滞可于胸腔镜直接引导下，或经皮通过体表标志实施。肋间神经和肋间血管成束走行于每根肋骨下方的凹槽内。肋间神经阻滞可以提供6～8h的镇痛效果。注意避免局麻药血管内注射十分重要。

3. 如需麻醉性镇痛药，应审慎应用。

4. **非甾体抗炎药，**如**酮咯酸**被证实为有效的辅助镇痛药。但在老龄、肾功能不全及有胃出血史的病人中应慎用。如前面提到的，**对乙酰氨基酚**对治疗肩部牵涉痛也有效果。

Ⅶ. 气管切除及重建

A. 概述：气管和主支气管手术麻醉风险大，包括气道连续性的中断和已狭窄气道潜在的完全梗阻可能。

1. 手术方法取决于病变的位置和范围。颈部气管病变需行颈部横切口，位置更低的病变需行上段胸骨切开术，远端气管和隆突病变行正中胸骨切开术或右侧开胸术。
2. 麻醉的目标是在手术结束时拔除气管导管，以免气管导管对新的气管吻合口造成损伤。
3. **麻醉技术**：必须考虑的是麻醉诱导和插管过程中保持气道通畅的方案，以及针对任何突发气道失控情况的应急方案和设备，根据临床评估和团队的经验，需准备从硬质支气管镜至CPB的所有设备。
4. **如果存在严重气道狭窄**：麻醉诱导期间应有熟练的硬质支气管镜医师或胸外科医师在场，并能即刻得到必要的设备，这一点很重要。应在整个诱导过程中保持自主通气，因为如果发生呼吸停止，将无法经面罩进行肺通气。宜选用吸入麻醉药，避免使用肌松药。七氟烷对气道无刺激性，适于吸入诱导。麻醉操作前应达到较深的麻醉水平，对于潮气量小和功能性残气量大的病人需要15～20min才可能达到足够的麻醉深度。对老龄或衰弱病人可能需应用去氧肾上腺素进行血流动力学支持，以耐受所必需的高浓度吸入麻醉药。
5. **对已行气管造口术的病人**：可用静脉诱导，随后选用带套囊、容易弯曲的钢丝加强气管导管，经气管造口处插管。导管周围的手术区域须消毒，然后由外科医师将导管拔除，并更换成无菌的气管导管。

B. 术中处理：外科操作会周期性地中断气道的连续性，使得术中处理复杂化。

1. **硬质支气管镜**：经常在手术切开前应用，以明确气管的解剖和管径。
   - **a.** 如果外科医师确认气管导管能通过狭窄节段，则应在支气管镜撤出后立即插入气管导管，然后可以安全地进行控制通气。

   b. 如果病变节段过分狭窄或质脆而无法气管插管，则必须通过支气管镜持续进行自主通气和麻醉，直至手术操作到达气管远端。其他方法包括外科医师用硬质支气管镜将气管病变“剜除”、在狭窄远端行气管造口术、在病变上方插管或置入喉罩并保持自主呼吸、使用喷射通气系统在病变上方进行通气。

   c. 在气管切开之前，除应用硬质支气管镜外，可采用经喉罩置入纤维支气管镜的方法。

2. 当气道存在危险或通气需间断进行时，应给予纯氧。

3. 下段气管或隆突切除术：应选用容易弯曲的钢丝加强的长气管导管。这样可允许外科医师将导管尖端放置于气管或任意一侧主支气管内，并且在其周围进行操作而无须中断通气。

4. 当手术切断气管后，外科医师须将气管导管撤回到断口的近端，并在远端放置灭菌的加强导管。在导管撤回至咽部前，可在气管导管远端系一缝线，这有助于操作结束时把导管拉回至气管内。

   a. 外科医师在导管周围操作时，常将导管反复移出和重新插入。在这个过程中，密切配合将有助于避免呼吸环路的气体外泄。

   b. 一旦狭窄气管切除且后壁气管吻合结束，就应取出下方置入的气管导管，并将上方气管导管重新推入，并清除气管断端远处的积血和分泌物。然后将病人头部向前屈曲，以减轻气管张力，完成气管前壁的吻合。

5. 喷射通气：在隆突切除时，如果远端气道太窄无法容纳气管导管，那么可由一位外科医师手持导管进行喷射通气。

   a. 采用喷射通气时给予吸入麻醉药十分困难，所以在此手术阶段应使用静脉麻醉。

   b. 喷射通气的速率和压力应通过手术野的直接观察来仔细调定。呼气相阻塞会造成气体“聚积”、气道压力增加和气压伤。

6. 手术结束时，从下颏到前胸置一根粗的缝线保持颈部屈曲，以便使气管吻合口处的张力减少到最低程度。将病人头部垫高有助于维持颈部屈曲。在病人苏醒、拔管和搬运期间，密切注意病人颈部位置十分重要。

C. 苏醒和拔管

1. **自主通气**：术后应尽早恢复自主呼吸以减少对气管缝合处的损伤。大多数病人可以安全地拔管，但病人若有解剖异常或分泌物过多则不适于拔管，而应在气管修复处的下方行一个小的气管造口。
   a. 病人需要完全清醒以维持自主呼吸和避免误吸，但应该在头部剧烈运动之前拔除气管导管，以免对手术修复的气管造成损伤。
   b. 当手术结束或怀疑气管导管拔出后呼吸道梗阻时，可以经LMA对手术修补处实施纤维支气管镜检查。
   c. 如果气管塌陷、气道肿胀或分泌物使病人出现拔管后持续性呼吸窘迫，应当使用纤维支气管镜将小号的无套囊气管导管重新插入，并且病人头部建议保持前屈位。
2. 术后可能需要在局部麻醉下多次行床边支气管镜检查，以清除肺内分泌物。
3. 通常只需静脉注射相对较小剂量的阿片类药物即可治疗颈部切口的轻度疼痛。应在病人完全清醒和应答后才可实施镇痛治疗，并同时对呼吸抑制实施严密的监测。

D. 气管断裂：可由气道操作或胸部外伤所引起，可表现为缺氧、呼吸困难、皮下气肿、纵隔积气或气胸。

1. **损伤部位**：常位于环状软骨、中段气管、隆突或任一侧主支气管。损伤机制有多种，包括高气道压力、胸腔侧面的牵拉及减速性损伤。
2. **正压通气**：会加重气体外漏，使气胸或纵隔积气症状迅速恶化。可能的情况下应维持病人自主呼吸，采用严重气管狭窄的处理方法。
3. **气管损伤**：已经麻醉的病人如果存在气管损伤，应先将较细的气管导管送至通过气管损伤的位置。对插管造成损伤的困难气道病人，应立即行气管造口术，以便通过远端气管进行通气。

4. 一旦导管通过气管断裂处，置于气管断裂处的远端，就可以开始行控制性正压通气。进一步的治疗与择期气管手术相同。

Ⅷ. 肺内出血

大咯血见于胸部外伤，肺动脉置管引起的肺动脉破裂，气管造口、脓肿、气道肿瘤侵袭血管。

A. 应立即进行气管插管，纯氧通气。

B. 应尽可能地将气道吸引干净，建议用硬支气管镜。

C. 如果判定是单肺出血，应实施肺隔离以保护健侧肺并有助于手术治疗。

1. **肺隔离：**可通过放置支气管阻塞器或双腔支气管导管来实现肺隔离。隔离技术的选择取决于操作者经验、现有装备及活动性出血的程度。活动性出血会造成纤维支气管镜气道显像模糊。气管导管内发生堵塞是随时可能发生的危险，可能需要不断地进行气道吸引。
2. 紧急情况下，可将已经置入气管的气管导管送入健侧肺的主支气管内，并将套囊充气。
3. **纤维支气管镜：**是吸引血和确认肺隔离所必需的。
   a. 通常出血来源于支气管循环，如果病人情况稳定，可试图在放射线下行血管栓塞。
   b. 确定性的治疗需要开胸及手术修补。

Ⅸ. 支气管胸膜瘘

支气管胸膜瘘是支气管残端与周围胸膜之间相连所引起。主要症状包括呼吸困难、皮下气肿、持续漏气及胸腔引流管引流物的化脓性改变。

A. 一般事项

1. 小的瘘管可以自行闭合，出现持续性漏气表明较大的支气管受累。
2. 继发败血症的治疗包括应用抗生素和放置胸腔引流管。
3. 外科治疗方法多种多样，从简单地通过纤维支气管镜施用蛋白胶，直至复杂地应用带蒂肌肉瓣胸廓成形术。

B. 麻醉管理

1. 如果大部分通气从瘘管处泄漏，正压通气可能造成通气不足。在麻醉诱导和正压通气前必须置入有效的胸腔引流管。

2. 通常采用保留自主呼吸的吸入诱导，并通过支气管内插管实现肺隔离，尽可能地缩短瘘管处的通气时间。

3. **高频喷射通气（HFJV）：**与传统的正压通气相比，HFJV可提供更低的气道峰压和平均气道压，从而有效地减少瘘管处的气体泄漏，是除肺隔离以外的另一种处理方法。对于肺顺应性消失的病人（如急性呼吸窘迫综合征），HFJV则无效。如果选用普通的气管导管进行机械通气，气流的再分布不能作为一次呼吸结束的标志，因为瘘管使气体以恒定的速率逸出，造成机械通气呼吸周期界限不清。

X. 食管手术

食管手术包括食管新生物的切除、治疗反流的手术及外伤或先天性疾病的修复。

A. 概述

1. 病人因全身疾病（如癌症）或解剖因素影响吞咽而造成慢性营养不良，故术前就应开始给予肠内或肠外营养。

2. 食管癌和食管远端创伤破裂均与酗酒有关，病人可能合并有肝功能异常、门静脉高压、贫血、心肌病和出血倾向。

3. 有吞咽困难的病人可能存在明显的低血容量。术前应用有心脏毒性的化疗药物会进一步加重心血管系统的不稳定性。

4. 大多数行食管手术病人都有误吸的风险。可采用快速序列诱导或清醒气管插管的麻醉方法。

5. 监测应包括桡动脉置管和留置尿管，建议建立中心静脉通路。

6. 积极采取保温措施，常规使用空气加温毯覆盖身体下部。

B. 手术径路和麻醉

1. **食管上段憩室**（Zenker憩室）：可行颈侧路切口，与颈动脉手术相似，此切口也可用于有吞咽困难的病人行上段食管肌切开术。

a. 体位：病人取仰卧位，颈部伸展，头部朝向对侧。

b. 全身麻醉：快速序列气管插管后可选择任一种方法进行麻醉诱导和维持。颈部切口的术后疼痛和液体转移都十分轻微，术后可以安全地拔管。外科医师可选择留置或不留置鼻胃管。

2. 癌症

a. 概述

（1）大多数经胸手术都需要使用双腔支气管导管进行肺隔离并于术中多次定位。

（2）大量失血并不常见，但仍应开放大口径的静脉通路，并进行术前血液配型。

（3）术后气管导管的拔除，应在病人的气道保护恢复，并且完全清醒后实施，以避免误吸。对于较健康的病人行简单的手术可考虑术后即刻拔管。

（4）事实上可用任何一种麻醉方法。术后通常应用硬膜外镇痛，可以满足较大切口的镇痛需求，同时避免由肠外给予麻醉药引起嗜睡所带来的误吸风险。

（5）已经证实，硬膜外镇痛可以改善食管的血供，只要低血压和低血容量得到很好的治疗。

（6）如果术后需要保留气管插管，通常在切除术后将双腔气管导管更换为普通气管导管。低垂部位的组织水肿可能使气道明显变窄，造成再次气管插管困难。

b. 食管上段病变：采用“三切口”进行手术，包括颈部横切口、腹部切口及右侧开胸切口。有时病变位置较高，以至可经**食管裂孔入路**切除，则手术切口仅包括颈前部切口和腹部切口，而无须开胸切口。通过腹部切口（有时是右侧开胸切口）游离胃和食管下段，通过颈部切口行食管近端和胃远端的吻合。

c. 食管中段病变：常采用腹部切口，然后进行右侧开胸，此术式称为**Ivor-Lewis 食管切除**。通过腹部正中切口游离胃或空肠，右侧开胸在主动脉弓上行近端吻合。在该手术操作的腹部手术和胸部手术时分别采用腹腔镜和胸腔镜可使手术的创伤达到最小化。

d. 食管下段病变：采用延长的左侧胸腹联合切口。切除后，外科医师行食管胃吻合。有时，胃不能提供足够长度进行远端吻合，外科医师将用空肠做Roux-en-Y吻合。

3. 全食管损伤：如服用碱性溶液，可能需做全食管切除，将一段结肠或空肠连接于咽和胃之间作为通道。

a. 需2个或3个切口进行手术显露，如前文所述。

b. 这些病人术后恢复期延长，并伴明显的液体转移和营养缺乏，且存在吸入性肺炎的风险。如果实施了复杂的手术操作，应在手术结束时保留气管导管。

4. 胃底折叠术（如Belsey Mark Ⅳ术式，Hill术式或Nissen术式）：可用于解除胃食管反流，具体术式取决于外科医师的选择和病人的解剖特点。

a. 手术方法：包括经腹Hill或Nissen术式，经胸Belsey Mark Ⅳ术式，后者需要左肺萎陷。

b. 液体转移通常少于其他食管手术，这些病人在术毕可安全拔管。术后镇痛取决于所施手术的术式。硬膜外给药对大多数病人具有良好的效果。

（虞建刚 译　王俊科 审校）

推荐阅读材料

Ahmad S, Taneja A, Kurman J, Dagar G, Kumar G. National trends in lung volume reduction surgery in the United States: 2000 to 2010. *Chest*. 2014;146(6):e228-e229.

Ahuja S, Cohen B, Hinkelbein J, Diemunsch P, Ruetzler K. Practical anesthetic considerations in patients undergoing tracheobronchial surgeries: a clinical review of current literature. *J Thorac Dis*. 2016;8(11):3431-3441.

Brunelli A, Kim AW, Berger KI, Addrizzo-Harris DJ. Physiologic evaluation of the patient with lung cancer being considered for resectional surgery: diagnosis and management of lung cancer, 3rd ed. American College of Chest Physicians evidence-based clinical practice guidelines. *Chest*. 2013;143(5 suppl):e166S-e190S. Published correction appears in *Chest*. 2014;145(2):437.

Castillo M, Slinger P. Myths of anterior mediastinal masses. *South Afr J Anaesth Analg*. 2013;19(1):38-40.

Detterbeck FC, Lewis SZ, Diekemper R, Addrizzo-Harris D, Alberts WM. Executive summary: diagnosis and management of lung cancer, 3rd ed. American College of Chest Physicians evidence-based clinical practice guidelines. *Chest*. 2013;143(5 suppl):7S-37S.

Duthie DJ. Anesthetic agents for thoracic surgery: what's best?. *Curr Opin Anaesthesiol*. 2013;25:53-57.

Erdös G, Tzanova I. Perioperative anaesthetic management of mediastinal mass in adults, *Eur J Anaesthesiol.* 2009;26(8):627-632.

Hobai IA, Chhangani SV, Alfille PH. Anesthesia for tracheal resection and reconstruction. *Anesthesiol Clin.* 2012;30:709-730.

Ku CM. Anesthesia for patients with mediastinal masses. In: Slinger P, eds. *Principles and Practice of Anesthesia for Thoracic Surgery.* Springer; 2011.

Lederman D, Easwar J, Feldman J, Shapiro V. Anesthetic considerations for lung resection: preoperative assessment, intraoperative challenges and postoperative analgesia. *Ann Transl Med.* 2019;7(15):356.

Lennox PH, Umedaly HS, Grant RP, et al. A pulsatile pressure waveform is a sensitive marker for confirming the location of the thoracic epidural space. *J Cardiothorac Vasc Anesth.* 2006;20(5):659-663.

Pauli H, Eladawy M, Park J. Anesthesia for robotic thoracic surgery. *Ann Cardiothorac Surg.* 2019;8(2):263-268.

Pawlowski J. Anesthetic considerations for interventional pulmonary procedures. *Curr Opin Anaesthesiol.* 2013;25:6-12.

Roy PM. Preoperative pulmonary evaluation for lung resection. *J Anaesthesiol Clin Pharmacol.* 2018;34(3):296-300.

Subramanyam P, Sundaram PS. Which is better – a standalone ventilation or perfusion scan or combined imaging to predict postoperative FEV_1 in one seconds in patients posted for lung surgeries with borderline pulmonary reserve. *Indian J Nucl Med.* 2018;33(2):105-111.

Vidal Melo MF, Musch G, Kaczka DW. Pulmonary pathophysiology and lung mechanics in anesthesiology: a cased-based overview. *Anesthesiol Clin.* 2012;30:759-784.

Yoo ID, Im JJ, Chung YA, Choi EK, Oh JK, Lee SH. Prediction of postoperative lung function in lung cancer patients using perfusion scintigraphy. *Acta Radiol.* 2019;60(4):488-495.

第28章 血管手术麻醉

Mariani CJ，Lloyd JT

Ⅰ. 术前评估与处理

血管外科病人通常伴有多种并存疾病需要术前优化治疗。

A. 心血管系统： 卒中、心肌梗死、心脏停搏及死亡等严重不良心脏事件（MACE）是血管手术病人术后并发症和死亡的主要原因。其中心肌梗死约占术后早期死亡的半数。基于术前病人特点而进行的准确风险分层在血管外科中仍旧是一个挑战。常用的改良心脏风险指数（RCRI）、Gupta心肌梗死或心脏停搏等风险评估在血管手术中的应用已逐渐减少，替代的评分系统包括老年人敏感的围手术期风险评估、新英格兰心脏风险指数血管外科专业、血管状态相关心脏风险指数评估等，尽管新的评分弥补了既往的不足，但仍存在一定的局限性。下述为血管外科病人的特殊评估。

1. **心脏应激试验：** 对于非急诊病人、高风险（围手术期MACE风险＞1%）且心脏功能储备较差者（＜4METs），如其治疗有赖于心脏应激试验结果，则应行无创的该项试验。对于身体活动受限的病人，如跛行和卒中后病残，可行多巴酚丁胺负荷超声心动图检查及心肌灌注显像。病人是否行冠状动脉心导管检查取决于应激试验结果，并应请心内科医师会诊。
2. **超声心动图：** 如果病人出现新的杂音、不明病因的呼吸困难、瓣膜性心脏病、心力衰竭出现新症状或病情加重，可行超声心动图检查。
3. **血压：** 测量双臂血压判断是否存在差别。由于动脉粥样硬化具有广泛分布的性质，病人可能存在锁骨下动脉或腋动脉狭窄，血压监测应选择读数较高侧。
4. **冠状动脉血运重建：** 仅在有治疗指征的病人实施。根据冠状动脉预防性血运重建（CARP）试验结果，大血管手术前预防性冠状动脉血运重建与药物治疗相比并不能改善病人预后。此项试验旨在排除冠状动脉左主干病变、射血分数低于20%及严重主动脉瓣狭窄的病人。

5. **β受体阻滞药治疗**：长期应用β受体阻滞药治疗的病人应继续维持，对于修订心脏风险指数（RCRI）存在3个或更多的风险因子的病人或术前检查伴有可逆性心肌缺血的病人启用β受体阻滞药治疗是合理的，但使用时间和使用剂量不当可能增加卒中的风险和病死率。β受体阻滞药治疗应至少术前2d开始，建议提前7d开始。从低剂量开始，缓慢增加，直至达到目标心率60～80次/分。低血压病人禁用。
6. **抗血小板治疗**：对于已行冠状动脉支架的病人、脑血管疾病病人和高风险的冠心病病人，阿司匹林治疗应该持续应用。在与外科医师的讨论中，应强调所有的血管外科手术均应持续应用阿司匹林。阿司匹林治疗有增加出血的风险。POISE-2是一项随机对照试验，纳入非心脏手术病人10 000例，研究表明，开始和继续阿司匹林治疗对于严重心脏不良事件和死亡并无益处。但该项试验排除了近期接受冠状动脉支架和颈动脉内膜切除术的病人。而且该试验仅包含小部分行血管手术的病人。是否继续应用**氯吡格雷**取决于外科因素和病人因素（如是否置放支架、支架类型和置放时间）。
7. **他汀类药物**：围手术期应继续应用。血管外科手术病人启用他汀类药物治疗是合理的。术前7～30d开始他汀类药物治疗视为理想。证据表明，无论低密度脂蛋白水平如何，他汀类药物治疗均可减轻冠状动脉炎症。术前停用他汀类药物治疗可增加心脏事件的发生。
8. **华法林**：应至少在术前3～5d停药，并开始肝素治疗。此决策取决于适应证和与外科团队及实施此治疗的医生协商结果。
9. 如计划行**区域麻醉**，应根据ASRA最新指南，并与外科医师和心脏科医师共同商讨如何应用抗凝药和抗血小板药。

B. **呼吸系统**：血管疾病病人多为重度吸烟者，肺功能受损（见第4章）。无须常规行肺功能试验。阻断主动脉及由此引发的缺血再灌注损伤可产生全身性炎性反应，并导致术后肺损伤。

C. **泌尿系统**：术前常见肾功能不全，与动脉粥样硬化、高血压、糖尿病及高龄相关，甚至血清肌酐正常的病人也可能存在肾功能不全。由于有功能的肾小球数量减少，病人低血压状态下自主调节肾灌注的能力下降，常不能耐受围手术期损伤，如缺血再灌注、动脉栓塞、造影剂等肾毒性物质。血清肌酐水平长期增高（＞2mg/dl）的病人血管手术后并发症发生率和病死率显著增加。开放性主动脉和肾动脉手术后肾功能不全风险极高。血管内治疗病人则存在造影剂引起的急性肾损伤风险（CI-AKI）。CI-AKI的诊断依据是接受造影剂后24～48h血清肌酐增高，并排除其他原因所致的急性肾损伤。健康病人发生CI-AKI风险较低，其临床相关性尚存争议。慢性肾病、糖尿病、贫血、心力衰竭及血流动力学不稳定可增加CI-AKI风险。应用高渗造影剂或造影剂剂量较大风险更高。具有以上风险的病人推荐给予晶体液和小量等渗或低渗造影剂。碳酸氢钠和N-乙酰半胱氨酸常用于预防CI-AKI。然而，PRESERVE试验证实，碳酸氢钠与生理盐水比较的结果和N-乙酰半胱氨酸与安慰剂比较的结果均显示，碳酸氢钠和N-乙酰半胱氨酸对预防CI-AKI无效。

D. **中枢神经系统**：检查颈动脉有无杂音，询问有无短暂性脑缺血发作（TIA）或脑血管意外病史。有症状的颈动脉疾病警示在行其他择期手术前应行颈动脉血运重建。

E. **内分泌系统**：长期糖尿病病人除了渐趋加重的动脉粥样硬化，可伴有广泛的微血管病变，导致自主神经系统功能障碍、无痛性心肌缺血及糖尿病性肾病。术前应与病人的内分泌医师沟通停用二甲双胍。二甲双胍可引发严重的乳酸酸中毒，加重静脉注射造影剂所致的肝肾损伤，故肝肾缺血、术前肾功能不全或心力衰竭病人亦应停用二甲双胍。

F. **血液系统**：由于反复应用和偶尔长时间应用肝素，血管外科病人极易发生**肝素诱导性血小板减少症（heparin-induced thrombocytopenia，HIT）**。HIT的特征是应用肝素后发生的血小板减少症，可伴有或不伴有血栓形成，是因肝素-血小板因子4（PF4）复合物抗体形成所致。4T评分有助于确定HIT诊断的预先测试概率，并指导临床管理。如HIT预先测试概率为中等或高等水平，应停用肝素并进行进一步实验室检查。通常首选的抗PF4抗体水平检查对HIT敏感，但特异性差。若抗PF4抗体试验阴性则排除HIT。如果抗PF4 抗体水平增高，建议行5-羟色胺释放试验（SRA）。若SRA阴性，不论抗PF4抗体试验结果如何，都可以在术中使用肝素。若抗PF4抗体试验和SRA均阳性，则应延缓手术或选用其他抗凝方法。HIT病人的紧急处理包括停用所有类型肝素、暂停华法林，避免输注血小板，并启用非肝素抗凝等替代治疗。

Ⅱ. 外周动脉手术

A. 概述：外周动脉手术是指狭窄动脉的旁路移植或支架置入、闭塞动脉的取栓术、外周动脉瘤的修复术。施行血管内治疗如有可能需要在手术室、血管造影室或杂交手术室进行。实施手术室外麻醉的特殊考量在第34章讨论。

B. 经皮球囊血管成形术和支架术：肢体通畅率和免截肢存活率与开放旁路移植手术相似。行血管内治疗病人必须具有“治疗靶点”：典型病例病灶为一小段血管梗阻，梗阻段远端血管通畅（即良好跨越“good runoff”）。经皮治疗的优点包括康复迅速，住院时间短，损伤小和并发症少及费用低。上肢和下肢手术操作需要在手术间内血管造影条件下进行，常规在局部麻醉辅助镇静下完成。

1. **手术入路：**可以经皮或动脉切开，肱动脉入路需要在对侧上肢监测血压和静脉输液。
2. 使用大量静脉造影剂时，需要采取措施预防CI-AKI（见本章Ⅰ.C.）。
3. **麻醉技术：**通常选择标准监测下的监护麻醉（MAC）。局部麻醉需提供充分的镇痛。计划外改为开放手术的病例需行全身麻醉，也当有所准备。

4. 动脉置管前单次静脉注射肝素。外科医师可能会动脉内应用血管扩张药处理导管或导丝引起的血管痉挛，药物引发的全身作用有时需要处理。
5. 远端血栓是有创血管内探查可能发生的一种严重并发症。

C. 下肢血管旁路移植术：对存在多节段病变或远端血管条件很差的病人，行下肢开放血管旁路手术优于血管内治疗。自体大隐静脉移植是临床最常应用的血管。如果该血管难以取得或条件太差，可应用病人的上肢静脉或冷藏尸体静脉。静脉的准备及其与动脉循环的吻合耗时较长，但很少引起血流动力学的显著变化。某些特定的病人应用合成的移植物可缩短手术时间，但外源性移植物远期通畅率不及自体大隐静脉。此类手术通常嗜血很少，但在修复既往做过手术的旁路移植血管也可能大量失血。常规监测一般是足够的，病人并存疾病或外科操作复杂可能需要行有创监测。区域麻醉和全身麻醉对下肢血运重建并发症发病率和病死率的影响无显著差别。

1. **全身麻醉**：能维持血流动力学稳定的任何技术都可以选择。
2. **区域麻醉**：可能的优点包括交感神经阻滞、有利于镇痛，不干扰气道，对清醒病人有助于发现心肌缺血症状，降低肺内感染发生概率。但区域麻醉对于长时间手术操作的病人是个挑战，会使病人不适和不安。
   a. 通常采用腰段连续硬膜外麻醉，既可提供完善的镇痛和肌松，又可用于术后镇痛。如果手术时长可以预测，也可采用脊麻。股-腘动脉和下肢远端血管旁路移植术限于一侧肢体时，可联合应用腰丛神经阻滞和坐骨神经阻滞替代椎管内麻醉。由于显露髂动脉需要延长近端切口，加之牵拉腹膜，髂-股动脉旁路移植术需要更高的椎管内麻醉平面（达胸8～胸10）。股-股动脉旁路移植术用于治疗症状性一侧髂动脉阻塞性疾病。
   b. α肾上腺素能受体激动药（如去氧肾上腺素）随时备用，以处理交感神经阻滞引起的低血压。

D. 外周血栓清除术和股动脉假性动脉瘤修复术： 股动脉假性动脉瘤通常为医源性所致，如经股动脉的导管置入（经股动脉冠状动脉造影和主动脉内球囊反搏），此类病人通常都有不稳定的心血管疾病（如新近心肌梗死置入支架）。有些病人正接受抗凝治疗或近期曾接受溶栓治疗，因此不宜采用区域麻醉。局麻药行术野区域阻滞适于心血管不稳定的病人。阻塞动脉的栓子切除术可引起显著的失血和低血压。

E. 外周动脉瘤： 如腘动脉动脉瘤，虽很少破裂，但血栓形成和栓塞的发生率很高。全身麻醉和椎管内麻醉都可用于该修复手术。

F. 腋-股动脉旁路移植术： 可修复下肢动脉血流，适用于各种原因不适合进行主动脉血运重建的主-髂血管闭塞病人，包括麻醉风险高、既往明确的腹部手术所致的腹腔内粘连、活动性腹部感染或主动脉移植物感染。假体移植物经胸肌下隧道置于胸腹部皮下，远端与股动脉吻合。此种手术宜选择全身麻醉。

G. 上肢的血管手术： 通常包括远端的血栓切除术和创伤修复术。虽然手术范围局限，但需要在血管修复远隔部位获取移植静脉。麻醉方法可用术野局部阻滞、区域麻醉或全身麻醉。

Ⅲ. 颈动脉血运重建术

A. 概述： 颈动脉血运重建术用于颈内动脉狭窄的病人。这些病变通常伴有明显的颈动脉杂音，并可引起TIA或卒中。手术血运重建的指征需评估病人的预期寿命、手术并发症发生率、症状表现和狭窄程度。颈动脉内膜剥脱术（CEA）的指征适用于无残障的卒中或无创性影像学检查狭窄大于70%的TIA，病人预期寿命≥5年，围手术期卒中和死亡风险＜6%。2014年美国心脏协会与美国卒中协会指南建议根据病人年龄、性别及并存病情况可对狭窄程度在50%～69%的有症状病人实施CEA，无症状病人的数据尚不清晰。如果围手术期卒中和死亡风险低于3%，CEA可能适用于狭窄程度＞70%、预期寿命超过5年的无症状男性病人。对于无症状的颈动脉狭窄女性，CEA是否比内科治疗更有效尚不清楚。如果病人不符合血管重建的标准，风险因子随内科治疗和生活方式改变而变化，包括他汀类药物、抗血小板治疗、戒烟、控制血压和糖尿病管理。CEA是颈动脉狭窄手术治疗的首选。颈动脉支架（CAS）的作用仍然是确定的。证据显示，CEA和CAS远期效果相似，但CAS与较高的围手术期并发症发生率和病死率相关。对于有症状的病人，CAS推荐适用于手术入路困难的病人（如曾行颈淋巴结清扫术者）或放疗引起的颈动脉狭窄，条件是围手术期卒中和死亡风险小于6%。无症状颈动脉狭窄病人不推荐CAS。与标准的病史和体格检查相同，术前麻醉评估应关注现存的神经功能缺失资料和病人颈部活动度。

B. 颈动脉支架

1. **适应证：**颈部解剖不适于行开放手术的病人，如曾行颈部手术和放疗者，或有严重心肺疾病的高手术风险病人，CAS优于CEA。由于存在发生CI-AKI的可能，CAS应避免用于肾功能障碍病人。
2. **监测：**留置动脉导管连续监测血流动力学，并便于反复抽血进行活化凝血时间（ACT）监测。密切观察病人的精神状态以便发现由于血小板血栓导致的新发卒中。
3. **麻醉处理：**通常包括监护麻醉联合血管通路部位的局部麻醉。监护麻醉应维持病人的觉醒水平以便术中神经功能监测。经皮股动脉是经典入路，清醒病人在球囊血管成形和动脉扩张时会感到疼痛，但会随着球囊放气而迅速缓解。
4. 整个操作过程间断使用静脉造影剂和X线透视。
5. 动脉切开前给予肝素。
6. 随着支架展开会发生迷走神经引起的心动过缓，预先给予病人格隆溴铵有效。
7. **并发症：**包括卒中、血管通路部位损伤、装置故障、再狭窄和CI-AKI。与CEA相比，CAS后微栓塞损伤更常见。如果操作者经验丰富，使用栓子防护装置可减少神经损伤。

C. 颈动脉内膜剥脱术

1. **监测**

   a. 动脉内直接血压监测是必需的。

b. 中枢神经系统监测是必要的，特别是颈动脉阻断时，目的是评估脑灌注是否充分，并确定病人是否需要行分流术。保持病人清醒是术中神经系统监测的金标准，如果选择全身麻醉，可通过脑电图（EEG）、经颅多普勒超声、动脉残端压力测量等监测中枢神经系统功能。当缺少连续的中枢神经系统监测时，颈动脉内膜剥脱术亦可在常规分流术下完成。目前尚无常规性分流与选择性分流的比较。选择性分流术应用特殊的中枢神经系统监测并未显示更良好的预后。

2. 麻醉技术： 全身麻醉和区域麻醉孰优仍存争议，回顾性观察研究，包括一项荟萃分析认为区域麻醉更为有益。然而，现有的随机对照研究并未发现二者的差异。即使存在临床差异，其差别亦很小，因此，麻醉方法的选择通常基于外科医师和病人的意见。

a. 区域麻醉

（1）区域麻醉可选择颈浅神经丛和颈深神经丛联合阻滞，或者外科医师在手术区追加颈浅神经丛阻滞，两者均有潜在的并发症。

（2）区域麻醉下颈动脉内膜剥脱术要求病人清醒、合作，并能在无菌单覆盖下耐受头部侧位静卧。

（3）病人体位的安置和无菌单的铺放应利于麻醉医师随时控制气道，适宜型号的喉罩应备好，以便随时应用。

（4）清醒病人易于连续神经系统功能评估。

b. 全身麻醉

（1）麻醉诱导前应获得神经功能监测的基础值。

（2）血压应维持在病人的正常高限，必要时可用血管收缩药。

（3）麻醉诱导力求血流动力学稳定以保证脑灌注。

（4）调整每分通气量，以防止低碳酸血症引起脑血管收缩，但高碳酸血症亦无临床益处。

（5）当术中应用EEG监测时，与神经监测团队的沟通是必要的。稳定的麻醉状态有利于EEG分析，同时避免爆发抑制。神经肌肉阻滞可保证肌肉活动最小化，避免干扰EEG分析，减少病人术中无意识活动。

（6）动脉切开和新发神经功能障碍可视为危急事件进行处理。动脉切开期间应保证足够的麻醉深度以最大限度地控制应激。新发神经功能障碍时，应迅速进行神经系统检查并及时处置。

3. 颈动脉阻断

a. 阻断前应行全身肝素化。

b. 阻断前应用血管收缩药提升血压，目的是经对侧颈动脉通过Wllis环维持同侧脑灌注。

c. 手术牵拉颈动脉窦可致强烈的迷走神经兴奋，导致低血压和心动过缓。放松牵拉或应用局麻药浸润可消除此反应，很少需要应用抗胆碱药。对术前有明显的心脏传导延迟、主动脉严重狭窄和明显的冠状动脉疾病的病人应考虑预防性施行局麻药浸润。

d. 常规分流、选择性分流或不用分流：分流包括动脉内临时放置动脉移植物跨越切开动脉以保护颈动脉阻断期间同侧前向的脑灌注。分流的种类取决于外科医师的偏好。研究表明，三种方法卒中风险相似。当EEG监测显示颈动脉阻断后有脑缺血证据时采用分流器行选择性分流。

e. **开放阻断钳：** 可产生反射性血管扩张及心动过缓，可给予血管收缩药以调节压力感受器的变化，必要时延用至术后。

D. 术后处理

1. 术后立即发生的并发症包括神经功能障碍、血压不稳和气道阻塞。

2. 神经功能障碍是由于与手术操作相关的栓子引起的，应该通过提升血压积极处理，并与外科医师及卒中专科医师商讨积极处理神经功能障碍。

3. 颈动脉内膜切除术可改变颈动脉压力感受器反应。高血压可能是手术所致的颈动脉窦去神经支配的结果，需要给予血管扩张药（单次应用拉贝洛尔或肼屈嗪，持续静脉输注硝酸甘油或尼卡地平）。低血压可能是压力感受器超敏反应所致，并非血容量不足的原因，可给予血管收缩药（去氧肾上腺素）纠正。

4. 拔管后气道受压可继发于动脉切口出血导致的血肿扩大，应立即拆除浅表缝线和清除血肿，以保护气道。

5. 其他引起拔管后气道梗阻的原因可能有喉返神经、喉上神经或舌下神经损伤。单侧喉返神经损伤表现为声音嘶哑。双侧喉返神经损伤罕见，但对于此前曾行对侧CEA或颈部手术的病人须谨慎。

6. 典型脑过度灌注综合征（cerebral hyperperfusion syndrome，CHS）发生在术后几天，伴有同侧头痛、抽搐、局灶性神经体征或颅内出血。与手术再灌注脑自动调节丧失后脑血流突然增加有关。基于其病理生理学特点，预防性控制术后血压于正常至略低水平（通常收缩压＜140mmHg）是合理的。

Ⅳ. 腹主动脉修复术

腹主动脉修复术用于动脉粥样硬化阻塞性疾病或动脉瘤性主动脉扩张的治疗。动脉阻塞性疾病通常表现为跛行。腹主动脉瘤（abdominal aortic aneurysm，AAA）常偶然发现，也可表现有背部疼痛，或一旦出现瘤体破裂发生严重休克。95%的AAA发生在肾动脉以下。腹主动脉修复术的适应证是动脉瘤直径＞5.5cm；瘤体扩张速度超过每年1cm；或AAA出现继发症状。女性AAA更易发生瘤体破裂，围手术期风险更高。无症状的AAA在动脉瘤直径较低时即应采用修复术予以治疗。扩张至5cm的动脉瘤每年破裂的风险约为4%，择期AAA修复术的手术死亡率低于2%，而动脉瘤破裂的总死亡率可达70%～80%。

A. 血管内腹主动脉修复术

1. 概述： 肾动脉以下的AAA主要是通过血管内腹主动脉修复术（endovascular abdominal aortic repair，EVAR）进行治疗，治疗中在造影引导下于血管内跨动脉瘤置入扩张支架，将动脉瘤与循环隔绝防止瘤体扩张和破裂，因此不需要主动脉阻断。EVAR使术中的血流动力学更稳定，与开放手术相比，EVAR术后肺、心血管和肾的并发症发生率更低，并且明显降低术后30d的病死率，但是随着时间延长这种早期的优势会消失。术后2年，EVAR和开放性动脉瘤切除术的病人病死率一致。行EVAR的病人需要定期影像学检查，而且可能需要进一步的EVAR相关介入治疗。

2. **病人是否适合EVAR**：EVAR治疗取决于动脉瘤的大小和形态，大部分的肾下腹主动脉瘤都呈瓶颈样解剖结构，有利于血管内修复术。EVAR短期围手术期病死率更低，但是渗漏和远期并发症发生率更高，而且需要终生的影像学监测。风险较小的年轻病人可能更适合开放手术治疗。
3. **监测和评估**：除常规监测外，还需要直接动脉压监测和大口径的外周静脉通路（14G或16G），很少需要中心静脉通路。
4. **手术注意事项**：需要全身肝素化，如果动脉瘤累及肾动脉或肠系膜动脉，需要应用较复杂的带有侧支或侧孔的血管内支架。对肾下的动脉瘤，手术通常采用双侧股总动脉入路。一般以动脉剖开术显露股动脉，术后进行修补。对于无股动脉疾病和狭窄的病人可选择经皮股动脉穿刺和特殊装置封堵的方法。病人要经受放射暴露和荧光即造影剂应用的风险，确保病人在数字减影血管造影中保持不动可以减少反复照相而使放射性降至最低。随着支架的置入，动脉内球囊充气来扩张支架并使之固定于合适的位置。球囊充气后会导致短暂的动脉阻塞，但时间很短，一般持续3～4次心搏。球囊阻塞期间可能发生高血压，但通常不会持久到需要治疗。但是术者展开支架时需要控制性降压以防止近端高血压和支架移位。
5. **麻醉方法**：EVAR可以在局部麻醉、区域麻醉或全身麻醉下进行。一些因素如抗凝药的应用、病人的舒适度、外科医师的喜好、预计手术时间的长短都会影响麻醉方式的选择。有证据提示，与全身麻醉相比，局部麻醉和区域麻醉病人并发症发生率和病死率更低、住院时间更短、入住ICU的病人更少。双侧的髂腹下和髂腹股沟神经阻滞可替代局部浸润麻醉，但是需要注意的是，与椎管内麻醉比较，局部麻醉不能减轻股动脉阻塞引起的缺血痛，因此需要全身给予镇痛药。

6. 改为开放式修补术的病人很少见（小于1%）：可发生在非常困难的动脉支架置入（如严重动脉粥样硬化）、动脉入路血管闭塞、髂动脉扭曲致置入装置不能展开、支架位置不正或移位、动脉瘤破裂。EVAR中心应配备复苏设备，如红细胞回收和快速输注设备。

7. 出血：可能发生在股动脉鞘，不易发现和定量，但大量失血少见。

8. EVAR并发症：包括将AAA与动脉隔绝失败（内漏）、栓塞、动脉损伤、支架扭曲打折、腹股沟通路损伤、肢体缺血和感染。应用造影剂、动脉内导管和导线引起的血栓均可能引发AKI（见本章Ⅰ. C.）。内漏（图28-1）是指血液持续进入瘤体内导致瘤体扩张，可发生在20%～25%的EVAR中。Ⅰ型和Ⅲ型内漏被认为有很高的囊内压增加和破裂的风险，一经诊断需要立即处理，Ⅱ型内漏可以自行吸收，同时进行影像学追踪；如果持续渗漏，则需要栓塞相应的血管。不推荐处理Ⅳ型内漏。

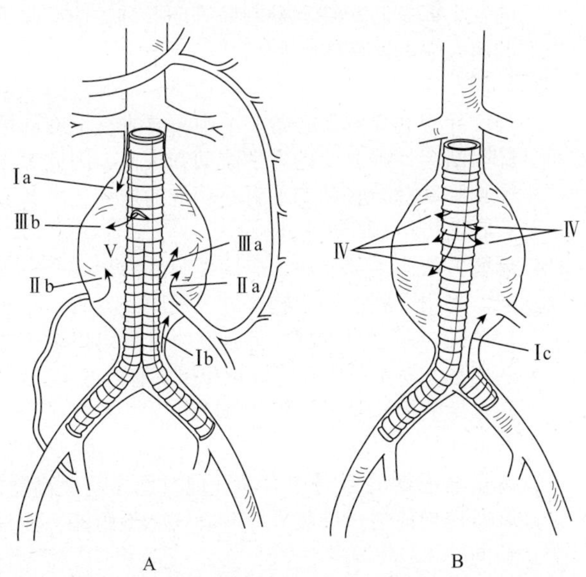

图28-1　血管内动脉瘤修复术后不同类型内漏的示意图

Ⅰ型内漏由于内置物封闭不充分导致内置物周围血流，包括内置物周围血流在近端（Ⅰa），内置物周围血流在远端（Ⅰb），以及内置物周围血流围绕髂动脉阻塞装置（Ⅰc）。Ⅱ型内漏发生是由于侧支血流引起的分支动脉出血，包括肠系膜下动脉（Ⅱa）、髂腰动脉（Ⅱb）。当移植物片段之间发生持续性血流导致Ⅲ型内漏，包括内漏发生于髂支或髂支和内置物主体之间（Ⅲa），内漏位于内置物主体（Ⅲb）。Ⅳ型内漏是血流通过内移植物材料（移植物孔隙）。Ⅴ型内漏或"内张力"是发生在动脉瘤持续或反复加压而无明确的内漏存在。

B. 开放式腹主动脉手术

1. **病人选择**：开放式手术适用于动脉解剖不能达到支架治疗最低要求和标准的病人；等待定制支架延迟手术将导致破裂风险明显增加的病人；以及不愿意因行EVAR而需要长期影像学监测的病人。
2. **手术入路**：与经腹入路相比，腹膜后入路（RP）术后肠梗阻、肺部并发症、心血管并发症和液体转移的发生率更低。RP入路在病态肥胖和先前开腹手术的病人中更具有技术优势。
3. **监测**：在大口径的外周静脉通路、动脉通路、中心静脉导管和导尿管必备。术中需要进行上腹部的动脉阻断会导致血流动力学波动和失血，因此术中可增加肺动脉导管和TEE对心功能的监测，准备好血管收缩药和血管舒张药。
4. **麻醉方法**：大部分病人应用硬膜外麻醉联合全身麻醉，采用下胸段到中胸段置入硬膜外导管。虽然可以单独应用全身麻醉，但是联合麻醉可以减少麻醉药用量，易于早期气管拔管和提供有效的术后镇痛。回顾性数据显示，择期AAA修复术中应用硬膜外麻醉可降低死亡率。
5. **麻醉诱导期**的血流动力学管理目标是避免高血压。麻醉诱导前通过硬膜外导管确认感觉阻滞平面是有益的。
6. **保温**：重视术中的热量丢失，保温策略在第19章讨论。由于正常血流的热量再分布丧失可引起动脉阻断期间严重烫伤，动脉阻断平面以下禁用强化空气加热。

7. 经腹入路的手术为显露主动脉需要处理肠道，可伴有皮肤潮红、全身血管阻力降低及严重低血压。这些表现可能是由肠道释放前列腺素和血管活性肽所致，可持续20～30min，治疗包括应用血管活性药物和输液。

8. **液体管理：**由于出血、肠道和腹腔的不显性丢失、开腹手术蒸发失液可导致明显的血容量不足。根据血流动力学指标指导液体复苏。阻断动脉将增加肾功不全的发生，即使在肾动脉下阻断亦是如此。

9. 推荐在实验室检查指导下进行血液制品的输注。

10. **阻断主动脉**

    a. 主动脉阻断前几分钟给予肝素。

    b. 主动脉阻断导致高血压的程度与阻断部位有关。越是靠近近心端阻断，血压升高越明显，可以考虑在阻断前适当降低血压。心功能正常的病人可以很好地耐受后负荷的增加，但左心功能受损的病人可能出现心肌缺血和低血压。主动脉阻断引起的低血压提示后负荷增加或冠脉逆行性夹层继发心功能不全，须行心脏功能评估和支持。

    c. 主动脉阻断过程中避免过度的高血压，最大程度降低后续主动脉夹层发生的风险十分重要。

    d. 近端血管阻断后，可以控制远端到主动脉瘤的血管。如果远端到主动脉瘤的血管已经手术显露，可于瘤体远端阻断主动脉和髂总动脉来控制远端血管。如果远端血管显露不好，则通过血管内途径，打开动脉瘤体，球囊尖端通过瘤体，球囊充气阻塞血管防止出血。建立对远端血管的控制，操作中可有效减少出血。

    e. 尚无足够证据支持应用肾保护药，如甘露醇和非诺多泮。任何水平的主动脉阻断都可能导致肾皮质血流降低和尿量减少。由于阻断时间更长和发生胆固醇栓塞，肾动脉以上腹主动脉阻断时肾灌注面临更高风险。维持充足的液体和尿量更为重要。

11. 开放主动脉

a. 开放主动脉可因全身血管阻力骤降而产生急性低血压。

b. 低血压的程度与阻断持续时间和阻断的近端位置有关。

c. 准备释放主动脉钳时，应该缓慢调整病人血管内容量和提高血管张力至理想状态。提高吸入氧浓度到100%，增加每分通气量致轻度呼吸性碱中毒。

d. 随着阻断解除，缺血器官和组织再灌注会导致酸血症和全身血管舒张，干扰的大小与阻断时间长短和缺血器官的代谢活性相关。阻断水平在腹部或肠系膜上动脉（SMA）以上会产生明显的肠缺血和酸中毒。解除阻断时可应用碳酸氢钠缓解酸中毒。当严重的低血压对液体和升压药无反应时，可以再次阻断以维持充分的灌注压，同时给予容量和升压药治疗。

12. 苏醒： 大部分的肾下或近肾动脉阻断的病人配合硬膜外麻醉可在手术后拔管，伴有血流动力学不稳定、持续出血、酸中毒或严重低温（＜33℃）的病人需保留气管导管。高血压、心动过速、疼痛和寒战需防治。

C. 腹主动脉瘤破裂的紧急修复： 血流动力学是否稳定取决于动脉瘤破裂的包裹程度，破裂处可能发生在腹腔内或腹膜后，填塞可以暂时减少失血量。

1. 麻醉前首先要有足够的**静脉通路**以备大量液体复苏所需。

2. 立即备好**血液制品**，如果没有同型血或FFP，可以备通用献血者型血（育龄妇女用O型阴性血，其他人用O型阳性血）和FFP（AB型），立即送**血标本**到实验室行交叉配血。并立即备好胶体液、红细胞回输系统和快速输注设备。

3. 如病人血流动力学不稳定，应先行标准监测，以免延误外科手术。迅即开胸或开腹阻断主动脉以控制出血，亦可通过球囊导管行血管内封堵。血流动力学稳定的情况下可行有创监测（动脉、静脉、肺动脉导管）。同外科医师商讨手术方案是必要的。血流动力学稳定的情况下可于清醒状态置入中心静脉导管。

4. **低压复苏**：在限制液体量条件下维持收缩压在70～100mmHg，这一管理策略的证据来源于创伤医学研究。目前尚无腹主动脉瘤破裂综合征应用低压复苏的研究，该策略的生理机制为限制低体温和允许性血液稀释，同时避免高血压引起凝血功能障碍。

5. 基于临床环境、手术方案和现有设备，麻醉诱导前在动脉瘤近端置入球囊导管有利于随时阻断主动脉。导管可以在局部麻醉下经皮穿刺置入，麻醉诱导后出现循环衰竭时可用于阻塞主动脉。

6. **手术方法**：血管内修复与开放手术的比较。

a. 开放式修复术

（1）麻醉诱导：对于濒死的病人应立即行气管插管，低血压病人应预吸氧和采用快诱导。病人可能只耐受小剂量的东莨菪碱、依托咪酯、氯胺酮和苯二氮䓬类药物。诱导期由于血管扩张、交感神经张力丧失和腹壁松弛腹内压消失而发生诱导期严重低血压。必要时在诱导前应做好准备并铺好手术单，且外科医师做好手术准备。

（2）诱导期必须注意避免高血压。

（3）一旦阻断主动脉，且血流动力学稳定，应追加耐受剂量的阿片类药物和麻醉药。

（4）成分输血根据实验室检查指标进行，发生大量失血时，浓缩红细胞（PRBC）和新鲜冰冻血浆（FFP）以至少2∶1比例输注。

（5）低温可引起酸中毒、凝血功能障碍和心肌损害，应给予处理。

（6）肾保护策略：积极补液，维持充足的灌注压。尽管缺乏有力的证据支持，但仍可考虑使用甘露醇和非诺多泮。AAA破裂后肾衰竭病人病死率很高。

b. 血管内修复：在解剖条件具备、能够提供完善的设备，且经验丰富的情况下，可以考虑应用血管内修复替代开放式修复手术。手术可以在局部麻醉下进行。虽然回顾性研究显示，EVAR病人的生存率更优，但前瞻性随机研究并未发现AAA破裂的病人行开放式手术与EVAR的病死率有差异。

7. **并发症和预后：**在最好的条件下病死率也在40%～50%。心肌梗死、急性肾衰竭、呼吸衰竭和凝血功能障碍发生率高。

Ⅴ. 胸腹主动脉瘤修复术

A. **胸主动脉疾病病因：**包括动脉粥样硬化、结缔组织退行性改变［如马方综合征、埃勒斯-当洛斯（Ehlers-Danlos）综合征及囊性坏死］、感染（如梅毒）、先天性疾病（如主动脉缩窄或先天性主动脉窦瘤）、创伤（穿透伤和减速伤）及炎性疾病（大动脉炎）。最常累及胸主动脉的病因是胸主动脉降段粥样硬化性动脉瘤，约占主动脉瘤的20%。动脉瘤在近心端形成夹层时，可累及主动脉瓣或冠状动脉开口；在远端形成夹层时可累及腹主动脉、肾动脉或肠系膜动脉分支。

另一常见病因是外伤性胸主动脉破裂。因穿透伤和减速伤引起的血管外膜假性动脉瘤，可发生在左锁骨下动脉远端动脉导管韧带附着处。这些假性动脉瘤进一步形成夹层，可累及主动脉弓及其主要分支。

B. **胸腹主动脉瘤Crawford分类（图28-2）**

1. **Ⅰ型：**动脉瘤位于降主动脉，锁骨下动脉的远端，止于内脏血管起源的近心端。
2. **Ⅱ型：**动脉瘤起于锁骨下动脉根部，止于腹主动脉远端。此型是发生瘫痪、肾衰竭和死亡的高危类型。
3. **Ⅲ型：**动脉瘤起于降主动脉中段，止于腹主动脉远端。
4. **Ⅳ型：**动脉瘤起于膈，至腹主动脉远端。

C. **相关问题**

1. **气道偏移或受压：**特别是左主支气管，导致肺不张。
2. **气管移位或破裂：**致使气管插管和通气困难。动脉瘤长期压迫可增加喉返神经损伤，导致声带麻痹和声音嘶哑。
3. **咯血：**由动脉瘤侵蚀邻近的支气管所致。

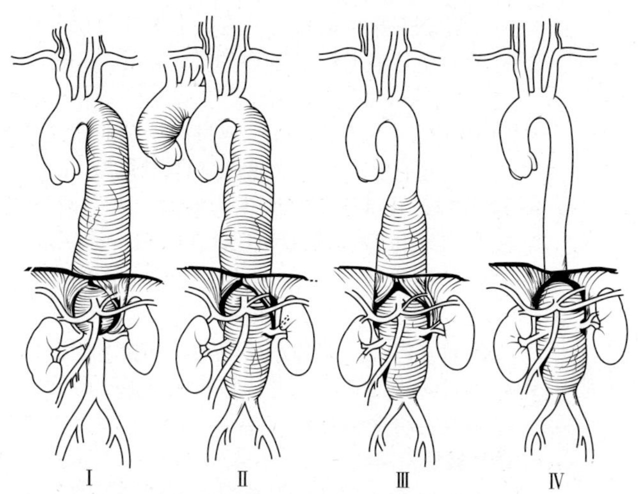

图28-2 胸主动脉瘤及胸腹动脉瘤的Crawford分类

引自Crawford ES，Crawford JL，Safi HJ，et al. Thoracoabdominal aortic aneurysms preoperative and intraoperative factors determining immediate and long-term results of operations in 605 patients. *J Vasc Surg*. 1986；3：389-404.

4. 食管受压：可伴吞咽困难，并增加误吸的危险。

5. 中心静脉和动脉扭曲和受压：可致双侧脉搏明显的不对称和颈内静脉置管困难。

6. 血胸和纵隔移位：由动脉瘤破裂或渗漏所致，可影响呼吸和循环。

7. 远端灌注不良：由主动脉分支血管阻塞所致，引起肾、肠系膜、脊髓或肢体缺血。

D. 开放式胸主动脉瘤修复术

1. 手术方法：修复动脉瘤时，分离受累的主动脉段，并置入内置移植物。主动脉阻断期间，远端灌注通过心房-股动脉转流提供。移植物内置技术包含使用具有腹腔动脉、肠系膜上动脉和肾动脉的同种主动脉。

2. 脊髓保护

a. 解剖

（1）脊髓前动脉发自颅底椎动脉，与腰段和下胸段主动脉按节段发出的根动脉相交通，提供脊髓前部的血供。

(2) 主动脉根动脉最重要的是**Adamkiewicz**动脉(通常发源于T_8～T_{12})。

(3) 阻断胸主动脉可减少通过此动脉的血流导致脊髓前部缺血，出现脊髓前动脉综合征。

b. 脊髓前动脉综合征：表现为截瘫、大小便失禁，以及痛觉和温觉消失，但震动感和本体感尚存。截瘫的发生率在降胸主动脉动脉瘤修复术后为2%～4%，胸腹主动脉瘤修复术后为3%～10%。危险因素包括近端和远端阻断的部位、阻断的持续时间、体温升高程度、脊髓侧支循环程度和既往的腹主动脉瘤手术。

c. 脊髓保护策略

(1) 脑脊液(CSF)引流降低CSF压力(CSFP)促进脊髓灌注，可减少脊髓前动脉综合征的发生，推荐用于所有胸主动脉手术病人(开放手术或血管内手术)。L_4～L_5水平置入CSF引流管，向蛛网膜下腔置入8～12cm。全程监测CSFP并引流CSF，目标压力低于10mmHg。并发症包括脊麻后头痛、低颅内压、硬膜下出血、硬膜外或脊髓血肿、脑膜炎和持续性CSF漏。

(2) 推荐维持平均动脉压(MAP)高于80mmHg，脊髓灌注压(SCPP)是MAP与CSFP之差(或CVP，如果CVP高)。目标是SCPP高于70mmHg。通过维持MAP高于80mmHg，CSFP低于10mmHg，以及CVP低于10mmHg以达到上述目标。

(3) 中度全身低温：有利于脊髓保护。

(4) 应用心房-股动脉旁路提供远端灌注，以减少脊髓和内脏缺血时间。

(5) 运动诱发电位(MEP)和(或)体感诱发电位(SSEP)可用于监测脊髓缺血状况。根据MEP或SSEP的反应，相应地提高MAP以加强脊髓灌注。此外，外科医师可以将肋间动脉重新置入移植物内。

3. 肾保护： 证据显示，呋塞米、甘露醇和多巴胺不能减少肾功能不全发生，阻断时远端动脉压接近肾动脉压可减少肾缺血时间。直接将冷的晶体液（通常含有甘露醇或甲泼尼龙的4℃冷液体，“冷肾液”）灌注至肾动脉可降低肾功能不全的发生。

4. 监测： 在主动脉近端到锁骨下动脉阻断时，须右侧桡动脉置管监测血压。心房-股动脉转流时应用股动脉置管监测动脉远端灌注压。监测CSF压力是必要的。TEE或肺动脉导管可用于监测心功能。由于动脉瘤可能压迫食管必须小心置入TEE探头。

5. 麻醉方法

a. 麻醉诱导前应备好血管升压药（去氧肾上腺素和去甲肾上腺素）、扩血管药（硝酸甘油和硝普钠）。

b. 全身麻醉： 详见本章Ⅳ. B. 5.和6.。用MEP行脊髓功能监测时，需行全凭静脉麻醉，避免使用吸入麻醉药和肌松药。

c. 肺隔离： 有利于手术操作，并可防止左侧开胸时的左肺损伤。可选择使用双腔支气管导管或支气管封堵器（见第27章）。动脉瘤累及左支气管时应使用右双腔支气管导管。支气管封堵器的优点是不需要在手术结束时将双腔支气管导管更换为单腔导管。

d. 体位： 置病人于右侧卧位，骨盆稍倾斜以利于股动脉入路。牙垫置于两侧臼齿中间，舌体可以活动以防止MEP监测过程中损伤。

6. 麻醉维持

a. 由于吸入麻醉药可干扰脊髓功能监测，因此采用丙泊酚和阿片类药物行全凭静脉麻醉，避免使用肌松药。

b. 根据病人的血流动力学状况进行液体管理。输注的液体应限于新鲜冰冻血浆、红细胞、血小板和胶体液，以防止过多晶体液引起凝血功能障碍和水肿，使用红细胞回输系统和快速输注装置。

7. 阻断主动脉

a. 阻断前，维持目标CSF压力6～10mmHg。

b. 阻断主动脉近心端时血压通常都明显增高，可用氯维地平和硝普钠处理。

c. 直接向肾动脉灌注冷晶体液可最大限度地减轻肾缺血。

8. **分流术的应用**

a. 通过心房-股动脉转流的下肢血管分流或将近端侧壁管缝合到人工移植物上做成肠系膜分流（Gott 分流）以维系肠系膜灌注。

b. 通过心房-股动脉转流的主动脉远端灌注维持远端主动脉阻断的器官血流，股动脉置管监测该灌注是否充分。心房-左股动脉旁路分流的流量管理要点见表28-1。

表 28-1　心房-左股动脉旁路分流的流量管理

桡动脉压	股动脉压	措施
↑	↓	增加泵流量
↓	↑	降低泵流量
↓	↓	给予容量或血管升压药
↑	↑	给予血管扩张药

9. 开放主动脉时常导致血压下降，其机制见本章Ⅳ.B.11.。开放前及开放过程中应补充容量，缓慢开放主动脉钳，给予血管升压药，直至心肌功能和血管张力恢复至基础水平。

10. 主动脉开放后通常会出现酸中毒，其程度取决于器官缺血时间。阻断期间输注碳酸氢钠有助于最大限度地减轻酸血症并保护心肌功能，且有利于血管升压药发挥作用。

11. 手术结束前，病人处于插管镇静状态，如果术中使用双腔支气管导管进行肺隔离，可更换为单腔导管。应注意可能存在明显的气道和口咽部水肿，选取尺寸适宜的气道导管可降低气道失控的风险。最大限度地升高MAP以增加脊髓侧支循环灌注。

E. 血管内胸主动脉瘤/胸腹主动脉瘤修补术（TEVAR）

1. **优点和病人的选择：** 血管内胸主动脉瘤修复术较开胸手术并发症发生率明显降低。有明显的合并疾病对开胸手术耐受差的病人更适于血管内修复术。病人必须具备适合支架置入的主动脉解剖结构，同时，血管入路部位无明显的动脉粥样硬化病变，能够置入大口径的鞘管。

2. **脊髓和肠道保护**：为最大限度地降低脊髓缺血和截瘫的风险，推荐对所有的胸主动脉手术采用CSF监测和引流（见本章Ⅴ. D. 2. c.）。在胸腹主动脉瘤修复术中，肠系膜灌注的保护可以通过在内移植物置入前构建血管旁路移植来完成。通过开放手术将血管移植和血管内支架置入相结合，称为杂交修复术。
3. 根据病人情况选择监测，包括有创动脉、中心静脉或肺动脉导管，TEE可用于监测心功能和指导手术。
4. TEVAR手术注意事项与EVAR相似（见本章Ⅳ. A. 4.）。
5. **麻醉方法**：TEVAR通常采用全身麻醉。椎管内麻醉可能影响术后运动功能检查和神经功能监测。
6. 支架置入后，应提高MAP以维持和保证脊髓侧支灌注。
7. **TEVAR的并发症**：包括截瘫及EVAR的并发症（见本章Ⅳ. A. 8.）：血管入路损伤和下肢动脉、肾动脉或肠系膜动脉栓塞。10%～20% 病人发生内漏，6%～7%病人需要再次介入治疗。应避免术后低血压，以免增加延迟性截瘫的风险。

Ⅵ. 截肢

A. **概述**：截肢可以在全身麻醉或区域麻醉下进行，二者在病死率上并无差异。尽管如此，仍推荐硬膜外或外周神经阻滞用于术后镇痛。可以通过外周神经输注布比卡因或硬膜外输注布比卡因和阿片类药物治疗术后残肢痛。

B. **幻肢痛**：报道称截肢病人60%～70%发生幻肢痛（PLP），对于围手术期应用椎管内麻醉降低慢性PLP发生的风险尚存争议，文献报道建议良好的围手术期镇痛，从术前维持到术后，可能降低PLP的发生，尚需进一步研究。

（刁玉刚 译　张铁铮 审校）

推荐阅读文献

Bardia A, Sood A, Mahmood F, et al. Combined epidural-general anesthesia vs general anesthesia alone for elective abdominal aortic aneurysm repair. *JAMA Surg.* 2016;151(12):1116-1123.

Brott TG, Halperin JL, Abbara S, et al. 2011 ASA/ACCF/AHA/AANN/AANS/ACRA/ASNR/CNS/SAIP/SCAI/SIR/SNIA/SVM/SVS guideline on the management of patients with extracranial carotid and vertebral artery disease: executive summary. *J Am Coll Cardiol.* 2011;57(8):1002-1044.

Chaikof EL, Brewster DC, Dalman RL, et al. Society for Vascular Surgery practice guidelines for the care of patients with an abdominal aortic aneurysm: executive summary. *J Vasc Surg.* 2009;50(4):880-896.

Chery J, Semaan E, Darji S, et al. Impact of regional versus general anesthesia on the clinical outcomes of patients undergoing major lower extremity amputation. *Ann Vasc Surg.* 2014;28(5):1149-1156.

De Bruin JL, Baas AF, Buth J, et al. Long-term outcome of open or endovascular repair abdominal aortic aneurysm. *N Engl J Med.* 2010;362:1881-1889.

Duncan D, Wijeysundera D. Preoperative cardiac evaluation and management of the patient undergoing major vascular surgery. *Int Anesthesiol Clin.* 2016;54(2):1-32.

Erickson KM, Cole DJ. Carotid artery disease: stenting vs. endarterectomy. *Br J Anaesth.* 2010;105:i34-i49.

Fedorow CA, Moon MC, Mutch AC, et al. Lumbar cerebrospinal fluid drainage for thoracoabdominal aortic surgery: rationale and practical considerations for management. *Anesth Analg.* 2010;111:46-58.

Fleisher LA, Beckman JA, Brown KA, et al. 2009 ACCF/AHA focused update on perioperative beta blockade incorporated into the ACC/AHA 2007 guidelines on perioperative cardiovascular evaluation and care for noncardiac surgery. *J Am Coll Cardiol.* 2009;54(22):e13-e118.

Fleisher LA, Fleischmann KE, Auerbach AD, et al. 2014 ACC/AHA guideline on perioperative cardiovascular evaluation and management of patients undergoing noncardiac surgery: executive summary. A report of the American College of Cardiology/American Heart Association Task Force on Practice Guidelines. *J Am Coll Cardiol.* 2014;130(24):2215-2245.

GALA Trial Collaborative Group; Lewis SC, Warlow CP, Bodenham AR, et al. General anaesthesia versus local anaesthesia for carotid surgery (GALA): a multicentre, randomised controlled trial. *Lancet.* 2008;372:2132-2142.

Gelman S. The pathophysiology of aortic cross-clamping and unclamping. *Anesthesiology.* 1995;82:1026-1060.

Guarracino F. Cerebral monitoring during cardiovascular surgery. *Curr Opin Anaesthesiol.* 2008;21(1):50-54.

Gutsche JT, Szeto W, Cheung AT. Endovascular stenting of thoracic aortic aneurysm. *Anesthesiol Clin.* 2008;26(3):481-499.

Hajibandeh S, Anoniou SA, Torella F, Antoniou GA. Meta-analysis and trial sequential analysis of local vs. general anaesthesia for carotid endarterectomy. *Anaesthesia.* 2018;73(10):1280-1289.

Hiratzka LF, Bakris GL, Beckman JA, et al. 2010 ACCF/AHA/AATS/ACR/ASA/SCA/SCAI/SIR/STS/SVM guidelines for the diagnosis and management of patients with thoracic aortic disease. *Circulation.* 2010;121(13):e266-e369.

IMPROVE Trial Investigators. Endovascular or open repair strategy for ruptured abdominal aortic aneurysm: 30 day outcomes from IMPROVE randomised trial. *Br Med J.* 2014;348:f7661.

Kent KC. Abdominal aortic aneurysms. *N Engl J Med.* 2014;371:2101-2108.

Lamuraglia GM, Houbballah R, Laposata M. The identification and management of heparin-induced thrombocytopenia in the vascular patient. *J Vasc Surg.* 2012;55:562-570.

Mehran R, Dangas GD, Weisbord SD. Contrast-associated acute kidney injury. *N Engl J Med.* 2019;380:2146-2155.

McFalls EO, Ward HB, Moritz TE, et al. Coronary artery revascularization before elective major vascular surgery. *N Engl J Med.* 2004;351:2795-2804.

Moll FL, Powell JT, Fraedrich G, et al. Management of abdominal aortic aneurysms clinical practice guidelines of the European Society for Vascular Surgery. *Eur J Vasc Endovasc Surg.* 2011;41(suppl 1):S1-S58.

Moreno DH, Cacione DG, Baptista-Silva JC. Controlled hypotension versus normotensive resuscitation strategy for people with ruptured abdominal aortic aneurysm. *Cochrane Database Syst Rev.* 2018;6(6):CD011664.

Nicolaou G, Ismail M, Cheng D. Thoracic endovascular aortic repair: update on indications and guidelines. *Anesthesiol Clin.* 2013;31(2):451-478.

Reddy U, Smith M. Anesthetic management of endovascular procedures for cerebrovascular atherosclerosis. *Curr Opin Anaesthesiol.* 2012;25(4):486-492.

Smaka TJ, Cobas M, Velazquez OC, et al. Perioperative management of endovascular abdominal aortic aneurysm repair: update 2010. *J Cardiothorac Vasc Anesth.* 2011;25(1):166-176.

United Kingdom EVAR Trial Investigators. Endovascular versus open repair of abdominal aortic aneurysm. *N Engl J Med.* 2010;362:1863-1871.

United Kingdom EVAR Trial Investigators. Endovascular repair of aortic aneurysm in patients physically ineligible for open repair. *N Engl J Med.* 2010;362:1872-1880.

Vaughn SB, LeMaire SA, Collard CD. Case scenario: anesthetic considerations for thoracoabdominal aortic aneurysm repair. *Anesthesiology.* 2011;115:1093-1102.

Vaniyapong T, Chongruksut W, Rerkasem K. Local versus general anaesthesia for carotid endarterectomy. *Cochrane Database Syst Rev.* 2013;12:CD000126.

Wesner L, Marone LK, Dennehy KC. Anesthesia for lower extremity bypass. *Int Anesthesiol Clin.* 2005;43(1):93-110.

Weisbord SD, Gallagher M, Jneid H, Garcia S. Outcomes after angiography with sodium bicarbonate and acetylcysteine. *N Engl J Med.* 2018;378:603-614.

第29章 心脏手术麻醉

Lang MF，Qu JZ

Ⅰ. 心肺转流

心肺转流（cardiopulmonary bypass，CPB）主要用于心脏和大血管手术过程中暂时替代心脏（血液循环）和肺脏（气体交换）功能。CPB包括灌注泵、氧合器和与之连接的体外管道，不经过心肺直接将氧合血输送至体循环。

A. 管道组成

1. 静脉血经静脉插管（置于右心房）引流至**储血槽**。防止气体进入管道的关键在于维持储血槽内液平面在足够水平。
2. **灌注泵（滚压泵或离心泵）**推进静脉血。与滚压泵不同，离心泵对后负荷敏感。如果阻力增加（如流出血流阻塞）将降低流量。离心泵对血液成分损伤较小，不会造成空气进入管道。
3. 静脉血进入**变温器（heat exchanger）**和**氧合器（oxygenator）**，通过改变FiO_2和清除速度来增加氧含量和清除CO_2。将挥发性麻醉药（如异氟烷）注入氧合器内混合气体。动脉化的血液经主动脉插管（常置于升主动脉）进入体循环。紧急情况或二次开胸手术可选取股动脉进行插管。
4. 将高钾心脏停搏液注入冠脉循环以引发和维持心脏停搏。可通过主动脉根部或冠状动脉开孔（顺行性）或经冠状窦（逆行性）灌注实施心脏停搏。
5. **左心室引流管（left ventricular vent）**可引流左心过多的血液以降低室壁张力。经顺行性灌注心脏停搏液的导管或专门经右肺静脉并穿过二尖瓣进入左心室置管进行左心引流。

B. CPB病理生理：血液同管道接触后通过补体、激肽和凝血瀑布反应，导致严重的全身炎性反应。CPB时间过长可造成多系统损伤，包括神经系统功能异常、ARDS、凝血功能障碍、肝功能不全和急性肾损伤。可试用多种方法降低CPB期间的炎症反应，包括去除白细胞、血液滤过、应用炎症介质的单克隆抗体和肝素化的管道，但尚无明确临床效果。

C. **CPB对药物代谢动力学的影响**：CPB使分布容积增加和蛋白结合率降低。酸碱偏移影响药物的离子化和非离子化浓度。CPB期间灌注压力降低可导致肝肾清除率降低。低温进一步减低肝酶活性。

Ⅱ. 心脏手术术前评估

A. **心脏手术相关操作**及CPB和循环停止对生理学影响

1. **既往胸部手术史**：将使本次心脏手术操作更复杂。
2. **主动脉和脑血管疾病**：症状性或明确诊断的颈动脉疾病应优先施行颈动脉内膜剥脱术。主动脉疾病将影响CPB的血管插管方案，有时需要在心脏手术的同时进行修复。
3. **既往出血史、抗凝方案和促血栓形成倾向**与制订围手术期治疗方案息息相关。
4. 既往患有**HIT**警示心脏手术中应用肝素可能会导致危及生命的血栓并发症。HIT相关讨论参见后续章节。
5. **肾功能不全**病人围手术期应采取肾保护措施。
6. 既往**肺部疾病**的病人**CPB后可能发生严重的肺功能障碍**。术前使用抗生素、支气管扩张药、皮质类固醇或进行胸部理疗可能有益。
7. **肝功能障碍**（如心源性硬化）提示病人凝血机制和血小板功能障碍，需要输注凝血因子、血小板和纤维蛋白原。

B. **心脏功能评估**：应明确心血管系统的主要解剖和生理特点，预测术中发生缺血的可能性及明确心脏功能储备。

1. **放射性核素显像**：可显示心肌可能发生缺血的区域和程度。放射性核素心室造影术可描绘心腔容积、射血分数、右心室与左心室每搏输出量比值。
2. 对严重左心室功能不全的病人进行**可行性分析**，有助于区分冬眠心肌和坏死心肌。冬眠心肌再血管化后可恢复正常功能。目前常用的方法包括核素成像（SPECT或PET）、多巴酚丁胺负荷超声心动图和磁共振成像（MRI）。
3. **心脏超声检查**：可测定心室和瓣膜功能。局部心壁运动异常可反映缺血或陈旧性心肌梗死。

4. **计算机断层扫描和功能性MRI检查**：可无创性检测冠脉疾病，也可应用无法进行心脏导管检查的病人。

5. **心导管检查**：仍是绝大多数心脏疾病的金标准诊断方法。

a. **解剖资料**：冠状动脉造影可显示冠脉狭窄的部位和程度、远端血管径流量、侧支循环及冠状动脉优势分布情况。管腔狭窄超过70%以上即为**显著狭窄**。**占优势的冠脉系统**供应房室结和冠状动脉后降支。

b. **功能资料**：心室成像可显示室壁运动异常、二尖瓣反流（MR）和心内分流。左心室射血分数正常值应大于0.6。心室功能受损预示手术风险增加。

c. **血流动力学资料**：可由左心和右心导管术测得。心内和肺血管内压力反映容量状态、心脏瓣膜功能和肺血管疾病（正常值参见表29-1）。左心室舒张末压（LVEDP）升高可能是由于心室功能衰竭和扩张、容量超负荷（二尖瓣或主动脉瓣关闭不全）、由缺血或心室肥厚或缩窄导致的心肌顺应性减低。冠心病病人（CAD）在注射造影剂行心室造影或冠脉造影后可能会导致LVEDP显著升高，而其他血流动力学指标可能正常。

表29-1　心内压力和血氧饱和度正常值

	压力（mmHg）	血氧饱和度（%）
上腔静脉	—	71
下腔静脉	—	77
右心房（平均压）	1～8	75
右心室（收缩压/舒张压）	15～30/0～8	75
肺动脉压（收缩压/舒张压）	15～30/4～12	75
肺动脉阻塞压（收缩压/舒张压）	2～12	—
左心房（平均压）	2～12	98
左心室（收缩压/舒张压/舒张末压）	100～140/0～8/2～12	98
主动脉（收缩压/舒张压）	100～140/60～90	98

d. **心内左向右分流**，可由右心动脉氧饱和度

（SaO_2）升高得以证实。

e. **心排血量**可由热稀释法测定，并可计算出其他血流动力学参数（表29-2）。

C. 其他检查

1. 心脏手术病人常规实验室检查：血细胞计数、凝血酶原时间（PT）、活化部分凝血活酶时间（APTT）、血小板计数、电解质、血尿素氮、肌酐、葡萄糖、肝功能检查和甲状腺刺激激素。病人发生肝素相关性血小板水平减低或进行性降低或具有HIT风险时，应进行肝素-血小板因子4抗体检测。
2. 胸部X线和12导联心电图（ECG）检查。
3. **肺功能检查**：适用于患有潜在肺部疾病的病人。
4. **血管检查**：如颈动脉二维超声和静脉绘图。

D. 心脏用药

1. **β受体阻滞药、钙通道阻滞药、抗心律失常药和硝酸酯类**（包括静脉应用硝酸甘油），应常规应用至病人到达手术室（OR）。

表29-2　心室功能参数

公式	单位	正常值
$SV=\frac{CO}{HR}\times 1000$	ml/次	60～90
$SI=\frac{SV}{BSA}$	ml/（次·m²）	40～60
$LVSWI=\frac{1.36(MAP-PCWP)}{100}\times SI$	g·m/（m²·次）	45～60
$RVSWI=\frac{1.36(PAP-CVP)}{100}\times SI$	g·m/（m²·次）	5～10
$SVR=\frac{(MAP-CVP)}{CO}\times 80$	dyne·s·cm^{-5}	900～1 500
$PVR=\frac{(PAP-PCWP)}{CO}\times 80$	dyne·s·cm^{-5}	50～150

注：BSA. 体表面积；CO. 心排血量；CVP. 中心静脉压；HR. 心率；LVSWI. 左心室每搏做功指数；MAP. 平均动脉压；PAP. 平均肺动脉压；PCWP. 肺毛细血管楔压；PVR. 肺血管阻力；RVSWI. 右心室每搏做功指数；SI. 每搏指数；SV. 心每搏量；SVR. 体循环血管阻力。

2. **地高辛**：因其潜在毒性（尤其在低钾血症时）和消除半衰期较长，故通常在术前24h停用。二尖瓣狭窄（MS）类病人控制心率至关重要，地高辛术前仍应持续应用。

3. **血管紧张素转换酶（ACE）抑制药**、血管紧张素受体阻滞药（ARB）和**利尿药**：常应用至手术当日清晨。但左心室功能显著异常的病人一旦术前服用血管紧张素转换酶抑制药，极易发生血管扩张性休克。

4. **阿司匹林**：对移植血管通畅性具有重要作用，所以在绝大多数患有严重冠状动脉疾病的病人中应持续应用。因应用阿司匹林造成的出血可输注血小板进行治疗，直至该药物从体内被清除。若病人接受多种抗血小板药物治疗，这些药物效果可能或不能被迅速逆转（表29-3）。氯吡格雷（clopidogrel）或普拉格雷（prasugrel）应在术前5～7d停药。若病人上个月植入裸金属支架或去年植入药物涂层支架，氯吡格雷应术前持续应用。短效Ⅱb/Ⅲa抑制药应在术前4h停药。

5. **华法林**：应在术前3～5d停药以确保国际标准化比值在正常范围。紧急情况下应选用维生素K（5～10mg，静脉注射）或输注新鲜冰冻血浆（FFP）以纠正凝血异常。但因为华法林比维生素K依赖的凝血因子（Ⅱ、Ⅶ、Ⅸ和Ⅹ）的半衰期长，新鲜冰冻血浆仅能暂时纠正因华法林诱导的凝血异常，所以应注意病人凝血异常的反跳。口服抗凝药如达比加群（dabigatran）、利伐沙班（rivaroxaban）和阿哌沙班（apixaban），可于心脏手术前5d停药。与华法林不同，这些药不能被维生素K或FFP逆转。紧急情况时需要应用含有四种成分的凝血素复合物。如果应用了达比加群，则需要进行血液透析。利伐沙班和阿哌沙班的蛋白结合率高，无法被血液透析清除。

6. **肝素**输注治疗不稳定型心绞痛或左主冠状动脉疾病时术前应持续用药。普通肝素的抗凝作用可通过静脉应用鱼精蛋白逆转。但术前应用低分子量肝素（LMWH）的抗凝作用无法被鱼精蛋白完全逆转，所以LMWH可能导致心脏手术病人围手术期出血。

表 29-3　抗血小板药物

药物	抑制机制	半衰期	作用持续时间	可逆性	解决方法
阿司匹林（aspirin）	环氧酶	15～20min	7d	否	输注血小板
阿昔单抗（abciximab，reopro）	糖蛋白Ⅱb/Ⅲa受体	30min	48h	部分可逆	输注血小板
依替巴肽（eptifibatide，integrilin）	糖蛋白Ⅱb/Ⅲa受体	2.5h	4～8h	可逆	停药8h后开始手术
替罗非班（tirofiban，aggrastat）	糖蛋白Ⅱb/Ⅲa受体	1.5～3h	4～8h	可逆	术前8h停药
氯吡格雷（clopidogrel，plavix）	腺苷二磷酸受体	8h	7d	否	输注血小板
普拉格雷（prasugrel，effient）	腺苷二磷酸受体	2～15h	7d	否	输注血小板
坎格雷洛（cangrelor）	腺苷二磷酸受体	2～5min	1h	可逆	输注血小板或术前6h停药
替格瑞洛（ticagrelor，brilinta）	腺苷二磷酸受体	6～9h	5d	否	输注血小板
噻氯匹定（ticlopidine，ticlid）	腺苷二磷酸受体	重复用药可达12h～5d	7d	否	输注血小板
双嘧达莫（dipyridamole[a]，persantine）	腺苷摄取，磷酸二酯酶	9～13h	4～10h	可逆	输注血小板
西洛他唑（cilostazol，pletal）	磷酸二酯酶Ⅲ	11～13h	48h	可逆	输注血小板
沃拉帕沙（vorapaxar）	蛋白酶-激活受体-1	7～13d	4mo	可逆	输注血小板
草药治疗（herbal therapy[b]）	血小板聚集	不确定	不确定	不确定	可用资料有限

a. 双嘧达莫与阿司匹林合用（aggrenox）。

b. 包括大蒜、银杏、人参、姜、白菊花、鱼油、当归。

Ⅲ. 麻醉管理

A. 监测

1. **标准监测设备**

a. **心电图（ECG）：** 采用Ⅱ导联和V_5导联及ST段趋势分析持续监测。

b. **温度监测：** 包括口腔温或鼻咽温（反映核心温度）；通过肺动脉导管监测血温；膀胱或直肠温度反映机体平均温度。

2. **中心静脉压和肺动脉压**

a. **心室功能正常的病人**，可通过CVP和（或）TEE或肺动脉导管进行有效监测。

b. **肺动脉导管：** 在瓣膜疾病和再次手术的病人中可提供维持血流动力学所需数据。混合静脉血氧饱和度（$SmvO_2$）可通过肺动脉导管安装特制的纤维氧测定仪进行持续监测。$SmvO_2$下降是由心排血量降低、血红蛋白减少、氧耗增加或SaO_2下降所致。

3. **术中TEE监测：** 有助于手术和麻醉决策的制订。心血管麻醉医师协会（Society of Cardiovascular Anesthesiologists）和美国心脏超声学会（American Society of Echocardiography）关于TEE的指南推荐在所有心脏直视手术（如瓣膜手术）和胸主动脉手术均应应用。TEE在冠脉搭桥手术中可以考虑应用，也可以用于指导心内导管操作[如经导管主动脉瓣置换（TAVR）和二尖瓣夹合术（MitraClips）]。

a. 常规TEE检查包括20个标准切面。探头前进至食管（食管上段和中段切面），然后进入胃以便检查经胃切面。

b. 术中TEE可用于确认导丝或导管放置的位置，评价心室整体和局部功能、各腔室内径、瓣膜解剖和功能。TEE可灵敏检测心肌缺血。当CPB结束后，TEE可以评价心室功能、心内是否存在空气、是否存在瓣周漏。

c. **TEE绝对禁忌证**

（1）食管狭窄。

(2) 食管气管瘘。

(3) 近期食管手术和创伤史。

(4) 当病人患有食管静脉曲张和解剖结构异常（如胃旁路手术）或病人曾行颈部和纵隔放疗时，TEE探头置入应十分谨慎。严重并发症（如食管穿孔）的发生率约为0.1%。

d. 3D-TEE可以提供瓣膜和其他结构的细节图像。

4. 神经系统监测： 包括经颅多普勒、多通道脑电图和近红外光谱分析（NIRS）。有助于预警临床医师及早发现脑缺血，改善病人神经系统预后。脑电双频谱指数（BIS）或Sedline脑功能监测有助于判断麻醉深度。

B. 麻醉诱导前期

1. 建立**外周静脉通路：** 一个大口径外周静脉通路（14号或16号）即可。若预计有大量出血（如再次手术或病人凝血机制异常），则需要再建一通路以便输注血液制品。

2. 镇静和镇痛： 苯二氮䓬类药物仅用于极度焦虑的病人。病人患有严重的主动脉瓣狭窄、二尖瓣狭窄、肺动脉高压或冠脉左主干病变时，即使轻度的低血压和呼吸抑制也无法耐受，所以这些病人进入手术室之前用微量或不用术前药物。

3. 动脉置管： 可选用20号套管针置入右桡动脉。

a. 如果术中需深低温停循环（DHCA），经右侧腋动脉穿刺置管进行顺行性脑保护，则需进行左侧桡动脉或左侧股动脉穿刺置管进行体循环压力监测。

b. 避免选择已经没有血供的肱动脉远心端进行动脉穿刺。

c. 如果双侧血压测量不一致，则应在血压较高的一侧进行动脉穿刺。

d. 应注意外科医师是否会选择桡动脉作为冠状动脉旁路移植术（CABG）的移植血管。

e. 除桡动脉外，选择股动脉穿刺置管同样安全可靠。严重冠心病和左心室功能障碍的病人，术前选择股动脉穿刺置管可以为紧急CPB和主动脉内球囊反搏（IABP）提供通路。肱动脉和腋动脉是动脉穿刺的第三和第四选择点。

f. 主动脉内球囊反搏导管的腔内压可作为中心动脉压进行监测。

4. 可在麻醉诱导前或后建立**中心静脉通路**。

5. **除颤器和体外起搏器**应备用。提前考虑准备永久起搏器或ICD。磁共振可备选。

6. 应备**红细胞悬液**（2～4U），并核对**血型和交叉配血试验**。

7. 记录**血流动力学基础值**，包括心排血量。

8. 备用药品：包括肝素、氯化钙、利多卡因、胺碘酮、正性肌力药、血管收缩药、血管舒张药和硝酸甘油。当病人成功安全脱离CPB后再抽取鱼精蛋白。

Ⅳ. 麻醉诱导

A. 麻醉诱导期间心脏外科医师应在场。CPB应预充备用，一旦发生血流动力学严重失衡能及时启动。有条不紊地逐渐诱导可减轻心血管抑制程度和保证足够的麻醉深度。

1. 麻醉诱导药物

a. 阿片类药物：静脉应用可产生不同程度的血管扩张和心动过缓，但不会造成明显的心肌抑制。芬太尼（50～100μg/kg）或舒芬太尼（10～20μg/kg）用于麻醉诱导和维持。此外，也可应用较小剂量芬太尼（25～50μg/kg）单次静脉注射进行诱导，然后持续静脉输注维持。或者应用更小剂量药物（芬太尼10～25μg/kg或舒芬太尼1～5μg/kg）辅以其他中枢神经系统抑制药作为“平衡麻醉”的一部分。

b. 镇静催眠药和遗忘药：包括丙泊酚、依托咪酯和右美托咪定，在特殊情况下作为联合诱导药物。其中依托咪酯对心肌抑制程度最小。

c. 挥发性吸入麻醉药：是有益的辅助和维持用药。

d. 肌松药：常选择对心血管系统影响最小的药物（如维库溴铵、顺阿曲库铵和罗库溴铵）。用“预注原则”进行前处理和提前应用肌松药可以对抗阿片类药物诱导时产生的胸壁僵直。

2. **心脏瓣膜疾病的特殊注意点**（参见第3章）

a. **主动脉瓣狭窄（AS）：**生理学目标包括维持足够的血管内容量、窦性节律、心肌收缩力和SVR，并避免心动过速。典型的主动脉瓣狭窄导致左心室肥厚和顺应性降低，常需要较高的充盈压力（LVEDP为20～30mmHg）。避免使用降低血管张力或减弱心肌收缩力的药物。可在麻醉诱导前1～2min，开始静脉输注去氧肾上腺素以减低麻醉诱导期发生严重低血压的风险。积极纠正心律失常。

b. **主动脉瓣反流（AR）：**生理学目标包括维持足够的血管内容量和心肌收缩力。避免心动过缓和体循环血管张力增加。患有主动脉瓣关闭不全（AI）的病人高度依赖于内源性交感神经张力。若这类病人同时伴有冠心病，心动过缓时极易导致失代偿（舒张期灌注压力减低），应备有快速起搏装置。

c. **二尖瓣狭窄（MS）：**血流动力学调控目标包括主动维持较慢的窦性节律、足够的血管内容量、心肌收缩力和SVR。患有重度二尖瓣狭窄伴肺血管阻力升高的病人麻醉诱导风险极大。应避免因通气不足或PEEP导致的肺血管阻力升高。积极治疗伴有快速心室率的心房颤动（如快速转律）。

d. **二尖瓣反流（MR）：**生理学目标包括维持足够的血管内容量、心肌收缩力、正常或稍快的心率，以及降低体循环血管张力，应避免SVR升高。病人通常能很好地耐受麻醉引发的SVR降低。

e. **混合性瓣膜疾病：**血流动力学调控目标取决于对血流动力学最具影响的病症。若这类病人同时患有冠心病，则使麻醉管理更为复杂（如AS伴AR和冠心病）。在这种情况下，应确定麻醉诱导过程中这3种病变最可能出现的问题，并积极应对。

3. 心脏急诊手术麻醉诱导

a. 肺栓塞：麻醉诱导和正压通气能够加速心血管系统衰竭。血流动力学不稳定的病人，应在麻醉诱导前即消毒及铺无菌单。若病人右心室功能衰竭则应在麻醉诱导前局部麻醉下行股动静脉置管以便快速建立CPB。

b. 心脏压塞：注意事项与前者相似。保证足够的血管内容量至关重要。在麻醉诱导前适当使用正性肌力药和血管收缩药可能有益。若诱导时即发生循环衰竭则应紧急切开胸骨。如果需要，应在麻醉诱导前进行心包积液引流。

c. 主动脉夹层（aortic dissection）**：**高血压能加重主动脉破裂。麻醉诱导前必须准备红细胞悬液以备输血。夹层处可向近心端延伸至冠脉并导致心肌缺血或心脏压塞。

d. 心肌梗死后室间隔缺损和乳头肌断裂：病人可能表现出严重低血压。需立即准备建立CPB。多数病人需要麻醉诱导前置入IABP。

B. 转流前阶段：在准备启动CPB过程中存在不同程度的刺激，如切皮，胸骨劈开和牵拉，心包切开。

1. 基础值：包括PaO_2、$PaCO_2$和pH，红细胞压积（Hct），激活凝血活酶时间（ACT）对照值。

2. 病人Hct超过0.35时可考虑**急性等容血液稀释**。在输注等容晶体液和（或）胶体液的同时，采集1～2U全血。在CPB结束和肝素抗凝逆转后重新回输给病人。

3. 在劈开胸骨时应行**肺排气**。胸壁构型的变化可导致ECG改变（尤其是T波变化），应与心肌缺血相鉴别。

4. 左乳内动脉解剖时可能造成同侧血胸，对肺功能储备降低的病人将产生不良影响。

5. 插管及CPB的抗凝准备

a. 在麻醉诱导开始之前应抽取肝素以便紧急建立CPB时使用。肝素剂量为300～500U/kg（或根据肝素剂量效应公式）。肝素需经中心静脉通路给药。

b. 静脉注射肝素后可能会导致**低血压**。

c. 静脉应用全量肝素后5min检测**ACT**，以监测抗凝程度。ACT基础值为80～150s。当充分肝素化后，ACT超过400s（在35℃以上时）才能防止CPB过程中微血栓形成。抗凝血酶Ⅲ缺乏的病人应追加浓缩抗凝血酶（antithrombin，500～1000U），或2～4U新鲜冰冻血浆（FFP）才能使ACT达到要求。

d. **若病人诊断为HIT Ⅱ型，或HIT伴有血栓综合征（heparin-induced thrombocytopenia with thrombotic syndrome，HITTS），**则需要在CPB期间进行特殊的抗凝处理。HIT根据其免疫学机制不同进行分型。HIT Ⅰ型是血小板与肝素之间发生非免疫学反应而导致的血小板减少症。HIT Ⅱ型是由免疫介导的血小板活化和聚集。活化的血小板释放生化介质诱发血栓形成，造成弥漫的动静脉凝血。HITTS的诊断需要血清学和临床依据。若病人功能性试验阳性（5-羟色胺释放试验或血小板聚集试验），血小板计数降低超过50%（与血小板计数基础值无关）直至血小板计数低于150×10^9/L，或既往有肝素相关性血栓病史，再次应用肝素后则极可能发生不良反应。若病人功能性试验为阴性或缺乏临床表现，仅ELISA试验阳性，则发生肝素相关不良反应风险较低。

e. 若病人诊断为HIT Ⅱ型或HITTS，可选择其他两种抗凝方法（表29-4）。每种方法均有明显局限性，采用前应与外科医师或血液科医师会诊。

（1）在术前应清除各种类型肝素（选用生理盐水冲洗压力换能器，离心过程中选用枸橼酸盐水洗涤回收的红细胞）。

（2）选择不含肝素的肺动脉导管。

（3）选择其他抗凝方案，包括比伐卢定，或普通肝素复合抗血小板药物（表29-4）。

（4）若选择普通肝素（unfractionated heparin），则在主动脉插管之前追加心肺转流剂量猪肝素（porcine heparin），以便尽可能减低重复使用肝素的可能性。

表 29-4　HIT 病人 CPB 抗凝方法

药物	机制	半衰期	实验室指标	可逆性
比伐卢定（bivalirudin，angiomax）	凝血酶直接抑制药	25min（肾功能正常）	ACT	否
阿加曲班（argatroban）	凝血酶直接抑制药	40～50min（肝功能不全时延长）	ACT	否
替罗非班（tirofiban，aggrastat）+普通肝素（unfractionated heparin）[a]	糖蛋白Ⅱb/Ⅲa受体抑制药，防止HIT病人血小板聚集	1.5～3h	ACT（若怀疑发生肝素诱发性血栓，则检查血小板和D-二聚体）	否

a. CPB 中若使用此种方法需要培训。

（5）术后早期应用阿司匹林，并选择直接凝血酶抑制药和华法林进行全身抗凝以防止术后早期或迟发性血栓栓塞性并发症。

（6）CPB期间**抗纤溶药物**如氨基己酸，单次静脉注射10g后以2g/h持续输注，抑制过度纤溶（如胞质素活性和D-二聚体形成）和保存血小板功能。氨甲环酸也可用于替代氨基己酸。

（7）在升主动脉进行**主动脉插管**。若病人有动脉粥样硬化病史，则应对主动脉近心端进行超声扫描以指导插管部位。在主动脉插管期间保持收缩压于100mmHg左右以降低发生主动脉夹层的风险。

（8）经右心房进行**静脉回流插管**。将一根腔房管置入右心房心耳处，其尖端位于下腔静脉，侧孔位于心房中间水平。对于心脏直视手术（如二尖瓣和三尖瓣手术），应行双腔静脉即上腔静脉和下腔静脉分别插管。经右心房进行**静脉插管**。

（9）**自体血逆行预充（RAP）**可以减轻CPB管道内晶体预充液造成的血液稀释。RAP期间，病人血流将晶体预充液挤出环路，常需要应用α受体激动药维持血管张力并防止低血压。

C. 心肺转流

1. 启动CPB：当ACT≥400s，外科医师松开静脉环路夹闭钳后即可启动CPB。灌注泵流量逐渐增加至2.0～2.4L/min，目标MAP为60～80mmHg。停止机械通气。应用静脉麻醉药或通过氧合器输氧通路上的挥发罐吸入麻醉药维持麻醉。建议将肺动脉导管（PAC）后撤2～5cm以免CPB期间导管尖端进入楔压测量位置。若采用两根静脉插管并绝对阻断后，CVP测得的是上腔静脉压力。CVP过高表明上腔静脉导管阻塞。经右肺静脉置入带侧孔的导管进行左心室引流。

2. CPB维持

a. 心肌保护：主动脉钳闭期间通过低温和（或）高

钾心脏停搏以降低心肌氧耗。

（1）**间断应用冷心脏停搏液灌注**：是一种常用方法。每隔20min将复合或不复合血液的低温高钾性心脏停搏液（4～6℃）灌注入冠脉循环。病人全身降温和心脏局部降温可增加心肌保护效果。

（2）**温血心脏停搏液**：（32～37℃高钾性心脏停搏液，复合血液比值为1∶5）需在绝对阻断期间持续灌注，仅在直视吻合部位时短暂间断。病人全身轻度低温（32～34℃）。监测血糖水平于80～180mg/L，必要时单次或静脉输注胰岛素。

b. 低温（20～34℃）在CPB中常用。低温可降低氧耗和血流需要量，同时增加血流黏滞度，这样可对抗因预充导致的血流黏滞度降低。低温的不良反应包括自动调节功能、酶功能和细胞膜功能受损；氧输送降低（血红蛋白氧解离曲线左移）和凝血功能障碍加重。当体温低于37℃时，体温每降低1℃则代谢需求降低约7%。

c. 血流动力学监测

（1）**低血压**：CPB开始后通常因血液稀释、低黏滞度和心脏停搏液造成低血压。其他重要的原因包括泵流量不足、血管扩张、急性主动脉夹层或主动脉插管位置不当。静脉输注去氧肾上腺素可治疗一过性低血压。在CPB期间，桡动脉和主动脉压力存在压力梯度差（可达40mmHg）。如果不了解该压力差，当桡动脉压力读数降低时，可能导致不必要地应用血管收缩药物。如果病人患有颈动脉狭窄，MAP应保持在较高水平（如70～80mmHg），且应避免低碳酸血症。

（2）**高血压**（MAP＞90mmHg）：见于流速过大或血管阻力过高，可采用血管扩张药或加深麻醉处理。

（3）**肺动脉压力升高**：表明左心膨胀，可能是由于左心引流不充分、主动脉瓣关闭不全或静脉回流隔离不充分。严重的左心膨胀可导致心肌损伤。

d. 酸碱管理：低温期间，气体溶解度增加而水的解离常数降低，导致H^+浓度下降、OH^-浓度下降、pH升高。但CO_2总体含量正常，CO_2分压降低。

（1）**pH-稳态**：纠正温度对血气的影响，通过向管道中注入CO_2使pH维持在7.4，CO_2分压接近40mmHg。这样将导致脑血管扩张和脑组织降温更加均衡，但有造成微小栓塞的风险。

（2）**α-稳态**：指低温期间直接采用未经过纠正的气体张力，不向氧合器中注入CO_2。这种方法的基础是低温期间血中CO_2水平和细胞内电中性（主要由组氨酸残基的咪唑环控制）没有改变。脑血流自动调节仍旧存在，并与脑氧需求量相耦合。

（3）绝大多数研究未能揭示上述两种方法对病人预后有何区别。通常，当心脏停搏时，pH-稳态用于成人，而α-稳态用于儿童。

e. 代谢性酸中毒和少尿：提示体循环灌注不足。需补充血容量（根据Hct应用血液或晶体液）以增加流量。在CPB最初10min之内应维持尿量充足。

（1）**少尿**［＜1ml/（kg·h）］：可以试行增加灌注压和（或）血流量，或给予甘露醇（0.25～0.50g/kg）。长期接受呋塞米治疗的病人，在CPB中应继续使用原剂量以维持利尿作用。

（2）**溶血**：CPB中多由于心肺转流机器及血液吸引对红细胞造成的机械性损伤。释放的色素造成术后急性肾功能不全。对于血红蛋白尿，可静脉输液复合甘露醇或呋塞米。严重者可应用$NaHCO_3$ 0.5～1.0mEq/kg碱化尿液。

f. 追加肝素：若CPB持续时间过长应追加肝素，可单次静脉注射或静脉输注。对于长期接受肝素治疗或未行全身低温的病人，肝素抗凝持续时间明显缩短。CPB期间ACT测定值与血浆肝素水平相关性较差，但许多医疗中心在低温（25～34℃）

CPB中常规监测ACT。

g. CPB期间**血糖**应控制在80～180mg/dl。高血糖症有增加神经系统损伤的风险。糖尿病的病人采用温心脏停搏液时需要输注胰岛素。

h. 表29-5列出CPB期间可能遇到的问题。

表29-5　CPB期间的潜在问题

问题	诱因
体循环压力不足	血管麻痹、流量不足、血液稀释
气体交换不良	氧合器故障、低氧性气体混入、抗凝不充分、灌注不足
动脉通路压力过高	机械阻塞、主动脉插管位置不当、主动脉夹层、抗凝不充分、冷凝集
心脏膨胀	静脉回流不畅、引流不足、反流增加或分流
冠状静脉窦压力过高（逆行心脏灌注停搏时）	冠状静脉窦过小、导管位置不当

D. CPB脱机：是指心肺功能从心肺转流系统转为病人自身循环。在准备脱机阶段，麻醉医师应仔细检查，将病人代谢、麻醉深度及呼吸循环功能调控至适宜状态。

1. 在复温期开始CPB脱机的准备工作：脱机前动脉血加温但不超过37℃。

a. 实验室参数：在复温阶段，应检测PaO_2、$PaCO_2$、pH、K^+、Ca^{2+}、血糖、Hct和ACT。pH是在37℃测定的（α-稳态）。

b. 充分抗凝：在复温和脱离CPB期间要充分抗凝，必要时追加肝素。

c. 代谢性酸中毒：可应用$NaHCO_3$处理，灌注师常提高CO_2清除速度。高钾血症通常经再分布和利尿作用而自行纠正。若未能自行纠正，可静脉应用胰岛素/葡萄糖和$NaHCO_3$以降低血钾浓度。

d. Hct：在脱离CPB前，根据储血槽容量情况，通过输血或血液浓缩使Hct达到21%以上。

e. 备用**新鲜冰冻血浆（FFP）**和**血小板**以纠正凝血功能障碍。

2. CPB脱机

a. 心脏手术操作完毕后（如瓣膜置换），可在TEE指导下“**排气**”以防止大脑和冠状循环发生空气栓塞。左心室内的空气，可经主动脉根部侧孔吸除或经左心室充盈后排出。

b. **主动脉夹闭开放**后重新建立冠状动脉灌注。

c. **除颤**：有时可能自发除颤。心室颤动可采用双相波形除颤器，内置电极板输送5～10J进行除颤。若除颤无效，应考虑复温不充分、移植血管问题、代谢性紊乱或心肌保护不力。可补充利多卡因、镁剂（1g，缓慢静脉注射）或胺碘酮（150mg静脉注射后以1mg/min持续输注6h，然后减量为0.5mg/min）。

d. **节律评估**：若心动过缓则经心外膜导线进行心房起搏。若存在房室传导异常则需追加心室起搏。由低温和应用心脏停搏液造成的低钙血症、高钾血症和高镁血症可导致CPB停止后发生可逆性的心脏传导阻滞。其他房性心律失常可选用超速起搏、心脏转律和抗心律失常药物（如艾司洛尔、普萘洛尔、胺碘酮、维拉帕米或偶尔使用洋地黄）进行治疗。

e. **监测ECG**：可提示由冠脉血管内空气或血管再通不佳造成的心肌缺血。

f. 脱离CPB期间，可通过TEE引导下监测左心室充盈情况、肺动脉平均压或楔压指导容量治疗。右心室充盈情况可由CVP或右心室直视下进行评估。若病人不伴有左心室肥厚（LVH），则左房压应为10mmHg或平均肺动脉压为20mmHg。若伴有严重LVH且血管再通不佳，则左房压需要为20mmHg或平均肺动脉压为30mmHg。

g. 若中心（主动脉）和外周（桡动脉）动脉存在**压力差**，应行股动脉插管测压。

h. **肺顺应性和阻力**：可通过几次试验性呼吸进行检测。即使病人仍处于CPB期间，一旦左心室开始射血就应该重新进行通气。如果胸膜腔已经开放，或TEE发现存在胸腔积液，应进行胸膜腔引流以便有利于肺复张。如果肺通气困难，可吸引气管或支气管，并应用支气管扩张药。

i. **直视下观察心脏**：可观察房室同步性。观察心脏整体外观和收缩情况以估测心肌收缩力，即通过收缩压峰值和脉压（考虑泵流量和左心房及肺动脉压力）来进行评估。当证实或预计存在心肌功能不全时（如术前心室功能受损或术中心肌缺血），应在CPB脱机前应用变力性药物支持。将泵流量与术前病人的心排血量比较。流量明显升高表明应增加血管张力。

j. 心脏重新灌注后应缓慢纠正**游离型**Ca^{2+}。迅速给予Ca^{2+}，尤其是伴有心肌缺血时，常可导致Ca^{2+}诱发的心肌损伤，Ca^{2+}会增加心肌收缩力和SVR。

E. **当CPB脱机时**，缓慢夹闭静脉端管道，使心脏缓慢充盈并正常射血。部分夹闭静脉管道可形成"部分转流"以分担心肺功能，并评估血流动力学。当静脉管道全部夹闭后，一旦充盈压达到足够水平，可停止经主动脉插管灌注，心脏自行提供全身灌注。

1. **压力维持**：将CPB储血槽内血液回输体内，使心脏充盈适中，并通过MAP、肺动脉压、CVP和TEE进行评估。注意避免心脏过于膨胀。一旦过度膨胀，外科医师应暂时松开静脉管道钳以排空心脏。或者，将病人置于反Trendelenberg体位（译者注：即头高位）以便降低静脉回流，缓解心脏膨胀。

2. **转流结束后评估下列指标**：ECG、体循环血压、心室充盈压和心排血量。将所测数值与预期目标相比较。若病人状态不佳，则应纠正起搏异常；外科医师评估移植血管通畅程度；TEE评估瓣膜置换或修补情况。若不是外科因素导致血流动力学不稳定，则病人状态不稳定的原因多见于表29-6。如果需要**重新建立CPB**，则必须保证**充分抗凝**，若已经给予鱼精蛋白则应再次应用**全量**肝素。

F. CPB后阶段

1. **血流动力学稳定性**是基本目标。CPB损害心肌功能，并导致全身炎性反应。维持充足容量、灌注压和适宜的心率和节律。连续监测并反复评估术野。

表29-6　转流后血流动力学变化和处理

临床表现	SBP	CO	PAP	CVP	处理方法
低血容量	↓	↓	↓	↓	补充容量
LV衰竭	↓	↓	↑	↑	正性变力药、IABP、CPB、LVAD
RV衰竭	↓	↓	↓	↑	正性变力药、提升MAP、降低PVR、CPB、RVAD
双心室衰竭	↓	↓	↑	↑	治疗LV和RV衰竭
SVR降低	↓	↑	正常	正常	血管收缩药、减浅麻醉
SVR升高	↓	↓	正常	正常	血管扩张药、加深麻醉
pHTN	↓	↓	↑	↑	具有扩张肺血管效应的正性变力药（如米力农）、NO、重新CPB

注：CO. 心排血量（cardiac output）；CPB. 心肺转流（cardiopulmonary bypass）；CVP. 中心静脉压（central venous pressure）；IABP. 主动脉内球囊反搏（intra-aortic balloon pump）；LV. 左心室（left ventricle）；LVAD. 左心室辅助装置（left ventricular assist device）；MAP. 平均动脉压（mean arterial pressure）；PAP. 肺动脉压（pulmonary artery pressure）；pHTN. 肺动脉高压（pulmonary hypertension）；RV. 右心室（right ventricle）；RVAD. 右心室辅助装置（right ventricular assist device）；SVR. 体循环血管阻力（systemic vascular resistance）。

2. 止血：一旦心血管系统稳定，且外科出血可控，可以应用鱼精蛋白进行中和。最初2～3min内给予25～50mg，并观察血流动力学变化。鱼精蛋白常引起全身血管扩张（Ⅰ型反应），可通过缓慢注射（达10～15min）加以避免，或合用α受体激动药进行干预。个别情况下，鱼精蛋白引起过敏或类过敏反应（Ⅱ型反应），造成低血压、支气管痉挛和肺水肿。Ⅱ型反应多见于糖尿病病人皮下注射含有鱼精蛋白的胰岛素（如中性鱼精蛋白球蛋白胰岛素，neutral protamine hagedorn globin Insulin，NPH）和曾行输精管切除的男性。鱼精蛋白或可导致灾难性的肺动脉高压（Ⅲ型反应），表现为PA压力升高、右心室扩张、体循环低血压和心肌抑制。一旦发生严重反应应立即停药并立即复苏。如果必要，则需再次肝素化（全量）并重新CPB。如果血液循环流动受损，则由外科医师将肝素注入右心房。

a. 通过测定病人全血肝素水平来计算所需鱼精蛋白剂量。肝素-鱼精蛋白自动滴定试验可以计算完全中和肝素所需的鱼精蛋白剂量，这种方法可以减少鱼精蛋白的用量，或者1～1.3mg鱼精蛋白可中和100U肝素。

b. 应用鱼精蛋白后监测ACT以便滴定给药。CPB期间或结束后选择凝血弹性描记法可监测凝血因子活性、血小板功能和纤溶程度。

c. 保持体温正常有助于避免CPB后凝血功能障碍。

3. CPB后肺功能不全。在闭合胸骨之前可应用抗支气管痉挛药。

4. CPB后可能发生**肺动脉高压**。治疗方法参见表29-6。

5. 闭合胸骨可能诱发急性心血管失代偿。心脏及纵隔内大血管受压后可能导致心脏压塞。严重的血流动力学紊乱时，病人可在未闭合胸骨的状态下转入ICU。

a. 闭合胸骨前挥发性麻醉药和其他负性变力药应减量，并保持适当血容量。

b. 胸骨闭合后立即测定充盈压和心排血量，并与闭合前相比较，适当调整血容量或药物输注。

c. 纵隔和胸膜腔内放置引流管可防止心脏压塞及估计失血量。

d. 应检查心外膜起搏和起搏器工作状态是否正常。

G. 转运至ICU

1. 转运前应维持病人血流动力学稳定。转运设备包括标准监护仪和除颤器。

2. 到达ICU，立即将纵隔和胸膜腔引流管连接到吸引器。麻醉医师应与ICU团队详细交接并签名。

Ⅴ. 术后监护

A. 保温：大多数心脏手术病人在进入ICU时伴有低温，因此首先应注意保温和血管扩张情况。充分镇静以避免不必要的苏醒和寒战。

B. 并发症

1. 心律失常和心肌缺血：在术后初期常见。诊断和处理参见第37章。

2. **无法解释的严重低血压**：对扩容和药物复苏无反应。应立即在ICU重新开胸并通知手术室和准备血液制品。

3. **心脏压塞**：可能隐性发生，难以诊断。多为纵隔内积血过多或血凝块堵塞胸膜腔引流管所致。在闭合胸骨的同时应吸引纵隔引流管并经常挤压引流管，有助于防止心脏压塞。重新开胸可挽救病人生命。当伴有低血压或低心排血量综合征时应考虑心脏压塞。选用TEE可迅速诊断。

Ⅵ. 小儿心脏手术麻醉

A. 胎儿循环过渡为成人循环：从胎儿循环过渡到成人循环是从平行循环转变为连续循环的过程。在胎儿阶段，血液经动脉导管形成右向左分流。出生后，由于肺膨胀和肺泡氧张力升高，PVR下降。同时，SVR升高而低阻力的胎盘循环消失。当PVR低于SVR时，动脉导管内血流方向逆转。动脉导管收缩并于出生后10～15h内功能性关闭，这主要是由胎盘合成的前列腺素消失和新生儿血氧张力升高所致。PVR降低使肺血流增多，右心室顺应性升高，右心压力相对低于左心压力。右房压降低导致卵圆孔关闭。动脉导管和卵圆孔关闭标志成人循环模式建立。新生儿阶段的这些变化是暂时的，生理方面的异常变化将使其重新返回胎儿循环方式。在许多先天性心脏病中仍保持这种过渡型循环方式，偶尔可起到救命作用。

B. 新生儿与成人心脏生理学差异

1. 婴儿心脏以**副交感神经系统占优势**，反映出交感神经系统相对不成熟。婴儿心脏对儿茶酚胺更为敏感，而对交感神经刺激反应较差。

2. 新生儿心脏中非弹性的膜性物质多于弹性的收缩性物质，因此其心肌储备能力差，对心肌抑制药物较敏感，更容易发生容量超负荷。心室顺应性低使每搏输出量对前负荷增加的反应性较低。即**心排血量的增多主要依赖于心率增加**。

3. 婴儿出生后左心室和右心室的肌肉组织含量相近，至4～5个月时左心室/右心室的肌肉组成比才达到

2∶1。

C. 先天性心脏病（CHD）：临床表现取决于心内分流和阻塞性病变引起的解剖和生理变化。通常有三种类型：分流、混合型病变和血流阻塞。

1. **分流**：是指体循环和肺循环之间的异常通道，如房间隔缺损（ASD）、VSD、动脉导管未闭（PDA）。血流方向取决于分流两侧的压力差和分流孔径。

   a. 当PVR低于SVR时可发生**左向右分流**，造成肺血流增加。这将导致肺循环淤血、容量超负荷和左心室做功增加。长期肺血流增加导致PVR逐渐升高，最终造成肺血管阻塞性病变。

   b. 当PVR或右心室流出道阻力超过SVR可发生**右向左分流**，造成肺血流减少，表现为血氧不足和发绀。单纯由于PVR升高造成的右向左分流见于艾森门格综合征和新生儿心房和动脉导管分流造成的持续肺动脉高压。

   c. **简单分流和复杂分流**：简单分流多不伴有心室流出道的解剖学阻塞。肺循环和体循环血流取决于分流大小和PVR/SVR比值。绝大多数左向右分流属于简单分流。相反，绝大多数右向左分流属于复杂分流，多伴有血流的解剖学阻塞。这种分流主要取决于阻塞病变所产生的阻力而很少依赖于PVR/SVR比值。例如，法洛四联症是复杂的右向左分流，因肺血流流出道阻塞使血流经VSD分流，而PVR很低。

   d. **分流量计算**：测定Q_p/Q_s（肺循环与体循环血流比值）可以定量分析分流方向和程度。

   Q_p/Q_s=（SaO_2–$SmvO_2$）/（$SpvO_2$–$SpaO_2$）

   Q_p/Q_s＞1：表明左向右分流（1～＜1.5小分流；1.5～2.0中度分流；＞2.0大分流）。

   Q_p/Q_s＜1：表明右向左分流。

   式中：Q_p为肺循环血流；$SmvO_2$为混合静脉血氧饱和度；Q_s为体循环血流；$SpvO_2$为肺静脉血氧饱和度；SaO_2为体循环动脉血氧饱和度；$SpaO_2$为肺动脉氧饱和度；计算血流比值的时候，习惯上用血氧饱和度来替代氧含量。为简化计算，如果体循环血全部氧合，则可估计不存在明显的右向左分流，而且肺静脉血氧饱和度等于体循环血氧饱和度（即 $SpvO_2=SaO_2$）。

2. **混合型病变**：肺循环和体循环存在大量的血液混合，类似于共用一个心脏腔室。Q_p/Q_s 与分流大小无关，而完全依赖于血管阻力或流出道阻塞。若LV流出道阻塞，肺血流过多可造成体循环灌注障碍。例如，永存动脉干、单心室、完全性肺静脉回流异常。

3. **阻塞性病变**：包括主动脉瓣狭窄、肺血管狭窄、主动脉缩窄、间隔不对称性肥厚。这些病变中血液循环通常依赖动脉导管。例如，左心阻塞性缺损时，血流从右心室流出经动脉导管进行体循环灌注。右心阻塞性病变时，血流从主动脉出发经动脉导管进入肺循环。

D. 麻醉处理

1. 术前评估

a. 根据**病史**可评估心肺功能损害程度，病志中应明确发绀或CHF、运动耐力、缺氧性发绀发作、活动水平、进食及生长情况、伴发的综合征和解剖学异常。

b. **体检**：应注意皮肤颜色、活动水平、呼吸方式及频率、心肺听诊，以及年龄相关的发育状况。应触诊外周脉搏并测量双上肢和下肢的血压，以排除主动脉缩窄。

c. **胸部X线片检查**可提示心脏扩大、CHF、心脏位置异常、胸廓畸形等征象。

d. 即使有先天性心脏病，**ECG**也可能正常。但ECG异常是潜在心脏疾病的重要线索。

e. **心导管检查**可明确心肺解剖、定量分析肺循环和体循环分流血流、测定血管阻力和心腔压力。

2. **麻醉前用药**：小于6个月的婴儿、发绀或呼吸困难的儿童或危重病人常无需麻醉前用药。年龄稍大或活泼的儿童可口服咪达唑仑（0.5～1.0mg/kg）；或也可复合口服氯胺酮（5～7mg/kg）。此外，也可在术前准备室肌内注射氯胺酮（3～5mg/kg）、复合咪达唑仑（0.5～1.0mg）和格隆溴铵（0.1～0.2mg）。

除氯胺酮外，在降低SVR可增加右向左分流的病例中应减少镇静药剂量。发绀婴儿多伴有红细胞增多，如果术前没有经静脉充分补充容量，可能造成重要器官内血栓形成。

3. **监测和设备**：除标准监测以外，还需备用心前区和食管听诊器及3个温度探头（鼓膜、食管和直肠）。必须准备动脉内压力监测（注意既往手术操作如Blalock-Taussig分流术或主动脉缩窄修复术，可能会影响桡动脉穿刺部位的选择）。置入**中心静脉导管**，体重＜10kg的婴儿采用4Fr双腔静脉导管，对于稍大的儿童采用5Fr三腔静脉导管。术前备用变温毯、热辐射灯和加热湿化器。TEE有利于诊断和术中管理。
4. **复苏药品**和变力性药物：应按照儿童剂量准备。常用的变力性药物：多巴胺[2～10μg/（kg · min）]、肾上腺素[0.01～0.10μg/（kg · min）]、多巴酚丁胺[2～10μg/（kg · min）]。应仔细清除静脉输液管路及注射器内的气泡。需要时应使用空气滤器。有时尽管没有分流，反常的气栓仍可能穿过未闭的卵圆孔。
5. **麻醉诱导**：主要根据患儿心室功能及配合程度选择吸入或静脉诱导。无论哪种方法，均应缓慢、谨慎地根据患儿反应情况滴定诱导以保证麻醉安全和平稳。理论上，伴有右向左分流的病人吸入麻醉诱导较慢，因为血液分流绕过肺脏。同理，有明显右向左分流的病人静脉用药时动脉内麻醉药浓度迅速上升。

E. 心肺转流

1. **泵预充量**一般为150～1200ml。通常加入库存红细胞悬液以维持转流启动时Hct在25%左右。对于更小的儿童，红细胞应经洗涤后去除K^+、乳酸和含有枸橼酸-磷酸-葡萄糖-腺嘌呤的防腐剂。血液制品还需清除白细胞以降低患儿感染巨细胞病毒的风险。经典的预充液成分应包括碳酸氢钠（对抗酸中毒）、甘露醇（利尿）、肝素和钙（抵消库存血中防腐剂中的枸橼酸）。新生儿预充液中应加入白蛋白和FFP。

2. **婴儿和儿童**一般没有血管阻塞性疾病，因此CPB中血流量比动脉压更重要。体重＜5kg的婴儿CPB过程中流量可高达150ml/（kg·min）。只要SVC低（提示静脉引流充分），即便MAP低至30mmHg患儿也能很好耐受。

3. **深低温停循环（DHCA）**在体重＜10kg的患儿中比较常用。当核心温度和大脑温度在15～20℃时可耐受停循环达1h，而且没有神经系统损害。如果操作适当，低流量CPB比停循环更有优势。麻醉处理要点包括大脑低温充分（如采用冰帽进行头部物理降温）、血液稀释、酸碱平衡、肌肉松弛和控制血糖。

F. **不需要心肺转流的手术**：包括动脉导管未闭结扎术、主动脉缩窄修复术、肺动脉带缩术、增加肺血流的大多数分流手术（如改良的Blalock-Taussing分流术）。有些手术（如肺动脉瓣切开术、主动脉瓣切开术、房间隔造口术）可施行经皮手术。

G. **特殊先天性心脏病的处理（表29-7）**

1. **发绀型疾病**：常继发于右向左分流和（或）肺血流解剖学梗阻，包括法洛四联症、三尖瓣闭锁、肺动脉瓣闭锁和肺动脉高压。

   a. **管理目标**：降低PVR，增加肺血流，维持SVR及中心循环容量。

   b. **通气管理**：维持适度的低碳酸血症，增加吸入氧浓度，维持正常的功能残气量及避免酸中毒。

   c. **法洛四联症**：病人易发生发绀发作（因手术或其他刺激导致快速氧饱和度降低）。处理方法：减轻流出道漏斗部痉挛并增加肺血流（如β受体阻滞药普萘洛尔）；容量负荷（15～20ml/kg）保证容量充足；应用α受体激动药（去氧肾上腺素）增加SVR。前列地尔[alprostadil，前列腺素E_1，0.05～0.10μg/（kg·min），静脉注射]以利于维持动脉导管通畅，降低PVR和增加肺血流。

2. **肺血流增多和左向右分流的疾病**，包括ASD、VSD和PDA。

   a. **管理目标**：避免应用负性变力性药物，防止肺血流过多。

表 29-7 特殊先天性心脏病

疾病	解剖	病理生理	手术纠正	麻醉注意事项
ASD	分三型： （1）继发孔：缺损在房间隔（最常见） （2）原发孔：心内膜垫缺损 （3）静脉窦型：腔静脉-心房缺损，常伴有异常肺静脉血反流	左向右分流 右心室容量超负荷 潜在右向左分流（如Valsalva动作时）伴有反常栓塞风险 症状轻微，年龄增大时可能发生CHF	缝合或补片闭合 经皮导管术闭合	吸入或静脉诱导 手术结束后可拔除气管导管 防止气栓
VSD	嵴上性 膜性 肌性	左向右分流 肺血流增多 晚期肺动脉高压合并逆向分流（艾森门格综合征）	单个或多个缺损可用涤纶片闭合 肌性缺损常定位困难 有些缺损可通过经皮导管术闭合	维持低碳酸血症并降低FiO_2以减少肺血流 避免使用心肌抑制药物 避免气体栓塞 术后有发生房室传导阻滞的潜在风险，可能需要起搏 术后可能需要变力性药物支持

续表

疾病	解剖	病理生理	手术纠正	麻醉注意事项
主动脉缩窄	缩窄常位于锁骨下动脉起始部远端 位置可能为导管前或导管后 常伴有室间隔缺损	头部及上肢血流增多 体循环低血压 左心室压力超负荷	左侧开胸 锁骨下动脉垂片（flap）血管成形术或切除后端端吻合	不需CPB 动脉通路建立在右侧 适合辅助区域麻醉 修补术后有发生高血压的潜在风险
PDA	动脉导管未闭	当PVR升高时右向左分流 当PVR降低时左向右分流 对于某些先天性心脏病PDA是维持生存所必需的	左侧开胸或胸腔镜辅助 PDA结扎，有时需切断 也可选择心导管coil栓塞术	常为早产儿合并肺部疾病 避免高FiO_2（有晶状体后纤维增生的风险） 有喉返神经损伤的风险
法洛四联症	VSD 肺动脉流出道梗阻 RV肥厚主动脉骑跨	经VSD右向左分流进入骑跨主动脉 固定性的（肺动脉狭窄）和动态的（漏斗部肥厚）；RV流出道梗阻 体循环血氧饱和度低"Tet spell（缺氧性发绀发作）"	VSD补片闭合 RV流出道重建/增宽 漏斗部肌肉束切除（必要时）	缺氧性发绀发作处理方法：扩充血管内容量，降低PVR（增加FiO_2，降低$PaCO_2$），增加SVR（胸膝体位及应用去氧肾上腺素），考虑应用负性变力性药物（氟烷和β受体阻滞药） 可能需要术后起搏

续表

疾病	解剖	病理生理	手术纠正	麻醉注意事项
大动脉转位	主动脉转至右心室，肺动脉转至左心室，导致肺循环和体循环分离	并存ASD，VSD和（或）PDA，使肺循环和体循环血液相混合才能生存	心房调转术（Mustard和Senning）：较少施行 动脉调转术（Jatene） 当伴有VSD和肺动脉瓣狭窄时，施行Rastelli术（补片做心内隧道修补室间隔缺损至主动脉、同种带瓣大动脉连接右心室与肺动脉）	动脉导管/混合病变依赖性先天性心脏病 前列腺素 E_1 用以保持动脉导管通畅（必要时）
永存动脉干	主动脉、肺动脉和冠状动脉从共同动脉干发出 合并VSD	肺循环和体循环血液混合 肺血流增多常见 动脉干瓣膜成形	闭合VSD 将RV经带瓣管道连接至PA	手术纠正前增加PVR/减少肺血流（取决于肺循环血流增多程度） 手术纠正后保持PVR于正常水平 修复后可能需要变力性药物支持
房室通道缺损	共同房室瓣，心房和心室间隔缺失	心房和心室水平发生血液混合 肺血流增多	闭合ASD和VSD 二尖瓣/三尖瓣成形术	调节PVR使肺血流和体循环血流达平衡 修复后可能需要变力性药物支持 多伴有唐氏综合征（潜在气道问题）

续表

疾病	解剖	病理生理	手术纠正	麻醉注意事项
左心发育不良综合征	二尖瓣、主动脉瓣、左心室和升主动脉闭锁/发育不良	心房或心室水平左向右分流导致血液混合 动脉导管依赖性右向左分流进行体循环灌注	姑息性分阶段修复： （1）Norwood术：心房间隔造口、主动脉弓重建、肺动脉成形、体循环向肺循环分流 （2）双向Glenn术：移除体循环向肺循环分流、建立上腔静脉至肺动脉分流 （3）改良Fontan术：IVC经心房内板障侧通道连接至肺动脉，增加腔静脉肺循环连续性也可进行心脏移植	危重新生儿： 术前ICU治疗将影响预后 前列腺素E_1维持动脉导管不关闭 修复前及修复后需变力性药物支持 避免应用心肌抑制性药物 劈开胸骨前给予芬太尼＞50μg/kg 通过调节FiO_2及PCO_2来调整PVR以维持体循环和肺循环灌注平衡 目标： MAP 40mmHg，pH 7.40，PaO_2 40mmHg，$PaCO_2$ 40mmHg

注：ASD. 房间隔缺损；CHF. 充血性心力衰竭；CPB. 心肺转流；FiO_2. 吸入氧浓度；PDA. 动脉导管未闭；PVR. 肺血管阻力；RV. 右心室；VSD. 室间隔缺损。

b. **麻醉处理**：减轻心肌抑制药（如挥发性麻醉药），增加PVR，降低肺血流，维持血中碳酸水平正常或轻度增高有利于维持体循环血流，限制吸入氧浓度，使用PEEP。

3. **平衡性分流**：心室射血可能进入肺循环或体循环。这类疾病包括左心发育不良综合征、永存动脉干、右心室双流出道、房室通道。血流方向由血管相对阻力决定（PVR/SVR比值）。

a. **管理目标**：调节肺血流以维持体循环灌注充足。通常可耐受轻度低血压（如MAP 40mmHg）和低PaO_2（如40mmHg）。

b. **麻醉处理**：取决于体循环与肺循环血流平衡，通过改变$PaCO_2$、吸入氧浓度和PEEP进行调控。

Ⅶ. 其他心脏手术

A. **非心肺转流下冠脉搭桥手术**：避免CPB引起的相关并发症，减少主动脉操作。移植血管近心端吻合时采用部分主动脉夹闭或特制的不需夹闭主动脉的吻合装置。移植血管远端吻合时采用心脏固定装置。相关处理方法如下所述。

1. 麻醉深度适当以便术后**早期气管拔管**（如芬太尼5～10μg/kg，挥发性麻醉药，静脉输注丙泊酚或右美托咪定）。
2. 给予**肝素**维持ACT超过400s。紧急时可立即启动CPB。避免抗纤溶治疗。术毕给予小剂量鱼精蛋白（50～100mg）。
3. **监测ECG**：因手术操作过程中心脏解剖位置改变，ECG监测较困难。不同体位时应描记相应的ECG作为基础参照并动态观察变化，同时监测ST段。
4. **血流动力学不稳定**：较常见，尤其当外科医师进行移植血管远端吻合时更易发生。移植血管与正常血管吻合比与堵塞血管吻合更容易导致血流动力学不稳定。远端血管吻合时提高MAP以保证冠脉灌注，这对于缺血性心脏病十分重要。若发生心肌缺血伴血流动力学剧烈变化，提示需要冠脉分流。当右心血流供应因梗阻而减少并导致血流动力学不稳定时，重新调整心脏位置有利于右心充盈。

5. **容量需求**常较高：容量充足的心脏才能可更好地耐受手术操作。
6. **室性心律失常**：可应用胺碘酮150mg静脉注射，然后以1mg/min维持输注。应纠正酸碱失衡和电解质紊乱。

B. 再次心脏手术

1. **纵隔结构**：包括心脏、大血管，移植血管、肺脏均可能与胸骨内面粘连。在切开胸骨时可造成撕裂。在开胸前，手术室内应准备2～4U库血。应置入14G静脉输液导管或快速输液导管以协助容量复苏。因病人可能紧急行CPB，故应抽取肝素备用。紧急情况下，可经泵吸引装置从术野收集血液作为静脉回流（“吸引器转流”）。
2. 若开胸时无法实施心外膜起搏，预先置入起搏性肺动脉导管非常必要。将经皮除颤电极置于病人胸壁两侧以应对开胸过程中可能发生的恶性心律失常。
3. 由于粘连组织广泛剥离而在CPB后发生**弥散性出血**，可选用标准剂量的氨基己酸。
4. **密切监测ECG**：因对粥样硬化的移植血管进行操作时可能将栓子带入冠脉循环。曾行冠脉血管移植术的病人术中心肌保护极具难度，CPB后常容易出现心肌功能异常。

C. 深低温停循环（DHCA）：用于升主动脉远端或主动脉弓手术（如动脉瘤或主动脉夹层）。DHCA可为主动脉远端吻合提供无血术野。低温可以降低代谢率，减轻脑和其他器官在停循环期间发生缺血的风险。DHCA常见问题：CPB持续时间延长、凝血功能障碍、远端器官功能异常。DHCA下主动脉弓手术后永久性神经损伤的发生率为3%～12%。大多数病人可耐受30min DHCA而不会造成神经系统明显功能异常。处理方法：

1. **DHCA期间器官保护**
   a. **全身低温**达18℃，绝大多数病人EEG电讯号消失。头部冰帽降温尚缺乏预后方面的研究依据。
   b. 经右腋动脉**顺行性脑灌注（ACP）**或经上腔静脉插管**逆行性脑灌注（RCP）**，可延长DHCA安全持续时间。在脑保护和避免过度低温方面，ACP

优于RCP。

2. **控制血糖**非常重要。DHCA中葡萄糖代谢受损，应维持血糖低于180mg/dl以避免神经系统损伤。

3. **监测温度**：建议多部位监测机体核心温度。成人鼻咽温最能反映脑温。

4. **酸碱平衡管理**：取决于α-稳态还是pH-稳态。儿科文献建议在DHCA期间使用pH-稳态进行脑和心肌保护。

D. 心脏压塞和缩窄性心包炎

1. **主要目的**是避免降低心肌收缩力、外周血管阻力及心率。心脏压塞病人麻醉诱导前应施行心包穿刺，但由主动脉夹层造成的心脏压塞除外。

2. 各种**通路**包括动脉通路、大号静脉留置导管、中心静脉导管或肺动脉导管（如果病人能够耐受该操作）。

3. **麻醉诱导药物**：包括依托咪酯和氯胺酮。

4. 应备用**心房起搏**（经食管或经静脉）。

5. 在麻醉诱导前完成皮肤消毒准备及铺单工作。**重症病人**可考虑保留自主呼吸下行清醒气管插管。

E. 心脏移植

1. **供体麻醉管理**

   a. 供体病人及器官的基本管理可参见第25章。

   b. 心脏死亡后供体器官移植是一项新兴技术，其初步效果良好，可增加器官捐献的总体数量。供体病人发生不可逆性心脏停搏后，可摘取心肺器官并通过各种保存技术进行转运。接受这些器官移植的受体预后可以媲美那些接受脑死亡病人器官捐献的受体。

2. **受体的麻醉管理方法**

   a. **病人生存的关键**：在于最大限度地缩短供体心脏的缺血时间。迅速完成病人准备工作及与外科医师沟通顺畅十分重要。

   b. **受体术前评估**：是否接受过胸部手术，PVR是否升高（＞6Wood U，跨肺压力梯度＞12mmHg），肺动脉高压对扩血管药物的反应性，凝血机制异常情况。

c. **有创监测**：包括动脉通路和中心静脉通路，也可应用肺动脉导管和TEE。关闭内置心脏除颤器（ICD）。

d. **饱食病人**：在诱导期间必须注意。若病人正接受变力性药物输注，诱导前应增加剂量。若病人使用VAD（心室辅助装置），则应保持静脉回流以确保泵流速。

e. **右心衰竭和凝血异常**：在转流复温阶段常发生。血液制品应用前应接受辐射照射或去除白细胞，以避免接触异体HLA-抗原。

f. 供体心脏可能对某些在受体的胆碱能神经系统介导下发挥药效的药物无反应（如阿托品和格隆溴铵）。在CPB结束前，受体心率宜为80～110次/分。心率控制可采用心外膜起搏或输注多巴胺[2～10μg/（kg · min）]、肾上腺素[0.01～0.10μg/（kg·min）]或异丙肾上腺素[0.5～5.0μg/（kg · min）]。

g. **免疫抑制药**和类固醇药物：应同外科医师和心脏移植科医师进行会诊。

F. 肺移植

1. **适应证和手术方法**：肺移植适用于终末期非恶性肺疾病。常见的适应证：严重肺气肿、α_1-抗胰蛋白酶缺乏、囊性纤维化、肺纤维化和肺动脉高压。特定的术式包括活体相关肺叶移植（living-related lobar lung transplant，LRLLTx）、单侧肺移植（single-lung transplant，SLTx）、双侧肺移植（double-lung transplant，DLTx）、序贯式单侧肺移植（sequential SLTx）和心肺联合移植。病人体位取决于手术切口位置以便充分显露术野[SLTx选择侧卧位/开胸术；DLTx或LRLLTx选择双侧前开胸切口（clamshell incision，翻盖式或蛤壳式切口）/仰卧位]。病人需接受术前咨询、运动、心脏测试和训练计划。

2. **受体的麻醉管理**

a. **有创监测**：动脉通路、中心静脉通路和肺动脉导管。当病人很可能接受体外膜肺氧合（extracorporeal membrane oxygenation，ECMO）或CPB时，需考虑置入股动脉通路或大孔径股静脉通路。TEE可用于移植术后评估心脏功能和肺血流。

b. 准备**药物**用于治疗：支气管痉挛、电解质紊乱、肺动脉高压和右心室衰竭。免疫抑制药、类固醇和抗生素也应使用。所有的血液制品应去除白细胞，并在输注时使用滤器。预期可能发生大量输血和保证血液制品供应充足十分重要。

c. 可置入**硬膜外导管**用于术后镇痛，除非病人接受了ECMO或存在其他禁忌证。

d. 若发生严重低氧血症可选择**转流或ECMO设备**。全流量CPB适用于：当夹闭肺动脉后动脉氧饱和度低于90%、应用多巴胺和硝酸甘油时心脏指数仍低于2.0L/（min · m^2）或收缩压低于90mmHg。连续心排血量监测可评估心脏功能。

e. 选择适当的**麻醉诱导**方法以维持心血管稳定。绝大多数受体病人被视为“饱食病人”。

f. **肺隔离**可选择左侧双腔支气管导管或单腔气管导管（>8mm）复合使用支气管阻塞器。术毕时将双腔支气管导管更换为单腔气管导管。

g. **CO_2描记**可能因通气和灌注发生严重不匹配而出现误差。反复检测血气分析以保证准确地评估通气情况。酸血症加重常提示组织灌注不足（病因多为低血容量、混入空气和心排血量降低）。

h. **术后管理**

（1）肺动脉高压可造成静水压升高性肺水肿、气体交换和肺顺应性恶化。检测血气分析，并记录移植肺功能。

（2）**急性排斥反应**表现为肺顺应性降低、动脉氧合恶化。

（3）许多病人需要维持气管插管，直至移植肺功能正常、再灌注性水肿和急性排斥反应得到控制。当病人血流动力学稳定且呼吸顺畅，才可拔除气管导管（有时可能在术间）。

（4）观察免疫抑制方案的毒性反应，如急性肾衰竭。

（5）手术后需要时，定期在局部麻醉或静脉镇静下，进行移植肺气管支气管镜检和活检。

G. 心室辅助装置（VAD）：可分为体外型、植入型和经皮型。体外型VAD即在病人体外安装泵装置，目前基本上被胸腔内置入小型泵所取代。

1. **植入型VAD**（如Novacor LVAS、HeartMate VXE/IP/VE、HeartMate Pneumatic、Heartmate Ⅱ/Ⅲ、Thoratec IVAD和Impella）。

   a. 此类型VAD主要用于心脏移植前辅助、目的性治疗或康复。

   b. 除Thoratec IVAD外，其他装置均只用于左心室辅助。装置包括血流入端插管（左心室尖）、泵、血流出端插管（升主动脉）。植入体内的泵通过驱动导线经皮肤隧道连接至外部控制装置。此类装置安装时常需要CPB。

   c. Novacor LVAS、HeartMate VXE和Heartmate装置是电驱动的。充电电源可置于背包或皮套内，所以病人可离开医院。

   d. 轴流装置提供恒定流量，减少搏动性动脉灌注。

   （1）Heartmate Ⅱ比其他装置都小，病人适用范围广，多用于心脏移植前辅助，在无法心脏移植的心力衰竭病人中长期应用，可以提高生存率和改善生活质量。该装置的生存改善性能优于HeartMate VXE。

   （2）Heartmate Ⅲ比Heartmate Ⅱ在不良事件发生率和电池寿命方面有所改进。其体积更小，更适于微创技术植入。

2. **Impella是经皮植入型VAD**：可通过股动脉或腋动脉通路逆行穿过主动脉瓣植入，适用于心力衰竭、心源性休克（cardiogentic shock，CS）和经皮介入高风险的病人。该装置可提供高达6.2L/min的心排血量。

3. **VAD植入的麻醉管理**

   a. 病人心脏功能处于极度危险的边缘，所以诱导期间应严密监护，避免降低心肌收缩力和前负荷。

   b. 推荐大孔径的静脉通路和应用抗纤溶药。

   c. 若病人接受VAD作为心脏移植前辅助，输血时应选取去除白细胞的血液制品以降低接触HLA-抗原的风险。

d. **TEE检查**明确插管位置和流量，并协助清除空气气泡。TEE也可评估室间隔位置，指导泵流量设定，评估心室功能和容量状态。

e. 接受LVAD的病人常需要右心室辅助。变力性药物、吸入前列腺素或NO、有时需要RVAD。

f. VAD流量主要取决于心室容量。流速降低提示静脉回流降低或低血容量。容量治疗后可改善。应用血管收缩药（如去甲肾上腺素和血管升压素）可减轻血管扩张。

H. 体外膜肺氧合（ECMO）：是心室辅助装置以外的另一种生命支持装置。ECMO用于短期治疗严重但可逆的心源性休克或对传统治疗无效的呼吸衰竭；可治疗心脏切开手术后严重的心室功能障碍伴有/不伴有低氧血症。其配备的体外泵可以推动静脉血透过气体交换膜后流经变温器最后回流至血液循环。

1. **静脉引流：**血液从颈内静脉或股静脉引出，最后回流至主动脉（静脉-动脉ECMO）或中心静脉（静脉-静脉ECMO）。

2. **静脉-动脉（VA）ECMO：**将部分或全部血流绕过心肺，直接泵入ECMO管道中提供呼吸和血流动力学支持。用于心脏切开手术后难治性心源性休克。建立CPB所进行的插管可同样用于ECMO。若考虑使用ECMO，可经股动静脉插管建立。应用VAECMO时可能会造成差异性低氧血症（differential hypoxemia）：即病人心脏功能有所恢复后，将一定比例的静脉回心血泵入患病肺脏，最终将氧合不全的血液泵入冠脉和大血管。病人左侧和右侧动脉通路的血液中氧含量会出现差异。

3. **静脉-静脉（VV）ECMO：**适用于左心功能较好的病人进行气体交换支持。静脉导管通常置于右股静脉用于血液引流；另一个导管置于颈内静脉用于将血液回输至体内；也可以用双腔导管（如Avalon或Protek Duo）置入颈内静脉。此导管从下腔静脉和上腔静脉或右心房将血液引出，然后将氧合后的血液直接注入右心房或肺动脉。

4. **积极药物支持**：以便优化ECMO并有利于脱机。治疗措施：肺血管扩张药治疗肺动脉高压；肺保护性通气策略；优化前负荷利于肺灌注；肾替代疗法。为避免ECMO管道中血栓形成，可应用肝素使ACT维持在1.5～2.0倍正常值。

5. 病人自身心肺功能**持续评估**十分重要。如果心肺功能未能在预期时间（1～2周）内恢复，应考虑使用长期治疗方案，如VAD或心脏移植。如果病程过长不可逆，应重新明确治疗目的。

I. 经导管主动脉瓣置换（**transcatheter aortic valve replacement，TAVR**）：适用于无法接受主动脉瓣置换术的病人。在原有的主动脉瓣上方植入一个可展开的生物瓣膜。该术式可经股动脉或经心尖方法完成。该手术常在杂交手术室或心导管室内完成。

1. 麻醉管理

a. **全身麻醉**下经TEE将生物瓣植入适当位置。若经透视和TEE协助植入瓣膜和评估，该操作可在麻醉监护或清醒镇静下完成。

b. 在植入瓣膜过程中**快速心室起搏**可减少心脏运动造成的干扰。经静脉将起搏导线置入右心室。140～200次/分起搏心率可造成1∶1心室捕获，并降低脉压和心排血量。尽量缩短快速起搏持续时间以避免血流动力学不稳定，尤其是左心室功能降低和冠心病的病人。

c. **TEE**有利于瓣膜顺利植入和功能评估。在瓣膜展开前经透视和TEE确保瓣膜植入位置精确，避免瓣膜栓塞或严重的瓣周漏。一旦瓣膜安装完毕，TEE可评估瓣膜的稳定性、位置和功能，以及瓣周漏的程度。

2. **并发症**：包括心脏压塞、脑血管意外、主动脉破裂或夹层、主动脉瓣关闭不全（AI）、紧急转为主动脉瓣置换手术、心肌梗死、瓣膜位置不当和房室堵塞。

J. 经皮二尖瓣修补（**percutaneous MV repair**）：用于退行性和功能性MR且无法接受外科手术的病人。机械设备（如MitralClip、Abbott Vascular）通过下腔静脉置入并前行，经间隔通道进入左心房，然后抓获并贴近二尖瓣小叶。在EVEREST Ⅱ期随机研究中，经皮二尖瓣修补的近期和中期效果良好。其MR减少效果不及外科手术。

1. **气管插管全身麻醉**下，采用透视和TEE辅助下实施手术。某些医学中心，在镇静和局部麻醉下完成该手术。
   a. 通过右心导管和肺动脉导管，监测操作前后右心和左心血流动力学变化。
   b. TEE协助经间隔穿刺和设备定位。
   c. 短暂停止呼吸以便设备精准置入。
   d. 血管活性药物和正性肌力药物提升血压，充分评估残余MR严重程度。
2. **并发症**包括心脏压塞、体循环栓塞、MR加重和心律失常（如心房颤动）。

Ⅷ.“手术室外”心脏手术麻醉

麻醉目的在于充分镇静避免病人体动以确保手术顺利完成，同时避免心肺功能不稳定。相关的手术室外非心脏手术麻醉也可用于心脏手术操作。

A. 镇静下经心导管术置入**IABP**。可在心力衰竭或心肌缺血时提供循环辅助。球囊充气时增加主动脉舒张压从而增加冠状动脉灌注，尤其增加LV灌注（因支配左心室的冠状动脉血管主要在舒张期进行灌注）。球囊放气时降低左心室射血阻抗，减少心肌氧耗。

1. **手术前应用IABP的适应证**：不稳定型心绞痛且对药物治疗无效；心肌梗死、乳头肌断裂或室间隔缺损导致的左心室衰竭；严重左主干病变的高危病人预防性应用。
2. **转流后应用IABP的适应证**：难治性左心室衰竭导致无法脱离CPB或难治性ST段抬高。经股动脉置入IABP，沿降主动脉上行直至其尖端距左锁骨下动脉1～2cm（可由TEE协助定位）。若髂股动脉疾病无法选择股动脉插管时可经胸置入。
3. **IABP充气**可由病人ECG、起搏电位或动脉压力描记同步触发。在舒张早期（动脉波形重搏切迹或ECG的R波之后）球囊充气。

4. **球囊放气：**心脏等容收缩期。术中由起搏器电源直接触发可避免电凝或动脉血样采集造成的干扰。
5. **相对禁忌证：**严重AI、主动脉瘤、严重的外周血管疾病。
6. **并发症：**远端栓塞、主动脉夹层或破裂、下肢缺血。长期应用IABP时应**抗凝**。应用肝素维持ACT或APTT于1.5～2倍基础值。
7. **经皮卵圆孔未闭（PFO）或ASD闭合装置：**病人需要全身麻醉并气管插管。置入右心导管，并在导丝引导下穿过未闭的卵圆孔或ASD。应用TEE以明确心内解剖和引导闭合装置就位。

B. 血栓抽吸术（aspiration thrombectomy）：应用AngioVac设备，连接静脉吸引套管和VV转流，以滤过抽吸的血栓和其他碎片，可用于清除肺血管、外周血管或右心房内的血栓，且无需同时进行溶栓治疗。

1. **麻醉管理：**根据手术适应证制订。预计并发症：急性肺栓塞、右心室功能不全、心律失常、静脉栓塞或既往溶栓治疗失败。全身麻醉联合TEE、有创动脉监测和中心静脉通路。
2. **VV转流**以滤过血栓性物质和其他碎片。病人肝素化后ACT需达到250～300s。当需要建立多条中心静脉通路时，右颈内静脉通路可能受限，应与外科医师会诊VV转流通路位置的选择。

C. ICD：目前使用的ICD包括心内膜电极系统和置于胸壁内的脉冲发生器。以往型号的ICD使用的是心外膜电极系统和置于腹壁内的脉冲发生器。

1. ICD主要用于防止患有收缩性心力衰竭（EF＜35%）且对药物治疗无效、长QT综合征、肥厚型心肌病、Brugada综合征、致心律失常性右心发育不良等高危病人心源性猝死。除放置ICD外，患有扩张型心肌病和宽QRS波形的病人可从心脏再同步治疗（CRT）中获益。
2. 装置大多在心脏电生理实验室经局部麻醉下置入。置入后，需在短暂全身麻醉支持下测试装置工作情况，可采用丙泊酚深度镇静。

3. 若心内电极工作异常，病人需在手术间内置入心外膜电极。这些病人通常血流动力学极不稳定，需要动脉压力监测及静脉置管输注血管活性药物。准备急救药品，包括肾上腺素等。

4. ICD植入后采用**无创性程序化刺激**进行功能检测。采用ICD设定程序引发节律异常（心室颤动或心动过速），检测ICD感知及终止异常心律的能力。

D. **心复律：**用短效镇静药（如丙泊酚或依托咪酯）使病人意识短暂消失。可伍用芬太尼和咪达唑仑，但这并不是理想用药（因为药效持续时间较长）。所有心复律的病人应服从禁食原则。血流动力学不稳定的病人应尽快行心复律，可良好耐受小剂量遗忘药。

E. **经导管消融（transcatheter ablation）和电生理：**多在心导管室或电生理实验室进行。常见的操作包括肺静脉隔离（pulmonary vein isolation，PVI）进行心房颤动/心房扑动和室上性心动过速（supraventricular tachycardia，SVT）消融。

麻醉管理：取决于手术操作类型。PVI选择全身麻醉，病人对治疗的耐受性优于清醒镇静。但SVT消融在镇静下进行，以避免全身麻醉对心律失常的抑制作用。

（袁治国 译 王俊科 审校）

推荐阅读文献

American Society of Anesthesiologists and Society of Cardiovascular Anesthesiologists Task Force on Transesophageal Echocardiography. Practice guidelines for perioperative transesophageal echocardiography. An updated report by the American society of anesthesiologists and the society of cardiovascular anesthesiologists task force on transesophageal echocardiography. *Anesthesiology*. 2010;112:1084-1096.

Diaz LK, Andropoulos DB. New developments in pediatric cardiac anesthesia. *Anesthesiol Clin*. 2005;23:655-676.

El-Marghabel I. Ventricular assist devices and anesthesia. *Semin Cardiothorac Vasc Anesth*. 2005;9:241-249.

Feldman T, Foster E, Glower D, et al. Percutaneous repair or surgery for mitral regurgitation. *N Engl J Med*. 2011;364(15):1395-1406.

Ferraris VA, Ferraris SP, Saha SP, et al. Perioperative blood transfusion and blood conservation in cardiac surgery: the STS and SCA clinical practice guideline. *Ann Thorac Surg*. 2007;83:S27-S86.

Gilani FS, Farooqui S, Doddamani R, Gruberg L. Percutaneous mechanical support in cardiogenic shock: a review. *Clin Med Insights Cardiol*. 2015;9(suppl 2):23-28.

Gravlee GP, Davis RF, Kurusz M, et al, eds. *Cardiopulmonary Bypass*. 2nd ed. Lippincott Williams & Wilkins; 2000.

Gryka RJ, Buckley LF, Anderson SM. Vorapaxar: the current role and future directions of a novel protease-activated receptor antagonist for risk reduction in atherosclerotic disease. *Drugs R D*. 2017;17(1):65-72.

Han JJ, Acker MA, Atluri P. Left ventricular assist devices. *Circulation*. 2018;138(24): 2841-2851.

Hanke JS, Dogan G, Rojas SV, et al. First experiences with HeartMate 3 follow-up and adverse events. *J Thorac Cardiovasc Surg*. 2017;154(1):173-178.

Hensley FA, Martin DE, Gravlee GP, eds. *A Practical Approach to Cardiac Anesthesia*. 3rd ed. Lippincott Williams & Wilkins; 2002.

Karl TR. Neonatal cardiac surgery. Anatomic, physiologic, and technical considerations. *Clin Perinatol*. 2001;28:159-185.

Koenig-Oberhuber V, Filipovic M. New antiplatelet drugs and new oral anticoagulants. *Br J Anaesth*. 2016;117(suppl 2):ii74-ii84.

Konstadt S, Shernan S, Oka Y. *Clinical Transesophageal Echocardiography: A Problem-Oriented Approach*. 2nd ed. Lippincott Williams & Wilkins; 2003.

Kothandan H, Ho VK, Yeo KK, et al. Anesthesia management for MitraClip device implantation. *Ann Card Anaesth*. 2014;17(1):17-22.

MC Ashley E. Anaesthesia for electrophysiology procedures in the cardiac catheter laboratory. *Cont Educ Anaesth Crit Care Pain*. 2012;12(5):230-236.

Murkin JM, Arango M. Near-infrared spectroscopy as an index of brain and tissue oxygenation. *Br J Anaesth*. 2009;103(suppl 1):i3-i13.

Murkin JM. Perioperative multimodality neuromonitoring: an overview. *Semin CardioThorac Vasc Anesth*. 2004;8:167-171.

Myles PS, McIlroy D. Fast-track cardiac anesthesia: choice of anesthetic agents and techniques. *Semin Cardiothorac Vasc Anesth*. 2005;9:5-16.

Piquette D, Deschamps A, Belisle S, et al. Effect of intravenous nitroglycerin on cerebral saturation in high-risk cardiac surgery. *Can J Anaesth*. 2007;54:718-727.

Rajab TK, Singh SK. Donation after cardiac death heart transplantation in America is clinically necessary and ethically justified. *Circ Heart Fail*. 2018;11(3):e004884.

Ram H, Gerlach RM, Hernandez Conte A, Ramzy D, Jaramillo-Huff AR, Gerstein NS. The AngioVac device and its anesthetic implications. *J Cardiothorac Vasc Anesth*. 2017;31(3):1091-1102.

Reul H, Akdis M. Temporary or permanent support and replacement of cardiac function. *Expet Rev Med Dev*. 2004;1:215-227.

Riess FC. Anticoagulation management and cardiac surgery in patients with heparin-induced thrombocytopenia. *Semin Thorac Cardiovasc Surg*. 2005;17:85-96.

Roasio A, Lobreglio R, Santin A, et al. Fenoldopam reduces the incidence of renal replacement therapy after cardiac surgery. *J Cardiothorac Vasc Anesth*. 2008;22:23-26.

Sato K, Jones PM. Sedation versus general anesthesia for transcatheter aortic valve replacement. *J Thorac Dis*. 2018;10(suppl 30):S3588-S3594.

Serna DL, Thourani VH, Puskas JD. Antifibrinolytic agents in cardiac surgery: current controversies. *Semin Thorac Cardiovasc Surg*. 2005;17:52-58.

Speiss BD. *Perioperative Transfusion Medicine*. 2nd ed. Lippincott Williams & Wilkins; 2005.

Thys D. *Textbook of Cardiothoracic Anesthesiology*. McGraw-Hill; 2001.

Wan S, LeClerc JL, Vincent JL. Inflammatory response to cardiopulmonary bypass: mechanisms involved and possible therapeutic strategies. *Chest*. 1997;112:676-692.

Warkentin TE, Koster A. Bivalirudin: a review. *Expert Opin Pharmacother*. 2005;6:1349-1371.

Woo YJ. Cardiac surgery in patients on antiplatelet and antithrombotic agents. *Semin Thorac Cardiovasc Surg*. 2005;17:66-72.

第30章 头颈部手术麻醉

Wu NM，Lewis JM

Ⅰ. 眼科手术的麻醉

A. 概述

1. 眼内压（IOP，正常值为10～22mmHg），主要由房水容量（即房水生成速度与引流速度之比）和眼血管内容量决定。由于巩膜无弹性，小的容量改变即导致IOP显著变化。

a. 增加IOP的因素： 高血压、高碳酸血症、缺氧、窥喉和气管插管、静脉充血、呕吐、咳嗽、屏气、呛咳、对眼的外在压力、琥珀胆碱和氯胺酮。

b. 降低IOP的因素： 低碳酸血症、低温、中枢神经系统（CNS）抑制药、神经节阻滞药、大多数吸入和静脉麻醉药、非去极化肌松药、甘露醇、利尿药、乙酰唑胺和头高位。

2. 青光眼

a. 开角型青光眼： 通常由房水引流慢性阻塞引起，临床表现为隐匿性、渐进性病程，可不伴有疼痛。

b. 闭角型青光眼： 是由瞳孔扩大或晶体水肿，致眼前房狭窄，引起房水排出急性受阻所致，常伴有疼痛。

3. 眼心反射

a. 眼心反射（OCR）的传入弓由三叉神经（第Ⅵ对脑神经）眼支介导，传出弓为迷走神经（第Ⅹ对脑神经）。IOP增高、压迫眼球或牵拉眼外肌等均可导致心动过缓、房室传导阻滞、室性异位心律甚至心脏停搏。眼球局部麻醉也可引起眼心反射。眼心反射最常发生于行斜视手术的病人。

b. 发生眼心反射时，应立即停止刺激。若心动过缓持续存在，应给予阿托品（0.01～0.02mg/kg，静脉注射）。反复刺激可使此反射很快减弱。如果该反射仍持续存在，用局麻药行眼外肌浸润或行球周、球后阻滞常有效。预防性给予阿托品或格隆溴铵也有助于防止眼心反射。

4. 常用药物

a. 表面用药：大多数眼科用药为表面使用的高浓度药液，可产生全身效应。

（1）扩瞳药

1）**去氧肾上腺素**眼液可引起高血压及反射性心动过缓，尤其使用10%药液更易发生，故常用2.5%药液。该药作用为扩瞳和收缩眼周血管。

2）**环戊醇胺酯、阿托品和东莨菪碱**为抗胆碱药，可对CNS产生毒性作用（如意识模糊、抽搐），尤其对于老年人和年轻人。其他副作用有面红、口渴、皮肤干燥和心动过速。

3）**肾上腺素：**2%表面使用溶液通过减少房水生成及促进引流而降低开角型青光眼病人的IOP。并发症有高血压、心动过速、心律失常和晕厥。

（2）缩瞳药：拟胆碱药（0.25%～4%毛果芸香碱）可导致心动过缓、多涎、支气管分泌物增多及大量出汗。

（3）降低IOP的药物

1）**β受体阻滞药**（如噻吗洛尔或倍他洛尔）可引起心动过缓、低血压、充血性心力衰竭和支气管痉挛。

2）**抗胆碱酯酶药**（如乙膦硫胆碱），抑制血浆胆碱酯酶活性达2～4周，可延长琥珀胆碱和米库氯铵（在美国不可用）的恢复时间。

3）**可乐定**为α_2受体激动药，可通过减少房水生成和促进引流而降低IOP。全身副作用有镇静、困倦，长期用药后突然停用可引起反跳性高血压。

b. **全身用药**：碳酸酐酶乙酰唑胺抑制药，通过全身用药抑制房水分泌而降低IOP。长期用药后可导致低钠血症、低钾血症和代谢性酸中毒。

B. 麻醉处理

1. **手术前评估**：接受眼科手术的病人常为合并有重要疾病的老年人或婴儿，如行视网膜手术的早产儿合并支气管肺发育不良，行白内障摘除术的老年人合并心血管疾病，应仔细进行术前评估。术前检查应该由病人并存的疾病决定。然而，最新证据表明，对于病情复杂的病人行低风险的眼科手术，未行常规检查的病人与行常规检查病人相比并不增加不良事件的风险。

2. **避免病人咳嗽、突然活动或屏气非常重要**。在精细的眼内显微手术时，意外发生这些情况的病人或其眼球的突然运动可导致IOP增加、脉络膜出血、玻璃体脱出或视力丧失。

3. 区域麻醉

a. 白内障摘除术、角膜移植术、前房灌洗术和眼整形术等**眼科手术**，均可在区域麻醉和轻度镇静下施行。即使是持续3～4h的玻璃体视网膜手术也可在区域麻醉和轻度镇静的情况下施行。

b. 为保证区域麻醉下眼科手术成功，病人的合作及保持头部不动非常重要。如病人由于年迈或年幼、听力减退、精神疾病或语言障碍而不能理解，不能耐受仰卧位或不能保持体位相对不动者，则不应在区域麻醉下施行精细的眼科手术。

c. 区域麻醉的优点是可降低苏醒期咳嗽、屏气及呕吐等并发症的发生，提供可靠的术后镇痛。与全身麻醉相比，区域麻醉病人围手术期并发症更少，可更早出院。

d. 围手术期可**静脉注射镇静药**。区域麻醉前可静脉注射咪达唑仑（0.25～1.00mg）、芬太尼（10～50μg）、瑞芬太尼（0.25～1μg/kg）或丙泊酚（5～20mg）。施行区域麻醉时，病人应接受

ASA规定的标准监测，必要时吸氧。

e. 方法：眼内手术要求充分阻滞眼球（有时还包括眼睑）的感觉及运动神经，可向球后、球周间隙或巩膜外间隙注射局麻药，通过阻滞第Ⅱ～Ⅵ对脑神经获得眼球的麻醉。

f. 球后阻滞：是将1%利多卡因和0.375%布比卡因等容量混合液（含透明质酸酶5U）4～6ml，注入由四条眼直肌和两条眼斜肌所构成的肌锥内。操作时，眼球保持中立位，用23G或25G阿特金森（Atkinson 1，1/4in）注射针经外下象限沿眶下缘刺入，穿过下眼睑或结膜，先向外下方缓慢进针约1.5cm。当深度超过眼球赤道后，针尖转向内上方，朝眶尖再进针约3.5cm，当针尖穿入肌锥时，可有落空感（图30-1）。

g. 球周阻滞：针尖不进入肌锥，而是用25G 3/4in的阿特金森注射针沿眶下壁刺入约2.5cm。注入局麻药8～10ml，其中常加入透明质酸酶（3.75～15U/ml）以助药液扩散到肌锥内。这两种阻滞注药前均要仔细回吸，注药后轻柔地按摩或压迫眼眶以促进局麻药扩散（青光眼病人应避免压迫眼眶）。必要时，可沿眶上、下缘注入局麻药2～4ml阻滞面神经，有助于预防眨眼动作。与球周阻滞相比，球后阻滞起效快，麻醉确切，且术野安静，但并发症发生率较高（图30-1）。

h. 巩膜上阻滞（眼球囊下阻滞）：是用注射针或套管将局麻药注入巩膜外间隙。针尖经眼球正切角沿结膜半月褶与眼球之间的穹隆刺入。进入结膜后，针尖转向内侧和后上方，听到咔嗒音表明已到位。注入多于6ml的局麻药，可阻滞眼球的感觉和运动神经。插管术是表面麻醉后在内向限用镊子提起球结膜进行的局部操作。用钝的Westcott剪刀在结膜与眼球囊之间做一切口，即可显露巩膜外间隙，然后置入特制的钝圆形套管，注入局麻药3～4ml。

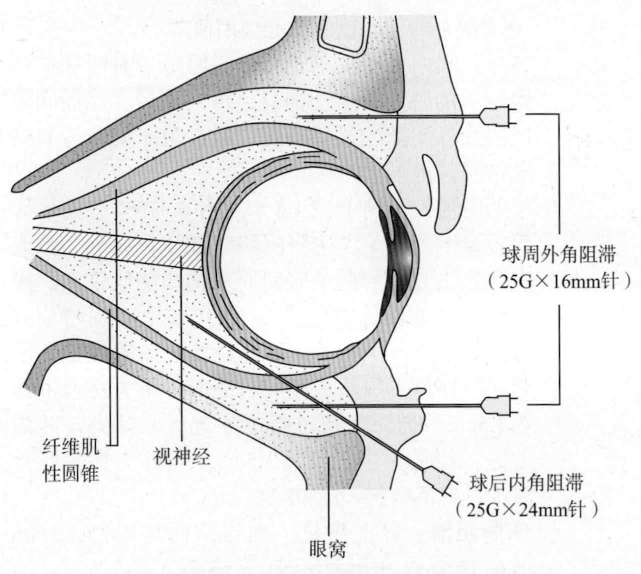

图30-1　球后和球周阻滞

i. **区域麻醉并发症**：眼球区域麻醉的并发症并不常见，包括直接损伤视神经、一过性眼球受压伴IOP增高、球后出血、眼球穿孔及诱发眼心反射。透明质酸酶如注入眼球，对眼睛有毒性作用。局麻药注入血管内可引起抽搐发作或心肌抑制。较为罕见的还有局麻药注入后沿着视神经鞘扩散，引起全脊麻，应采用支持性治疗。

j. 手术期间，在无菌单下经大号面罩持续吹入新鲜空气10～15L/min，将有助于排除呼出的CO_2，并解除某些病人的窒息感或幽闭恐惧。如有必要，应予吸氧，但此时手术医师不应使用电凝。因病人头部被覆盖而妨碍观察呼吸，应行呼气末CO_2监测。

4. 全身麻醉

a. **目标**：①麻醉诱导平稳和维持稳定的IOP；②避免和治疗OCR；③由于眼的神经分布十分丰富，无论是否应用肌松药，均应维持足够的麻醉深度以保持术野静止；④避免术后恶心和呕吐；⑤苏醒平稳。

b. 眼科手术后，**苏醒**和**拔管**均应力求平顺。为此，宜在深麻醉时彻底吸除病人咽部分泌物，给予阿片类药物以减少咳嗽反射，并于拔管前静脉注射利多卡因或右美托咪定。深麻醉下拔管难以保证苏醒平稳，宜慎用。

c. **氯胺酮**可引起睑痉挛、眼球震颤和呕吐，还可使动脉压和IOP增高。大多数眼科手术不宜选用氯胺酮。

C. 几种眼科手术的麻醉

1. **开放性眼外伤**：穿透性眼外伤属眼科急症，为最大程度减少感染风险，常需24h内进行手术。麻醉时需小心实施，防止误吸，以利于降低IOP。IOP突然增高可导致眼内容物脱出，引起永久性失明。眼球及眼眶外伤、手术时间长和复杂的手术、饱胃、哭闹的病人，通常需用气管插管下全身麻醉。

a. **琥珀胆碱**可使IOP增高6～12mmHg，持续10min，但尚未被证明具有临床意义，故饱胃病人眼科手术时，仍常选用琥珀胆碱行快速序贯诱导。此外，1.2mg/kg的罗库溴铵也可用于序贯诱导。

b. 无论选择哪种方法，窥喉和气管插管前必须保证充分的麻醉深度和肌肉松弛，以防止因屏气、咳嗽和挣扎而导致IOP增高（可高达40～50mmHg）。

c. 在儿童，如不能建立静脉通路，可采用无刺激性的挥发性麻醉药，并压迫环状软骨。

2. **斜视矫正术**是通过缩短或切除术改变眼外肌的长度以达到矫正目的。

a. 手术操作常诱发眼心反射（见本章Ⅰ. A. 3.）。

b. **手术后常发生恶心、呕吐**（不经治疗发生率达40%～85%）。降低术后恶心呕吐发生率的策略包括多模式镇痛、减少阿片类药物、联合应用不同作用机制的止吐药（昂丹司琼、地塞米松、氟哌啶醇等）、经口胃管（OGT）胃肠减压、充分的容量预充，以及尽可能选用全凭静脉麻醉（TIVA）。

3. **视网膜脱离和玻璃体积血手术**常见于老人或婴儿和（或）有并存疾病的病人；应特别注意气道处理、容量状态和体温管理及术后转运等。尤其是妊娠期短，孕后周数[①]小于60周的早产儿，具有术后中枢性呼吸暂停的危险。在出院前，应确保其有12h不发生呼吸暂停的间隔。糖尿病或镰状细胞性贫血病人也可行视网膜手术。

   a. **区域麻醉**适用于合作病人的短时间（＜3h）手术，但在精细修补视网膜时，病人突然活动可导致失明。

   b. 手术结束后，可常向玻璃体内注入SF_6、C_3F_8、C_4F_8等分子量高、不易弥散的惰性气体或空气，以减少玻璃体积血。吸入氧化亚氮麻醉时，氧化亚氮可使气体小泡迅速膨胀，增加IOP。因此，在注射气体的手术中应**避免使用氧化亚氮麻醉**。由于这些气体小泡在眼内保留的时间各异，故注入空气应于5d内，注入SF_6应于10d内，注入C_3F_8应于60d内避免再次使用氧化亚氮麻醉。由于乘坐飞机旅行可使压力发生变化，应告知病人在玻璃体内注入气体后3～4周内禁止乘坐飞机旅行。

Ⅱ. 耳鼻喉手术的麻醉

A. 概述

1. **气道**在耳鼻喉（ORL）手术中，麻醉医师与手术医师需共用同一个气道。病人可因疾病、前次手术后或放射治疗所致的瘢痕、先天畸形、创伤或手术操作而导致慢性或急性气道阻塞、出血及潜在的困难气道。手术前，应与手术医师探讨围手术期呼吸道管理，查阅前次手术的麻醉记录了解气道内导管的口径和置放位置，病人的体位及氧化亚氮和肌松药的应用等问题。麻醉诱导前，可能需要在镇静和表面麻醉下行清醒气道检查，或经纤维支气管镜行清醒气管插管。

2. 拟行ORL手术的病人可有严重吸烟、酗酒、阻塞性睡眠呼吸暂停及慢性上呼吸道感染的病史，应根据并存疾病确定手术前的检查范围。

---

① 译者注：孕后周数是指母体妊娠周数与婴儿出生后周龄的总和。

3. **监测：**除标准的监测外，长时间的或预计大出血的手术还应行动脉内直接测压和监测尿量。

4. 任何上呼吸道手术病人，气管拔管应仔细按计划进行。应先取出咽喉阻塞物，吸除咽部分泌物，待保护性咽喉反射完全恢复后才可**拔除气管导管**。如有严重的上呼吸道出血、水肿或有病变等，则不应在手术室内拔管。

B. 耳手术

1. **手术前考虑**

   a. 耳部手术常需解剖和保护面神经（**第Ⅶ对脑神经**）。麻醉期间应重点关注病人体位、面神经保护、氧化亚氮应用、彻底止血、苏醒期平顺及预防术后恶心呕吐等问题。

   b. **中耳**通过耳咽管与口咽交通。若因创伤、水肿、炎症或先天性解剖异常而导致耳咽管不通畅，中耳的压力不能与外界平衡。此时吸入高浓度氧化亚氮，可在30min内使中耳的压力增至300～400mmHg。与此相反，突然停用氧化亚氮时，中耳内的氧化亚氮被迅速吸收而产生负压。上述变化可改变中耳的解剖，引起鼓膜破裂、人工镫骨关节分离、手术植入物破坏，以及术后恶心、呕吐。

   c. **体位：**手术中常将病人的头部抬高并转向对侧。手术前应估计病人转头的最大幅度，以确定头部活动的限度，尤其对有关节炎或脑血管疾病的病人更应注意。此外，最大幅度转头时应注意静脉回流是否充分。

2. **麻醉方法：**麻醉诱导采用静脉注射镇静催眠药和短效肌松药或吸入麻醉，麻醉维持通常采用吸入麻醉或全凭静脉麻醉（TIVA）。应与手术医师讨论能否使用氧化亚氮。在放入人造鼓膜前至少30min应停吸氧化亚氮。

   a. 精细的耳显微手术要求充分止血。可用挥发性吸入麻醉药、瑞芬太尼、α或β受体阻滞药，将平均动脉压降至60～70mmHg。此外，将床头抬高约15°以减少静脉充血及手术区局部使用肾上腺素以收缩血管，常可改善手术条件。

b. 鼓膜切开置管手术是最常见的儿科门诊手术之一。手术时间短并常可在面罩吸入麻醉下进行，有无静脉通路均可，无需肌松药，可单独用吸入麻醉药或伍用瑞芬太尼以加深麻醉。如果没有静脉通路，可在鼻内给予芬太尼（1～2μg/kg）或术前口服对乙酰氨基酚（20～40mg/kg）用于术后镇痛。

C. 鼻手术

1. **麻醉方法：**鼻手术通常采用全身麻醉，小手术或高危病人可考虑局部麻醉。术者可先应用4%可卡因行鼻黏膜表面麻醉，继而在术区注射含1：（100 000～200 000）肾上腺素的1%～2%利多卡因，可收缩血管，有利于止血。肾上腺素可引起心动过速、高血压和心律失常。健康成人可卡因用量不应超过1.5mg/kg（4%溶液每滴约含可卡因3mg）。心血管病人或局麻药中加入肾上腺素时，可卡因的用量应减少。全身麻醉主要用于提供制动、气道保护或遗忘。

2. **鼻整容手术后，**因鼻不稳定，不宜使用面罩。苏醒和气管拔管平顺很重要，以减少术后出血，避免喉痉挛及应用面罩正压通气。

3. 鼻手术期间，**失血量**可能较大，且难以估计。咽喉部填塞可防止血液流入胃内，有助于减少术后恶心呕吐。也可放置胃管，吸出咽入胃内的血液。

4. **严重鼻出血：**拟行颌内动脉结扎术或栓塞术者，通常有焦虑不安、高血压、心动过速和低血容量。此类病人因胃内存有血液，麻醉诱导和气管插管时应按照饱胃病人对待。病人需控制高血压以减少失血。鼻后填塞虽有帮助，但可致水肿和通气障碍。由于丢失的血容量难以估计，故应建立通畅的静脉通路，并能及时获取配好的血液。取出鼻后填塞物，可能会引起显著出血。

D. 上呼吸道手术

1. **扁桃体切除术和增殖体切除术**

a. **手术前评估：**应问询病人有无异常出血史、新近的呼吸道感染、阻塞性睡眠呼吸暂停（OSA）。进行以下问题的询问有益于OSA病人的评估。

（1）您夜间睡觉**打鼾**吗？

（2）您白天觉得**疲乏**吗？

（3）是否有人**观察**到您的不呼吸状态？

（4）您接受过或正在接受**高血压**治疗吗？

（5）您的**BMI**大于35kg/m^{2}吗？

（6）您的**年龄**超过50岁吗？

（7）您的**颈围**是否大于17in（男性）或者16in（女性）？

（8）您是**男性**吗？

以上每项1分，等于或超过5分的极可能是OSA。OSA病人通气及气管插管可能困难。此类病人发生术后呼吸系统并发症的风险高，应考虑延长在PACU观察时间或过夜以监测呼吸抑制等变化。

b. 大多数**儿童**可采用吸入麻醉诱导，随后建立静脉通路，常使用挥发性麻醉药辅以阿片类药物（如吗啡0.05～0.10mg/kg，静脉注射）维持麻醉。肌松药有助于气管插管，但不是必需的。头部移动和置入张口器时，偶尔可引起气管内导管阻塞、断开或脱出。为确保手术通路，气管内导管应牢固地固定于颌正中线上。

c. **手术结束时，**取出咽部填塞物，放置胃管吸出咽入胃内的血液，并彻底进行咽部吸引，可考虑给予抗呕吐药。应在深麻醉或病人已清醒且完全恢复气道反射时拔除气管导管。术后使用口咽通气道如未能准确放置在中线上，会引起手术切口破裂出血。临床也可选用鼻咽通气道。

d. 转到麻醉后恢复室（PACU）前应听诊确认无气道梗阻，离开PACU前，应保证咽部干净。

2. 扁桃体出血

a. 小儿扁桃体切除术后**再出血**发生率约5%。原发性出血多发生在术后24h内，继发性出血是因结痂脱落即在术后7～10d发生出血。临床可见呕血、心动过速、频繁吞咽、皮肤黏膜苍白和气道阻塞等。由于血液被吞咽，出血量常被低估。

b. **扁桃体切除术后出血**需急诊手术处理。出血和低血容量的小儿，麻醉诱导可致严重低血压，甚或心脏停搏。再次手术前需开放一条大的静脉通路，充分补液（必要时输注血液制品）。应检查血细胞比容和凝血功能，备好血液制品。麻醉药的剂量也因低血容量而相应减少。

c. 因为胃内充满血液，应采用**快速序贯诱导**。还应备好两台吸引器和一根比拟用气管导管小一号的带管芯的气管导管，手术医师应在场。在病人清醒状态下拔管是最安全的。

3. 扁桃体或咽旁脓肿可表现为牙关紧闭、吞咽困难和气道受压移位。麻醉诱导前手术医师应行脓肿穿刺减压。若需要，可采用光导纤维镜清醒气管插管。麻醉处理和拔管要求与扁桃体切除术相似（见本章Ⅱ. D. 1.）。卢氏（Ludwig）咽峡炎是一种颌下及舌下间隙的蜂窝织炎，可蔓延至颈前区。临床表现为牙关紧闭、气道水肿和解剖变形，常使直接喉镜下声门显露困难。静息时喘鸣是全身麻醉后气管插管的禁忌证。在此种状况，清醒光导纤维镜插管是最安全的。如不可能施行，可在局部麻醉下行气管造口以确保气道安全。

4. 唇腭裂（CLP）修复

a. 这类病人可能合并心脏或气道等其他畸形，因此，详细的术前评估是非常必要的。

b. CLP修复需行全身麻醉。放置张口器时气管导管可能会扭折或移位，建议选用经口型RAE（Ring-Adair-Elwyn）气管导管（译者注：预铸直角弯度型气管导管）。

c. 苏醒前用胃管吸空胃内血液。用软的尖导管沿舌体轻轻吸引口咽部，避开新修复的腭部。

d. 考虑到术后可能存在气道梗阻，应采用多模式镇痛以减少阿片类药物的需求。应在病人完全清醒后拔除气管导管。手术医师可在舌体上留一缝线，以便在病人发生气道梗阻时向前牵拉舌体。术后需要在儿科重症监护病房进行监护。

5. 直接喉镜用于诊断（活检）或治疗（声带息肉摘除）时，可能遇到气道受累。影像学（MRI或CT扫描）及实验室检查（肺流量环测定）有助于确定气道异常和围手术期可能出现的问题。许多病人有吸烟和心肺疾病史。

a. **麻醉处理：**参见第27章Ⅳ.。

b. **手术后可发生气道水肿：**如估计会发生，可静脉注射地塞米松4～10mg。其他处理包括抬高头部、经面罩吸入湿化氧气及消旋肾上腺素雾化吸入。偶尔，停止雾化吸入消旋肾上腺素会引起气道水肿复发。

6. **ORL手术常使用激光。**激光（是激发辐射增聚所产生的光束）可产生高能量高密度的连续光束，对受照射组织具有聚焦性热效应。激光的波长取决于产生单色光的发射介质。

a. **短波（1μm）激光**[氩气、红宝石、钕：钇铝石榴石（Nd：YAG激光）]在电磁光谱的红-绿可见光部分难以被水吸收，但容易被含色素的组织（如视网膜）和血管吸收。

b. **红外（10μm）CO_2激光**可很好地被水和细胞表面吸收，常用于治疗喉部病变。红外CO_2激光不能通过纤维光镜传递。

c. 使用激光时必须**保护好眼睛**。手术室内人员应佩戴相应的安全眼镜（淡绿色用于防护氩气激光，琥珀色用于防护Nd：YAG激光，无色用于防护CO_2激光）。病人应闭眼，胶带固定，并佩戴护目镜。

d. **气道内燃烧是上呼吸道激光手术的最严重并发症。**它与气道内的气体环境、激光能量及使用方法、气道湿度、气管导管类型相关。氧化亚氮和氧气均可助燃。上呼吸道激光手术时，使用氧/空气或是氧/氦气的混合气体，保持吸入氧浓度21%～30%是安全的。

e. **安全使用激光：**应在非连续模式下间断选择使用中等功率（10～15W）激光。手术医师不应把激光像电凝那样使用。为防止气道内燃烧，应限制输出能量，留出散热时间，非靶组织和气管导管套囊应用湿纱布遮盖包绕，手术区保持潮湿（减少热量）。

f. **激光手术期间可选用的气道**：通常选用抗燃的浸渍或屏蔽的特制气管导管（如Xomed-Ⅱ型屏蔽激光导管），气囊内注入蓝色生理盐水。一些手术操作因外科医师要求在手术区容易操作而不能气管插管，可选择以下方法：

（1）应用文丘里（Venturi）喷射通气可以不用气管插管，但干燥的组织仍可起火燃烧。所有病人都有气压伤的危险，小儿及慢性阻塞性肺疾病病人危险性最高。

（2）**通气和不呼吸情况下供氧**：麻醉医师可采用间断通气供氧，以便外科医师在病人不呼吸期间操作并间断停止操作。

g. 若气道内发生燃烧，应立即拔除气管导管，停止通气，清除气道内所有易燃物质，用生理盐水灌洗气道。火焰熄灭后，避开富氧环境，重新建立气道，检查气管导管内是否有残留碎片，并考虑行支气管镜检查。并发症包括气道水肿、吸入性损伤、气管和喉部肉芽组织形成及气道狭窄。

h. 激光手术的麻醉方法与内镜检查的麻醉相似（见本章Ⅱ. D. 6. f. 和第27章Ⅳ.）。对麻醉的要求包括提供充分的手术视野、防止气道燃烧、气管拔管前恢复保护性气道反射等。与手术团队的充分沟通是必要的。可采用气管插管、喷射通气，也可用面罩间歇通气。TIVA可用于开放气道手术的麻醉维持。因可能发生气道水肿，手术后病人应吸入湿化氧，并送入PACU密切观察。必要时可给予类固醇激素或消旋肾上腺素雾化吸入。

Ⅲ. 颈部手术的麻醉

A. 概述：颈部手术麻醉所要考虑的**首要问题**是建立并维持通畅的气道及组织保护和神经监测。

1. 为防止手术期间导管扭折，可选用**带金属螺旋丝的气管导管**（如Tovell导管）。
2. 对于有些大手术或可预见的困难气道，麻醉诱导前可在局部麻醉下行择期**气管造口术**。
3. **声带注射聚四氟乙烯**（Teflon）时，必须在病人清醒条件下置入喉镜，以便连续评估发音质量。所以，此种手术应在充分局部麻醉和轻度镇静下进行。

B. 颈部根治手术

1. **病人状况**：此类病人多为老年人、长期患病、营养不良，并常有嗜烟酒史。应根据合并疾病的严重程度，确定手术前评估范围和围手术期选择的监测。已行放射治疗的病人在进行颈部根治手术时可能发生大出血和困难气道。
2. **麻醉方法**：此类病人最主要的是气道处理，尤其有块状病灶者。对于潜在困难气道的病人，建议采用清醒纤维支气管镜气管插管，并备好硬质支气管镜、可视喉镜或清醒气管造口。建议选用不用肌松药的吸入麻醉，以便手术医师能借助神经刺激器识别神经。病人头部抬高15°～30°，并用挥发性麻醉药、血管扩张药或瑞芬太尼行轻度控制性低血压（平均动脉压60～70mmHg），可减少失血量。但是，长时间的深度低血压及贫血会增加终末器官损害的风险。
3. 颈部手术常需用旋转皮瓣或游离皮瓣。手术期间分离、牵拉或压迫颈动脉窦，可引起心律失常，如心动过缓，甚至心搏骤停。治疗上应立即停止刺激。必要时，可由手术医师用局麻药阻滞颈动脉窦附近的组织。
4. 若估计术后有可能发生气道受压，应保留气管导管或施行择期气管切开术。
5. 重建性皮瓣转移术期间应维持体温正常，输注足量的晶体液并尽量少用血管收缩药。术中游离皮瓣受损的预示指标包括明显的并存疾病、晶体液输注超过7L和手术时间过长。术后应维持足够高的血压以保证皮瓣的灌注，但血压不能太高，否则会形成血肿。

C. 甲状腺和甲状旁腺手术

1. 气管插管全身麻醉是最常采用的方法。40%的手术相关喉返神经麻痹继发于甲状腺手术，可考虑应用带有神经监测仪的气管导管，在术中监测喉返神经。琥珀胆碱可用于气管插管，术中应避免追加其他肌松药以便监测喉返神经（图30-2）。

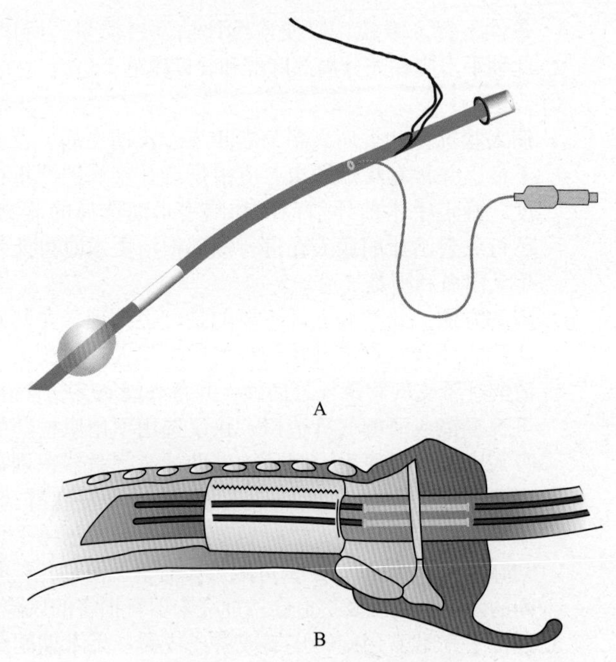

图30-2　术中喉返神经监测

A. NIM Ⅱ气管导管内的电极（美敦力公司）；B. NIM Ⅱ电极在气管导管内的适宜位置［重绘制 White WM，Randolph GW，Hartnick CJ，et al. Recurrent laryngeal nerve monitoring during thyroidectomy and related cervical procedures in the pediatric population. *Arch Otolaryngol Head Neck Surg*. 2009；135（1）：88-94.］

2. 喉返神经损伤可引起一侧声带麻痹，表现为声音嘶哑、发音无力和咳嗽不良。双侧声带麻痹通常引起上呼吸道梗阻和喘鸣，无法发声，需重新气管插管，甚至行气管造口。

3. **麻醉方法**：气管附近的手术操作刺激非常强烈，而术后疼痛却是轻或中等程度。常用吸入麻醉，有时辅加瑞芬太尼以维持适宜的麻醉深度，避免使用肌松药。

4. 甲状腺或甲状旁腺手术后**出血**可能会压迫气道引起呼吸道梗阻，应当用无菌止血钳切开伤口将积血排出。如果引流失败而继发急性淋巴水肿时，必须立即再次行气管插管。

Ⅳ. 牙科、口腔及颌面部手术的麻醉

A. **麻醉技术**：大多数牙科、口腔手术可在门诊局部麻醉下完成，是否需要镇静视情况而定，而大多数颌面部手术则需全身麻醉。

1. 需行全身麻醉的牙科病人多为幼儿及患有严重恐惧症或精神躯体损害的成年人，常需麻醉前用药。若病人能够配合，可给予咪达唑仑口服、右美托咪定或咪达唑仑滴鼻。躁动或不配合的病人，可肌内注射氯胺酮，联合应用咪达唑仑和格隆溴铵可预防精神反应和流涎。
2. 常需行**经鼻气管插管**，插管时必须注意不损伤鼻甲或增殖体。插管前，先确定更通畅一侧鼻腔，然后鼻黏膜局部应用羟甲唑啉（阿弗林），使用涂有润滑剂、加温变软的气管导管以减少鼻腔出血。应用未稀释的去氧肾上腺素（1%溶液）会引起严重高血压，导致肺水肿。气管导管应固定牢靠，避免压迫鼻中隔，还应确实保护和遮盖眼睛。颅底骨折禁止经鼻气管插管。
3. 与手术医师进行充分的气道评估和讨论是非常重要的。上下颌骨畸形、颞颌关节病变、面部骨折、颌间固定或牙关紧闭的病人，可能需要借助光导纤维镜插管（FOI），可预见的困难气道可选择气管造口。
4. 用钢丝行颌间固定的病人应待完全清醒、水肿消退、出血得到控制后才可气管拔管。拔管前应给予抗呕吐药，并经鼻置入胃管吸引行胃肠减压。另外，病床旁应备好剪除钢丝的器械，以备紧急开放口腔之需。拔管及下颌钢丝固定前应行口咽部吸引。

B. **控制性降压麻醉**：正颌手术和其他大的颌面外科手术，出血量可能较大，可采用吸入麻醉药、α及β受体阻滞药、扩血管药、静脉输注强效阿片类药物及抬高头部等措施实施控制性降压麻醉（使MAP介于60～70mmHg）以减少失血、改善术野。精准的监测（动脉内有创血压监测、心电图、失血量和尿量）是保障重要器官灌注的重要环节。病人如果伴有控制不佳的高血压、缺血性心脏病、颈动脉狭窄及肝病或肾病等，则不适宜行控制性降压。

（孙莹杰 译　张铁铮 审校）

推荐阅读文献

Barak M, Yoav L, El-Naaj IA. Hypotensive anesthesia versus normotensive anesthesia during major maxillofacial surgery: a review of the literature. *ScientificWorldJournal.* 2015;2015:1-7.

Brimacombe J, Berry A. The laryngeal mask airway for dental surgery—a review. *Aust Dent J.* 1995;40:10-14.

Choi WS, Samman N. Risks and benefits of deliberate hypotension in anaesthesia: a systematic review. *Int J Oral Maxillofac Surg.* 2008;37:687-703.

Chung F, Subramanyam R, Liao P, et al. High STOP-Bang score indicates a high probability of obstructive sleep apnoea. *Br J Anaesth.* 2012;108:768-775.

Doyle DJ. Anesthesia for ear, nose, and throat surgery. In: Miller RD, ed. *Anesthesia.* 8th ed. Elsevier Saunders; 2015:2523-2549.

Feldman MA. Anesthesia for eye surgery. In: Miller RD, ed. *Anesthesia.* 8th ed. Elsevier Saunders; 2015:2512-2522.

Ghazal EA, Vadi MG, Coté CJ, et al. Preoperative evaluation, premedication, and induction of anesthesia. In: Coté CJ, Lerman J, Andereson BJ, et al, eds. *A Practice of Anesthesia for Infants and Children.* 6th ed. Elsevier; 2019:35-68.

Litman RS. Anesthesia for pediatric ophthalmologic surgery. In: Litman RS, ed. *Pediatric Anesthesia the Requisite in Anesthesiology.* Elsevier Mosby; 2004:267-274.

Litman RS, Samadi DS, Tobias JD. Anesthesia for pediatric ENT surgery. In: Litman RS, ed. *Pediatric Anesthesia the Requisite in Anesthesiology.* Elsevier Mosby; 2004:236-251.

McGoldrick KE, ed. *Anesthesia for Ophthalmic and Otolaryngologic Surgery.* WB Saunders; 1992.

Modest VE, Alfille PH. Anesthesia for laser surgery. In: Miller RD, ed. *Anesthesia.* 8th ed. Elsvier Saunders; 2015:2598-2611.

Pattani KM, Byrnc P, Boahene K, et al. What makes a good flap go bad? A critical analysis of the literature of intraoperative factors related to free flap failure. *Laryngoscope.* 2010;120:717-723.

Philips MB, Bendel RE, Crook JE, et al. Global health implications of preanesthesia medical examination for ophthalmic surgery. *Anesthesiology.* 2013;118(5):1038-1045.

Raafat SH, Brown KA, Verghese ST. Otorhinolaryngologic procedures. In Coté CJ, Lerman J, Anderson BJ, ed. *A Practice of Anesthesia for Infants and Children.* 6th ed. Elsevier; 2019:754-789.

Ragab SM, Hassanin MZ. Optimizing the surgical field in pediatric functional endoscopic sinus surgery: a new evidence-based approach. *Otolaryngol Head Neck Surg.* 2010;142(1):48-54.

Somerville N, Fenlon S. Anaesthesia for cleft lip and palate surgery. *Cont Educ Anaesth Crit Care Pain.* 2005;5:76-79.

Supkis DE, Dougherty TB, Nguyen DT, et al. Anesthetic management of the patient undergoing head and neck cancer surgery. *Int Anesthesiol Clin.* 1998;36:21-29.

Tobin JR, Weaver RG. Ophthalmology. In Coté CJ, Lerman J, Anderson BJ, ed. *A Practice of Anesthesia for Infants and Children.* 6th ed. Elsevier; 2019:790-803.

Troll GF. Regional ophthalmic anesthesia: safe techniques and avoidance of complications. *J Clin Anesth.* 1995;7:163-172.

第31章 泌尿外科手术麻醉

Cheng JZ，Ellis D

Ⅰ. 特殊泌尿外科手术的麻醉

A. 膀胱镜和输尿管镜：用于诊断和治疗下尿道（尿道、前列腺、膀胱）和上尿道（输尿管、肾）疾病。

1. 用温热的冲洗液以改善视野和清除积血、组织和结石碎块。

   a. **电解质溶液**（生理盐水和乳酸林格液）：为等张液体，即使吸收入血也不会导致溶血；因为液体离子化，所以在手术中使用单极电烧是不安全的，但是这种溶液可用于双极电烧。

   b. **灭菌用水**：可使视野清晰且不导电，但是如果吸收入血后可引起溶血和低钠血症/低渗透压。

   非电解质溶液如甘氨酸、山梨糖醇和甘露醇可使视野清晰且不导电。尽管大量吸收后也可引起低钠血症（见下文TURP综合征部分），但因其接近血液渗透压故可减少溶血。

2. 麻醉

   a. 根据病人和手术的不同，膀胱镜和输尿管镜手术可采用表面麻醉、监护下麻醉管理（MAC）、区域麻醉和（或）全身麻醉。虽然放置硬性膀胱镜（特别是男性病人）及扩张膀胱和输尿管时刺激性较大，但术后疼痛较轻微。

   b. 若选用区域麻醉，上尿道手术的平面应达到T_6，下尿道手术则在T_{10}即可。

   c. 全身麻醉应选用各种短效静脉麻醉药和吸入麻醉药，有时可能需要使用短效的肌松药。

   d. 截石位最常见。

B. 经尿道膀胱电切术（TURB）：用于膀胱疾病的诊断和治疗，麻醉注意事项与TURP 相似（见下文）。当膀胱病变靠近膀胱侧壁，手术操作不经意可能刺激闭孔神经，引起不自主的腿部运动而导致膀胱损伤，故需使用肌松药。另外，膀胱癌行TURB期间，化疗药物的灌洗可能影响手术室的清洁和麻醉医师的安排。

C. **经尿道前列腺切除术（TURP）**：用于治疗良性前列腺肥大（BPH）所致的尿路梗阻。手术使用的是一种改良的膀胱镜（前列腺切除镜），其上部有一个金属环和电烧设备相连接，用来切除组织和凝固出血的血管。TURP的替代方法包括药物治疗（α受体阻滞药和激素疗法）和微创技术，包括激光消融，微波热疗和前列腺支架。

1. 术中前列腺大静脉窦开放可导致冲洗液的吸收。液体吸收量取决于以下因素：

a. 静水压力与病人上方冲洗液的高度有关。

b. 手术技术：静脉窦暴露时间、冲洗液的灌注速度和膀胱镜的型号。

c. 静脉窦开放的数量和大小（受前列腺大小的影响）。

d. 外周静脉压力（较低的外周静脉压可使吸收增加）。

2. 麻醉

a. 若选用全身麻醉，则应避免咳嗽或体动，否则可增加出血危险或导致膀胱/前列腺包膜穿孔。正压通气可通过增加静脉压而减少冲洗液的吸收。

b. 区域麻醉的优点包括膀胱松弛（改善手术视野）和防止膀胱痉挛（术后可更快止血）。此外病人清醒可主诉症状，从而能够及早发现TURP综合征（见下文）和膀胱穿孔。

c. 蛛网膜下腔阻滞时使用等比重或重比重局麻药，辅助应用或不用阿片类镇痛药。为抑制膀胱扩张所致的疼痛，阻滞平面应达到T_{10}水平。神经阻滞可导致静脉压降低，虽然可以减少出血，但也增加了冲洗液的吸收。

d. 术中监测液体吸收的方法，包括测定液体出入量容积、比重、称重，以及在冲洗液中加入已知量的乙醇，测定呼出气中的乙醇含量。

3. 并发症

a. TURP综合征是指机体由于吸收了大量的冲洗液

所引起的一系列与神经系统和心血管系统有关的症状和体征，可发生在早期（直接从血管内吸收）和数小时之后（从腹膜后间隙和精囊周围间隙吸收）。

（1）**中枢神经系统**改变：包括恶心、兴奋、意识模糊、视力障碍、抽搐和昏迷。这些症状可能由多种因素所致，并归因于由低钠血症/低渗透压导致的脑水肿、高甘氨酸血症及高氨血症（甘氨酸经肝代谢成氨）。

（2）**心血管系统**方面：包括高血压/低血压、心动过缓、心律失常、肺水肿和心脏停搏，这可能继发于明显的液体转移，并可能与电解质紊乱有关。液体吸收后最初可出现高血容量，但随后冲洗液将迅速地再分布至组织间隙。

（3）**治疗**：告知手术医师，尽快完成手术并维持血流动力学的稳定。关于最合适的治疗方法，文献上存在分歧。限制液体输入并使用呋塞米利尿被推荐用于治疗容量超负荷，出现严重症状或低钠血症（血清钠浓度＜120mmol/L）时可使用高张盐水进行治疗。另外一些学者认为利尿治疗可导致血管内容量明显减少并可使低钠血症恶化，故建议早期使用高张盐水（缓慢纠正低钠血症以降低脑桥髓鞘受损的风险），然而在发生急性肺水肿时可使用利尿药。无论在任何情况下，都应依据定期测定的血清钠和渗透压结果来指导治疗。

b. **膀胱穿孔**：是一个严重的并发症。足够的麻醉深度、神经肌肉阻滞或脊麻提供的肌肉松弛，可将这种风险降至最低。

（1）腹膜外穿孔更为常见，表现为耻骨上充盈、腹部痉挛，或者耻骨上、腹股沟区或脐周疼痛。

（2）腹膜内穿孔表现为上腹部疼痛或从膈肌向肩部的牵涉痛，可导致高血压、心动过速和腹部膨隆，随后出现低血压和心血管衰竭。

c. **菌血症**：可能是细菌经前列腺静脉窦侵入机体所致，通常与留置尿管或未治愈的前列腺炎有关。

d. **失血和凝血功能障碍**：因大量冲洗液的稀释，TURP手术中失血量的估计非常困难。术后持续出血可能与手术出血、稀释性血小板减少、弥散性血管内凝血或前列腺释放纤溶酶有关。失血的血流动力学反应可能被冲洗液吸收所致的高容量状态所掩盖。

D. **激光切除前列腺**：是一种治疗BPH的临床方法，围手术期并发症较少。激光的组织穿透性有限，但止血性能较好，能够保持术野清晰。对于病情严重的病人（TURP发病率为18%）及口服抗凝药的病人，激光切除可以作为一种替代治疗方法。膀胱激惹（暂时的），延迟肉眼血尿和暂时的排尿困难是常见的并发症。手术时间相对较短，麻醉方法可选择全身麻醉和区域麻醉（蛛网膜下腔或骶管阻滞）。

1. **钬光**（YAG：钇铝石榴石）：是一种60～80W的高能量脉冲激光，波长为2140nm，因水对其有较高的吸收性，故限制了钬光对组织的穿透。用于前列腺摘除，其对前列腺组织结构的保存有利于膀胱癌的检测。

2. **KTP**（磷酸钛氧钾）：是一种通过水晶产生的60～80W的高能量激光，波长为532nm。氧合血红蛋白对其高度吸收，使得术野清晰。但是水对KTP几乎不吸收。应用此方法的前列腺摘除术被称为“前列腺选择性光气化术”（PVP）。PVP与TURP治疗效果相似（2～4年随访），可以缓解BPH症状，并且围手术期并发症较少，减少膀胱冲洗、导尿留置时间和住院时间，减轻了性功能障碍。缺点是会改变前列腺组织标本。在PVP过程中，足够的麻醉深度、神经肌肉阻滞或脊麻提供的肌肉松弛也很重要。

E. **耻骨后根治性前列腺切除术（RRP）**：用于前列腺癌的治疗，几乎不用于BPH。

麻醉：

a. **开腹RRP**：可使用全身麻醉、硬膜外麻醉或脊麻。几个小规模的前瞻性随机试验对全身麻醉和硬膜外麻醉进行了比较，发现硬膜外麻醉在减少手术失血量、减少术后疼痛和加快肠道功能恢复方面要优于全身麻醉。尽管如此，有经验的外科医师在全身麻醉下施行前列腺摘除术时仍然可以最大限度地减少出血，有效地控制术中和术后疼痛，并缩短住院时间。近年来，TAP阻滞和腹直肌鞘阻滞联合应用于阿片类药物节俭镇痛技术。

b. **腹腔镜前列腺切除术（LRP）**：创伤小，临床预后相似。前瞻性、非随机研究表明，在术后疼痛评分、麻醉性镇痛药使用量、住院时间、再次入院率和并发症发生率方面，LRP和RRP两种方法没有差别。LRP麻醉方面的注意事项与其他腹腔镜手术相似。有研究认为，与腹膜内注入CO_2相比，腹膜后注入CO_2使得机体对CO_2的吸收增加，但对于这种观点还存在争议。

c. **机器人辅助耻骨后前列腺切除术（RARP）**：越来越常见，与开放和腹腔镜前列腺切除术相比，RARP能够降低输血率、缩短尿失禁时间，以及减少勃起功能障碍。RARP的麻醉方案与LRP相似，采用静脉诱导和气管插管下全身麻醉是必要的。当病人处于截石位时，手臂会被收于身体两侧，许多麻醉医师主张开通两条静脉通路，并在病人的每个手臂上各安放一个无创的血压袖带，这样有助于弥补术中评估病人血压的困难。值得注意的是，套管针穿刺器可能意外地损伤大血管或进入胃，建议术前备血，并下胃管行胃部减压。胃部减压还可以减少因胃内容物流入病人眼睛而造成的眼部损害。神经肌肉阻滞是极其重要的，因为在机器人操作期间，病人的任何体动都可能导致严重的并发症。病人常被置于陡峭的沙滩椅体位，以方便手术时显露骨盆深部器官。沙滩椅体位增加颅内压和眼内压，也可能导致物体打到病人脸部。因此，临床医师必须密切监测病人，以防止伤害。在机器人前列腺切除术中，液体管理也非常重要。过多的液体与术后吻合口漏及沙滩椅体位时声门和眼周水肿的风险增加有关。然而，限制性的液体管理可能引起急性肾小管坏死和低血压所致的下肢筋膜室综合征。

d. 诊断性染料：可能在术中用来证实尿道重建后的完整性。

（1）1%**亚甲蓝**（1ml）快速注射可能影响血压，也可能导致脉搏血氧饱和度出现短暂的假性降低，可低至65%，持续10～70s。

（2）0.8%**靛蓝**（5ml）是一种α受体激动药，可引起高血压。

e. 并发症通常与失血有关，包括低体温、贫血和凝血功能障碍，建议开放大口径的静脉通路。推荐使用两条静脉通路和两个血压袖带（见上文RARP部分）。在前列腺尿道松解期间，无法进行尿量的监测。术中静脉窦开放，会增加出血，并可能导致空气栓塞。

F. 肾切除术适用于肿瘤、移植术、慢性感染、创伤、严重的囊肿或结石症。

1. 因肾细胞癌而须行肾切除术的病人，术前需对肿瘤进行分期。这种肿瘤可能非常巨大，如果肿瘤侵及下腔静脉（IVC）或右心房，需考虑以下两种并发症。

a. 肿瘤部分或完全阻塞下腔静脉（IVC），导致静脉回流受阻和低血压。

b. 肿瘤碎片可能栓塞肺循环。因此进行肺动脉置管和中心静脉穿刺置管有一定的风险，因为在导管的置入过程中可能使得肿瘤移位至下腔静脉或右心房。如果肿瘤栓塞发生风险高，应该考虑应用经食管超声心动图。心肺转流可以最大限度地降低术中发生肺栓塞的风险。

2. 因移行细胞癌行肾切除的病人可能需要联合行输尿管完全切除术。

3. 麻醉

a. 病人取仰卧位（经腹入路）或侧卧位（经腹膜后入路）。侧卧位时常使用腰桥并将手术床屈曲以充分显露手术区域，但抬高的腰桥可使下腔静脉受压或下侧肢体形成血池而导致低血压。

b. 较大的肿瘤或上极肿瘤可能需要胸腹联合切口。

c. 经上腹部切口或胸腹部联合切口时，通常采用全身麻醉联合硬膜外麻醉以利于最大限度地进行术后镇痛。TAP阻滞也可考虑用于疼痛控制。

d. 由于肿瘤较大和血供丰富，失血量可能会很大，因此需要开放大口径的静脉通路，必要时建立动脉通路。

G. 膀胱切除术

1. **单纯或部分膀胱切除术：** 是指切除全部或部分膀胱，完整保留包括盆腔淋巴结在内的邻近器官和结构。

2. **根治性膀胱切除术：** 用于浸润性膀胱肿瘤，通常需切除其他盆腔器官，如前列腺或子宫。盆腔恶性肿瘤、神经源性膀胱功能障碍、慢性下尿路梗阻或放射治疗后膀胱功能障碍可能需要行回肠或结肠代尿路改建术。

3. 麻醉

a. 因为术中可能发生大出血，故应建立大口径的静脉通路。

b. 由于切断输尿管后容量波动较大，应进行动脉或中心静脉置管。

c. 推荐全身麻醉联合硬膜外麻醉或TAP置管。

H. **睾丸固定术、睾丸切除术和泌尿生殖器的矫形术：** 可用于治疗先天性畸形、肿瘤和阳痿。睾丸扭转的病人需行急诊复位和睾丸固定术，以防缺血。

I. **肾移植：** 用于治疗终末期肾病。移植受体通常有高血压和（或）糖尿病，这些增加了冠状动脉疾病和充血性心力衰竭的风险。病人可能存在电解质紊乱和酸碱失衡、贫血和血小板功能不良。条件允许时可在术前进行透析以纠正血钾浓度和酸碱异常。麻醉医师还必须确认病人围手术期接受了恰当的免疫抑制剂治疗。

麻醉：

a. 建立静脉通路可能比较困难，应避免在有动静脉瘘或分流的肢体进行静脉穿刺。在使用免疫抑制剂的病人中，应权衡有创监测（动脉或中心静脉通路）的益处与导管相关并发症的风险。

b. 病人可能因糖尿病、尿毒症或术前应用阿片类药物而出现胃排空延迟。对于接受腹膜透析或有自主神经病变的病人，应考虑采用快速序贯诱导。

c. 肌肉松弛是很重要的，应该维持足够的肌松直至腹膜关闭。咳嗽可能使移植肾从血管吻合口上脱落。顺阿曲库铵是首选的神经肌肉阻滞药物，也可以使用罗库溴铵。但是，舒更葡糖尚未被批准用于终末期肾病病人。

d. 移植肾的功能取决于血管吻合前后是否有足够的血管内容量来维持移植肾的有效灌注，血管容量扩张剂包括晶体液、白蛋白和甘露醇。

e. 术中低血压可能损害肾灌注，必须及时纠正机械性因素，如下腔静脉受压，或通过扩容来治疗低血容量。必要时应用药物支持，可以考虑去氧肾上腺素静脉注射或静脉输注，或多巴胺静脉输注。过去认为α受体激动药，如去氧肾上腺素，会通过血管收缩作用而减少肾血流量，然而，α受体激动药已经成功地用于这些治疗。在严重酸中毒时，使用碳酸氢钠可改善血流动力学。

f. 尿量可作为肾功能的直接监测指标，受低血容量、急性排斥反应或吻合口通畅性影响。吻合后，外科医师可能要求使用甘露醇和呋塞米进行利尿。

Ⅱ. 碎石术

A. 肾结石的治疗方法包括开放性外科手术和微创方法，如膀胱镜/输尿管镜机械取石和（或）激光碎石术。麻醉方式包括区域麻醉、监护麻醉、全身麻醉（喉罩或气管插管），麻醉方式选择取决于病人和手术因素。

B. 体外震波碎石术：是一种无创技术，是将声冲击波集中在尿路结石部位。并在不同密度物质（如软组织和结石）的界面上反射这些声波从而形成复杂的内部回波并最终产生压力而导致结石碎裂。早期的碎石术要求病人浸入水浴中，目前的仪器仅要求病人躺在手术床上，只需很小的皮肤区域“震动入口”，并且能更精确地聚焦在石头上，在周围结构上消耗的能量更少。

C. 麻醉

1. 病人多为仰卧位，但根据结石的精细定位也可采用俯卧位。同时进行膀胱镜检查或放置支架时需采用截石位。

2. 使用新型碎石机进行手术，通常只需监护麻醉。其他麻醉方法包括神经阻滞和全身麻醉。
3. 充分静脉输液可有助于碎石的排出。
4. 绝对禁忌证为妊娠、未治愈的感染、出血倾向及腹部起搏器。相对禁忌证为起搏器/植入式心脏转复除颤器、腹主动脉瘤、肾动脉瘤、矫形假体和病态肥胖。

D. 并发症

1. 术后不久出现的输尿管绞痛，表现为恶心、呕吐或心动过缓。
2. 血尿较常见，可进行补液和利尿药治疗。
3. 术中可发生心律失常，包括心动过缓、房性期前收缩和室性期前收缩，这些都继发于心脏传导系统的机械性（冲击波）牵张。如果室性期前收缩频发或有症状，可以通过使冲击波与心脏周期同步而使其最小化。
4. 严重的高血压主要见于自主神经反射亢进的病人。
5. 肾（被膜下）血肿是由同侧肾血管损伤所致，尤其在高血压病人。
6. 严重的肺或肠道损伤是罕见的，可由冲击波误施加于肺或肠道所致，也可由治疗中病人发生体动而引起。

Ⅲ. 伴有脊髓疾病的病人

A. 脊髓损伤常引起尿潴留，而导致尿路感染、肾结石和膀胱输尿管反流。

B. **自主神经反射亢进**是脊髓损伤平面以下某种刺激诱发的急性发作的交感神经超敏反应，脊髓损伤平面通常在 T_6～T_7 平面或以上。这种综合征可在受伤后数月至数年内任意时间出现。

1. 常见的症状有高血压（潜在的、严重的）、头痛、过度出汗、颜面潮红或苍白，以及心动过缓。
2. 诱发因素包括内脏刺激，最常见的是膀胱扩张，另外尿路感染、粪便嵌塞、子宫收缩、肠扩张，以及其他腹腔内和皮肤刺激也有报道。
3. 病理生理机制是因为在损伤水平以下传入神经元和交感神经元之间联系紊乱，导致血管收缩和高血压。

副交感神经系统不能抵消这种脊髓损伤导致的血管收缩。

4. 自主神经反射亢进治疗包括去除外界刺激，加深麻醉，以及使用起效快的药物治疗持续性高血压，如舌下含服硝苯地平，或静脉注射硝酸甘油或硝普钠。椎管内麻醉阻断双下肢反射弧而防止自主神经反射亢进的发生。然而，由于脊髓损伤病人存在皮肤感觉丧失，所以很难通过皮肤测试来确定麻醉平面。对于短小手术，脊麻因为其阻滞效果可靠而优于硬膜外麻醉。

（荆　娜译　马　虹审校）

推荐阅读文献

Biki B, Mascha E, Moriarty DC, Fitzpatrick JM, Sessler DI, Buggy DJ. Anesthetic technique for radical prostatectomy surgery affects cancer recurrence: a retrospective analysis. *Anesthesiology*. 2008;109(2):180-187.

Conacher ID, Soomro NA, Rix D. Anaesthesia for laparoscopic urological surgery. *Br J Anaesth*. 2004;93(6):859-864.

Domi R, Sula H, Ohri I, et al. Anesthetic challenges of patients with cardiac comorbidities undergoing major urologic surgery. *Int Arch Med* 2014;7:17. doi:10.1186/1755-7682-7-17.

Ellis DB, Albrecht M. Anesthesia for robotic surgery. In: Gropper MA, ed. *Miller's Anesthesia*. 9th ed. Elsevier; 2020:2236-2250.

Gravenstein D. Extracorporeal shock wave lithotripsy and percutaneous nephrolithotomy. *Anesthesiol Clin North Am*. 2000;18(4):953-971.

Hahn RG. Fluid absorption in endoscopic surgery. *Br J Anaesth*. 2006;96(1):8-20.

Hambly PR, Martin B. Anaesthesia for chronic spinal cord lesions. *Anaesthesia*. 1998;53:273-289.

Hanson R, Zornow M, Coulin M, Brambrink AM. Laser resection of the prostate: implications for anesthesia. *Anesth Analg*. 2007;105(2):475-479.

Hsu RL, Kaye AD, Urman RD. Anesthetic challenges in robotic-assisted urologic surgery. *Rev Urol*. 2013;15(4):178-184.

O'Malley C, Frumento R, Hardy M, et al. A randomized, double-blind comparison of lactated Ringer's solution and 0.9% NaCl during renal transplantation. *Anesth Analg*. 2005;100:1518-1524.

Scavonetto F, Yeoh TY, Umbreit EC, et al. Association between neuraxial analgesia, cancer progression, and mortality after radical prostatectomy: a large, retrospective matched cohort study. *Br J Anaesth*. 2014;113(suppl 1):i95-i102.

Schmid S, Jungwirth B. Anaesthesia for renal transplant surgery: an update. *Eur J Anaesthesiol*. 2012;29(12):552-558.

Sprung J, Scavonetto F, Yeoh TY, et al. Outcomes after radical prostatectomy for cancer: a comparison between general anesthesia and epidural anesthesia with fentanyl analgesia. A matched cohort study. *Anesth Analg*. 2014;119(4):859-866.

Whalley DG. Anesthesia for radical prostatectomy, cystectomy, nephrectomy, pheochromocytoma, and laparoscopic procedures. *Anesthesiol Clin North Am*. 2000;18(4):899-917.

第32章 妇产科麻醉

Gallin H，Chalupka AN

Ⅰ. 妊娠母体生理（表32-1）

A. 呼吸系统

1. 整个呼吸道可发生**黏膜毛细血管充血**，这一现象在妊娠的前3个月即可出现，在整个妊娠期间逐渐加重。以往多选择内径为6.0～6.5mm的导管进行气管插管，以减少气道损伤的可能性；如需要也可使用较大内径的气管导管。液体潴留可导致产妇舌体增大，可用以解释为什么足月妊娠妇女Mallampati气道分级Ⅲ～Ⅳ级概率高于普通人群。此外，在分娩过程中，气道评级仍可能发生变化，可使气道分级进一步升高。最后，由于毛细血管充血，鼻插管可引起鼻出血，因此对孕妇应尽可能避免使用鼻插管。
2. 由于母体和胎儿需氧量增加，母体通过增加潮气量，使**每分通气量增加45%**，肺阻力降低50%，以适应这些变化。随着妊娠的进展，增大的子宫使膈肌抬高，导致母体功能残气量下降20%，使孕妇无通气时的氧储备降低，因此在麻醉诱导前需进行充分的充氧去氮。

B. 心血管系统

1. 从妊娠中期末到分娩时，由于每搏输出量的增加及心率的轻度增快，母体**心排血量增加**50%。由于血管内容量增加，母体心脏增大，因此，通常会在胸骨左缘闻及Ⅱ级收缩期射血杂音。分娩期，充血子宫收缩将300～500ml的血液自动输入母体循环，使心排血量进一步增加。在产后即刻，由于血液的自动回输及胎儿对下腔静脉压力的突然消失，产妇的心排血量达到最高值，可超出分娩前值的80%～100%。尽管心排血量大幅增加，但由于外周血管阻力下降，分娩时血压与妊娠时相比，并不会明显上升。

表 32-1 妊娠相关生理改变

系统	参数	改变
呼吸	容量/总量	
	肺总量	–5%
	肺活量	不变
	功能残气量	–20%
	吸气储备量	+5%
	呼气储备量	–20%
	残气量	–15%
	闭合容量	不变
	潮气量	+45%
	呼吸力学参数	
	FEV_1	不变
	FEV_1/FVC	不变
	每分通气量	+45%
	肺泡通气量	+45%
	血气	
	$PaCO_2$	–10%
	PaO_2	+5%～10%
	pH	不变
	HCO_3^-	下降
	氧耗	+20%
	足月时 P50	30mmHg
心血管	心排血量	+50%
	每搏量	+25%
	心率	+20%～25%
	体循环阻力	–20%
血液	血容量	+45%
	血浆容量	+55%
	红细胞压积	+25%
	凝血因子	
	凝血因子Ⅶ、凝血因子Ⅷ、凝血因子Ⅸ、凝血因子Ⅹ、凝血因子Ⅻ、纤维蛋白原	升高

续表

系统	参数	改变
	凝血酶原	不变
	凝血因子Ⅺ、凝血因子ⅩⅢ	降低
	血小板计数	不变或降低
	总蛋白（白蛋白、球蛋白）	降低
中枢神经系统	最低肺泡有效浓度（MAC）	降低
	局麻药需要量	减少
胃肠道	胃排空	
	第一孕程（1～3个月）	不变
	第二孕程（4～6个月）	不变
	第三孕程（7～9个月）	不变
	分娩	降低
	产后（18h）	不变
	屏障压	
	妊娠期及分娩期	降低
肝	AST、ALT、LDH、胆红素	升高
	碱性磷酸酶	升高
肾	肾小球滤过率	+50%
	肾血浆流量	+75%

2. 妊娠20周后，当产妇平卧位时，可因增大的子宫压迫主动脉和下腔静脉，常发生**仰卧位低血压**。主动脉下腔静脉压迫减少了静脉回心血量，导致母体低血压，使子宫胎盘血流下降。孕妇平卧时，至少将子宫左倾15°可缓解此现象，并且随着左倾角度的增大孕妇的血压及心排血量可进一步增大。

C. 血液系统

1. 整个妊娠过程中**血容量明显增加**。由于血浆容量增加（妊娠34周时增加高达50%）大于红细胞容量增加，导致相对的**稀释性贫血**。

2. 在妊娠期间，孕妇处于**高凝状态**。妊娠期除凝血因子Ⅺ、凝血因子ⅩⅢ外，大部分凝血因子浓度增高，血小板的生成、激活和消耗均增高。这一高凝状态有助于分娩过程中减少失血，尽管也会增加发生血栓性并发症的潜在可能。

D. 神经系统

1. 妊娠过程中，**最低肺泡有效浓度**下降达40%，其机制仍不明确，可能与妊娠期激素和内啡肽水平改变有关，引起痛阈增高或妊娠诱导性镇痛现象。然而，这种对挥发性麻醉药物敏感性的增加并不代表麻醉药物在脑内作用的增强，因此，术中使用低浓度吸入麻醉药仍需谨慎，以免增加术中知晓的风险。由于产妇心排血量增加，因此静脉麻醉药物诱导速度加快；相反，由于孕产妇每分通气量增加，功能残气量降低，因此吸入性麻醉药物起效速度变慢。
2. 产妇区域麻醉时，**局麻药需求量**较非妊娠病人减少。其原因如下：
   a. **脑脊液蛋白质含量降低**，导致游离和活性药物比例增加。
   b. **脑脊液pH升高**，使非离子化的局麻药物比例增加。
   c. 妊娠期间**硬膜外隙静脉丛扩张**，导致腰段脑脊液量减少，使**脊麻**时局麻药更易扩散，节段阻滞所需药量相应减少。
3. 妊娠期间，从妊娠6周开始，虽然孕产妇舒张压及外周血管阻力下降，但孕产妇的**交感神经系统作用增强**。产妇的血流动力学稳定性高度依赖交感神经系统调节，这就解释了为何在区域麻醉后，产妇血压会大幅下降。产后24～48h内，交感神经系统功能恢复正常。
4. 孕产妇仰卧位时，**腰椎生理前屈向头侧移位**并且胸椎后突程度减弱，进而导致麻醉药物向头侧扩散增加。

E. 胃肠道系统：由于**食管下段括约肌松弛**，以及增大子宫对**胃的机械挤压**，30%～50%的妊娠妇女有胃反流和胃灼感症状。妊娠妇女误吸风险增加，但发生在哪一妊娠时期尚不清楚，尽管在妊娠早期3个月内屏障压（胃内压与食管下段括约肌张力之差）已下降。胃排空并不减慢，但在分娩时，胃排空会延迟（特别是使用阿片类药物后）。由于分娩期产妇具有误吸潜在风险，若实施全身麻醉，应常规给予非颗粒状抗酸药物，还应考虑使用H_2受体阻滞药和甲氧氯普胺（胃复安）。一般来说，除非有禁忌证者，第二和第三孕程或妊娠期有反流症状病人，均以快速诱导为宜。

F. 肾：肾血流量和肾小球滤过量可增高达50%，致使肌酐清除率升高，血尿素氮和肌酐水平降低。

G. 肌肉与骨骼：子宫增大引起腹内压增加及腰椎生理前屈更加明显，牵拉或压迫股外侧皮神经，进而导致大腿前外侧区域感觉丧失（麻痹性股痛）。孕妇常出现腕管综合征，其病因较为复杂；妊娠期常出现的耻骨联合分离的病因可能是妊娠期间松弛素水平增高所致。

Ⅱ. 分娩过程

A. 分娩：从出现宫颈变化的宫缩开始分为3个阶段。

1. **第一产程：**从出现规律宫缩开始至宫颈完全张开。它又可以分为一个发展缓慢的潜伏期和一个以宫颈扩张加速为特征的快速发展活跃期。BMI > 30kg/m^2的孕妇或者怀有男性胎儿的孕妇的第一产程可能会延长。这些因素提示我们对于所有的孕产妇均采用目前广泛应用的分娩曲线来评估产程的进展是有局限性的。
2. **第二产程：**从宫颈完全张开至胎儿娩出。
3. **第三产程：**从胎儿娩出至胎盘娩出。

B. 疼痛：第一产程早期，疼痛主要因宫缩和宫颈扩张，是由T_{10}～L_1节段脊神经所介导的。第一产程活跃期和第二产程早期疼痛缘于会阴的牵拉，并经阴部神经传递到脊髓S_2～S_4节段。

C. 胎儿评估：分娩过程中一般采用连续或间断**胎心率（FHR）监测进行胎儿评估**。在美国，产妇连续FHR监测率高达85%。正常FHR为110～160次/分。胎儿心动过速提示胎儿宫内窘迫、母体发热、绒毛膜羊膜炎或母体用药的结果。持续性胎儿心动过缓最常见的原因是缺氧。但是，其他的病因，如先天性心脏传导阻滞、母体使用β受体阻滞药或低体温也可引起胎儿心动过缓。在10min的胎心监护过程中FHR的波动每分钟至少要在两个周期以上才能被定义为FHR基线变异。最小变异是指小于5次/分的波动，中度变异是指

6～25次/分的波动，显著变异是指大于25次/分的波动。FHR变异性是由胎儿的迷走神经调节的，是反映胎儿迷走神经张力及基础健康状况的指标。变异减少可能与胎儿缺氧、神经源性异常及分娩过程中应用阿片类药物或其他药物引起的中枢神经系统抑制有关；如未监测到FHR变异则考虑存在FHR减速（FHR从基线下降至最低点超过15s）。反复发作晚期减速或深幅度变异减速（特别是基线变异性微弱甚至消失的情况下）应该对胎儿进行进一步的评估和监测以明确胎儿状态。减速分类见图32-1。

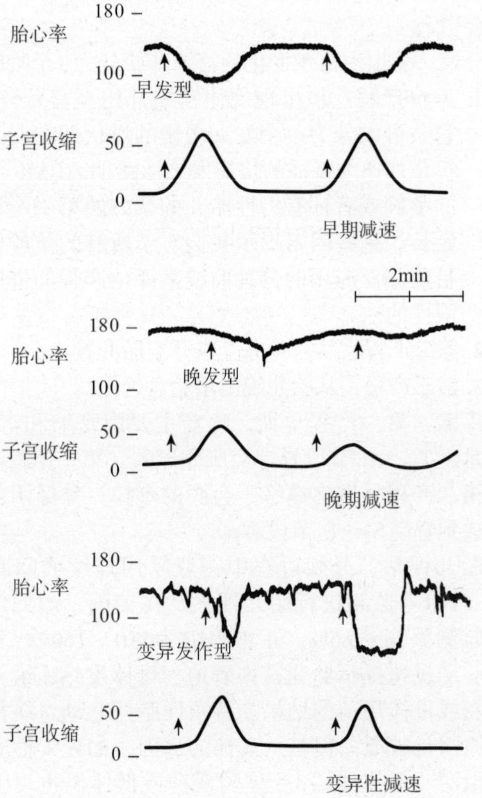

图32-1　胎心率周期性减速与子宫收缩相关性图形

1. 早期减速：与宫缩同步发生的平缓减速（通常比基

线低20次/分)，其记录波形恰好与宫缩记录波形互为镜像，胎心减速最低点就是宫缩最强时刻。这是由胎头受挤压或轻度缺氧使迷走神经张力增高所致，无须处理。

2. **变异减速**：减速的持续时间和表型呈极不规律性被定义为变异减速。它可伴随宫缩产生，但也可能自发出现。变异减速与脐带受压和血流量减少或第二产程胎头受压有关，严重和(或)反复出现变异减速可威胁胎儿安全。已证实羊膜内输液(在破膜后通过宫颈导管向羊膜腔内输注羊水)可改善或解除变异减速，以降低紧急剖宫产的概率。

3. **晚期减速**：在宫缩开始后10～30s出现心率缓慢下降，宫缩结束后才逐渐恢复到基线水平。晚期减速提示母体-胎儿间氧交换发生障碍，是由每次宫缩导致子宫血流减少，引起胎儿低氧所致。一旦发现，将子宫充分推向左侧、纠正母体低血压、调整缩宫素剂量、面罩吸氧，以最大限度确保胎儿氧供。如果这些措施尚不能解除晚期减速，必须尽快娩出胎儿。

4. 电子FHR监测仪也有明显的局限性，包括较高的假阳性率和变异性。此外，使用电子FHR监测仪会增加手术分娩的可能性，被认为与较低的新生儿癫痫发生率相关，但不能降低脑瘫的发生率。为尽量减少假阳性的干扰，可采取一些辅助测试方法评估胎儿的健康状况。

   a. **胎儿头皮刺激：头皮刺激加速反应**(试验者用手指抓挠胎头部)或其他方法刺激胎头后出现加速反应则提示胎儿状况良好，pH至少在7.19。

   b. **胎儿血氧饱和度仪**：在胎儿心率不稳定的情况下，通过连续监测胎儿的血氧饱和度，加强对胎儿状况的评估，但已证实这一技术并不能降低剖宫产率或改善新生儿预后。

Ⅲ. 产程中常用药物

A. 血管升压药：母体低血压的警示症状包括头晕、恶心、呼吸困难、冷汗；母体低血压可导致子宫胎盘功能衰竭和胎儿窘迫。区域麻醉产生交感神经阻滞和SVR降低，从而引起母体有症状性低血压。产科麻醉中理想的血管升压药能升高母体血压的同时不减少子宫胎盘血流量。

1. **麻黄碱**：是一种间接的拟交感药物，可同时激动α和β受体。其变时变力作用可引起外周和子宫血流量增加。麻黄碱是治疗母体低血压传统选择药物。
2. **去氧肾上腺素**：以往认为去氧肾上腺素能升高母体血压，但会降低子宫胎盘血流量。但近来证据表明，去氧肾上腺素在治疗母体低血压方面的作用效能与麻黄碱相当，但比麻黄碱更少地引起胎儿酸血症和APGAR评分降低。因此，目前临床上越来越多地应用去氧肾上腺素来预防和治疗母体低血压。
3. **去甲肾上腺素**和**肾上腺素**：与去氧肾上腺素相比，稀释的去甲肾上腺素在治疗脊麻后的低血压中可以增加心排血量，并且心动过缓的发生率较低。通常只用于通过液体复苏和使用传统血管升压药无效的严重母体低血压。

B. 催产药：是指能刺激子宫收缩的药物。

1. 适应证
   a. 诱发或加速分娩。
   b. 控制产后宫缩乏力和出血。
   c. 诱发治疗性流产。
2. 最常使用的药物包括合成的垂体后叶激素类：**缩宫素**；麦角碱类：**麦角新碱**和**甲麦角新碱**；前列腺素类：**15-α-甲基前列腺素F_2**和**前列腺素E_1**。
   a. **缩宫素**：作用于子宫平滑肌，加快加强宫缩。缩宫素的心血管系统副作用包括血管扩张、低血压、心动过速和心律失常。大剂量缩宫素可有抗利尿作用，可诱发低钠血症、水中毒、脑水肿，若同时大量静脉补液，可引发惊厥。缩宫素通常需稀释后静脉持续输注给药。
   b. **麦角碱类药**：用于分娩第三产程控制产后出血。其心血管副作用包括血管收缩和高血压，若并用血管升压药更明显。因静脉给药可引起严重高血压、惊厥、脑卒中、心肌梗死和肺水肿，故主张肌内注射途径用药。对既往有周围血管疾病、先兆子痫、高血压或冠脉疾病病人，应慎用或避免使用此类药物。

c. 15-甲基前列腺素$F_2\alpha$，卡孕栓：用作治疗子宫收缩迟缓。常用剂量为250μg肌内注射或子宫肌层内注射，两次注射间歇应大于15min，总剂量不超过2mg。用药后可引起一过性高血压、严重的支气管收缩和肺循环阻力明显增加。有哮喘病史的病人，禁用此药物。其他副作用还包括发热、恶心、呕吐和腹泻。

d. 前列腺素E_1可升高子宫肌细胞内游离钙浓度，从而改善子宫的张力。该药剂型为每片200μg，采用入肛或阴道内给药以治疗产后出血。其副作用同15-甲基前列腺素$F_2\alpha$，但较后者更少发生。

C. 宫缩抑制剂：用于延缓或终止早产，适于妊娠34周或小于34周活胎孕产妇。宫口扩张不足4cm且宫颈管消失不到80%的病人，终止早产的希望较大。

1. 适应证

a. 终止子宫过早收缩。

b. 延缓或阻止分娩，为采取其他治疗措施争取时间（如用倍他米松促胎肺成熟）。

c. 为将产妇从社区医院转运至有新生儿重症监护条件的三级医院争取时间。

2. 禁忌证

a. 绒毛膜羊膜炎。

b. 胎儿窘迫。

c. 胎死宫内。

d. 大出血。

3. 特殊药物

a. β_2受体激动药：如**特布他林**，可使子宫平滑肌松弛，使母体产生支气管扩张、血管扩张和心率加快。其代谢影响包括高血糖、低血钾、高胰岛素血症和代谢性酸中毒。病人可能出现肺水肿或胸痛，但疗程短于24h很少发生。在应用此类药物前，已有高血糖者应予以纠正，既往有心脏病史者应描记基础心电图。

b. 环氧化酶抑制药：如**吲哚美辛**，可阻止花生四烯酸转化为前列腺素。对母体副作用较少见，但对胎儿可能会产生胎儿动脉导管过早关闭及胎儿尿量产生减少的副作用。因此，此类药物应用于妊娠32周以后产妇或妊娠并发羊水过少者应十分谨慎。

c. 钙通道阻滞药： 可阻止肌浆网内钙释放，从而抑制子宫收缩。钙通道阻滞药是有效的宫缩缓解药，产妇能良好耐受，但仍可能出现低血压。

d. 硫酸镁： 由于作用效果有限，目前已经不再作为宫缩抑制剂被推荐使用，而是用于高危病人先兆子痫的预防治疗。硫酸镁可拮抗细胞内钙的作用从而抑制宫缩。硫酸镁的副作用包括反射减弱、昏睡和恶心，若血药浓度进一步升高，可发生外周性呼吸抑制，心电图改变和肺水肿。

Ⅳ. 药物的胎盘转运

A. 大部分的药物主要是通过**被动扩散**方式转运通过胎盘的，少数的药物也有通过易化扩散及主动转运的方式通过的。促进药物快速扩散的因素包括：

1. 低分子量。

2. 高脂溶性。

3. 低解离度。

4. 低蛋白结合率。

B. 大部分吸入和静脉麻醉药： 因其分子量小、脂溶性高、相对不解离和蛋白结合率低，故均易于透过胎盘。

C. 阿片类药物： 易于透过胎盘，引起胎儿神经系统及呼吸系统的抑制。

D. 肌松药： 为水溶性、离子化分子、分子量大，因此不易透过胎盘。

E. 抗胆碱能药物的转运是不同的：格隆溴铵几乎不能透过胎盘，而阿托品则可以完全透过胎盘。一少部分乙酰胆碱酯酶抑制剂可以透过胎盘。

F. 血管活性药物： 如降压药、抗心律失常药和升压药（除去氧肾上腺素外）可透过胎盘，且对胎儿产生作用。

G. 局麻药是离子化程度低的弱碱基药物，因此当局麻药被母体吸收入血时可透过胎盘（如通过硬膜外静脉丛吸收入血）。胎儿窘迫引起的酸中毒，促进药物的电离及随后的胎盘转运，并使碱性药物蓄积，这一过程被称为“离子捕获”。然而，在正常情况下，这些浓度并未引起临床毒性表现。

Ⅴ. 经阴道分娩的镇痛

A. 自然分娩：某些孕妇选择在尽可能少的药物干预下进行分娩。但仍应预先对所有产妇用药史做全面了解，以便应对急诊剖宫产手术或复苏抢救病例考虑用药之需。

B. 全身镇痛用药

1. 阿片受体激动-拮抗药：纳布啡和布托啡诺是临床上首选的全身辅助镇痛药，其优势在于在镇痛效能基础上的对母体呼吸抑制的封顶作用。
2. 阿片类药物：哌替啶、吗啡、瑞芬太尼及芬太尼是常用的阿片类药物。母体相关副作用包括剂量依赖的呼吸抑制、镇静及快速的胎盘弥散能力等均限制了阿片类药物的应用。这些药物可引起新生儿呼吸抑制及可降低胎儿FHR变异率，若在分娩过程中使用该类药物，在胎儿娩出时应配备有经验医务人员负责新生儿复苏及新生儿神经行为学评估。
3. 吸入性镇痛药：氧化亚氮是被世界范围内应用的吸入性镇痛药，通常与50%氧气混合应用。其镇痛作用有限，同时对环境的污染也是许多医生担心的问题。与阿片类药物合用易出现低氧血症。对新生儿呼吸几乎无抑制。

C. 硬膜外镇痛：是目前最有效的分娩镇痛方式，也是最容易从分娩镇痛状态转化到可以进行剖宫产手术麻醉状态的镇痛方法。现有证据显示，与全身应用镇痛药物相比，椎管内镇痛，其镇痛效果更理想，并不显著增加剖宫产率。硬膜外镇痛分娩产妇的第二产程增加约15min，需阴道助产的风险增加。

1. 操作技术

a. 首先建立静脉通路。一些麻醉医师在硬膜外穿刺置管前常规预输500ml的液体进行扩容。但是，一些小型的研究对预扩容持相反观点，认为这样可能会影响FHR。

b. 应根据医疗机构的操作常规记录生命体征和胎

心率。

c. 在操作前给予口服非颗粒状抗酸药物。

d. 要考虑妊娠妇女生理学及解剖学的特点，如硬膜外血管扩张、腹部增大、间断出现子宫收缩等。病人可采用坐位或侧卧位。

2. 优点

a. 提供持续性的镇痛，倘若自然分娩产妇需改为剖宫产时，硬膜外镇痛也可以满足手术的需要。

b. 药物的剂量和模式个体化（如病人自控镇痛）。

c. 疼痛控制可以减轻母体过度通气或通气不足，降低每分通气量和耗氧量。

d. 记忆，觉醒及避免情绪感知。

3. 缺点

a. 需要病人配合。

b. 操作者需要具备对孕产妇实施神经阻滞的能力。

c. 需要进行生命体征的监测，纠正可能发生的低血压。

d. 约1.5%病人发生硬脊膜意外穿破。

4. 禁忌证

a. 病人拒绝接受或摆体位困难。

b. 病人凝血功能障碍，或严重的（先天性或获得性）血小板减少。

c. 病人置管部位感染。

d. 病人严重低血容量。

e. 颅内占位、颅内压增高者，一旦穿破硬膜脑脊液流失，极易发生脑疝。

5. 麻醉用药

a. 应用含有1∶200 000（15μg）肾上腺素的1.5%利多卡因3ml（45mg）作为**试验剂量**，以验证导管是否误入蛛网膜下腔或血管内；若有心动过速或合并高血压的产妇，则应使用不含肾上腺素的局麻药作为试验药物，以防血管内误注后引起严重高血压。

b. 无痛分娩的目标是在不产生显著的运动阻滞条件下消除疼痛。局麻药与镇痛药混合液可以达到这种效果。我们现行用法是0.08%（0.8mg/ml）布比卡因与2μg/ml芬太尼的混合液。相比于传统的连续硬膜外病人自控镇痛方式，目前更为推荐通过程序控制的间歇硬膜外注药模式。因为后者方式麻醉药物的扩散更广，更能有效地提供良好的麻醉效果并且减少运动神经阻滞，增加病人满意度。额外的临床单次剂量是5～10ml。随着产程进展，必要时单次注射更高浓度的局麻药来满足镇痛需求，如0.125%～0.250%布比卡因或0.1%～0.2%罗哌卡因。当临床镇痛效果低于预期时应该考虑是否是硬膜外导管位置异常或功能异常。

c. 硬膜外镇痛开始实施时及每次经硬膜外导管注药时，血压的监测应该更频繁，因为可能会造成全身低血压及胎盘低灌注。低血压的常规治疗包括晶体液扩容及必要时静脉给予5～10mg麻黄碱或80μg去氧肾上腺素治疗。

d. **分娩过程中持续硬膜外输注镇痛药物也同样有效，但是在我们医院不常用。**

6. 并发症

a. 硬膜外置管失败：硬膜外导管移位导致的镇痛失败率达5%～13%。

b. 穿破硬膜的发生率为1.5%。硬膜外间隙越大，穿刺尝试次数越多，该并发症的发生概率越高。相反，操作者经验和技术提高及采用空气压缩试验可以降低该并发症的发生率。意外蛛网膜下腔置管及给药多见于困难硬膜外穿刺的病人。因此，必须仔细标注相应导管的标签。

c. **硬膜穿破后头痛（PDPH）：**意外穿破硬脊膜的病人中有近52%的病人会出现前额部或枕后部的头痛并向颈部放散，并且会在穿刺后5d内出现。其特点为病人直立体位头痛症状加重。硬膜外穿刺发生PDPH的危险因素包括年轻（＜40岁）、女性、低体重指数、有PDPH病史、使用带有切割斜面的穿刺针及阴道分娩。对于轻度的PDPH病人，治疗手段主要包括补液、卧床休息、镇痛药物、咖啡因及避免头部抬高，研究表明，预防

PDPH的措施有效性有限。若头痛剧烈，可考虑**硬膜外血填充（EBP）**治疗。首次EBP后，75%的PDPH病人症状缓解。初次治疗无效病人可从第二次EBP治疗中获益。然而，很重要的一点是若病人头痛不缓解或非典型性头痛，应对病人进行再评估以排除其他产后头痛病因，如脑膜炎、硬膜下血肿、复视、听力丧失及脑静脉血栓。

d. 药物注入血管内：局麻药物神经毒性作用所产生的症状和体征是与药物进入血管的剂量和速度相关的。一旦怀疑药物误入血管，应停止注药并立即给予气道处理和充分供氧、予以脂肪乳剂等相应措施。若发生循环虚脱，应立即行心肺复苏（CPR）、子宫左移并行濒死剖宫产（PMCD）。

e. 全脊麻：每次硬膜外注药以前应回抽检查导管位置。拟注入硬膜外腔的大剂量局麻药误注入硬膜下腔或蛛网膜下腔，可引起高位或全脊麻。病人先出现恶心、低血压和意识消失，继之发生呼吸心搏骤停。急救措施包括维持母体气道通畅、确保胎盘最大灌注、纠正低血压（子宫左移、输液，必要时应用血管升压药或正性肌力药）。由全脊麻引起的呼吸心搏骤停需按妊娠期ACLS协议进行急救处理。

D. 脊麻：鞘内给予小剂量0.25%布比卡因（1～2.5mg）镇痛快速起效，持续时间达90min。单次脊麻可使产程延长且镇痛时间固定，不推荐产程中使用。当分娩迫在眉睫时，脊麻可快速起效。鞘内加入吗啡可延长镇痛时间，但研究结论并不一致。

E. 脊麻-硬膜外联合镇痛：可以同时提供有利于分娩的快速的骶神经镇痛（2～5min）以及连续的硬膜外镇痛。对于因分娩疼痛而不能主动配合硬膜外置管操作的病人，脊麻的快速起效可以增加硬膜外成功的概率，但无法快速判断硬膜外是否有效，而且，硬膜外给药会影响鞘内麻醉药物的扩散范围。加用脂溶性阿片类药物可以降低局麻药物的用量，继而降低了局麻药物引起的运动神经阻滞及严重的低血压。这对那些十分依赖前负荷的病人非常有利。当使用非常细小的铅笔尖状细针穿刺时，尽管穿透了硬脊膜，术后的PDPH发生率并没有增加。穿破硬膜可增加脊髓感染的风险。与硬膜外给药相比，鞘内应用阿片类药物瘙痒的发生率增加。

F. **穿破硬脊膜的硬膜外技术（DPE）**：指的是用脊麻针穿破硬膜，但与腰硬联合技术不同的是，并不在鞘内给药，仅是将硬脊膜刺破。研究表明，由于这种穿刺方式会使麻醉药物少量进入鞘内，因此，比腰部硬膜外麻醉更容易产生骶部皮肤阻滞。研究的数据是相互矛盾的，但是，一些研究认为相比于单纯的腰部硬膜外麻醉，DPE可以提供更好的阻滞效果，并且副作用少于腰硬联合技术。

Ⅵ. 剖宫产麻醉

剖宫产麻醉方式的选择主要取决于手术的紧急程度。剖宫产指征包括母体因素（既往剖宫产术、产程停滞、引产失败、病理胎盘或子宫）或胎儿因素（胎位不正、胎儿状态不佳）。

A. 无论选择何种麻醉方式，都应该将病人的体位摆放为左倾15°以缓解子宫对下腔静脉的压迫，防止母体低血压及子宫缺血。

B. 应该**预防性**地应用非颗粒性的抗酸药、H_2受体拮抗剂和（或）甲氧氯普胺。在择期剖宫产术中，术前2h内可饮用清亮液体。在自然分娩过程中，孕产妇可饮用适量的清亮液体；但是当分娩的孕产妇存在误吸的高危因素（如病态肥胖）或高中转手术风险（如无胎心监护保障）时，应严格限制饮食饮水。

C. **麻醉技术**

1. **区域麻醉**：是应用最为广泛和常见的麻醉方式，为母婴提供良好的麻醉效果，并最大限度地减少并发症如气道损伤、胎儿麻醉药物暴露及产后出血。

   a. **脊麻**：起效快，但麻醉持续时间有限。T_4感觉平面足以覆盖内脏组织。重比重布比卡因（0.75%布比卡因与8.25%葡萄糖溶液混合而成）可通过体位调整使局麻药向头侧扩散。剖宫产术脊麻应用布比卡因的ED_{95}为11.2mg。局麻药液中加入脂溶性阿片类药物（如芬太尼或舒芬太尼）可减轻内脏不适感。为了达到相对长时间的术后镇痛，可在局麻药中加入亲水性阿片类药物（如吗啡或氢吗啡酮）。预充晶体液或预防性应用去氧肾上腺素可以预防麻醉引起的交感神经抑制性低血压的发生。术后应加强监测以防迟发性呼吸抑制的发生，如瘙痒等不良反应严重时，给予适当处理。

b. **硬膜外麻醉：**是在已进行分娩镇痛的孕妇，中转剖宫产时最为常用的麻醉方式。与脊麻相比，硬膜外麻醉起效慢，需要麻醉药物剂量大，必要时需要追加用药。常用药物包括含肾上腺素的2%利多卡因及3% 2-氯普鲁卡因；布比卡因由于起效慢而限制了它的应用，利多卡因中加入碳酸氢钠或2-氯普鲁卡因可提高起效速度。需要注意监测病人的感觉平面，必要时需要重复给药。胎儿娩出后加入2～3mg不含防腐剂的吗啡用于术后镇痛。与鞘内注射一样，硬膜外吗啡镇痛应监测胎儿迟发性呼吸抑制和瘙痒的发生。

c. **脊麻-硬膜外联合麻醉：**优点在于迅速起效并且可以延长麻醉时程。尽管在开始阶段，硬膜外导管的有效性并不能得到检验，但是，大量的数据及实践证实这种技术手段下的硬膜外导管的位置通常都是准确的。

2. 全身麻醉

a. 适应证

（1）椎管内麻醉失败。

（2）情况紧急，来不及行椎管内麻醉。

（3）母体因素。

（4）有局麻药应用禁忌证。

b. 孕产妇误吸风险高且通常是困难气道，要求麻醉医师充分准备维持气道的多种方案及多种高级设备。因此，孕产妇全身麻醉前通常预先吸氧，之后进行快速诱导及气管插管。

c. 为了尽量减少胎儿暴露于麻醉药物的时间，在气管插管成功后立即开始剖宫产术。由于氟烷类吸入麻醉药物抑制子宫收缩，在胎儿娩出后习惯将吸入麻醉药浓度降低至0.75～0.5MAC并增加氧化亚氮的比例或者转为应用丙泊酚静脉输注。静脉给予咪达唑仑预防因降低吸入麻醉药浓度可能引起的术中知晓。

d. 在麻醉诱导插管后并不是必须要追加额外的肌松药。

e. 急诊病人及气管拔管都代表着高危的时刻，特别是插管困难的孕产妇或者术中出现了大量的液体转移的病人。对于这类病人应该严格气管拔管指征，甚至考虑延迟拔管。

f. 由于缺少长效阿片类镇痛药，术后需要适度的镇痛措施，如神经阻滞（如无禁忌可行腹横肌平面阻滞）或病人行阿片类药物的静脉自控镇痛。

Ⅶ. 先兆子痫

先兆子痫是妊娠期常见的疾病，发生率约5%，常发生于初产妇及合并糖尿病、高血压等慢性疾病的孕妇中。尽管其确切病因尚不清楚，目前认为与母体免疫及炎症反应过度及胎盘慢性缺血导致的血管生成因子上调有关。

A. 诊断

1. 妊娠20周后出现的持续性的高血压即可以考虑诊断子痫前期。

2. 美国妇产医师协会定义了子痫前期的诊断：单次血压高于160/110mmHg或间隔4h以上两次血压均高于140/90mmHg，包括蛋白尿或器官损害（血小板减少、肺水肿、肾衰竭或肝损伤）。

3. 子痫前期重度定义：间隔4h以上随机两次血压高于160/110mmHg，伴随视觉损害，新发的头疼或上述症状的终末器官后遗症。

4. 两个附加诊断：**HELLP综合征和子痫**也属于此类疾病。

a. 子痫： 先兆子痫产妇除外其他病因而发生**抽搐**被定义为子痫。先兆子痫产妇，约50%死亡。

b. HELLP综合征（溶血、肝酶升高和血小板减少）： 该综合征涉及一系列实验室检查结果异常，是先兆子痫最严重表现。HELLP综合征一旦确诊，严重不良后果的风险随之增加，不良后果包括胎盘早剥、肾衰竭、肝包膜下血肿形成、肝破裂，甚至胎儿和产妇死亡。

B. 处理

1. 产科处理

a. **期待治疗**：对于无重度子痫前期特征或胎儿未成熟的孕产妇，可以在严密的监测下期待至妊娠37周。

b. **分娩**：妊娠大于34周，存在重度子痫前期特征的孕产妇建议终止妊娠。娩出胎盘被认为是治疗子痫前期的治疗方法之一。

2. 药物治疗

a. **预防抽搐**：可选用硫酸镁预防和治疗子痫抽搐。镁剂应在分娩全程及产后24～48h持续使用。硫酸镁负荷剂量4g经30min以上静脉注射，继之以1～2g/h速度持续输注。由于镁剂有血管和内脏平滑肌松弛作用，因此接受镁剂治疗病人可发生低血压、产后宫缩无力和出血。

b. **抗高血压药：如拉贝洛尔、肼屈嗪和钙通道阻滞药**。治疗目标不在于血压降至正常，而是防止病人逐渐发展成高血压危象、高血压脑病或脑卒中。应用降压药时，重要的是应切记胎盘无自动调节血流的功能，因此，母体血压突然下降会导致胎盘灌注降低，对胎儿产生不良影响。

c. **液体管理**：因先兆子痫病人发生肺水肿风险性增加，故应谨慎采用晶体液来纠正血管内容量的缺失。

d. **凝血功能异常**：血小板减少（少于100 000/μl）是引起凝血功能异常最为常见的原因。神经阻滞要求血小板数量在75 000/μl以上。要警惕椎管内血肿的发生，并要随时做好可能需要神经外科干预的准备，也可能存在其他凝血因子的异常。重度先兆子痫或HELLP综合征病人应定期检查血小板及凝血功能。

C. 麻醉

1. **椎管内麻醉**

a. 椎管内麻醉是阴式分娩及剖宫产的主要麻醉方式。

b. 在子痫前期的病人中有超过20%的病人血小板计数小于150×10^9/L，在子痫前期重度的孕产妇中，比例高达50%。任何方式的椎管内麻醉（包括硬膜外导管拔出前），均应常规检测血小板计数。

c. **硬膜外麻醉**：早期硬膜外置管镇痛有助于改善子宫胎盘灌注，降低母体循环中儿茶酚胺水平，应于胎儿不能耐受分娩需急诊剖宫产前重新评估硬膜外导管功能。

d. **脊麻**：先兆子痫病人实施脊麻，以往多有顾虑母体低血压导致子宫胎盘灌注减少。近来越来越多的证据支持，先兆子痫产妇实施脊麻是安全的。

2. **全身麻醉**：通常用于急诊剖宫产术或凝血功能异常或区域麻醉禁忌病人。全身麻醉的缺点包括自主神经系统刺激、气管插管和拔管所导致的高血压。可加用瑞芬太尼进行诱导以减轻窥喉时的高血压反应。弥漫性的气道间质水肿使困难插管可能性增加。此外，先兆子痫产妇实施全身麻醉时，也要考虑镁剂对肌松药的敏化作用。

Ⅷ. 围产期出血

在全世界范围内，围产期出血是产妇死亡的首要原因，约占15%。

A. 产前出血：常见子宫胎盘出血，直接减少胎儿氧供。

1. **前置胎盘**：当胎盘植于胎先露之前则发生前置胎盘。当胎盘完全覆盖宫颈口称为真性前置胎盘；如果胎盘靠近宫颈口则是胎盘低置状态。通常表现为妊娠中晚期无痛性阴道出血。首次出血通常是自限性的，并且不影响胎儿。既往有剖宫产史和前置胎盘史的病人发生**胎盘植入**的可能性较高，最终可能需要行妊娠子宫切除术。胎盘边缘距宫颈口至少要达到1cm才可以考虑阴道分娩。在麻醉选择时首要考虑的是病人的出血量及出血速度。

2. **胎盘早剥**：是指正常植入的胎盘过早地发生剥离。

临床上，胎盘早剥应伴随腹痛，出现可见的或隐匿的阴道流血。胎盘早剥的危险因素包括高血压、子痫、高龄及腹部外伤等。分娩方式可根据早剥的程度进行选择。其麻醉管理与前置胎盘基本相同。1/3的胎盘早剥病人合并凝血功能障碍，DIC发生率极高。

3. **胎儿血管前置**：指的是供养胎儿的血管前置于胎先露，并没有在脐带的保护内。经阴道检查的创伤、人工破膜或者胎先露下降均可引起血管破裂导致胎儿出血，需即刻剖宫产剖出胎儿。

4. **剖宫产术后经阴道分娩（VBAC）**：既往仅有一次剖宫产史，且为下段横切口的产妇，若此次妊娠为单胎头位，且已有宫缩发动，可进行经阴道试产。此类病人禁用前列腺素诱产，但缩宫素逐渐加量可用于试产。子宫瘢痕裂开的发生率为0.7%，并不影响胎儿存活也不产生大量出血；子宫破裂的发生率为0.65%，若影响胎儿存活产生大量出血，需紧急行剖宫产或产后腔镜修复。若发生子宫破裂，既有的有效硬膜外置管可为急诊手术提供快速安全的麻醉。若子宫破裂引起大出血，则麻醉处理与活动性出血病人相同。

B. **产后出血**：定义为阴道分娩出血大于500ml，或剖宫产出血大于1000ml。

1. **子宫弛缓**：定义为产后不协调的子宫收缩，是最常见的产后出血原因。危险因素：剖宫产、引产、高血压、糖尿病、产程延长及高龄。应使用子宫收缩药物。缩宫素是治疗产后子宫迟缓的一线用药。依据临床需要给予晶体液、胶体液和血液制品进行复苏。若保守治疗无效，可考虑手术治疗或行动脉栓塞。

2. **胎盘残留**：占所有经阴道分娩的3.3%。通常需要进行手法子宫探查，脊麻或硬膜外麻醉有利于此项操作。若需要进一步使子宫松弛，可静脉注射硝酸甘油50～100μg，可给予小剂量氯胺酮镇痛。应避免面罩应用吸入性麻醉药物，因为饱胃反流误吸的风险极大，缺乏气道保护，如病人有明显出血和低血容量，则需进行气管插管下全身麻醉，用吸入麻醉药维持麻醉。当残留胎盘被清除时应立即关闭吸入麻醉药，以防子宫收缩无力引起出血。多数病人还需加用其他宫缩药物来改善子宫张力。

3. **妊娠产物残留**：可导致明显产后出血。主要治疗措施是进行清宫术，以去除残留胎盘组织碎片，此时并不需要子宫松弛。其麻醉可以通过增加已有硬膜外麻醉药剂量或诱导全麻来实现。

4. **阴道、宫颈和会阴裂伤**：也是产后出血的常见原因。隐匿出血量难以估计。病人需充分镇痛以利于裂伤修补，可以增加原有区域麻醉药物剂量，否则，需置管行区域麻醉或局部浸润麻醉或改为全身麻醉。

5. **子宫内翻**：是产后出血罕见的原因（1/3400），属名副其实的产科急诊。静脉注射小剂量硝酸甘油可提供充分的子宫松弛而免于全身麻醉。子宫复位后常伴随宫缩无力，故需应用促进宫缩药物。

6. **胎盘植入**：指胎盘附着异常，通常发生在既往剖宫产史或前置胎盘孕妇中。胎盘植入的发生率逐年增加与剖宫产率的增加直接相关。胎盘植入分为3种类型：真性粘连（胎盘异常附着于子宫），植入（浸入子宫肌层），浆膜层植入（穿透肌层至浆膜层或邻近器官）。产前明确诊断胎盘植入需要子宫切除来改善预后。麻醉准备包括学科之间的交流及对术中大量出血的准备。

Ⅸ. 羊水栓塞

A. 羊水栓塞（AFE）：罕见，但却是妊娠期灾难性并发症。围产期任何突然发生的不明原因的呼吸循环衰竭都应考虑羊水栓塞的可能。通常表现为低血压、低血氧及凝血功能异常。由于AFE需排除其他原因才可做出诊断，几乎均为事后诊断，但必须有凝血功能障碍的证据。其真正的发病率并不清楚，估计有1.7～5.4例/100 000活产。受累产妇死亡率高达80%。生存病人中，严重和永久性神经系统后遗症达85%。羊水栓塞为排除诊断。排除诊断包括心肌梗死、肺栓塞、过敏性休克、子痫及脓毒血症等。

B. 病理生理：AFE的病因并不完全明晰，且不同于一般意义上的栓塞，认为是一种促发因素，即由母体-胎儿间隔膜屏障的破坏，导致胎儿细胞、羊水和炎性介质进入母体循环所致，引起母体发生SIRS。

C. **临床演变：** 高危因素包括母体高龄、胎盘早剥、子痫及引产。诊断主要依靠临床症状，其典型表现为产时或产后即刻出现急性低氧血症和低血压，并在短时间内迅速恶化为心血管系统衰竭、凝血功能障碍甚至死亡。AFE主要依赖临床诊断，不推荐实验室检查来确诊或作为排除诊断的手段。

D. **表现：** AFE影响多器官系统，故其临床表现各异。

1. **心血管系统：** 重症病人100%有低血压，也是本病的关键特征。可以用一个双相休克模型来解释AFE的心血管系统表现。最初短暂的生理反应是由于血管活性物质释放所引起的肺动脉高压，进而导致低氧血症和右心衰竭。在初期尚存活的病人，可继而发生左心室缺血性损伤或直接的心肌抑制引起的左心衰竭和肺水肿。
2. **呼吸：** 低氧血症是AFE早期表现，认为是急性肺动脉高压、心排血量下降和通气血流比例失调所致。其后，伴随左心衰竭出现肺水肿。许多病人，在左心室功能改善后表现出非心源性肺水肿。
3. **凝血：** 经历最初的心肺不稳定期存活下来的大多数病人可发生正常凝血级联反应中断，引起DIC及产后出血。

E. **AFE的处理：** 需积极复苏。肺动脉高压引起的右心衰竭可以应用正性肌力药物治疗，如多巴胺和米力农。西地那非、吸入或静脉注射前列环素，以及吸入一氧化氮可降低肺血管阻力。对于凝血功能的治疗，目标是维持血小板计数＞50 000及INR值达到正常。应用缩宫素、麦角新碱及前列腺素治疗宫缩乏力。严重的AFE可引起循环衰竭，需要气管插管及CPR。对于难治性AFE，可以采用心肺转流、体外膜肺、主动脉球囊反搏等手段支持。若病情发生在分娩前，应迅速将胎儿娩出（建议妊娠23周后），以提高胎儿的生存概率，也有助于产妇的复苏。

X. 妊娠期非产科手术的麻醉

A. 1%～2%的孕妇在妊娠期接受非产科手术。单纯的择期手术是妊娠期的相对禁忌，应该推迟至产后6周进行。如果手术不得不进行，手术建议被安排在妊娠中期。此类手术麻醉管理的目标：

1. **孕妇安全：** 由于功能残气量的降低及每分通气量的增加，妊娠期病人麻醉诱导和苏醒更快速。妊娠中期手术麻醉过程中应该注意改变子宫的位置以减少对主动脉的压迫。在麻醉的整个过程中，一定要维持胎盘的氧供。
2. **致畸作用：** 2016年，美国FDA发布的药品安全共识指出，在妊娠晚期或小于3岁的儿童中反复多次或长时间应用全身麻醉药物或镇静药物可影响儿童脑发育。但是，在临床研究中，没有孕妇的相关数据；一系列的后续研究证实儿童暴露于麻醉药物并不能引起神经系统发育异常。由于氧化亚氮能干扰DNA的合成，因此建议在妊娠早期及妊娠中期应避免应用氧化亚氮。
3. **胎儿存活：** 妊娠期接受外科手术的孕产妇早产率明显增高。腹腔镜与妊娠期不良事件发生率增高无明确因果联系。
4. **残余肌松药的拮抗：** 由于胎盘对格隆溴铵（胃长宁）的通透率比新斯的明低，因此在母体联合应用新斯的明和胃长宁时胎儿存在未拮抗的新斯的明，导致严重的心动过缓。

B. 与妊娠直接相关的手术

1. **异位妊娠破裂：** 是妊娠前3个月孕妇死亡的主因，属外科急症，需行急诊腹腔镜或开腹手术。腹腔内出血十分常见，即使血压正常，也应在麻醉诱导前备血取血。
2. **流产：** 自发流产是指妊娠不足20周或胎儿体重小于500g时发生的妊娠终止（表32-2）。对于不全流产和稽留流产，应予扩张宫颈管和清除妊娠产物治疗。
3. 对病人禁食状态、容量状态及是否存在DIC或菌血症做出详细评估后，可选用监护麻醉、脊麻、硬膜外麻醉或全身麻醉。妊娠中晚期的病人应该对气道保护给予足够的重视。

表 32-2 自然流产分类

类型	阴道流血	宫颈	胚胎产物	处理
先兆流产	是	关	宫内	观察
难免流产	是	扩张	宫内	等待自然流产或诱导分娩
过期流产	否	关	宫内	等待自然流产，诱导分娩或清宫术
不全流产	是	扩张	部分在外	紧急清宫术
完全流产	是	扩张	全部在外	观察

4. **宫颈功能不全**：可引起早孕期流产，可通过宫颈环扎治疗。常选择区域麻醉。然而，若已出现宫颈管扩张需紧急宫颈环扎时，应用全身麻醉有益，因为全身麻醉具有子宫肌肉松弛作用。感觉平面达到 T_{10} 即可满足手术。
5. **产后绝育手术的麻醉**：选择性产后输卵管结扎术是在产后48h内经脐下切口进行输卵管结扎。尽管在分娩后硬膜外镇痛效能及持续时间会有所减弱，但是在有效的硬膜外镇痛下顺利分娩病人，感觉平面能达到 T_4 的情况下可以进行手术，或者可以在脊麻下实施手术。我们的经验是蛛网膜下腔给予15mg 0.75%重比重布比卡复合10～15μg芬太尼，若阻滞失败则可考虑全身麻醉。所有的病人均需要注意预防反流误吸。
6. **宫颈环扎术**：妊娠早期行宫颈环扎术可预防早产。紧急拯救性宫颈环扎术可能会并发胎膜脱垂和宫颈扩张。手术过程在30min内，需要达到 T_{10} 感觉平面。建议使用脊麻，但如果预计操作复杂，则置入导管的联合阻滞更为合适。

C. 妊娠状态下的其他手术

1. 若手术必须进行，适宜时机是妊娠中期（4～6个月），因为此时的器官形成已经完成且此时早产的风险最低。
2. 妊娠期最常见的外科急症手术包括阑尾炎、胆囊炎及肠梗阻。
3. 所有手术，在术前均应请产科医师会诊来评价风险及选择合适的围手术期监测手段。FHR监测是术中及术后最常用的监测手段。在一些特殊情况下，需要在围手术期进行连续胎心率监测及子宫分娩力计监测。

4. **尽可能选用区域麻醉。**

Ⅺ. 妊娠期心肺复苏

妊娠期心脏停搏：发生率为1/12 000。一旦发生，其复苏较非妊娠者更为困难，不易成功，但出院生存率可达58.9%。以下是美国心脏协会及围产期产科麻醉协会针对孕妇对成人ACLS指南做出的修正。

1. 妊娠妇女发生心脏停搏时应立即予以基础生命支持并迅速通知孕妇心脏停搏小组。
2. 心外按压前应将病人摆放至仰卧位。子宫增大至脐部或脐部以上，或者子宫增大从外观上可以看出或能够被触摸到的病人，应手动使子宫左移（不推荐身体左倾，阻碍有效的胸外按压）。
3. 按压时手的摆放位置没有变化（早期指南中胸骨高位按压无证据支持）。
4. 除颤前应将胎儿监护设备移开，但不应推迟除颤。孕妇除颤的能量选择同正常成人。如果条件允许应准备电击垫，注意乳房组织下面的侧垫的位置。
5. 由于孕产妇氧储备少，代谢率高，因此应快速地纠正低氧血症。孕产妇应按困难气道准备。
6. 及时建立静脉或骨内通路极为重要，并且要选取膈以上部位（下肢静脉回流可能受阻）。
7. 复苏用药参照ACLS指南。
8. 为了避免复苏中断，孕产妇监护复苏期间不应行胎儿评估。
9. 对于宫高在脐水平以上的孕产妇，紧急剖宫产应该在母体心脏停搏复苏失败的5min内进行。紧急剖宫产有助于提升孕产妇复苏的成功率，防止胎儿继续乏氧。紧急剖宫产术应在心脏停搏的原地进行，无须搬运病人。
10. 要记住可能引起母体心脏停搏的BEAUCHOPS［即Bleeding为出血或DIC，Embolism为羊水栓塞，Anesthetic complication为麻醉并发症，Uterine atony为子宫乏力，Cardiac disease为心脏疾病，Hypertension为高血压，Others为其他（见ACLS指南），Placenta previa为

前置胎盘或Placental abruption为胎盘早剥，Sepsis为脓毒血症］或ABCDEFGH［Anesthetic complications or accidents/trauma为麻醉并发症或事故，Bleeding为出血，Cardiovascular causes为心血管事件，Drugs为药物，Embolic phenomena为栓塞，Fever为发热，General（Hs and Ts）为常见可逆因素，Hypertension（preeclampsia/eclampsia/HELLP syndrome）为高血压、子痫前期或HELLP综合征］。

Ⅻ. 妇科手术麻醉

A. 腹部操作

B. **盆腔手术**可在区域麻醉下进行。手术时间长、预计有明显出血、液体转移的广泛盆腔腹腔手术、为方便手术操作需要病人头低足高位的手术需要维持气道，应选择全身麻醉。腹腔镜手术也应选择全身麻醉。由于无菌单的遮盖或病人的特殊体位，术中进行静脉通路开通或桡动脉置管会受到限制。

C. 阴道操作

D. **经阴手术**可选择区域麻醉或全身麻醉。对宫内或阴道手术，T_{10}感觉阻滞即可满足需要。与经腹手术一样，经阴行子宫切除术，感觉阻滞平面也需达T_4～T_6。

XIII. 卵细胞取出术的麻醉

A. 经阴道在超声监测下进行卵泡穿刺并取卵。在操作过程中尽量地保持不动能最大限度地提高取卵的质量。中度到深度的镇静麻醉是最常见的麻醉选择。咪达唑仑、芬太尼、瑞芬太尼和哌替啶几乎不影响生育功能。

B. 全身麻醉：尚无结论性的证据表明常用吸入麻醉药对体外受精的受孕率和活产率有不良影响。然而，由于氧化亚氮可以干扰DNA合成应避免应用。吸入性烷类麻醉药物可能干扰DNA合成和有丝分裂。丙泊酚可能出现在卵泡液中，并没有发现有DNA的损坏，生育能力的预后与区域麻醉类似。

C. 脊麻：可提供良好的手术条件并且具有能最大限度地减少卵泡暴露于麻醉药物的优点。与全身麻醉相比，脊麻术后恢复时间长。

（王　媛译　赵　平审校）

推荐阅读文献

Chestnut D, Wong C, Tsen L, et al, eds. *Chestnut's Obstetric Anesthesia: Principles and Practice.* 6th ed. Elsevier; 2020.

Committee on Practice Bulletins – Obstetrics. ACOG Practice Bulletin No. 202: gestational hypertension and preeclampsia. *Obstet Gynecol.* 2019;133(1):e1-e25.

Devroe S, Bleeser T, Van de Velde M, et al. Anesthesia for non-obstetric surgery during pregnancy in a tertiary referral center: a 16-year retrospective, matched case-control, cohort study. *Int J Obstet Anesth.* 2019;39:74-81.

Jeejeebhoy FM, Zelop CM, Lipman S, et al. Cardiac arrest in pregnancy. *Circulation.* 2015;132(18):1747-1773.

Lim G, Facco FL, Nathan N, Waters JH, Wong CA, Eltzschig HK. A review of the impact of obstetric anesthesia on maternal and neonatal outcomes. *Anesthesiology.* 2018;129(1):192-215.

Lipman S, Cohen S, Einav S, et al. The Society for Obstetric Anesthesia and Perinatology consensus statement on the management of cardiac arrest in pregnancy. *Anesth Analg.* 2014;118:1003-1016.

Mhyre JM, Sultan P. General anesthesia for cesarean delivery: occasionally essential but best avoided. *Anesthesiology.* 2019;130(6):864-866.

Mushambi MC, Kinsella SM, Popat M, et al. Obstetric Anaesthetists' Association and Difficult Airway Society guidelines for the management of difficult and failed tracheal intubation in obstetrics. *Anaesthesia.* 2015;70(11):1286-1306.

Practice guidelines for obstetric anesthesia: an updated report by the American Society of Anesthesiologists Task Force on Obstetric Anesthesia and the Society for Obstetric Anesthesia and Perinatology. *Anesthesiology.* 2016;124:270.

Suresh M, Segal BS, Preston R, Fernando R, Mason CL, eds. *Shnider and Levinson's Anesthesia for Obstetrics.* 5th ed. Lippincott Williams & Wilkins; 2013.

U.S. Food and Drug Administration. *FDA Drug Safety Communication: FDA Review Results in New Warnings about Using General Anesthetics and Sedation Drugs in Young Children and Pregnant Women.* FDA; 2016.

Weiniger CF, Gerard W. Ostheimer lecture: what's new in obstetric anesthesia 2018. *Anesth Analg.* 2020;131:307-316.

第33章 儿科麻醉及新生儿管理

Li R，Liu CA

Ⅰ. 发育

A. 妊娠12周之后器官形成基本完成。

B. 呼吸系统发育

1. 解剖

a. 妊娠第4周，肺脏由胚肠上的胚芽开始发育。肺芽与胚肠分离失败，形成**气管食管瘘**。

b. **膈肌**形成于妊娠第4～10周，将腹腔和胸腔分隔开。

（1）如果膈肌没有完全形成，当中肠从脐窝重新进入腹腔时，腹部内容物可以进入胸腔。

（2）腹部内容物进入胸腔导致肺发育停滞。

（3）**先天性膈疝（CDH）**病人发育不良的肺内小动脉数量减少。此外，双侧肺动脉异常增粗和反应性异常，导致肺血管阻力增加。

2. 生理

a. 一般来说，妊娠不足23周，在肺脏发育的囊形期（在此阶段胶原纤维沉积减少，细胞分化增加及肺毛细血管开始具有气体交换的能力，导致肺间质变薄）之前，肺脏的发育不足以使新生儿存活。

b. 肺脏分泌的肺表面活性物质可减少肺泡壁表面张力，促使肺泡通气，在妊娠最后1个月才能分泌足够的表面活性物质。

（1）妊娠32周之前分娩，可发生**呼吸窘迫综合征（RDS）**。

（2）由于葡萄糖代谢会影响肺表面活性物质的成熟，所以，当糖尿病孕妇在妊娠晚期出现早产时，其婴儿发生RDS的风险很高。

（3）产前使用类固醇激素治疗，会降低早产儿RDS的发生率。

c. 出生后，低氧血症、高碳酸血症、触觉刺激和血浆前列腺素E_2（PGE_2）减少均可刺激婴儿初始呼吸的发生。随着肺的通气和扩张，肺血管阻力降低，肺血流增加近10倍。出生后由于肺外血液分流和严重低氧血症导致**新生儿持续性肺动脉高压（PPHN）**。

C. 心血管系统发育

1. 解剖

a. **心血管系统是第一个在子宫内运行的器官系统，其形成由3个发育阶段构成，包括原始心管的形成、心脏环路的建立及心脏内部的分隔。心脏发育约在妊娠第8周完成。**

b. 原始**心管**由心房窦、心室、心球（原始右心室）和动脉干（原始肺主动脉）组成。在妊娠第2个月，初始的管状系统发育成为有两个并行泵系统的心脏。在此过程中，各种结构分离和移行。如果在此过程中结构未能够发育成熟，则会引起很多的心脏畸形。

（1）心房窦不能分为两个心房，导致单心房；闭合不全将导致**房间隔缺损（ASD）**。

（2）室间隔和房室瓣在原始心室与心球之间移行失败，则导致**左心室双出口**（单心室）。小的移行性缺陷导致**室间隔缺损（VSD）**。

（3）动脉干不能分离为肺动脉和主动脉，则导致**永存动脉干**。

c. 主动脉弓系统最初包括6对弓。

（1）第6对弓发育成肺动脉。右侧第6弓的远侧部发育成为动脉导管。左侧第6弓近端通常退化，但是它可能持续存在，形成变异的左动脉导管。

（2）主动脉和主动脉弓系统的各个部分不退化则会形成变异的血管及血管环、双主动脉弓。左侧弓退化而右侧不退化，则形成右侧的主动脉弓。

2. 生理

a. **胎儿循环**：在妊娠第12周后，循环系统最终形成。来自胎盘的氧合血液通过脐静脉和静脉导管，回流到心脏。随后，胎儿心排血量的85%～95%绕过肺循环，以右向左的方式通过卵圆孔和动脉导管进入主动脉。

b. 出生时，脐-胎盘循环随着脐带的钳闭而终止，通过静脉导管的血流也终止。然而，静脉导管在1周左右闭合。此外，出生时脐血流的中断降低了右心房压，导致卵圆孔功能性的闭合。此外，肺阻力随着出生时肺的扩张和通气而降低，而体循环阻力随着高容量胎盘循环的移除而增加。动脉血氧分压（PaO_2）升高可使动脉导管收缩。足月儿的动脉导管血流通常在几小时到几天内停止，但是早产儿或患儿的血流停止时间会有所延迟。

D. 身体成分

1. **细胞外液（ECF）**：随着胎儿生长，ECF及总体水含量逐渐减少，而细胞内液（ICF）随着孕龄的增加逐渐增多。ECF在妊娠28周时占体重的90%，36周时占体重的85%，足月时占体重的75%。
2. 利尿：出生后，出现生理性利尿。足月新生儿在出生后几天内丧失5%～10%的ECF，早产新生儿ECF丧失可达15%。
3. 肾功能：妊娠32周之前的新生儿**肾尚未发育成熟**，肾小球滤过率相对较低，肾小管功能不全，导致排水困难、对钠和水重吸收的能力减弱，从而导致尿液浓缩。某种程度上这是由于肾小球发育不完全，肾小管对血管升压素不敏感，髓袢尚未渗透到髓质，髓质间质渗透性低，以及血清尿素水平低引起的。随着出生后年龄的增长，肾小管功能改善，出生后6～12个月肾浓缩能力将达到成年人水平。

Ⅱ. 一般评估

A. 病史

1. 收集新生儿的病史，尤其出生前的信息很重要。胎儿生长和发育受**母体疾病**（包括高血压、糖尿病、狼疮、药物、吸烟和饮酒）的影响。羊水异常、甲胎蛋白异常、母体感染和早产常伴有新生儿的问题。

2. 围生史也包括妊娠月数、分娩开始和破膜的时间、保胎和胎儿监测的情况、胎儿窘迫的征象、麻醉方式、分娩方式（自然分娩、产钳助产或剖宫产）、婴儿出生时的状态及需要立即采用的复苏措施（如因胎粪吸入行气管插管、辅助通气、使用表面活性物质、心肺复苏或药物应用等）。**Apgar评分**反映分娩时应激的程度，同样也反映初期复苏的效果（表33-1）。出生时对五项标准的各项进行评分，最高为10分。出生1min的Apgar评分与宫内情况相关，而出生5min和10min Apgar 评分则与新生儿的转归相关。另外，应确保出生后使用维生素K和抗生素眼膏，分别预防新生儿出血性疾病和眼病。

表33-1　正常生命体征

生命体征	足月儿	早产儿
脉搏（次/分）	80～120	120～160
呼吸（次/分）	30～40	50～70
血压（mmHg）	60～90/40～60	40～60/20～40
体温（℃）	37.5（直肠）	37.5

B. 体格检查

1. 需要做一个全面、系统的评估，不应该对器官系统的发育、位置或功能有任何假设。某一系统的异常都可能伴有其他系统的异常。
2. **生命体征**：为器官功能提供了有用的生理筛查。若怀疑有心脏异常，需要检测胸部X线片、心电图（ECG）和四肢血压。导管后氧饱和度应大于94%。此外，还应考虑超声心动图检查和请小儿心脏科会诊。正常生命体征总结于表33-2。
3. **孕周**：影响新生儿护理、管理及生存潜力。妊娠37～41周视为足月，少于37周为早产，多于42周为过期妊娠。虽然受孕日期和超声检查可预测孕周，但是也应进行体格检查以确定孕周。**Dubowitz-Ballard 评分系统**通过评估皮肤、外生殖器、耳朵、乳房和神经肌肉行为的物理特性来评估孕周。

表 33-2 Apgar 评分

体征	评分（分）		
	0	1	2
心率	无	＜100次/分	＞100次/分
呼吸运动	无	不规律	好，啼哭
肌张力	松弛	略屈曲	活动
反射应激性	无	皱眉	咳嗽或喷嚏
肤色	青紫	四肢发绀	全身粉红

4. **体重测定**：同孕周类似，出生体重也是早产儿评估预后的重要因素。通常来讲，出生体重低于2500g为低出生体重儿（LBM），出生体重低于1500g为极低出生体重儿（VLBM），出生体重低于1000g为超低出生体重儿（ELBM）。宫内生长受限（IUGR）是指胎儿的生长速度低于其预定的遗传潜能。**小胎龄儿（SGA）是指出生体重低于群体标准体重第十个百分位的新生儿**。这可能是由染色体缺陷、母体高血压、慢性胎盘发育不全、母体吸烟或吸毒、先天性感染所致。这些婴儿低血糖、低钙血症和红细胞增多症的发生率高。**大胎龄儿（LGA）**是指出生体重高于平均体重第九十百分位的新生儿，其母亲可能患有糖尿病，出生后应即刻评估是否存在低血糖和红细胞增多症。糖尿病产妇所生婴儿及LGA因巨大胎儿症而存在发生相关并发症的风险，包括肩难产及臂丛神经损伤等。
5. **呼吸道**：呼吸窘迫的体征包括呼吸急促、呼噜声、鼻翼扇动、肋间肌和肋下肌收缩、干啰音、呼吸音不对称和呼吸暂停。**脉搏血氧饱和度（SpO_2）**用于监测新生儿全身的氧合水平。如果怀疑患有心肺疾病，还应监测血气分析。
6. **心血管系统**：应评估中心性发绀和毛细血管再充盈。应触摸末梢脉搏，注意是否有水冲脉。肱动脉与股动脉脉搏之间的延迟提示有**主动脉缩窄**。注意杂音和第二心音分裂的特点和位置。在出生后的最初

48h内，杂音可能随着心内压力梯度的变化而出现，随着动脉导管的闭合而消失。

7. **腹部检查**：舟状腹提示有**膈疝**。正常脐带有两条动脉和一条静脉，将近40%的案例中，单脐动脉与肾异常具有相关性。通过视诊和触诊了解肝、脾和肾的大小及有无疝或腹部包块。注意肛门的位置和开放情况。

8. **神经系统**：全面检查包括评估运动功能、肌肉强度和张力及新生儿反射（婴儿拥抱、颈强直、抓握、吸吮和踏步反射）。足月新生儿应有上行的巴宾斯基（Babinski）反射和敏锐的深部腱反射。

9. **生殖泌尿系统**：生殖腺可能已分化或尚不明确，对男婴应可触及睾丸。应该检查尿道位置，尿道下裂患儿不能行包皮环切术。患有尿道下裂及双侧隐睾的男婴，应评估其是否存在先天性肾上腺增生症。

10. **骨骼肌肉系统**：注意有无畸形、姿态异常或不对称肢体活动，应检查有无先天性髋关节发育不良引起的髋关节脱位，尤其是臀先露婴儿。难产时可能发生锁骨或肱骨骨折。

11. **颅面部**：测量头围，注意囟门的位置和大小，是否存在颅脑血肿，并确定上颚是否完整。通过堵塞每个鼻孔观察鼻孔的气流或者下鼻胃管可排除是否存在鼻后孔闭锁。

C. **实验室检查**：初始的常规实验室检查包括血细胞比容和血糖。其他的检查应根据实际的临床情况来决定，如血型测定和库姆斯（Coombs）试验可用于有高胆红素血症风险的婴儿，如母亲为O型血的婴儿。此外，如果怀疑有新生儿脓毒症或母体患有绒毛膜羊膜炎，则应检查全血细胞计数（CBC）和血培养，同时应用广谱抗生素治疗。

D. **液体**

1. **总的液体需求**因出生体重而异。

   a. 小于1.0kg，100ml/（kg · d）。

   b. 1.0～1.5kg，80～90ml/（kg · d）。

   c. 1.5～2.5kg，80ml/（kg · d）。

   d. 大于2.5kg，60ml/（kg · d）。

2. 使用**等渗溶液**。

a. 对于足月儿，出生后第1天不需要**补充电解质**作为维持液；对于早产儿，在其出生后8～12h检测电解质，并根据结果考虑调整输液速率和（或）增加电解质。

b. **10%葡萄糖溶液**常用作早产儿和足月儿的初始静脉输注液体。应密切监测高危婴儿的血糖浓度，并应根据需要调整静脉注射液的葡萄糖浓度，以维持下文所述的血清葡萄糖水平。

3. **不显性失水**需要补充液体。

a. 随着出生体重和胎龄的降低，以及许多新生儿干预措施，包括光疗、使用辐射热加温器和呼吸窘迫婴儿的支持治疗，使液体需求量增加。

b. 由病理原因引起的不显性失水（如脐膨出、腹裂、神经管缺损、膀胱外露）也必须予以考虑和补充。补充液的电解质成分应与流失的电解质成分相匹配。

c. 机械通气的婴儿可通过呼吸道吸收呼吸器内的游离水。

4. 以下几个体征表明输液量足够。

a. 尿量至少 1ml/（kg · h）。

b. 出生后的最初10d，每天仅有1%体重的液体丢失。

c. 血流动力学稳定和灌注良好。

E. 电解质

1. 出生后第一个12～24h通常所需的电解质如下：

a. Na^+，2～4mmol/（kg · d）。

b. K^+，1～2mmol/（kg · d）。

c. Ca^{2+}，150～220mmol/（kg · d）。

2. 不显性失水的速率决定检测血清电解质水平的频率。

F. 葡萄糖：出生后应补充葡萄糖以维持血糖50～125mg/dl。

1. 大多数婴儿选用10%葡萄糖溶液来维持输液即可提供足够的葡萄糖。输注葡萄糖的速率5～8mg/（kg · min）可满足基础代谢的需求。

2. 有高胰岛素血症、宫内生长受限（IUGR）或代谢缺陷的婴儿，葡萄糖的输注速率应高达12～15mg/（kg · min）。

3. 外周静脉通路可输注达12.5%葡萄糖溶液；中心静脉通路可输注达15%～20%葡萄糖溶液。

4. 低血糖（血糖＜50mg/dl）：可通过静脉注射葡萄糖和增加葡萄糖输注速率来治疗。

a. 经1min以上静脉注射葡萄糖 200mg/kg（如10%葡萄糖溶液2ml/kg）。

b. 可从目前的水平增加葡萄糖的输注速率，或从8mg/（kg · min）的速率开始。

c. 必须连续监测血糖以确定增加葡萄糖的效果。

G. 营养：胎龄28周后胃肠道已有功能，但能力有限。每个新生儿的需求不同。

1. 热量： 100～130kcal/（kg · d）。

2. 蛋白质： 2～4g/（kg · d）。

3. 脂肪： 开始1g/（kg·d），当其耐受后可增加至3～4g/（kg · d），以便能提供40%的热量。

4. 维生素： 应补充维生素A、维生素B、维生素D、维生素E、维生素C和维生素K。

5. 铁： 需要补充铁元素 2～4mg/（kg · d）。可通过监测血红蛋白或红细胞压积和网织红细胞计数来评估铁的补充是否充足。

6. 矿物质： 需要补充钙、磷酸盐、镁、锌、铜、锰、硒和铁。尤其是对于早产儿，为了避免发生代谢性骨病，更应该增加钙和磷酸盐的补充。

7. 肠内营养： 喂养通常由母乳或含有与母乳比例相似的乳清-酪蛋白配方奶开始。对于有乳糖不耐受的婴儿，可予不含乳糖或含乳糖低的配方奶。胎龄不足32周的婴儿吸吮和吞咽反射弱，需要采用管饲法喂养。对所有早产儿或患病的足月儿，一旦病情稳定则最初通常应进行小量的肠内喂养。当其可以耐受后，每12～24h少量增加喂养量。达到肠内喂养理想的目标容量后，可按需额外增加母乳或配方奶粉提供多余的能量，以达到理想的体重增加。

8. 肠外营养： 如果肠内营养达不到理想效果，应尽快进行肠道外营养以促进正氮平衡和生长发育。应经常评估婴儿的代谢状况，以便调整肠外营养配方，以满足婴儿的需要，并识别高营养所引起的毒性症状。常规检查包括血糖、电解质、渗透压、肝功能检查、尿素氮、肌酐、血脂水平和血小板计数。

H. 体温调节：测量新生儿的体温并使用有效的方法保持新生儿的体温在正常范围内至关重要。表皮和真皮较薄、皮下脂肪少、神经系统未成熟、头部相对大导致表皮面积与体重的比率增高，这些都使新生儿的体温不稳定。另外，早产儿由于缺少产热的棕色脂肪细胞，更易发生低体温。保持新生儿体温的方法包括在婴儿转运时用恒温箱，保持手术间温度在30℃，用电热毯、辐射加温器、头部覆盖保温及预热的液体等。具有显著冷应激反应的新生儿更易发生低糖血症。

Ⅲ. 常见的与麻醉相关的新生儿问题

A. 术前准备

1. 新生儿需要进行急诊手术的情况通常与医学问题相关。因此，对于这些危重新生儿的治疗需要进行仔细的药物、手术及护理方面的协调准备。在某些情况下，手术治疗可以在新生儿重症监护室（NICU）进行。手术开始前，将NICU提供的主要资源及治疗措施确定并整合于手术的麻醉管理中是很重要的。
2. 新生儿手术的常规标准监测包括血压、连续心电图、体温、脉搏血氧饱和度及O_2、CO_2浓度测定。特殊监测包括导管后脉搏血氧饱和度、胸部听诊、连续动脉血压监测及间断动脉及中心静脉内取血样。对于那些留置脐动脉和静脉导管的新生儿，明确这些导管尖端的位置及是否适合于输液、给药及取血的具体情况是很重要的。
3. 对于新生儿及婴儿采用无重复吸入环路系统，有效地保证了气体麻醉药的通气及换气。这个系统可以增加吸入气的湿度，减少不感液体丢失，帮助维持患儿的热稳定性。重症监护室使用的专用呼吸机（如高频振子呼吸机）和持续输注麻醉药和镇痛药的设备用于床旁手术。温暖的手术室（85℉，29.4℃）、电热毯、辐射加温器、头部覆盖保温及预热的静脉用和手术用液体等对于维持婴儿温度调节能力具有重要作用。

4. 需要一个新生儿运输保温箱，配备监护仪、充足的氧气供应、紧急气道和药物，以便将新生儿患儿送往重症监护室和手术室。

B. 呼吸系统疾病

1. **鉴别诊断**：下列疾病有与肺实质疾病相同的表现。当婴儿有呼吸窘迫时，应考虑到这些疾病的存在。
   a. **气道阻塞**：鼻后孔闭锁、声带麻痹、喉软化、气管软化或狭窄和气道外肿物导致气道压迫（如囊性水囊瘤、血管瘤和血管环）。
   b. **发育异常**：气管食管瘘、先天性膈疝、先天性肺气肿、肺隔离症、支气管囊肿及先天性气道畸形/先天性腺瘤样囊肿畸形。
   c. **非肺脏疾病**：发绀型心脏病、新生儿持续的肺动脉高压、充血性心力衰竭和代谢异常。
2. **实验室检查**：对于呼吸窘迫的婴儿，检查应包括动脉血气，应用脉搏血氧仪来监测动脉前、后的血氧饱和度（取决于脉搏血氧饱和度）、血红蛋白（Hb）或Hct、12导联ECG和胸部X线片。如果这些指标异常，应检测患儿吸入氧浓度（FiO_2）为100%时的血气分析（高氧试验），并考虑做超声心动图检查和请心脏科会诊以评估是否存在先天性心脏病（CHD）。
3. 呼吸暂停
   a. 病因学和治疗
      （1）**中枢性呼吸暂停**：是由呼吸中枢发育不成熟或抑制（如麻醉药）所致，与未成熟程度有关，可由于代谢异常（如低血糖、低钙血症、低体温、高热和脓毒症）而加重。妊娠34周之前，中枢性呼吸暂停常应用**甲基黄嘌呤类药**（如枸橼酸咖啡因）治疗。
      （2）**阻塞性呼吸暂停**：是由气道不通畅所致，可能与上呼吸道肌肉组织不成熟和协调性差有关。改变头部位置、放置口咽或鼻咽通气管，或置于俯卧位均可予以改善。偶尔，给予**持续气道正压（CPAP）**或经鼻导管给予高流量氧可能有效。这些治疗方法对舌体大的患儿（如21三体综合征、贝-维综合征）

尤其有效。

(3) **混合性呼吸暂停：**是指同时有中枢性和阻塞性呼吸暂停。

b. 新生儿术后呼吸暂停

(1) 对于早产儿，呼吸暂停可能与麻醉有关。术后呼吸暂停的病因受多种因素影响，包括手术时孕后周数小于60周、贫血、LGA、低体温、全身麻醉导致的对低氧血症和高碳酸血症的通气反应改变。

(2) 如果手术不能推迟到新生儿成熟后施行，对于孕后周数小于60周并接受麻醉的新生儿应行术后24h呼吸暂停监测。在Cotes等之前做的荟萃分析表明，孕后周数不足48周的新生儿行疝修补术后呼吸暂停的发生率保持在5%以上，超过56周后，发病率降低至1%以下。有呼吸暂停史的婴儿术后呼吸暂停的风险增加，应积极监测。

4. 呼吸窘迫综合征（RDS）

a. 病理生理学：RDS（早期称透明膜病）是由生理性表面活性物质不足，导致肺顺应性下降、肺泡不稳定、渐进性肺不张及肺内去氧血分流所致的低氧血症。

b. 早产儿易发生 RDS。有RDS风险的新生儿可通过产前羊膜穿刺和对羊水磷脂水平的评估来确定。胎儿肺表面活性物质的成熟与卵磷脂和鞘磷脂比值（L/S）＞2、饱和磷脂酰胆碱水平＞500μg/dl或标本中存在磷脂酰甘油有关。

c. 糖皮质激素（倍他米松）治疗：孕妇在分娩前至少48h使用糖皮质激素（倍他米松）治疗可降低RDS的发生率和严重程度。妊娠期间只需要一个完整的糖皮质激素治疗疗程，即每天给予孕妇一个剂量糖皮质激素，连续给2d。

d. RDS的临床特点：包括呼吸急促、鼻翼扇动、呼噜声和肋间肌收缩。出生后不久出现发绀，由于存在透过不张肺的肺内分流，虽然吸入高浓度氧，婴儿仍有低氧血症。

e. **胸部X线片**：显示肺容量减少，肺野毛玻璃征和支气管充气征显影均明显。

f. **初期治疗**：包括通过面罩或鼻导管吸入加温和湿化的氧气。应该调节FiO_2使PaO_2 50～80mmHg（SaO_2 88%～92%）；如果FiO_2＞60%才能保持病人氧合，那么可以给予**经鼻CPAP**。如果病情较严重，或患儿对鼻腔CPAP耐受性差，则可能需要气管插管和PEEP通气。患有RDS的新生儿气管插管后，气管内给予**外源性表面活性剂**可降低RDS的发病率和死亡率。对于严重RDS患儿，**高频振荡通气（HFOV）**可降低漏气和慢性肺部疾病（CLD）的发生率。

g. **广谱抗生素**：由于RDS患儿的临床体征和胸部X线片与肺炎不易区别，通常在获得恰当的细菌培养后即开始应用广谱抗生素。

h. 在更成熟的新生儿中，RDS可以是自限性的，2～3d后RDS通常好转，并伴有自发性多尿。在极早的早产儿，RDS可能发展成慢性肺疾病。

i. RDS患儿的**发病率和病死率**与早产程度、围产期复苏和其他合并的早产的并发症（如动脉导管未闭、感染或脑室内出血）直接相关。恢复期可并发**气胸、肺间质气肿和肺出血**，并有可能发展成慢性肺疾病。

5. 支气管肺发育不良（BPD）

a. **病因学：BPD**是指超过孕后36周仍需要氧疗或机械通气的患儿。BPD也指早产儿的慢性肺疾病，通常与氧中毒、慢性炎症及肺的机械性损伤有关。动脉导管未闭或者感染的存在会加重BPD。然而，在某些早产婴儿，没有明显的肺损伤也会发生BPD。最近的研究表明，BPD与肺损伤过程中过度的转化生长因子-β信号转导有关。给予维生素 A、咖啡因或早期使用CPAP 可以有效预防BPD的发生。

b. **临床特点**：包括肋间肌收缩、啰音及肺局部过度膨胀和膨胀不良。BPD患儿因为通气不均匀和肺内分流可产生低氧血症和高碳酸血症。许多有严重BPD的患儿，低氧血症和高碳酸血症也可与支气管痉挛相关。许多有严重BPD的患儿生长迟缓，需要供给高热量的食物。

c. **治疗**：包括呼吸支持、充足的营养和利尿治疗。由于BPD患儿可能有长时间无功能的肺段，低呼吸频率和增加吸气和呼气时间的通气模式可能会减少气体潴留并改善气体交换。允许性高碳酸血症可以减小肺进一步损伤。此外，对于有BPD和支气管痉挛的患儿，给予**支气管扩张药**可能起到救命的作用。全身性类固醇激素有时用来治疗慢性肺疾病。因为观察到全身给予类固醇治疗后对婴儿的长期神经发育有不良影响，这种治疗方法仅适用于最严重的病例。一些严重的BPD患儿可出现肺动脉高压。对这些病例曾用吸入性 NO、钙通道阻滞药及磷酸二酯酶抑制药等扩血管药治疗。

d. **预后**：BPD的预后与疾病的严重程度有关。病情严重的患儿，20%在第1年内死亡；大多数婴儿一般在2岁前无症状，但是会出现其他并发症包括反复肺部感染、气道高反应性、哮喘、反复住院、肺动脉压升高及神经发育异常等。

6. 气胸

a. **病因学**：需要正压通气及机械通气的新生儿会发生气胸。此外，1%～2%健康足月新生儿也可发生自发性气胸，但大多数患儿无症状或者仅有轻微症状，无须特殊处理。胎粪沾染的足月儿及患有RDS的早产儿气胸发生率则升高至5%～10%。

b. **临床特征**：当任何新生儿临床情况突然出现急剧的恶化（如突然出现的发绀和低血压）时，均应考虑到此诊断。有时，可能会观察到通气时双侧胸部运动不对称和呼吸音不均匀，但应该排除支气管内插管。

c. **实验室检查**：用强光照射胸部常显示半侧肺的透光度高。如果患儿情况稳定，胸部X线片可证实该诊断。

d. **治疗**

（1）对于仅有轻微呼吸窘迫而其他方面稳定且氧

合良好的足月新生儿，通过吸入高浓度氧气来冲洗氮可使气胸消退。然而，支持这种治疗模式的数据很少，应该与较新的治疗模式进行权衡，这表明高氧与器官损伤有关。

（2）对**病情不稳定**的婴儿，应立即放置静脉导管，并做胸腔抽吸。抽吸后如气体再聚集，应放置胸腔引流管。

7. 胎粪吸入综合征

a. 在所有分娩中**羊水沾染胎粪**的发生率为12%，且可能与胎儿窘迫和围产期抑制有关。

b. 婴儿出生有呼吸抑制和肌张力低下时，如羊水有胎粪沾染，为**减少误吸**的危害，建议给婴儿行气管插管并吸出气管内的羊水。

c. **胎粪吸入**可致气道机械性梗阻，化学炎症和表面活性物质失活导致肺炎，从而引起肺空腔疾病。胎粪完全阻塞气道，导致远端肺不张。气道部分梗阻可通过球形瓣膜作用使远端过度膨胀，导致气胸。胎粪中的胆汁可引起化学性肺炎和气道水肿。

d. **胎粪吸入综合征**：可能与新生儿持续肺动脉高压（PPHN）有关（见本章Ⅲ.C. 5.）。

e. 胸部影像学检查可以发现在高通气或者低通气部位存在弥漫的、不均匀的肺实质密度影。

f. **呼吸支持**：对胎粪误吸患儿应根据气体交换减少的病因行呼吸支持。由于胎粪造成的气道梗阻可通过延长呼气时间的机械通气来减少肺内气体潴留。可放置胸腔引流管治疗气胸。有时高频震荡通气可恢复闭合肺段并改善气体交换。给予碱性药物和**吸入一氧化氮**可用于减轻胎粪误吸患儿肺的血管收缩。当胎粪抑制内源性表面活性物质的活性时，应用外源性**表面活性物质**是有益的。

8. 先天性膈疝（CDH）

a. **CDH**是指膈肌缺损使腹内容物疝入胸腔。先天性膈疝在新生儿的发生率为1/5000。其病死率很高，40%的患儿不能度过婴儿期。

b. **临床特征**：此疾病常可在出生前通过超声检

查发现。85%的缺损发生在横膈的博赫达勒克（Bochdalek）孔的左后方。患儿出生时，可见舟状腹，患侧无呼吸音。偶尔可在患侧闻及肠鸣音。临床表现差别很大，可能与肺发育不全的程度及伴随的肺动脉高压及心功能不全有关。

c. **诊断**：胸部X线片可确诊，常可在胸腔看到小肠和胃，有时也可见肝、脾和（或）肾。约40%的CDH与心脏、胃肠道、泌尿生殖器或肾异常相关，这些合并症可显著增加患儿死亡率。

d. **治疗**：**治疗的目标是在手术纠正前降低肺血管阻力和促进二氧化碳的排出**。在分娩室，对有自主呼吸的患儿进行插管，可以使吸入胃肠道的气体降至最低。然而，必要时应在最小的气道压力下使用球囊和面罩进行通气。持续胃肠减压也可减少气体进入。可应用常规的机械通气或高频震荡通气。有观察显示，某些先天性膈疝患儿在通气中吸入一氧化氮可减少肺血管收缩和发绀的发生。死亡的主要原因是呼吸功能不全和肺动脉高压。健肺可发生气胸，常成为复苏过程中的死因。低血压和休克常继发于长时间的全身性低氧血症，由于疝内容物引起纵隔移位导致的心脏功能改变，以及胃肠道液体损失等。

e. **手术修复**：包括还纳腹内容物和修补膈肌。目前的证据支持首先应使用药物、通气治疗使病情稳定，**体外膜肺氧合（ECMO）**可作为最后的手段［见本章Ⅲ.C. 5. d.（3）］。病情平稳、肺动脉压降低时，患儿可接受手术修复。

f. **麻醉注意事项**：通过鼻胃管持续吸引行胃肠减压。留置动脉导管以评估酸碱平衡、氧合和通气。碳酸氢钠和过度通气可分别用来治疗代谢性和呼吸性酸中毒。此外，碱化和吸入一氧化氮也许可减轻肺血管收缩。虽然自主呼吸可防止胃胀气和肺压缩，但常需要行通气支持，应给予最低有效膨胀压力以减少气胸及机械通气相关性肺损伤的发生。避免应用氧化亚氮，因为它可使胃肠道扩张，损害肺功能。麻醉中常使用肌松药、麻醉性镇痛药和氧疗。

g. 术后并发症：包括喂养困难、胃食管反流、听力丧失、神经发育障碍及膈疝复发，特别是那些缺口较大且需要修补的患儿。

C. 心血管系统疾病

1. 先天性心脏病（先心病）：当患儿出现持续发绀、低血压、呼吸窘迫、杂音、低氧血症、灌注不良或休克时，则应怀疑先心病。先心病发病率在新生儿中达8/1000，在1岁时可降至2/1000。最常见的先心病包括室间隔缺损、室间隔完整的肺动脉狭窄、法洛四联症、房间隔缺损或大动脉转位。

2. 发绀

a. 病因学：引起发绀的原因很多，包括肺弥散功能障碍、心内与心外分流和红细胞增多。引起发绀的肺源性原因如上所述。

b. 心脏病变：通过减少肺血流量或通过分流引起全身和肺静脉血混合从而引起全身性低氧血症。

c. 许多因素使大多数胎儿在宫内可以耐受心脏损害。胎儿通过胎盘而不是肺循环进行氧合。左右心室共同形成体循环血流，在心房和导管水平动静脉血液混合。另外，由于胎儿血红蛋白的特性及血红蛋白浓度更高使得胎儿具有更强的携氧能力。

d. 在新生儿，如果有大血管错位、肺动脉狭窄或闭锁、法洛四联症或心室发育不全，**动脉导管可有肺动脉血流通过**。多数患儿在出生后2～3d动脉导管关闭时出现症状。如果有导管依赖性病变存在，那么防止导管关闭对维持肺动脉血流是至关重要的。可用静脉注射**前列腺素** E_1（PGE_1）予以治疗，其副作用包括呼吸暂停、低血压和抽搐。

e. 许多有**间隔缺损**的患儿在胎儿期和新生儿期可能无临床症状，但是，随着肺血管阻力（PVR）增加，未氧合血的右向左分流可产生全身性低氧血症。随后，随着PVR降低，肺血流增加可导致肺循环过度和肺动脉高压。

f. 实验室检查：对于有心血管疾病体征和症状的婴

儿，相关的检查应包括动脉血气分析、导管前/后的血氧饱和度、四肢血压、心电图、胸部X线片、血红蛋白或Hct及吸入纯氧时的动脉血氧分压（**“高氧实验”**）。当吸入纯氧时，PaO_2仍低于150mmHg，提示有心内分流的存在。心脏病学方面的会诊是必要的，常采用超声心动图来检查潜在的心脏结构损害。

3. 动脉导管未闭（PDA）

a. 临床特征：常见于早产儿，其特征是胸骨左缘有向背部放射的杂音、水冲脉、脉压增宽、胸部X线片示肺血流增多、呼吸窘迫和体重过度增加。PDA通常可以通过心脏超声检查确诊。在某些病例，PDA导致的心功能障碍可降低体循环血压、减少外周灌注和尿量，并可引起代谢性酸中毒。

b. 虽然PDA**早期治疗**包括限制液体和支持治疗，但保持全身灌注很重要。如果通过未闭导管的分流明显且肾和血小板功能正常，可试用**吲哚美辛**或**布洛芬**治疗使导管药物性闭合。

c. 对药物无效、存在用药禁忌、肾功能或血小板功能障碍的婴儿常行**手术治疗**。

d. 麻醉注意事项：此类危重患儿通常需要高水平的氧气支持、呼吸机支持及血管加压治疗。因动脉导管未闭及液体限制所导致的心排血量降低，使患儿可能存在肾功能不全，或因药物治疗导致血小板功能不全。为避免在转运至手术室途中出现危险，很多PDA闭合术要在NICU施行。手术过程中，关闭导管前脉搏血氧饱和度测量可用于评估脑部氧供，关闭导管后血氧饱和度测量可帮助监测易疏忽的主动脉夹闭。使用阿片类麻醉药（如芬太尼）辅助肌松药的麻醉技术被广泛应用于婴儿动脉导管夹闭术。患儿术后需密切监护，以防气胸、低血压及少尿等并发症的发生。

4. 心律失常

a. 室上性心动过速（SVT）：是胎儿和新生儿最常见的心律失常。心率通常大于250次/分，一般是自限性的，而且耐受性良好。然而，如果室上性心动过速伴有低血压或血红蛋白不饱和，则需要及时治疗。

b. 治疗：SVT治疗包括刺激迷走神经，如鼻咽刺激或在婴儿脸上放置冷敷手套或冰敷手套。应避免按摩眼睛，因为这可能导致新生儿晶状体破裂。**腺苷和食管起搏**对SVT的急性治疗也有效。

c. 如患儿血流动力学不稳定，可采用同步心脏电复律。

5. 新生儿持续性肺动脉高压（PPHN）

a. 病理生理学：如前所述，PPHN由于胎儿循环持续存在，表现为肺血管阻力增加而引起肺动脉高压，通过卵圆孔和动脉导管产生右向左分流和全身低氧血症。

b. 病因学：一般认为，许多PPHN患儿远端肺血管床异常肌肉化和肺动脉反应性异常。虽然许多PPHN 患儿存在围产期呼吸抑制、胎粪误吸、细菌性肺炎或脓毒症，但这些因素在引起本病中的确切作用仍未知。

c. 临床特征：通常，足月或近足月的PPHN患儿会出现严重的全身性低氧血症且高浓度氧疗不能缓解。上肢SaO_2高于下肢提示可能存在分流。ECG可示右心室肥厚，胸部X线片显示肺血管影明显减少。超声心动图显示在动脉导管和（或）卵圆孔处有分流。

d. PPHN的治疗

（1）具体的治疗包括气管插管和高浓度氧机械通气，诱发呼吸性或代谢性碱中毒，以及吸入NO。将近50%的患儿通过吸入NO能快速地扩张肺血管，减少分流及增加全身氧合。对吸入 NO的患儿，应监测高铁血红蛋白、吸入NO 的氧化产物。

（2）非特异性及支持疗法包括积极的血压维持、麻醉性镇痛药（如芬太尼）和偶尔用肌松药。

（3）**ECMO**：对一些应用通气和药物治疗无效的PPHN患儿，ECMO可能起到挽救生命的作用。

1）**ECMO环路**：包括管道、储血器、泵、膜氧合器和热交换器。为防止凝血，患儿需肝素化。由于ECMO过程中消耗血小板，故常需输注血小板。

2）**通路**：为建立ECMO须行套管插入术而须给予全身麻醉。对于心功能良好的新生儿，采用双腔导管经右颈内静脉置于右心室进行**静脉-静脉（VV）ECMO**。而心功能不良或伴有肺动脉高压的先心病新生儿，则适宜进行**静脉-动脉（VA）ECMO**，即经右颈总动脉和右颈内静脉插管或经股动静脉插管。

3）**与ECMO相关的并发症**：肝素化可引起颅内和其他部位出血。右颈内动脉插管和结扎可能引起右侧脑损伤（局灶性左侧癫痫发作、左侧偏瘫和进行性右脑萎缩）。

4）由于ECMO有潜在的危险，它只应用于有严重全身性低氧血症的足月患儿和晚期早产患儿（妊娠＞34周且出生体重大于1800～2000g）。在ECMO套管插入手术前应行可视头部超声、超声心动图及基本的实验室检查。大多数有显著颅内出血的婴儿不能行ECMO，因为在使用肝素治疗时出血的风险增加。患有多发性先天畸形、严重神经功能障碍或发绀型先心病的婴儿，也不能行ECMO。

D. 血液系统疾病

1. 新生儿溶血性疾病（胎儿成红细胞增多症）

a. 同种免疫性溶血性贫血：母体IgG抗体通过胎盘进入胎儿体内，与胎儿红细胞反应所致。

b. Rh溶血性疾病：由抗D抗体引起，也可由次要抗原如Kell、Duffy、Kidd产生的抗体引起。D抗原缺乏为Rh阴性。在妊娠、分娩、流产或羊膜穿刺术期间，胎儿血液漏入母体血液循环，可使母体对胎儿抗原致敏。为防止致敏，对未致敏的Rh阴性的母亲在妊娠第28周，有创检查（如羊膜穿刺术）后及分娩后应给予**抗D免疫球蛋白（Rhogam）**。如果母体已致敏，免疫预防没有价值。即使已经给予免疫球蛋白治疗，如妊娠期有大量胎儿血液注入母体，母体仍可致敏。

c. **ABO溶血性疾病**：可在母体没有致敏时发生溶血，因为母体为O型血，可自然产生抗A和抗B抗体，通常是IgM抗体，因其不能通过胎盘，所以ABO溶血性疾病较Rh疾病轻，可有轻微贫血或无贫血，以及轻微的间接高胆红素血症，很少需要换血治疗。

d. **间接Coombs试验**：可检测母体血清中IgG抗体的存在。

e. **直接Coombs试验**：可检测婴儿血细胞上是否已有抗体包被，因而可提示溶血的风险。

f. **溶血**：当抗体通过胎盘，与胎儿红细胞上的相应抗原结合时可引起溶血，导致血细胞生成增多，从而导致肝脾大。

g. **临床特征**：可发现肝脾大、水肿、苍白、巩膜黄染或黄疸。

h. **实验室检查**：贫血、血小板减少症、直接Coombs试验阳性、间接高胆红素血症、低血糖、低白蛋白血症和网织红细胞计数升高（网织红细胞计数随疾病严重程度成比例增加）。应连续监测 Hct 和间接胆红素水平。

i. **一线治疗**：包括**光疗**，如总间接胆红素过高或其升高速度大于1mg/（dl·h）应给予静脉注射免疫球蛋白和（或）换血治疗。

2. 胎儿水肿

a. **胎儿水肿**：是指胎儿至少两个体腔液体过度蓄积，包括从轻微的外周水肿到大量全身性的水肿伴胸膜和（或）心包积液。

b. **病因学**：水肿可见于贫血（如溶血性疾病、胎儿母体出血、孪生胎儿的血液互输）、心律失常（如完全性心脏传导阻滞、室上性心动过速）、先心病、血管或淋巴管形成异常（如肝血管瘤、囊性水瘤）或感染（如病毒、弓形体病、梅毒）。

c. **治疗**：主要目标包括防止因贫血和乏氧而引起的宫内或宫外死亡、恢复血容量及避免高胆红素血症的神经毒性作用。

(1) 通过脐静脉在子宫内输血可提高未出生胎儿的存活率。

(2) 对已出生的伴有水肿的活婴，治疗措施包括气管插管、机械通气辅助通气、胸腔穿刺、心脏彩超、中心静脉置管、纠正低血容量和酸中毒及换血治疗。由于肺发育不全，一些患儿需要长期的有创呼吸支持。

(3) 晚期并发症包括贫血、轻度移植物抗宿主反应、浓缩胆汁综合征（以持续性黄疸、直接和间接胆红素升高为特征）和门静脉血栓形成（脐静脉插管的并发症）。

E. 胃肠道疾病

1. 高胆红素血症

a. 病理生理学：胆红素由血红蛋白裂解而生成，然后与白蛋白结合，转运至肝（在该处与葡萄糖醛酸结合），随着胆汁运送至肠。在肠内，它既可被肠道细菌降解后再吸收，又可转化为尿胆素原被排出。

b. 病因学：可由于生成过多（如溶血、积血的吸收、红细胞增多症）、结合障碍（如肝发育未成熟或损伤）或排出障碍（如胆道闭锁）引起。此病常见于脓毒症、窒息和代谢障碍（如甲状腺功能低下、低血糖、半乳糖血症），也可见于正常新生儿和母乳喂养的婴儿。

c. 毒理作用：未结合（间接）胆红素为脂溶性，可通过血脑屏障进入中枢神经系统。达到中毒水平可导致神经元损伤，造成胆红素脑病，其临床表现从轻度嗜睡、发热，到惊厥。早产、呼吸窘迫、败血症、代谢性酸中毒、低血糖、低蛋白血症或严重溶血性疾病的婴儿有发生胆红素脑病的危险。后期，胆红素脑病会引起神经系统后遗症，包括认知功能减退、智力发育迟缓、感觉神经性耳聋、牙齿发育不良及舞蹈手足徐动症样脑瘫。

d. 生理性黄疸：由红细胞转化增多和肝结合系统发

育不成熟所致。足月新生儿发生率为60%，出生后2～4d胆红素水平达到高峰。早产儿发生率更高（80%），胆红素水平达到高峰较晚（5～7d）。

e. **母乳性黄疸**：出现于出生后第2周或第3周，逐渐发展，胆红素最高达15～25mg/dl，并可持续2～3个月，做此诊断前应排除其他原因。中断母乳喂养数日可使血清胆红素水平明显下降，此时可重新母乳喂养。此病为良性黄疸，无不良后果。

f. **实验室检查**：总胆红素和直接胆红素试验、血型、直接Coombs试验、血红蛋白、红细胞压积、网织红细胞计数、红细胞形态涂片、电解质、血尿素氮、肌酐，如果怀疑有脓毒症，需行细菌培养。因为高胆红素血症可能是尿路感染的表现，应考虑尿液分析和尿液培养。

g. **治疗**

（1）出生24h内出现胆红素水平升高是病理性的，需要进一步检查病因。

（2）对于生理性黄疸或轻度溶血性黄疸的处理包括监测血清胆红素水平，并尽早开始喂养以减少胆红素的肠肝循环。

（3）**光疗**：间接胆红素水平中度或增长速度过快的患儿适用于此疗法。420～470nm波长的光疗可引起胆红素光学异构体变化，使其成为水溶性。光疗时必须遮盖眼睛以防止视网膜损伤。

（4）对于重度高胆红素血症（如足月儿间接胆红素＞25mg/dl），可采用静脉注射免疫球蛋白和（或）**换血**治疗。

2. 食管闭锁和气管食管瘘

a. 食管闭锁（EA）常伴有气管食管瘘（TEF）。瘘管位置差异很大，最常见的是食管近端盲袋及末端的TEF。EA/TEF常伴有其他先天性异常，尤其是心脏缺损。

b. **病理生理学**：食管近端盲袋容积小，导致溢出性误吸，还可引起典型的临床三联征：咳嗽、窒息和发绀。偶有需频繁吸引的流涎可能是唯一的早期症状。

c. 诊断：如不能将鼻胃管置入胃内将证实该诊断。用气体或水溶性造影剂摄胸部 X 线片可证实食管闭锁的存在。

d. 内科治疗：应致力减少误吸。对于新生儿应予禁食，置鼻胃管行持续低压吸引，病床的头侧应抬高。吸入性肺炎应予抗生素和吸氧治疗，严重肺炎需气管插管和机械通气，但如存在TEF，则通气困难。

e. 外科治疗：取决于婴儿的状态。若新生儿有严重的误吸性肺炎，建议延迟手术直至肺功能改善。如果由于空气通过TEF进入到胃肠道而引起的胃胀影响了肺功能，则可在局部麻醉下放置胃造瘘管。病情初步稳定后，可行食管和瘘管的根治性修复术。

f. 麻醉注意事项：对于TEF患儿，建立气道虽然有时很困难，但是至关重要。麻醉诱导时外科医师应在场，以便必要时做紧急胃减压。对患儿应全面监测，心前区听诊器应置于其左胸以有助于对通气的评估。若患儿有胃造瘘管，应置入水封瓶。麻醉诱导时，气管插管直至手术结扎瘘口时应保持自主呼吸。为了便于气管导管的放置，使其顶端位于瘘口和隆突之间，可将该管首先置于右主支气管，然后缓慢退出导管，直至听到左侧呼吸音为止。呼吸音减弱、胃充气或气体从胃造瘘管逸出均提示导管在瘘口以上，应继续向下送管。一旦气管插管在一个良好的位置，必须小心地固定，防止在手术过程中脱位。

3. 十二指肠闭锁

a. 临床特征：十二指肠闭锁通常表现为呕吐胆汁、腹胀和胃液吸引量增多。它与21三体综合征相关，并可能伴发其他肠道畸形。

b. 产前超声及产后**腹部 X 线片**示**“双泡”征**，表明胃和十二指肠内有气体。

c. 治疗：避免经口喂养，使用鼻胃管吸引，保证适当的补液和维持血清电解质水平。麻醉可行清醒气管插管或快速顺序诱导气管插管，避免使用氧化亚氮，常需应用肌松药。

4. 幽门狭窄

a. 临床特征：通常在出生后 3～5 周出现症状，以幽门肥厚导致的胃排空障碍为特征。患儿出现持续性非胆汁性呕吐。尽管患儿由于胃酸丢失导致低氯血症，低钾性代谢性碱中毒，但长期呕吐将出现代谢性酸中毒，血容量降低，乃至休克。触诊可及由肥厚幽门形成的腹部包块或“橄榄体”。

b. 腹部X线片通常显示胃扩张。经腹部超声检查确诊。过去，通过X线造影来确诊此病。

c. 治疗：包括补液、纠正代谢性碱中毒及幽门肌切开术修复前经鼻胃管或口胃管引流。

d. 麻醉注意事项：麻醉诱导前，胃排空是至关重要的。由于病人的鼻胃管经常被胃分泌物堵塞，建议在诱导前更换并在病人处于仰卧位、侧卧位和俯卧位时吸引。可快速顺序诱导气管插管或清醒插管，必要时，给予吸入麻醉药或肌松药。阿片类药物通常不是必需的，患儿可能因脑脊液碱中毒而容易出现阿片类药物引起的呼吸抑制。直肠给予对乙酰氨基酚和局麻药浸润手术切口可能足够镇痛。气管拔管前新生儿需完全清醒，且呼吸量充足。

5. 脐膨出和腹裂

a. 临床特征：**脐膨出**是肠未能移入腹腔，随后腹壁于妊娠6～8周关闭所致。内脏位于腹腔以外，有完整的腹膜包裹。45%～80%的脐膨出病人会有其他缺陷，包括遗传异常（50%），心脏缺陷（28%），膀胱外露和其他泌尿生殖系统异常（20%），颅面缺陷（20%）和先天性膈疝（12%）。**腹裂**发生在胎儿后期（母体妊娠12～18周），与脐肠系膜动脉中断有关。由此造成的脐旁缺损使肠道暴露在没有腹膜覆盖的宫内环境中，肠袢常水肿，且有炎性渗出物覆盖。与脐膨出相比，只有10%～20%的腹裂与其他先天性异常相关，但多达16%的病例中可能伴有肠闭锁/狭窄或肠扭转。

b. **治疗**：手术修补前置鼻胃管引流、静脉补液和保护内脏。如果腹膜囊是完整的，脐膨出应该用无菌的、温暖的、用盐水浸过的纱布覆盖可以减少热量和水分的流失及感染的风险。如果腹膜囊破裂或婴儿腹裂，应使用温盐水纱布包裹外露的内脏，或将婴儿置于无菌箱中，并密切监测肠道灌注情况。婴儿术前应用无菌热毛巾包裹。

c. **麻醉注意事项**：腹部手术时，手术室中要有特别措施补偿不感性失水和热损失。胃排空后，快速诱导以减少胃肠道胀气。肌松药能帮助术者把突出器官还纳回腹腔。在将这些器官还纳腹腔后，需要特别注意保持通气和全身血流，这可以通过测量通气压、排尿量及下肢血压和氧饱和度来实现。这些有助于决定用一期或分期手术修复病变。气管拔管前评估病人的通气和氧合状态。与手术相关的腹内压力增加会损害病人的肺功能和腹腔内容物的灌注。

6. 坏死性小肠结肠炎（NEC）

a. **NEC**是指后天性肠道坏死，见于没有功能性病变或解剖性病变的情况。NEC主要发生在早产儿，随着妊娠周数的增加，发病率降低，通常发生于出生后的最初几周和在肠道喂养之后。死亡率可能高达40%。

b. **发病机制**：尚不清楚，但可能与发育未成熟的肠道遭受严重的应激如缺血、感染或免疫损伤有关。尽管母乳喂养可能有保护作用，但肠内喂养似乎会加重黏膜损伤。

c. **临床特征**：包括腹胀、喂养不耐受伴胃液误吸或呕吐、肠梗阻、腹壁红斑和血便。婴儿可表现为体温不稳定、嗜睡、呼吸和循环不稳定、呼吸暂停、少尿和DIC。

d. **实验室检查**：应包括腹部X线片（可能显示肠积气症、肠袢固定、肝门积气或腹腔内游离气体）、全血细胞计数（显示白细胞计数增多、白细胞计数减少、血小板计数减少）、动脉血气（显示酸中毒）、电解质（显示低钠血症或酸中毒）、粪便隐血试验（常显示隐血）和粪便还原物检查（显示碳水化合物吸收不良）。由于鉴别诊断包括败血症，因此也应进行血液和尿液培养。如患儿病情稳定，弥散性血管内凝血不明显，可进行腰椎穿刺，做脑脊液（CSF）革兰氏染色和细菌培养。

e. **治疗**：如怀疑有坏死性小肠结肠炎，应停止喂养，并置鼻胃管行胃减压。禁食至少10～14d，通过肠道外营养给予支持。经验性地应用广谱抗生素（氨苄西林、氨基糖苷类；如怀疑穿孔，应给予甲硝唑或克林达霉素）。

f. **外科会诊**：应请外科会诊，急诊剖腹探查通常仅限于肠穿孔、连续腹部平片示固定肠袢或持续的代谢性酸中毒患儿。

g. **麻醉注意事项**：包括腹部脓毒症引起的血流动力学不稳定，腹围增加导致通气困难，以及与严重NEC相关的严重代谢性酸中毒。同样重要的是防止胃内容物的误吸和在存在显著的第三间隙液体丢失时维持器官灌注。

7. 肠扭转

a. **肠扭转**可是原发性的，但更常继发于肠道旋转不良，常可迅速影响肠道血流并导致肠缺血。如果在宫内出现肠扭转，出生时可能出现肠坏死，应立即切除。

b. **临床特征**：包括腹胀、呕吐胆汁样物及脱水、酸中毒、脓毒症或休克征象。

c. **诊断**：肠旋转不良可通过上消化道和小肠全面检查发现十二指肠悬韧带位置异常来确诊。

d. **治疗**：包括补充容量、置鼻胃管、禁食、应用抗生素及手术修复。

e. **麻醉注意事项**：胃排空后行快速诱导，根据情况用吸入或静脉麻醉药维持，避免用氧化亚氮，以减少进一步的肠扩张。

F. 神经系统疾病

1. 抽搐

a. 抽搐可为全身性、局灶性或亚临床型。

b. 病因：包括出生时创伤、颅内出血、新生儿缺氧缺血性脑病、代谢障碍（低血糖或低钙血症）、药物戒断和感染。

c. 实验室检查

（1）初步评估包括电解质、葡萄糖、钙、镁、动脉血气和pH值的测定。如果怀疑有代谢性疾病，应测定血清乳酸和氨、血清/尿氨基酸和尿有机酸水平。

（2）全血细胞计数和分类、血小板计数，血液和脑脊液细菌培养等。

（3）为了确定抽搐发作的潜在原因，需要进行神经影像学检查，包括头部超声、计算机断层扫描（CT）和（或）磁共振成像（MRI，有时需要T_2弥散加权成像），以及脑电图（有时是在维生素B_6给药期间）。

d. 治疗：包括支持疗法。关键是保证足够的氧合，此外，纠正造成抽搐的潜在的代谢性异常（如低血糖、低钙血症）也很重要。应用抗惊厥药，如需要可先给予试验剂量的维生素B_7（吡多醇）。胎龄大于36周的新生儿，在出生前后如果有缺血缺氧性因素导致颅脑损伤，临床表现提示为中到重度的脑病，应在患儿出生6h内于NICU使体温或颅温降至33.5～34.5℃，维持72h。这时通常需要请新生儿神经内科专家会诊。

e. 抗惊厥药

（1）紧急药物治疗

1）**苯巴比妥**，负荷量20mg/kg，经10min静脉注射；维持量2.5mg/kg，2次/天，以维持血药浓度在20～40μg/ml。

2）**苯二氮䓬类**（如劳拉西泮0.1～0.3mg/kg，静脉注射）。

3）**磷苯妥英**，负荷量15～20mg/kg，经15min静脉注射；维持量2.5mg/kg，2次/天，

以维持治疗水平15～30μg/ml。

（2）新生儿惊厥的长期治疗通常应用苯巴比妥或左拉西坦。

2. 颅内出血

a. **脑室内出血**：出生体重低于1000g的婴儿出生后前7d的脑室内出血发生率超过30%。硬膜下和蛛网膜下腔出血较少见。

b. **临床特征**：脑室内出血常无症状，但也可表现为原因不明的嗜睡、呼吸暂停或抽搐发作。查体可见头围增大，囟门凸出。

c. **实验室检查**：可发现贫血和酸中毒。通常是在胎龄32周以下的婴儿进行头部超声波筛查。

d. **脑室内出血的分级**

（1）Ⅰ级：仅有室管膜下或脉络丛出血。

（2）Ⅱ级：脑室内出血不伴脑室扩大。

（3）Ⅲ级：脑室内出血伴脑室扩大。

（4）Ⅳ级：脑实质出血。

e. **主要并发症**：脑脊液阻塞导致**脑积水**。可根据每天测量头围和一系列超声检查来发现，常须行连续性腰椎穿刺或脑室内分流。

f. **治疗**：高渗药物（如25%葡萄糖溶液）曾被提倡用于治疗低血糖，但与脑室内出血的病因有关，应避免使用。

3. 脊髓发育不良

a. 胚胎的神经管形成异常会导致妊娠第4周后神经管关闭不良。**脑脊膜膨出**是由于脊膜通过脊柱的骨骼异常结构（脊柱裂）突出，形成充满脑脊液的囊而引起的。脊髓和神经根一般不受累。脊髓和脑膜通过椎管缺损疝出导致**脊髓脊膜膨出**。8%脊髓脊膜膨出患儿累及腰椎。脊髓脊膜膨出的新生儿多达90%合并有脑积水，主要是由于脊髓损伤可移位小脑并影响脑脊液流动。

b. 脊髓脊膜膨出发病率为（4～10）/10 000。随着母体补充叶酸的增多，发病率明显下降。产妇患有糖尿病或口服某种药物（如抗癫痫药），胎儿发生脊髓发育不良的危险性增高。

c. **产后管理**：包括使用温暖的浸透生理盐水的无菌纱布覆盖缺损处，以防止粘在缺损处。患儿应保持俯卧位，避免接触乳胶。术前需要评估患儿是否合并其他异常（如脊柱侧凸、脑积水、先天性小脑延髓下畸形），推荐行神经影像学检查。早期手术修补能显著降低感染的风险。术后需要严密监测患儿癫痫及脑积水的发生，如果出现则需要行分流术。预后取决于缺损程度及是否合并有其他先天性异常。

d. **麻醉注意事项**：在患儿仰卧位行气管插管期间，应对外露的神经组织进行特殊护理以防止损伤。在一些病例中，为保护缺损，通常在左侧卧位下行气管插管。许多脊髓脊膜膨出的患儿气管较短，这增加了支气管插管的风险。术中失血一般较少，除非需要行较大皮瓣移植以覆盖较大缺损。如果存在脑积水，那么患儿对缺氧的反应不敏感，导致术后出现呼吸暂停的风险增大。

4. 早产儿视网膜病变

a. 病因

（1）需要氧疗的早产儿患早产儿视网膜病变（**ROP**）的风险较高，本病可见于出生体重不足1500g和胎龄不足30周的婴儿。体重不足1000g的婴儿发生率为80%。为减少ROP的发生率，应**避免吸入高浓度氧**。

（2）除了高氧环境和早产儿外，其他因素也可引起ROP，现已发现足月产婴儿、发绀型先心病婴儿、死产的婴儿和未暴露于高氧环境的婴儿亦有发生。易患因素包括贫血、感染、颅内出血、酸中毒和动脉导管未闭。

b. **病理生理学**：ROP开始发生于颞侧视网膜，它是视网膜中最迟血管化的部分。最初可见区分血管化和未血管化的边界增高。纤维血管增生由此边缘向后扩展，而90%的患儿在此阶段逐渐消退。这些患儿以后可发展为斜视、弱视、近视或外周视网膜脱落。

c. 10%的患儿**纤维血管化**扩展至玻璃体，导致玻璃体积血、外周视网膜瘢痕形成、视神经盘和黄斑移向颞侧和部分视网膜脱落。严重时，广泛的纤维血管增生可导致晶状体白块（白瞳孔）、完全性视网膜脱落和视力丧失。

d. **胎龄＜32周、出生体重＜1500g或具有潜在危险因素**的婴儿，校正胎龄34周时，应该进行检眼镜检查。如发现ROP，每1～2周复查一次，直至自行消退。3个月后此病不再发生。

e. **治疗**：对于表现严重的ROP，治疗包括光凝固法、透热法、冷凝疗法、玻璃体切割术及贝伐珠单抗注射治疗。

G. 感染性疾病

1. 环境

a. **新生儿特别容易感染**，其细胞免疫和体液免疫防御系统弱，容易引起细菌繁殖和医源性感染。

b. **预防**：对每个婴儿应用专用的器材及抚育器、接触前后洗手和穿隔离衣，以减少交叉感染。

2. **易感因素**：破膜时间延长与羊膜炎发生率高相关，其后可发生新生儿上行性细菌和病毒感染。母体发热和白细胞增多、破膜时间延长及胎儿心动过速也都可能与新生儿感染有关。

3. **实验室检查**：包括全血细胞计数、分类和血培养。必要时可行腰椎穿刺做脑脊液培养和分析。若有合适条件，应做病毒培养。

4. 新生儿脓毒症

a. 感染：出生后即刻的感染病原体常来自宫内或分娩时，致病原包括B族β溶血性链球菌、大肠杆菌、李斯特菌和单纯疱疹病毒。迟发的感染可由金黄色葡萄球菌、表皮葡萄球菌、阴沟肠杆菌、肠球菌和铜绿假单胞菌引起。

b. **临床表现**：包括呼吸衰竭、抽搐和休克。轻微的体征最初可为呼吸窘迫、呼吸暂停、易激惹和食欲缺乏，需认真评估。

c. **实验室检查**：应包括血、尿和脑脊液培养，全血细胞计数，血糖，尿液分析和胸部X线片。

d. **抗生素使用**：开始用氨苄西林与一种氨基糖苷类

合用，使用48～72h。若培养结果为阳性，根据感染程度和部位继续治疗。需检测氨基糖苷类药物的血清浓度和调整剂量，以防止其毒性作用。

Ⅳ. 解剖生理学

A. 上呼吸道

1. 由于新生儿口咽部肌肉发育差，咽、喉及支气管的顺应性较高，他们必须**用鼻呼吸**。鼻孔较窄，需要很大比例的呼吸做功以克服鼻腔阻力。双侧后鼻孔闭锁或黏稠的分泌物阻塞气道可导致完全气道阻塞；然而，有些婴儿会改用嘴呼吸。在镇静或麻醉时需置口咽通气道、喉罩通气或行气管插管以保持气道通畅。
2. 婴儿**舌体相对较大**，这使面罩通气和置喉镜比较困难。最近的有关舌体大小的研究表明，1～12 岁的儿童舌体大小是成比例增长的。如果在面罩通气时对下颌施加的压力过大，舌体极易阻塞呼吸道。
3. 婴儿和儿童**声门较高**（早产儿于 C_3 椎体水平，婴儿于 C_4 水平，成人于 C_5 水平），**会厌窄长且成角**，使放置喉镜更加困难。
4. 对于婴儿和幼儿，**气道最窄的部分在环状软骨**（最近有研究对此表示质疑，详见推荐阅读文献），而对于成人，气道最窄的部分在声门。气管导管通过声门后仍可在远端遇到阻力。
5. **乳牙**在出生后1年内长出，6～13 岁脱落。为避免松动的牙齿移动，最安全的方法是不将手指或器械插入口腔内，直接打开下颌。松动的牙齿应在术前评估中有所记录，有时应在置喉镜之前拔除，但应预先告知家长及患儿。
6. 儿童气道直径较小，尤其婴儿，微小变化即可引起**气道阻力明显增加**。轻微的水肿也可使气道阻力明显增加，导致气道受累。

B. 肺

1. 新生儿**代谢率高**，因而其氧耗 [6ml/（kg · min）] 较成人高 [3ml/（kg · min）]。
2. 新生儿**肺闭合容量较大**，在正常潮气量的范围内。如果潮气量小于闭合容量，可发生肺泡萎陷、肺内分流。

3. 为满足较高的需氧量，婴儿**呼吸频率快，每分通气量较大**。功能残气量（FRC）几乎与成人相似（婴儿的FRC为25ml/kg，成人为35ml/kg）。由于每分通气量与FRC的比值高，应用吸入麻醉药时诱导迅速。婴儿与成人的潮气量相同为6～7ml/kg。

4. **解剖性分流**：包括动脉导管未闭和卵圆孔未闭，当肺动脉压增高（如低氧、酸中毒或气道正压过高）时可出现明显的右向左分流。如果不注意将空气从静脉输液管中排除，空气栓塞的可能性将增加。

5. 婴儿呼吸系统的特点是**呼吸暂停时血氧饱和度下降迅速**。当婴儿咳嗽、屏气、肺泡萎陷时发生明显的血氧饱和度下降，需要静脉注射肌松药，加深麻醉，以及肺复张疗法。

6. **膈肌**是婴儿的主要呼吸肌。新生儿膈肌中，持续增强呼吸作用力不可缺少的Ⅰ型慢收缩、高氧化纤维的数量仅为成人的一半，因此较成人容易发生膈肌疲劳。2岁时，婴儿膈肌中Ⅰ型纤维的含量才能达到成熟水平。

7. 婴儿肋骨架柔软（顺应性胸壁）不容易维持胸内负压，从而减低了婴儿试图增加通气的有效性。

8. **婴儿无效腔量**：与成人相似，为2～2.5ml/kg。

9. 婴儿的每分通气量基础值较高使呼吸效能进一步增加受限。麻醉中如保持自主呼吸，则需监测呼气末CO_2浓度。必要时行辅助或控制通气。

10. **肺泡**：8～10岁时肺泡发育成熟，数量和大小可达成人水平。

11. **早产儿视网膜病变**（见第30章）

12. 全身麻醉后的**呼吸暂停**和**心动过缓**在早产儿和贫血、败血症、体温过低、中枢神经系统疾病、低血糖、体温过低或其他代谢紊乱的婴儿中发生率较高。这些患儿术后应进行呼吸循环监测至少24h。他们不适于门诊手术。各个医院出院标准不同。孕后周数小于45～60周的婴儿需要进行手术后监测，在全身麻醉中发生呼吸暂停的足月儿也应进行监测。

C. 心血管系统

1. 心率和血压：随年龄的变化而变化，围手术期应保持在与年龄相适应的水平（表33-3，表33-4）。

表33-3 与年龄相关的呼吸参数

	新生儿	1岁	3岁	5岁	成人
频率（次/分）	40～60	20～30	逐渐减至18～25	18～25	12～20
潮气量（ml）	15	80	110	250	500
FRC（ml/kg）	25		35		40
每分通气量（L/min）	1	1.8	2.5	5.5	6.5
Hb（g/dl）	14～20	10～11	–	–	13～17
Hct（%）	47～60	33～42			38～50
动脉血pH值	7.30～7.40	7.30～7.45	–	–	–
$PaCO_2$（mmHg）	30～35	30～40	–	–	–
PaO_2（mmHg）	60～90	80～100	–	–	–

注：FRC，功能残气量。

表33-4 心血管系统的变化

年龄	心率（次/分）	收缩压（mmHg）	舒张压（mmHg）
早产新生儿	120～180	45～60	30
足月新生儿	100～180	55～70	40
1岁	100～140	70～100	60
3岁	84～115	75～110	70
5岁	84～100	80～120	70

2. 心排血量：新生儿心排血量高，180～240ml/（kg · min），是成人的2～3倍，以满足代谢耗氧量高的需要。

3. 新生儿和婴儿**心室**顺应性差，肌肉相对较少，增加收缩力的能力有限，增加心排血量主要靠增加心率，而非增加每搏输出量。心动过缓是对婴儿危害最大的心律失常，低氧是儿童心动过缓的常见原因，尤其婴儿。

4. 新生儿肌浆网和心肌中的钙信号和调控功能都不成熟，因此心肌功能依赖离子钙的浓度。

D. 体液和电解质平衡

1. 出生时**肾小球滤过率**为正常成人的15%～30%，1岁时达到成人水平，肾对药物及其代谢产物的清除率在1岁以内低于成人水平。

2. 新生儿具有完整的肾素-血管紧张素-醛固酮通路，但远端小管对醛固酮引起的钠离子重吸收减少。因此，新生儿常被动失钠，静脉输液时应给予钠离子。

3. 早产儿**体液量**占体重的90%，足月儿占80%，6～12个月时占60%。体液量百分比的增加影响药物的分布容积。某些药物（丙泊酚、琥珀胆碱、泮库溴铵和罗库溴铵）较成人等效剂量高20%～30%。

E. 血液系统

1. 血红蛋白和红细胞压积的正常值列于表33-3。生理性贫血在婴儿3个月大时达到最低点，健康婴儿的血红蛋白可达10～11g/dl。早产儿在4～6周时血红蛋白浓度开始下降。

2. 出生时，**胎儿血红蛋白（HbF）**占优势，但在3～4个月时β链的合成大部分被成人型血红蛋白（HbA）替换。HbF与氧亲和力高，即氧合血红蛋白解离曲线左移，但无临床意义。

3. 计算血容量和红细胞见本章Ⅻ.B.。

F. 肝胆系统

1. **肝酶系统**：婴儿肝酶系统特别是与Ⅱ相（结合）反应相关的酶发育不成熟。通过P450系统代谢的药物其清除时间可能延长。

2. **新生儿黄疸**：常见，可分为生理性或病理性。

3. **高胆红素血症**：胆红素被药物从白蛋白置换，可导致胆红素脑病。早产儿引起胆红素脑病的胆红素水平比足月儿低。

4. **血浆白蛋白**：出生时血浆白蛋白水平低，导致某些药物与蛋白结合下降，致使游离药物浓度增加。

G. 内分泌系统

1. **新生儿低血糖**：新生儿特别是早产儿和小于胎龄儿

糖原储备少，容易发生低血糖。母亲患糖尿病的婴儿由于长期处于母体高水平的血糖状态，体内胰岛素水平较高，有发生低血糖的倾向，葡萄糖需要量可高达每分钟5～15mg/（kg・min）。足月儿血糖浓度正常值≥45mg/dl（2.5mmol/L）。

2. 低钙血症：早产儿、小于胎龄儿、有窒息病史的、糖尿病母亲分娩的、曾接受枸橼酸血或新鲜冰冻血浆的婴儿常发生低钙血症，对这些患儿应监测血清钙浓度，如离子钙低于4.0mg/dl（1.0mmol/L），应给予钙剂。

H. 体温调节

1. 与成人相比，婴儿和儿童体表面积与体重的比例大，因而体热丢失较多。

2. 婴儿肌肉组织少，寒冷时不能通过寒战或调节行为来代偿。

3. 婴儿对寒冷的应激反应是增加去甲肾上腺素的生成，从而增加棕色脂肪的代谢。去甲肾上腺素也引起肺血管和外周血管收缩，可导致右向左分流、低氧血症和代谢性酸中毒。患病的或早产的婴儿棕色脂肪储备有限，因此对寒冷更敏感。

Ⅴ. 麻醉前访视

基本原则见第1章。术前访视是减轻患儿和家长焦虑的好机会。

A. 病史

1. 母体妊娠期健康状态：包括饮酒或药物应用、吸烟、糖尿病和病毒感染。

2. 产前检查（如超声和羊膜穿刺术）。

3. 孕周和体重。

4. 分娩情况：包括Apgar评分和住院天数。

5. 住院/急诊治疗情况。

6. 先天性的染色体、代谢异常或综合征。

7. 近期上呼吸道感染、气管支气管炎、假膜性喉炎、反应性呼吸道疾病（如哮喘）、传染病接触史、发绀或打鼾史。

8. 睡眠姿势（俯卧位、侧位、仰卧位）。

9. 呼吸质量和方式（如睡眠中呼吸杂音增强；睡眠中

周期性呼吸暂停）

10. 生长史。

11. 呕吐、胃食管反流。

12. 兄弟姐妹的健康状况。

13. 父母吸烟情况。

14. 既往手术、麻醉史。

15. 过敏史（环境、药物、食物和乳胶）。

16. 出血倾向。

B. 体格检查

1. 一般情况： 包括精神状态、颜色、张力、先天性畸形、头部大小和形态、活动能力及社会的相互影响。

2. 生命体征、身高、体重。

3. 面部检查： 牙齿松动、颅面部发育异常或扁桃体肥大可使气道管理更复杂。

4. 呼吸方式和质量： 上呼吸道感染和（或）反应性呼吸道疾病的体征（在麻醉诱导期和苏醒期分泌物增多易诱发喉痉挛或支气管痉挛）。

5. 心脏检查包括与年龄相适应的心率、节律和心脏杂音（这表明可能有解剖分流）。

6. 血管： 动静脉穿刺部位的血管情况。

7. 体力、发育状况、活动水平、运动及语言能力。

8. 与特定麻醉/手术条件相关的额外检查。

C. 实验室检查： 应获得适合患儿病情及拟行手术相关实验室检查数据对健康儿童而言，血红蛋白不是必需的常规检查。如有指征，可在麻醉诱导后进行某些实验室检查（库血留存的血样）。

Ⅵ. 围手术期注意事项和禁食指南

A. 围手术期注意事项

1. 在围手术期，儿童面临着多重压力。他们可能不理解特定的疾病、麻醉的概念或手术过程。不论他们发育至什么阶段，应如实地告知有关操作和可能伴随的疼痛，以获得他们的信任。改善围手术期感受的方法包括使用非药物的技术。例如，吸引注意力、增加幽默感、共享麻醉过程（如你喜欢坐着诱导还是躺着诱导）和对医疗设备作用的解释。儿童生活专家口服药片或教学模块的使用，可能减少术前药物使用量并可能改善儿童的体验。

2. 小于8个月的婴儿：通常可短时间离开家长，不需要麻醉前用药。
3. 8个月至5岁的儿童：依恋家长，麻醉诱导前需予镇静。
4. 年长儿：可正确对待外界信息和安慰，让家长陪伴至手术室可减少家长和患儿的焦虑。特别紧张的患儿给予麻醉前用药可能有益。
5. 不主张术前肌内注射**抗胆碱药**，如需要迷走神经阻滞药，通常可在麻醉诱导时静脉注射。
6. 如存在**胃食管反流**，可在术前2h口服**雷尼替丁**2～4mg/kg或静脉注射2mg/kg，同时给予**甲氧氯普胺**0.1mg/kg，以提高胃液pH值，减少胃液量。
7. 患有反应性气道疾病、癫痫发作或高血压的患儿已接受药物治疗时，术前应继续用药治疗。

B. 禁食指南

1. 牛奶、母乳、配方食品和固体食物需禁食时间见表33-5。
2. **最后一次进食**应包括清液或糖水。研究表明，术前2h进清液，不会增加误吸的危险。这种方法可减轻术前脱水和低血糖，使诱导更平顺，术中更稳定。建议术前2h给予清饮，然后禁食（表33-5）。
3. 如手术推迟，可给予清饮，一些患儿可能需要静脉输液以补充水分和（或）糖。

表33-5　禁食指南

食物类型	禁食水时间（h）
清饮	2
母乳	4
非母乳	6
固体食物	8

Ⅶ. 手术室内术前准备

A. 围手术期集体预核是确保手术过程细节、麻醉需求、特别关注问题、病人特殊因素及非常规措施的一个很有用的步骤。

B. 麻醉环路系统

1. **半闭合环路**：成人常用的半闭合环路，不适于小婴儿应用，原因如下：

   a. 自主呼吸时吸气和呼气活瓣增加呼吸阻力。可以通过关闭APL阀至3～5cm水柱，并提供足够的气体流量来维持压力，或使用压力支持来克服。

   b. 大容量的吸收装置成为麻醉药的储存器。

   c. 呼吸环路的压缩容量很大。不过新生儿和儿童专用管路可以帮助弥补这一缺陷，并且降低环路中的无效腔容量。

2. **无重复吸入的开放环路（Mapleson D）**：可解决这些问题（见第9章）。应用2.0～2.5倍每分通气量的新鲜气流可防止重复吸入，以排出CO_2。CO_2监测在识别CO_2重复吸入（吸入$CO_2>0$）及避免过度通气方面非常重要。小婴儿适合应用这种环路，可在术中保持自主呼吸或在转运过程中应用。

3. 每种环路均可应用被动式热湿交换器。

4. **储气囊容量**：至少应与患儿肺活量相等，但不应过大，使每次挤压不至于使胸部过度膨胀。储气囊容量应用原则：新生儿用500ml的储气囊，1～3岁用1000ml，3岁以上用2000ml储气囊。

5. **多数婴儿和儿童**可应用带吸收器的半紧闭环路麻醉机，但应改用较小的储气囊和小直径的儿童专用呼吸环路（环路系统）。

C. 气道设备

1. **面罩**：选择无效腔最小的面罩，建议选用透明的塑料制品以利于观察口唇颜色、口腔分泌物和呕吐物的情况。

2. **通气道**：选择大小合适的口咽通气道，可将通气道靠紧患儿面部旁边，其尖端应达下颌角，背面在嘴唇处。

3. 喉镜

a. 应用小镜片时选用较细的**喉镜柄**。

b. 小于2岁的儿童建议使用**直镜片**（Miller 或 Wis-Hippie）。因其凸缘较小，尖部逐渐变细且较长，在狭小的口腔内直镜片可提供更佳的视野，更易挑起会厌。

c. **弯镜片**一般常用于大于5岁的患儿。

d. 喉镜片大小的选择原则（表33-6）。

表33-6　喉镜片大小的选择原则

年龄	镜片
早产儿和新生儿	Miller 0号
婴儿至6～8个月	Miller 0～1号
9个月至2岁	Miller 1号，Wis-Hipple 1.5号
2～5岁	Macintosh 1号，Miller 1～1.5号，Wis-Hipple 1.5号
大于5岁的儿童	Macintosh 2号，Miller 2号
青少年至成人	Macintosh 3号，Miller 2号

4. 气管导管：小于6～7岁的儿童通常使用不带套囊的导管（内径为5.5mm或更小的导管）。然而，现代低压套囊的气管导管狭窄风险极小，而带套囊的气管导管目前更常用，并在气道和腹部手术中防止误吸。气管导管的大小是患儿术后恢复的一个重要因素。在我们的研究所，主要使用带套囊的气管导管。套囊气管导管的尺寸可以用公式估计：气管导管尺寸（mm内径）=（年龄/4）+3.5。

5. 注意不**要使套囊充气过度**，并要意识到$\mathbf{N_2O}$会扩散到套囊，从而增加套囊压力。气管插管时还应准备比估计值大一号和小一号的导管。气管插管的特殊技术将在本章Ⅸ.中讨论。表33-7提供了气管内导管尺寸的指南。

D. 体温控制

1. 手术室温度在小儿到达前应保持在26.7～32.2℃（80～90℉），手术床上应铺加热毯，婴儿应予毯子和帽子包裹。

表33-7　气管导管型号的选择

年龄	尺寸（mm，内径）
早产新生儿	2.5～3.0
足月新生儿	3.0
6～12个月	3.5
12～20个月	4.0
2岁	4.5
＞2岁	4+年龄（岁）/4
6岁	5. 5
10岁	6. 5

注：经口插入导管长度（cm）=[10＋年龄（年）]/2。

2. 在麻醉诱导和摆体位的同时应用可调节的**热辐射加温器**对婴儿进行保暖。应监测皮肤温度，使其不超过39℃。
3. 常规手术可**被动加热及保湿**。长时间手术时，有些麻醉医师更愿意采取主动加热、湿化吸入的气体。
4. 液体加温：输注的液体、血液制品和灌洗液应加温。

E. 监测

1. **心肺听诊**：除了标准的监测（见第10章），心前区或食管听诊器还提供心脏和呼吸功能的信息。
2. **血压**
   a. 血压计袖带应包裹至少2/3上臂，但不应超过腋窝或肘窝。
   b. 如果不能放在上臂（易于脱落），袖带也可放在腿部。
   c. 对于新生儿、小儿和成人型号的袖带，示波血压计袖带的不同生产商预先设定了不同的初始压力和测量周期。应注意选择合适的型号和设定值以避免损伤。
3. **脉搏血氧饱和度**：是早期检测低氧的最佳指标之一。它也可以提供有关灌注和呼吸变异的体积描记数据。
4. **$ETCO_2$**：在无重复吸入环路中，由于呼出的气体被高流量的新鲜气体所稀释，通常$ETCO_2$的测量值低于估计值。

5. 体温：术中需要监测体温。对于小婴儿，可用食管、直肠或腋窝温度探头。铺上无菌单后，需调节加温毯和室温，使儿童特别是小婴儿不至于体温过高。

6. 尿量：对于儿童，尿量能很好地反映血容量状态，新生儿 0.5ml/（kg · h）的尿量是充分的，对于1个月以上的婴儿，1ml/（kg · h）的尿量通常提示肾灌注充分。

7. 无创心排血量监测：是一项正在发展的技术，与目前的监测方法相比，它可以更早地识别患儿的血流动力学变化。与经胸腔超声心动图相比，无创心排血量监测显示出对绝对心排血量具有一定的变异性，不过已有证据证明它能精确地预测容量的反应性。

8. EEG：利用脑电图和密度谱阵数据来确定麻醉深度，是一种很有用的监测患儿大脑皮质的生物节律以防止麻醉过量的工具。由于脑电信号系统发育的变化，2岁以下儿童应用时要特别注意。

F. 静脉通路开放和器材

1. 小于10kg的儿童：应使用有控制装置的输液器（滴定管），以防止由于疏忽造成的水负荷过量。
2. 低容积延长管连接于患儿近端用作给药通路，可使给药尽可能接近静脉穿刺处，以避免输入过多的冲管液。
3. 年长儿：可使用每60滴相当于1ml的小儿输液器。
4. 由于卵圆孔未闭的婴儿可能会发生右向左的血液分流（可能还有空气），因此在清除静脉导管空气时应格外小心。

Ⅷ. 麻醉诱导方法

A. 不足8个月的婴儿：小于8个月的婴儿入手术室前可不用镇静药，而采用吸入法诱导（见本章Ⅷ.C. 3.）。与成人相比，新生儿血流丰富的器官相对比例较大，而肌肉和脂肪相对比例较小，这些影响吸入药的摄取和分布（见第11章）。

B. 8个月至5岁的儿童（未建立静脉通路时）可选用下列镇静药。

1. 5～6岁以上的儿童通常可以在不使用镇静药的情况

下进行手术；然而，这些技术在年龄较大的儿童需要镇静的特殊情况下（如发育迟缓、极度焦虑等）是有用的。

2. **咪达唑仑：口服咪达唑仑**糖浆0.50～0.75mg/kg，尽管起效时间会有差异，但通常在20min内起效。患儿常保持清醒但很安静，而且对于离开家长和麻醉诱导情景没有回忆。
3. **氯胺酮：口服氯胺酮**5mg/kg可在10～15min内产生镇静作用，并与咪达唑仑有协同作用。苏醒时间可能延长。
4. **右美托咪定**：麻醉诱导前 0～75min 使用右美托咪定滴鼻（0.5～2.0μg/kg）可以有效镇静并保存呼吸功能。它也可用于减少谵妄、术后疼痛管理和阿片类药物戒断。副作用包括降低交感神经兴奋、心动过缓和低血压。亦应预计延迟苏醒时间。
5. **可乐定**：麻醉诱导前约45min**口服可乐定**（4μg/kg）可以有效地镇静。其机制与右美托咪定类似（α_2受体激动），有证据证明其具有良好的镇静作用且可相对保留呼吸功能，副作用包括胰岛素释放失调、心动过缓和低血压。它也可用于减少谵妄、术后镇痛，并可在区域麻醉和椎管内阻滞时协同控制疼痛。
6. **水合氯醛**：儿科和放射科医师在检查中常用水合氯醛（口服或经直肠25～50mg/kg）镇静。它对呼吸的抑制最小，但可能需要重复给药。
7. **监测脉搏血氧饱和度**：给镇静药后需常规监测脉搏血氧饱和度。

C. 吸入诱导

1. 除非有行快速静脉诱导的指征，则吸入诱导是患儿最常用的诱导方法。
2. **麻醉兴奋期或“第二阶段”**：吸入诱导时经常出现，表现为瞳孔分离性凝视，结膜充血，气道阻力增加，呼吸模式改变，喉头痉挛和支气管痉挛的风险增加，肌肉痉挛，以及交感神经兴奋表现为心率和血压升高。吸入诱导过程中常出现麻醉兴奋期，在此期间应尽量减少手术室内的噪声和活动。如果诱导时患儿的父母在场，应向他们解释此种情况。

3. 方法

a. 8个月至5岁的儿童： 给予术前用药后即可开始麻醉。吸入诱导可从氧化亚氮（即4L/min O_2，6L/min氧化亚氮）开始。当氧化亚氮起作用时，即意识丧失，患儿的反应消失，可以逐渐增加七氟烷的浓度，每次增加0.5%～1.0%。

b. 缓慢诱导吸入法： 可用于未经麻醉前用药的能够配合的幼儿及年长儿。告知儿童如何通过透明的麻醉面罩呼吸。通过面罩先吸入氧和氧化亚氮，然后逐渐增加七氟烷浓度。麻醉医生讲述吸引人的故事结合指导患儿呼吸对诱导很有帮助。

c. 单次呼吸诱导： 用吸入麻醉药与氧化亚氮混合气完成诱导。

（1）单次肺活量吸入8%七氟烷和70% N_2O-O_2，可使意识消失。地氟烷和异氟烷是刺激性的挥发性麻醉药，不推荐用于吸入诱导。

（2）麻醉机环路内预先充入70%N_2O-O_2和7%～8%七氟烷。环路末端用塞子或另一储气囊堵住。应避免麻醉气体的环境暴露。

（3）面罩涂上香味可使儿童更易接受。

（4）指导患儿深吸一口室内空气（按肺活量吸气），用力全部呼出，然后屏住呼吸。这时，麻醉医师将面罩轻轻地置于患儿脸上。患儿再次深吸气，吸入麻醉药混合气体，然后再次屏住呼吸，按此顺序重复4～5次。

（5）大多数儿童将在60s内以足够的肺活量完成单次吸入七氟烷诱导麻醉；一些儿童需要更长时间。

d. 辅助用药： 在吸入诱导过程中儿童可出现惊恐、不合作，甚至挣扎。如果出现这种情况，应采取另一预案，如肌内注射镇静药或催眠药。

D. 肌内注射诱导： 对于极不合作或发育迟缓的儿童，可予氯胺酮（4～8mg/kg，肌内注射）麻醉诱导，3～5min后起效。可将阿托品（0.02mg/kg）或格隆溴铵（0.01mg/kg）与氯胺酮混合后肌内注射，以抑制唾液分泌，也可加用咪达唑仑（0.2～0.5mg/kg，肌内注射）

以降低苏醒期谵妄的发生。

E. 静脉注射诱导

1. **大于8岁的儿童**：通常，较大的儿童可能更喜欢静脉诱导而不是面罩。丙泊酚（3～4mg/kg）可诱导麻醉。氯胺酮（1～2mg/kg）对于麻醉诱导后的血流动力学稳定有效。依托咪酯（0.2～0.3mg/kg）可用于血流动力学不稳定的重大创伤儿童或心肌病儿童。
2. 年长儿：许多年长儿不喜欢挥发性麻醉药的气味，因此此年龄阶段的患儿更适于用静脉诱导，而不是面罩吸入。静脉穿刺前应予1%利多卡因皮下注射行局部麻醉，或在静脉穿刺45min之前皮肤涂恩纳（**EMLA**）**软膏**（2.5%利多卡因和2.5%丙胺卡因的可溶混合物）、**LMX软膏**（4%利多卡因）或Synera（利多卡因和丁卡因共熔混合物的热贴）。恩纳软膏可用来降低置套管针引起的疼痛。使用利多卡因喷剂也可以实现静脉穿刺的镇痛。

F. 饱胃患儿

1. 通常，儿童**快速诱导**原则同成人。
   a. **阿托品**：静脉注射阿托品（0.02mg/kg）以防止心动过缓，特别是预计应用琥珀胆碱的患儿。
   b. 儿童对以下药物分布容积大，因此用药量亦相对较大，如丙泊酚3～4mg/kg、琥珀胆碱1.0～2.0mg/kg。
   c. 胃扩张（如幽门狭窄）的婴儿，麻醉诱导前应经口置胃管行胃肠减压，拔气管导管前应再次吸引胃管。
   d. 可应用**雷尼替丁**2～4mg/kg，以减少胃容量，提高胃内pH值；**昂丹司琼**0.1mg/kg可预防术后恶心呕吐。
   e. **甲氧氯普胺**：如怀疑患儿有幽门梗阻或肠梗阻，则不应用。
2. 生命垂危或有明显气道发育异常（如重度颅面部畸形）的饱胃婴儿，应选择**清醒窥喉及气管插管**。
3. 饱胃儿童应采用**带套囊的气管导管**，可以最大限度地减少更换较细导管的次数。调整套囊容量以保证适量的气体漏出。

Ⅸ. 气管插管

A. 经口气管插管

1. 年长儿放置肩垫或小毛巾使呈“鼻吸”位，婴儿和年幼儿枕骨较大，可将小毛巾置于肩胛骨下有助于气管插管。
2. 窥喉时用镜片尖挑会厌。如声门显露不佳，可将镜片置入会厌谷或者换用直镜片。
3. Hochman和Zeitels等之前的一项研究表明，气管插管时将病人置于另一种屈曲位可以实现声带的完全暴露。在某些条件下如“鼻吸”位不能清晰地看到声带时，这项技术可以成功显露声门。
4. 足月新生儿从声门到隆突的距离约为4cm。小儿气管导管距尖端2cm处有一道黑线，3cm处有两道黑线标志。当导管插过声带时应看清楚这些标志。
5. 如气管插管时遇到阻力，应改插小半号的导管。
6. 气管插管后，应检查双侧呼吸幅度是否一致，监测呼气末CO_2，听诊双肺呼吸音是否对称。当给予15～20cmH_2O正压通气时，无套囊的导管周围应有气体漏出。如果小于10cmH_2O时出现漏气，应换用稍大号的导管。
7. 每次头部位置或体位变动后均应进行胸部听诊，以验证双肺呼吸音是否一致。头后仰可导致脱管，而头屈曲则使导管深入到一侧主支气管。
8. 导管应牢固固定，注意齿龈附近的刻度，导管位置移动时此刻度发生明显改变。

B. 经鼻气管插管

1. 方法同成人相似（见第13章）。
2. 婴儿喉头较高，如无助手，气管插管困难，经常需用 Magill插管钳或纤维支气管镜引导导管尖端经过声门。
3. 因为增大的腺样体和扁桃体可引起鼻出血，因此有特殊指征时（如口腔手术）才可采用经鼻气管插管。

C. 肌松药

1. 常应用**肌松药**以利于气管插管，但有气道解剖异常的婴儿和小儿禁用肌松药。
2. **琥珀胆碱**：可引起心动过缓，重复应用其作用增强。

若婴儿或儿童的呼吸和自主神经系统尚未发育成熟，可以在琥珀胆碱用药前给予0.02mg/kg的阿托品。患有隐性肌病的患儿应用琥珀胆碱可导致致命性高钾血症，表现为宽QRS综合波的心动过缓、室性心动过速、心室颤动或心脏停搏。患儿可能有轻度肌无力病史或达不到与年龄相称的身体发育情况，如Duchenne和Becker肌营养不良在4岁时才会出现明显症状。可疑肌无力的患儿（特别是男婴）需确认其术前肌酸激酶是否正常。因此，美国FDA“黑框”警告，认为儿童仅在急症气管插管或有必要立即保证气道安全性的情况下（如喉痉挛、困难气道、饱胃），才能使用琥珀胆碱。有恶性高热密切家族史的患儿禁用琥珀胆碱。

3. **罗库溴铵**（0.6～1.2mg/kg）起效迅速（60～90s），通常会代替琥珀胆碱行快速诱导。基于药物代谢动力学和药效动力学的研究，建议婴幼儿减少使用剂量（0.25～0.50mg/kg）。
4. **顺阿曲库铵**（0.1～0.2mg/kg）可达到常规神经肌肉松弛作用。
5. 长时间手术（如开颅术和心脏外科手术），**泮库溴铵**（0.1mg/kg）是适宜的选择，具有心率增快的副作用，正适合婴儿使用。
6. 术毕如果肌松监测或临床检查提示存在残余肌松效应（四个成串刺激T_4/T_1小于0.9），可用**新斯的明**（0.05～0.06mg/kg）和抗胆碱药（阿托品或格隆溴铵）进行拮抗。

D. **喉罩**使儿科麻醉产生革命性的变化。对短小手术病例（如疝修补术），它可取代面罩通气道，而对其他许多检查操作（如MRI和CT扫描），可以替代气管插管。

Ⅹ. 镇痛

围手术期/操作期对小儿疼痛进行评估、治疗和监测对于减轻儿童身心压力、改善远期预后十分必要。治疗小儿疼痛的方法有很多，包括药物和非药物技术。措施包括神经阻滞、局部浸润、非阿片类及阿片类药物的使用。

Ⅺ. 药物治疗

A. 非阿片类药物治疗可以作为唯一或辅助方式治疗疼痛。

常用药物包括下述几种。

1. **对乙酰氨基酚**：10～15mg/kg口服（静脉注射也是10～15mg/kg）和30～45mg直肠给药。每天剂量儿童不超过75mg/kg，新生儿不超过60mg/kg，早产儿不超过45mg/kg。
2. **酮咯酸**：可以静脉（0.5mg/kg）或肌内（1mg/kg）注射酮咯酸（每6h 1次），小于2岁的患儿慎用。
3. 其他药物包括氯胺酮、加巴喷丁、右美托咪定、可乐定和镁剂。

B. 阿片类药物治疗的总结见表33-8。有多种药物可以通过口服和静脉用药达到镇痛效果。可待因因在扁桃体和腺样体切除术后的儿童中发生了罕见不良事件（快速代谢为吗啡），而在 2013 年和2012年分别受到 FDA 的黑框警告。瑞芬太尼与快速耐受和痛觉过敏是否有关依然存在争议。此外，新生儿对阿片类药物的清除率更高。如前所述，瑞芬太尼可以用于气管插管，但应注意低血压和心动过缓等副作用的发生，特别是增加使用剂量时。

表33-8　儿科病人阿片类药物应用指南

药物	静脉初始剂量和间隔时间	肠外剂量：口服剂量	口服初始剂量和间隔时间
可待因	—	—	0.5～1mg/kg，每3～4h
吗啡	0.05～0.1mg/kg 每2～4h	1∶3	0.3mg/kg，每3～4h
羟考酮	—	—	0.1～0.2mg/kg，每3～4h
美沙酮	0.1mg/kg，每4～8h	1∶2	0.1mg/kg，每4～8h
芬太尼	0.5～1.0μg/kg 每1～2h 输注：0.5～2.0μg/（kg · h）	—	—
氢吗啡酮	0.02mg/kg，每2～4h	1∶4	0.04～0.08mg/kg，每3～4h

续表

药物	静脉初始剂量和间隔时间	肠外剂量：口服剂量	口服初始剂量和间隔时间
哌替啶	0.8～1.0mg/kg，每2～3h	1：4	2～3mg/kg，每3～4h
瑞芬太尼	0.1～0.25μg/kg 气管插管：1～4μg/kg 静脉输注：0.05～0.15μg/（kg · min）	—	—

C. 区域麻醉和椎管内麻醉：随着对局麻药在婴儿、儿童体内的药物代谢动力学和药效动力学的更好理解及为儿童特殊设计的设备的应用，区域麻醉在儿科病人中的应用已越来越得到认可和接受。此外，全身麻醉期间应用局部麻醉已被证实是安全的。全身麻醉下手术术后不良并发症的发生率与镇静下或清醒情况下并发症的发生率相似。

D. 局麻药药理学

1. **蛋白结合率**：由于新生儿血清白蛋白水平低，蛋白结合减少，游离局麻药浓度增加，特别是布比卡因。
2. **血浆胆碱酯酶活性**：小于6个月的婴儿血浆胆碱酯酶活性降低，理论上可降低氨基酯类局麻药的清除率。
3. **肝内微粒体酶系统**：新生儿肝内微粒体酶系统发育未成熟，可降低氨基酰胺类局麻药清除率。
4. **分布容积**：婴儿和儿童分布容积增加，可明显降低血中游离局麻药浓度。
5. **全身毒性反应**：是区域麻醉最常见的并发症，用药剂量应在体重的基础上仔细计算。婴儿和儿童反复给药引起游离药物蓄积的危险较高。

E. 臂丛神经阻滞和其他局部阻滞

F. **臂丛神经阻滞**（上肢手术）、**阴茎阻滞**（包皮环切术）和**髂腹股沟阻滞**（腹股沟疝修补术）是小儿最为常用的区域麻醉技术。此外，区域麻醉技术在儿童中与成人一样，在术后镇痛方面十分有效，详见第21章。

G. 脊麻

1. 适应证

a. 孕后周龄不足60周的早产儿、有呼吸暂停、心动过缓、支气管肺发育不良史或需要长期呼吸支持的婴儿，全身麻醉后易发生呼吸暂停和心血管系统不稳定。脊麻可减少这些麻醉后并发症。脊麻的好处不仅仅是术后疼痛管理，而且在婴儿中可以避免气道管理，降低术后早期呼吸暂停的风险，保持血流动力学稳定。Jones等表明，与全身麻醉相比，中等质量的证据支持脊麻可使早产儿术后呼吸暂停的风险降低47%。估计需要治疗的人数为4人。Liu等最近发表的一项研究表明，与全身麻醉相比，接受脊麻疝修补术的婴儿的r-FLACC评分明显较低（修正后的脸、腿、活动、哭泣和安慰性评分），孕后周数不足60周的婴儿术后对乙酰氨基酚的需求更少。不管麻醉方法是什么，这些婴儿术后仍需要至少24h的心肺监测。在脊麻期间静脉或吸入药物可能会抵消对术后早期呼吸暂停保护的潜在益处。

b. 有发生恶性高热风险的儿童。

c. 患慢性呼吸道疾病（如反应性气道疾病或囊性纤维化）的儿童。

d. 能配合的年长儿和饱胃的青少年需行表浅急诊手术（如踝关节骨折）。

2. 解剖：婴儿脊髓大约终止于L_3，约12个月后近似成人终止于L_1～L_2间隙。

3. 操作

a. 可采用侧卧位或坐位。所有接受脊麻的婴儿在进入手术室前都在L_4～L_5腰段涂抹EMLA乳膏，用薄膜覆盖30min。助手为婴儿摆体位（图33-1）。早产儿和新生儿宜采用坐位以限制药物向头侧扩散，头部保持直立以防止上呼吸道梗阻。婴儿因其脑脊液流动缓慢，常用22号3.8cm（1.5in）脊麻穿刺针，大于2岁的儿童可用25号穿刺针。当脊麻置管时，启动计时器。脊麻后，在四肢进行静脉穿刺置管。婴儿对在下肢静脉置管无反应或检测到下肢运动麻痹时提示脊麻成功。如果下肢无法进行静脉置管，则可尝试在上肢进行静脉置管。在脊麻置管后30、45、60min时，提醒外科医师以追踪手术进程。

b. 在整个过程中都要对患儿进行监测。维持正常的体温，特别是对早产儿和新生儿。脊麻置管后，婴儿应保持仰卧位；应避免采用头低足高位，以免药物在蛛网膜下腔向头侧移动。特别要注意脊麻下婴儿哭闹的声调。哭泣声音低沉或减弱是脊麻平面高的标志。很少会出现短暂的霍纳综合征，而且，到目前为止未见长期影响的相关报道。

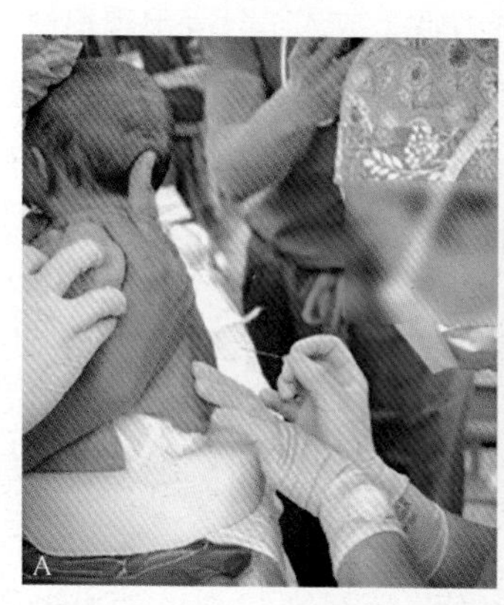

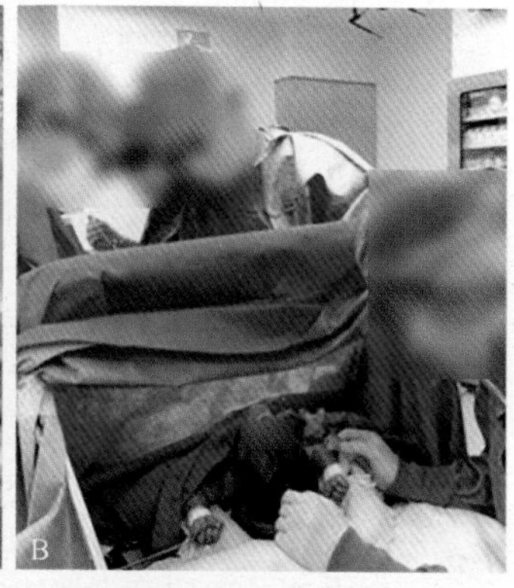

图33-1　小儿手术脊麻示范

A，团队配合帮助获得脊麻最佳体位。B，放置乙醚屏，以便在手术过程中监测、安抚和接触清醒的患儿。至关重要的是在脊麻期间随时做好全身麻醉诱导和气管插管的准备

4. 药物和剂量

a. 最常用高比重的布比卡因或丁卡因。

b. 婴儿剂量相对偏大，作用时间缩短。

c. 推荐剂量（至 T_6 水平）。

（**1**）**0.5%布比卡因**（等比重）：0.5～1.0mg/kg。

（**2**）**0.75%布比卡因**溶于8.25%葡萄糖溶液中，0.5～1.0mg/kg。

（**3**）**1%丁卡因**，加等量5%葡萄糖溶液，婴儿予

0.8～1.0mg/kg，儿童予0.25～0.5mg/kg。与成人相比，此剂量偏大，但对于婴儿很有必要。

d. 丁卡因和布比卡因可**维持麻醉时间**平均为90min。在局麻药中加入多种药物，试图延长阻滞时间。加入**肾上腺素**2～5μg/kg，**可乐定**1μg/kg可延长阻滞时间。

5. 并发证和禁忌证

a. 儿童**麻醉平面**消退较成人明显增快。如阻滞作用逐渐减弱，应辅助镇静药，特别是对于早产儿和新生儿。如果蛛网膜下腔阻滞不充分，建议在摆体位之前给予全身麻醉。

b. 小于7～10岁的儿童很少发生**低血压**，可能由于其静息交感神经张力低于成人。只有出现皮肤斑纹或呼吸暂停伴心动过缓才可发现阻滞平面过高。

c. **禁忌证**：与成人相似，特别要注意有无先天性中枢神经系统解剖缺陷和脑室内出血的病史。

H. 骶管及硬膜外麻醉

1. **适应证**：与全身麻醉相结合，在胸腹、骨盆、膀胱和下肢的各类手术中都是有用的，尤其是在预期有明显术后疼痛的情况下（如骨科手术）。

2. **解剖学**在第17章中概述。新生儿硬膜囊止于S_3水平；婴儿行骶管穿刺时注意避免穿破硬膜。

3. **方法**在第17章中概述。

a. 常在全身麻醉后行腰骶部硬膜外麻醉。

b. **骶管阻滞**：应用3.8cm（1.5in）短斜面的穿刺针进入骶部硬膜外间隙，单次注入局麻药行骶管阻滞。非常适合具有轻至中度术后疼痛的短小手术，如腹股沟疝修补术、睾丸固定术和包皮环切术。若手术时间长或须延长术后镇痛，可预先经骶部硬膜外腔置管，分次或持续输注局麻药物，亦可加用阿片类药物。婴儿可通过20号40～50mm硬膜外穿刺针，置入22号骶管导管；年长儿需通过17号或18号90～100mm硬膜外穿刺针置入20号导管。

c. **骶管导管**：较小的儿童硬膜外腔尚未广泛血管化，

骶管导管可置入到达腰段或胸段。推荐麻醉平面为T_6～T_9脊椎水平用于胸科手术（如漏斗胸修复术），T_{10}～T_{12}脊椎水平用于腹部手术（如尼森胃底折叠术或肠切除术），L_3～L_4脊椎水平用于盆腔手术。通常，这些导管向前推进较容易，如遇阻力，可提示位置不当。如有必要，可通过造影剂、刺激、心电图和透视技术来确认导管位置。与腰部置管相比，虽操作容易，但骶管导管容易被粪便污染，且术后易脱出。

d. 硬膜外导管：可通过腰段或胸段穿刺置管。儿童从皮肤到硬膜外腔距离短（1～2cm），需注意避免穿破硬膜。通常应用生理盐水阻力消失试验。年长儿常用18号硬膜外穿刺针和20号导管。经胸段置管可用于漏斗胸修复术和开胸术。

4. 药物和剂量

a. 对于单次给药的骶管麻醉，需长时间的感觉阻滞和最小的运动阻滞。应用含肾上腺素的0.125%～0.250%布比卡因，每节段0.06ml/kg，其节段数指从S_5到所需镇痛平面。一种简单的给药方法为给予含肾上腺素的0.125%布比卡因1～1.25ml/kg。高于0.25%的布比卡因不再增强镇痛效果。不含肾上腺素的布比卡因剂量达2.5ml/kg和含肾上腺素的布比卡因剂量达3mg/kg时，婴儿和儿童的血浆浓度低于成人中毒范围。短小择期手术中，2%罗哌卡因1ml/kg成功用于骶管麻醉，在布比卡因中加入**可乐定**0.5～2.0μg/kg可延长镇痛时间2～3h。它可能导致术后镇静作用增强，应避免有呼吸暂停风险的婴儿（新生儿和早产儿）使用。

b. 持续硬膜外输注：用0.05%～0.10%的布比卡因或者2%的罗哌卡因，在婴儿以0.2～0.3mg/（kg·h）的速率进行硬膜外输注，在儿童以0.2～0.4mg/（kg·h）的速率硬膜外输注。局麻药中可加微量阿片类药物。芬太尼（1～3μg/ml），输注速率为0.3～1μg/（kg·h）；吗啡（5～10μg/ml），输注速率为1～5μg/（kg·h）；或氢吗啡酮

（3～7μg/ml），输注速率为1～2.5μg/（kg·h）。除非严密的监测下，否则6～12个月的婴儿不宜硬膜外输注阿片类药物。

c. **术后镇痛**：可通过骶管或硬膜外导管给药提供术后镇痛。通常硬膜外输注0.1%布比卡因和芬太尼1～3μg/kg，每小时0.3～1μg/（kg·h），可提供良好的镇痛而无运动神经阻滞。但是有些患儿未用局麻药输注，可用芬太尼0.5～1.0μg/（kg·h）输注镇痛。如上所述，小于1岁的婴儿，由于术后可能发生呼吸抑制，硬膜外通常不用阿片类药物，可应用0.1%布比卡因，输注速率为0.2～0.4μg/（kg·h）。

5. **禁忌证**：与腰麻相似，见本章Ⅺ.G. 5.。

不足2个月或有皮肤破损的婴幼儿使用氯己定，有发生全身性吸收和烫伤的风险，因此应用尚存争议。

6. **并发症**（见第17章）。

Ⅻ. 液体管理

以下计算可用于估计婴儿和儿童的液体需要量。其他可反映容量状态的指标，包括血压、心率、尿量、中心静脉压、脉压变化、直腿抬高、无创心排血量监测、液体改变及渗透浓度可指导输液进一步调整。

A. 维持需液量

1. 对于体重的第1个10kg，按每小时4ml/kg（每天100ml/kg），对于第2个10kg，按每小时2ml/kg（每天50ml/kg），超过20kg者按每小时1ml/kg（每天25ml/kg）。例如，对于25kg的儿童，其维持量为（4×10）+（2×10）+（1×5）=65ml/h。

2. 对于健康儿童，为补充其已损失量和继续损失量，通常输注**乳酸林格液**。对于早产儿、患脓毒症的新生儿、糖尿病母亲的婴儿和接受全肠道外营养的儿童，围手术期常用5%葡萄糖溶液，这些患儿应定期监测血糖。

B. 估计血容量和失血量

1. **血容量（EBV）**：早产儿为95ml/kg，足月新生儿为80～90ml/kg，1岁以内的婴儿为75～80ml/kg，1岁以上的婴儿为70ml/kg。

2. **可接受的失血量（ABL）**：可以用一个简单的公式来估计。如果没有发生液体再分布/平衡，应谨慎使用。

$$ABL=EBV\times(Hct_{initial}—Hct_{acceptable})/Hct_{initial}$$

注释：$Hct_{initial}$为初始Hct值；$Hct_{acceptable}$为可接受的Hct值。

一般原则：

a. 如失血量小于ABL的1/3，可输注乳酸林格液。

b. 如失血量大于ABL，应输注浓缩红细胞（去白红细胞、巨细胞病毒阴性、已辐射）。根据出凝血检验、估计失血量和伤口处血凝块的形成情况，酌情给予新鲜冰冻血浆和血小板。

c. 对于婴儿和年幼儿，可以用小吸引瓶和称量纱布来计算失血量。但因为对年幼儿有时很难精确估算小量失血，监测血红蛋白和红细胞压积将有助于避免不必要的输血，也可提醒麻醉医师输血。

d. 目前认为"**可接受的Hb和Hct**"不再是10g/dl和30%，应根据是否需要输注红细胞对每例病人进行评估。心功能正常的健康儿童可通过增加心排血量来代偿急性贫血。早产儿、虚弱的患儿、败血症患儿、接受化疗的患儿或面临大规模手术的患儿可能需要更高水平的Hb。

C. **估计的液体缺失**=每小时维持量×从末次进食水至麻醉开始的小时数。重症病例或行大手术时需补充全部液体缺失量，第1小时补充一半，剩下的一半在以后的1～2h内补充。

D. **第三间隙液丢失量**：如果存在大面积肠管暴露或严重的肠梗阻，第三间隙液丢失量需要额外输注乳酸盐林格液或生理盐水10ml/（kg·h）。

XIII. 麻醉苏醒期和麻醉后处理

A. 拔管

1. **喉痉挛**：麻醉苏醒期特别是兴奋期可发生喉痉挛。

2. 大多数病例在麻醉苏醒后气管拔管。咳嗽不是小儿气管拔管的指征，而有目的的活动（如伸手接近气管导管）或拔管前睁眼才是气管拔管指征。婴儿髋部屈曲或面部极其痛苦的表情提示其已苏醒。

3. 也可在病人处于深度麻醉状态并可以自主呼吸时气管拔管，如腹股沟疝修补术中不希望出现苏醒期咳嗽或有呼吸道反应性疾病的患儿。深麻醉下气管拔管不适用于饱胃、气管插管困难或做过口腔或喉部手术的患儿。同时临床判断至关重要。

4. **苏醒谵妄**：是术后常见事件，难于与疼痛相鉴别。危险因素包括年龄（1～5岁），手术类型（耳鼻喉/眼科手术），术前焦虑，术前用药，快速苏醒和疼痛。经疼痛治疗后处理手段包括尽早回到父母身边、芬太尼（1μg/kg）、丙泊酚（1mg/kg）、右美托咪定（0.5μg/kg）等。

B. 运送：在送至PACU途中，应持续监测患儿的颜色和呼吸形式，如有指征（贫血或患有肺部疾病），应予吸氧。

C. **在PACU**，应及早让患儿与家长见面。出院标准通常要遵循Aldrete评分系统（包括运动功能、呼吸、血压、意识和血氧）及疼痛控制。此外，要延长对儿童的术后监测，应根据每个病例的具体情况进行综合考虑（如阻塞性睡眠呼吸暂停、早产儿、小于3岁的儿童接受气道手术包括扁桃体切除术等）。

XIV. 儿科麻醉的特殊问题

A. 气道受损

1. 病因学

a. 先天性畸形［如后鼻孔闭锁、皮埃尔·罗班（Pierre-Robin）综合征、气道狭窄或喉蹼］。

b. 炎症（如气管支气管炎或喉炎、会厌炎、咽脓肿）。

c. 气管或食管异物。

d. 肿瘤（如先天性血管瘤、水囊状淋巴管瘤、胸腔淋巴结病）。

e. 外伤。

2. 初期管理

a. 经面罩吸入纯氧（持续评估氧合及通气状况）。

b. 尽量保持患儿安静。尽量减少检查，因其可加重躁动，使气道进一步受累。家长可使患儿安静。尽可能长时间陪伴患儿。

c. 送至手术室期间需有麻醉医师在场。应备有氧气、简易呼吸器、喉镜、阿托品、琥珀胆碱、镇静催眠药、相应的气管导管、喉罩、口咽通气道和脉搏血氧饱和度（SpO_2）监测。

3. 麻醉诱导

a. **尽量减少对患儿的操作**：诱导开始时心前区放置听诊器并监测 SpO_2。

b. 患儿可保持**半坐位**。如果有指征，可有家长陪伴。然后用七氟烷**逐步吸入诱导**（见本章Ⅷ.C. 3.）。气道梗阻和气体交换障碍诱导时间延长。

c. 当患儿意识消失后让家长离开，开始建立静脉通路。如有指征则给予阿托品。此外，如果担心急性失代偿，也可以在诱导前开放静脉通路，然后继续静脉或吸入诱导。

d. **喉炎患儿**可通过持续气道内正压得到改善，但正压可使患会厌炎或有异物的患儿发生急性呼吸道梗阻。

e. **经口气管插管**应准备管芯和至少备有一支小一号的导管，如估计术后需机械通气（如会厌炎）者，应选用带套囊的导管。

f. 此时患儿常有高碳酸血症（$ETCO_2$ 50～60mmHg），但一般来说，这是可以耐受的。心动过缓是低氧血症的表现，需要立即建立通畅的气道。

g. 只有患儿在深麻醉时才可置入喉镜，而是否应用肌松药视具体情况决定。使用肌松药可便于气管插管，某些情况下可避免深麻醉。相反，有些情况，应用肌松药可加重气道受累。通常，经口气管插管应在试行气道其他操作之前完成。当上呼吸道有较大异物或易破裂的声门下肿瘤（如血管瘤）时，可在气管插管前做**支气管镜检查**。

h. 当导管需要保持数天（如会厌炎）时，宜用**鼻腔插管**。如果经口插管容易完成，也可在手术结束前将口腔插管改为鼻腔插管。不能只为将其改为鼻腔插管而去破坏安全可靠的口腔插管。

i. 在送至ICU的过程中患儿应予镇静，可联合应用麻醉性镇痛药和苯二氮䓬类药、丙泊酚、右美托咪定输注或单次应用。术后早期，患儿的呼吸可以是自主呼吸或辅助呼吸。由于丙泊酚输注综合征和代谢异常，FDA 尚未批准儿科重症监护病人长期镇静应用丙泊酚。

4. 吸入异物的处理

a. 异物误吸入通常发生在7个月至4岁，约75%的异物位于近端气道（喉、气管、右或左主支气管）。大多数在异物吸入时即死亡，如果患儿到达医院时还生存，多数情况死亡率为0。

b. 异物吸入后最常见的临床**表现**是出现哽噎、喘鸣。仅有50%的病例出现咳嗽、喘鸣、呼吸音减弱三联征。胸部X线检查显示呈不透X线物体、阻塞性肺气肿或局限性肺炎显像，但假阴性率为40%。

c. **处理**：不管是否有胸部 X 线发现，都应立即行硬质支气管镜检查。术前及术中与支气管镜检医师的交流很重要。需准备急症气管切开包和开胸器械。麻醉通气方式有两种：自主呼吸和机械通气。

d. **自主呼吸**：充分给氧后，静脉注射阿托品或格隆溴铵，并用七氟烷-纯氧进行诱导。七氟烷是首选的吸入诱导剂，并能保持自主通气。一旦达到足够的麻醉深度，声带和声门下局部喷洒利多卡因（学龄儿童浓度为2%，婴儿浓度为1%）。然后将可供氧的支气管镜插入气管内。为防止体动和咳嗽，需加深麻醉，就在异物通过声带取出之前，可考虑应用小剂量肌松药。取出异物后，行胃部吸引，可用面罩或气管插管维持通气。此方法的好处在于气流分布充分，通气血流比值适宜；自主通气不间断，吸入性异物取出后能立即评价通气状况。缺点为患儿可发生体动、咳嗽、喉痉挛及苏醒延迟。

e. **控制通气**：用丙泊酚和肌松药进行快速诱导。用丙泊酚-瑞芬太尼持续输注和肌松药维持麻醉。然后插入可通气的支气管镜，根据支气管镜检查医师的操作步骤调整呼吸参数。当支气管镜放在适当的位置时，可增加吸气压力，延长呼气时间以防止气压伤。苏醒方法与维持自主呼吸时相似。控制通气的优点为可快速控制气道，无体动，所需麻醉药较少。而其缺点为间断停止通气，有发生异物沉入气道远端的危险，球囊充气过多时可引起气压伤。

f. 一项大规模的回顾性研究显示，**通气方式**既不会影响异物的成功取出，也不会引起低氧血症、高碳酸血症、心动过缓、低血压等不良后果的出现。

g. 声门下水肿导致气管拔管后喉炎，可用湿化的氧气治疗。如果症状严重，应给予消旋肾上腺素（2%溶液0.5ml稀释成2～4ml）。此外，0.25～0.5mg/kg的地塞米松也有效，地塞米松上限8mg。

B. **近期上呼吸道感染**：儿童每年可发生6～10次上呼吸道感染。权衡症状的严重程度与手术的紧迫性很重要。下呼吸道感染的体征为喘鸣、发热、咳嗽，增加了围手术期呼吸系统并发症的危险性。相反，鼓膜切开术和耳膜置管术可缓解慢性中耳炎引起的鼻溢液。

C. **腹腔内发育畸形**：包括幽门狭窄、腹裂、脐膨出、小肠闭锁和肠扭转。

1. **胃肠道急症**：常有明显脱水和电解质紊乱。幽门狭窄手术应推迟至血管内容量补足，低钾血症、低氯血症、代谢性碱中毒得到纠正后才实施。当伴有其他诊断（如十二指肠闭锁）时，情况更为紧急，可在术中继续补液。

2. **腹胀**：婴儿和年幼儿腹胀可迅速引起呼吸损害，必须经鼻置胃管吸引。即使这样，一些垂危的婴儿需在麻醉诱导前行气管插管。

3. 对于生理紊乱不严重和仅有轻度或中度腹胀的儿童，可采用快速诱导。

4. 严重脱水和脓毒症的患儿需特殊监测，如动脉、中心静脉置管及置导尿管。

5. **麻醉处理**：以往健康婴儿行短小手术（如幽门肌切开术）选用吸入麻醉为宜。对于危重患儿（如胆囊穿孔），麻醉处理包括吸入氧-空气混合气体、选用对心肌抑制作用最小的药物。阿片类药物、苯二氮革类药物和肌松药，通常较吸入麻醉药更容易耐受。由于氧化亚氮可加重腹胀，应避免使用。

6. **液体和热量丢失**：在肠管暴露和操作时，第三间隙丢失大量液体，需大量补液。尽管采用所有保温措施，热量丢失仍不可避免。

7. **术后**：仍需呼吸支持，直至腹胀减轻、体温恢复、需补充的液体减少为止。

D. 胸外科急症

1. **气管食管瘘**（见第27章）。

2. **先天性膈疝**（见第27章）。

E. 先天性心脏病（见第3章、第29章）。

F. 头颈部手术

1. 斜视矫正术（见第30章）。

2. 扁桃体切除术、腺样体切除术和其他可引起扁桃体出血的儿科急诊手术（见第30章）。

G. 全身麻醉药潜在的神经毒性

1. 体内和体外动物模型实验中，几乎所有常用的麻醉药物都已被证实会导致神经细胞的死亡（如丙泊酚、氯胺酮、地氟烷、氟烷、异氟烷、七氟烷、氙气、地西泮、咪达唑仑、水合氯醛、戊巴比妥）。然而，有关神经发育的远期评估及记忆和认知处理功能的动物实验结果相互矛盾，并引起了对麻醉药作用的质疑。此外，动物实验存在明显的局限性（如发育的等效性、剂量和暴露时间的控制与寿命的关系、研究设计等），这些因素决定了动物研究结果很难外推到儿科临床麻醉中。

2. 全身麻醉对患儿远期发育进展影响的研究日益受到关注。对于患儿在发育早期暴露于全身麻醉的远期预后的数据存在矛盾及某些方面的局限性（如研究设计、麻醉方式、手术暴露及合并症等）。首个前瞻性随机对照试验（GAS；NCT00756600）研究了接受腹股沟疝修补术的婴儿接受全身麻醉与区域麻醉对神经发育的影响，并在Davidson等和McCann等的两篇论文中得出结论。“GAS研究”表明，在健康儿童中，接受单次七氟烷接触持续时间小于1h，在2岁和5岁时智力得分没有变化。长期暴露、多次暴露及对有合并症的儿童的长期发育影响尚不清楚。

3. 向关注“全身麻醉对儿童神经发育究竟有何影响”的患儿父母或监护人提出建议时，讨论以下几个问题会有所帮助。
   a. 是否可以选择全身麻醉以外的方式（如脊麻）。
   b. 要进行的外科手术干预是否必要。
   c. 如需手术，麻醉的必要性。
   d. 在实现特定的麻醉和病人舒适度目标时，不会超量使用麻醉药。
   e. 基于动物实验的数据对于人类具有不确定性。

（尹　红译　赵　平审校）

推荐阅读文献

Anand KJS, Hickey PR. Pain and its effects in the human neonate and fetus. *N Engl J Med.* 1987;317:1321-1329.

Arant BSJ. Developmental patterns of renal functional maturation compared in the human neonate. *J Pediatr.* 1978;92:705-712.

Bahrami KR, Van Meurs KP. ECMO for neonatal respiratory failure. *Semin Perinatol.* 2005;29:15-23.

Bell EF, Warburton D, Stonestreet BS, et al. Effect of fluid administration on the development of symptomatic patent ductus arteriosus and congestive heart failure in premature infants. *N Engl J Med.* 1980;302:598-604.

Berde CB, Sethna NF. Analgesics for the treatment of pain in children. *N Engl J Med.* 2002;347(14):1094-1103.

Cloherty JP, Eichenwald EC, Hansen AR, Stark AR. *Manual of Neonatal Care.* 7th ed. Lippincott Williams & Wilkins; 2011.

Constant I, Sabourdin N. The EEG signal: a window on the cortical brain activity. *Paediatr Anaesth.* 2012;22(6):539-552.

Cote CJ, Lerman J, Anderson BJ. *A Practice of Anesthesia for Infants and Children, and Adolescents.* 5th ed. Saunders Elsevier; 2013.

Coté CJ, Sui J, Anderson TA, et al. Continuous noninvasive cardiac output in children: is this the next generation of operating room monitors? Initial experience in 402 pediatric patients. *Paediatr Anaesth.* 2015;25(2):150-159.

Coté CJ, Zaslavsky A, Downes JJ, et al. Postoperative apnea in former preterm infants after inguinal herniorrhaphy. A combined analysis. *Anesthesiology.* 1995;82:809-822.

Dalal PG, Murray D, Messner AH, et al. Pediatric laryngeal dimensions: an age-based analysis. *Anesth Analg.* 2009;108(5):1475-1479.

Dalens B, Khandwala R. *Regional Anesthesia in Infants, Children, and Adolescents.* Williams & Wilkins; 1995.

Davidson AJ, Disma N, de Graaff JC, et al; GAS Consortium. Neurodevelopmental outcome at 2 years of age after general anaesthesia and awake-regional anaesthesia in infancy (GAS): an international multicentre, randomised controlled trial. *Lancet.* 2016;387(10015):239-250. doi:10.1016/S0140-6736(15)00608-X

Dorsch JA, Dorsch SE. *Understanding Anesthesia Equipment.* 5th ed. Wolters Kluwer Health, Lippincott Williams & Wilkins; 2008.

Duracher C1, Schmautz E, Martinon C, Faivre J, Carli P, Orliaguet G. Evaluation of cuffed tracheal tube size predicted using the Khine formula in children. *Paediatr Anaesth.* 2008;18(2):113-118. doi:10.1111/j.1460-9592.2007.02382.x

Fanaroff AA, Wald M, Gruber HS, et al. Insensible water loss in low birth weight infants. *Pediatrics.* 1972;50:236-245.

Fluge G. Clinical aspects of neonatal hypoglycaemia. *Acta Paediatr Scand.* 1974;63:826-832.

Gallagher TM, Crean PM. Spinal anaesthesia for infants born prematurely. *Anaesthesia.* 1989;44:434-436.

Gersony WM, Peckham GJ, Ellison RC, et al. Effects of indomethacin in premature infants with patent ductus arteriosus: results of a national collaborative study. *J Pediatr.* 1983;102:895-906.

Greeley WJ. *Pediatric Anesthesia.* Churchill Livingstone; 1999.

Gregory GA. *Pediatric Anesthesia.* 4th ed. Churchill Livingstone; 2001.

Hall BD. Choanal atresia and associated multiple anomalies. *J Pediatr.* 1979;95:395-398.

Hochman II, Zeitels SM, Heaton JT. Analysis of the forces and position required for direct laryngoscopic exposure of the anterior vocal folds. *Ann Otol Rhinol Laryngol.* 1999;108(8):715-724.

Johns Hopkins Hospital; Custer JW, Rau RE, Lee CK. *The Harriett Lane Handbook.* 18th ed. Elsevier Health Sciences; 2008.

Keith CG, Doyle LW. Retinopathy of prematurity in extremely low birth weight infants. *Pediatrics.* 1995;95:42-45.

Kliegman RM, Behrman RE, Jenson HB, et al. *Nelson Textbook of Pediatrics.* 18th ed. WB Saunders Elsevier; 2007.

Koehntop DE, Rodman JH, Brundage DM, et al. Pharmacokinetics of fentanyl in neonates. *Anesth Analg.* 1986;65:227-232.

Krane EJ, Haberkern CM, Jacobson LE. Postoperative apnea, bradycardia, and oxygen desaturation in formerly premature infants: prospective comparison of spinal and general anesthesia. *Anesth Analg.* 1995;80:7-13.

Kurth CD, Spitzer AR, Broennle AM, et al. Postoperative apnea in preterm infants. *Anesthesiology.* 1987;66:483-488.

Lin EP, Soriano SG, Loepke AW. Anesthetic neurotoxicity. *Anesthesiol Clin.* 2014;32(1):133-155.

Marks KH, Devenyi AG, Bello ME, et al. Thermal head wrap for infants. *J Pediatr.* 1985;107:956-959.

McCann ME, de Graaff JC, Dorris L, et al. Neurodevelopmental outcome at 5 years of age after general anaesthesia or awake-regional anaesthesia in infancy (GAS): an international, multicentre, randomised, controlled equivalence trial. *Lancet.* 2019;393(10172):664-677. doi:10.1016/S0140-6736(18)32485-1

Miller RD, ed. *Anesthesia.* 8th ed. Elsevier-Churchill Livingstone; 2009.

Motoyama EK, Brinkmeyer SD, Mutich RL, et al. Reduced FRC in anesthetized infants: effect of low PEEP. *Anesthesiology.* 1982;57:A418.

Motoyama EK, Davis PJ. *Smith's Anesthesia for Infants and Children.* 8th ed. St. Elsevier Mosby-Saunders; 2007.

Moya FR, Lally KP. Evidence-based management of infants with congenital diaphragmatic hernia. *Semin Perinatol.* 2005;29:112-117.

O'Neill JA, Rowe MI, Grosfeld J, et al. *Pediatric Surgery.* 5th ed. Mosby-Year Book; 1998.

Philippart AI, Canty TG, Filler RM. Acute fluid volume requirements in infants with anterior abdominal wall defects. *J Pediatr Surg.* 1972;7:553-558.

Roberts JD Jr, Fineman JR, Morin FC III, et al. Inhaled nitric oxide and persistent pulmonary hypertension of the newborn. The Inhaled Nitric Oxide Study Group. *N Engl J Med.* 1997;336:605-610.

Roberts JD Jr, Polaner DM, Lang P, et al. Inhaled nitric oxide (NO): a selective pulmonary vasodilator for the treatment of persistent pulmonary hypertension of the newborn (PPHN). *Circulation.* 1991;84:A1279.

Roberts JD, Polaner DM, Lang P, et al. Inhaled nitric oxide in persistent pulmonary hypertension of the newborn. *Lancet.* 1992;340:818-821.

Sola A. Oxygen in neonatal anesthesia: friend or foe? *Curr Opin Anaesthesiol.* 2008;21:332-339.

Srinivasan G, Jain R, Pildes RS, et al. Glucose homeostasis during anesthesia and surgery in infants. *J Pediatr Surg.* 1986;21:718-721.

Touloukian RJ, Higgins E. The spectrum of serum electrolytes in hypertrophic pyloric stenosis. *J Pediatr Surg.* 1983;18:394-397.

Tyszczuk L, Meek J, Elwell C, et al. Cerebral blood flow is independent of mean arterial blood pressure in preterm infants undergoing intensive care. *Pediatrics.* 1998;102:337-341.

Taenzer AH, Walker BJ, Bosenberg AT, et al. Asleep versus awake. Does it matter? Pediatric regional block complications by patient state: a report from the Pediatric Regional Anesthesia Network. *Reg Anesth Pain Med.* 2014;39(4):279-283. doi:10.1097/AAP.0000000000000102

Vergnaud E, Vidal C, Montmayeur Verchere J, et al. Noninvasive cardiac output measurement using bioreactance in postoperative pediatric patients. *Paediatr Anaesth.* 2015;25(2):160-166.

Wessel DL, Keane JF, Parness I, et al. Outpatient closure of the patent ductus arteriosus. *Circulation.* 1988;77:1068-1071.

Wright TE, Orr RJ, Haberkern CM, et al. Complications during spinal anesthesia in infants: high spinal blockade. *Anesthesiology.* 1990;73:1290-1292.

Yaster M, Buck JR, Dudgeon DL, et al. Hemodynamic effects of primary closure of omphalocele/gastroschisis in human newborns. *Anesthesiology.* 1988;69:84-88.

第34章 手术室外麻醉

Counihan SL，Vazquez R

Ⅰ. 概述

手术室外麻醉（NORA）下进行的操作及手术数量持续迅速增加。影像介导的经皮介入技术不断进步创新，操作日趋复杂。疑难病例的麻醉监护策略（如高级通气技术等）也相应地迅速发展。NORA工作场所通常包括放射介入（IR）室、放射诊断室（MRI和CT）、电生理治疗室及内镜室。在这些远离大手术室的偏远区域接受诊疗的病人数量显著增加，为其实施监护麻醉（MAC）或全身麻醉时，除遵循通用的基本原则外，还必须强化安全监督。NORA必须考虑工作场所、术者需求、手术特性三项要素。最突出，亦最易被低估的问题是人体工程学因素的干扰、麻醉资源和人员的匮乏，以及陌生环境的影响。有鉴于此，保持团队的充分沟通，制订合理的危机管理预案，配置合适的麻醉设备对于保证病人安全和手术成功至关重要。

A. 手术室外所需的设备

1. 麻醉医师必须在麻醉开始前确定所有标准（设备、安全、病人评估）均已符合。
2. 确认**中央供氧和负压系统**可以顺利连接至为**病人供氧和吸引的设备**。应该有满筒的氧气和氧化亚氮备用。应有**足够的灯光和电力插座**连接于应急电源。建议有一路医用级压缩空气源，但这并非必备。
3. **麻醉机应处于开机状态**备用。可能需加长的气体供应管道和麻醉呼吸环路管道应延长到达病人。
4. **复苏设备**须迅速可用，包括除颤器、可自动膨胀的简易呼吸器、面罩及相应的急救药品（如用于肌松拮抗的舒更葡糖钠或用于局部麻醉药中毒救治的脂肪乳）。
5. 应有**专用NORA供应车**或智能药柜，用于储存和发放毒麻药品。

6. 专用的高级紧急气道设备，如可视喉镜和（或）带光纤气管镜的困难气道车。
7. 针对NORA的参考资料（如应急手册），供危急情况下参阅。

B. 工作区域和接触病人通道

1. 如果工作区域受移动C臂、CT 龙门架影响而空间较为局限，应确保有足够空间接近病人，以保障麻醉安全。
2. 在因放射性扫描医疗团队必须暂时离开期间，应确保有能力远程监护病人及其生命体征（在控制室中有麻醉专用的监控屏幕）。
3. 在MRI和CT设备下麻醉时，病人多安置于硬质床面之上，应提前设计如何摆放病人体位，长时间手术应备有额外的毯子、枕头、俯卧位头垫等。
4. 影像操作常需反复较长距离移动病人，因此通气管道、静脉通路和监测线缆应足够长。在操作前建议测试病人所需移动的最长距离。

C. 辐射安全

1. ALARA原则（尽可能低剂量原则）是目前的共识，其目标是将对病人、医护人员和环境的辐射污染降至最低。ALARA原则有3个要素：
   a. 时间
   b. 距离
   c. 屏蔽措施
2. 放射暴露强度与距放射源距离的4倍成反比。X线会产生散射。鉴于暴露是累积的，建议尽可能远离放射源以减轻暴露。使用加长的静脉输液管可以减少麻醉医师在给药期间的辐射暴露。
3. **强烈建议**：使用移动式铅屏风；使用绕颈的铅防护罩保护甲状腺；配备个人辐射剂量监测仪监测放射暴露；使用铅护目镜，以减少可能导致白内障的角膜辐射。

Ⅱ. 麻醉技术

A. 操作镇静：镇静镇痛包括了从最浅**镇静（抗焦虑）**到全身麻醉的序贯状态。对于ASA Ⅰ级或Ⅱ级的病人，在手术室外接受的大部分诊疗操作，均可由经过专业培训的护士提供镇静。操作镇静包括**中度镇静/镇痛（清醒镇静，CS）**和**深度镇静**。**清醒镇静**的定义为“药物诱导的意识抑制状态，在此状态下，病人对语言和（或）躯体轻微刺激可产生适当反应；气道通畅且自主呼吸充分；循环稳定”（引自美国麻醉医师协会ASA，镇静深度分级——全身麻醉及镇静镇痛深度分级，2019年10月23日）。常用的药物是咪达唑仑和芬太尼。**深度镇静**是指药物作用于更深层次**的意识**。此时需要反复的疼痛刺激才可唤醒病人，可能需要进行气道干预，也可能意外转化为全身麻醉。必须由有气道管理资质的人员实施**深度镇静**，并优先关注气道问题。ASA联合美国医疗机构评审联合委员会和州政府（许可董事会），共同制订了一系列指南作为非医师实施清醒镇静及深度镇静的法律依据。

B. MAC： 是为进行诊断或治疗性操作，由医师主导的麻醉。其实施者应具备合格的麻醉技能。MAC不考虑镇静深度变化。与中度镇静相比，其镇痛和镇静程度更深，适用于某些病人及操作。其优点在于血流动力学比全身麻醉更稳定。通气可能会受到影响，应有应急预案随时准备干预气道。MAC同样可能会意外转化为全身麻醉，必须备好相应设备。尽管“深度MAC”适用于某些病人，但必须认真权衡风险/获益比。MAC的影响因素包括诊疗操作类型、病人合并症和麻醉医师临床经验。MAC对血流动力学扰动较小，对于部分心血管功能严重受损的病人更为适宜。对于高误吸风险的病人和（或）操作，可以在仔细评估后实施MAC。如果采用抗焦虑和镇痛措施，应注重保护气道反射。

C. 全身麻醉： 适用于需要安全气道、需要病人制动（如长时间复杂操作）及操作可能导致疼痛时。对于接受微创操作的高危病人，须根据具体情况认真评估全身麻醉的心肺风险/获益比。

D. 超声引导的周围神经阻滞（PNB）： 可作为主要麻醉方法，也可作为操作期间和（或）操作后镇痛的辅助措施。

1. 臂丛神经阻滞： 适用于终末期肾衰竭病人闭瘘手术。

2. **椎旁神经阻滞（PVB）**：适用于肝和肾手术，特别是经肝胆道引流、肝消融和栓塞，以及肾消融。肝受双侧神经支配，肝手术应行T_7～T_{10}节段双侧椎旁神经阻滞，肾手术则可采用单侧椎旁神经阻滞。

E. **高频喷射通气（HFJV）**：可为胸腔内或膈周经皮介入手术提供优于全身麻醉的安静术野，适用于肺静脉隔离术、肺基底段消融和栓塞术，或肝穹隆病变消融术。

F. **选择性肺隔离技术**：利用双腔管或支气管封堵器实现静态肺。这些技术可用于保护健侧肺免受患侧出血影响（如咯血病人行支气管动脉栓塞术和较大的肺癌消融术等）。**应备有支气管镜用于定位**。

G. **操作后加速康复（ERAP）**：是术后加速康复（ERAS）的延伸。针对疼痛刺激强的操作，可在NORA期间实施。采用循证医学支持的少阿片技术可以有效控制术后疼痛并减少阿片类药物需求。超前镇痛（口服对乙酰氨基酚、塞来昔布和加巴喷丁）可能对病人有益。可使用大剂量地塞米松和止吐药，以预防消融/栓塞术后呕吐现象。ERAP对接受栓塞、消融和内镜逆行胰胆管造影（ERCP）等介入性治疗的肿瘤病人最为有利。

Ⅲ. 造影剂

A. **离子和非离子造影剂**：可经静脉或动脉注射用于辅助显影。钆复合剂可用于MRI和X线成像。应用低渗或等渗碘化造影剂，而不用高渗造影剂，因低渗性或等渗性的肾毒性较低。

1. **造影剂肾病（CIN）**：是指由于血管内给予造影剂导致的肾功能恶化。
   a. 风险因素包括先前存在的肾功能不全（eGFR＜30），以及糖尿病和高血压。由于造影剂给药方式的原因，心血管造影术相关CIN发生率较高。
   b. 对于高危病人，应提前获取血清肌酐基线值。
   c. 实施造影前静脉输注晶体液扩容是预防CIN的主要措施。尚不明确理想的输液速度和剂量。口服补液效果不佳。其他疗法（如*N*-乙酰半胱氨酸和碳酸氢钠）则缺乏有力证据。
2. 无论是否透析，进展期或终末期肾病病人可能出现

肾源性纤维化硬皮病，尤其在应用钆后数日或数月后。

B. 急性造影剂反应：严重或致命的反应罕见（碘化造影剂发生率为0.6%，钆造影剂发生率为0.01%～0.22%），且与造影剂用量无关。因其具有过敏反应的特征，但不是由IgE介导，因此被认为是类过敏反应。90%的不良反应与肥大细胞、嗜碱性粒细胞和嗜酸性粒细胞直接释放组胺等介质有关。

1. 危险因素包括既往有相关的不良反应史、哮喘、焦虑、同时用β受体阻滞药、严重心脏疾病。

2. 症状表现多样，从发热、潮红、恶心、呕吐、瘙痒、荨麻疹，更严重的是血管性水肿、低血压、意识丧失和心血管衰竭。可能出现在应用造影剂后即刻，或延迟发作在30min内出现。

3. 对急性反应采用支持疗法。对全身类过敏反应立即给予皮质类固醇、H_1和H_2受体阻滞药。须用吸氧、肾上腺素、β_2受体激动药和气管插管治疗支气管痉挛和喉头水肿。通过静脉输液和血管升压药支持循环。

C. 预防造影剂急性反应：对接受低渗碘造影剂的高风险病人实行造影前保护策略。方案的核心是保证有充分的时间来降低循环中嗜碱性粒细胞和嗜酸性粒细胞。文献证据支持口服预防用药优于静脉给药。口服甲泼尼龙和苯海拉明的8h给药方案最为理想（证据不支持使用H_2受体阻滞药）。需要在术前制订方案并有计划地实施。除非紧急情况下迫不得已，一般不推荐快速预防给药方案。快速方案可参考美国放射科医师学会造影剂手册的建议（推荐强度按降序排列）。

1. 立即静脉注射甲泼尼龙40mg或氢化可的松200mg，然后每4h重复1次，直至注射造影剂；在注射造影剂前1h静脉注射苯海拉明50mg。疗程需要4～5h。

2. 静脉注射地塞米松7.5mg，然后每4h重复给药，并在注射造影剂前1h静脉注射苯海拉明50mg。

3. 静脉注射甲泼尼龙40mg或氢化可的松200mg，同时静脉注射苯海拉明50mg，每1h重复注射1次。

这些方案持续时间少于4～5h，目前缺乏有效性的证据，仅在没有替代方案的紧急情况下才可考虑应用。

Ⅳ. 放射诊断的麻醉

CT扫描和MRI通常不需要全身麻醉。儿童或不合作的成人（如脑外伤、幽闭恐惧症、慢性背痛病人）需镇静或全身麻醉以减少运动伪影。

A. CT

1. **成人**：静脉注射小剂量苯二氮䓬类药物、麻醉性镇痛药或短效催眠药（如丙泊酚或右美托咪定）以利于镇静，应以滴定的方式持续输注给药直至起效。
2. **婴儿和小于3个月的儿童**：不需镇静，但多数儿童需不同程度的镇静或全身麻醉。如第33章所述，儿童病人是麻醉医师要面对的独特挑战。
   a. **镇静**：静脉注射小剂量苯二氮䓬类药物、麻醉性镇痛药或短效催眠药（如丙泊酚）用于镇静，可单次静脉注射，也可滴定持续输注剂量直至起效。

   水合氯醛：（操作前30～60min口服或直肠内注入30～50mg/kg）可为儿童提供适宜的轻度镇静。

   直肠内应用**美索比妥**（25～30mg/kg），较水合氯醛起效快（5～10min），持续约30min，可用于全身麻醉诱导。但由于无法预计其吸收程度，其药效不定。由于可能发生深度镇静或全身麻醉，该药只能由麻醉医师在适当的监测和保证气道的条件下给予。该药不适用于有胃反流风险者。

   b. **全身麻醉**：可能需要应用静脉或吸入麻醉药实施全身麻醉，按需采用喉罩气道（LMA）或气管内插管维持气道通畅。

B. MRI的麻醉

1. **MRI的设施环境**：对麻醉病人提出众多挑战。
   a. 置放病人的"隧道"又长又窄，检查期间麻醉医师不能接近或看到病人。扫描机放置在屏蔽室内，室内有磁场和可防止射频噪声产生伪影的屏蔽物。

   b. **高磁场持续存在**，对所有铁磁物质（如钢制气筒、电池和普通听诊器）产生引力。**磁场周围的铁磁物质被强拉向磁场，途中可能伤害病人和设备。**

扫描过程中产生的静电区和磁场梯度，可干扰自动无创血压监测、呼吸机和输液泵的机件（电磁线圈），因此需选择专用的设备。磁场区内只可用塑料听诊器和市售磁性兼容的喉镜。信用卡、手表和呼叫器须留在扫描室外。

c. 扫描时产生的**射频信号**和**摆动磁场**，可使心电图和脉搏血氧饱和度仪产生伪差。

d. **非MRI兼容的金属植入物（如关节假体、动脉瘤夹和人工耳蜗）或植入性装置（如起搏器、ICD、胰岛素输注泵、鞘内注射泵或脊髓刺激器）**可因磁场或扫描产生的射频信号所生成的热能而发生移位、失效或永久性损毁。某些特殊起搏器、ICD或肺动脉导管认为是“MRI安全”的，装载此类设备的病人可行MRI扫描，但应仔细回顾病例以确定成像是临床所需而非常规。装载起搏器的病人在磁场区域应关闭起搏器，并在扫描后重新开启。脑动脉瘤夹不是MRI的绝对禁忌证，但应确定其类型是否兼容MR。每个MRI室均有由美国FDA认定的MRI兼容性医疗设备清单。由于制造商可能在不告知FDA的情况下对设备升级或改进，因此如对某设备存有疑问，MRI中心应联系厂商。

2. **监测仪**：必须在磁场区域内对病人能进行安全和有效的监测，且对成像影响轻微。在磁场区域应选用MRI兼容性监测仪，且可与被屏蔽的磁场区以外的“副监测仪”联网。

a. 扫描期间标准心电图监测易受干扰。

b. 扫描干扰标准**脉搏血氧饱和度监测仪**，后者也干扰成像，可选用利用光纤电缆的MRI兼容设备。

c. 成像期间可产生大量噪声。

d. 由于存在皮肤灼伤的可能，所以不使用温度探头。

e. 扫描期间，务必观察病人；可通过一个屏蔽的窗口或闭路电视观察。

f. 扫描期间，卷曲的电线可产生电流而灼伤病人。为最大限度地减少此危险，电线应尽可能拉直。

3. **一般问题**：MRI扫描时间不定。仅在扫描期间（3～12min）要求病人不动。多数儿童通常需在喉罩或气管插管下行全身麻醉，可直接在磁场区域内诱导；也可先在磁场区域外诱导，然后将病人转至扫描室。麻醉维持需由特制的由非铁金属制成的麻醉机完成。如需心肺复苏，**必须**将病人搬离磁场区域。对于智力发育迟缓的成年病人是一种挑战。在到达扫描仪之前口服镇静药，以及预留单独的麻醉诱导区可能对这些病人有益。与病人的初级保健医生沟通很重要。无法耐受口服镇静药的病人可能需要肌内注射药物。

Ⅴ. CT引导下热消融的麻醉

微波、射频和冷冻消融是利用极端热能诱导细胞凋亡的治疗方法。通过CT引导探针至肿瘤组织并发射能量，实现对一定大小肿瘤（肝肿瘤＜3.0cm）病灶的局部治疗。热消融包括射频消融（RFA）和微波消融（MWA）。射频消融利用高频电流通过组织传导时的电阻加热效应发挥作用。因其具有费用/效益比优势，在临床被广泛应用，但是疗效受到组织热导率的限制。微波消融原理为电介质加热。使用频率为900～2450MHz的电磁波使细胞内的水分子振荡并产生热量。微波消融不受组织导热率限制，对大的肿瘤组织加热更快。冷冻消融是利用氩气的快速膨胀达到−160℃的低温以冷冻和破坏肿瘤细胞。每次治疗需要对单个病变实施1～3个冷冻-解冻周期。其优点是治疗期间通过CT引导实现消融区实时可视化，并且冷冻消融不会破坏胶原结构。缺点是没有凝血作用，更容易发生出血。如果目标病灶与肠道或横膈膜等脆弱组织结构相邻，可以借助液体（水）分离技术或CO_2气腹实现分离。使消融区和邻近组织之间保持一定的物理距离，以防止造成副损伤。

A. CT引导下肝、肾、骨和软组织的热消融

1. **可以采用全身麻醉或MAC，并辅以区域麻醉。**
   a. HFJV技术可用于肝穹隆病变消融术。
   b. 大病灶消融可能导致术后疼痛，实施**ERAP**策略可使此类病人获益。
   c. 肝消融采用超声引导下的双侧椎旁阻滞，肾消融

采用单侧椎旁阻滞。肌肉骨骼手术可选用短效周围神经阻滞。

2. 需要与操作者商讨病人体位。用枕头或毯子垫衬骨突出部位并支撑手臂，使其处于伸展位置，同时避免过度外展。以下典型体位可供参考，请务必与医疗团队沟通并得到确认。
   a. **肝病灶：**仰卧位，双臂放在头顶，以毛巾卷垫衬。注意不要过度伸展手臂，防止过度外展及外旋。
   b. **肾病灶：**通常为侧卧位，患侧在下。这种体位有利于限制肾随呼吸运动。若病变位于肾深部，建议采用俯卧位。
   c. **骨及软组织：**涉及全身各处病变，包括腹部、腹膜后、胸壁、上肢、脊柱及下肢。病人体位多变，应按需采用不同的麻醉方案及麻醉技术。当消融区位于敏感功能区（如脊柱或神经附近）时，有些医疗中心会使用神经监测技术。
3. **消融后并发症：**接受肝微波消融或射频消融的病人中，多达30%可能发生消融后并发症。症状包括恶心、发热、不适及术后即刻或延迟出现的疼痛。有证据表明，地塞米松、镇痛药和充分补液可以缓解这种情况。

B. CT引导下肺活检及消融术

1. 肺部的经皮介入操作正变得越来越普遍。对于因潜在的合并症或解剖因素（既往胸部手术史，或小肿瘤位置不佳）等不适合进行外科手术的病人，若肿瘤病灶较小，可实施肺活检和消融术。部分手术可能需要静态肺野以完成消融，另一些手术可能需要肺隔离技术行人工气胸（PTX），将胸膜病灶与胸壁分开；麻醉医师必须提供针对性的处理方案。治疗方式包括热消融和冷冻消融。无论采用何种方式，都必须警惕咯血的风险，尤其是对于大型病灶消融术。
   a. 采用全身麻醉或MAC。肺活检术疼痛刺激轻微，可选用操作镇静或MAC。但因胸膜有丰富的神经支配，穿刺针插入时可能会引起疼痛。

b. 实施MAC应满足病人在穿刺针置入期间完全制动，且平静呼吸。浅快的呼吸或深慢的呼吸均会影响操作。

c. 消融术使用的穿刺针较为粗大，消融期间会造成强烈疼痛。可以选择全身麻醉，但应警惕正压通气会增加气胸或张力性气胸的风险。当病人病变复杂，应选择全身麻醉以提供高级气道支持。

2. 根据肿瘤的位置和计划采用的入路，病人可选取仰卧位、俯卧位，或参考患病侧和病变定位选择恰当的侧卧位。病人的体位和舒适度至关重要。在CT扫描床上为全身麻醉病人摆放俯卧位非常困难，可以用枕头和毛巾卷来垫高身体，避免腹部受压；支撑头面部，并保持颈部在中立位。

3. 如前文所述，可以使用**HFJV或双腔管**。

a. **HFJV初始参数设置：**驱动压力10～15psi（1psi=6.9kPa）、吸气时间30%、频率100～120次/分。报警参数设置：吸气暂停压力15～25cmH_2O，气道峰压20～30cmH_2O，湿度2～3。

b. 在此类操作期间，如果使用正压通气，应谨慎地维持较低气道压。预防性放置胸腔引流管，或在CT上发现气胸证据时由介入医师放置引流管。

4. 操作结束后移除探针，立即覆盖伤口以免发生抽吸性胸壁伤和气胸。根据穿刺部位不同，迅速将病人相应地置于俯卧位或仰卧位。拔管前要关注的问题包括咯血（大病灶消融术）、张力性气胸或血胸（如果没有胸腔引流管）。**准备两套可用的吸引器。**确保病人在拔管前已恢复保护性咳嗽反射。做好必要时再次插管的准备。

Ⅵ. 神经放射学处置的麻醉

诊断（血管造影术、球囊试验和堵塞）和治疗（栓塞和脑血管痉挛）操作均需麻醉。操作开始后，仅能接触到病人的左手和左腿。

A. **血管内栓塞术：**用于治疗未破裂的和已破裂的脑动脉瘤，以及阻断颅内和颅外动静脉瘘和畸形、血管肿瘤和鼻咽部出血血管的血供。

1. **栓塞**需接触血管束，通常通过股动脉向动脉瘤或病变的供血血管置入细导管。一旦动脉造影确定导管位置，则通过该导管置入血管阻塞物（可脱开的金属圈、胶或小颗粒）。

2. **麻醉的目的**是放置微导管和阻塞物期间提供安静的手术视野和稳定的血流动力学，并在术后快速苏醒以进行神经功能检测，常需全身麻醉提供遗忘和肌松。全身麻醉可应用静脉麻醉药（丙泊酚、肌松药和麻醉性镇痛药）和（或）吸入麻醉药。避免使用氧化亚氮，以尽可能减少意外动脉气栓发生。操作刺激小，相对不痛。
3. 高渗造影剂有利尿作用，需留置导尿管并静脉补液。
4. 常需经桡动脉行有创血压监测以调控血流动力学，亦可由操作时放置的股动脉鞘传递血压。
5. 应避免**高血压**以减少出血或动脉瘤破裂风险。对于无保护的脑动脉瘤，血管活性药如去氧肾上腺素应慎用。β受体阻滞药、钙通道阻滞药、肼屈嗪、硝普钠和硝酸甘油可用于治疗高血压。
6. 操作时间可能很长，病人有意外栓塞的风险。病人常需在操作期间**抗凝**（肝素或阿加曲班），以最大限度地减少栓子从栓塞金属圈或微导管脱落的危险。抗凝通过活化凝血时间监测。静脉注射或持续输注血小板抑制药依替巴肽以最大限度地抑制血小板聚集。某些病人操作前可应用阿司匹林和（或）氯吡格雷。术中如需要，可以给予阿司匹林栓剂。
7. 操作中并发症包括动脉瘤、动静脉瘘或畸形破裂、血管分离或破裂及血管意外堵塞。若怀疑颅内出血，应立即脑室造口引流术，以紧急排出脑脊液，降低颅内压（ICP）。因颅腔呈闭合状态，故不像开放性手术中动脉瘤破裂那样造成明显出血（见第23章）。颅内压升高需过度通气、利尿或给予巴比妥酸盐。须立即行CT扫描以确定出血范围，评估是否需急诊开颅解除脑压迫。

B. **栓塞术控制鼻出血和颅外血管病变**，存在下列潜在问题：出血、血流动力学不稳定、大量血液进入气道和误吸。术前应做好血型鉴定，并备好交叉配血的血液。若存在急性出血危险，应开放粗大静脉通路。须行气管插管以控制气道，但因病变侵及气道和（或）面部，气管插管可能有困难。应急处置包括填塞压迫鼻腔或鼻咽部。

C. **颈动脉球囊堵塞试验**：用于判断永久性血管栓塞是否会造成神经功能缺陷。血管内膨胀球囊造成堵塞，暂时阻断血流。如果神经功能检查未发现明显神经功能缺陷，诱导低血压并持续20～30min引出缺血征象。通常在低血压期间静脉注射正电子发射断层扫描（PET）同位素以评估脑血流。操作结束血管开放血压恢复正常后行PET扫描。若神经功能有一定受损，立即将球囊放气使血压恢复正常。在最初血管造影和置放球囊时，应保持病人适当镇静，而**堵塞期间神经评估需保持病人完全清醒无镇静**，因此应选用短效药。**控制性降压**（硝普钠或硝酸甘油）**宜选用恢复迅速的药物实施**。此类药物导致的心动过速可用β受体阻滞药纠正。如果在堵塞期间出现癫痫发作或气道丧失，需要气管插管等紧急气道处理措施。

D. 对于择期癫痫手术或部分肿瘤切除术，可采用**瓦达试验（WADA test）**，即在一侧颈动脉内注射异戊巴比妥钠。异戊巴比妥钠是一种短效巴比妥酸盐，应小心地注射以防止扩散到对侧大脑半球。这项测试可以有效评价语言和记忆、癫痫发作、预测术后癫痫控制，以及预测左颞叶切除术后非文字记忆能力下降程度。麻醉关注点与颈动脉球囊堵塞试验类似，即病人在神经认知测试期间**必须完全清醒无镇静**。如果在注射过程中出现癫痫发作、严重的去抑制反应或气道丧失，可能需要气管插管等紧急气道处理措施。

E. **脑和脊髓血管造影术**：一般是无痛的诊断性操作。尽管为长时间操作舒适而可用全身麻醉，但只有小儿或不合作的成人才需全身麻醉。成年病人因颅内压升高、脑病、近期脑卒中或颅内出血而致精神状态抑制，需在全身麻醉下行颅内血管造影术，术中监测有创血压以进行精细的血流动力学调控。脊髓血管造影术需为脊髓区供血的每条血管定位，并拍摄照片，每条血管造影需历时数小时。但操作时间应受到限制，因为可能达到造影剂的上限。麻醉是为了病人舒适，所以除非因并存疾病而有指征，不必做有创血流动力学监测。

F. 如果病人有临床症状且外科手术有一定风险，可以使用带栓塞保护装置的**颈动脉支架**代替CEA，可采用MAC镇静或全身麻醉。必须严格控制血流动力学，警惕脑卒中的风险。可使用抗胆碱药预防术中发生心动过缓。

G. **椎体成形术和后凸矫正术**：通过注射丙烯酸骨水泥治疗疼痛剧烈的急性和亚急性椎体压缩性骨折或难治性骶骨骨折。**椎体成形术**沿椎弓根入路将套管针置入骨折的椎体，在透视引导下以稳定压力注入骨水泥。一次定位可以处理多个脊椎节段，每个节段双侧放置穿刺器。**后凸成形术**与之类似，但需用造影剂在椎体部位膨胀球囊以重塑因骨折损失的高度，然后注入骨水泥。手术在俯卧位下进行，MAC或全身麻醉均可选用。此类病人多数年老体弱、伴有心肺功能不全，或为转移性癌症病人、慢性疼痛和痛觉过敏者。由于病人的颈部和肩部活动受限，摆放体位可能非常困难。全身麻醉会抑制心血管功能，必须小心地将病人转为俯卧位。镇静的关键是以精准剂量滴定抗焦虑药，在有疼痛刺激时（放置穿刺器）给予同步镇痛。术后疼痛轻微，应保证镇静药和镇痛药的残余作用最小。推荐使用瑞芬太尼等短效镇痛药，可给予单次负荷量或静脉输注。注入骨水泥后病人需仰卧数小时以使其彻底变硬。

H. **急性缺血性脑卒中溶栓术**：是一种恢复栓塞区脑血流的紧急措施。目前治疗金标准是使用组织型纤溶酶原激活物（tPA）即刻静脉溶栓治疗，因其治疗效果具有很大的时间依赖性，建议在病人出现失能症状后4.5h内使用。最新建议认为，对于醒后卒中病人，或发作时间不清楚，但末次清醒基线时间＞4.5h，以及MRI排除颅内大出血的病人，可适当延长4.5h的静脉溶栓时间窗限制。

1. **血管内治疗（EVT）**适用于前循环大血管闭塞（颈内动脉和大脑中动脉分支），包括**机械取栓或碎吸取栓**。对于症状出现后6h以内的病人，目前主张静脉注射与tPA联合治疗。最新建议认为，单独行EVT的时间窗可延长至病人末次评估正常后6～24h。应注意，长期缺血后的再灌注和抗凝治疗使梗死部位更易再出血。粥样硬化斑块的血管内成形术或动脉内植入支架术是溶栓治疗的辅助疗法，以开放阻塞的血管。**动脉内纤维蛋白溶解治疗**可以考虑，但不能作为一线疗法，只能作为挽救性辅助治疗。

2. **麻醉方案**：参考对病人的个体化评估结果。如果病人意识障碍或通气功能受损，建议给予气道支持和通气支持。因为缺乏前瞻性随机研究，现有文献结论并不一致。有观点认为，无论采用全身麻醉、MAC或清醒镇静，对病人的神经功能结局影响没有差别。只要不延误EVT治疗，可选择任何一种麻醉方法。MAC可使用包括咪达唑仑和芬太尼在内的多种抗焦虑药和镇痛药组合。右美托咪定可能对这些病人有益，但必须考虑其对血流动力学的影响。必须保证病人气道安全。如有必要，可以在开始操作后建立有创血压监测。脑保护策略并不能使病人获益。如果计划采用全身麻醉，应争分夺秒迅速实施。
3. 必须维持血压以满足脑灌注。低血压与不良结局相关。
4. 应纠正低血容量，无论使用胶体液还是晶体液复苏，其风险/获益没有差别。
5. 接受tPA病人的血压应维持在185/110mmHg或以下，以降低颅内出血的风险。
6. 立即治疗体温过高（＞38℃）和低血糖（＜60mg/dl）。
7. **tPA引起的并发症**
   a. **颅内出血**：处理措施包括停用tPA、使用冷沉淀和TXA，支持疗法以降低ICP。
   b. **血管性水肿**：这可能导致部分或严重的气道阻塞。部分气道阻塞可使用甲泼尼龙和H_1及H_2受体阻滞药进行治疗。雾化吸入肾上腺素时应考虑对血流动力学的影响。停用ACEI药物。如果严重气道阻塞，应做好清醒经口纤维支气管镜插管的准备。
   c. 对于严重病例，可以给予选择性缓激肽B_2受体拮抗剂艾替班特，或血浆衍生的C_1酯酶抑制剂。

I. 脑血管痉挛：是蛛网膜下腔出血常见的和有潜在危害的晚期严重并发症。病人需行血管造影，局部动脉内输注血管扩张药（罂粟碱、尼卡地平或米力农），或发生严重脑血管收缩时行脑血管成形术，以增加血管直径。内科治疗包括高血容量、血液稀释和高血压以增加滋养血管狭窄段血管的血流。病人常用大量血管升压药（去氧肾上腺素、去甲肾上腺素和血管升压素）以引发高血压。最初的脑损伤或进展性缺血性脑卒中可继发脑水肿，进而导致ICP升高。

1. 因常有颅内高压，且治疗过程中也可出现ICP升高，因此术中应监测ICP。建议应用脑室内导管，因可以引出脑脊液而降低ICP。“Camino”颅内压监护仪是非常好的监测手段，缺点是不能抽取脑脊液。

2. 麻醉目的是维持体循环高血压和正常颅内压，维持心血管高排状态，使脑灌注处于最佳状态，且全身麻醉苏醒迅速以利于术后立即进行神经功能检测。病人术后可能需机械通气以控制ICP。需用肌松药和机械通气以控制CO_2分压。如果ICP不高，低浓度吸入麻醉药辅以麻醉性镇痛药和肌松药即可完成手术，也可能需输注丙泊酚以控制ICP。

3. 动脉内静脉注射罂粟碱、尼卡地平或米力农可致ICP升高和血压急剧下降，此时可能需大量血管升压药（如去氧肾上腺素或去甲肾上腺素）。为维持血压，也可加用正性肌力药。

4. 高血糖可加重脑缺血的后果，病人需输注含胰岛素的5%葡萄糖盐水以严格控制血糖。

5. 病人常有发热，可体表降温以维持体温正常。高热会加重脑缺血的后果。

Ⅶ. 血管、胃肠道/泌尿生殖系统放射性操作的麻醉

A. 消化道出血及咯血栓塞术：急性非静脉曲张性上消化道或下消化道出血，如果不适合内镜治疗，可采用动脉栓塞术。大咯血可采用支气管动脉栓塞术治疗。两种手术均在血管造影指导下进行，利用动脉通路从微导管将栓塞剂（如明胶海绵、载药微球、微型弹簧圈或栓塞胶水）输送到目标动脉。这些操作通常在全身

麻醉下进行，咯血病人需要气管插管以控制气道并进行肺隔离。如果进行数字减影血管造影，使用肌松药有助于减少运动伪影。

B. 经颈静脉的肝内门体静脉分流术（TIPS）：可减轻失代偿性门静脉高压病人的门静脉系统压力。病人可有进展性肝病、食管静脉曲张活动性出血、大量复发性腹水、严重肝功能低下或低氧血症。肝肾综合征所致少尿常见。肝衰竭病人由于肺、肝内动静脉瘘的存在，常表现为高排低阻。术前低氧血症可有多种原因，如肺通气血流比例失调或肝肺综合征伴肺内血管扩张。有活动性出血的静脉曲张病人，持续输注奥曲肽以减少肠系膜血流。

1. 右颈内静脉穿刺，将导丝、穿刺针和鞘管依次置入肝静脉，通过肝实质达门静脉，形成门静脉血进入体循环的连接。扩张导管并置入支架以保持血管开放。测量门静脉压力，以评估门-体压差；目标门-体压差＜12mmHg。

2. 标准监测下的MAC适用于一些病人，但由于长时间操作所致不适，常用全身麻醉。

a. 如果在TIPS之前同期行大容量穿刺抽液术（LVP），且抽液容量大于5L，建议补充白蛋白6～8g/L，以防止LVP术后因有效血容量减少导致的循环功能障碍。麻省总医院的经验是，为避免大量液体转移的风险，不进行同期LVP和TIPS。

b. 出血或腹水病人应视为饱胃，应行快速顺序诱导。全身麻醉诱导前建议穿刺抽取腹水，以降低腹内压。

3. 晚期并发症包括肝性脑病和（或）心力衰竭。

C. 对于不适宜行TIPS的病人，**逆行性经静脉球囊阻塞栓塞术（BRTO）**可用于治疗胃底静脉曲张。通过颈静脉或股静脉应用硬化剂（3%十四烷基硫酸钠）完成胃底静脉曲张的球囊闭塞硬化。尽管该方法治疗有效，但可增加食管静脉曲张和腹水的风险。该操作可在MAC或全身麻醉下进行。

D. 对不能接受手术切除或经皮消融的大型肝肿瘤病人，

可采用**选择性内放射治疗（SIRT）和动脉化疗栓塞术（TACE）**。该疗法利用了肝癌癌灶与正常肝组织动脉供血差异的特点。SIRT将微导管引导至动脉终末分支，向肿瘤释放放射性同位素钇Y-90载药微球。TACE结合了局部化疗和肿瘤栓塞，以中断肿瘤的血液供应。一般采用左桡动脉或股动脉入路。

1. 这些操作相对无痛，适用MAC；但由于解剖学因素影响，部分操作时间较长；对于一些虚弱的病人，俯卧位可能是个问题。

2. TACE手术可导致继发于肝组织缺血的术后疼痛。这些病人可以从**ERAP**策略中受益。

E. 经皮肝穿刺胆道引流术和经皮肾造瘘术：适用于因解剖结构异常、结石、恶性肿瘤、胆道或肾集合系统感染而造成梗阻，需要引流胆汁或尿液的病人。手术包括超声引导和透视引导。定位穿刺成功后，放置小型柔性引流导管。

1. 病人病情多样，从非紧急手术到急性胆管炎或尿源性脓毒症危象。

2. 胆道引流术采用仰卧位。肾造瘘术建议采用俯卧位，也可以采用侧卧位。

3. 采用MAC或全身麻醉均可，具体取决于临床病情和病人状态。对于解剖结构复杂的和病情恶化的病人，选择更安全的气道管理和有创血压监测可能较为稳妥。

4. 一期放置大号胆道引流管可能刺激较强，术后疼痛剧烈。ERAP策略对此类病人有益。

5. 更换新引流管或大号引流管操作时间短，可采用MAC；扩张和更换大导管会有刺激，可以进行深度镇静。

F. 经皮胃造口术和胃空肠造口（GJ）置管术：适用于无法满足营养需求的吞咽困难病人。对于预先留置了鼻胃管或胃造口管的病人，如果无法耐受胃管喂食或由于下食管括约肌功能不全而导致胃管喂食反流，则应放置胃空肠营养管。病人群体包括因神经疾病（最常见的是卒中）后精神状态减弱的病人，接受放疗的头颈部恶性肿瘤病人或肌萎缩侧索硬化症（ALS）病人。

腹部恶性肿瘤导致胃出口梗阻的病人可能需要胃造口管作为胃内容物的排出口，和（或）空肠营养管以提供营养支持。此类病人必须按照饱胃在术前采取预防措施。胃造口管和空肠营养管可以在透视下或内镜下放置。对于解剖结构改变的病人，可以在**CT 引导**下置入胃造口管。

1. 此类病人可能因为肿瘤、手术史和放疗史导致面罩通气和插管变得困难，术前气道检查尤为重要。
2. 放置胃造口管可以在MAC或全身麻醉下进行，具体取决于病人的合并症，胃-空肠解剖关系和手术种类。
3. 如果在透视或CT引导下进行操作，需要留置5F鼻胃管并向胃内充气，将胃腔扩大到肋缘以下。在充气之前，使用胰高血糖素抑制胃排空，防止空气通过胃进入小肠。注射少量造影剂以确认穿刺针抵达胃部。
4. 在透视下确认胃腔后，避开肝边缘和（或）横结肠，小心置入营养管，必要时以造影剂灌肠以识别横结肠。
5. 对于患有严重神经退行性疾病（如ALS）的病人实施监护难度较大。这些病人对手术操作极度焦虑。其机体因高代谢状态而产生大量CO_2，采用MAC麻醉时应维持最浅镇静，以避免气道梗阻导致CO_2麻醉。建立融洽的医患关系和信任非常重要。琥珀胆碱被列为禁忌，因其有潜在的致死性高钾血症风险。目前麻省总医院能够在MAC下安全地完成此类操作：采用2% 利多卡因凝胶麻醉鼻咽腔，酌情伍用咪达唑仑和芬太尼，选用格隆溴铵抑制气道分泌物。

G. 血管通路手术的麻醉：涉及**内瘘造影成像/移植血管造影、血栓切除术及隧道透析置管术（TDC）**。主要病人群体是伴有合并症的终末期肾病（ESRD）病人。这些病人的透析通路包括动静脉瘘、动静脉血管移植及TDC等，需要反复多次医疗干预以维持其畅通。多种原因可导致血管通路失效，如内瘘不成熟、通路周围狭窄、静脉流出道狭窄和（或）中心静脉（头臂静脉弓）狭窄。临床上表现为透析过程中出血过多或压力增加。通路内凝血表现为瘘管震颤消失。

1. 血液透析治疗期间应首要关注病人电解质，特别是血钾浓度的变化。如果高钾血症伴有心电图改变，需要立即进行临时处置，放置非隧道透析导管行紧急血液透析。

2. 大多数操作均可采用MAC；一些病人可能由于各种原因（包括呼吸功能不全或背痛）而不能保持静止或配合，可以使用LMA喉罩或气管插管下全身麻醉作为替代方案。各种血管成形术引起的不适程度各异，中心静脉血管成形术刺激轻微，上肢远端狭窄区域血管成形术则会造成剧烈疼痛。疼痛程度与血管成形术的大小和持续时间成正比，并且是暂时性的，没有残余疼痛。适时给予小剂量丙泊酚可减轻疼痛；但需警惕病人可能无法耐受任何程度的SVR降低。对于心肺功能储备受限的病人，如果行上肢中远端浅表的血管成形术（腕部桡动脉-头静脉内瘘），可选用区域阻滞。手术时间1～3h，可使用短效局麻药。因为区域阻滞可能影响肺功能，必须谨慎权衡风险/获益比。

3. 血栓切除术（去凝块）： 用于处理凝血的血管通路。这一手术融合了药物溶栓和机械溶栓技术。药物溶栓使用tPA，机械血栓切除包括栓子切除术和（或）抽吸术。建议尽早及时干预。此类病人需要仔细评估并优化。由微栓子引起的肺栓塞伴发心源性休克是非常可怕的并发症。易感人群包括血栓负荷高、右心室受损或有明显肺动脉高压且既往短时间内接受过动静脉血栓切除术的病人。麻醉可以选择MAC或全身麻醉，根据病人的合并症决定是否进行有创监测。

4. TDC 适用于计划长期血液透析的病人，如急性肾损伤和动静脉内瘘成熟，以及没有其他长期血管通路的病人。导管放置首选右侧颈内静脉，沿覆盖肩胛骨和近端胸壁的皮下走行，穿过第2或第3肋间隙。可以采用多种MAC镇静方案，对于不能配合的病人，选择全身麻醉并建立安全气道。

Ⅷ. 质子束放射疗法和放射治疗的麻醉

A. 质子束放射疗法：用于治疗动静脉畸形、垂体瘤、视网膜神经胶质瘤及多种其他肿瘤。此种照射并无痛楚，但设计和制作模具过程常需数小时，而每次治疗时间很短。照射期间，应用锁于定位设备的立体定向框架固定需照射的部位。

1. **成人**：在颅骨安装小钉或螺丝可在局部麻醉下进行，应用含肾上腺素的2%利多卡因。如应用“耳柄”固定，则在外耳道皮下注射含肾上腺素的2%利多卡因3ml，即可获得满意耳部阻滞。因需病人合作，通常不主张镇静。

2. **儿童**：多采用全身麻醉。该项治疗每天1次，连续4周。采用丙泊酚诱导（2～4mg/kg，静脉注射），经留置的Broviac或Hickman PICC导管连续输注丙泊酚（75～300μg · kg^{-1} · min^{-1}）维持是适宜的方法。在各疗程期间均应采用相同的麻醉方案，以便维持相近的麻醉效果。丙泊酚有快速耐药性，必要时可以应用大剂量。尽可能保留自主呼吸。病人头部置于嗅物位，制作塑料模型保持头部处于正确治疗位。经鼻导管或面罩供氧，应用侧孔采样管定量评估通气。若不能维持自主气道，则考虑用LMA喉罩。放疗的短时间内麻醉医师须离开病人，可利用标准的监测设备并通过闭路电视监测和观察病人。病人可能出现急性谵妄，麻醉医生必须对此有所准备。

B. 放射治疗的麻醉：接受放射治疗的儿童常需全身麻醉。

1. 典型的治疗方案是每周3～4次，连续4周。建议选择一种可使病人快速恢复，且很少引起恶心和呕吐的麻醉药。

2. 首次放射治疗因需测量并为病人制作模型，耗时较长（1h至数小时）。后续治疗时间一般不到30min。

3. 许多病人带有供化疗的静脉留置导管。应用丙泊酚静脉诱导和维持是适用的麻醉方法。静脉穿刺困难的儿童，可并用咪达唑仑、格隆溴铵和氯胺酮肌内注射。

Ⅸ. 电惊厥治疗

电惊厥治疗（ECT）用于治疗严重抑郁、紧张症和躁狂症，其他二线指征包括药物治疗无效、因严重副作用而致体质虚弱，或有强烈自杀倾向者。有妄想、幻觉或严重精神运动障碍的病人，对药物的反应差，建议及早应用ECT。通常疗程为2～4周，共治疗6～12次，以达临床效果。

A. ECT的生理效应

1. 电刺激可诱发全身强直阵挛发作，包括10～15s的强直期和继之以30～50s的阵挛期。
2. 最初的迷走神经兴奋导致严重心动过缓和轻度低血压。随后交感神经激活，引起高血压和心动过速并持续5～10min。ECG常发生变化，表现为心率间期延长、QT间期延长、T波倒置，以及房性或室性心律失常。
3. 脑血流和脑代谢增加，导致ICP升高，眼内压和胃内压也升高。

B. 麻醉的目标：是提供遗忘并迅速恢复意识，防止强直阵挛收缩引发的损伤（如长骨骨折），控制血流动力学反应，以及避免对所诱发抽搐的发生与持续产生干扰。

C. ECT的绝对禁忌证是**颅内高压**（ICP升高）。**相对禁忌证**包括存在脑内占位性病变（ICP正常）、颅内动脉瘤、近期心肌梗死、心绞痛、充血性心力衰竭、未经治疗的青光眼、创伤大的骨折、血栓性静脉炎、妊娠及视网膜脱离。应用苯二氮䓬类药物或锂制剂维持治疗的病人，行ECT前应停药。苯二氮䓬类药物有抗惊厥作用，可消除或减弱所诱发的抽搐。锂制剂常引起ECT后意识障碍和谵妄。

D. 麻醉处理

1. 术前不用镇静药，因可延长意识恢复时间。抗胆碱药可用于止涎并减少心动过缓的发生。对有恶心、呕吐史者选择应用昂丹司琼有用。
2. 放置小号静脉套管给药，采用标准监测。
3. 麻醉前预先吸入纯氧。诱导采用美索比妥（1.5mg/kg，静脉注射）或丙泊酚（1mg/kg，静脉注射）和琥珀胆碱（1.0mg/kg，静脉注射），用面罩或简易呼吸器辅助呼吸，纯氧通气。琥珀胆碱禁忌的病人可用小剂量短效非去极化肌松药。预先给予拉贝洛尔（10～50mg，静脉注射）或艾司洛尔（40～80mg，静脉注射）可减弱高血压反应，对伴高血压或冠状动脉疾病者有用。

4. 酮咯酸可减轻ECT后的肌痛。

5. 口腔内双侧置放卷纱垫，作为牙垫。防止电刺激和随后的抽搐致牙龈和嘴唇咬伤。

6. 脑电图或“前臂隔离（isolated arm）”技术，可用于监测所诱发抽搐的性质和持续时间。如使用“前臂隔离”技术，在给予肌松药前需充气血压袖带以阻止一条前臂的血供，在此隔离的前臂抽搐明显。

7. 面罩下通气给氧直至自主呼吸恢复。置病人于侧卧位，在恢复室监测至清醒。ECT后迟发性癫痫引起的兴奋型谵妄，可给予小剂量丙泊酚或苯二氮䓬类药物治疗。

8. 对并存其他疾病者，需注意如下问题：

a. 有胃食管反流者，应预防误吸并行快速诱导气管插管。

b. 有严重心功能障碍者，需行有创监测。

c. 有颅内占位病变者，须有创监测血压以严格调控血流动力学。诱导抽搐前过度通气，可减轻颅内压升高反应。

d. 妊娠病人需行气管插管，监测胎儿状态并将子宫推向左侧。

9. 诱发的抽搐偶尔不能自行终止，需用纯氧持续通气，给予静脉注射丙泊酚（20～50mg，静脉注射）或苯二氮䓬类药物，可于3min内使其终止。

E. 抗精神病药相互作用： 需行ECT的病人可能用抗精神病药。此类药物副作用大，且与麻醉药有相互作用。

1. 三环类抗抑郁药（如阿米替林、去甲替林、地昔帕明、丙咪嗪和多塞平）具有抑制去甲肾上腺素和5-羟色胺再摄取而增强两者药效的作用。不良反应包括直立性低血压、镇静、口干、尿潴留和心动过速。

2. 单胺氧化酶抑制药（MAOI，如苯乙肼和异卡波肼）可增加去甲肾上腺素在突触后受体的可用量，可导致直立性低血压和严重高血压。酪胺存在于某些食物中，可使应服用MAOI的病人发生高血压危象。尽管先前曾主张择期手术前MAOI至少停用10d，但发生严重抑郁的风险超过继续服用的危险。MAOI与麻醉药间主要的相互作用：脊麻期间低血压加重，间接作用的血管升压药（麻黄碱）引起严重的高血压。给予MAOI病人哌替啶（及其衍生物）可致5-羟色胺过度的症状，表现为严重血流动力学不稳定、呼吸抑制、恶性高热。

3. 选择性5-羟色胺再摄取抑制药（如氟西汀、舍曲林、氟伏沙明和帕罗西汀）的不良反应轻，与麻醉药无明显的相互作用。

X. 胃肠道手术操作的麻醉

这是NORA最常见的工作内容。这些手术独特之处在于，能够在重症监护病房（ICU）或手术室内，对生命体征不稳定或病情复杂的病人进行床旁检查。根据病人的身体状况、手术性质和临床病情选择麻醉方法。可以采用不同深度的镇静、MAC或全身麻醉。

A. **食管十二指肠镜检查：**可以评估和治疗食管、胃和十二指肠相应病变。适应证包括诊断吞咽困难、腹痛、胃食管反流病、持续恶心呕吐和上消化道出血。它还用于清除异物，包括食物阻塞。内镜检查不会造成疼痛，其刺激仅限于插入内镜。需要与内镜医师共用气道。

食管套扎术是用弹力带结扎大出血的食管静脉曲张。病人多有继发于肝硬化的门静脉高压。该手术的风险包括出血和食管穿孔。手术刺激较强，具有很高的误吸风险，应确保气道安全。如果病人正在服用奥曲肽，则应在整个手术过程中继续输注。

B. **超声内镜检查：**是一种诊断和治疗消化道恶性肿瘤的方法，包括食管、胃、胰腺、结肠和直肠诊疗。从内镜发出高频声波来产生精细的图像。使用细针穿刺活检技术（FNA），从组织或囊液性肿瘤中采集标本。此外，作为图像引导的治疗手段，可以对胰腺等上下消化道的脓肿和感染性坏死物质进行引流。超声内镜可用作胰腺肿瘤的介入治疗工具，进行近距离放射治疗、放置基准标记和细针注射抗肿瘤药物，还可用于腹腔神经丛阻滞。

如果有必要，可以使用深MAC或全身麻醉，以确保病人在细针穿刺期间不会移动。用液体充盈胃肠道有助于改善图像质量，前提是必须建立安全的气道以防止误吸。

C. 内镜逆行胰胆管造影（ERCP）： 是一种对胆道、胆囊和胰腺恶性肿瘤和（或）梗阻进行诊断和治疗的操作。从内镜的侧孔置入导管，经由 Oddi 括约肌开口抵达目标解剖结构。利用透视和造影剂显影辅助，完成取结石、放支架，和（或）括约肌切开术以促进引流。

1. 绝大多数操作需要在俯卧位下进行。
2. 如果预期操作简单，病人误吸风险较低，气道条件评估良好，可以使用MAC。
3. 如果担心误吸风险和（或）预期操作复杂，则选择全身麻醉。

D. 结肠镜检查： 评估和治疗大肠和直肠的病变，如息肉、癌症、炎症性肠病，以及腹痛和直肠出血等其他症状。充分的术前肠道准备是手术成功的关键。检查在侧卧位下进行。

1. 如果没有误吸风险，可以选择MAC，保留自主气道。如果存在呼吸道梗阻的情况，应采取预防措施来保证气道安全。
2. 结肠穿孔是结肠镜检查最严重的并发症之一，具有较高发病率和病死率。诊断性结肠镜检查后的发病率范围为0.016%～0.2%，在某些结肠镜介入治疗后可能高达5%。病人因腹膜炎出现持续性腹痛，必须及时申请外科会诊及手术。
3. **柔性乙状结肠镜检查：** 仅限于直肠和下乙状结肠。在无法进行充分肠道准备的情况下，有助于排除下消化道出血。可在床旁或ICU中进行。根据病人的血流动力学状态和临床病情决定麻醉方案。

（李　林 译　张铁铮 审校）

推荐阅读文献

American College of Radiology. *ACR Manual on Contrast Media 2020 Version 10.3. ACR Committee on Drugs and Contrast Medial.* American College of Radiology; 2020. https://www.acr.org/-/media/ACR/files/clinical-resources/contrast_media.pdf.

American Society of Anesthesiologists. *Continuum of Depth of Sedation. Definition of General Anesthesia and Levels of Sedation/Analgesia Committee of Origin: Quality Management and Departmental Administration* (Approved by the ASA House of Delegates on October 13, 1999, and last amended on October 23, 2019). ASA; 2019. https://www.asahq.org/-/media/sites/asahq/files/public/resources/standards-guidelines/continuum-of-depth-of-sedation-definition-of-general-anesthesia-and-levels-of-sedation-analgesia.pdf?la=en&hash=227C0F37B707290FDEB457AFC9FBDD914E1B3C2A.

American Society of Anesthesiology. *Advisory on Granting Privileges for Deep Sedation to Non-anesthesiologist Physicians Committee of Origin: Quality Management and Departmental Administration* (Approved by the ASA House of Delegates on October 20, 2010 and last amended on October 25, 2017). ASA; 2017. https://www.asahq.org/-/media/sites/asahq/files/public/resources/standards-guidelines/advisory-on-granting-privileges-for-deep-sedation-to-non-anesthesiologist.pdf?la=en&hash=5FB478F0CBD0B8C248C5173D190FC5000AFBC514.

American Society of Anesthesiology. Practice guidelines for moderate procedural sedation and analgesia 2018: A report by the American Society of Anesthesiologists Task Force on Moderate Procedural Sedation and Analgesia, the American Association of Oral and Maxillofacial Surgeons, American College of Radiology, American Dental Association, American Society of Dentist Anesthesiologists, and Society of Interventional Radiology. *Anesthesiology*. 1018;128:437-479.

American Society of Anesthesiology. *Statement on Nonoperating Room Anesthetizing Locations.* (Approved by the ASA House of Delegates on October 19, 1994, last amended on October 16, 2013, and reaffirmed on October 17, 2018). ASA; 2018. https://www.asahq.org/-/media/sites/asahq/files/public/resources/standards-guidelines/statement-on-nonoperating-room-anesthetizing-locations.pdf?la=en&hash=A01CBA489AC9FF4757081995827DF98B1406E54D.

Amin A, Lane J, Cutter T. An anesthesiologist's view of tumor ablation in the radiology suite. *Anesthesiol Clin.* 2017;35:611-615.

Anastasian ZH, Strozyk D, Meyers PM, Wang S, Berman MF. Radiation exposure of the anesthesiologist in the neurointerventional suite. *Anesthesiology*. 2011;114(3):512-520.

Apfelbaummd JL, Singleton MA, Ehrenwerth J, et al. Practice advisory on anesthetic care for magnetic resonance imaging: an updated report by the American Society of Anesthesiologists Task Force on Anesthetic Care for Magnetic Resonance Imaging. *Anesthesiology*. 2015;122:495-520.

Bhagavatula SK, Lane J, Shyn P. A radiologist's view of tumor ablation in the radiology suite. *Anesthesiol Clin.* 2017;35:617-626.

Brott TG, Halperin JL, Abbara S, et al. ASA/ACCF/AHA/AANN/AANS/ACR/ASNR/CNS/SAIP/SCAI/SIR/SNIS/SVM/SVS guideline on the management of patients with extracranial carotid and vertebral artery disease: executive summary. A report of the American College of Cardiology Foundation/American Heart Association Task Force on Practice guidelines, and the American Stroke Association, American Association of Neuroscience Nurses, American Association of Neurological Surgeons, American College of Radiology, American Society of Neuroradiology, Congress of Neurological Surgeons, Society of Atherosclerosis Imaging and Prevention, Society for Cardiovascular Angiography and Interventions, Society of Interventional Radiology, Society of NeuroInterventional Surgery, Society for Vascular Medicine, and Society for Vascular Surgery. *J Am Coll Cardiol.* 2011;57:1002-1044.

Chun JY, Morgan R, Belli AM. Radiological management of hemoptysis: a comprehensive review of diagnostic imaging and bronchial arterial embolization. *Cardiovasc Intervent Radiol.* 2010;33:240-250.

Chung M, Vazquez R. *Non-operating room Anesthesia.* In: *Miller's Anesthesia.* 9th ed. Elsevier; 2020:2284-2312.

Coté CJ. Anesthesia outside the operating room. In: Coté CJ, Lerman J, Anderson B, eds. *A Practice of Anesthesia for Infants and Children.* 6th ed. Elsevier; 2018:1077-1094.

Dougherty TB, Nguyen DT. Anesthetic management of the patient scheduled for head and neck cancer surgery. *J Clin Anesth.* 1994;6:74-82.

Friedberg SR, Lachter J. Endoscopic ultrasound: current roles and future directions. *World J Gastrointest Endosc.* 2017;9:499-505.

Joung KD, Yang HK, Shin WJ, et al. Anesthetic consideration for neurointerventional procedures. *Neurointervention.* 2014;9:72-77.

Lin OS, Weigel W. Nonoperating room anesthesia for gastrointestinal endoscopic procedures. *Curr Opin Anesthesiol.* 2018;31(4):486-491.

Powers WJ, Rabinstein AA, Ackerson T, et al. Guidelines for the early management of patients with acute ischemic stroke: 2019 update to the 2018 guidelines for the early management of acute ischemic stroke. A guideline for healthcare professionals from the American Heart Association/American Stroke Association. *Stroke.* 2019;50(12):e344-e418.

Prabhakar A, Owen CP, Kaye AD. Anesthetic management of the patient with amyotrophic lateral sclerosis. *J Anesth.* 2013;27:909-918.

Raiten J, Elkassabany N, Gao W, Mandel JE. Medical intelligence article: novel uses of high frequency ventilation outside the operating room. *Anesth Analg.* 2011;112(5):1110-1113.

Runyon BA; AASLD. Introduction to the revised American Association for the Study of Liver Diseases Practice Guideline management of adult patients with ascites due to cirrhosis 2012. *Hepatology.* 2013;57:1651-1653.

Uppal V, Doursish J, Macfarlance A. Anaesthesia for electroconvulsive therapy. *Contin Educ Anaesth Crit Care Pain.* 2010;10(6):192-196.

Vazquez R, Beermann SL, Fintelmann FJ, Mullen EM, Chitilian H. High-frequency jet ventilation in the prone position to facilitate cryoablation of a peridiaphragmatic pulmonary neoplasm. *A A Pract.* 2019;13(5):169-172.

Vazquez R. Peripheral nerve blocks. In: McCarthy CJ, Walker TG, Vazquez R, eds. *Specialty Imaging: Acute and Chronic Pain Intervention.* 1st ed. Elsevier; 2020:36-45.

Walker TG, Salazar GM, Waltman AC. Angiographic evaluation and management of acute gastrointestinal hemorrhage. *World J Gastroenterol.* 2012;18:1191-1201.

第35章 创伤和烧伤麻醉

Hodell E，Lankford S，Mizrahi I

Ⅰ. 创伤的初期评估

创伤的快速评估和复苏措施的建立对创伤病人尤其重要。必须着眼于气道（A）、呼吸（B）、循环（C）、伤残（神经系统评估）（D）和周围环境条件（体温过低、吸入烟雾、化学物质）（E）等因素，立即确定威胁生命的损伤，并同时进行治疗。在未证实之前，应假定所有病人有颈椎损伤、饱胃和低血容量。

A. 气道

1. 气道评估包括检查异物、面部和喉部骨折（可触及的骨折和皮下气肿），以及扩张的颈部血肿。呼吸困难、咯血、发音困难、喘鸣和气体从颈部伤口逸出都是气道损伤的标志。必须去除分泌物、血液、呕吐物及各种异物（假牙或牙齿）。
2. **气道操作期间尽量减轻颈椎活动**。如果必须暂时移除制动固定装置，助手必须手法保持病人头部中立位。
3. 当怀疑病人不能保持气道的完整性时，则必须**建立确实可靠的气道**。对于颈部钝性或穿通伤病人，经口腔气管插管可能会加重喉部或支气管的损伤。如饱胃的创伤病人发生呕吐，则必须准备好有效的负压吸引设备以防误吸发生。

   a. **清醒的病人**：根据病人的受伤程度、合作能力和心肺稳定性，我们有几种选择。对于建立气道的技术，应根据操作人员的偏好、经验水平及病人的情况进行个体化的选择。

   （1）快速气管插管是气道处理最常采用的方法。可视喉镜对怀疑颈椎有损伤的病人可能有益处。

   （2）另一种方法是应用喉镜或纤维支气管镜经鼻

或经口清醒气管插管。

(3) 经鼻盲探气管插管可能更适用于有自主呼吸的病人。

(4) 对于有严重面部创伤，而其他气管插管方法也是禁忌的病人，可能有必要行清醒环甲膜穿刺或气管造口术。

b. **躁动的病人：**快速序贯的气管插管通常是最方便的方法。此类病人，预氧合可能是困难的，并且任何延迟建立气道都可能会导致进行性低氧血症。

c. **无意识的病人：**经口行气管插管通常是最安全最快速的方法。

d. **院前有声门上气道的病人：**如果病人到达医院时应用的是声门上气道，我们应该用气管导管优先建立确切的气道。声门上气道装置可能会迫使空气进入胃内，并且导致胃膨胀和随后的呕吐。常见的院前声门上气道包括喉罩、King喉管和食管-气管联合管。

e. **气管插管的病人：**通过听诊双侧呼吸音和检测呼吸末CO_2来验证气管导管的位置。固定气管导管，确保充分地通气和氧合。如果氧合有任何问题，则考虑用支气管镜检查气管导管的位置和通畅程度。

B. 呼吸：快速评估肺、膈肌、胸壁的功能。对于所有的创伤病人必须通过面罩或气管导管供氧。

1. 通过评估胸壁起伏和双肺听诊确认气体交换是否充分。视诊和触诊能够快速发现如气胸的损伤。

2. 张力性气胸、大量血胸和肺挫伤是常见的3种导致肺通气功能快速损伤的因素，必须及时发现。

   张力性气胸的治疗：在患侧使用大口径14号针头进行穿刺减压，然后在第4或第5肋间腋前线处留置3.25in/8cm导管。锁骨中线的第2肋间隙是儿童的原发部位和成人的继发部位。有效的治疗会使得生理参数趋于正常化，但很少引起经典的空气“嗖”的声音。

3. 正压通气可加重张力性气胸和（或）心脏压塞，并可迅速导致心力衰竭。

4. **肺保护通气：**使用6～8ml/kg的潮气量。对于代谢性酸中毒或疑似创伤性脑损伤的病人，增加呼吸频率，使$PaCO_2$达到35～40mmHg。对于失血性休克病人，请注意，高水平的呼气末正压（PEEP）和自主PEEP会增加胸膜腔内压，继而降低静脉回流、心排血量和全身血压。
5. 在气管插管或开始正压通气后，应继续定期重新评估创伤病人的呼吸和气体交换。

C. 循环

1. 对于严重受伤的创伤病人，快速启动复苏措施对于预防和控制致命的三联征（低温、酸中毒和凝血功能障碍）很重要。
2. **血流动力学：**最初是通过触诊脉搏和测量血压来评估的。对血流动力学不稳定的病人可以考虑放置动脉内导管进行连续测量血压。
3. **静脉通路：**检查已经建立的静脉通路并确认其通畅。至少放置两个大口径导管，建议16号或更大。对于腹部损伤的病人，通路应留置在膈肌水平以上，因为腹部可能有严重的静脉破坏。当怀疑上腔静脉、无名静脉或锁骨下静脉阻塞或破坏时，静脉通路应建立在膈肌水平以下。
4. **外周静脉置换失败：**这种情况下，需经皮锁骨下静脉或股静脉穿刺置管。虽然可选用颈外或颈内静脉，但病人因可疑颈椎损伤而需要头颈部制动，这就妨碍了此穿刺路径。如上述方法仍然无效，则需**手术剖开**。亦可以选择踝部隐静脉和肘前静脉。对于受过培训的人员，当需要紧急使用血管活性药物或液体复苏时，也可以选用骨髓内（IO）穿刺输液。
   a. IO通路位置：胫骨近端（最常见的）、胫骨远端、肱骨近端、髂骨和胸骨。
   b. IO流量：因穿刺点而异，但约为165ml/min，可以使用压力袋作用下的冲洗管路进行优化。对于清醒的病人，加压输注通常比初次放置更痛苦。
   c. IO通路可用于血液和液体复苏，以及输注血管活性药物。

5. **容量复苏应个体化**：损伤控制概念强调采用多种方法控制和预防组织低灌注、酸中毒、凝血功能障碍和低体温。

   a. **损伤控制复苏（DCR）**：是指限制输注晶体液，早期复苏时应用浓缩的红细胞和凝血因子，并且维持收缩压约在 90mmHg或平均动脉压维持在50～65mmHg的策略。晶体液输注的缺点包括凝血因子稀释、血液稀释和凝块破坏。早期输注血液和凝血因子有助于治疗损伤后早期可能发生的创伤性凝血功能障碍。对于出血尚未得到明确控制的病人，血压和心排血量的升高可导致血块的脱落和进一步的出血。DCR中的血压指标不适用于一些特定的病人，如头部创伤的病人。避免低血压是中、重度创伤性脑损伤病人的首要任务。在这种病人群体中，50～69岁的病人建议维持收缩压≥100mmHg，15～49岁或年龄＞70岁的病人建议维持收缩压≥110mmHg。

   b. **大量输血**，或者在3小时内更换总血容量的50%，是大量和不受控制的大出血的应对措施。紧急情况下，在获得交叉匹配的血液之前，可输注非交叉匹配型的特异型血液或O型Rh阴性血液。1∶1∶1或2∶1∶1的比例（红细胞∶血浆∶血小板）是血液制品管理的目标。虽然这一比例反映了全血的含量，但与1∶1∶1的成分输血相比，全血能更好地改善凝血功能。因此，新鲜全血在军队中被用于救治战伤。一些民间医疗机构现在也将全血应用于创伤。术中血液回收系统（洗血细胞机）的应用可以减少同种异体红细胞的使用。使用血液制品进行积极的复苏可导致低温、高钾血症和低钙血症。在进行大规模输血复苏时，经验性治疗的应用是因为实验室结果可能滞后于临床经验。

   c. **凝血功能障碍的管理**：依据即时的和标准的实验室检测，如血栓弹力图（图35-1），提供了关于血栓起始、血栓形成动力学、血栓强度，以及纤溶的快速、实时的信息。血红蛋白水平、血小板计数、纤维蛋白原水平、凝血酶原时间、部分凝血酶时间和国际标准化比率的标准检测是有用的，但可能滞后于快速发展的临床情况。利用动态参数，如经食管超声心动图（TEE）和动脉内压力波形，也可以帮助明确血液和液体容量管理。

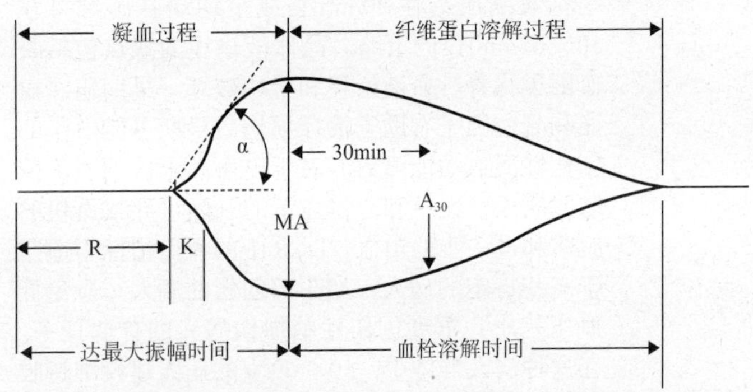

R 反应时间	从血液放入TEG分析仪到最初纤维蛋白形成的潜伏期，表示凝血过程中的酶促部分
K 凝固时间	测量达到一定水平的凝块强度的速度（高于基线20mm），这代表了凝块动力学
α	测量纤维蛋白建立和交联的速度（血栓强化），这代表了纤维蛋白原的水平
MA 血块强度	最大振幅，是纤维蛋白和血小板通过GP Ⅱb/Ⅲa结合的最大动态特性的直接函数，代表了纤维蛋白凝块的最终强度。这代表了血小板的功能/聚集性
LY_{30}	测量MA后30min的振幅降低率，这代表了血块的溶解
A_{30}	最大振幅后30min的振幅，测量凝血块的溶解

图35-1　血栓弹力图参数概述

经允许引自Handa RR，Turnbull IR，Ismail O. Hemostasis，anticoagulation，and transfusions. In：Klingensmith ME，Wise PE，Courtney CM，et al，eds. *The Washington Manual of Surgery*. 8th ed. Wolters Kluwer；2019. Figure 6. 2.

d. 严重受伤的创伤病人不能忍受长时间的外科手术。**损伤控制手术**是指在损伤后立即采取最初的短期手术，目的是通过临时措施控制出血和防止污染

（如胃肠道损伤）。病人在病情稳定后再接受明确的矫正手术。

6. 在最初复苏期间，**血管升压药**不应代替足够的容量替代。如果在持续的容量复苏期间灌注压明显不足，血管升压药可以作为一种临时措施。
7. **抗纤溶药物**：如氨甲环酸（TXA），可以在创伤后3h内尽快开始治疗，从而降低出血性创伤病人的死亡率。3h后的抗纤溶药物的安全性尚未完全明确。立即抗纤溶治疗也与降低创伤性脑损伤病人的死亡率相关。给予TXA 1.0g静脉注射，超过10min，然后静脉输注1g，速度超过8h。

D. 伤残/神经系统评估：一个简短的神经学检查可以为评估脑灌注或氧合提供有用的信息，并可以提供一种简单而快速的方法来预测病人的预后。

1. 意识水平可以用AVPU方法来描述（**A.** 警觉；**V.** 对言语刺激有反应；**P.** 只对疼痛刺激有反应；**U.** 对所有刺激都无反应）。一个更详细和定量的神经功能评估是格拉斯哥昏迷评分（表35-1），这是睁眼、语言和运动反应的最佳综合评级。

表 35-1　格拉斯哥昏迷评分（GCS）

项目	评分
睁眼能力	
自动睁眼	4
能通过语言指令睁眼	3
通过疼痛刺激睁眼	2
不能睁眼	1
语言能力	
正常交谈	5
胡言乱语	4
只能说出单词（不适当的）	3
只能发音	2
不能发音	1

续表

项目	评分
运动能力	
按指令运动	6
对疼痛刺激产生定位反应	5
对疼痛刺激产生屈曲退缩反应	4
对刺痛屈肌去皮质姿势反应/异常屈曲	3
对刺痛伸肌去脑状态/异常伸展	2
无反应	1

2. 意识状态如果有变化需要立即重新评估病人的氧合和血液循环，即使它可能起源于中枢神经系统（创伤或中毒）。

3. 创伤病人的神经系统可能随时恶化，因此需要频繁地进行神经系统再评估。

E. 暴露：创伤病人在到达医院时通常体温过低，需要积极努力维持正常体温（温度≥35.5℃）。体温过低可加重凝血功能障碍。

1. 应使用外部加热装置，在静脉输注前加热输注液体和血液制品，并保持所处环境的温暖。

2. 如果怀疑病人接触过化学制剂，则必须在进入医院前去除污染物。终止接触污染物，可以保护医护人员，提高医院运作效率。

F. 诊断性检查

1. **实验室检查：**包括血型和交叉配型、全血计数、血小板计数、凝血酶原时间、活化部分凝血酶时间、电解质、葡萄糖、血尿素氮、肌酐、尿液分析，如果有需要，还有毒理学筛查。

2. **影像学检查：**应包括所有钝性创伤病人的颈椎侧位片、胸部X线片和骨盆前后位片。至少，在所有有躯干穿透伤的病人中都可以获得胸部X线片。其他研究包括胸椎、腰椎和骶骨脊柱摄片和胸部及腹部CT。

a. **颈椎的侧位片**必须包括 C_7～T_1 节段，并且要高质量清晰地显示组织结构（如软组织和骨骼）。

b. 如果病人的病情允许进一步检查，可张口拍摄齿

状突和前后位颈椎片（标准颈椎创伤系列）。

c. 如果临床评估发现病人有明显的颈部疼痛和触痛，但是平片没有发现骨折或脱位的证据，此时CT和MRI检查有助于提示隐匿性损伤。

3. 所有重大创伤病人均需做**12导联心电图（ECG）**检查，有助于判断有无心肌损伤（如挫伤、心脏压塞、缺血和心律失常）。

4. **创伤中的超声重点评估（FAST**，图35-2）：是一种快速的超声检查，评估心脏或腹部器官周围的出血或渗出。所检查的4个区域分别是肝周围间隙（包括莫里森囊袋或肝肾隐窝）、脾周围间隙、骨盆和心包。然而，FAST阴性不能完全排除腹部钝性创伤病人的腹腔出血。

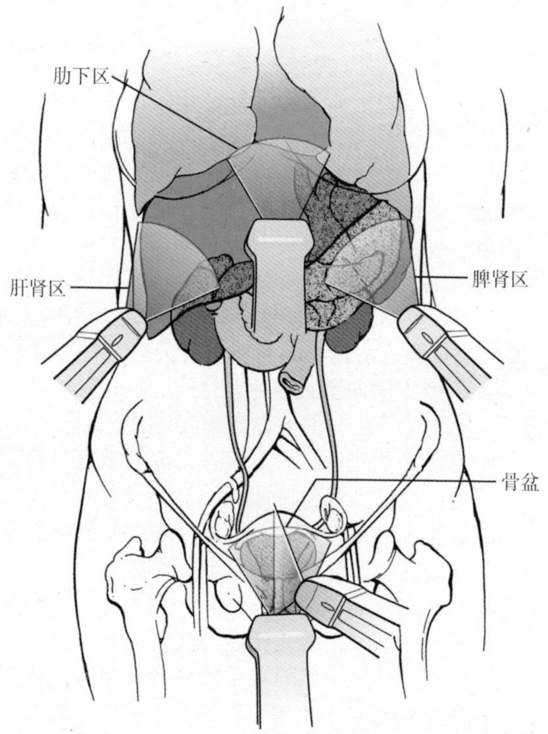

图35-2　FAST超声检查

经允许引自 Berg SM，Bittner EA，Zhao KH. *Anesthesia Review：Blasting the Boards*. Wolters Kluwer；2016. Figure 19. 1.

5. 扩展的FAST（eFAST）检查包括对病人双侧肺的超声检查。在肺无正常呼吸运动时，超声可以用于发现气胸。

G. 监测：依据病人损伤的严重程度和并存疾病而定。

1. **有创动脉压监测：**对血流动力学不稳定或呼吸衰竭的病人非常有用。
2. 可能需要**一个中心静脉导管（CVC）：**来测量中心静脉压（CVP），评估容量状态。血管活性药物也可以通过CVC输注。
3. **肺动脉导管：**对患心室功能障碍、严重冠状动脉疾病、瓣膜性心脏病、多器官系统受累或血流动力学与创伤程度不符的病人有益处。是否放置导管取决于可用的时间和病人的临床状态。

Ⅱ. 特殊的损伤

A. 颅内和脊髓创伤（见第23章）

B. 面部创伤：需足够的力才能产生颌面部骨折。因此颌面部骨折常合并其他部位损伤，如颅内和脊髓创伤、胸部损伤、心肌挫伤，以及腹腔内出血等。口腔和鼻腔的活动性出血、折断的牙齿、呕吐物、舌或咽的损伤会堵塞呼吸道，造成气道管理更加复杂。牙关紧闭与此损伤有关，在麻醉诱导前需认真评估。紧急局部麻醉下环甲膜穿刺和气管造口可以挽救病人的生命。

1. **上颌骨骨折按LeFort分类进行分型**（图35-3）
   a. **Ⅰ型（横向型或水平型）：**上颌骨骨体从颅底分离，位于腭骨的上方和颧骨突的下方。
   b. **Ⅱ型（锥型）：**从上颌骨面部的垂直骨折，向上延伸穿过鼻骨和筛骨。
   c. **Ⅲ型（颅面分离型）：**骨折通过双侧额颧缝，穿过眼眶、鼻骨基底部和筛骨区域。
   d. **LeFort和相关骨折：**通常伴有颅骨骨折和**脑脊液鼻漏**。这种情况是经鼻腔气管插管和置鼻胃管的相对禁忌证。然而在手术修复开始前，择期实施鼻腔气管插管（或气管造口）是必要的。此类病人可采用纤维支气管镜引导气管插管。
   e. 对于脑脊液鼻漏的病人，面罩正压通气有引起颅内气栓的潜在危险。

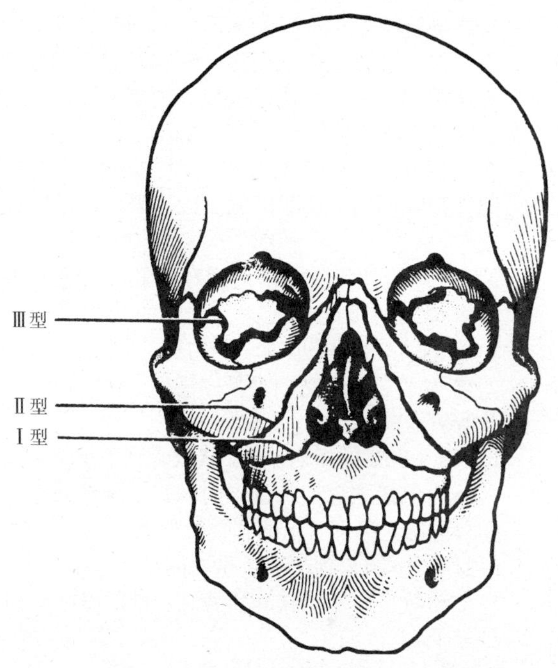

图35-3　LeFort分型

经允许引自Rosen P，Baker FJ，Barkin RM，et al，eds. *Emergency Medicine*: *Concepts and Clinical Practice*. 2nd ed. Mosby；1988. Copyright © 1988 Elsevier.

2. 下颌骨骨折

a. 咬合不正、下颌活动受限、牙齿松动或脱落、舌下血肿、骨折部位肿胀会使气道管理复杂化。

b. 下颌骨双侧髁或联合旁骨折会造成舌后坠，导致气道阻塞。简单地将舌向前牵拉会缓解症状。

c. 欲重建正常的咬合，需行上颌骨颌间固定术，可结合硬性固定物。如果鼻没有受到严重创伤，建议清醒经鼻气管插管。

3. 眼外伤： 通常需要全身麻醉下修复。第30章讨论了开放性眼损伤的特殊问题。

4. 麻醉管理： 大多数移位性面部骨折需要全身麻醉下修复。虽然儿童通常需要全身麻醉，但许多软组织损伤可以局部麻醉下进行治疗。维持气道通畅是主要的问题，麻醉诱导可能需要清醒经鼻气管插管、纤维喉镜检查或局部麻醉下气管造口。

C. 颈部创伤：可引起颈椎损伤、食管撕裂、大血管损伤和气道损伤。气道损伤可表现为梗阻、皮下气肿、咯血、发音困难或低氧血症。

1. 颈部被分为3个解剖区域（图35-4），用来描述穿透性颈部创伤。这些区域可以指导手术治疗或保守治疗。

   a. 1区：锁骨和胸骨切迹到环状软骨。胸腔内大血管损伤的可能性最大。重要的结构包括主动脉弓、颈总动脉近端、椎动脉、锁骨下血管、无名血管、肺尖、食管、气管、臂丛神经和胸导管。

   b. 2区（80%的损伤）：环状软骨到下颌角。重要的结构包括颈总动脉、颈内动脉、颈外动脉、颈内外静脉、喉部、下咽和食管近端。

   c. 3区：下颌角到颅底。重要的结构包括颈内动脉、椎动脉、颈外动脉、颈静脉、椎前静脉丛和面神经干。

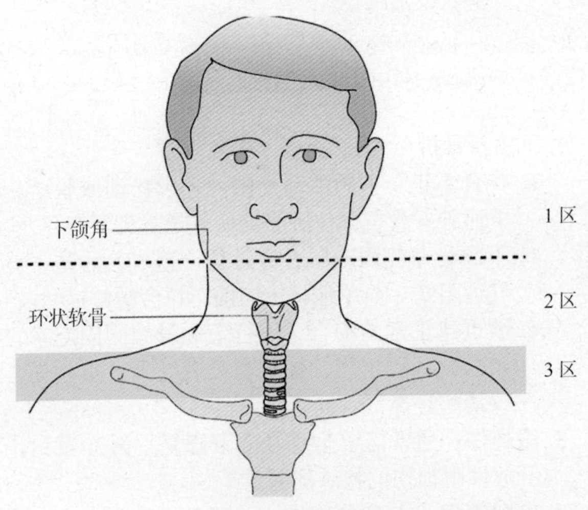

图35-4　颈部的分区

经允许引自Fiser SM. *The ABSITE Review.* 3rd ed. Wolters Kluwer Health/Lippincott Williams & Wilkins; 2010. Figure 16. 6.

2. **“晒衣绳”**损伤：是由创伤直接作用于上呼吸道导致喉与气管分离或环状软骨与第一气管环分离。这些损伤不一定与颈部的开放性损伤同时存在。合并的损伤包括喉气管切断、喉部骨折和血管损伤。

3. 颈动脉的钝伤：可导致内膜的撕裂和离断，甚至没有前驱症状，可用血管造影或超声检查排除这些损伤。

4. **穿透伤**：初期治疗包括直接压迫受损血管以控制出血和预防空气栓塞。

5. 合并**胸部损伤**，如气胸和大血管损伤出血，可能伴有低位颈部损伤。

6. **麻醉处理**

   a. **保证气道安全**：是这类病人的中心环节。创伤救援团队成员的合作非常必要。对于气道开放损伤的病人建立外科气道或是直接气管插管均可以挽救病人生命。气管断裂的病人，通过自主呼吸吸入高效吸入麻醉药进行麻醉诱导是很适用的方法。保证气道安全需备有纤维支气管镜、硬质支气管镜、外科气道等措施。

   b. **颈部大血管损伤**：需在下肢血管开放静脉通路。

D. 胸部创伤：可包括气管或喉部、心脏、大血管、胸导管、食管、肺或膈肌的损伤。

1. **肋骨骨折**：是胸部重大创伤的常见类型，拍摄胸部平片明确是否有气胸。由于需强大力量才能使第1肋骨骨折，因此其发生骨折提示病人可能并发胸内损伤。出现多发性肋骨骨折常累及第7～10肋骨，可能并发肝或脾破裂。

2. 低氧血症和呼吸衰竭通常伴随**连枷胸**和其他胸部严重损伤，提示存在隐匿性（潜在）肺挫伤。静脉补液必须格外注意，因为受损的肺脏对液体超负荷非常敏感。

3. **皮下气肿**：提示发生了气胸，或喉、气管、支气管或食管损伤。气胸和血胸可能会导致呼吸和心血管衰竭。如发生上述情况或者是高度怀疑的病人，应在麻醉诱导前，放置胸腔引流管。应避免在对侧置入中心静脉导管等（尤其是锁骨下途径），以防止出现双侧气胸。如果可疑伴有大血管损伤，也要避免在同侧置入中心静脉导管。

4. **创伤性膈肌损伤：**可表现为膈肌上移、胃扩张、局灶性气胸或肺底部血肿。如果诊断尚不能确定，可以考虑做上消化道造影剂检查。

5. **麻醉处理**

 a. 有明显胸部损伤的病人大部分需用全身麻醉。

 b. 机械通气有必要延续到病人的术后阶段。

 c. 当怀疑有气胸且未放置胸腔引流管时，避免使用氧化亚氮。在正压通气时必须严密监测气道压力。

 d. 需采用隔离技术以防止伤侧肺出血浸及健侧肺。临床为避免血液流入健侧肺通常使用双腔支气管导管、支气管导管、支气管阻塞导管（见第27章）。

 e. 区域麻醉（如肋间神经阻滞、胸段硬膜外或椎旁阻滞）对多发性肋骨骨折病人镇痛有效。有效的镇痛能够减少胸壁夹板的应用，降低局部低通气和进行性低氧血症的发生。

E. 心脏和大血管创伤

1. **心脏钝挫伤：**可导致心肌挫伤、心室破裂、瓣膜损伤、心脏压塞或心律失常。

2. **心脏创伤：**可能合并有胸骨骨折、血胸、心脏压塞、心肌功能障碍、瓣膜功能障碍和心电图改变（持续性窦性心动过速、多发性室性期前收缩、束支传导阻滞、非特异性 ST 段和 T 波改变、心肌缺血等）。

 a. **Beck 三联征：**即颈静脉怒张、心音低钝和低血压，只有在30%的心脏压塞病人中出现，出现奇脉并不是可靠的体征，应选用心脏超声进行诊断性检查。

 b. **心包腔穿刺术：**用于外科修补手术前稳定病人的病情，剑突下心包开窗引流术建议在手术室内进行。

3. 如胸部X线片显示纵隔扩大、主动脉结缺如、气管右移或左侧椎旁线增宽，而胸部X线检查未显示相关骨折征象时，提示需进一步检查以除外主动脉损伤。传统的血管造影是诊断主动脉损伤的金标准，但是现在的诊断检查是CT，螺旋CT的敏感度甚至超过了血管造影。主动脉破裂而有幸生存的病人，经常是接近动脉导管韧带处的不完全破裂。完整的外膜层或心外膜包含的血肿能够防止病人即刻死亡。动脉插管应该放置在右上肢，这是由于受累的主动脉不能将正常的搏动传递到左锁骨下动脉及远处，并且在手术修补的时候可能会阻断左侧锁骨下动脉。

4. **锁骨下动脉**：在颈部和肩胛部过度伸展时易受损伤。

5. **麻醉管理**

   a. 病人多合并有**严重的低血容量**和心脏功能受损。有些修补手术需要在体外循环下进行。

   b. **复苏性血管内球囊闭塞主动脉（REBOA）**可应用于压迫性止血无效的躯干出血病人。REBOA并不能确切地止血。这种临时的措施能维持重要器官的灌注，减少闭塞部位远端的出血量，为复苏和止血争取了时机。

   c. 监测应包括**动脉内置管**、**CVC**和**TEE**来评估心室功能、容量状态和血管内球囊的位置。由于球囊膨胀而主动脉闭塞，下肢动脉无血流灌注，因此动脉内导管应置于上肢动脉。

   d. 与手术团队之间的清晰沟通，对于应对球囊充气后再灌注带来的以下生理变化至关重要，如低氧血症、高碳酸血症、酸中毒、高钾血症、贫血和凝血功能障碍。

   e. 依托咪酯和氯胺酮均为麻醉诱导提供了稳定的血流动力学。然而，对伴有头部损伤和伴有可卡因滥用的病人氯胺酮使用应慎重。

   f. 交叉配型特异型血或O型Rh阴性血需要在诱导前备好，应准备好正性肌力药和血管收缩药，以治疗严重低血压。

   g. 对于难治性心源性休克或急性呼吸窘迫综合征，可分别考虑静脉-动脉或静脉-静脉体外膜肺氧合。

F. 外周血管创伤

1. **创伤病人**：评估时需检查所有肢体的外周脉搏，常应用动脉造影明确损伤部位。

2. **麻醉处理**：需要着重识别继发于不可控制的出血性低血容量。病情稳定的病人可考虑采用区域麻醉。

G. 腹部创伤

1. 对没有腹膜炎的平稳病人，**腹部穿透伤**（除外枪弹伤）的最初评估是局部伤口探查。如果探查结果不确切，需要进一步做诊断性腹腔灌洗、腹部超声或腹部 CT 等检查。
2. 所有**腹部枪弹伤**的病人需要外科探查。
3. 对于**穿刺伤**（如剑刺伤或坠落到尖锐的物体上），如果穿刺物仍然保留在体内，通常在麻醉诱导后，病人平稳时，在手术室内取出异物，取出异物可能会引起大出血。
4. **钝挫伤**可能会产生腹腔或腹膜后出血。
   a. **脾**是钝挫伤中最易受损的腹腔器官，症状和体征包括腹痛或牵涉性肩部疼痛、腹壁僵硬、血细胞比容下降或低血压。脾的微小血肿通常不需要手术，Ⅳ级（活动性出血）和Ⅴ级（脾破裂或撕脱）损伤需做脾切除术。
   b. **肝**挫裂伤常出现于钝挫伤中，除非其他损伤需要开腹，微小的肝损伤不需要手术治疗。需要手术的肝损伤通常极其复杂，并伴有大出血和较高病死率。人工压迫能够暂时控制出血，为液体复苏赢得时间。严重肝损伤病人可以考虑先行肝周填塞（**损伤控制手术**）再手术探查。
5. **腹腔间隙综合征（ACS）**可发生在直接损伤及大量液体复苏后。
   a. 腹腔间隙综合征常存在临床三联征：
      （1）腹部膨隆，腹壁张力高。
      （2）呼吸窘迫，如行气管插管气道峰压升高。
      （3）少尿。
   b. 腹腔内压大于12mmHg提示腹腔内高压。若明确有ACS，且腹腔内压持续升高大于20mmHg，则将伴有新发生的器官功能障碍。ACS提示需要立即进行减压。全身性低血压是很常见的，因为下腔静脉受压前负荷降低。
   c. **ACS**常合并腹膜后血肿和主动脉破裂。由于肠缺血而发生肠穿孔，继而腹膜炎可进一步导致组织水肿。可能发生电解质紊乱、肌红蛋白尿和肾衰竭。

d. 可能需要外科腹部减压手术。此类病人常存在**血容量衰竭**，腹部减压后由于未受压的血管床容量增加会**出现严重低血压**。麻醉诱导前应进行特异性交叉配血或备O型Rh阴性血，备正性肌力药物或血管活性药以处理严重低血压。

H. 泌尿生殖系统创伤

1. 所有多发性创伤病人必须留置**Foley导尿管**。如果发生盆腔或会阴损伤，表现为尿道口出血、会阴血肿或直肠指检前列腺尖端可浮动，需在放置导尿管之前做逆行尿道造影术。

2. 所有腹部穿透伤或背部损伤，以及钝挫伤伴有明显血尿病人，均应行肾-输尿管-膀胱影像学检查。

3. 85%的肾损伤不需要手术治疗，但是出现顽固性低血压病人应直接送入手术室进一步探查。

a. **输尿管撕裂**者需在逆行尿路造影确定损伤部位后，接受手术治疗。

b. **膀胱**挫伤可给予非手术治疗，但是膀胱破裂通常要求手术探查。

c. 病人无法排空或有**尿道损伤**临床症状者（见本章Ⅱ.H. 1.），需先行尿路造影明确诊断后，再做耻骨上膀胱造口引流尿液和控制出血。大多数输尿管断裂伤可以进行延期修复。

I. 骨科创伤

1. 所有累及神经或血管功能的**骨折或脱位**均为外科急诊（如肱骨干骨折合并桡神经损伤，髋脱位以致股骨头无菌性坏死），并需要立即进行复位治疗。重要的是在麻醉前清醒状态下立即检查记录神经血管功能。区域麻醉可能延误骨筋膜室综合征的诊断，如怀疑骨筋膜室综合征者，区域麻醉为相对禁忌。

2. 上肢

a. 肩带**严重压迫或过度外展**会损伤臂丛神经，如颈交感链受损可出现霍纳综合征。

b. 如果肩部受到侧面的严重打击，锁骨内侧端会向前或胸骨后移位，胸骨后移位可产生致命性气管压迫。

c. 肩肱关节脱位会造成腋神经损伤。

d. **肱骨干骨折**，尤其是中段或远端损伤，常合并桡神经损伤。

e. **肘关节骨折和脱位**可造成前臂神经血管损伤。前臂骨筋膜室水肿常导致外周缺血，有发生神经和肌肉坏死的风险，需行筋膜切开术治疗。

f. **手腕骨折**或腕骨脱位可能压迫正中神经，需要松解腕骨横韧带。

3. 骨盆

a. 骨盆损伤病人可分为三种主要类型。

（1）开放性骨折的外出血或闭合性骨折的腹膜后血肿可引起**大出血**（0.5%～1%）。这些病人几乎均表现为严重的低血压或心搏骤停，并且对复苏治疗几乎无反应。

（2）病程不复杂者、**血流动力学稳定者**（75%），需要急诊或择期进行骨盆骨与韧带修复术。

（3）严重程度处于**中间型**病人，则有不同程度的损伤、出血和血流动力学不稳定（25%）。

b. 初期处理：包括开放性骨折进行加压包扎、骨盆血管造影（使用或不使用治疗性栓塞以控制出血）和骨盆外固定。

c. 没有严重破裂的骨盆骨折，如Ⅰ型前后压迫（APC）损伤或Ⅰ型侧向压迫损伤，其处理措施为卧床休息和延期实施切开复位内固定术（ORIF）。更加复杂的损伤如APC Ⅱ型（伴出血和血管损伤的骶髂关节分离）需要紧急外固定，并延期实施内固定术，或急诊行ORIF或动脉栓塞。

d. **脂肪栓塞**：可以发生在骨盆和大的长骨骨折（见第17章和第22章）。

e. **挤压伤**：可能会出现**肌红蛋白尿**。早期纠正低血容量和碱化尿液有助于预防急性肾衰竭。

4. 下肢

a. **胫骨和腓骨骨折**：这是最常见的重要骨骼损伤，可以合并神经血管损伤和伴有骨筋膜室综合征。

b. 股骨骨折的失血量远大于表面观察的评估量。

c. 髋部骨折：常见于老年人群。临床征象常被合并其他复杂疾病所掩盖。早期可用牵引缓解疼痛。但是大部分骨折需实施ORIF以确保充分愈合和功能恢复，并防止长期制动所引起的并发症。

d. 单纯下肢损伤而不考虑骨筋膜室综合征的病人，可选择区域麻醉、全身麻醉和复合麻醉技术。

5. 肢体再植

a. 适应证：一般而言，该技术适用于上肢并只限于身体状态平稳的病人。已切断的上臂、手、手指在受到严重的挤压或主要神经和血管毁损，则不适于再植术。肢体再植需要很长时间的操作，偶尔可超过24h。

b. 麻醉处理

（1）由于手术时间长，所以多选择全身麻醉。联合技术可以减少全麻药用量，提供术后镇痛（尤其是留置导管，而不是单剂量的臂丛神经阻滞）。区域麻醉能够阻滞交感神经而增加血流量。

（2）全身麻醉期间，必须每1～2h检查一次头部和受压部位，以避免压迫损伤（如头皮溃疡和脱发），必须使用低压床垫和海绵垫来减轻外周神经可能受到的压力（如尺神经、坐骨神经、腓神经或腓肠神经）。必须定时检查气管导管套囊压力，因为氧化亚氮会弥散进入套囊，增加对气管黏膜的压力。

（3）病人必须保暖及补足水分，避免过度通气或使用血管收缩药。

（4）为了达到理想的灌注压并且在一些长时程的手术应考虑进行有创血流动力学监测。如果采用无创袖带监测血压，应在多个部位交替测量。手术中决定是否需要用抗凝治疗。

（5）我们经常极大地低估出血量，需要定期送检血标本来观察血红蛋白水平。

Ⅲ. 儿科创伤病人

A. 概述

1. 需清楚了解成人、小儿和婴儿在解剖学和生理学上的显著性差异，以及熟悉掌握小儿麻醉的特殊要求（见第33章）。
2. **钝挫伤：** 是小儿最常见的，多由高空坠落或车祸所致。复合性损伤多见而并非偶见。但是由于小儿不能提供准确的病史，常使诊断更加困难。

B. 特殊考虑的问题

1. 虽然创伤的儿童经常有明显的失血，但初期生命体征变化**较小。单纯依靠生命体征评估伤情会严重低估损伤的严重程度。**
2. 为控制气道首选颈椎保护下的经口气管插管。对于年龄小于12岁的小儿**不**主张经鼻气管插管术。对于婴儿和较小儿童，由于技术困难，很少使用**环甲膜切开术**。如果无法有效地控制气道和通气，可用针进行环甲膜穿刺术作为暂时的氧合途径。
3. **经骨髓输液：** 适合不能建立静脉通路的重症损伤小儿。初期复苏给予20ml/kg的晶体液作为初始负荷量。
4. **低温**的小儿可能发生难治性休克。在初期评估和处理阶段需要用头部加热器或加热毯以维持体温。
5. 避免小儿发生缺氧是至关重要的。由于高代谢率和高氧耗，小儿缺氧发生迅速，随即出现严重的心动过缓。治疗**可静脉给予阿托品10～20μg/kg或肌内注射20～30μg/kg**。

Ⅳ. 孕妇创伤

A. 概述

1. 对于育龄的创伤妇女（见第32章）要假定为妊娠。所有妊娠超过24周的孕妇需要接受至少4～6h的分娩心电图监测。
2. Kleihauer-Betke分析有助于确定胎儿母体失血量，应该予以检查。容量替代优于血管升压药以维持血压。Rh阴性的孕妇应输注O型Rh阴性的血液，直至交叉匹配的血液可用。Rh阴性病人若发生母婴失血时则需要给予Rh阴性免疫球蛋白治疗。
3. 由于胎儿依靠母体供氧，因此任何时候都必须给胎儿**不间断地提供氧合的血液**。胎儿的复苏依赖于母体的有效复苏。子宫在妊娠12周前仍属于盆腔内器官，而妊娠20周后就上升达到脐水平。妊娠20周后，增大的**子宫压迫下腔静脉**，减少了静脉回心血量，从而降低了心排血量，加重休克。孕妇在转运和检查时都需将**子宫向左侧倾斜**。

4. 如果需要气管插管，建议快速顺序诱导，使用较小尺寸的气管导管并压迫环状软骨。预见性的困难气道应准备先进的气道设备（视频喉镜、纤维支气管镜）。在麻醉诱导前，应考虑经鼻或经口放置胃管，通过胃肠减压减少误吸的风险。
5. 虽然放射诊断会对胎儿造成风险，但是，还是要进行必要的放射诊断检查。如需通过离子射线进行多重影像学诊断，应请放射科医师会诊评估胎儿接受的射线总剂量。
6. 如果羊水进入血管内，可能产生羊水栓塞，导致弥散性血管内凝血。

B. 治疗

1. 如果孕妇情况平稳，胎儿状况和子宫损伤程度将决定下一步治疗方案，应请产科医师会诊。
2. 在妊娠≥24周时，可能存活而无窘迫征象的胎儿，应采用体外超声监测。这些孕妇很有可能出现早产，如果出现早产，应联系产科医生，开始抗宫缩治疗。
3. 当可能存活的胎儿在复苏成功后出现窘迫征象时，必须尽快实施剖宫产术。对于不能存活的胎儿需在宫内采取保守治疗，以维持母体氧合和循环。
4. 对怀有活胎的重度创伤孕妇，应首先对母体伤口进行初期修复，甚至以胎儿窘迫为代价。
5. 对于子宫底高度达到脐以上（孕周≥20周）或者经过4min的高级生命支持的濒死孕妇，应施行剖宫产术。如果母亲无法生存（由于致命伤害或无脉搏），应立即进行剖宫产术。

Ⅴ. 严重烧伤

A. 烧伤对身体的影响

烧伤致使机体防御外界环境的屏障即皮肤遭受破坏。皮肤在调节体温、稳定水和电解质内环境，以及抵抗细菌感染等方面发挥重要作用。所有严重烧伤的病人都会发生明显的体热和蛋白质丢失、大量液体转移及感染等。微血管损伤是由热的局部损伤和烧伤组织释放血管活性物质造成的。

B. 烧伤的生理变化

1. 在严重烧伤的情况下，循环介质会触发全身炎症、高代谢和免疫抑制。细胞膜对钠的通透性也有弥漫性的改变，导致广泛性的细胞肿胀。因此，烧伤和未烧伤组织都发生水肿。

a. 心血管反应

（1）微血管通透性的改变造成液体从微循环内渗出，并于烧伤后12～24h出现组织水肿。大量的水分、电解质、蛋白质丢失到血管外间隙，导致血管内体液缺失和低血容量性休克（烧伤性休克）。

（2）心排血量通常在烧伤后即刻降低，这是因为前负荷的减少和心肌抑制，可能是由循环体液中因子所致。由于全身血管阻力的增加，血压可能是正常。这些病理生理变化的程度取决于烧伤的面积和深度。

（3）在严重烧伤被成功复苏24～48h后，心血管反应的特点是心排血量增加和外周阻力的降低，这符合全身炎症反应综合征的病理生理改变。

b. 代谢效应

（1）**“消退期”**：在严重急性烧伤后的前2d内，可出现低代谢状态，并伴有耗氧量、心排血量和代谢率下降。这也被称为烧伤的“复苏阶段”，有效的液体复苏以尿量达到0.5～1ml/（kg·h）为目标。

（2）**“上升期”**：从第2天至第5天开始，以儿茶酚胺、炎症和激素介导的**高动力高代谢状态**为特征，该状态可持续1年以上。它经常伴随着高心排血量，SVR降低，氧消耗和CO_2产生增加，以及蛋白质消耗和分解增加。该阶段的治疗要考虑多种因素，并针对各种生理学变化。

1）早期植皮，以改善热调节，维持电解质稳态，并防止细菌感染。

2）通过将环境温度保持在适宜的范围内来进行严格的体温调节，以避免寒战进一步增加代谢率。

3）早期给予肠内营养可降低肌肉分解代谢，并可能减少细菌通过肠道黏膜的传播。

4）药物干预，如肾上腺素能受体阻滞药，可减少静息能量消耗、胰岛素抵抗和肌肉-蛋白质分解代谢。其他药物干预是持续受关注和研究的领域。

c. 毛细血管渗漏导致损伤后即刻的**血液浓缩**。损伤后第一个48h内，尽管已进行充分的液体复苏，但是血细胞比容常仍在增加。伤口的出血和红细胞半衰期缩短会产生贫血。

d. 重大烧伤后，皮肤及烟尘吸入损伤的肺内出现血小板微集聚，加之过度的液体复苏，造成**血小板减少**。血栓形成及纤维蛋白溶解机制被激活，以及弥散性血管内凝血使大面积烧伤的病程进一步恶化。抗凝血酶Ⅲ、蛋白质C、蛋白质S水平的降低会加重这类病人临床后期血栓形成的风险，在理论上会导致静脉血栓形成和肺栓塞。

e. **急性肾衰竭**：虽然在重度烧伤病人中并不多见，但是病死率高。继发于低血容量和低心排血量的肾血流量降低，以及儿茶酚胺、醛固酮、血管升压素水平的升高都会促使肾衰竭的发生。其他机制包括药物的肾毒性、横纹肌溶解、溶血和脓毒血症等（见第5章）。

f. 胃肠道功能在烧伤后即刻降低，常继发于胃和小肠梗阻，应该用鼻胃管充分排空胃。

（1）**Curling溃疡（黏膜糜烂）**在重大烧伤后的不同阶段都可发生，并可导致胃出血或穿孔。这类溃疡在儿童中较成人多见。治疗包括应用抗酸药、组胺（H_2）受体拮抗药和质子泵抑制药。

（2）**烧伤的其他胃肠道并发症**包括食管炎、气管食管瘘（长时间气管插管和鼻胃管放置所致）、肝功能障碍、胰腺炎、非结石性胆囊炎、肠系膜动脉血栓形成等。

g. 烧伤部位的**感染**导致愈合延迟，并妨碍植皮的成功。细菌侵入皮下组织会导致脓毒血症。常见的微生物包括葡萄球菌、β-溶血性链球菌、革兰氏阴性菌（如假单胞菌和克雷伯菌）。表面局部应用抗菌药和早期植皮的局部治疗是降低感染风险的重要措施。

2. 在**电烧伤**中，电流产生的热能可破坏组织，尤其是电阻较高的皮肤和骨骼。如果触及高电压会导致骨筋膜室综合征、长骨和轴向脊柱骨折、心肌损伤、横纹肌溶解及其继发的肾损伤。

3. 在**化学烧伤**中，损伤的程度取决于化学物质种类、浓度、接触时间，以及组织的通透性和阻抗性。部分产生化学烧伤的物质如磷，能够被机体吸收，常产生显著的威胁生命的损伤。接触氢氟酸会导致严重的低钙血症，需要严密监测血浆钙浓度，并行痂下注射葡萄糖酸钙和急诊切痂术。许多化学药剂都可以安全地用大量的水冲洗。不能用水冲洗的化学品包括干石灰、金属元素和苯酚。如果可以确定有害化学剂的名称，那么包括OSHA在内的网站及毒物控制提供安全数据表（以前称为材料安全数据表）可以提供相关的化学信息和急救护理。

C. 烧伤的分类

1. 烧伤根据全身烧伤表面积、烧伤深度和是否存在吸入性损伤进行分类。浅表烧伤（一级）不应包括在烧伤总体表面积评估中。

2. 烧伤总体表面积（TBSA）使用伦德-布劳德表或其他图表法进行计算。

a. 九分法（图35-5）

（1）成人：头部和每个上肢各代表9%的TBSA。前干、后干和各下肢各占18%的TBSA。

（2）婴儿和儿童：由于体表面积相对于病人年龄的比例不同，在计算TBSA百分比时必须参考适当的烧伤图，以避免重大误差（图35-5）。

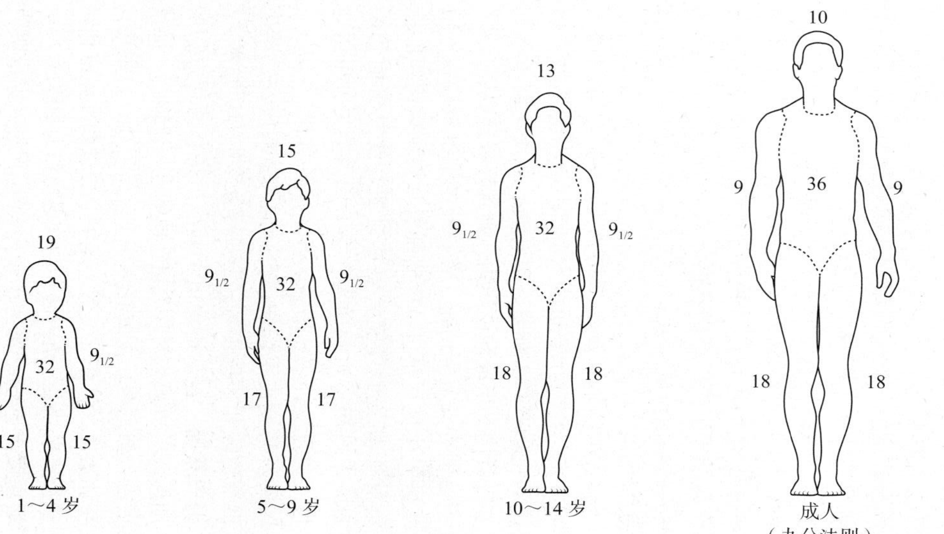

图 35-5　九分法则：（伦德-布劳德图）

经允许引自 Ryan JF，Todres ID，Cote CJ，et al，eds. *A Practice of Anesthesia for Infants and Children*. WB Saunders；1986：230. Copyright © 1986 Elsevier.

b. 另一种估计TBSA百分比的实用方法是病人手掌的面积相当于约1%的TBSA。

3. **烧伤的深度**：决定了治疗方法（即保守治疗与切除和移植）。烧伤深度很难从视觉上确定，但有一些有用的指导原则。

a. **部分皮层烧伤**的皮肤组织，痛觉和温度觉正常或敏感性增加，加压后会变苍白。

b. **全层皮肤烧伤**感觉麻木，并且加压后不会变苍白色。通常，伤口床有不同深度的烧伤，其中部分厚度的烧伤还有存活的神经组织，所以在全层烧伤区域周围的疼痛仍然很常见。

D. 烧伤病人的初期评估

1. 气道和呼吸

a. 会厌或喉头短暂暴露于300℃的干燥气体或100℃的水蒸气会发生严重的水肿和快速气道阻塞。燃烧的化学产物（如氨、氧化硫、氯等）溶于气管支气管内，形成酸性产物，刺激呼吸道黏膜。

b. 当怀疑有气道烧伤时，在可能的情况下应在气道水肿发生前尽早进行气管插管。否则软组织的持续肿胀和变形可能会迅速进展，使气管插管困难。上呼吸道水肿通常在第一周内消失，可以通过避免过度补液和抬高床头来减轻水肿。

c. **胸廓环形全皮层烧伤**：会降低胸壁顺应性，产生低氧血症和呼吸衰竭，需要行急诊焦痂切除术。

d. **通气策略**：包括避免由于肺泡扩张和剪切力的增加形成的气压伤对呼吸道造成的进一步损伤。推荐低潮气量通气。支气管痉挛会经常发生，可采用β_2受体激动药扩张支气管。术中应通过调整体位和经常吸痰来减少气道内储存的分泌物和细胞碎屑。

e. **烟雾吸入损伤**：发生于密闭环境下的火灾或吸入有毒的热蒸汽。

（1）当发生头颈部烧伤，鼻毛烧焦，鼻腔黏膜、口、唇或咽喉肿胀，金属样咳嗽或炭黑样痰时，都要怀疑发生了吸入损伤。上呼吸道和肺实质都会受累。

（2）燃烧的化学产物在呼吸道内与水结合，生成强酸和强碱，产生支气管痉挛、水肿和黏膜溃疡。吸入诸如碳酰氯或硫酸等气体会损伤肺泡膜，导致部分或完全性气道阻塞。醛类（如丙烯醛）会损坏纤毛功能，损伤黏膜表层。

（3）含聚氨酯物质（如绝缘层和墙板）燃烧会释放氰化氢，并通过抑制细胞色素氧化酶的活性导致组织缺氧，病人可以表现为阴离子间隙代谢性酸中毒，混合静脉血氧分压升高。血浆乳酸盐水平与氰化物水平相关。氰化物中毒的解毒治疗包括3种策略：与氰化物结合、诱导高铁血红蛋白血症和应用硫化物。

1）**结合氰化物**：羟钴胺/西诺基特（70mg/kg，静脉注射，最大剂量5g）与氰化物结合并形成氰钴胺，一种毒性较低的物质。

2）**诱发高铁血红蛋白血症**是为氰化物提供了一个替代的结合位点，而不是形成细胞色素电子传递链复合物。亚硝酸钠是首选的药物（300mg溶解于100ml的5%葡萄糖溶液中静脉输注，超过5min）。硝酸戊酯（0.3ml安瓿，压碎并在15～30s内吸入，每分钟重复）在实施上更具有技术挑战性，且只能诱发更弱的高铁血红蛋白血症，因此应该被认为是二线临时应用。在同时发生一氧化碳毒性的情况下，**禁止**使用亚硝酸戊酯或亚硝酸钠进行治疗。

3）硫化物所释放的硫有助于硫氰酸酶解毒氰化物，产生硫氰酸盐，后者可以通过肾排出体外。通常给药是硫代硫酸钠，剂量12.5g溶解于50ml溶液中。

（4）**一氧化碳**结合血红蛋白置换氧，并使氧合血红蛋白曲线左移，导致组织缺氧。

1）所有烧伤病人，尤其是那些在密闭空间烧伤的病人，可能遭受由热损伤产生的不同程度组织低氧，必须现场给予吸氧。

2）由于氧合血红蛋白和碳氧血红蛋白吸收相同波长的光，传统的脉搏血氧饱和度仪不能用于发现一氧化碳中毒。临床可疑病例的诊断，可通过分光光度计法的碳氧血红蛋白测定仪测定动脉血和静脉血一氧化碳水平。

3）一氧化碳的半衰期与吸入氧浓度呈负相关。吸入空气时程为5～6h，而吸入纯氧时程为30～60min。

4）治疗主要是支持疗法加吸氧直至一氧化碳被完全清除。高压氧可用于昏迷和严重一氧化碳中毒病人。

5）没有吸入损伤的烧伤病人也能够发生**间接性呼吸损伤**和肺水肿。其机制包括烧伤介质对于肺的作用，血浆胶体渗透压降低，以及烧伤治疗带来的并发症。

2. 心血管复苏

a. 液体补充：包括晶体液，常用乳酸盐林格液，加或不加胶体液。标准的液体补充方案常按照体重和烧伤体表总面积计算。

（1）**Parkland公式**：乳酸林格液4.0ml/（kg·%TBSA·24h），其中一半的液体在烧伤事件发生后的8h内给予，其余部分在其后的16h内输注完。

（2）**Brooke公式**：晶体液1.5ml/（kg·%TBSA·24h）+胶体液0.5ml/（kg·%TBSA·24h）+5%葡萄糖溶液2000ml/24h。

（3）**十进位法则**：10×%TBSA。军事联合创伤系统临床实践指南使用了十进位法则。它很容易计算，也适用于大多数成年人。对于体重在40～80kg的病人，初始液体速率计算为10ml×%TBSA。如果超过80kg，每10kg增加液体量100ml/h。

b. 烧伤后第一个8h需补充计算的液体缺失量的一半，剩余液体量在其后的16h内输完。同时给予病人每天需要量。

c. 输液治疗的目标是病人血流动力学稳定，尿量充沛。对于大面积烧伤病人的液体管理，需根据有创监测和实验室检查结果进行适当的调整。

E. 烧伤创面的处理

1. **烧伤部位早期切痂和植皮**：已被临床广泛接受，并能降低病死率。烧伤急性期病人，在进入手术室时血流动力学不稳定且呼吸功能紊乱。要特别重视纠正酸碱失衡、电解质紊乱和凝血功能障碍。在切痂和植皮过程中会有大量失血，需要预先准备足够的血液制品和胶体液。对于复苏病人必须建立有效的静脉通路。

2. 伤口表面常用些药物以最大限度地减少细菌繁殖。烧伤创面应保持湿润，许多中心使用含或不含抗生素的石油制剂（如白曲肽）和非黏附的石油浸渍敷料（如干样纱布）。其他局部药物及其副作用如下所述。

   a. **硝酸银**：可引起低钠血症或很少发生的高铁血红蛋白血症。

   b. **磺胺嘧啶银**：可导致白细胞减少，停用该药物后可以恢复。

3. 通过使用临时的生物敷料，或同种异体移植（尸体皮肤或羊膜）或异种移植（猪），可以降低脓毒症的发生率。当没有传统的自体移植时，可以使用胶原蛋白和培养表皮生物工程的人工皮肤（如Ingera）。

4. 全身性抗生素的使用仅限于治疗确诊的全身性感染（而不是定植），而且它们也被用作手术前的预防措施。

F. 麻醉的特殊考虑

1. **烧伤病人也可能遭受非烧伤性创伤**，最初应作为创伤病人进行评估（见本章Ⅰ. A至E.）。病人的年龄、原有的疾病和烧伤的程度提供了病人可能的生理状况的一个指标。药物代谢动力学改变、药物耐受性、静脉通路困难和气道解剖紊乱（颈部瘢痕或口腔挛缩）是主要考虑因素。

2. **气道**：由于烧伤早期的水肿或随后的瘢痕挛缩，应用合适的面罩通气可能是困难的，这些造成烧伤病人的气管插管极度困难。

3. **监测和建立静脉通路**（表35-2）

a. 通常初期复苏已开放静脉通路。大量液体补充治疗时必须建立大口径的静脉通路。

b. 在大面积烧伤时，心电图电极可以直接放置在清创的组织上，也可以使用针形电极。

c. **动脉置管**对于持续血压监测和反复采血是不可缺少的。穿刺的部位取决于是否有未烧伤的部位。如果所有合适的穿刺部位都被烧伤，可在消毒完成后，动脉导管直接放置在烧伤部位。

d. **中心静脉导管**多用于监测中心静脉压和经中心静脉给予药物。

e. **肺动脉导管**适用于存在心肌功能障碍、持续性少尿，低血压或脓毒血症病人。

表35-2　大面积烧伤病人术中监测遇到的问题

监护	烧伤病人可能遇到的问题	可能的解决方法
心电图	心电电极无法粘贴	考虑应用针电极或电极贴
无创血压	肢体水肿或大面积烧伤可能会限制袖带的使用	考虑更换测量位置，袖带下使用纱布或敷料，考虑有创血压监测
有创血压	低温、低血容量、初期心排血量下降、血管收缩	考虑更换测量位置、参考趋势，确定数值靠无创血压
脉搏血氧监测仪	大面积烧伤可能会限制监测仪放置，碳氧血红蛋白会使氧饱和度读数假性升高	考虑更换测量位置、参考趋势，通过血气分析测定氧分压

4. **肌松药**：在烧伤部位和烧伤的远隔部位的肌肉内，神经肌肉接头外烟碱受体均增加。琥珀胆碱只有在热烧伤后24h内应用是安全的。机体对非去极化肌松药耐药，对去极化肌松药敏感性增加，应用琥珀胆碱后产生的危及生命的高钾血症均与乙酰胆碱受体增加有关。

5. **麻醉药**

a. 对于血流动力不稳定的病人，目前还没有首选的药物或联合用药，但是氯胺酮和依托咪酯可能具有一定的优势。

b. 由于药物耐受和表观分布容积增加，烧伤病人可能**需要大剂量的阿片类药物**。充分的镇痛是非常必要的，这也需要大剂量的阿片类药物。

6. 体温调节：对于烧伤病人最适宜的体温是100℉（38℃）。在烧伤重症监测治疗室，病人在温暖湿润的房间里治疗。在病人转运和手术期间，需要尽力保持正常的体温。在手术室内，静脉输注的液体、血制品必须加温，吸入的气体必须加热和湿化。小儿需要尽可能地使用热毯，以及辐射热源。

7. 免疫抑制：免疫系统在烧伤后数周到数月均被抑制。创面为细菌增殖提供了极好的介质，因此在接触病人、呼吸道吸引、静脉置管时需要采用严格的无菌技术。

8. 麻醉后处理：在病人转运到重症病房的过程中，保持正常的体温非常重要，这是因为寒战导致血管收缩，并可造成移植皮肤的脱落。必须给予吸氧，直到病人麻醉后完全清醒。严重的疼痛比较常见，并且每例病人的反应存在差异，镇痛药物的使用需要个体化确定剂量，并且经常评价镇痛效果。

（吴兆琦 译　冯娅妮 审校）

推荐阅读文献

American College of Surgeons. *Advanced Trauma Life Support (ATLS) Student Manual.* 9th ed. American College of Surgeons; 2012.

Bickell WH, Wall MJ Jr, Pepe PE, et al. Immediate versus delayed fluid resuscitation for hypotensive patients with penetrating torso injuries. *N Engl J Med.* 1994;331:1105-1109.

Bittner EA, Shank E, Woodson L, Martyn JA. Acute and perioperative care of the burn-injured patient. *Anesthesiology.* 2015;122(2):448-464.

Bittner EA, Martyn JA, Sjöberg F. Chapter 87. Acute and anesthetic care of the burn-injured patient. In: Gropper M, ed. *Miller's Anesthesia.* Elsevier/Churchill Livingstone; 2020.

Bowen DK, Antevil JL, Gurney JM, et al. *Wartime Thoracic Injury. Joint Trauma System Clinical Practice Guidelines.* 2018. Accessed April 2, 2020. https://jts.amedd.army.mil/index.cfm/PI_CPGs/cpgs

Chung KK, Salinas J, Renz EM, et al. Simple derivation of the initial fluid rate for the resuscitation of severely burned adult combat casualties: in silico validation of the rule of 10. *J Trauma.* 2010;69(suppl 1):S49-S54.

Duchesne JC, Barbeau JM, Islam TM, et al. Damage control resuscitation: from emergency department to the operating room. *Am Surg.* 2011;77(2):201-206.

Driscoll IR, Mann-Salinas EA, Boyer NL, et al. Burn Care. Joint Trauma System Clinical Practice Guidelines. 2016. Accessed February 12, 2021. http://jts.amedd.army.mil/

index.cfm/PI_CPGs/cpgs

Kaiser HE, Kim CM, Sharar SR, et al. Advances in perioperative and critical care of the burn patient. *Adv Anesth.* 2013;31(1):137-161.

Martyn JA, Richtsfeld M. Succinylcholine-induced hyperkalemia in acquired pathologic states: etiologic factors and molecular mechanisms. *Anesthesiology*. 2006;104:158-169.

Neschis DG, Scalea TM, Flinn WR, et al. Blunt aortic injury. *N Engl J Med.* 2008;359(16):1708-1716.

Roberts I, Shakur H, Ker K, et al. CRASH-2 Trial collaborators. Antifibrinolytic drugs for acute traumatic injury. *Cochrane Database Syst Rev.* 2012;12:CD004896.

Theusinger OM, Madjdpour C, Spahn DR. Resuscitation and transfusion management in trauma patients: emerging concepts. *Curr Opin Crit Care.* 2012;18(6):661-670.

第36章 输血治疗

Matern LH，Chang MG

Ⅰ. 输血治疗决策

启动输血的决策是复杂的。输血存在许多风险（见本章Ⅷ.），当潜在的益处大于风险时输血就是必要的。大部分病人的输血治疗会选择成分输血，而非输注全血。成分输血常用于以下情况：血液成分生成减少，利用增加，存在破坏或丢失，或某一特定血液成分（如红细胞、血小板或凝血因子）功能异常。尽管建立通用的输血方案已有许多尝试，但很少能够提出明确的输血阈值或阐述其优势。表36-1列举了围手术期输血方案要点及决策。

表36-1　围手术期输血决策总结

术前决策
1. 评估输血的适应证和禁忌证，包括病史和合并症、手术注意事项和允许失血量。
a. 给予铁剂、促红细胞生成素和血制品或适当的辅助用药，纠正术前贫血。
b. 停用非必要的抗凝剂并纠正术前凝血功能障碍。
c. 考虑术前自体献血或急性等容量血液稀释策略。
2. 进行术前检查，根据相关实验室检查结果判断血制品或辅助用药的围手术期适应证。考虑术前定型和筛查或交叉配型的需求。
3. 告知病人输血的风险和益处，并签署知情同意书。
4. 输注血制品的准备。
a. 不含钙的晶体液、胶体液或成分血制品备用，准备液体加温器和血液滤过器，预充输液回路。
b. 酌情准备快速或加压输液装置。
c. 与手术室工作人员协调血液回收和其他设备。
5. 在常规访视或空闲时与手术团队讨论预计失血量。

续表

术中决策
1. 制订适宜的血液保护措施，有益于显著改善病人预后。 a. 对可能出现大出血的病人，给予辅助用药，尤其是抗纤溶药物。 b. 必要时实施控制性降压策略。 c. 输血前给予非血液制品扩容（如晶体液或胶体液）以补充单纯的体液丢失。 d. 外科手术推荐应用止血剂。 e. 酌情回输围手术期回收的自体血。 2. 观察或应用标准监测仪评估氧供情况和手术失血的临床征象。如果存在或预期发生大量失血，应考虑应用经食管超声心动图等附加血流动力学监测。 3. 血细胞计数和凝血状态床旁评估（如TEG）可用来指导血制品应用和辅助用药。 4. 遵守机构和协会推荐的输血阈值及用血协议。对有CMV传播和非溶血性输血风险的病人，考虑使用去白细胞红细胞。 5. 监测和处理各种输血治疗的早期并发症。
术后决策
1. 对PACU内或术后失血量进行持续的临床和实验室评估。 a. 定期评估手术部位出血量和引流量。 b. 在出血减缓、生命体征稳定前，持续应用PACU Ⅰ期监护。 c. 怀疑存在失血时，需连续监测血红蛋白或血细胞比容。 2. 动态评估和处理输血治疗的迟发性并发症。 3. 如果持续出血过多、病人状态不稳定或可能需要持续大量输血，需考虑升级监护等级或转送病人至重症监护室（ICU）。

A. 红细胞量和携氧能力的评估

1. 红细胞输注决策： 多数证据显示，较高的红细胞输注阈值（100～120g/L）不能降低病人的死亡率，并可能增加风险。尽管如此，红细胞量对于维持携氧能力是至关重要的。证据显示围手术期贫血可增加急性肾损伤、急性冠脉及脑血管事件风险，并延长术后住院时间。因此，是否输血必须仔细权衡病人的具体情况而非刻板依据指导方案。

2. 病人因素： 输注红细胞的主要目的是维持组织正常的携氧能力，其主要决定因素是血红蛋白（Hb）含量。

a. **健康个体或慢性贫血病人**，如血容量正常，通常可耐受Hb水平降至65～80g/L。“限制性输血疗法”的目标是维持Hb70～90g/L，与输血治疗使Hb达到较高水平（100～120g/L）相比，该方法是安全的，并且有助于降低病死率。虽然其中的机制并未完全明了，但许多的动物和临床试验均显示同种异体输血会削弱机体的免疫反应（见本章Ⅷ.D.）。

b. **冠状动脉病变（CAD）病人**，为防止因贫血导致心肌缺血的发生，多数研究者主张维持其Hb水平介于90～100g/L的较高水平。由于CAD的发生率随年龄增长而升高，研究者倾向于在老年人中达到更高的Hb水平。然而目前尚无研究证据支持此主张，不仅如此，现有试验甚至得出相反结论，如有关急性冠脉综合征的研究提示，输注红细胞使病人血细胞比容（Hct）保持在25%以上反而会增加病死率。

3. 环境因素

a. 术中是否需要输血取决于红细胞的丢失量，后者可通过统计吸引器中的血量、纱布称重及检查铺巾单的渗血量进行粗略估算。疑似或确定的出血仍是围手术期输血的主要指征。存在进行性失血时，如医生预计不经治疗可出现Hb大幅下降，即使Hb＞100g/L亦应进行输血。

b. 如病人术前即存在贫血，应查明原因，是红细胞生成障碍（骨髓抑制或营养不良），还是丢失（出血）或破坏（溶血）增加。上述评估有助于指导围手术期治疗。

4. 血容量评估

a. **预测允许出血量（EABL）**可通过以下公式用Hct或Hb计算：$\mathbf{EABL=[(Hct_{基础值}-Hct_{允许值})\times BV]/[(Hct_{基础值}+Hct_{允许值})/2]}$

成人的基础血容量（BV）约占瘦体重的7%。正常成年男性的BV大致可计算为70ml/kg，而女性为65ml/kg（儿童基础血容量计算见第33章）。肥胖病人的BV占体重的百分比会有所降低，并且降低幅度与肥胖程度成正比。例如，体重指数（BMI）为40kg/m^{2}的病人，其BV估算为53ml/kg，而如果BMI达到70kg/m^2，其BV估算为40ml/kg。

b. 预测输血量可通过以下公式计算：

预测输血量=[（$Hct_{期望值}$−$Hct_{实测值}$）×BV]/$Hct_{血制品}$

以Adsol保存的1U红细胞悬液（PRBC），Hct为70%～85%。

B. 血小板减少症： 各种原因所致骨髓抑制（如化疗、癌细胞浸润或酒精中毒），血小板利用率升高或破坏过多［如创伤或手术的大面积伤口、脾功能亢进、特发性血小板减少性紫癜（ITP）、弥散性血管内凝血（DIC）或某些药物的影响］均可导致血小板减少。血液稀释和大量失血后输注单纯红细胞悬液也可造成血小板减少（见本章Ⅸ.A.1.）。目前认为血小板计数大于20 000/mm^{3}时一般不会引起自发性出血，而手术止血的血小板计数最好高于50 000/mm^3。但是，是否输注红细胞的决策需依据临床因素而非血小板数量这一单一指标。例如，ITP病人血小板更换率高，即使血小板数量低也可保持正常的凝血功能。另外，此类病人的血小板减少主要由血小板破坏造成，输注血小板不足以改善ITP病人的状况。相反，治疗应关注终止潜在的破坏过程。

C. 凝血功能障碍： 由于凝血因子缺乏或凝血酶原时间（PT）、部分促凝血酶原激酶时间（PTT）延长导致的出血，必须采用替代治疗以维持正常的凝血功能。见本章Ⅱ、Ⅸ有关凝血功能障碍的讨论。

Ⅱ. 凝血功能检查

预测一位看似健康病人术中是否会出现大量失血，最重要的是详细询问其病史。尤其在个人史及家族史中存在需要补充铁剂或血液制品的贫血病史时，可提示有出血倾向。既往手术出血过多、牙龈出血、易擦伤出现瘀青、鼻出血、女性病人有月经过多等情况，都应引起足够的重视。有许多临床生化试验可评估凝血功能状态，然而人体的凝血系统是一个由血小板及凝血因子共同作用的复杂完整的系统，没有任何一个单一的试验能全面涵括整个凝血系统。

A. 部分激活的凝血活酶时间（APTT或PTT）： 通过向血

液样本中加入二氧化硅或高岭土等特定物质激活内源性凝血系统进行测量，其正常值为22～34s，差异是由于不同实验室的试剂与仪器不同所造成的。PTT用于评价内源性凝血因子（凝血因子Ⅺ、凝血因子Ⅻ、凝血因子Ⅷ、凝血因子Ⅸ及接触因子）和共同凝血途径通路（凝血因子Ⅱ、凝血因子Ⅴ、凝血因子Ⅹ及纤维蛋白原）是否存在异常，该实验对于诊断凝血因子缺乏十分敏感。接受肝素治疗的病人其PTT会延长。血友病病人或血液中存在抗凝物质的病人（如狼疮抗凝物或Ⅷ因子抗体），PTT也会异常延长。需要注意的是，APTT异常与临床出血严重程度并非必然相关。因此，除非病人存在活动性出血，否则并不需要将所有接受手术病人的异常PTT调整至正常。

B. **凝血酶原时间（PT）**：通过向血样本中加入组织因子（促凝血酶原激酶）激活凝血系统而测得，用于评价外源性凝血因子（凝血因子Ⅶ和组织因子）和共同凝血途径通路（见上述）是否存在异常。虽然凝血因子Ⅴ、凝血因子Ⅹ、凝血酶原及纤维蛋白原水平会同时影响PT和PTT，但PT对凝血因子Ⅶ缺乏尤其敏感。相反，凝血因子Ⅷ、凝血因子Ⅸ、凝血因子Ⅺ、凝血因子Ⅻ、激肽释放酶原及高分子量激肽原等内源性凝血因子缺乏时，PT正常。PT正常值通常为10～15s，但是，由于不同实验室测量的PT变异度较大，国际标准化比值（见下述）更为常用。

C. **国际标准化比值（INR）**：为PT的标化值，以使不同实验室测量值之间具有可比性。INR定义为病人的PT与用国际参考试剂得出的PT的比值。口服华法林抗凝治疗应以目标INR为指导，不会受到不同实验室PT差异的影响。例如，为预防心房颤动病人发生血栓栓塞，应维持其INR 2.0～3.0。对行机械二尖瓣瓣膜置换等血栓栓塞风险增高的特定人群，则需调控至更高的INR。

D. **活化凝血时间（ACT）**：反映的是全血的凝血时间，它是将硅藻土或黏土（高岭土）加入血标本中以激活内源性凝血系统。ACT表示血凝块形成的时间，测量仪的不同使ACT的正常值为90～130s。与PTT相比，

ACT检测操作简单方便，适用于术中迅速监测肝素治疗。但是，ACT对低水平的肝素化抗凝相对不敏感，通常用于体外循环和体外膜肺氧合等需高剂量肝素的全身肝素化监测。

E. **血小板计数**：可用于评估血小板因素导致大出血的风险。正常值为150 000～450 000/mm^3，围手术期输注血小板的临床界值为低于50 000/mm^3。但值得注意的是，单纯血小板计数并不能完全反映血小板功能，也就不可能可靠地反映特定人群的出血风险。

F. **血小板功能实验**：包括简单的出血时间评估到复杂的血小板聚集检测技术。某些情况下可能出现血小板功能异常，如尿毒症和应用抗血小板药物，可利用血小板功能分析仪100（PFA-100）等床旁血小板活化凝结试验评估出血风险，但这些检测大多尚未获得围手术期应用验证。此外，血栓弹力描记图也可快速评估血小板功能。

G. **纤维蛋白原**：激活后形成纤维蛋白的前体蛋白，纤维蛋白随后相互交联强化血凝块。当存在或疑似凝血功能障碍时，分析纤维蛋白原水平是有益的。虽然纤维蛋白原水平的诊断特异度较低，但可用于指导后期输血治疗（如指导新鲜冰冻血浆和冷沉淀的应用）。

H. **血栓弹力描记图（TEG）**：作为即时监测指标已在一些临床中心用于床旁监测。其工作原理是将微量血液加入一个加热的摆动毛细管中，血块的形成会使毛细管中螺旋线圈顶端的针发生扭转，这种扭转可被记录并转换为电信号，由计算机进行描记并绘制成特征性曲线（图36-1），由此可对凝血块形成异常情况进行分析。通过对血块形成及其黏弹性强度的测定，TEG能提供关于凝血因子、血小板及纤维蛋白水平是否适当的信息。通常R值代表凝血因子活性，α角和K值代表纤维蛋白形成速率，曲线的最大振幅代表血小板功能，30min内溶解百分比（LY30）代表纤溶速率。血栓弹力仪（TEM及ROTEM）采用的是相似的技术及测量参数。

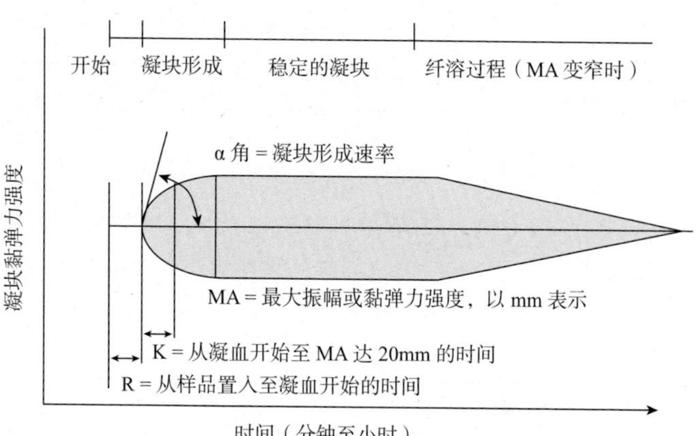

图36-1 血栓弹力描记图

Ⅲ. 血型鉴定和交叉配型

A. 供血者和受血者均通过对红细胞表面的**ABO系统和Rh系统**进行抗原抗体反应筛选进行血型鉴定。直接交叉配型是将病人的血浆与献血者的红细胞直接混合，观察有无溶血现象。人个体红细胞表面可存在A抗原、B抗原、二者皆有（AB）或二者均无（O）。若病人的红细胞表面没有A抗原或B抗原，则会在暴露于所缺乏的抗原时产生抗体。例如，B型血个体血清内存在抗A抗体，而O型血个体则同时存在抗A抗体和抗B抗体。AB血型个体既不会产生抗A抗体，也不会产生抗B抗体，因此能接受任何血型的红细胞输注。O型血者红细胞表面既无A抗原也无B抗原，因此能给任意血型的病人献血细胞（万能红细胞供体，表36-2）。而AB型血者则是万能FFP供体，因为其既无抗A抗体，也无抗B抗体。由于全血包含红细胞和血清，全血的供血者和受血者ABO血型必须严格匹配。例如，1U的O型全血中包含血清及抗A抗体、抗B抗体，不能用于A、B或AB型血病人的输血。

表 36-2　输血相容性

受体血型	红细胞供体	新鲜冰冻血浆供体
AB	AB，A，B或O	AB
A	A或O	A或AB
B	B或O	B或AB
O	O	A，B，AB或O
Rh+	Rh+或Rh–	Rh+或Rh–
Rh–	Rh–	Rh+或Rh–

B. **Rh表面抗原**：存在Rh抗原是Rh阳性血（Rh+），反之则为Rh阴性血（Rh–）。Rh阴性病人若接受Rh阳性血，体内将产生抗Rh因子抗体。初次暴露虽不会引起临床后果，但再次暴露则会因血液循环中存在该抗体而导致溶血。妊娠期尤其关注此情况。母体抗Rh抗体属于IgG，能自由通过胎盘。Rh阴性母亲体内如产生了Rh抗体，则会将该抗体传递至胎儿。若胎儿是Rh阳性血，将会发生严重的溶血反应（表现为新生儿溶血病或胎儿成红细胞增多症）。Rh免疫球蛋白（RhoGAM）是一种Rh阻断抗体，能阻止Rh阴性病人体内产生抗Rh抗体。其适用于接受Rh阳性血的Rh阴性病人或是分娩Rh阳性胎儿的Rh阴性孕妇（因为在分娩过程中母婴血液会发生混合）。推荐剂量是每输注15ml的Rh阳性血肌内注射RhoGAM 300μg，但输同型血仍是优选。

C. 受血者抗体对供血者红细胞表面的其他抗原（最常见的是Kell、Kid、Duffy或Lewis抗原）也可产生溶血性输血反应。若配血筛查中发现病人体内存在抗供血者红细胞表面抗原的抗体，则使交叉配型复杂化，应暂缓血制品的输注。若病人的抗体筛查试验呈阳性，应与血库讨论如何备血。

D. **需要紧急输血时**：若病人的血型已知，大型医疗机构通常可在数分钟内获取特定（ABO）血型的红细胞。无法获取时，紧急状况下应输注Rh阴性O型血红细胞[男性病人和绝经后女性还可接受Rh阳性O型血]，但为了减少O型血浆（含有抗A和抗B抗体）的输注量，仍应尽快输注特定型血液。

Ⅳ. 成分输血治疗

A. 总则

1. 对血容量正常的成人输注1U **PRBC**（250ml，70% Hct），平衡后通常可提升血红蛋白浓度10g/L或使Hct提高2%～3%。对于血容量正常的儿童，4ml/kg的PRBC约可提升血红蛋白浓度10g/L。**PRBC**与接受者必须有ABO相容性。
2. 输注1U的**血小板**可使病人血小板数量增加5000～10 000/mm^3。通常的输注量为每10kg体重给予1U。如病人的血小板减少是由破坏或消耗增加造成，或存在血小板功能障碍，则输注血小板的效果较差（见本章Ⅰ.B.）。输注血小板不要求ABO血型严格匹配，但输注同型血小板后血小板数量维持效果更佳。对于既往输血小板难治性病人，建议接受单一供血者或HLA配型匹配的血小板。源自同一供血者的1U血小板，其效能约等于6U源自不同供血者的血小板。由于低温可使血小板灭活，血小板应室温保存，禁止低温或冰箱存储。
3. 新鲜冰冻血浆（FFP，1U为250～300ml）以10～15ml/kg计量输注，一般能使血浆中的凝血因子数量增加至正常值的30%左右，这也是完成正常止血过程所需的最小量（除纤维蛋白原要求达到正常值的50%，其正常值为200～400mg/dl）。每输注FFP 1ml可使纤维蛋白原的浓度增加约1mg/dl。如需紧急逆转华法林的作用，只需FFP 5～8ml/kg输注，尽管PT仍有可能稍延长。FFP必须ABO血型完全匹配，但并不要求Rh配型和交叉配型（表36-1）。
4. **冷沉淀**通过血浆离心制备，含有浓缩的凝血因子Ⅷ、凝血因子ⅩⅢ、纤维蛋白原、血管性血友病因子（vWF）和纤维连接蛋白。输注适应证为低纤维蛋白原血症、血管性血友病、A型血友病（无法获得凝血因子Ⅷ时）和纤维蛋白凝胶的制备。对非大量失血病人，每7～10kg体重输注1U冷沉淀可使纤维蛋白原增加50mg/dl。冷沉淀的输注并不要求ABO

血型匹配。

B. 技术细则

1. **液体相容性**：血制品不能与低渗液（如5%葡萄糖溶液）一起输注，否则会造成溶血。近来研究提示，与含钙的乳酸林格液一起输注不会引起凝血，但仍应谨慎。血制品与复方电解质注射液一起输注可能是安全的。0.9% NaCl、5%白蛋白和FFP均可与红细胞同时输注，也可用作血液稀释制品或预充输血装置。

2. **血液过滤器**：标准血液过滤器（170～200μm）可应用于所有血液成分输注以清除碎片。根据过滤成分和过滤量选择过滤器更佳，推荐使用特定的床旁血液过滤器。

   a. **血库和床旁血液过滤均可减少血液中的白细胞**。微聚体过滤器（20～50μm）可去除70%～90%的白细胞，但不能用于血小板制品。第三代过滤器集滤过和黏附功能于一体，可去除99. 9%的白细胞。这些过滤器适用于既往有非溶血性发热输血反应的病人，以避免对异体白细胞抗原产生同种异体免疫反应（如可能需多次输注血小板的肿瘤病人），或避免器官移植病人发生巨细胞病毒性肝炎。其他尚未被证实的去除白细胞的潜在优点包括，减少同种异体免疫应答，减少细菌、病毒和朊毒粒性疾病的传播，预防输血相关性急性肺损伤（TRALI）及降低移植物抗宿主病（GVHD）发病率。一些国家要求输注血液制品常规去除白细胞，但鉴于其潜在的优势与额外花费，输血医学对是否常规去除白细胞尚存争论，目前美国尚未强制执行该项操作。

   b. 曾有关于床旁白细胞过滤发生**严重低血压**的报道，其病理生理机制可能是白细胞过滤器激活了病人体内的缓激肽，而服用ACE抑制剂病人发生的低血压更甚。低血压一旦发生，应立即停止输注并给予循环支持，通常可使低血压迅速缓解。由于储存血中的缓激肽迅速代谢，接受由血库行白细胞过滤处理的血制品则较少出现低血压反应。

C. **大量输血**：24h内接受输注10U及以上的PRBC，或输注量等同于病人的基础血容量（BV）即可视为大量输血。遇此情况，与血库的合作非常重要。许多机构制订了大量输血方案，以确保及时提供大量血液制品。启动大量输血方案的决策比较复杂，但可根据ABC评分等临床指征评分系统指导实施。对病人的处理首先应致力于纠正出血的原因（如输注数单位FFP纠正增高的INR），而非按标准比例成分输血。有研究提示，对创伤病人以1∶1∶1比例输注血小板、FFP、PRBC可能比1∶1∶2的比例能更好地促进凝血、降低出血相关死亡率（见第35章）。每出血一个BV可使血小板减少约50%，因此，尽早输注血小板、采取抗纤溶治疗可能有益。

D. **血液替代品**：尽管多年来学者们致力开发可携氧的血液替代品，目前尚无临床有效的产品。迄今研究的基于血红蛋白携氧的血液替代品会清除一氧化氮、激发炎性反应、产生其他损害，应用风险大于获益。相关领域仍需进一步研究。

Ⅴ. 血浆替代用品

目前市场上已有多种胶体液可供选择，但其应用仍受价格、潜在的变态反应，以及可能影响凝血功能等因素的限制，而且与晶体液相比缺乏确切的益处。

A. **白蛋白**：有5%的等渗液，或20%和25%的高渗液。白蛋白在血管内的半衰期为10～15d。尽管白蛋白常用于避免大量晶体液的输注，但尚缺乏证据支持常规使用白蛋白代替晶体液，且其价格远高于晶体液。因此，许多学者不支持在特殊情况以外常规使用白蛋白，所谓特殊情况包括第三间隙大量渗漏（如重度肝功能障碍）病人的扩容或白蛋白快速丢失（如大量引流）病人的替代治疗。

B. **羟乙基淀粉**：从支链淀粉中制备。羟乙基淀粉对机体凝血功能的影响包括降低纤维蛋白原、vWF和凝血因子Ⅷ水平，损伤血小板功能。羟乙基淀粉还可增加严重脓毒症病人肾衰竭的发病率及死亡率，目前已很少应用。

Ⅵ. 药物治疗

A. 促红细胞生成素（EPO）：通过刺激红系前体细胞的增殖和发育，增加血液中红细胞数量。重组EPO可用于择期手术前以增加红细胞的生成。但是，EPO的围手术期作用尚不清楚，临床应用可能增加高血压及血栓发生风险。

B. 去氨加压素（DDAVP）：是一种选择性作用于V2受体的抗利尿激素（或血管升压素）类似物，用于治疗轻型A型血友病、血管性血友病（1型）及继发于尿毒症的血小板功能障碍病人。DDAVP能使血管内皮细胞释放（而不是产生）vWF、凝血因子Ⅷ及组织型纤溶酶原激活物增加，促进凝血。常规剂量为0.3μg/kg，以生理盐水稀释，注射时间长于30min。若48h内用药剂量过大可导致快速耐药。为避免低血压或高血压的循环波动，静脉注射应缓慢，过量使用可引起低钠血症。

C. 拟赖氨酸抗纤溶药：氨基己酸（EACA）和氨甲环酸（TXA），能抑制纤维蛋白溶解。通过从纤维蛋白中置换纤溶酶原，抑制纤溶酶原转化为纤溶酶，并阻止纤溶酶与纤维蛋白原或纤维蛋白单体结合而发挥作用。试验表明，TXA用于创伤病人早期治疗有助于减少失血和降低死亡率，也可小幅降低产后出血妇女出血相关死亡率（见第32、35章）。治疗剂量的TXA与围手术期强直阵挛性癫痫发作相关，可能与GABA受体脱抑制相关。EACA可作为血友病病人拟行牙科手术前的预防性用药；减少前列腺手术术中的出血；以及纤溶亢进时减少出血。由于心肺转流会激活机体的纤溶系统，因此，心脏手术中常规应用EACA以减少术后胸腔引流量。但是，研究表明，仅在采取限制性输血（Hb接近70g/L）时使用EACA才可减少血液输注量。EACA理论上有血栓形成的，虽未得到临床证实，但仍应谨慎用于治疗DIC病人。成人EACA用法为负荷剂量5g，继之按1～2g/h静脉输注，输注时长在1h以上。TXA的常规剂量为1g，10～30min内静脉注射，易发生药物蓄积者，尤其是肾功能不全或肾衰竭病人需减量。

D. 丝氨酸蛋白酶抑制剂：如抑肽酶，可直接抑制纤溶酶活化并抑制其他参与纤溶的蛋白酶。此类制剂曾用于减少心脏手术大出血，但因其可增加死亡率，目前美国已基本不再使用。

E. **局部止血剂**：如纤维蛋白凝胶、凝血酶凝胶、氧化再生纤维素。已有研究表明，此类药物可减少围手术期输血需求及出血时间。现推荐用于潜在或伴有活动性大出血病人。

Ⅶ. 血液保存和采集技术

A. **自体血**的采集通常于术前6周开始，能显著减少异体血的输注量。自体血采集的时间周期取决于血液的保存期限，目前在非冷冻状态下的最长期限为42d。目前，血库的自体血采集指南要求Hb至少为110g/L才能进行自体血的采集，每次采集至少间隔3d并且在术前72h停止采集。大多数病人能够耐受自体血的采集，不会发生不良反应，但合并主动脉瓣严重狭窄或不稳定型心绞痛病人不适合自体血采集。为促进红细胞再生，采集自体血的病人应补充铁剂，也可给予重组EPO（见本章Ⅵ.A.）。由于仍存在因工作失误造成输血反应的风险，自体血输注也应在有临床输血指征时实施。

B. **急性等容量血液稀释（ANH）**：采集一个或多个单位的新鲜全血，用等容量晶体或胶体液输注补充血容量，待手术出血停止后，再将这些自体血回输给病人。等容稀释后的失血所损失的红细胞量相对较少，可减少血红蛋白和携氧能力的损失。ANH适用于术中血小板丢失或可能受到影响的病人（如心肺转流后），因为回输的新鲜自体血内含有正常的血小板和凝血因子。需注意的是，自体血的Hct约等于病人术前的基础Hct（正常为40%～50%），而标准PRBC的Hct约为70%。虽然单独用ANH并不能做到术中完全不输异体血，但若联合术前自体血采集，则可能减少异体血用量。除非病人术前基础Hct高、能耐受较低的Hct目标值，且预计失血量较大，否则，ANH只能轻度减少异体血用量。

C. **术中自体血回输（cell saver）**：是通过一双腔吸引装置，一条通路回收手术野中的失血，另一通路中则充满抗凝剂（如肝素或枸橼酸磷酸葡萄糖），防止管道或储血罐中的血液发生凝集。回收的血液经过一系列过滤、离心及洗涤处理，去除其中的组织碎片、血浆、游离Hb及抗凝剂，最后的成品是Hct为50%～70%的可回输红细胞悬液，完成整个流程只需约3min。尽管该技术十分有效，但临床医生必须注意，术中自体血回输并不含血浆、凝血因子及血小板。因为存在回输细菌或肿瘤细胞风险，此项技术仅适用于清洁术野和非肿瘤手术病人。

D. 控制性低血压（或诱导低血压）：使病人血压维持在低于平时状态，通常为平均动脉压55～65mmHg或较病人基础值降低30%。该技术适用于某些特定病人术中短时特殊操作（如脑动脉瘤钳闭）期间，可采用短效、可控性强的血管舒张药维持低血压状态。虽然控制性降压能减少出血甚至避免额外输血的需求，但存在一定的风险，包括终末器官缺血及由于前向血流减少而导致的栓塞。合并心血管疾病者对低灌注更为敏感，可加剧以上风险。因此，严重冠状动脉和脑血管粥样硬化，以及颅内压增高是控制性降压的禁忌证。

Ⅷ. 输血治疗的并发症

A. 输血反应

1. **急性溶血性输血反应：** 发生于病人血型与输注血液ABO血型不匹配时，病人体内抗A和（或）抗B抗体与供血者红细胞抗原结合生成抗原抗体复合物。该复合物激活机体的补体系统，导致血管内溶血，释放游离Hb和基质。免疫系统激活使血管内皮细胞、肥大细胞活化，释放5-羟色胺、组胺和缓激肽，引起广泛的血管舒张、炎性反应及急性低血压。上述反应的结果可能导致休克，肾小管Hb沉积而致肾衰竭和DIC（见本章Ⅸ.B.）。急性溶血性输血反应的发生通常非常迅速，症状和体征包括发热、胸痛、焦虑、背痛和呼吸困难。全身麻醉可能会掩盖许多症状，但仍有一些术中体征有助于诊断，如输血后发热、低血压、血红蛋白尿、无法解释的出血，以及持续的Hct下降等。表36-3为疑似发生溶血性输血反应的处理原则。在美国，致命溶血反应的发生率为每输注250 000～1 000 000U红细胞发生1例，绝大部分原因是血制品信息或病人身份核对错误等管理因素。因此，必须严格执行核查制度。

表36-3　疑似急性溶血性输血反应的处理原则

1. 停止输注
2. 迅速核实病人身份信息或供血者信息是否有误
3. 重新抽取病人血样与输注血制品一同送至血库重复交叉试验
4. 必要时给予液体复苏和缩血管药以维持循环稳定
5. 如必须继续输血，根据需要给予O型Rh阴性PRBC和AB型FFP
6. 留置尿管，补液纠正低血容量、保护肾功能，必要时碱化尿液、快速利尿（碳酸氢钠+呋塞米 ± 甘露醇）
7. 临床观察并结合实验室检查密切注意有无DIC征象，并对症处理（见本章Ⅸ.B.）
8. 抽血行Coombs试验，检测血中游离Hb和结合珠蛋白量；并检测尿液Hb浓度

注：DIC. 弥散性血管内凝血；FFP. 新鲜冰冻血浆；PRBC. 浓缩红细胞

2. 迟发性溶血性输血反应：是由于血液中不重要抗原（如Kidd）不匹配，表现为血管外溶血。迟发性溶血反应最常见于既往有多次输血史，尤其是慢性贫血或血液病病人。可发生于输注后数天至数月，病人可无明显症状，但可出现贫血或黄疸。实验室检查结果为直接抗球蛋白试验阳性，高胆红素血症，结合球蛋白水平下降，以及尿中出现含铁血黄素。治疗原则是纠正贫血。

3. 发热性非溶血性输血反应（FNHTR）：是最常见的输血反应，在RBC输注中的发生率约为1%，在血小板输注中的发生率可高达30%。其发生机制是病人对储存的血制品中的细胞因子产生了反应，或是对供者白细胞或血小板产生了抗白细胞或抗HLA抗体，引起致热原及促炎性因子释放。症状和体征包括发热、寒战、心动过速、不适感、恶心呕吐。治疗原则首先要停止输血，排除急性溶血性输血反应和血制品细菌污染等原因。对乙酰氨基酚和哌替啶有助于缓解发热和寒战。如果诊断确切，使用去除白细胞的血制品可避免或减轻输血反应（见本章Ⅳ.B. 2.）。高危病人输注前先给予对乙酰氨基酚或氢化可的松（50～100mg静脉注射），并减缓输注速率。

4. **输血变态反应**：常见，受血者对供体血浆蛋白发生了IgE介导的抗体反应所致，其发生率为1%～3%，最常见表现为荨麻疹伴瘙痒和红斑，偶见支气管痉挛或过敏反应，许多病人也会出现发热。由于IgA缺乏病人体内存在抗IgA抗体，易与输注血制品中的IgA发生抗原抗体反应，此类病人发生变态反应的风险增高，建议选用无血浆血液制品（如洗涤PRBC）。治疗原则包括停止输注，排除更严重的输血反应（见上述），予以抗组胺药（苯海拉明50mg静脉注射和雷尼替丁50mg静脉注射）。反应较重者可能需使用类固醇激素（甲泼尼龙80mg静脉注射）。支气管痉挛和过敏反应的治疗详见第17章。

5. **输血相关性急性肺损伤（TRALI）**：可发生于红细胞、FFP、冷沉淀物或血小板输注后，病人迅速出现呼吸功能不全。症状和体征包括发热、呼吸困难、低氧血症、低血压及输注4h内出现低压性肺水肿。其机制可能为供体血浆中的抗HLA抗体和抗白细胞抗体攻击受血者中性粒细胞损伤肺间质，也可造成一过性白细胞减少。TRALI可快速进展为低氧性呼吸衰竭或急性呼吸窘迫综合征（ARDS），是当前美国输血相关死亡的主要原因。大部分病例的供血者为体内存在抗HLA抗体的经产妇，因此，避免有妊娠史妇女的血浆捐献可能会减少TRALI发生率。

6. **输血相关性循环超负荷（TACO）**：是一种由于输血导致的循环液体容量增加的情况。其症状与充血性心力衰竭类似，包括呼吸困难、高压性肺水肿、心动过速及颈静脉怒张。TRALI引起肺水肿通常无高血容量表现，而TACO伴有左心室充盈压增高和高血容量。TACO通常影响存在充血性心力衰竭风险的病人，在输血中的发生率小于1%。若病人存在大量输血循环超负荷风险，可预防性使用利尿药或选用增加容量较小的血制品。TACO常见于心功能不全病人行过度输血治疗者，因此，临床医生应严格评估输血量。

7. 移植物抗宿主病（GVHD）：虽然少见，但却是致命的输血并发症，是由于供血者血制品中具有免疫活性的淋巴细胞攻击受血者的淋巴系统引起的。绝大多数情况下，供血者的淋巴细胞会被受血者的免疫系统破坏，因而不会引起GVHD。然而，当受血者存在免疫缺陷或供血者与受血者之间存在部分特异性 HLA 配型，则可增加GVHD风险。症状通常于输注后4～30d内出现，主要表现为发热、全身性斑疹样斑丘皮疹，其他症状包括厌食、呕吐、腹痛和咳嗽。诊断有赖于皮肤活检，若发现病人血液中存在不同HLA表型的淋巴细胞并证明其源自供血者则可最终确诊。GVHD缺乏有效的治疗手段，因此，预防就显得尤为重要，可通过γ射线照射含淋巴细胞的血制品使供体淋巴细胞失活。除免疫缺陷病人外，接受家庭成员供血或HLA匹配的血小板者，由于存在部分HLA相合风险，也适合输注辐照血制品。

B. 输血引起的代谢并发症

1. 高钾血症：常发生于快速输血，但一般仅在大量输血或肾衰竭病人才会引起临床显著变化。储存过程中，红细胞中的钾离子会漏出到细胞外的储存液内，2周后钾离子水平可升高至20mmol以上。但随着输血和细胞能量储存的补充，这种情况会被迅速纠正。

2. 低钙血症：枸橼酸盐可与钙螯合，被用作储存血制品中的抗凝剂，因此，快速输注可能造成病人血游离钙水平下降，产生神经肌肉和心血管并发症风险。通常，由于肝能快速代谢输入的枸橼酸盐，低钙血症并不显著，但对于小儿、肝功能受损或处于肝移植无肝期的病人、低体温或碱血症病人，以及肝血流减少的病人，则会造成后果。FFP含有的枸橼酸盐浓度更高，输注时更易发生低钙血症。血清总钙包含无活性的枸橼酸钙，并不能准确反映血清游离钙水平，因此，应监测离子钙水平。

3. 酸碱失衡：库存PRBC因红细胞代谢产物堆积而呈酸性，储存2周后pH值约降至6.6，但实际上述的酸负荷对病人的影响极其有限。大量失血后的代谢性酸中毒更可能是由低灌注所致，通常经液体复苏即可纠正。由于枸橼酸盐在肝代谢为碳酸氢盐，大量输血后代谢性碱中毒也很常见。

4. 低体温：除血小板外，血制品均储存于标准4℃冰箱。快速大量输注PRBC和其他冰冷的血制品可导致低体温，并影响病人的免疫功能、伤口愈合、凝血、心肌功能和电解质平衡。因此，建议通过有效的加热装置输注血小板以外的其他血制品。

5. 铁超载：反复或大量输注红细胞可导致或加重血色素沉着病（全身性铁超载可导致器官损伤）。急诊手术或创伤性出血情况下无需考虑这一问题，但对于患有遗传性或输血相关性血色素沉着病的病人，可导致进展性肝功能障碍、心肌病变、胰岛素抵抗，以及其他内分泌异常。由于机体缺乏良好的清除过量铁的代谢机制，其治疗只能依靠多次放血或应用铁螯合剂。为最大限度地降低高危病人铁超载风险，可对其采用血细胞回收和ANH等围手术期血液储存技术（见本章Ⅶ.）。

6. 血液储存引起的紊乱：众所周知，库存红细胞的结构和功能会发生渐进性改变，降低红细胞输注后的效能与活性。例如，随着储存时间的延长，可因红细胞的变形性能逐渐降低而影响微循环血流。同时，2, 3-二磷酸甘油酸耗竭使氧离曲线左移、红细胞黏附和聚集增加，导致细胞携氧能力下降。此外，库存血中促炎物质堆积，一氧化氮（NO）和腺苷三磷酸（ATP）浓度降低而激活烟酰胺腺嘌呤二核苷酸磷酸（$NADP^+$）系统。研究表明，输注储存超过两周的**库血**会增加心脏手术病人并发症发生率和死亡率，进一步证实血液储存时间延长潜在的临床危害。

C. 输血相关感染性并发症：由于实验室对传播性疾病检测水平的提高，输血引起的感染已降低。接受从众多供血者血液中提取的血制品（如冷沉淀物）输注，发生感染的风险与供体数量成比例增加。输血传播的所有感染性疾病详见第8章。

1. **乙型肝炎：** 自1971年对供血者常规筛查乙肝抗原后，因输血感染乙型肝炎的风险已下降。目前的发生率介于1∶（60 000～120 000）输注单位。
2. **丙型肝炎：** 自1990年对供血者常规筛查丙型肝炎抗体后（现在实验室采用的是病毒核酸检测），因输血感染丙型肝炎的风险已下降。目前输血后丙型肝炎的发生率为1∶（800 000～1 600 000）输注单位。
3. **人类免疫缺陷病毒（HIV）：** 由于对病人和血制品的筛查和检测水平提高，现在美国因输血感染HIV的风险下降为1∶（1 400 000～2 400 000）输注单位。
4. **巨细胞病毒（CMV）：** 一般成年人群约70%体内存在CMV抗体。既往未感染该病毒的人群中因输血感染CMV的发生率相当高，CMV仍是输血感染的最常见病原体。感染一般无症状，但却能对免疫抑制病人和婴儿造成严重后果，因此，对上述人群应给予CMV阴性或少白细胞的血制品。
5. **西尼罗病毒（WNV）：** 2002年美国曾暴发过一次WNV大流行，后来发现输注红细胞、血小板和FFP均可传播WNV。对WNV进行常规筛查已将其传播风险降低至百万分之一以下。
6. **细菌性脓毒血症：** 因输注血制品发生细菌性脓毒血症仍属罕见，因为有感染性疾病者会被剔除供血群体，且PRBC储存在4℃可大幅降低感染风险。尽管如此，PRBC仍可被污染，最常见的是小肠耶尔森菌污染。血小板储存于室温，更易被细菌污染，发生率为1∶（1000～2000）单位血小板。血小板污染最常见的是葡萄球菌（金黄色葡萄球菌和表皮葡萄球菌）和类白喉菌。感染风险与血制品的储存时间直接相关。污染血制品中15%～25%会引发受血者的严重脓毒血症。通常在输血期间即可出现明显体征，应立即停止输注并将剩余血制品送检。输血相关脓毒症对个体的影响取决于污染细菌的含量和机体的免疫力，但其总体死亡率仍高达60%左右。

D. **输血相关的免疫调节：** 现已明确，输注异体血会抑制受血者的免疫系统，其具体机制尚不明确。有理论认为，输注供血者白细胞可诱导受血者出现“免疫耐受”

状态。因此，肾移植病人术前、术中常给予异体血治疗以改善移植物活性，支持该方法的研究大多出现在环孢素等现代免疫抑制剂问世之前。术中输注异体血的主要争议在于是否会增加肿瘤复发、术后感染、激活病人潜在病毒感染及增加术后病死率等潜在风险。一些专家提出常规去除血制品中的白细胞以减少其不利的免疫调节作用。有研究显示，采用去白细胞的血制品可改善心脏手术病人的生存率。因此，许多机构越来越多地采用常规去白细胞这一策略。

Ⅸ. 围手术期凝血疾病

A. 大量输血相关的凝血疾病： 如果病人基础凝血功能、血小板计数和功能均无异常，则接受1～1.5倍基础血容量以下的输血很少出现凝血疾病。

1. 血小板减少： 大量输血后术野的广泛渗血和血凝块难以形成，几乎都与血小板减少有关，至少部分有关。因为输注的血制品一般很少含有血小板成分。但只要血小板计数维持在50 000/mm^{3}以上，很少会引起临床显著出血。若预计失血量达到或超过基础血容量，应输注血小板，以维持血小板计数≥50 000/mm^3。

2. 凝血因子缺乏： 正常人体内凝血因子储备量极大。此外，每单位红细胞悬液的血浆中含有少量的稳定凝血因子。大量输血造成的凝血因子缺乏主要是由于纤维蛋白原和储存半衰期较短的不稳定凝血因子（凝血因子Ⅴ、凝血因子Ⅷ和凝血因子Ⅸ）水平下降。除非纤维蛋白原水平低于750mg/L，否则很少因低纤维蛋白原血症引起出血。某些病人大量输血后凝血因子Ⅷ水平会有所上升，这是由于内皮细胞释放增加。FFP是补充不稳定凝血因子的适宜选择。6U血小板含有的凝血因子大致与1U的FFP相当。冷沉淀物中含有浓缩的纤维蛋白原，可单独用于因容量负荷不能耐受FFP的病人。

B. 弥散性血管内凝血（DIC）： 是指机体凝血系统广泛地异常激活。其病理生理机制包括凝血酶（凝血因子Ⅱa）产生过量，导致循环内纤维蛋白交联失控，同时伴有血小板激活、纤溶亢进和凝血因子耗竭，最终常导致出血。

1. **DIC的诱因：**感染、休克、创伤、烧伤、胰腺炎、脂肪或胆固醇栓塞等均可诱发DIC。脑组织和胎盘含有大量的组织因子（凝血活酶），因此，广泛头部损伤和妊娠并发症（羊水栓塞、胎盘早剥或感染性流产）也可引起DIC。慢性DIC可见于肝硬化、肾病综合征、主动脉夹层和恶性肿瘤。
2. **DIC的临床表现：**包括皮肤瘀点、瘀斑、静脉穿刺部位出血及手术切口渗血。尽管DIC的出血性临床表现最明显，但是，弥散性微血管内和大血管内血栓形成相关的并发症会导致重要器官缺血，通常更常见、更难治，且更致命。DIC过程中释放的缓激肽还可引起急性低血压。
3. **DIC的实验室检查：**通常包括D-二聚体升高和纤维蛋白降解产物增加，尽管这些异常是非特异性的。PT和PTT延长，连续监测可发现纤维蛋白原水平和血小板计数降低。测得初始PTT后，如果PTT曲线显示早期的负性倾斜，则提示DIC。TEG的多项参数早期即可提示高凝状态，随后出现严重凝血因子缺乏，可用于病人床旁凝血状态评估。
4. **DIC的治疗原则：**治疗诱因和输注适宜的血制品（如FFP、血小板和冷沉淀物）以纠正出血。目前比较一致的推荐意见为，不应因担心输注血制品可能加剧消耗性凝血功能障碍而不予输血，尤其是存在明显出血时。抗纤溶药（如TXA）可加剧或诱发血栓性并发症，DIC时禁忌使用。

C. **慢性肝病：**除了凝血因子Ⅷ和vWF由内皮细胞产生，其余的凝血因子均由肝合成。因此，评估血清中凝血因子Ⅷ水平有助于鉴别肝合成功能障碍与其他凝血病。肝功能障碍病人凝血因子生成减少而清除活化因子的能力下降，致使循环血中活化凝血因子增多，可能出现与DIC相似的持续消耗性凝血功能障碍。同时，肝还负责清除纤溶的副产物，因此，肝功能障碍病人的纤维蛋白降解产物可增加。注意：虽然INR能可靠反映肝合成功能障碍，但对于严重肝病病人，INR与外科手术出血风险的相关性较差。

D. **维生素K缺乏：**肝产生凝血因子Ⅱ、凝血因子Ⅶ、凝血因子Ⅸ、凝血因子Ⅹ及抗凝血蛋白质C和蛋白质S都需要脂溶性维生素K的参与。由于人体自身无法合成维生素K，如维生素K摄入不足、吸收障碍可导致伴PT延长的凝血异常（见第6章）。此外，人体依赖胃肠道（GI）菌群产生部分维生素K，接受广谱抗生素者、缺乏成熟GI菌群的新生儿及短肠综合征病人易出现维生素K缺乏。采用华法林治疗的病人也可出现功能性维生素K缺乏。吸收不良或GI菌群失调的病人可皮下注射维生素K（如10mg/d，连续3d），营养不良或使用华法林的病人可口服维生素K。维生素K静脉注射（2.5～10mg）可快速纠正PT，但发生过敏反应的风险较高，须缓慢给药。如需比给予维生素K更快地纠正PT（如活动性颅内出血），可给予FFP（5～8ml/kg）或凝血酶原复合物浓缩物（PCC或Kcentra）等其他血液制品。

E. CPB相关的凝血功能障碍： 长期以来，CPB相关的凝血功能障碍一直被认为是凝血级联异常激活和血小板功能障碍的结果，这可能是因血液与CPB管路接触所导致。这会增加心脏手术后病人出血可能性，即使与凝血研究（如血小板计数）缺乏明确相关性。近年来，利用床旁监测血小板功能评估CPB相关出血风险日益受到关注。

F. 药物干预

1. **肝素：** 通过促进抗凝血酶Ⅲ的效应，抑制凝血因子Ⅱa（凝血酶）和凝血因子Ⅹa，发挥抗凝作用。它使PTT延长，半衰期较短，停药后其抗凝效应在4～6h后被完全逆转。如需更快逆转肝素的抗凝作用，可给予其天然拮抗剂鱼精蛋白。

2. **低分子量肝素（LMWH）：** 如依诺肝素（Lovenox），是肝素经分馏法得到的，其分子量介于2000～10 000Da，主要通过抑制凝血因子Ⅹa发挥抗凝作用，通常无须监测PTT。低分子量肝素比肝素的半衰期长，且其效应不能完全被鱼精蛋白逆转，但大出血是鱼精蛋白逆转的适应证。如需更快逆转低分子量肝素的抗凝作用，可输注FFP。

3. **华法林（coumadin）：为口服维生素K拮抗剂，** 抑制维生素K环氧化物还原酶，使活化维生素K缺乏，从而防止肝对多种凝血因子（凝血因子Ⅱ、凝血因子Ⅶ、凝血因子Ⅸ、凝血因子Ⅹ及蛋白质C和蛋白质S）羧化而成为活性形式。服用华法林的病人PT和INR均延长。华法林起效及终止都比较缓慢，这是由其半衰期及维生素K依赖性凝血因子的半衰期所决定的。如需快速逆转其抗凝效应，可输注FFP（5～15ml/kg）或凝血酶原复合物（PCC）补充维生素K依赖的凝血因子。也可给予维生素K（口服、静脉或皮下注射，2.5～10mg）加速逆转作用。

4. **血小板抑制剂：**（或抗血小板药物）作用于血小板黏附、活化和聚集等多个环节。阿司匹林、氯吡格雷等不可逆抑制剂在血小板7～10d的生存周期内均可伤害其功能。因此，若要快速逆转其作用则需输注血小板。如果血浆中仍然有残存的抑制剂，即使输注血小板亦无法达到理想的逆转效果。

5. **阿司匹林和非甾体抗炎药：**通过干扰环氧合酶功能抑制血小板聚集。非阿司匹林的非甾体抗炎药可逆地抑制环氧合酶途径，停药后抗凝作用可在3d内逆转。

6. **噻氯吡啶、氯吡格雷、普拉格雷、替卡格雷和坎格雷洛：**通过拮抗P_2Y_{12}受体抑制ADP介导的血小板聚集而发挥抗凝作用。虽然替卡格雷是更强效的可逆性抑制剂，某些情况下的临床疗效更强，但氯吡格雷伍用阿司匹林仍是需双重抗血小板治疗病人的最常用选择。噻氯吡啶因存在中性粒细胞减少风险，现已很少使用。

7. **依替巴肽、阿昔单抗和替罗非班：**是血小板糖蛋白Ⅱb/Ⅲa受体抑制剂。阿昔单抗是静脉注射的单克隆Fab抗体片段，能直接作用于受体，因作用强效也可导致低血小板血症。虽然该药的血浆半衰期短，但对血小板功能的抑制效应却可长达数天，并且，该抗体同样能与供血者的血小板持续结合，需多次输注血小板才可逆转其效应。

8. **双嘧达莫和西洛他唑：**是选择性磷酸二酯酶-3抑制剂，可增加血小板和内皮细胞cAMP水平，从而抑制血小板聚集，并产生一定程度的舒张血管作用。

西洛他唑常用于治疗有症状的外周动脉疾病。

9. **溶栓剂**：是通过促进纤溶酶原转化为纤溶酶，后者可使纤维蛋白凝块发生溶解，进而起到溶解血栓的作用。溶栓剂用于逆转血栓的形成，使栓塞血管再通（如血栓栓塞性脑卒中）。**重组组织型纤维蛋白酶原激活剂**和**链激酶**是临床上最常用的两种溶栓剂，两者均可导致低纤维蛋白原血症状态而潜在出血风险，因此通常禁用于围手术期，且使用时必须谨慎权衡获益与风险。若溶栓治疗后需急诊手术，可用氨基己酸或TXA逆转溶栓剂作用，另外，输注FFP或冷沉淀也可恢复病人的纤维蛋白原水平。

10. **直接凝血酶抑制剂（DTI）**：达比加群、阿加曲班和比伐卢丁，可抑制凝血酶（凝血因子Ⅱa）。达比加群是一种口服DTI，常用于防治心房颤动引起的脑卒中，与华法林不同，达比加群无须连续监测INR，此外，它可被一种新型拮抗剂艾达赛珠单抗特异性灭活。阿加曲班（一般用于肾功能不全）和比伐卢丁静脉注射用于肝素诱导的血小板减少症病人，替代肝素介导抗凝作用。因二者缺乏特异性逆转药物，可导致危及生命的大出血，需慎用。

11. **直接凝血因子Ⅹa抑制剂**：如阿哌沙班、依度沙班和利伐沙班，可直接抑制凝血因子Ⅹa。而LMWH和磺达肝素等合成制剂则是通过作用于抗凝血酶Ⅲ间接抑制凝血因子Ⅹa。与达比加群相似，这些口服制剂常用于防治血栓性疾病，是肾功能正常病人替代华法林治疗安全、有效且方便的选择。直接凝血因子Ⅹa抑制剂同样缺乏特异性的逆转药物，但美国FDA已批准了一种新型拮抗剂andexxa，该药是凝血因子Ⅹa重组衍生物，可充当此类抗凝药的诱饵受体。能拮抗多种抗凝药的"广谱"抗凝剂拮抗药，如ciraparantag等，目前仍在研究中。

G. **围手术期凝血功能障碍的逆转**：依据凝血功能障碍的原因，围手术期的凝血功能障碍可通过输注冷沉淀物、血小板和FFP逆转。此外，特异性凝血因子也可用于需快速逆转凝血功能障碍的病人，病人可不必大量输血及避免由输注血制品所致的相关并发症。

1. **重组凝血因子Ⅶa（rFⅦa）**：已获FDA批准用于治疗存在血友病抗体抑制物的血友病病人，此类病人补充凝血因子Ⅷ和凝血因子Ⅸ也无法使凝血功能恢复正常。其作用并非直接补充凝血因子Ⅶa，而是直接迅速激活血小板、用“凝血酶暴发”启动凝血酶级联反应。病例报告显示，rFⅦa对减少创伤和大手术出血颇为有效，促进了该药更广泛的应用。有关rFⅦa的一项重要研究显示，其可减轻非创伤性出血性脑卒中病人脑内血肿的扩大，虽然后期随访结果未发现功能预后及病死率的改善。rFⅦa价格昂贵，且存在血栓相关风险。
2. **PCC**：包括维生素K依赖的凝血因子Ⅱ、凝血因子Ⅶ、凝血因子Ⅸ、凝血因子Ⅹ和FFP中分离出来的蛋白质C和蛋白质S。PCC用于华法林的快速逆转或由于特异性凝血因子缺乏导致的严重凝血功能障碍。PCC价格昂贵，其目前限制使用在要求紧急逆转抗凝作用的特殊临床情况。标准非活化PCC（kcentra）目前用于快速逆转服用华法林，并伴发急性大出血或需行外科大手术的病人，而其活化形式（凝血因子Ⅷ抑制剂旁路激活或FEIBA）主要用于A型血友病病人的难治性大失血。主要副作用为血栓风险，尤其见于活化PCC。

Ⅹ. 特殊病人的处理原则

A. **血友病**为X染色体相关疾病，该病罕见，且几乎只见于男性病人。血友病A是由凝血因子Ⅷ水平异常或缺乏所致，而血友病B（Christmas病）则是由于凝血因子Ⅸ水平异常。在美国，男性血友病A的发病率是1∶10 000，男性血友病B的发病率是1∶100 000。血友病C（Rosenthal综合征）更为罕见，由常染色体隐性变异导致凝血因子Ⅺ缺乏或功能障碍。

1. **临床表现**：一般在儿童时期就出现症状，即轻微创伤即可导致关节腔积血和软组织血肿。这种情况可反复出现并伴有疼痛，可引起血友病性关节病等严重并发症。实验室检查可见PTT显著延长，而PT和血小板计数正常。
2. **治疗**：应予病人补充适当的重组或冷冻的浓缩凝

血因子，并与血液科医师进行沟通。血友病A手术前的治疗目标是使凝血因子Ⅷ的活性水平达到25%～100%，取决于手术的大小。一些轻症病人可给予DDAVP治疗。紧急情况下，如果没有重组的凝血因子Ⅷ，也可输注冷沉淀物以补充缺乏的因子。血友病B术前的治疗目标是凝血因子Ⅸ的活性水平达到30%～50%

B. 血管性血友病（von Willebrand病，vWD）：是由血管性血友病因子（vWF）缺乏或异常导致。vWF是一种蛋白质，参与向损伤血管内皮锚定血小板并稳定凝血因子Ⅷ。该病是最常见的遗传性出血性疾病，属常染色体显性遗传，人群发病率为1%～2%，男女发病率相当。该病主要分为3种表现型：1型，vWF和凝血因子Ⅷ数量均轻或中度减少；2型，只有vWF质量异常；3型，血浆中vWF极低或测不出，同时凝血因子Ⅷ数量也很少，但可测出。

1. **临床表现**：血管性血友病的表型表达的不同，造成临床表现出的出血程度也不相同，从轻微出血到严重出血。通常病人都有容易出现瘀青或黏膜容易出血的病史，但也有一些病人直至遭受重大创伤或手术并发出血后才明确诊断。实验室通常显示出血时间延长，不伴PT或PTT延长，也无血小板减少。
2. **治疗原则**：根据分型的不同而异。1型病人DDAVP治疗有效，但2型和3型病人可能需要输注冷沉淀或从多人血浆中提纯的冻干vWF和凝血因子Ⅷ复合物。有证据显示，部分2型病人经DDAVP治疗可能诱发反常性血栓形成或血小板减少症。因此，不建议对未分型的vWD病人行经验性DDAVP治疗。TXA等抗纤溶药也可减少部分病人的手术出血。建议术前请血液科医生会诊。

C. 镰状红细胞病（或镰状红细胞性贫血）：是一种遗传性血红蛋白病，易感于非洲血统人群，在非洲裔美国人中的发病率为1∶600。该病是由Hbβ链第6位点（E6V）的谷氨酸被缬氨酸替代所致。该替换的纯合子（及HbS和HbC双杂合子，或β地中海贫血）可产生大量异常镰状血红蛋白变体（HbS），导致临床上的镰状细胞病。E6V杂合子替换的病人可有镰状细胞倾向，但大多无明显症状，但由于肾髓质相对低氧及高渗状态，可因间歇性产生镰状细胞而出现低渗尿或血尿。

1. **临床特征**：在特定条件下，尤其是低氧、低温、酸中毒或脱水状态下，异常HbS分子聚合并引起红细胞镰状变形。镰状细胞变形能力差、可导致微血管堵塞，造成组织缺血和梗死。镰状细胞危象的典型表现为剧烈的骨骼疼痛或腹痛、发热、心动过速、白细胞增多和血尿。尤其要重视急性胸部症状的进展，可表现为呼吸困难、低氧、胸痛、发热和胸部X线片中出现新的肺部浸润表现。但是，这些症状和体征可能被麻醉状态所掩盖。镰状红细胞的生存期较短，仅12d左右，因而会导致慢性贫血和骨髓外造血。
2. **麻醉处理**：此类病人应注意避免诱使红细胞发生镰状样改变的因素（低氧、低温、酸中毒或低血容量）。保守输血使病人术前Hct达30%左右可有效防止术后并发症的发生，其效果与传统的“交换输血”使HbS降至总Hb的30%效果相似。对于围手术期出现可疑急性胸部综合征者，可给予广谱抗生素、持续呼吸支持和PRBC输注，或采用换血治疗以快速降低镰状红细胞比例。

D. 耶和华见证者（JW）：病人因宗教信仰，通常拒绝接受异体输血和某些自体血制品，尽管这可能导致死亡。若病人是未成年人，或不具备做医疗相关决策的能力，或有需负责的受赡养者，以及某些紧急情况下，对此类病人的处理需特殊考虑（见第1章），但若是择期手术，即使有悖于医师的伦理信仰，医师也无需对拒绝接受输血的病人进行治疗。对于JW病人，血液保护措施至关重要（见本章Ⅶ.），此类病人可能接受术中自体血回输（见本章Ⅶ.B.），前提是血液一直保持不脱离机体（即血液采集管路必须始终与病人相连）。有时需应用促红细胞生成素增加此类病人围手术期红细胞量。有时术中需采取更保守的输血阈值（如仅当Hb降至6g/dl才输血）以减少输血需求。虽然胶体液理论上具有扩容的优点，但用胶体液代替晶体液并不能减少输血需求。对于JW病人的所有择期大手术，麻醉医师必须与病人就宗教信仰与输血决策进行充分沟通，并将这些讨论结果明确记录在病案和手术知情同意书上。

（刁玉刚 译 张铁铮 审校）

推荐阅读文献

American Society of Anesthesiologists Task Force on Perioperative Blood Management. *Practice Guidelines for Perioperative Blood Management.* Approved October 15, 2014. Accessed March 1, 2020. https://www.asahq.org/~/media/sites/asahq/files/public/resources/standards-guidelines/practice-guidelines-for-perioperative-blood-management.pdf

Carson JL, Stanworth SJ, Roubinian N, et al. Transfusion thresholds and other strategies for guiding allogeneic red blood cell transfusion. *Cochrane Database Syst Rev.* 2016;10:CD002042.

Cotton BA, Dossett LA, Haut ER, et al. Multicenter validation of a simplified score to predict massive transfusion in trauma. *J Trauma.* 2010;69(suppl 1):S33-S39.

Crash-2 Trial Collaborators. Effects of tranexamic acid on death, vascular occlusive events, and blood transfusion in patients with significant haemorrhage (CRASH-2): a randomised, placebo-controlled trial. *Lancet.* 2010;376:23-32.

Fergusson DA, Hebert PC, Mazer CD, et al. A comparison of aprotinin and lysine analogues in high-risk cardiac surgery. *N Engl J Med.* 2008;358:2319-2331.

Goodnough LT, Brecher ME, Kanter MH, et al. Transfusion medicine. I. Blood transfusion. *N Engl J Med.* 1999;340:438-447.

Goodnough LT, Brecher ME, Kanter MH, et al. Transfusion medicine: II. Blood conservation. *N Engl J Med.* 1999;340:525-533.

Goodnough LT. Risks of blood transfusion. *Crit Care Med.* 2003;31(12 suppl):S678-S686.

Hebert PC, Wells G, Blajchman MA, et al. A multicenter, randomized controlled clinical trial of transfusion requirements in critical care. *N Engl J Med.* 1999;340:409-417.

Holcomb JB, Tilley BC, Baraniuk S, et al. Transfusion of plasma, platelets, and red blood cells in a 1:1:1 vs a 1:1:2 ratio and mortality in patients with severe trauma: the PROPPR randomized clinical trial. *J Am Med Assoc.* 2015;313(5):471-482.

Kopko PM, Holland PV. Transfusion-related acute lung injury. *Br J Haematol.* 1999;105:322-329.

Lake CL, Moore RA, eds. *Blood: Hemostasis, Transfusion, and Alternatives in the Perioperative Period.* Raven Press; 1995.

O'Connell NM, Perry DJ, Hodgson AJ, et al. Recombinant FVIIa in the management of uncontrolled hemorrhage. *Transfusion.* 2003;43:1711-1716.

Rao SV, Jollis JG, Harrington RA, et al. Relationship of blood transfusion and clinical outcomes in patients with acute coronary syndromes. *J Am Med Assoc.* 2004;292:1555-1562.

Shaw AD, Stafford-Smith M, White WD, et al. The effect of aprotinin on outcome after coronary-artery bypass grafting. *N Engl J Med.* 2008;358:784-793.

Tanaka KA, Bader SO, Görlinger K. Novel approaches in management of perioperative coagulopathy. *Curr Opin Anaesthesiol.* 2014;27:72-80.

WOMAN Trial Collaborators. Effect of early tranexamic acid administration on mortality, hysterectomy, and other morbidities in women with post-partum haemorrhage (WOMAN): an international, randomised, double-blind, placebo-controlled trial. *Lancet.* 2017;389(10084):2105-2116.

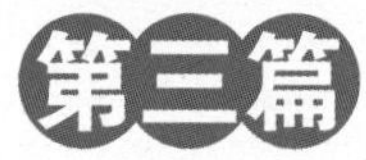

围手术期问题

第37章 麻醉后恢复室

Wortzman JRB，Berg SM

Ⅰ. 概述

大多数病人的麻醉苏醒过程平稳，但术后即刻的并发症可能是突发的和危及生命的。**麻醉后恢复室（PACU）**，为所有麻醉和镇静病人提供密切的监测和护理，其涵盖从手术室一对一地监测到病人在医院病房或在家中独立工作的过渡期。PACU成员是由专业的麻醉医师、护士和助手组成的。从PACU专业麻醉实施者到重症监护医师、住院医师或其他临床医师均可以为PACU提供医疗监督。它应紧邻手术室（OR），并有X线检查和实验室设备。用于常规护理和进一步生命支持的药物和设备必须准备好。

Ⅱ. 入PACU

A. 一经确认气道通畅并稳定，就只应考虑病人从手术室至PACU间的**转运**。病人应在麻醉医师的直接监视下从手术室转运到PACU，建议将床头抬高或将病人置于侧卧位以保证气道通畅。面罩给氧可以防止大多数病人出现由于通气不足或弥散性缺氧而引起的低氧血症（见本章Ⅵ.A.）。对于使用血管收缩药的不稳定病人，在转运过程中通常需要监测氧合和血流动力学指标。麻醉医师可根据临床情况携带抢救药物和气道装置。

B. 当病人到达PACU时应立即向PACU工作人员提供完整的**记录**。手术室的麻醉医师仍应负责病人的监护直至PACU工作人员准备好接管。

C. 如有临床必要，手术麻醉医师应直接向负责PACU的麻醉医师、外科医师或会诊医师交代病人重要的信息。麻醉医师向PACU提供的记录通常是术者和术后护理管理者之间关于术中事件唯一的正式描述。记录应包括以下内容。

1. **临床病史**：病人的身份、年龄、手术方法、诊断、既往史梗概（包括听力和视力损伤，精神病治疗情况，以及感染的预防和控制）、服药史、过敏史、术前生命体征的变化和语言的偏好。

2. 血管内通路：导管的位置和型号。

3. 术中药物治疗：麻醉前用药、抗生素、麻醉诱导和维持用药、麻醉性镇痛药、肌松药和逆转药、血管活性药、支气管扩张药和其他相关药物。

4. 手术操作：手术的确切性质和手术相关问题（如止血是否完善、引流管的处理和体位受限等），外科医师应向PACU人员交代这些手术细节。

5. 麻醉过程：特别是可能影响术后早期恢复过程的问题，包括实验室指标、静脉穿刺困难、气道管理问题如困难插管、术中血流动力学不稳定和心电图变化。

6. 液体平衡情况：包括输液总量、种类、液体替代治疗的根据、尿量、估计失液失血量。

Ⅲ. 监测

严密监测病人的意识状态、呼吸模式、血氧饱和度和血流动力学是十分重要的。对于常规病例，护士与病人的比例为1∶2或1∶3；对于高危病人，如有严重的合并疾病、术中出现并发症或特殊的复杂手术，护士与病人的比例为1∶1。根据临床需要定时监测和记录生命体征。标准监测包括**呼吸频率**监测、连续监测**心电图**、无创**血压**测定、**脉搏血氧饱和度**。**体温**应该监测和记录。

如有必要，应进行有创监测如放置动脉导管、中心静脉导管和肺动脉导管。留置动脉导管可提供连续的血压测定和采血样通路。当血流动力学不稳定的原因不明时（见第15章）或只有通过中心静脉系统给予血管收缩药时，应考虑放置中心静脉导管和肺动脉导管。经胸超声心动图是用于评估心功能和血容量的一种创伤较低的方法。如果监测和护理的需求逐步升级，并预料到病人的恢复过程复杂漫长，应计划将病人转入重症监护室（ICU）。

Ⅳ. 总体并发症

PACU并发症的发生率已经高达24%，因病人组成不同而发生变化，并一定程度上取决于病人的医疗史、麻醉及手术过程。在PACU最常见的问题包括下述几项：

A. 呼吸和气道并发症。

B. 血流动力学不稳定。

C. 术后恶心呕吐。

D. 肾并发症。

E. 神经系统并发症。

Ⅴ. 麻醉药物和镇静药物的作用

全身麻醉通过以下机制改变呼吸驱动和呼吸力学来影响呼吸系统。

A. **呼吸驱动力降低**：挥发性麻醉药、镇静药和阿片类药物都是呼吸抑制剂。它们通过减弱中枢和外周化学感受器对低氧血症和高碳酸血症的反应、抑制对上呼吸道负压的正常反射反应和减少觉醒状态来发挥作用。

阿片类药物：用于术后控制疼痛的最常用处方镇痛药，也是高碳酸血症通气驱动的强效抑制剂。术后使用阿片类药物继发的呼吸衰竭在最初的24h内达到高峰。接受阿片类药物治疗的病人呼吸频率减慢，如果没有刺激可能会发生呼吸暂停。**苯二氮䓬类药物**也抑制通气驱动，但弱于阿片类药物。这些药物的作用呈剂量依赖性，并受年龄和合并症的影响，如颅内病变、阻塞性睡眠呼吸暂停（OSA）或慢性阻塞性肺疾病（COPD）。

B. 尽管肌松药的逆转，**残留的神经肌肉阻滞**常持续存在。上呼吸道扩张肌对肌松药的作用特别敏感，当肌松作用没有完全逆转时会增加上呼吸道梗阻、误吸和再插管的风险。神经肌肉疾病的病人应避免或谨慎使用神经肌肉阻滞药，如格林-巴利综合征、重症肌无力和肌营养不良症。

C. **改良的呼吸力学**：全身麻醉改变了肺和胸壁的力学，导致肺容量、肺顺应性及胸壁顺应性降低。麻醉诱导后功能残气量（FRC）立即降低多达20%，导致肺的相应区域不张。病人仰卧位及高浓度氧气引起的肺泡气体吸收（吸收性肺不张）进一步加剧了肺不张的形成。降低的FRC和肺不张导致通气血流灌注比例失调、分流和低氧血症。

D. **术中机械通气**：呼吸机引起的肺损伤是由于相应肺组织反复过度膨胀和塌陷引起的。低潮气量、低平台压和呼气末正压（PEEP）的肺保护性通气是ICU中ARDS病人机械通气的基础。在全身麻醉下接受手术的病人也可能受益于低潮气量、低平台压、较高水平的PEEP和术中肺复张策略。

Ⅵ. 呼吸和气道并发症

术后病人呼吸系统并发症的发生率为2%～19%，肺不张和肺泡通气不足是最常见的原因。低氧血症的其他原因包括上呼吸道梗阻、喉痉挛、支气管痉挛和误吸。

A. 低氧血症：全身麻醉可抑制缺氧性和高CO_2性呼吸驱动，降低肺的FRC，这些变化可持续到术后一定时间，易导致通气不足和低氧血症。补充给氧会掩盖和延迟发现脉搏血氧饱和度所反映的通气不足，也可降低术后低氧血症的发生。是否给予氧治疗应根据每例病人的情况而采取个体化方案，但病人从手术室转运至PACU期间通常需要补充给氧。低氧血症的表现包括呼吸困难、发绀、神志改变、躁动、迟钝、心动过速、高血压和心律失常。在对这些症状给予对症治疗之前首先要排除低氧血症。

B. 低氧血症的原因包括下述几点：

1. 肺不张：是由全身麻醉导致功能残气量下降，肺内分流增加所致。肥胖和接受胸部或上腹部手术病人更易发生肺不张。接受硬膜外麻醉的病人几乎很少发生肺不张。深呼吸、间断性正压通气和诱发性肺活量测定均可快速有效再复张小面积萎陷的肺泡，即使这些方法能否降低呼吸系统并发症仍不确定。已有研究证明，无创通气（NIV）可以降低术后病人肺不张和改善氧合。偶尔低氧血症可能持续存在，胸部X线片可以显示肺段和肺叶萎陷。胸部物理治疗或纤维支气管镜检查有助于萎陷的肺区再膨胀。

2. 通气不足：可由于肺泡萎陷和肺泡气中CO_2分压增加引起低氧血症。

3. 弥散性缺氧：可能发生于全身麻醉苏醒期快速洗出N_2O时。面罩吸入高浓度氧可预防低氧血症。

4. 上呼吸道梗阻：最常见的原因是气道反射和张力恢复不完全，在肥胖或并存呼吸睡眠暂停综合征（见本章Ⅵ. D.）或肌松药残留（见本章Ⅵ.C. 2. b.）的病人中更为常见。

5. 支气管痉挛：可能导致通气不足、CO_2蓄积和低氧血症。

6. 误吸胃内容物可导致吸入性肺炎。

7. 肺水肿：可能是由心力衰竭、肺毛细血管通透性增加或持续暴露于负压所致。心源性水肿最多见于有心脏病史的病人，其特点为低氧血症、呼吸困难、端坐呼吸、颈静脉怒张、喘鸣、第三心音奔马律。可能是由于液体超负荷、心律失常和心肌缺血诱发的。应进行胸部X线检查、动脉血气分析、12导联心电图和肌钙蛋白水平测定。应请心内科医师会诊，特别是当不稳定型心绞痛和急性瓣膜性疾病需进行创伤性处理时。主要采用正性肌力药、利尿药和血管扩张药。在药物治疗尚未起效前，严重低氧病人可采用无创通气从而避免对气管插管的需要。通透性肺水肿可继发于脓毒症、头部外伤、误吸、输血反应、过敏反应、负压性肺水肿或上呼吸道梗阻，其特点是低氧血症，而无左心室超负荷的征象。负压性肺水肿（NPPE）继发于持续的上呼吸道梗阻，如喉痉挛、气管导管被咬或者下咽部梗阻时仍有连续的膈肌活动。具有良好肌肉力量的年轻、健康、运动型病人发生负压性肺水肿的风险增加，通常在呼吸道梗阻缓解后立即发生。其特点是低氧血症、粉红色泡沫痰和胸部X线片上的双侧浸润影，浸润影通常在24～48h内消退。治疗通常需要在ICU内继续进行。

8. 气胸：可能导致通气不足、低氧血症和血流动力学不稳定（见本章Ⅵ.C. 2. e.）。

9. 肺栓塞：在术后即刻很少发生。然而当深部静脉血栓形成、癌症、多发外伤和长期卧床的病人，发生原因不明的低氧血症时，在鉴别诊断时应考虑肺栓塞。

C. 通气不足：是不恰当的低每分通气量，可导致高碳酸血症和急性呼吸性酸中毒。严重通气不足可致低氧血症、精神状态的改变和最终导致呼吸暂停。补充给氧会掩盖脉搏血氧饱和度所反映的通气不足。因此，对术后病人通气状态的监测不能完全依靠脉搏血氧饱和度。术后通气不足的原因可分为两类。

1. 通气驱动下降

a. 所有吸入**卤族麻醉药**均可抑制通气驱动（见第12章），并可能引起术后的通气不足。**阿片类药物**也是强效呼吸抑制药。所有μ受体激动药均可提高呼吸暂停的阈值。镇痛的病人典型表现为疼痛消失和呼吸频率减慢，如果不予以刺激则有呼吸暂停的倾向。大剂量**苯二氮䓬类药物**也可抑制呼吸驱动力。麻醉相关通气不足最安全的处理方法是继续机械通气，直至呼吸充分恢复，另外也可考虑用药物逆转。

（1）阿片类药物引起的通气不足可使用纯μ受体拮抗药**纳洛酮**所拮抗，分次静脉注射40～80μg直至效应产生，1～2min内即可逆转，并持续30～60min。纳洛酮可引起明显的副作用，包括疼痛、心动过速、高血压和肺水肿。阿片类药物的呼吸抑制效应可能比单次剂量的纳洛酮效应持续更久，因此，应监测病人是否再次发生通气不足。对已知或怀疑有长期使用阿片类药物的病人，应小心谨慎使用纳洛酮，因为可导致急性戒断症状。

（2）苯二氮䓬类药物引起的通气不足可采用**氟马西尼**拮抗（5min内，静脉注射剂量可从0.2mg逐渐增加至1mg，最大剂量为5mg）。1～2min起效，6～10min达峰效应。由于氟马西尼半衰期较短，为7～15min，故应用氟马西尼后可能再次出现镇静效应，所以应严密观察病人。长期使用苯二氮䓬类药物的病人，应谨慎使用氟马西尼，因为可能会引起痉挛。

b. 较少见但可能威胁生命的原因包括**颅内**和**颈动脉**手术，**头部外伤**和术中**脑卒中**导致的通气驱动受损（见本章Ⅸ.）。

2. 肺和呼吸肌功能不足

a. 合并呼吸系统疾病：术前存在的呼吸系统疾病

是术后发生呼吸系统并发症最重要的危险因素。COPD改变通气血流比例引起低氧血症和高二氧化碳血症。在正常情况下气体交换障碍和呼气气流受阻可导致呼吸做功增加，可因手术创伤、麻醉、气道分泌物等进一步加重。**限制性疾病**（如肺纤维化、胸腔积液、肥胖、脊柱侧弯、大量腹水和妊娠）的并发症比COPD少，特别是当呼吸肌力未受影响和肺外性限制通气障碍时更是如此。NIV通过减少呼吸运动做功、增加通气参数及避免气管插管，对COPD和限制性疾病的病人发挥有益作用。

b. 神经肌肉阻滞残留是指TOF比值小于0.9，痉挛性颤搐、全身无力、上呼吸道梗阻、低氧血症或吞咽呼吸细微征象可提示神经肌肉阻滞残留。即使使用了最新的非去极化肌松药，在进入PACU时，也约有30%的病人仍存在神经肌肉阻滞残留。只有通过**定量性神经肌肉传递监测**才能准确判断肌力是否完全恢复（见第14章）。若用足量药物拮抗（如**新斯的明**20～60μg/kg，最高剂量5mg，每1mg新斯的明给予0.2mg**格隆溴铵**静脉注射，或**舒更葡糖钠**2～4mg/kg）后，仍存在肌无力，建议继续采取机械通气，给予适量的抗焦虑药，直至肌力恢复。同时，也要注意一些特殊情况：重症肌无力、肌无力综合征、假性胆碱酯酶缺乏、琥珀胆碱引起的二相阻滞、低温、酸碱及电解质紊乱和抗胆碱酯酶过量。

c. 镇痛不全：见于胸部和上腹部手术后，可能导致呼吸受限和每分通气量降低，进而引起肺泡萎陷、低氧血症和高碳酸血症。应早期进行镇痛，并鼓励深呼吸和咳嗽。与全身镇痛相比，硬膜外镇痛可降低呼吸并发症（肺不张、肺部感染或低氧）的发生率。

d. 支气管痉挛：常见于小儿、COPD、哮喘或近期有呼吸道感染的病人。气管操作尤其是气管插管经常诱发支气管痉挛。哮鸣音也可见于肺水肿、支气管插管、吸入性肺炎和气胸病人。

e. **气胸**：可见于胸廓切开术、纵隔镜检查、支气管镜检查、肾和肾上腺切除术高位分离腹膜、腹腔镜手术及脊柱融合术。中心静脉穿刺和上肢神经阻滞也可能导致气胸。气胸可以通过立位胸部X线片进行诊断。当出现血流动力学不稳定时（张力性气胸），即使没有胸部X线片诊断，也应立即使用注射针头减压或胸廓造口置管术。

D. 上呼吸道梗阻：可发生于麻醉恢复期，主要症状有呼吸运动幅度小、肋间隙和胸骨上凹陷，吸气时胸腹壁活动不协调。上呼吸道完全梗阻是无声的，部分梗阻伴有鼾声（如果梗阻部位在喉以上）和喘鸣（如果梗阻部位在喉周）。梗阻更常见于OSA、肥胖、扁桃体及腺样体肥大或颅面部畸形病人。大多数情况下，提颏法可以解除梗阻，也可同时提下颌。持续气道正压可能对OSA病人有益。常见原因包括下述几项。

1. **恢复不完全**：全身麻醉和（或）神经肌肉阻滞恢复不完全（见本章Ⅵ.C. 2. b.）。气道本身和外部肌肉张力降低和不协调引起舌后坠和气道阻塞。放置鼻咽或口咽导气管、手法辅助通气或气管插管以恢复气管通畅。

2. **喉痉挛**：实际上是一种"保护性反射"，血液和气道分泌物等有害刺激喉上神经引起声带不自主地收缩，特别是在浅麻醉的情况下。它的特点是喘鸣或没有呼吸音和空气流动。儿童、吸烟病人和肥胖病人发生喉痉挛的风险增加。

3. **气道水肿**：可发生于喉镜检查、支气管镜检查、胃管的放置、食管镜检查及头颈部手术时，也可见于气管插管操作粗暴、过敏反应、输液过量和头低位时。由于小儿上呼吸道内径小，更易因水肿而发生气道梗阻。套囊试验既不敏感也不特异，所以当怀疑病人气道水肿时，不应该采取套囊试验来决定是否拔除气管导管。治疗包括下述几项。

a. 面罩吸入温湿的纯氧。

b. 头部抬高及限制液体，如有可能采取利尿治疗。

c. 雾化吸入溶于生理盐水的2.25%消旋肾上腺素溶液0.5～1.0ml或左旋肾上腺素1：1000溶液2ml，

必要时每20min重复使用。

d. **地塞米松**，24h内每6h静脉注射4～8mg。

e. 在其他药物起效前，给予**氦氧混合气**（氦：氧为80：20）可迅速改善气体交换和呼吸做功。这是由于氦气形成的层流气流改善了末端肺泡的气体交换。

f. 由于气道解剖可迅速发生变形，特别有过敏反应时，应及早**重新气管插管**。

4. **手术切口血肿**：甲状腺及甲状旁腺手术、颈廓清术和颈动脉内膜切除术术后可能由于手术部位出血而并发血肿。血肿在颈部组织内蔓延，可导致静脉和淋巴回流受阻，以及严重水肿。病人主诉局部疼痛和压迫感、吞咽困难、不同程度的呼吸窘迫和手术部位引流较多。颈部血肿必须立刻入手术室行紧急探查和清除，并应立即通知外科医师并准备好手术间。麻醉医师必须通过面罩给予纯氧，随后在直视下进行气管插管。如果不能迅速完成气管插管，必须在床边重新打开手术切口，以缓解软组织压迫气道和改善气道通畅。

5. **声带麻痹**：可能发生于甲状腺及甲状旁腺手术、胸部手术、气管手术、颈部手术或粗暴的气管插管之后。声带麻痹可能是一过性的，是由于手术操作累及喉返神经而引起的；麻痹也可能是永久性的，是由于喉返神经断裂引起的。一过性单侧声带麻痹较常见，主要的危险是可能引起误吸。永久性单侧声带麻痹可能没有临床症状。随着时间的推移，对侧声带可以代偿而减少误吸的发生。双侧声带麻痹常见于喉癌或气管肿瘤根治术，是因为肿瘤的浸润几乎不可能识别喉返神经。双侧声带麻痹是少见、严重的并发症，在气管拔管或术后最初的几个小时内，可能发生上呼吸道完全梗阻。需要紧急气管插管（可能由于气道解剖紊乱而比较困难），必要时行气管切开。

E. **保留气管导管病人**：需要特别照顾。PACU的麻醉医师应计划停机和气管拔管方案，或者转入ICU的可能。术后延迟气管拔管的情况包括下述几方面。

1. 全身麻醉的**苏醒延迟**是由于吸入性麻醉药或静脉麻醉药的作用，可用药物逆转其作用，但是一般较妥当的做法是呼吸机支持通气，使呼吸抑制自然消除。饱胃病人需要额外的警惕，在气管拔管前确保意识和咽反射的恢复。
2. **术中深度神经肌肉阻滞**不适合用**新斯的明和格隆溴铵**进行药物逆转。甾体类神经肌肉阻滞药维库溴铵和罗库溴铵可通过适当剂量的**舒更葡糖钠**逆转。在没有舒更葡糖钠的情况下，应保留气管导管直至肌力可以安全、永久地被逆转。如果用足量的药物逆转后仍存在肌无力，应用机械通气直至肌力完全恢复。
3. **O_2和CO_2交换不足**通常是由于麻醉、手术和体位的影响，在机械通气的同时必须考虑可能的病因（见本章Ⅵ.A.和B.）。
4. **呼吸道梗阻的可能**存在于所有气管拔管后，特别是头颈部手术、咽部脓肿引流、下颌骨金属线固定、大量液体复苏或长时间俯卧位手术。这些病人在完全清醒之前不应气管拔管。
5. **血流动力学不稳定**严重时可伴有气体交换和意识的不同程度变化，需要继续采用机械通气支持。如果没有得到改善，应考虑将病人转入ICU治疗。
6. **低温**可导致很多不良后果，使术后不能立即气管拔管（见本章Ⅻ.A.）

F. **气管拔管指征**：没有单一的指征或通气参数能确保气管拔管成功。下列指征有助于评估术后病人不再需要辅助通气。

1. 最低通气支持时**动脉氧分压（PaO_2）**或脉搏血氧饱和度（SpO_2）正常。
2. **呼吸方式**正常。病人能自主呼吸，慢速呼吸不费力（呼吸频率＜30次/分），并潮气量足够（＞6ml/kg）。
3. 足够的**意识水平**，可以合作和保护气道。
4. **肌力恢复**完全，可通过神经肌肉传递监测来确定。
5. **气管拔管**前，PACU的麻醉医师应警惕原已存在的气道问题，并可能需要再次气管插管，给予吸氧；吸引气管导管和口咽部；正压通气后气管拔管。气管拔管后必要时面罩给氧。监测SpO_2，评估是否存在气道梗阻或通气不足。

Ⅶ. 血流动力学和心血管并发症

血流动力学和心血管并发症在 PACU 发生率约为5%，低血压、心律失常、心肌缺血和肺水肿比较常见。有趣的是，与低血压和心动过缓相比，术后高血压和心动过速与非计划转入重症监护室的风险增加和更高的死亡率有关。

A. 低血压：通过回顾病人的病史和术中处理以帮助鉴别诊断。实施麻醉的医师可以帮助解释目前问题。术后病人出现低血压仍应首先考虑出血。大多数情况下，下列程序有助于低血压的鉴别诊断。

1. **低血容量**：是PACU中最常见的低血压原因。最初评估时给予液体快速输注通常是一种安全的手段。进行性出血、补液量不足、渗透性多尿、液体在体内转移（肠梗阻、腹水）是PACU中常见的引起低血容量的原因。非特异症状包括心动过速、黏膜干燥、少尿和口渴。存在特殊指征时应补充大量液体（250～1000ml晶体液，等容量合成胶体液、血液制品或同时给予）。血容量补足后仍持续低血压，应置入导尿管，考虑有持续的外科出血。补充诊断措施包括经胸超声心动图、肺动脉导管，或者无创性心排血量监测。

2. **静脉回流不足**：循环血容量没有减少，而是机械因素减少了回心血量。常见原因包括正压通气、肺动力性过度膨胀导致内源性呼气末正压、气胸和心脏压塞。静脉回流受阻的症状同真正的血容量减少相似，还有颈静脉怒张、中心静脉压增加、呼吸音和心音减弱。补充血容量是主要的对症治疗方法，消除病因是基本的治疗措施。

3. **血管扩张**导致低血压，原因包括神经阻滞、残留的吸入麻醉药、低温后复温、输血反应、肾上腺功能不全、过敏、全身炎性反应、毒血症、近期使用肾素-血管紧张素-醛固酮系统调节药物，以及使用血管扩张药。低血容量可加剧血管扩张引起的低血压，但单独依靠输液不能完全恢复血压，需要采用α受体激动药，如**去氧肾上腺素**、**去甲肾上腺素**和**肾上腺素**。对症治疗的同时应进行特殊病因的诊断和治疗。

4. 心排血量降低的原因包括心肌缺血、心肌梗死、心律失常、充血性心力衰竭、使用负性肌力药（麻醉药、β受体阻滞药、钙通道阻滞药、抗心律失常药）、脓毒症和甲状腺功能低下（见第3、7和17章）。其症状包括呼吸困难、多汗、发绀、颈静脉怒张、少尿、心律失常、喘鸣、肺底部干啰音和第三心音（S_3 奔马律）。胸部X线片、12导联心电图和基本实验室检查一般有助于诊断，常需要有创监测指导药物治疗。

a. **正性肌力药**如多巴胺、多巴酚丁胺、肾上腺素、去甲肾上腺素和米力农。

b. 用硝酸酯类和钙通道阻滞药**降低后负荷**。

c. 液体过负荷采用袢利尿药**利尿**。

d. 心律失常时采用**抗心律失常药**或**电复律**。

B. 高血压：是术前患有高血压的病人术后最容易发生的并发症，特别是术前未经系统药物治疗者。某些种类的手术如颈动脉、血管、内分泌腺和胸腔内的操作更易导致术后高血压。其他引起术后高血压的原因包括疼痛、膀胱膨胀、液体过量、低氧血症、高碳酸血症、低温颅内压（ICP）增高和使用血管收缩药。高血压通常是没有症状的，但恶性高血压时，病人可能表现头痛、视物模糊、呼吸困难、烦躁不安，甚至胸痛。通过检查袖带的型号和放置来确定血压的测定是否正确，应复习病史和手术过程，排除可纠正的原因。治疗目标是维持血压接近病人的基础血压。对颅内动脉瘤手术、血管肌肉活瓣成形术、微血管手术和严重血管疾病，严格控制血压是十分重要的。如果可能，建议重新开始口服慢性抗高血压药物，如有需要，应静脉给予起效快、短时效药物治疗。

1. β受体阻滞药：是一线药物。拉贝洛尔（α受体和β受体阻滞药）5～10mg静脉注射，或按2mg/min静脉输注；艾司洛尔（$β_1$受体阻滞药）20～100mg静脉注射，或按25～300μg/（kg·min）持续静脉输注。

2. 钙通道阻滞药：尼卡地平最初输注速度为5～15mg/h。不推荐舌下含服硝苯地平，因为其可能导致无法预计的、严重的血压下降，从而引起心肌缺血。

3. **肼屈嗪**：是纯血管扩张药，5～20mg静脉注射，可能引起反射性心动过速。

4. **硝酸酯类**：硝酸甘油最初静脉输注速率为25μg/min，主要是扩张静脉，用于合并心肌缺血的治疗。硝普钠开始以0.5μg/（kg · min）的速率静脉输注，是强效动脉静脉扩张药，需有创血压监测。

C. 心律失常：围手术期心律失常的可能原因包括交感神经兴奋、低氧血症、高碳酸血症、电解质和酸碱失衡、心肌缺血、颅内压增高、药物中毒、甲状腺毒症和恶性高热。房性期前收缩和偶发室性期前收缩一般不需要治疗。当出现恶性心律失常时应给予吸氧，在寻找病因的同时应给予支持治疗。

1. 常见的室上性心律失常

a. **窦性心动过速**：可能是由疼痛、躁动、低血容量、发热、体温增高、低氧血症、高碳酸血症、充血性心力衰竭和肺栓塞所致。除非有发生心肌缺血的风险，否则在明确原因后需使用β受体阻滞药。

b. **窦性心动过缓**：可能是由高平面神经阻滞、阿片类药物（除哌替啶）、迷走神经兴奋、β受体阻滞药和颅内压增高所致。当有低血压或严重心动过缓时，可用M胆碱受体阻滞药，如**阿托品**0.4mg静脉注射或**格隆溴铵**0.2mg静脉注射。

c. **阵发性室上性心动过速**：在70岁以上、腹部手术、胸部手术和大血管手术术后，以及术前有房性期前收缩的病人发生率较高。阵发性室上性心动过速包括阵发性房性心动过速、多源性房性心动过速、交界性心动过速、心房颤动和心房扑动。这些心律失常可导致明显的低血压，治疗包括如下方法。

（1）**同步电复律**：血流动力学不稳定时，参照高级心脏生命支持电复律方案（见第39章）。

（2）**腺苷**：6～12mg，快速静脉注射，阵发性房性心动过速转律为窦性心律的成功率较高。

（3）**维拉帕米**：2.5～5mg，分次静脉注射，或**地尔硫䓬**5～20mg静脉注射或持续输注（初始量：0.25～0.35mg/kg，之后按 5～15mg/h 静脉输注），可降低心室心率。

(4) **胺碘酮**：在心肌功能下降时，用于控制房性心律失常的心率。

(5) **β受体阻滞药（美托洛尔、艾司洛尔和阿替洛尔）**：同样降低快速型室上性心律失常的心室率。

2. **稳定型室性心律失常**：室性期前收缩和稳定非持续性室性心动过速一般不需要治疗。然而，应该寻找可逆性原因（低氧、心肌缺血、酸中毒、低钾、低镁和中心静脉导管的刺激）。稳定持续性室性心动过速可以通过同步电复律或药物治疗。如果室性期前收缩是多源性的，短阵发作或与前一个T波接近也需要治疗，尤其是在患有器质性心脏病的病人中，因为有发展为非稳定性室性心律失常的风险。

 a. **β受体阻滞药**：艾司洛尔20～100mg静脉注射，或25～300μg/（kg·min）持续静脉输注；美托洛尔2.5～10mg静脉注射和普萘洛尔0.5～2.0mg分次静脉注射。

 b. **胺碘酮**：在心功能下降的病人中，10min给予150mg胺碘酮，随后6h按1mg/min持续静脉输注，然后按0.5mg/min的速率静脉输注。

3. **不稳定性室性心动过速**和**心室颤动**的处理在ACLS方案中有所阐述（见第39章）。

D. 心肌缺血和心肌梗死

1. **T波改变**（倒置、低平和假性正常化）：可能与心肌缺血和心肌梗死、电解质紊乱、低温、纵隔操作或导联安置不当有关。因为单独T波改变术后较常见，而且很少是由于心肌缺血引起的，因此必须综合临床来考虑。

2. **ST段变化**：包括抬高或降低，通常分别是心肌梗死和缺血的特异性表现。ST段抬高也可以是正常变异或其他情况，如左心室肥厚、左束支传导阻滞和高钾。不像非手术期心肌梗死，术后心肌梗死多伴有ST段降低和无Q波。除给予氧、监测12导联心电图和心肌酶外，必须分析查找ST段改变的诱发因素并予纠正。常见病因包括低氧血症、贫血、心动过速、低血压和高血压。如果存在心肌缺血，应给予β受体阻滞药控制心率。阿司匹林和他汀类药物可能降低围手术期急性冠状动脉综合征病人的死亡率。ST段抬高的病人适合静脉给予硝酸甘油。严重者应请心脏科会诊并转入ICU。

3. 有较高心脏意外风险的病人（如缺血性心脏病、充血性心脏病、脑血管疾病、肾功能不全、糖尿病，以及接受胸腔内、腹膜内或腹股沟血管操作），连续应用或某些情况下开始应用β受体阻滞药可能会降低围手术期心脏不良事件的风险。

E. **放置永久性起搏器（PPM）或心内除颤器（ICD）的病人**，在 PACU 中应给予特殊护理。手术团队必须提供有关病人起搏器依赖状态和设备特点的信息。连续监测心电图，特别注意病人的心律、心率和血流动力学状态。对于放置PPM和ICD的病人，术中电烙术的使用可能会诱发心律失常。现代设备不易受到术中电磁干扰。在没有明确放置磁铁的影响前，不应常规在PPM或ICD上放置磁铁。术前或术后可能需要连接电生理仪。术后在 PACU可能需要询问和重新调试原始参数。

Ⅷ. 肾并发症

术后急性肾衰竭明显增加手术病人的发病率和病死率。肾病的生理、诊断和治疗见第5章。在PACU中可能遇到的主要有三种情况。

A. **少尿**：其定义为尿量少于0.5ml/（kg · h）达6h以上。然而在正式诊断前就常已存在尿量的减少。**低血容量**是术后少尿最常见的原因。尽管其他的原因未排除，也可采用液体快速输注（晶体液或合成胶体液200～250ml）的方法，同时放置尿管。当持续少尿时，应考虑行进一步的诊断检查（如血浆和尿液电解质）和有创监测。**利尿药**只有在非常必要时才可应用，如充血性心力衰竭和慢性肾功能不全。按传统规则分析肾前性、肾性、肾后性肾衰竭的原因有助于术后少尿病人的诊治。

1. **肾前性**：少尿原因包括肾灌注压降低的情况。除低

血容量外，应考虑其他引起心排血量降低的原因。腹内高压引起的间隔综合征（如腹膜内血肿和大量腹水）也可以降低肾灌注压。分析尿的电解质（见第5章）显示尿钠浓度降低（＜1%）。

2. 肾性少尿：原因包括低灌注压（如低血压、低血容量和脓毒血症）、毒素（如肾毒性药物和肌红蛋白尿）和创伤引起的急性肾小管坏死。尿检发现颗粒管型有助于诊断。

3. 肾后性：少尿原因包括尿管堵塞、创伤和医源性尿道损伤。

B. 多尿：即尿量不成比例地多于液体输入量，较少见。对症治疗包括补充液体以维持血流动力学稳定和液体平衡。电解质紊乱和酸碱失衡可继发于原发病和大量液体丢失。鉴别诊断包括下述几项。

1. 输液过多，在健康人只需观察。

2. 药物性利尿。

3. 渗透性利尿可能是由高血糖、高钙血症、乙醇中毒、高渗盐水、甘露醇或胃肠外营养所致。

4. 尿路梗阻解除后的**梗阻后利尿**。

5. 急性肾小管坏死可由于肾小管浓缩功能丧失而导致一过性多尿。

6. 尿崩症可能是由于头部外伤、感染或下丘脑基底部手术导致抗利尿激素缺乏而引起的。

C. 电解质紊乱：肾衰竭可能在几小时内诱发**高钾血症**和酸血症，必须立即纠正以避免发生室性心律失常及死亡（见第5章）。多尿可导致严重脱水、大量钾丢失和碱血症。**低钾血症**常伴有**低镁血症**，可诱发房性和室性心律失常，但不如高钾血症所致严重。补钾必须注意避免过量。补镁可有效治疗房性和室性心律失常，特别是尖端扭转型室性心律失常。

Ⅸ. 神经系统并发症

A. 苏醒延迟

1. 苏醒延迟最常见的原因是**麻醉药的残余作用**。较少见但可能危及生命的原因包括器质性脑部意外。

2. 术中或术后较长时间**脑灌注减少**，可引起弥漫性或局灶性脑损害，导致迟钝和苏醒延迟。患有脑血管疾病的病人，短时间低血压即可引起严重的脑低灌注和脑损害。如果怀疑上述情况发生，应立即请神经科医师会诊及进行特殊检查（如CT、MRI或脑血管造影）。若可疑脑水肿应立即进行相应处理（见第23章）。

3. 苏醒延迟的**代谢原因**包括低温、脓毒症、先前存在的脑病、低血糖和电解质紊乱或酸碱失衡。

B. 神经系统损伤：可能是**脑卒中**的结果，或是由于外周神经损伤（见本章Ⅸ. D.）。围手术期脑卒中的发生率为0.1%～2.2%，可能是缺血性的或出血性的。脑卒中的早期诊断可能比较困难，因为麻醉药的残余作用和脑卒中症状发生部分重叠，如言语不清、视觉改变，眩晕、躁动、意识模糊、精神错乱、麻木、肌无力和瘫痪。在脑血管疾病、高凝状态和心房颤动的病人，**缺血性脑卒中**更为常见，可能与术中低血压有关。继发于长骨骨折的脂肪栓塞也可引起脑卒中。在患有凝血性疾病、未控制的高血压、脑动脉瘤或动静脉畸形，以及头部创伤的病人，**出血性脑卒中**更为常见。脑卒中多发生于颅内手术、颈动脉内膜切除术、心脏手术或多发外伤后。若怀疑脑卒中，应请神经科会诊，并进行脑CT和MRI检查，以指导选择及时的、可能挽救生命的治疗方法。

C. 苏醒期谵妄：发生率为5%～20%，特点是兴奋和嗜睡交替、定向力障碍和不协调行为。谵妄可发生于任何病人，高危因素包括年龄（年龄＜5岁或年龄＞64岁）、先前存在焦虑或精神障碍、手术类型（乳腺、腹部、ENT和眼科手术）、术后严重的疼痛和苯二氮䓬类药物的术前用药。围手术期使用的很多药物可以诱发谵妄：氯胺酮、阿片类药物、苯二氮䓬类药物、大剂量的甲氧氯普胺抗胆碱药物（阿托品和东莨菪碱）。谵妄也可能是某些疾病的症状，如低氧血症、酸中毒、低钠血症、低血糖、颅内损伤、脓毒症、严重疼痛或酒精戒断综合征。在寻找病因的同时，应对症治疗：吸氧、补充液体和电解质，充分的镇痛。可选用抗精神病药物如**氟哌啶醇**（每20～30min静脉注射2.5～5.0mg）。如果躁动严重，可加用苯二氮䓬类药物

（**地西泮**2.5～5mg静脉注射，或**劳拉西泮**1～2mg静脉注射）。然而，苯二氮䓬类药物具有使谵妄恶化的固有独立风险。**毒扁豆碱**（0.5～2.0mg静脉注射）可逆转抗胆碱药引起的谵妄。

D. **外周神经损伤**：可能继发于术中体位安置不当或手术的直接损伤，也可能是区域麻醉的并发症之一。据ASA的已结案例分析，尺神经损伤约占外周神经损伤的1/3，其次是臂丛神经和腓总神经损伤。术后神经损伤的危险因素包括低体重、先前有神经病变、吸烟和糖尿病史。可能发生神经损伤的其他部位是腕部（正中神经和尺神经）、臂内侧（桡神经）和面罩通气时压迫第Ⅶ对脑神经主分支的颅内发出点。截石位特别是长时间截石位时，可能会导致坐骨神经、股神经、腓总神经和隐神经损伤。体位不当会压迫和牵拉神经，神经发生脱髓鞘。髓鞘再生通常需要6～8周。然而，一般需要更长时间才能恢复，在某些情况下神经损伤是永久性的。早期神经科会诊对诊断和完全恢复至关重要。

E. **术中知晓**：是很少见的全身麻醉并发症（大样本多中心研究中占0.13%）。术中知晓可在PACU中首先察觉到。通常是浅麻醉技术的结果，尤其发生在创伤、心脏和产科手术后。危险因素包括遗传性或获得性（药物滥用史耐药、ASA分级Ⅲ～Ⅴ级和肌松药的使用。全身麻醉下知晓的长期影响包括从轻度焦虑到明显的创伤后应激障碍。在PACU中应进行一简短的询问（改良Brice方案），以确定病人是否知晓。术中知晓病人应该接受严格的家庭和门诊随访，应该提供心理咨询治疗。

Ⅹ. 术后恶心呕吐

术后恶心呕吐（PONV）是全身麻醉常见的并发症之一，在区域麻醉中较少见。术前根据PONV的风险进行分级。在女性、非吸烟、有PONV和晕动史的病人PONV发生率较高；使用氧化亚氮和挥发性麻醉药进行全身麻醉时PONV发生率更高。某些类型的手术（胆囊切除术、腹腔镜手术和妇科手术）也可能增加PONV的风险。

A. 不推荐在风险很小的个体进行PONV预防，如遇适当的情况，具有PONV高风险的病人应采取区域麻醉。高风险病人需要全身麻醉时，应在术前或术中预防性给予抗呕吐药物。推荐单一药物、两种或三种不同种类的抗呕吐药物合用，与可以降低PONV风险的措施联合使用：术前预防、丙泊酚诱导和维持、全凭静脉麻醉、适当的液体治疗和尽量减少围手术期阿片类药物的应用。如果没有接受预防治疗的病人出现PONV，治疗应先用5-羟色胺拮抗药，必要时可以使用其他种类的药物。对于已接受预防治疗的病人，治疗包括应用不同种类的药物，而不是先前应用的药物。术后最初6h内给予同一种药物尚未被证明对 PONV治疗是有效的。常用的止吐药物种类如下所述。

B. **5-羟色胺拮抗药**（**昂丹斯琼**，4mg，静脉注射）：在手术结束时应用可以有效地预防呕吐。当PONV已经发生时，应用这类药物也可明显缓解症状。然而，当已经预防性应用5-羟色胺拮抗药时，6h内再次应用预防性剂量对治疗呕吐则是无益的。

C. **皮质类固醇**：常被用于PONV的预防。其中**地塞米松**（4～8mg，静脉注射）的研究最为广泛。在麻醉诱导前给予地塞米松是预防PONV最有效的方法。地塞米松也可用于PONV的治疗中。甲泼尼龙（40mg，静脉注射）也可用于PONV的预防。

D. **丁酰苯类**：包括氟哌啶醇和氟哌利多。预防PONV时，**氟哌啶醇**（0.5～2mg，静脉注射）与昂丹斯琼（4mg，静脉注射）一样有效。**氟哌利多**（0.625～1.25mg，静脉注射）不再是PONV预防和治疗的一线药物。2001年美国FDA发表了黑框警告：氟哌利多与QT间期延长和尖端扭转型室性心动过速有关。在给予氟哌利多前记录正常的QT间期，并建议之后连续监测心电图数小时。氟哌利多仍被推荐用于治疗已经发生的PONV。

E. 在手术开始前2h**经皮应用东莨菪碱**（1.5mg）能有效预防PONV，但可能导致视觉改变和镇静。

F. **吩噻嗪类**：包括**异丙嗪**（6.25～12.5mg，静脉注射）和**奋乃静**（2.5～5mg，静脉注射），也可应用于PONV的预防和治疗。静脉注射异丙嗪时应小心以防外渗，皮下注射可能导致组织坏死。

G. **抗组胺药物**：包括**茶苯海明**（1mg/kg，静脉注射）和**美克洛嗪**（50mg口服）用于PONV的预防和治疗。主要的副作用是镇静。

H. **丙泊酚**（20mg，静脉注射）：可用于PACU中PONV的治疗。

I. **NK-1受体拮抗剂**：是一种抗呕吐的新药。目前唯一可以应用于PONV预防的是**阿瑞吡坦**（40～80mg，口服），在麻醉诱导前3h内服用。尽管临床数据有限，但初步研究很有前途。

Ⅺ. 疼痛的管理原则

疼痛的管理原则在第38章中介绍。充分的镇痛应从术前开始，并持续到术中和PACU。

A. **阿片类药物**（静脉或硬膜外）：是术后镇痛的主要手段。

1. **芬太尼**：是一种起效快、强效的合成阿片类药物，一般只限于手术室内使用。术后偶尔可用小剂量芬太尼（25～50μg）静脉滴入以求快速镇痛。
2. **吗啡**（2～4mg，静脉注射）：可每10～20min重复使用，直至获得满意效果。大于1岁的小儿15～20μg/kg静脉注射或肌内注射，每间隔30～60min可安全地应用。
3. **氢吗啡酮**（0.2～0.5mg，静脉注射）：可每10～20min重复使用，直至获得满意效果。它是一种合成的阿片类药物，效能大约是吗啡的8倍，对组胺释放影响小。
4. **哌替啶**（25～50mg，静脉注射）：也有相似的效果。哌替啶没有其他阿片类药物的拟迷走神经效应，可减轻术后寒战。**使用单胺氧化酶抑制药的病人避免使用哌替啶**（5-羟色胺综合征），肾功能不全的病人应谨慎使用（有毒代谢产物去甲哌替啶与癫痫有关）。

B. **非甾体抗炎药或对乙酰氨基酚**：可以作为阿片类药物的有效补充用药。**酮咯酸**（15～30mg，静脉注射，以后每6～8h给予15mg）可产生有效的术后镇痛。其他非甾体抗炎药（**布洛芬**、**萘普生**和**吲哚美辛**）也有效。非甾体抗炎药可能发生的毒性反应包括抑制血小板聚集以导致出血风险和肾毒性。

C. 辅助镇痛药：包括解痉药（**环苯扎林**）和小剂量的苯二氮䓬类药物。

D. 区域麻醉：用于术后镇痛十分有效（见第21章）。

E. 与间断给予镇痛药相比，**病人静脉自控镇痛**更能获得满意的效果。

F. 连续硬膜外镇痛：应在术后继续使用。如果在手术间没有使用硬膜外镇痛，应立即在PACU中开始。

Ⅻ. 体温改变

A. 术后**低体温**可引起血管收缩，而继发血压升高、心肌收缩力增加和组织低灌注。低温损害血小板功能和凝血块的形成，可能增加出血的风险。心脏复极改变如QT间期延长，可能诱发心律失常。除此之外，多种药物的代谢减慢，可能导致神经肌肉阻滞的恢复延迟。在复温期间，寒战可使氧耗量和CO_2产生显著增加，对心肺功能储备受限的病人是不利的。围手术期低体温可延长病人在PACU 滞留的时间，增加刀口的感染率和心脏发病率。采用加温毯、吹入温暖气体和静脉输注温暖液体可以纠正低体温（见第17章）。

B. **高体温**的原因包括感染、输血反应、甲状腺功能亢进、**恶性高热**、5-羟色胺综合征及神经安定药恶性综合征。对症治疗只应用于高热有潜在危险的情况，如幼儿和呼吸、心脏储备功能降低的病人。临床常采用**对乙酰氨基酚**（栓剂650～1300mg，小儿10mg/kg）和降温毯治疗。高热可以引起窦性心动过速。

ⅩⅢ. 区域麻醉和椎管内麻醉的恢复

A. **无并发症的区域麻醉**不需要入PACU恢复。当深度镇静或阻滞后发生并发症（如局麻药注入血管和气胸），或手术需要（如颈内动脉内膜切除术）时，则需术后监测。

B. **脊麻和硬膜外麻醉的恢复**是逐渐发生的。在离开PACU前，病人的感觉和运动阻滞都应该表现出减退的趋势。如果恢复延迟，应进行神经系统检查以确定是否出现硬膜外血肿或脊髓损伤。

ⅩⅣ. 离开PACU的标准

在麻省总医院，所有全身麻醉病人均在PACU中观察直至可以离开，不强制规定最短的恢复时间。在最后一次应用阿片类药物（或其他呼吸抑制药）后至少需要观察30min，以保证充分的通气和氧合。

A. 在离开PACU前，病人必须满足几项标准。病人必须易唤醒和定向力恢复，或在基线水平。生命体征应该平稳，并在正常范围内。疼痛和恶心已得到控制，有合适、通畅的静脉通路。对于某些病人离开PACU前，需要恢复排尿或有能力排出液体，没有明显的外科并发症（如活动性出血）。接受神经阻滞的病人在离开PACU前，应表现出感觉和运动神经阻滞的减退。与外科医师和病房的有效沟通可以加快病人从PACU的离开。门诊病人应该有成人陪同，并给予术后饮食、药物治疗等方面的书面指导，以及紧急召回的电话号码。

B. **快通道恢复**适用于满足特定标准的病人。出手术间时，实施麻醉的医师确定病人情况，可以不进入PACU。门诊病人可以直接转运到第二阶段恢复室，住院病人可以直接转回病房。快通道恢复标准如下所述。

1. 病人清醒、有警觉和定向力（或在基线水平）。

2. 生命体征平稳（无须药物干预）。

3. 吸入空气时，氧饱和度应保持在94%以上（3min或更久）或基线水平。

4. 如果应用了肌松药，病人应没有肌无力的临床表现或者定量TOF监测大于0.9。

5. 恶心和疼痛程度最小（不需要肠外药物治疗）。

6. 没有活动性出血。

C. 术中使用短效药物（咪达唑仑、丙泊酚、右美托咪定、瑞芬太尼、琥珀胆碱、地氟烷和七氟烷）和某些手术（整形外科或妇科手术），快通道恢复更具有可行性。

XV. 促进术后恢复

促进术后恢复协会（ERAS）推荐了一系列有根据的整个围手术期的干预措施和治疗指南。这些指南的实施会带来更好的临床预后，包括死亡率的降低和住院时间的缩短。基础指南在择期结肠手术的病人中进行了实施，而补充指南在胰十二指肠切除术、直肠和骨盆手术的病人中进行了实施。在PACU中，特别注意要将PONV的发生率降至最低，采用多模式镇痛方式以减少阿片类药物的应用，以及正确使用平衡晶体液进行复苏。

XVI. 小儿恢复

A. 在儿科病人中，**PONV**的发生比成人更为常见，但2岁以下小儿PONV的发生率较成人低。某些手术（扁桃体切除术、斜视、疝修补术、睾丸固定术和阴茎手术）与PONV的高发生率有关。危险因素、预防和治疗的一般原则与成人的相似（见本章X.）。有合理证据建议**昂丹斯琼**（月龄＜6个月，100μg/kg，静脉注射；月龄＞6个月，150μg/kg，静脉注射，最高剂量4mg）和**地塞米松**（62.5～500μg/kg，静脉注射，最高剂量8mg）在预防小儿PONV时要优于其他药物。

B. **气道阻塞**：原因和治疗原则与成人相似（见本章Ⅵ.D.），活动性或近期上呼吸道感染增加术后发生喉痉挛的风险。特别是有早产史或反应性气道疾病的小儿。气管插管后声门下水肿（气管拔管后哮吼）与同时存在的上呼吸道感染、外伤、反复或长时间气管插管、气管导管管号过大和头颈部手术有关。治疗见本章Ⅵ.D.。麻醉苏醒后，小儿侧卧位不仅可以改善上呼吸道的通畅性、提颏和托下颌手法的有效性，还能使胃内容物反流误吸的风险降至最低。

C. **躁动**：由于陌生的环境和父母不在身边，小儿麻醉苏醒后出现躁动可能是一种正常反应。术中使用挥发性麻醉药、氯胺酮和阿托品，以及不适当的疼痛治疗，可增加躁动和焦虑的发生。也应考虑其他原因，如低氧、高碳酸血症、低体温、低血压、代谢紊乱和中枢神经系统病变，应进行检查和恰当的治疗。充分的镇痛、安慰和拥抱，以及父母的陪伴可使大多数小儿的症状减轻。

XVII. PACU的关键护理

越来越多的病人进入PACU，得到ICU护理水平的短期监护。接受非复杂胸部（开胸术、肺叶切除术和楔形切除术）和血管（肾下腹主动脉瘤修补术、颈动脉内膜剥脱术等）及有大容量转移手术的病人，需要更严密的术后监护。监护项目包括有创血压的管理、持续的机械通气和血流动力学的恢复。对PACU管理者来说，制订一套连续监测和护理计划是很重要的。若比预期护理时间长、呼吸和（或）血流动力学持续不稳定，则应计划转入ICU继续监护治疗。

（任晓燕 译 吕黄伟 审校）

推荐阅读文献

Apfelbaum JL, Walawander CA, Grasela TH, et al. Eliminating intensive postoperative care in same-day surgery patients using short-acting anesthetics. *Anesthesiology.* 2002;97:66-74.

Apfelbaum JL, Silverstein JH, Chung FF, et al. Practice guidelines for postanesthetic care: an updated report by the American Society of Anesthesiologists Task Force on postanesthetic care. *Anesthesiology.* 2013;118:291-307.

Bartels K, Karhausen J, Clambey ET, et al. Perioperative organ injury. *Anesthesiology.* 2013;119:1474-1489.

Brull S, Murphy G. Residual neuromuscular block. Lessons unlearned. Part II: methods to reduce the risk of residual weakness. *Anesth Analg.* 2010;111(1):129-140.

Chenitz KB, Lane-Fall MB. Decreased urine output and acute kidney injury in the postanesthesia care unit. *Anesthesiol Clin.* 2012;30:513-526.

Daley MD, Norman PH, Colmenares ME, Sandler ME. Hypoxaemia in adults in the postanesthesia care unit. *Can J Anaesth.* 1991;38(6):740-746.

Fu ES, Downs JB, Schweiger JW, et al. Supplemental oxygen impairs detection of hypoventilation by pulse oximetry. *Chest.* 2004;126:1552-1558.

Gan TJ, Diemunsch P, Habib AS, et al. Consensus guidelines for the management of postoperative nausea and vomiting. *Anesth Analg.* 2014;118(1):85-113.

Gustafsson UO, Scott MJ, Schwenk W, et al. Guidelines for perioperative care in elective colonic surgery: Enhanced Recovery After Surgery (ERAS) Society recommendations. *World J Surg.* 2013;37:259-284.

Hines R, Barash PG, Watrous G, O'Connor T. Complications occurring in the postanesthesia care unit: a survey. *Anesth Analg.* 1992;74(4):503-509.

Kluger MT, Bullock FM. Recovery room incidence: a review of 419 reports from the Anaesthetic Incident Monitoring Study (AIMS). *Anaesthesia.* 2002;57:1060-1066.

Lindenauer PK, Pekow P, Wang K. Perioperative beta-blocker therapy and mortality after major non cardiac surgery. *N Engl J Med.* 2005;353:349-361.

Mashour GA, Orser BA, Avidan MS. Intraoperative awareness: from neurobiology to clinical practice. *Anesthesiology.* 2011;114:1218-1233.

Munk L, Andersen LP, Gögenur I. Emergence delirium. *J Perioper Pract.* 2013;23(11):251-254.

Priebe HJ. Perioperative myocardial infarction-aetiology and prevention. *Br J Anaesth.* 2005;95:3-19.

Rose DK, Cohen MM, DeBoer DP. Cardiovascular events in the postanesthesia care unity: contribution of risk factors. *Anesthesiology.* 1996;84(4):772-781.

Sebel PS, Bowdle TA, Ghoneim MM, et al. The incidence of awareness during anesthesia: a multicenter United States study. *Anesth Analg.* 2004;99:833-839.

Thompson A, Balser JR. Perioperative cardiac arrhythmias. *Br J Anaesth.* 2004;93:86-94.

Wang K, Asinger RW, Marriott HJL. ST-segment elevations in conditions other than acute myocardial infarction. *N Engl J Med.* 2003;349:2128-2135.

第38章 疼痛管理

Berchmans GN，Stefanovich P

Ⅰ. 定义与术语

疼痛是伴随实际或潜在的组织损伤而产生的或根据损伤而描述的一种不愉快的感觉和情绪体验（国际疼痛研究学会）。因持续时间长短、病因及痛觉感知的不同，疼痛分为下述不同类别。

1. **急性疼痛**：是由肢体的物理损伤、持续的炎症或生理功能失常引起的，并随着创伤痊愈而减轻的疼痛。术后急性疼痛的强度和持续时间是发展为术后慢性疼痛的主要危险因素。更好地控制术后急性疼痛已成为改进临床工作的重要措施，随之带来更及时和多样化的疼痛治疗方法。研究表明，"预康复"、多模式预防性镇痛、使用区域麻醉药等技术，能有效减轻急性疼痛，会降低后续慢性疼痛的发生率，是慢性疼痛的首要预防措施。
2. **慢性疼痛**：是一种持续时间超过愈合时间的疼痛，通常持续超过 3～6 个月。常见的慢性疼痛包括慢性术后疼痛、腰背痛、复杂区域疼痛综合征、疱疹后神经痛、颞下颌关节紊乱、癌痛及肌筋膜痛等。目前的研究表明，慢性疼痛的发展机制包括在组织创伤的部位和在脊髓及以上水平的中枢敏化发出的信号。
3. **神经病理性疼痛**：源于躯体感觉系统的病理性改变，来自外周（感受器或外周神经）或中枢神经系统。神经系统损伤直接造成躯体感觉系统的病理改变，伴随神经病理性疼痛的长时间存在，甚至持续到组织损伤完全愈合后。神经病理性疼痛常被表述为灼痛、辐射样疼痛、撕裂样疼痛或电击痛。神经病理性疼痛可导致痛觉超敏，即无痛的刺激都会触发疼痛。

4. **伤害性疼痛：** 源于躯体或内脏的损伤激活相应的外周伤害感受器，是与大多数急性损伤相关的疼痛。躯体痛通常反映肌肉骨骼系统和皮肤表面结构的损伤，产生的疼痛定位准确。内脏痛源于内脏的肿胀或损伤，因为支配内脏的神经没有其他组织密集，所以其定位没有躯体痛准确。
5. **炎性疼痛：** 可分为急性炎症产生的伤害性疼痛和慢性炎症产生的神经病理性疼痛（Loeser & Treede, Kyoto）。源于组织损伤的炎症可导致痛觉过敏，即对一种已知的有害刺激的过度疼痛感。

Ⅱ. 围手术期急性疼痛的治疗

A. 疼痛的药物治疗

1. **非甾体抗炎药（NSAID，表38-1）：** 可有效治疗轻至中度疼痛，特别是与炎症相关的疼痛。NSAID的组成包括不同的化学结构，但都可以抑制环氧化酶（COX）活性，从而抑制花生四烯酸转化为前列腺素。NSAID阻断了环氧化酶作用途径从而减少了前列腺素的合成。围手术期使用阿片类药物时加用NSAID常可达到协同镇痛效果，并减少阿片类药物的副作用。尽管在NSAID毒性高风险的病人，避免使用NSAID非常重要，但多数接受手术治疗的病人可以从加用NSAID中受益。
   a. **药物作用机制：** NSAID产生镇痛作用的机制显然是通过减少前列腺素的产生来预防神经元敏化。Ⅰ型环氧化酶（COX-1）是一种构成酶，在大多数细胞中都有不同程度的表达，细胞内COX-1的表达水平相当稳定。COX-1在保持细胞稳态中扮演了重要角色，是存在于血小板、肾、胃和血管平滑肌的酶的主要形式。人们继而开发了COX-2抑制药，旨在减少与NSAID相关的消化道出血等药物副作用。然而，COX-2抑制药一直与不良心血管事件相关（如心肌梗死、脑卒中等）。已存在心血管事件风险因素的病人使用COX-2抑制药时应格外小心，而在冠状动脉旁路移植术中，该药禁忌使用。塞来昔布是目前美国唯一允许使用的COX-2抑制药。根据NSAID对COX的抑制作用及对 COX-2 同工酶的选择性不同而分类，见表38-1。

表38-1 根据COX抑制功能和选择性常用NSAID的分类

阿司匹林	不可逆抑制COX-1 和 COX-2
布洛芬、萘普生	可逆、竞争性抑制 COX-1 和 COX-2
吲哚美辛（消炎痛）	起效较慢、时间依赖性、可逆地抑制COX-1和COX-2
塞来昔布	慢效、时间依赖性且高度选择性抑制 COX-2

b. NSAID的**毒性**主要累及消化道（GI）、肾、血液系统及肝。

（1）**消化系统：**消化不良是最常见的药物副作用，并且非选择性NSAID可在服药 1 周内导致20%～25%的服用者发生无症状的消化性溃疡。复杂性溃疡包括穿透性溃疡、上消化道出血及消化道梗阻等，可见于众多长期NSAID服用者。表 38-2 中列出的危险因素会增加 NSAID所致的消化系统的毒性风险。

表38-2 增加NSAID消化道毒性的危险因素

年龄大于60岁
胃溃疡病史
使用类固醇激素
摄入酒精
使用多种NSAID
用药3个月以内

（2）由于前列腺素合成受阻，肾灌注下降，因而在一些服用 NSAID的病人中会发生肾功能不全。在血管容量下降的病人中（如充血性心力衰竭、急性失血及肝硬化等），肾灌注的维持是通过前列腺素的舒血管作用来实现的。泌尿系统中毒可表现为急性间质性肾炎或肾病综合征。NSAID服用者中有5%会发

生急性肾衰竭。肾功能不全常在中断NSAID的治疗时得到缓解，并且很少进展为终末期肾病。表 38-3 中的危险因素会提高 NSAID 所致的肾毒性风险。

表 38-3　增加NSAID肾毒性的危险因素

低血容量
急性失血
长期使用利尿药
低心排血量（充血性心力衰竭）
肝硬化
肾功能不全病史

（3）与 NSAID 相关的血液系统毒性主要表现为血小板正常功能受抑制。由于 NSAID 对环氧化酶的抑制作用及继发的前列腺素转化为血栓素 A2（一种血小板激活剂）的减少，血小板激活被阻断。阿司匹林对环氧化酶的乙酰化是不可逆的，因此阿司匹林的血小板抑制功能可持续 7～10d，直至新的血小板生成为止。非阿司匹林的NSAID 对血小板抑制作用是可逆的，当大部分药物被清除出体外后，抑制作用即可缓解。最近的一项荟萃分析表明，酮咯酸对血小板功能的影响未必会导致临床上的术后出血。

（4）NSAID 也可能导致肝毒性。1%～3%的病人会出现轻度肝酶升高。其机制为由免疫或代谢系统介导的肝细胞直接损伤，其中，对乙酰氨基酚和阿司匹林均有剂量依赖的毒性作用。因此推荐长期接受 NSAID 治疗的病人定期评估肝功能。

（5）NSAID 抑制成骨作用，这一结论在临床和动物实验中都已得到证实。临床上NSAID在骨科手术后初期和急性骨折后的使用需要进一步研究。尽管骨科手术后和创伤后常用

NSAID镇痛，但没有足够数据证实NSAID的使用会显著影响愈合。

c. **临床应用**：NSAID广泛应用于治疗疼痛及类风湿、退行性关节炎相关的炎症反应。它们亦用作阿片类药物佐药，以控制急性疼痛。术后加用NSAID通常可减少阿片类药物用量及其副作用。目前有许多口服制剂和多种非处方药品。因此，它们是最常用的一线镇痛药。

d. **可用制剂**：仅有酮咯酸和双氯芬酸是美国目前允许临床使用的经肠外NSAID。它们是强效镇痛药和退热药，且有多项研究表明，可用于治疗术后中度疼痛。酮咯酸和双氯芬酸是非选择性NSAID，尽管是经肠外给药剂型，但经静脉给药的消化道毒性反应亦与口服其他NSAID相似。治疗急性疼痛时，熟悉一些口服NSAID的剂量、用法和经肠外给药剂型是非常重要的。表38-4总结了常用的非阿片类镇痛药的疗效与剂量的比较。

2. **对乙酰氨基酚**：是一种对氨基苯酚衍生物，其镇痛、退热作用与NSAID相似。对乙酰氨基酚发挥作用的确切机制尚不完全清楚，其不会显著抑制外周前列腺素的生成，也不会引起严重的消化道毒性或血小板功能障碍，且在正常剂量范围内，几乎不会产生副作用。对乙酰氨基酚完全经肝代谢，过量用药所致的肝毒性主要因其少量代谢产物所致。对乙酰氨基酚与一种阿片类药物联合应用是治疗中至重度疼痛最常用的口服镇痛方案。对乙酰氨基酚口服、直肠或静脉给药每次1g，每6h一次（＜4g/d），可以有效减轻术后疼痛并减少阿片类药物的使用。

3. **氯胺酮**：作为NMDA受体拮抗药，既是一种非典型分离麻醉药，又是强效镇痛药，可能在慢性疼痛中起到降低中枢敏化的作用。与阿片类药物相反，使用氯胺酮期间可较好保证病人的自主呼吸及气道反射。唾液分泌过多是其常见的药物副作用，而加用格隆溴铵等止涎剂可减轻这一作用。氯胺酮可通过诱导释放儿茶酚胺间接兴奋交感神经系统。大剂量

表38-4 选择性非阿片类镇痛药及其镇痛效应比较

药物	特殊非阿片类镇痛药剂量和标性化相对效应						
	常用商品名	平均镇痛剂量	服药间期（h）	日最大量	镇痛效果比较	血浆半衰期（h）	评价
对乙酰氨基酚	泰诺等	500～1000mg口服、直肠给药或静脉给药	4～6	4000mg	相当于650mg阿司匹林	2～3	若酗酒或有肝病须慎用；有直肠栓剂
阿司匹林（水杨酸类）	很多	500～1000mg口服	4～6	4000mg		0.25	因有瑞氏（Reye）综合征风险，不用于12岁以下可能病毒感染的儿童；有直肠栓剂
布洛芬	雅维等	200～400mg口服	4～6	2400mg	200mg优于650mg阿司匹林	2～2.5	
萘普生	萘普生	500mg口服，首次250口服	6～8	1250mg		12～15	
吲哚美辛	消炎痛	25mg口服	8～12	100mg	与650mg阿司匹林相当	2	副作用发生率高，故不常规用
酮咯酸	痛力克	15～30mg静脉给药或肌内注射	6	首日150mg，此后120mg	与6～12mg吗啡相当	6	用药不大于5d
双氯芬酸	双氯灭痛	75～150mg静脉给药或肌内注射	24	150mg每天		1～2	用药不大于2d
塞来昔布（COX-2抑制药）	西乐葆	100～200mg口服	12	400mg			磺胺类药物过敏者禁用

时，氯胺酮可致病人产生“分离”状态，并导致诸如噩梦等不良反应，而后者在与苯二氮䓬类药物合用时会减轻。大量研究表明，氯胺酮作为麻醉辅助用药可以减少术后初期阶段阿片类药物使用，并且没有明显的不良反应。氯胺酮对围手术期长期应用阿片类药物治疗疼痛的病人，可以发挥更显著的作用。小剂量的氯胺酮可作为术中麻醉辅助用药输注［2.5～10μg/（kg・min）］，并已被证明可减少复杂脊柱手术后48h的阿片类药物用量。Cochrane系统评价表明，围手术期使用氯胺酮可以减少疼痛、阿片类药物使用和术后恶心呕吐的发生，延长镇痛时间，但同时增加了烦躁不安等副作用（幻觉、噩梦、眼球震颤）。一定剂量的氯胺酮可以有效缓解术后急性疼痛，特别是阿片类药物镇痛效果不明显时。病人在使用氯胺酮时（给予单次剂量 10～30mg）需预先给予苯二氮䓬类药物，减轻烦躁不安等副作用，并且病人要进行常规监测。Cochrane 系统评价在37项研究中有27项表明，使用氯胺酮可以有效减少术后疼痛。

4. **阿片制剂和阿片类药物**：阿片制剂是治疗急性疼痛应用最广泛、最有效的镇痛药。吗啡是一种经典的阿片类药物，它是用东洋罂粟种子的荚皮磨汁而得。将吗啡的化学结构进行修饰后可直接获得其他几种化合物，而这些由吗啡直接衍生而来的药物统称为阿片制剂。另有其他合成化合物通过作用于阿片受体而发挥作用——所有通过阿片受体发挥作用的药物统称为**阿片类药物**。由于阿片类药物对于急性疼痛能有效缓解，因此它们是治疗急性疼痛的基石。然而阿片类药物有明显的副作用，由于耐受性、身体依赖性和可能成瘾性限制了其长期应用。在美国对阿片类药物常规开处方的做法导致了药物的误用和滥用的流行。2018年，因阿片类药物的过量导致近4.7万人死亡，其中32%的死亡涉及处方阿片类药物。医生处方模式的重大改革是解决该公共卫生问题的第一步。阿片类药物在治疗急性疼痛方面疗效显著，尽管在临床上应用广泛，但阿片类药物用于治疗慢性疼痛和非癌性疼痛的长期疗效仍不明确。

a. 代谢：注射后，吗啡快速在肝中与葡萄糖醛酸结合；吗啡在生理 pH 值下，大部分以离子形式存在，与蛋白结合能力很强。不同病人在给予相同剂量的吗啡后，年龄越大，吗啡的血药浓度也相应越大。吗啡的血药浓度与药理作用相关性较弱。相比，吗啡在脑脊液（CSF）的浓度与镇痛和呼吸抑制作用相关性更强。吗啡的代谢产物是吗啡-3-葡萄糖苷酸（M-3-G）和吗啡-6-葡萄糖苷酸（M-6-G）。虽然M-6-G的量小于M-3-G（两者比例为1∶9），但M-6-G具有药理活性，能结合μ受体产生镇痛和呼吸抑制作用。肾衰竭病人体内 M-6-G 的消除作用被削弱，导致抑制呼吸作用的效应延长。吗啡在静脉注射后可导致组胺释放，进而使全身血管阻力和血压降低，而注射芬太尼则没有这种效应。

b. 阿片类镇痛药的副作用

（1）呼吸抑制：剂量依赖性地降低脑干呼吸中枢对 CO_2 张力（$PaCO_2$）增加的反应性，表现为呼吸频率降低，大剂量用药时会出现呼吸暂停。

（2）镇静：通过大脑边缘系统介导而产生镇静作用。

（3）瞳孔缩小：动眼神经 Edinger-Westphal 核自主神经节段兴奋作用所致。

（4）恶心及呕吐：直接刺激延髓背部化学感受器触发区所引起。

（5）便秘：大肠和小肠的收缩、蠕动及推进作用减弱。

（6）心动过缓：刺激延髓中枢迷走神经核导致心动过缓。

c. 耐受性：长期大剂量应用阿片类药物后，随着时间推移，病人要求增加剂量以获得同样的生理镇痛效果，这种现象称作耐受性，是所有阿片类药物的共有特性。

d. 身体依赖：当停止应用阿片类药物时，病人以突然出现戒断症状为特征的反应。这些症状包括发汗、高血压、心动过速、腹部痉挛、恶心及呕吐等。长时间应用足够大剂量阿片类药物后，任何个体均会发生身体依赖现象，尽管这种现象通过神经生物学的机制促进强迫性寻求阿片类药物的行为，但这与成瘾并非同义。

e. 阿片类药物诱发的痛觉过敏（OIH）：是指阿片类药物可矛盾性地引起疼痛刺激增强。OIH被认为是继发于代偿性痛觉通路的上调，中枢谷氨酰胺能系统在代偿性痛觉通路中发挥核心作用。区分病人OIH和耐受性有一定的挑战性，在考虑病人是OIH之前，必须排除其疼痛综合征恶化的可能性。一旦发生OIH，应对的策略包括阿片类药物交替使用和逐步减少药物剂量。

f. 阿片类药物的剂型

（1）口服类阿片类药物：用于能够接受口服药治疗的病人，是控制轻至中度疼痛的常用药物。许多药物是一种阿片类药物和对乙酰氨基酚的混合制剂。口服阿片类药物镇痛持续时间大致相似，多在3～4h。表38-5列出了常用的口服阿片类药物。对于阿片类药物耐受或需要加大剂量的病人，应单用口服阿片类药物（而不加用对乙酰氨基酚）以避免肝毒性。

表38-5　治疗轻-中度疼痛的常用口服阿片类药物/对乙酰氨基酚组合

药物	口服等效剂（mg）	制剂
对乙酰氨基酚	–	325mg/片、500mg/片、625mg/片、500mg/15ml酏剂
可待因	60	15mg/片、30mg/片、60mg/片；15mg/5ml酏剂
对乙酰氨基酚+可待因	–	300mg+15mg/片、300mg+30mg/片、300mg+60mg/片、120mg+12mg/5ml酏剂
氢可酮	60	（只能与对乙酰氨基酚合用）

续表

药物	口服等效剂（mg）	制剂
对乙酰氨基酚+氢可酮	–	500mg+2.5mg/片、500mg+5mg/片、500mg+ 7.5mg/片、660mg+10mg/片、500mg+7.5mg/15ml 酏剂
羟考酮	10	5mg/片、5mg/5ml 酏剂
对乙酰氨基酚+羟考酮	–	325mg+5mg/片、500mg+5mg/片，325mg+5mg/5ml 酏剂
吗啡	10	15mg/片、30mg/片、10mg/5ml 酏剂，20mg/5ml 酏剂
氢吗啡酮	2	2mg/片、4mg/片、8mg/片、5mg/5ml 酏剂

（2）**静脉用阿片类药物**：当须控制中至重度疼痛或对口服药不能耐受的病人，需通过静脉途径给予阿片类药物。肌内注射阿片类镇痛药的药物代谢动力学过程大多相似，但由于肌肉血流较静脉血流变异大，因此其代谢过程更不稳定；并且，肌内注射会带来明显不适感。阿片受体激动药无最大剂量限制（无论经口服或经肠外），可一直加量直至达到可接受的镇痛效果或出现不能耐受的副作用。对接受大剂量阿片类药物病人从初始剂量滴定期间就要进行严密监测，以警惕严重的呼吸抑制或呼吸暂停等意外发生。

5. **肌松药**：用于治疗与肌肉骨骼系统和肌痉挛相关疼痛的药物有不同的作用机制和其独特的安全性和副作用。这些包括但不限于GABA-B激动剂，如巴氯芬；α_2受体激动剂，如替扎尼定；5-HT_2受体拮抗剂，如环苯扎林；甚至包括苯二氮䓬类药物，如地西泮。药物的作用机制、副作用和建议剂量见表38-6。

表 38-6 用于治疗与肌痉挛相关疼痛的肌松药

药物	机制	建议剂量	注意事项
巴氯芬	GABA-B受体激动剂	口服初量5mg，最多3次/天，随后每隔3d增加5mg，剂量不超过80mg/d，无关于肝肾功能不全病人的调整剂量	一过性头晕；戒断综合征；与中枢神经抑制剂的相互作用
替扎尼定	中枢性α_2受体激动剂	口服每次2～4mg，3次/天，在允许的情况下，增加的最大剂量为36mg/d。肝肾功能不全的病人需要调整剂量	低血压；肝功能试验指标的轻度升高；突然停药伴发短暂的戒断综合征
地西泮	GABA-A受体激动剂	口服2mg，2～3次/天；肝功能不全病人禁用	镇静；潜在的依赖性；突然停药伴发的戒断综合征；与中枢神经抑制剂的相互作用
环苯扎林	中枢作用的5-HT_2受体拮抗剂	口服5mg，3次/天。可增至7.5或10mg，3次/天，疗程最长3周 肝功能不全及老年病人慎用 不建议长期使用	抗胆碱能作用包括头晕、口干、视力障碍、眼内高压、便秘、尿潴留、心脏传导紊乱

B. 阿片类药物的辅助用药

1. **加巴喷丁**：荟萃分析的数据表明，术前使用加巴喷丁（250～500mg）可以减少24h内阿片类药物的用量（减少35%），减轻静息和活动时的疼痛，减少瘙痒、恶心呕吐的发生，但是头晕和轻度镇静的发生率增加。
2. **α_2受体激动剂**：如右美托咪定，可在腹部手术后24h内减少恶心的发生和吗啡用量，而不延长恢复时间。还可在心胸、乳腺和减重手术后24h内减轻疼痛评分，减少吗啡用量。

3. **利多卡因（静脉注射）**：荟萃分析表明，无论开腹或腔镜手术，静脉给予利多卡因均可减少吗啡用量。另外，研究表明静脉给予利多卡因可适度减轻静息痛和运动痛，缩短首次排气和排便时间（分别为 7h 和 12h），以及减少住院时间。提出的机制表明，利多卡因不仅通过阻断钠通道，还通过与炎症信号级联的相互作用及抑制宽动力范围神经元的兴奋性反应发挥作用。其他研究表明，利多卡因适用于门诊手术和非椎管内麻醉的胸外科手术病人，可以减少阿片类药物用量。值得注意的是，虽然利多卡因在乳腺手术病人中，围手术期阿片类药物用量没有显著减少，但降低了病人在术后3个月和6个月的慢性疼痛发生率。在脊柱外科手术中也有类似研究，表明复杂脊柱手术后1个月和3个月病人的疼痛减轻。利多卡因输注，也可以在术后继续用于住院病人的疼痛管理，这需要负责治疗疼痛的麻醉科医生、外科医生和护理人员进行跨学科合作，还需要适当的监测以便能随时发现利多卡因中毒征象，而且保证麻醉科人员可以随时处理有关利多卡因输注的相关问题。如果考虑输注利多卡因，应提前备好脂肪乳剂。在我们医院，急性疼痛管理小组需要对这些病人例行查房，并就如何及时处理问题对护士给予具体指导。

C. 术后疼痛的特殊治疗模式

1. **病人自控镇痛（PCA）**：是病人通过自动输注装置自主控制阿片类药物用量的镇痛方法。这一镇痛给药方式已发展为计算机控制、程序化输注泵注系统。PCA 方法的引入是基于如下观点：相较于间断静脉或肌内注射给予镇痛药，及时地少量间断给药将有助于维持理想的血药浓度并使药物副作用和镇痛不足的时间降至最低。经典 PCA 装置可以通过程序设定，给予特定剂量的阿片类药物，“锁定”一定时间后再继续给药；表 38-7 提供了常见阿片类镇痛药的 PCA 应用指南。在许多情况下，PCA 对住院病人的急性疼痛均能达到良好的镇痛效果。这项技术病人易于接受，达到的镇痛效果也令病人十分满意。对阿片类药物耐受的病人，一般不建议在 PCA 方案中增加背景输注。临床常规加用背景输注并不能改善镇痛效果，反而会增加阿片类药物用量及相关副作用的发生。

表 38-7 静脉 PCA 阿片类用药指南

药物（浓度）	常用剂量（范围）	常用锁定时间（范围）
吗啡（1mg/ml）	1mg（0.5～3mg）	10min（5～12min）
哌替啶[a]（10mg/ml）	10mg（5～30mg）	10min（5～12min）
芬太尼（10μg/ml）	10μg（10～20μg）	10min（5～10min）
氢吗啡酮（0.2mg/ml）	0.2mg（0.1～0.5mg）	10min（5～10min）

a. 哌替啶已停用，因大剂量应用时，其活性代谢产物去甲哌替啶蓄积会导致中枢神经系统兴奋和惊厥。

a. **PCA 的优点：**病人可以自主地控制疼痛，在需要时可迅速给予镇痛药。病人易于接受且效果令人满意，并可以减少阿片类药物用量及其副作用。

b. **PCA 的缺点：**PCA 要求病人能够理解并执行具体指导，有足够的活动度操作PCA泵，并能获得特殊的泵注设备。但病人也易受到程序错误的影响，可能会造成药物过量或不足。

2. **椎管内镇痛：**本书第 20 章详细介绍了在蛛网膜下腔和硬膜外应用阿片类药物和局麻药的药理学知识和临床实践。在这一部分，将集中讨论关于椎管内技术应用于术后镇痛的实际问题。对于腹部和胸部手术，与**全身麻醉**静脉使用阿片类药物相比，全身麻醉复合胸段硬膜外镇痛具有许多优势，包括减少住院时间，减轻术后疼痛和镇静程度，改善呼吸功能，加快肠道功能恢复，增加下肢血流量，以及减轻机体应激等。此外，在发生两处或以上肋骨骨折时，与肠外给药相比，胸段硬膜外给药可降低胸部创伤老年病人的死亡率。

a. 单次蛛网膜下腔注射阿片类药物可获得持久的镇痛效果。脊麻手术，在局麻药的基础上加用阿片类药物可以有效地改善术后镇痛效果。但由于大剂量用药时副作用发生率较高，并且对于手术范围广、疼痛剧烈的手术不能提供完善的镇痛，这项技术的应用受到一定限制。用于脊麻镇痛的阿片类药物大致分为两类：亲水性的（如吗啡）和亲脂性的（如芬太尼和舒芬太尼）。

（1）亲水性阿片类药物起效较慢（20～60min出现镇痛峰效应），但在脑脊液（CSF）中保持高浓度的时间较久。经典的亲水性药物是吗啡，除了镇痛时间长，它偶可引起迟发性呼吸抑制，大多发生在给药后 18～20h。这是由药物在 CSF 中可保持 24h 高浓度并向头端扩散所致。0.1～0.3mg 吗啡可实现 8～24h 的镇痛效果，但使用该药物时，病人需留院观察，一旦出现延迟性呼吸抑制，应积极救治。呼吸抑制的发生很难被发现，因为病人可能呼吸频率正常，但通过脉搏血氧饱和度测得的低氧血症，血气分析测得的 $PaCO_2$ 双峰（约在用药后 6h 和 18h），以及病人意识水平的下降均有提示作用。

（2）亲脂性阿片类药物起效快（5～10min 内出现镇痛峰效应）、全身吸收多、镇痛持续时间短（2～4h）。目前尚未发现亲脂性阿片类药物会引起迟发性呼吸抑制。10～25μg 或更少的芬太尼及2.5～10μg 舒芬太尼常与小剂量局麻药合用，为门诊病人施行手术麻醉和术后镇痛。

b. 硬膜外阿片类药物： 硬膜外隙应用阿片类镇痛药也能获得有效的镇痛效果。可以单次注射给药，但更常用的方法是置入导管术后连续给药，阿片类药物伍用小剂量局麻药可以达到持续镇痛的效果。但必须牢记每一种药物镇痛所能达到的皮肤节段范围，并将进针点定位于手术切口所处皮节区域的中点或附近。

（1）亲水性药物如吗啡和氢吗啡酮可从腰椎区域给药，其镇痛范围可达到胸部，而芬太尼则不能达到相同区域。

（2）局麻药仅能在紧邻注射皮节的区域发挥镇痛效果。当经硬膜外导管联合使用阿片类药物和局麻药输注时，建议在开始输注之前，先给予一次初始剂量建立镇痛作用。

c. **连续硬膜外输注与病人自控硬膜外镇痛（PCEA）：**阿片类药物或阿片类药物-局麻药联合连续硬膜外输注可减少药物浓度的波动，并可利用与静脉PCA相同的PCEA程序化输注泵，实现病人自控镇痛。正如前述，静脉PCA有赖于病人自控间断给药实现镇痛，而很少应用连续输注。与此相反，使用PCEA时，是靠持续输注获得主要的镇痛效果，而小剂量、间断的病人自行给药用作补充。有证据表明，如果有麻醉科的急性疼痛管理小组负责镇痛、镇静等药物剂量的调整，病人在普通病房也可以获得硬膜外阿片类药物的安全治疗。

d. **椎管内阿片类药物的副作用：**包括镇静、瘙痒、恶心呕吐及尿潴留等，是硬膜外或蛛网膜下腔应用阿片类药物病人的常见不良反应。应制订常规向病人说明这些常见的轻微副作用。表38-8列出椎管内阿片类药物输注常见副作用的推荐处理方法。

表38-8 椎管内阿片类药物常见副作用的药物治疗

副作用	处理常规
恶心	昂丹司琼1～4mg或多拉司琼12.5mg静脉注射
	必要时每4h静脉注射纳布啡1～3mg或布托啡诺0.25～0.50mg
瘙痒	必要时每4h静脉注射苯海拉明25～50mg
	必要时每4h静脉注射纳布啡1～3mg或布托啡诺0.25～0.50mg
尿潴留	保留导尿管至停止硬膜外镇痛
镇静或呼吸抑制	呼吸频率低于6次/分时，立即通知急性疼痛管理小组
	鼻导管吸氧4L/min
	静脉给予纳洛酮0.4mg

e. **接受连续硬膜外镇痛病人镇痛不足的处理需要系统化解决方案：**急性疼痛管理小组人员需迅速到位，评估病人情况并确定镇痛不完善的原因。表38-9 列出了对接受硬膜外镇痛的病人，应对镇痛不足的常用方式。对硬膜外镇痛病人的日常管理需要系统化方案来保证病人得到安全有效的疼痛治疗。表 38-10 列出了日常管理指导建议。

表 38-9　持续硬膜外镇痛病人镇痛不完善的处理建议

1. 应到床旁评估病人，确认镇痛不全的原因。如果不能及时处理，考虑改变镇痛方式（如电话指示给予一次静脉注射阿片类药物；停止硬膜外输注并启用静脉 PCA）
2. 检查病人是否存在单侧阻滞，或是否有硬膜外置管脱位、折曲
3. 对硬膜外持续输注病人，可单次给予阿片类药物或阿片类药物-局麻药混合液。根据疼痛程度选择药物剂量，应用病人的 0.5～1h 的用药量（如对接受0.0625%布比卡因+芬太尼 4μg/ml 以 8ml/h 速率输注的病人，可给予单次剂量 4～8ml）
4. 如果 20～30min 后疼痛仍无缓解，考虑经硬膜外置管给予 2%利多卡因10ml试验剂量。除非对病人实时监护，且在给药后 20min 内每 5min 测量一次血压，否则不要给予上述试验剂量。一定要做好低血压处理的准备（静脉通路，以及随时备用的血管升压药如麻黄碱或去氧肾上腺素等）
5. 如果 20min 后未出现感觉或运动神经阻滞，重置或拔除硬膜外导管，可改换其他镇痛方式（如静脉 PCA）
6. 如果两侧感觉或运动神经已产生神经阻滞，可再次给予单次用药继续硬膜外输注，并增加硬膜外输注速率。注意镇痛不完善的原因（如开胸手术后采用腰段硬膜外置管）。若导管位置不适当或切口较大，考虑更换所使用的阿片类药物

表 38-10　硬膜外镇痛病人每日随诊建议清单

1. 检查调整、补充镇痛药及针对副作用所使用药物的护理记录。检查生命体征，是否出现持续发热或低血压
2. 通过直接问诊评估镇痛效果和副作用。注意有无镇静、瘙痒、恶心呕吐或尿潴留
3. 查体以判断是否有单侧阻滞或感觉、运动神经过度阻滞症状
4. 检查硬膜外置管位置，查看是否有感染或封闭敷料完好
5. 检查输注泵以评估病人加用剂量，确保程序正确运行。亲自检查输注袋，确保病人用药无误
6. 在病历中详细记录诊疗经过，必要时加以调整。记录内容应包括预计何时换药或停止治疗

f. 硬膜外镇痛相关并发症：尽管硬膜外镇痛的目的在于缓解疼痛并将副作用降至最小，但仍有一些与之相关的严重并发症会发生。

（1）置管移位到蛛网膜下腔可升高感觉阻滞平面及导致全脊麻。

（2）留置硬膜外导管易在皮肤入口处发生感染，或由硬膜外置管尖端造成血源性感染。表浅感染很常见，除拔除导管外，很少采用其他治疗手段。由表浅感染扩大或管尖直接播散导致的硬膜外脓肿十分罕见。

（3）硬膜外血肿的形成也很少见，多发生于接受全身抗凝治疗的置管病人。硬膜外脓肿和血肿均表现为不断加重的背痛和神经功能障碍（尿潴留和下肢感觉、运动功能障碍）。第20章详尽讨论了上述并发症的识别和处理。

3. 连续外周神经阻滞：一直被住院和门诊病人所接受。本章重点概述连续外周神经置管的术后管理策略。关于外周神经置管，参见第21章。轻便精巧的输注泵非常适用于外周神经连续输注局麻药的应用。超声技术现在也已普遍用于引导置管。技术进步和越来越多的文献支持外周神经连续输注技术成为改善术后镇痛和促进恢复的有效手段，也进一步推动了外周神经连续输注局麻药技术的广泛应用。

a. 连续外周神经阻滞的特殊适应证：连续外周神经阻滞的特殊适应证因手术部位而异。例如，股神经和腘窝神经连续神经阻滞通常用于膝以下的截肢手术。同样，连续臂丛神经阻滞可有效应用于肩部和上肢手术。

b. 药物的选择、浓度和输注速率：由靶神经或神经丛部位、手术操作及个体差异所决定。输注速率可固定或有所变动，包括单次注射剂量（如病人自控区域麻醉）。连续外周神经阻滞可通过单独使用局麻药（如0.1%布比卡因或0.2%罗哌卡因），以5～10ml/h的速率输注来完成。

c. 连续外周神经置管的管理：由于阻滞期间肢体感

觉敏感性下降，因此应特别注意预防体表神经的损伤。对病人进行全面宣教并配以合适的悬带、支架保护神经至关重要。考虑到局麻药的累积效应，肝肾功能不全的病人不应接受连续输注。对外周神经置管的住院病人应每日随访，并按表38-11所列内容进行密切观察。

表38-11 外周神经置管病人每日随诊清单

1. 检查插管处是否有感染、漏液或导管移位
2. 保证剩余镇痛药足量
3. 检查病人是否有运动和（或）感觉神经过度阻滞的体征
4. 评估病人是否有局麻药中毒体征或症状（连续外周神经输注很少发生局麻药中毒，但仍需评估每日剂量和任何相关副作用表现）

d. 门诊病人外周神经置管： 外周神经置管已成功应用于门诊治疗。这要求严格选择病人，对病人进行全面宣教，并依照规定流程对病人进行随访。病人宣教应包括操作输注泵的方法，置管相关并发症的征兆（如感染、脱位、漏液等）和局麻药中毒的体征。病人应知晓阻滞消退的预期时间，并理解阻滞期间不能驾驶或进行机械操作。应备有应对暴发痛的处理方案。应安排每日随访，并保证在必要时能紧急联系到麻醉医师。

D. 阿片类药物耐受或依赖病人急性疼痛的处理

1. 阿片类药物耐受或依赖的病人在围手术期的管理是麻醉医师面临的一项独特的挑战。与药物成瘾相比，WHO将药物依赖定义为一系列生理、行为和认知的现象，表现为病人对获得阿片类药物的强烈渴望，比其他曾经有价值的行为更加重要。此时病人药物耐受可存在或不存在。

a. 有阿片类药物耐受或依赖史病人的围手术期管理： 对于曾大量服用阿片类药物治疗慢性疼痛，以及现有或曾有阿片类药物使用不当的病人，表38-12列出了管理中需要考虑的原则。

表38-12 阿片类药物耐受或现有/既往药物依赖病人的管理方案

考虑使用区域镇痛（阿片类药物脊麻和硬膜外输注）能改善镇痛效果并使阿片类药物的全身副作用降至最小
加用其他镇痛药，尽量减少阿片类药物用量（如NSAID、氯胺酮）
术后即刻给予阿片类药物镇痛。在术后早期不要限制或戒除阿片类镇痛药的应用。耐受严重的病人可能需要高于平均剂量的药物控制急性疼痛
术前用药量作为基础需要量，额外给药用以控制急性疼痛。基础用药可延用术前的长效阿片类药物，并联合PCA给药
对有阿片类药物滥用或曾有药物成瘾的病人，在其住院期间请治疗药物滥用方面的专家会诊
出院前，与病人的家庭医生就其疼痛管理问题密切沟通。由于围手术期常需要紧急增加阿片类药物的用量，因此在病人出院前，应将阿片类药物用量降至以前水平

b. 丁丙诺啡维持治疗病人的急性疼痛处理：丁丙诺啡是一种半合成、强效、长效的阿片类药物，已用于对阿片类药物依赖病人的门诊治疗。它是高亲和力的μ阿片受体部分激动剂，κ阿片受体的拮抗剂。大剂量使用时，在欣快感和呼吸抑制方面表现出平台效应。在给门诊病人的处方中，丁丙诺啡常与纳洛酮混合给药，用于舌下含服。口服或舌下含服后，纳洛酮的生物利用度很低；然而，如果在试图滥用药物的情况下静脉注射混合药物，则纳洛酮的生物利用度提高，会引起阿片类药物依赖病人的急性戒断症状。加用纳洛酮的目的在于限制药物的滥用和外流。对于阿片类成瘾的病人，在开始以丁丙诺啡为基础的维持治疗前，要先单用丁丙诺啡进行初始测试。由于丁丙诺啡不易造成药物滥用，并且镇痛效果较强，因此也在某种程度上普遍用于治疗慢性疼痛。目前对如何管理接受丁丙诺啡治疗的手术病人所知甚少。除了上述对阿片类药物耐受或成瘾病人管理的基本原则外，表38-13列出了对于接受丁丙诺啡治疗的病人，应特殊考虑的问题。

表38-13　长期接受丁丙诺啡治疗病人的围手术期注意事项

择期手术病人：临床研究数据表明，对于接受择期手术的病人，低至中等剂量的丁丙诺啡（舌下8～12mg或更少）与纯μ阿片受体激动药之间可能存在协同和相加效应。研究表明，在少于舌下12mg的剂量下，至少20%的μ阿片受体可被纯激动剂结合，达到50%～60%的受体占用率是避免使用丁丙诺啡的病人出现戒断症状所必需的。因此，我院的对策是对于术后轻度疼痛的病人，建议继续使用家用剂量的丁丙诺啡。对于中至重度疼痛的病人，管理方法取决于丁丙诺啡的使用剂量。对于术前使用少于16mg的丁丙诺啡的病人，建议继续使用家庭剂量直至手术前一天；控制术后疼痛时，方案为继续使用丁丙诺啡8mg/d，可以合用纯阿片受体激动药和辅助镇痛药物，一旦术后疼痛缓解，病人可以恢复家用治疗剂量。对于术前用药剂量超过16mg的病人，建议在负责疼痛治疗的医生协助下，通过剂量滴定逐步降低治疗剂量，在手术前一天降低至16mg；随后病人使用丁丙诺啡8mg/d，并根据需要合用纯阿片受体激动药，直至急性疼痛消退，逐渐减少纯阿片受体激动药用量后，可恢复丁丙诺啡的家用治疗剂量。值得注意的是，一些医院建议在术前48～72h完全中止丁丙诺啡的治疗，并使用纯阿片受体激动药（如吗啡和氢吗啡酮）代替，并根据需要调整纯阿片受体激动药的剂量，以治疗围手术期的急性疼痛；随后可以采用诱导治疗方案恢复丁丙诺啡的维持治疗。应注意，重新开始丁丙诺啡治疗时，初始剂量丁丙诺啡可诱发戒断症状。因此，治疗时应与最初负责阿片类药物调控的医生进行协作，以保证病人安全，并在必要时调整治疗方案
急诊手术病人：或者无法术前转换为纯阿片受体激动药治疗的病人，可给予短效纯阿片受体激动药，如芬太尼，通过剂量滴定达到有效治疗。同长期使用其他阿片受体激动药治疗的病人一样，需高于正常剂量才能达到完善的镇痛效果。服用丁丙诺啡的病人所需芬太尼剂量更高，其原因是丁丙诺啡与μ受体有很强的亲和力。停止丁丙诺啡治疗后，纯阿片受体激动药效应占优势；一旦体内丁丙诺啡作用完全消除，就要逐渐降低纯阿片受体激动药的剂量。必须严密监测病人对治疗的反应

c. **美沙酮维持治疗病人的急性疼痛管理：**美沙酮是一种合成的混合型μ和δ阿片受体激动药，具有NMDA受体拮抗和5-羟色胺去甲肾上腺素再摄取抑制的活性。美沙酮被用于治疗阿片类药物依赖病人已超过60年，并越来越多地应用于治疗癌症相关疼痛、神经病理性疼痛及其他慢性疼痛。它的半衰期长，具有双相消除特性，对疼痛治疗（8～12h）和戒断症状治疗（30～60h）都有

效。然而将美沙酮的口服制剂转换为静脉制剂，并计算出等效镇痛剂量很有挑战性，原因在于其口服生物利用度（40%～99%）变异大、肝消除变异大，有部分交叉耐药性，以及对其他类别的阿片类药物的作用缺乏耐受性。考虑到美沙酮的这些特性及其较长的半衰期，由于存在迟发性呼吸抑制的风险，只能在疼痛科的医生协助下，在数天至数周内，通过药物剂量滴定最终达到稳定状态。此外，开始使用或滴定美沙酮的病人均应做心电图，因为该药物会诱发QTc间期延长仍是一个突出的问题。手术的病人应在术晨继续使用基线剂量的美沙酮，围手术期应积极主动控制疼痛。本章上述所讨论的关于阿片类药物耐受或成瘾病人的一般管理原则也适用于这类病人。

Ⅲ. 疼痛管理中的补充和替代治疗

补充和替代治疗（CAM）包括了一系列可被整合到西方医学里的治疗手段，用于治疗包括但不限于疼痛在内的慢性疾病。

A. CAM的定义

1. 不被认为正确或不符合社会上的医疗从业人员主导理念的医疗行为。
2. 补充疗法是指那些与其他医疗方法结合使用的疗法，而替代疗法是用来代替传统的医疗方法。

B. CAM实践的种类

国家补充与综合健康中心是美国国立卫生研究院的一个分支机构，它将CAM分为几个主要分支部分。

1. **心身干预疗法：**是用某些技法增强意志力从而影响身体功能，如催眠、冥想、艺术疗法、音乐疗法等。
2. **天然产物：**是指草药、植物制剂、益生菌和旨在促进健康和控制症状的特殊饮食。询问天然产物的使用对于第1章所述的病人的术前评估是必不可少的。
3. **替代医学：**包括顺势疗法、印度式草药疗法、传统中医（针灸、按摩、草药）和其他通常用来替代传统医学的信仰体系。
4. **手法疗法：**包括推拿、整骨手法和按摩。

5. **基于能量和生物场的疗法**：包括气功和灵气，以及其他声称通过操纵身体感知的能量来直接治愈的疗法。

C. 围手术期针刺疗法

1. **定义**：**针刺疗法**是将细针插入身体上的特定穴位以产生治疗效果。针刺的镇痛作用被归因于突触前释放的脑啡肽和强啡肽，沿脊髓丘脑束的传入纤维刺激中脑结构和导水管周围灰质，释放去甲肾上腺素和5-羟色胺以抑制伤害性信号，刺激下丘脑脑垂体轴影响全身ACTH和内啡肽的释放。
2. **术前应用**：许多研究表明，术前针刺可以起到显著的放松作用，如耳穴针刺。在两项双盲研究中显示，术前耳部针灸可减少病人焦虑长达48h。这种焦虑的减少与术后疼痛减轻和镇痛药用量减少呈相关性。针刺可以作为术前抗焦虑药物的补充使用，也有一些研究表明，针刺可以减少术后恶心呕吐的发生率。
3. **术中应用**：术中针刺不能提供肌松、抑制自主反射或意识消失作用。现有的数据表明，针刺对麻醉药的需求量几乎没有影响。在某些研究中，针刺会略微增加麻醉药的需求量。
4. **术后应用**：关于针刺对术后镇痛需求的影响，许多研究仍然存在矛盾和争议，部分原因是研究设计、病人群体、实际操作者的经验水平和针刺方法的差异。然而，一些研究确实表明，针刺使术后阿片类药物用量显著减少。在一项研究中，在麻醉诱导前20min进行针刺，减少了病人经腹全子宫切除术后24h PCA吗啡的用量。类似的，其他研究也显示了腹部手术后阿片类药物用量减少，术后24h内血清和血浆皮质醇水平显著降低。

D. 催眠术

1. **定义**：催眠是一种高度接受暗示的精神状态的导入过程，通常讲是一种批判性思维被旷置的放松状态。催眠的镇痛机制被认为是通过对疼痛体验的感觉和情感因素的感知相分离所介导的。
2. **机制**：催眠影响疼痛的情感（认知/评估）部分。催眠期间的功能性磁共振成像和正电子发射断层扫描表明，这种对疼痛的情感处理过程发生在带状前回区域，调节疼痛时，初级和次级躯体感觉皮质活动的感知强度编码没有显著变化。

3. **可能的应用**：许多研究聚焦在使用催眠术来缓解病人围手术期的疼痛、焦虑和恶心。尽管研究结果各异，但术前实施催眠暗示已被证实能减少术后呕吐的发生和对麻醉药的需求。儿童通常容易接受催眠引导下的意象。催眠镇痛是催眠术与药物镇痛和镇静的结合。在一项纳入241例病人的研究中，接受催眠术与标准清醒镇静和注意力集中相比，在经皮血管和肾手术过程中，催眠可使病人术中焦虑和疼痛最大限度地降低，所需的抗焦虑药物和阿片类药物用量也减少。催眠术已被有效用于烧伤病人的换药，同时还能改善病人食欲和营养。对麻醉病人的积极暗示也可能减少术后并发症。

E. 正念冥想

1. **定义**：一种“对当下经历的非阐述性、非判断性的意识”，认为这些经历是转瞬即逝的，并因此对这些经历缺乏情感或认知反应。
2. **机制**：尽管对冥想练习和疼痛之间相互作用的研究的结果喜忧参半，但认为认知的调节是以一种随着时间和经验而发展的方式，在处理痛苦刺激时则减少了病人的期望和灾难化的影响。在一项研究中表明，有经验的禅宗冥想者的功能和结构磁共振成像显示出与疼痛感觉处理相关的区域激活增加，但是杏仁核、尾状核和海马体活动减少，表明尽管对这些刺激的注意力增加了，但对疼痛刺激的情绪反应和评估减少了。冥想在感觉疼痛减轻中的机制似乎与内源性阿片类物质无关。在2016年进行的一项随机双盲研究中，78名参与者被分成冥想组和对照组，他们受到疼痛刺激并服用纳洛酮，正念冥想能显著降低疼痛强度和不悦感，这是纳洛酮无法逆转的，这进一步支持了冥想可以作为一种治疗慢性疼痛的辅助方法。
3. **术前应用**：作为心脏手术前“预康复”计划的一部分，目前正在进行关于冥想在术后神经认知功能和疼痛中作用的研究。

4. **术后应用：**最近的一项研究检查了52名通过虚拟现实头戴设备接受正念冥想治疗的病人的术后疼痛评分，与对照组相比，在麻醉药使用方面没有表现出任何差别，但研究强调了冥想在术后的应用潜力。

F. 音乐医学和音乐疗法

1. **定义：音乐医学**是一种被动倾听预先录制好的音乐的方法，通常由医生和护士来管理。**音乐疗法**是一种个性化的音乐干预和治疗过程的应用，由训练有素的音乐治疗师基于音乐偏好进行管理。
2. **术前应用：**音乐干预为缓解病人术前压力和焦虑提供了一种安全而廉价的非药物干预方法，可以补充其他抗焦虑药物的效果。
3. **术中应用：**几项小型研究表明，在硬膜外麻醉分娩和全膝关节置换术中，音乐干预可显著减少术中镇静药的使用。
4. **术后应用：**病人对他们的护理和麻醉后在恢复室期间的满意度增加。

G. 虚拟现实

1. **定义：**虚拟现实（**VR**）是一种完全身临其境、引人入胜的体验，它包括一个附带音频源的头戴式显示器和一个允许操纵计算机生成环境的设备，应用于减轻和调节急性疼痛和程序性焦虑。虚拟现实在减轻疼痛感知强度方面的有效性，可能是利用多感觉分散将注意力从疼痛刺激中转移，这反映了痛觉感知的门控和多源理论。
2. **围手术期应用：**研究认为，VR在急性烧伤病人特别是在儿科病人的管理中，是一种非药理学的、非侵入性的、辅助治疗疼痛的方法。小型研究表明，在物理治疗和伤口换药过程中，与单独使用药物相比，VR与阿片类药物联合应用可降低各种疼痛量表的疼痛和焦虑评分。VR还可以应用于令人不悦的常规医疗操作中，如抽血、静脉穿刺、输液港植入和腰椎穿刺，以及在骨科手术中作为区域麻醉和轻度镇静的辅助手段。

（陈　莹译　王　俊审校）

推荐阅读文献

Alford DP, Compton P, Samet JH. Acute pain management for patients receiving maintenance methadone or buprenorphine therapy. *Ann Intern Med.* 2006;144:127-134.

Amberger M, Stadelmann K, Alischer P, et al. Monitoring of neuromuscular blockade at the P6 acupuncture point reduces the incidence of postoperative nausea and vomiting. *Anesthesiology.* 2007;107(6):903-908.

Astin JA. Why patients use alternative medicine: results of a national study. *J Am Med Assoc.* 1998;279:1548-1553.

Benzon TB, Rathmell JP, Wu CL, et al. *Raj's Practical Management of Pain.* 4th ed. Mosby Elsevier; 2008.

Blaudszun G, Lysakowski C, Elia N, et al. Effect of perioperative systemic α2 agonists on postoperative morphine consumption and pain intensity: systematic review and meta-analysis of randomized controlled trials. *Anesthesiology.* 2012;116:1312-1322.

Boezaart AP. Perineural infusion of local anesthetics. *Anesthesiology.* 2006;104:872-880.

Chernyak GV, Sessler D. Perioperative acupuncture and related techniques. *Anesthesiology.* 2005;102(5):1031-1049.

Gobble RM, Hoang HL, Kachniarz B, Orgill DP. Ketorolac does not increase perioperative bleeding: a meta-analysis of randomized controlled trials. *Plast Reconstr Surg.* 2014;133(3):741-755.

Grant JA, Rainville P. Pain sensitivity and analgesic effects of mindful states in Zen meditators: a cross sectional study. *Psychosom Med.* 2009;71:106-114.

Haisley K, Straw O, Müller D, et al. Feasibility of implementing a virtual reality program as an adjuvant tool for peri-operative pain control; Results of a randomized controlled trial in minimally invasive foregut surgery. *Compl Ther Med.* 2020;49:102356.

Ilfeld BM, Enneking FK. Continuous peripheral nerve blocks at home: a review. *Anesth Analg.* 2005;100(6):1822-1833.

Jonas W, Levin J, eds. *Essentials of Complementary and Alternative Medicine.* Williams & Wilkins; 1999.

Joshi GP, Gertler R, Fricker R. Cardiovascular thromboembolic adverse effects associated with cyclooxygenase-2 selective inhibitors and nonselective antiinflammatory drugs. *Anesth Analg.* 2007;105:1793-1804.

Kaye AD, Kucera I, Sabar R. Perioperative anesthesia clinical considerations of alternative medicines. *Anesthesiol Clin North Am.* 2004;22:125-139.

Lang EV, Benotsch EG, Fick LJ, et al. Adjunctive non-pharmocological analgesia for invasive medical procedures: a randomized trial. *Lancet.* 2000;355:1486-1490.

Li A, Montano Z, Chen V, et al. Virtual reality and pain management: current trends and future directions. *Pain Manag.* 2011;1(2):147-157.

Manion SC, Brennan TJ. Thoracic epidural analgesia and acute pain management. *Anesthesiology.* 2011;115(1):181-188.

Martin S, Clark JD. Opioid-induced hyperalgesia: a qualitative systematic review. *Anesthesiology.* 2006;104(3):570-587.

Matsota P, Christodoulopoulou T, Smyrnioti ME, et al. Music's use for anesthesia and analgesia. *J Altern Complement Med.* 2013;19(4):298-307.

Micozzi M. *Fundamentals of Complementary and Alternative Medicine.* Saunders; 2010.

Mitra S, Sinatra RS. Perioperative management of acute pain in the opioid-dependent patient. *Anesthesiology.* 2004;101:212-227.

National Center for Complementary and Integrative Health. *The Use of Complementary and Alternative Medicine in the United States.* 2020. Accessed January 2020. http://www.nccam.nih.gov

Quaye AN, Zhang Y. Perioperative management of buprenorphine: solving the conundrum. *Pain Med.* 2019;20(7):1395-1408.

Rainville P, Duncan G, Price D, et al. Pain affect encoded in human anterior cingulate but not somatosensory cortex. *Science.* 1997;277:968-971.

Rathmell JP, Lair TR, Nauman B. The role of intrathecal drugs in the treatment of acute pain. *Anesth Analg.* 2005;101(5 suppl):S30-S43.

Rathmell JP, Neal JM, Viscomi CM. *Regional Anesthesia. The Requisites in Anesthesiology.* Elsevier Mosby; 2004.

Stewart JH. Hypnosis in contemporary medicine (review). *Mayo Clin Proc.* 2005;80(4): 511-524.

Straube S, Derry S, Moore RA, et al. Single dose oral gabapentin for established acute postoperative pain in adults. *Cochrane Database Syst Rev.* 2010;5:CD008183.

Sun Y, Li T, Wang N, et al. Perioperative systemic lidocaine for postoperative analgesia and recovery after abdominal surgery: a meta-analysis of randomized controlled trials. *Dis Colon Rectum*. 2012;55:1183-1194.

Tsen LC, Segal S, Pothier M, et al. Alternative medicine use in presurgical patients. *Anesthesiology*. 2000;93:148-151.

Wobst AH. Hypnosis and surgery: past, present, and future. *Anesth Analg*. 2007;104(5): 1199-1208.

Zeidan F, Adler-Neal AL, Wells RE, et al. Mindfulness-meditation-based pain relief is not mediated by endogenous opioids. *J Neurosci*. 2016;36(11):3391-3397. doi:10.1523/JNEUROSCI.4328-15.2016

Zeidan F, Grant JA, Brown CA, etal. Mindfulness meditation-related pain relief: evidence for unique brain mechanisms in the regulation of pain. *Neurosci Lett*. 2012;520(2):165-173.

Zhang Y, Peck K, Spalding M, et al. Discrepancy between patients' use of and health providers' familiarity with CAM. *Patient Educ Couns*. 2012;89(3):399-404.

第39章 成人、小儿及新生儿复苏

Nichols JH，Guillod PD

Ⅰ. 概述

手术室中发生循环衰竭而需要心肺复苏（CPR）是最严重的突发事件，需要麻醉医师迅速识别并采取干预措施以保证自主循环的恢复（ROSC），避免进一步损伤。复苏的关键在于麻醉医师拥有迅速反应的临床技能、熟悉周围所需设备、理解可逆的病因、能够合理分配任务及冷静处理问题的能力。在非心脏手术中，术中心脏停搏的发生率较低［（1～7）/10 000例，30d生存率约为40%］。手术室拥有先进的仪器设施、及时的药物供给、有创监护设备、气道管理工具及起搏/除颤设备，因此是处理此类急症的理想场所。此外，及时获得先进的影像和治疗方式，如经胸和经食管超声心动图、体外膜肺氧合（ECMO）及心脏导管置入术（如急性冠脉支架、血栓切除术、主动脉球囊反搏），可以提高复苏的成功率。

除了可用的物质资源外，认知辅助工具可以帮助确保复苏的成功。在高度紧张的情况下，麻醉医师能够及时参考身边的急救手册，迅速明确复苏的关键步骤。麻省总医院在其所有涉及麻醉的区域均配备了斯坦福援助小组采用的急救手册。此外，将模拟术中代码事件整合到麻省总医院和其他机构的培训课程当中，能够为麻醉医师提供一个结构化的良好环境，进而提升决策能力、沟通能力，并建立反射性思维模式。总之，模拟训练与便捷急救手册能够使麻醉医师冷静、快速地制订最适宜的急救方案。

突发心脏停搏（SCA）后恢复自主循环的关键是除颤［如心室颤动（VF）或无脉性室性心动过速（VT）］；及时进行有效的、连续的胸外按压以保证心脑灌注；维持有效的氧合/通气比。有效的胸部按压可提高心肌氧和能量的供给，从而提高除颤后恢复正常节律的可能性。适当的氧合和通气至关重要，因为低氧血症会抑制氧气输送，而低/

高碳酸血症会分别导致脑灌注减少和交感反射过强。过多的潮气量也会减少静脉回流，从而抑制心肺复苏期间的心排血量。CPR越早实施越好，与所有团队成员就紧急情况进行及时和清楚的沟通也十分重要。

在手术室中，病人的体位各异（俯卧位、侧卧位、抬高位），开放的手术部位需要快速填充，因此通常无法满足CPR的要求。应快速识别急症并进行有效沟通，以便摆放最适宜体位实施CPR。

除颤后，观察监护仪或检查脉搏以明确心排血量是否恢复，但此时心肌因氧和代谢物质的耗竭而处于“顿抑”状态，所以应立即实施CPR。根据医院的条件及政策，对可逆性心脏停搏的病人还应通知ECMO和紧急超声心动图团队。

以下管理方案与流程均来自经过系统审查的循证指南，该指南由美国心脏协会（AHA）和国际急救与复苏联合会共同制订，自本书上一版起，该指南便转为持续性审查。本章节内容来自2015年AHA心肺复苏和心血管急救指南及更新至2019年针对成人与儿科管理的内容补充，包括基础生命支持（BLS）、高级心脏生命支持（ACLS）及小儿高级生命支持（PALS）（该内容涵盖新生儿复苏）。

表39-1列举了AHA分级，用于支持本章提出的大多数干预措施，包括推荐强度和证据等级。请注意，推荐强度和证据等级互不干扰。AHA的推荐和证据等级会标于文中的建议之后。

表39-1　推荐分级系统与证据水平

推荐分级		证据水平	
Ⅰ	强烈推荐	A	高质量，1+RCT
Ⅱa	合理	B-R	中等质量，1+RCT
Ⅱb	可考虑	B-NR	中等质量，无RCT
Ⅲ（NB）	无益	C-LD	数据局限
Ⅲ（H）	有害	C-EO	专家意见

注：推荐级别和证据质量是互不干扰的独立因素。例如，Ⅰ级推荐可能没有A级质量。RCT. 随机对照试验。

Ⅱ. 心脏停搏

A. 诊断： 对于意识消失但无心电监测的病人，外周大动脉（颈动脉、桡动脉或股动脉）搏动明显消失且无脉搏时间大于10s即可诊断。在手术室中，监护仪可显示呼气末CO_2急剧下降、脉搏血氧饱和度波形丢失、无创血压较低或无法监测，动脉压波形变平与下降。心电图上非再灌注性心律失常包括心室颤动（VF）和室性心动过速（VT）等快速型心律失常，以及心搏停止、无脉电活动（PEA）或严重心动过缓等非快速型心律失常。

B. 病因学

1. 常见原因

（**1**）低血容量。

（**2**）低氧血症。

（**3**）酸碱失衡。

（**4**）高钾血症、低钾血症、电解质紊乱（钾、钙、镁）。

（**5**）低体温。

（**6**）中毒（药物中毒）。

（**7**）心脏压塞。

（**8**）张力性气胸。

（**9**）血栓形成（肺栓塞）。

（**10**）血栓形成（心肌梗死）。

（**11**）低血糖。

2. 手术室内其他病因

（**1**）局麻药的全身毒性。

（**2**）椎管内麻醉造成严重的去交感神经化。

（**3**）过敏反应（如肌松药、抗生素）。

（**4**）恶性高热。

（**5**）手术操作或腹腔镜手术时迷走神经张力过高。

（**6**）空气、脂肪、羊水或骨水泥栓塞。

（**7**）麻醉药物过量。

（**8**）冠状动脉支架血栓形成（在服用抗血小板药物的情况下）。

（**9**）肝移植灌注后综合征。

C. 病理生理： 如果心脏停搏后没有立即开始CPR，血流停止会导致组织缺氧、无氧代谢、细胞代谢产物堆积、

ATP消耗和离子梯度的破坏（如大量钙离子流入细胞，引起兴奋性毒性和细胞凋亡）。无氧代谢导致的酸血症，使全身血管扩张、肺血管收缩和儿茶酚胺反应性降低。血液循环停止4～6min，会发生不可逆的神经损伤。心排血量恢复后，病人可能会出现缺血再灌注损伤，产生活性氧，造成线粒体功能障碍，以及免疫/炎症级联反应，目标温度管理（以往称低温治疗）可能对其有益。无血流和再灌注损伤的累积效应导致多器官损伤和神经功能障碍。

D. 流行病学：在美国，每年大约有35万人在院外出现心脏停搏，其中一半被及时发现，只有1/10的人能康复出院。可除颤节律（pVT/VF）约占最初观察到的节律的20%。

Ⅲ. 成人复苏

A. BLS：是指CPR抢救技术的核心能力、应急反应系统的激活及自动体外除颤仪（AED）的使用。BLS认证是面向公众的，需要医务人员根据培训水平的差异提出不同的管理建议。当病人突然意识消失、无呼吸音、喘息或有濒死呼吸时应高度怀疑发生心脏停搏（Ⅱa/C-LD）。医务人员应立即检查脉搏不超过10s（Ⅱ/C）。如果病人不能被唤醒，根据AHA制订的心肺复苏和心血管急救指南，应立即启动应急反应系统，行院外复苏：在气道管理（**A**）与有效通气（**B**）前首先进行胸外按压以提供循环（**C**）支持（**C—A—B**）。在2010年，复苏顺序由**A—B—C**改为**C—A—B**，重点强调了恢复循环系统的重要意义。**C—A—B**序列首先强调循环，尽量减少由建立通畅气道引起的胸外按压的中断。从胸外按压开始会增加旁观者对SCA病人进行CPR的可能性，因为气道管理对非专业人员具有挑战性，使其不愿进行CPR。事实上，该指南在2017年发生了变化，强调未经培训的非专业救援人员只提供胸外按压CPR（Ⅰ/C-LD），而专业人员应该提供胸外按压CPR指令（Ⅰ/C-LD）。接受过CPR培训的非专业人员在有能力时仍应增加呼吸方面的急救。对于单独的施救者，公众应该掌握“先打电话/快打电话”原则。对于成年人、8岁及以上的儿童，以及所有已知存在心律失常高风险的儿童，在单独的救援人员尝试复苏之前，应启动应急医疗系统（911；EMS）（先打电话）。对于8岁以下的儿童和所有年龄段的溺水或濒临溺死的儿童、外伤后猝死和药物过量的儿童，均应进行首次复苏尝试，然后激活EMS（“快打电话”）。由于阿片类药物过量引起意识消失，建议家庭成员在激活EMS的同时给予纳洛酮治疗。

1.循环（胸外按压）：胸外按压大约可提供正常1/3的心排血量。为确保足够的循环，尤其是冠脉和脑血流量，按压时间应占据80%的停搏事件（Ⅱb/C-LD），不应低于60%，并保证两次除颤之间的停顿时间最短（Ⅰ/C-LD）。病人应置于稳固坚硬的表面上，如靠背板，并将头部置于胸部水平。手术台软垫/凝胶的缓冲作用会降低胸外按压的有效性。对于在手术室中俯卧位且有气管插管的病人，无法立即转为仰卧位行CPR，因此需要一人将握紧的拳头放在剑突下区域和手术台之间，并在背部的相应区域进行按压（Ⅱb/C）。

正确的按压姿势：一手掌根置于双乳头连线中点，另一手重叠于第一只手交叉平行放置（Ⅱa/B）。施救者肩部应与病人垂直，保持肘关节不动。成人按压深度至少2in（Ⅰ/C-LD），儿童至少1/3胸廓前后径（小儿约2in，婴儿约1.5in）。对于儿童，单人施救可用单手或双手掌根（Ⅱb/C）。对于婴儿，单人施救采用双指技术，多人施救可采用双拇指手法（Ⅱb/C）。胸外按压至少100次/分，保证胸廓充分回弹与相等的按压/放松比（Ⅱb/C）。按压过深或过快会影响按压质量，因此要求深度上限为2.4in，速率上限为120次/分。2～2.4in（5～6cm）的范围较小，可使用压缩反馈装置以优化按压质量（Ⅱb/B-R）。

单人施救时，按压通气比应为30：2，两次通气时间不应超过10s（Ⅱa/C-LD）。多人施救时，施救者应每2min（5个周期）轮换一次，保证轮换间隔不超过5s（Ⅱa/B）。双人施救时儿童的按压通气比为15：2，这更有利于因呼吸疾病导致的心搏骤停。如有高级气道支持，如气管导管（ETT）或喉罩

（LMA），则应以10次/分的速率进行通气，同时进行不间断地按压。

另一种急救措施：用拳头下部猛击胸骨中部使心脏去极化。如果不能立即使用除颤仪（Ⅱb/C），可对不稳定或无脉冲VT的病人在监护下采用此种方式，但这种利用快速机械冲击触发去极化的方法通常不适用于起搏心脏。

2. **气道管理和人工呼吸**：尽管近年来指南的修改集中在循环方面（一度认为只需行胸外按压），但保持气道通畅、充分通气和氧合仍然至关重要（Ⅰ/C）。由于肺泡氧储备的耗尽和CO_2的蓄积，随着骤停时间的增加，通气变得更加重要。可通过观察与听诊评估自主通气情况，最常采用仰头提颌法辅助通气（Ⅱa/B）。如果怀疑有颈椎损伤，应在不过伸头部的情况下推举下颌（Ⅱb/C），若未能成功，应使头部倾斜（Ⅰ/C）。若仍然无法实现通气并且没有高级气道支持，应清除气道异物。可尝试腹部冲击（Heimlich手法）（Ⅱb/B），若失败则考虑胸部冲击（Ⅱb/B）。对于婴儿应在胸外按压的同时拍打背部。

成年人脉搏可触及，有自主循环但无呼吸时，应提供10～12次/分或1次/（5～6）秒的呼吸急救（Ⅱb/C）。通气时间超过1s，应见胸部起伏，成人通气量为500～600ml（Ⅱa/C）。心脏停搏期间的呼吸急救类似上述方法。在没有高级气道支持时，均应以30：2的按压/通气比进行复苏。若有高级气道支持，应以1次/6秒或10次/分的频率进行呼吸复苏，同时进行上述按压。

避免因呼吸频率过快或潮气量过大而导致的过度通气（Ⅲ/B），这会导致胃充气而引起误吸、增加胸内压、影响静脉回流并降低心排血量，使病情恶化。

3. **除颤**：指自动体外除颤仪（AED）的使用，是应急反应系统初始激活的一部分。及时除颤和CPR是成功复苏的关键。除颤用于治疗无脉性VT和VF（Ⅰ/A）。当目击到心脏停搏且有AED时，应尽快使用除颤仪（Ⅱa/C-LD），否则应在寻找AED的同时行

CPR（Ⅱa/B-R）。公共除颤计划使公共安全人士（如消防员、警察、保安和空乘人员）能够掌握如何使用AED。这些设备本身体积小、重量轻，使用粘性电极片来感应和传递电击。AED提供视觉和语音提示，以帮助未经培训的操作员正确使用。在分析ECG信号的频率、振幅和斜率后，AED会指示“除颤”或“未除颤”。AED是手动触发，不会自动为病人除颤，因为自动除颤可能会伤害接触病人的人。目前，AED还配备了儿科系统，可以将成人功率减至适合儿童的较小功率。功率衰减器应用于8岁以下、体重＜25kg的儿童。对于婴儿，建议手动除颤，但如果不可用，可以使用带有或不带衰减器的AED。AED分析日益精确，如结合伪影过滤，以便在节律分析时可以继续按压。目前，这些技术还不足以推广（Ⅱb/C-EO）。

4. **再次评估**：电击后立即恢复按压（Ⅱb/C-LD）（由于心脏恢复血流需要时间，因此可不必检查脉搏）并在5轮心肺复苏（2min）后进行节律检查。出现心脏节律后，可检查脉搏以确定是否存在ROSC。否则应继续在每5个周期的CPR后进行节律检查。

B. **ACLS**：是指针对心脏停搏的明确、全面的治疗，仅限于医务人员。它建立在BLS技能的基础上，可由现场的医护人员或在医院内实施。在手术室和重症监护室（ICU）中，麻醉医师应根据不断修订的指南更新自己的知识技能储备。ACLS中描述的干预措施包括高级气道管理、手动除颤、同步心脏复律、药物管理，以及是否采用有创机械循环支持或放弃治疗的决策能力。

1. **高级气道支持**：迅速控制气道可以保证复苏期间充分供氧并排出CO_2。可选择面罩通气或高级气道支持，如ETT或LMA（Ⅱb/B-R）。目的是通过气管插管确保气道安全，气管插管通常由经验丰富的麻醉医师实施。气管插管前插入口咽或鼻咽气道可改善气道阻塞（Ⅱa/C）。在面罩通气期间使用按压环状软骨来减少胃内胀气，但常因操作不当或影响通气而不被采用（Ⅲ/B）。

空间受限、病人体位不佳、可视化不佳及来自胸外按压的干扰会增加气管插管的困难程度。虽然变色CO_2检测器最易获取，但CO_2波形图是现代除颤器的一个组成部分，是确认正确放置除颤仪的最可靠方法（Ⅰ/C-LD）。如果尚未建立静脉通路，可通过气管导管给予某些亲脂性药物，如纳洛酮、阿托品、血管升压素、肾上腺素或利多卡因（NAVEL，现在称为无血管升压素的LEAN）。由于这些药物血液峰值浓度较低，因此需要更高剂量（约常规2～3倍），并应稀释在10ml无菌盐水中后使用。

2. 除颤： 无脉室性心动过速和心室颤动是与心脏停搏相关的可除颤心律失常（图39-1）。随着停搏时间延长，心脏功能恶化且更难转为自主循环。因此在发展为PEA或心搏停止之前，应快速除颤。操作除颤器的人员有责任确保复苏团队的成员在除颤期间不与病人接触。除颤仪以交流电的双相脉冲传递能量。终止VF的适宜功率为150～200J，标明在除颤仪的正面。对于儿童，建议初始剂量为2～4J/kg（Ⅱa/C-LD）。连续除颤时可增加功率，但不应超过10J/kg 或成人最大剂量（Ⅱb/C-LD）。建议1岁以上且体重＞10kg的儿童使用大号成人电极（8～13cm）。婴儿电极（4.5cm）用于体重＜10kg的儿童，有助于节律检测和起搏。除颤仪应在按压的同时充电，一旦准备好除颤，实施者会喊出“clear”以提醒每个人将手从病人身上移开，然后除颤开始，并恢复按压。

电复律： 同步双相除颤用于有脉搏的不稳定快速型心律失常（常脉率＞150次），如阵发性室上性心动过速（PSVT）、心房颤动、折返性心律失常或不稳定型室性心动过速。心房颤动同步复律的推荐初始功率为120～200J（Ⅱa/A）。如果初次除颤无效，可以逐步增加功率。血流动力学稳定的室性心动过速可以从100J起进行心脏复律（Ⅱb/C）。儿童心脏复律的初始功率为0.5～1.0J/kg，后续可调整为2J/kg。成人快速型心律失常的处理见图39-3。

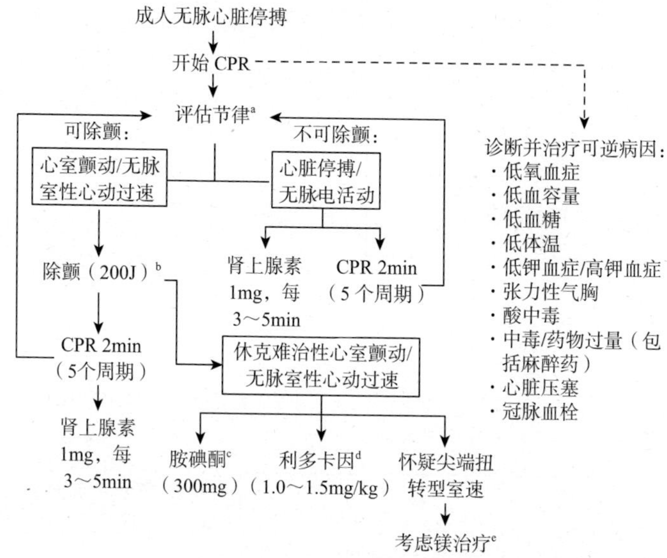

图 39-1　无脉心脏停搏复苏流程

a. 节律不清并怀疑心室颤动，按可电复律处理；b. 双向波，一个 CPR 循环后接着进行有效的除颤；c. 胺碘酮应溶解在 20～30ml 盐水或者 5% 葡萄糖溶液中。静脉输注胺碘酮 1mg/min，6h 后改为 0.5mg/min，如再次出现心室颤动或者室性心动过速，重新静脉注射 150mg。d. 可再次注射利多卡因 0.5～0.75mg/kg。e. 硫酸镁 1～2g 可用于尖端扭转型室性心动过速（长 QT 间期相关的多源性室性心动过速），但效果不明显。ACLS 不再使用升压素，因为与肾上腺素相比或与肾上腺素联合使用没有额外的益处

3. 起搏： 高度心脏传导阻滞伴严重心动过缓是心脏停搏的原因之一。当用药物治疗（主要为阿托品）但心率不增加且有不稳定迹象（如精神状态改变、严重低血压）时应考虑安装临时起搏器。最简单地增加心室率的方法是安置经皮起搏器，但可能需要高频电流才能持续捕获心率，这对于清醒病人来说可能产生不适感。另外，对病情稳定的病人，经食管心房起搏对房室传导异常引起的窦性心动过缓有效，对于手术中因心动过缓引起的低血压也有效。还有一种选择是在继续 CPR 时，经静脉在右心放置临时起搏导丝以提高心率。特殊的肺动脉起搏导管可起到房室起搏的作用，用于治疗有症状的心动过缓，见图 39-2。

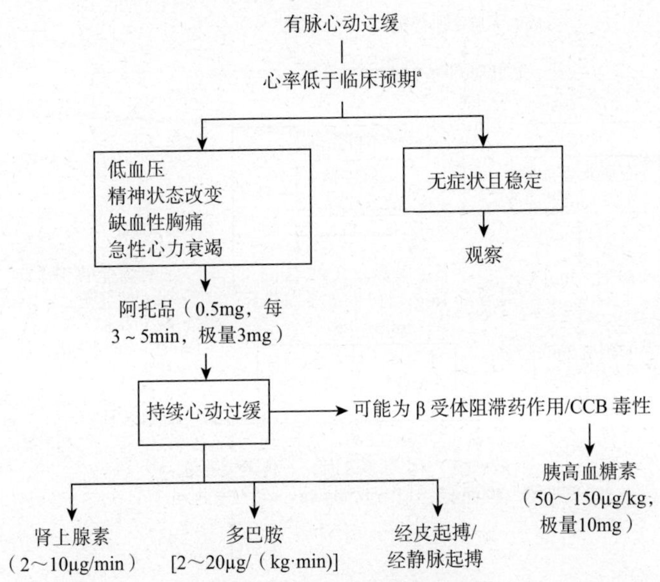

图39-2　有脉心动过缓复苏流程

CCB. 钙通道阻滞药；a. 服用治疗结性心律药物（如β受体阻滞药）的病人正常心率目标可能小于60次/分；当不能使用静脉通路或药物时，可直接皮下起搏

4. **血管通路：** 对于成功复苏至关重要，但建立静脉通路不应延迟胸外按压或除颤。最适宜的穿刺位置为中心静脉，应优先考虑（Ⅱb/C）。穿刺部位（颈内静脉、颈外静脉、锁骨下静脉或股静脉）的选择取决于病人的解剖、医生的经验及是否对复苏的干扰最小。当要应用适当的液体使药物进入中心循环时，也可以选择经肘前静脉置入外周静脉导管。如果外周静脉穿刺困难，可以考虑骨髓内给药（IO）（Ⅱa/C），小儿骨髓通路常不超过1min即可建立。在静脉通路建立前所有药物和液体均可以经骨髓内给药途径注射。另一种血管通路是动脉导管，有利于获取动脉血气以帮助管理和评估按压质量（通过脉动流可视化）与自主循环的恢复。

5. **药物：** 以下是ACLS中可供选择的药物，用于治疗血流动力学不稳定、心肌缺血、心肌梗死及心律失常。小儿ACLS所用药物的剂量以括号形式标在成人用药剂量后。鉴于CPR期间循环时间缓慢，应尽可能通过中心静脉给药，也可以通过外周（IV或IO）或通过ETT（如前所述的LEAN药物）给药。

a. **腺苷**：是内源性嘌呤核苷酸，其半衰期为5s，通过减慢或阻断房室结的传导和阻滞房室结的折返途径使阵发性室上性心动过速（PSVT）转为窦性心律。其也可以通过减慢心率来协助鉴别一些快速心率下难以鉴别的诊断，如心房扑动或心房颤动。腺苷也可用于诊断和治疗稳定的、规律宽大的复杂单源性心动过速。当通过外周静脉给药时，首次静脉注射6mg，然后立即用20ml盐水冲洗（Ⅰ/B）。出现短暂的心搏骤停后出现最初无室性反应P波、心房扑动或心房颤动。有时首次给予腺苷6mg后PSVT即可转为窦性心律。如果1～2min后首剂量无效，第二次静脉注射12mg以终止PSVT。若经中心静脉给药，第一剂和第二剂分别为3mg和6mg。对再发的PSVT、心房颤动、心房扑动，应该用半衰期较长的药物进行最后的治疗。如果应用具有竞争性抑制效应的甲基黄嘌呤类药物，如茶碱，腺苷的剂量应增加；如应用双嘧达莫（通过对核苷酸转运阻滞而有增强作用），则应减少剂量；这种剂量的调整通常用于在应激试验时诱导血管扩张，但在ACLS指南中并未提及（PALS：0.1mg/kg；重复给药0.2mg/kg；最大剂量12mg）。腺苷不应用于不规则的节律或预激综合征，如典型预激综合征（WPW），其特异性旁路传导可诱发心室颤动（Ⅲ/C）。

b. **胺碘酮**：是ACLS中应用最广的药物。它有抗心律失常药的所有特性（延长动作电位、以高频率刺激阻滞钠通道、非竞争性抑制突触动作电位、负性变时作用）。由于此药高效且致心律失常概率低，因此是治疗心功能严重受损病人心律失常的最常用药。对于休克难治性无脉室性心动过速和心室颤动病人，将300mg胺碘酮用盐水或5%葡萄糖溶液稀释成20～30ml快速注射。

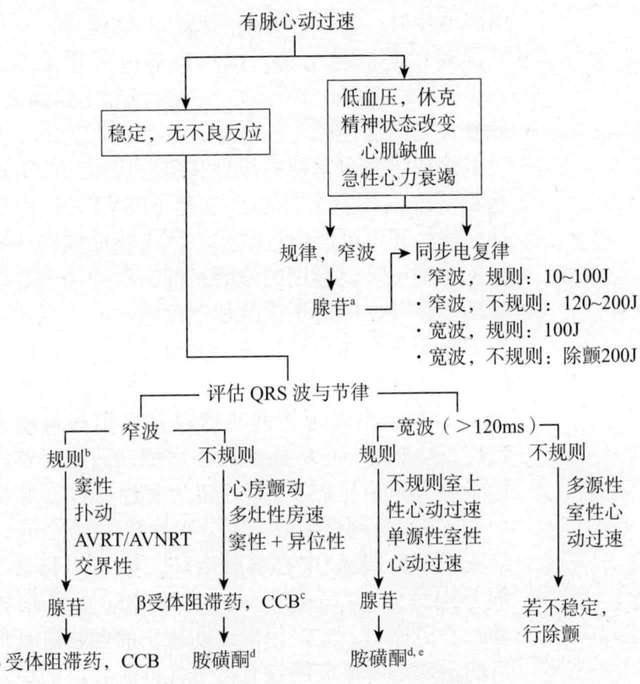

图 39-3　有脉心动过速复苏流程

如果血流动力学不稳定，则立即复律。峰值心率约为“220–年龄”。当稳定时，应尝试心电图分析和适当的药物干预。a. 对于不稳定的病人，腺苷不应优先于心脏复律。首次6mg静脉注射，第二剂为12mg（禁用WPW病史病人）；b. 对于稳定、规则、窄波的快速型心律失常，在使用腺苷前刺激迷走神经；c. 一般为美托洛尔、艾司洛尔输注或地尔硫䓬注射；d. 胺碘酮150mg静脉注射超过10min，然后以1mg/min维持；e. 胺碘酮替代品包括普鲁卡因胺或索他洛尔

对于稳定型心律失常（如血流动力稳定的心房颤动），150mg缓慢静脉注射10min以上，接着以1mg/min维持6h，然后调整为0.5mg/min，每天最大剂量2g。应用胺碘酮的直接副作用是心动过缓和血压下降[PALS：负荷量5mg/kg，最大剂量15mg/（kg · d）]。胺碘酮适用于以下心律失常：

（1）不稳定型室性心动过速（Ⅱb/C）。

（2）电除颤和肾上腺素治疗失败的心室颤动或无脉室性心动过速（Ⅱb/B-R）。

（3）稳定型单源室性心动过速，多源室性心动过

速（Ⅱb/B）或心房颤动的心率控制。

（4）难治性PSVT（Ⅱa）或房性心动过速（Ⅱb）电复律时的辅助治疗。

c. **阿托品**：是一种抗胆碱能药物，用于治疗血流动力学稳定的显著心动过缓（Ⅱa/B）或窦房结水平房室传导阻滞的一线药物。阿托品通过抑制迷走神经而增加窦房结自律性并加快房室传导。阿托品对于Mobitz Ⅱ型心脏传导阻滞、完全性心脏传导阻滞或因心脏移植导致的迷走神经支配缺失无效，也不适用于停搏或PEA（Ⅱb/B），但应考虑用于治疗表现为停搏但脉搏可及的严重心动过缓。对心动过缓或房室传导阻滞应给予阿托品0.5mg静脉注射，如有必要每3～5min重复给药一次，总剂量3mg（PALS：0.02mg/kg；最小剂量0.1mg；最大单次剂量，儿童0.5mg，青少年最大总剂量3.0mg）。

d. **β受体阻滞药**（阿替洛尔、美托洛尔和普萘洛尔）：被证实对治疗不稳定型心绞痛或心肌梗死有效，这些药物能够竞争性地抑制肾上腺素能受体，降低心率、房室传导、血压和儿茶酚胺的影响，进而减少心肌缺血、非致命性心肌梗死和心肌梗死后室性心动过速的复发率。与钙通道阻滞药不同，β受体阻滞药无直接的负性变力作用。β受体阻滞药对急性PSVT、心房颤动、心房扑动（Ⅰ）和异位房速（Ⅱb）治疗有效。初始剂量和维持剂量：阿替洛尔5mg经5min注入，10min后可重复给药；美托洛尔5mg每5min可给予3个剂量；普萘洛尔0.1mg/kg分成3个剂量每2～3min给药一次；艾司洛尔0.5mg/kg注入1min以上然后以50μg/min注入，根据需要可增至200μg/min。禁忌证包括二度或三度心脏传导阻滞、低血压和严重的充血性心力衰竭。尽管β受体阻滞药对少数病人可诱发支气管痉挛，但大多数慢性肺疾病的病人是可以首选美托洛尔治疗（治疗剂量下选择性阻滞β_1受体）。

e. **钙**：仅在高钾血症、高镁血症、低钙血症或钙通道阻滞药中毒时用于治疗心脏停搏。在这种情况下可静脉注射氯化钙8～16mg/kg（通常为0.5～1.0g），必要时重复使用（PALS：10%氯化钙 20mg/kg，即0.2ml/kg）。虽然钙有助于心肌收缩，但研究未证实常规使用钙对心脏停搏有任何益处（Ⅲ/B）。

f. 钙通道阻滞药（非二氢吡啶类）：如维拉帕米和地尔硫䓬，减慢房室传导并延长不应期，可用于治疗血流动力学稳定的、刺激迷走神经或用腺苷无效的窄波PSVT（Ⅱa/B）。维拉帕米首次剂量为2.5～5. 0mg静脉注射，每 15～30min可重复静脉注射5～10mg。地尔硫䓬首次剂量15～20mg，持续2min，如需要追加，可再次静脉注射20～25mg，并持续输注 5～15mg/h。两种药物都具有舒张血管和负性肌力作用，可引起病人低血压、加重充血性心力衰竭、心动过缓，增加预激综合征异常束的传导。低血压可通过静脉注射氯化钙0.5～1.0g进行拮抗。禁用于宽大复杂的快速型心律失常（Ⅲ/B）。

g. 多巴胺：有多巴胺能[1～5μg/（kg · min）]、β肾上腺素能[5～10μg/（kg · min）]和α肾上腺素能作用[＞10μg/（kg · min）]。上述是"传统"的剂量。实际上其效应是不可靠的（如在最小剂量情况下也可出现心动过速）。通常应该从小剂量开始，逐渐增加剂量直至出现预期效果（如尿量增加、心率或心肌收缩力增加、血压升高），或出现副作用（如快速型心律失常）时限制其进一步使用。多巴胺及肾上腺素和经皮起搏是阿托品治疗症状性缓慢型心律失常（Ⅱa/B）的二线方案。输注的剂量为5～20μg/（kg · min）。

h. 肾上腺素：仍是治疗心脏停搏（Ⅰ/B-R）的首选药物，兴奋α受体，使脑和冠状动脉以外的血管收缩，以保证脑及心脏的血供。兴奋β_1和β_2受体激动心脏，扩张支气管。在正常循环中，其半衰期为数分钟。SCA推荐剂量是1.0mg静脉注射，3～5min可重复给药（Ⅱa/C-LD）。肾上腺素是阿托品治疗症状性心动过缓的二线药物，目标剂量为2～10μg/min（Ⅱb/B）。然而，它是与椎管内麻醉相关的心动过缓的一线药物（PALS：有脉心动过缓，但灌注不良，0.01mg/kg；无脉停搏，0.01mg/kg）。除颤的适宜给药时机尚不清楚，但在初始除颤失败后给予该剂量是合理的（Ⅱb/C-LD）。在除颤难治性节律时，肾上腺素与抗心律失常药物联合，包括胺碘酮或利多卡因。在OR中也常用较小、递增的剂量来处理过敏反应和低血压。大剂量的肾上腺素试验（高达0.2mg/kg）未显示任何优势，不鼓励使用此类剂量（Ⅲ/B-R）。大剂量可导致心肌功能障碍，甚至诱发应激性心肌病。

i. **异丙肾上腺素：**是β_1和β_2受体激动药。仅在出现伴有显著血流动力学改变的缓慢型心律失常，对阿托品和多巴酚丁胺无反应而又没有临时起搏器可用的情况下，才考虑应用异丙肾上腺素（二线用药）。异丙肾上腺素能激动β_2受体，引起低血压。异丙肾上腺素以2～10μg/min静脉输注，调整剂量以获得满意的心率。

j. **利多卡因：**作用于电压门控钠通道，起到局麻药和Ⅰb类抗心律失常药的作用。在2018年ACLS指南中，利多卡因与胺碘酮一起用于对除颤无反应的心室颤动/室性心动过速，尤其是对目击的心脏停搏（Ⅱb/B-R）。用于控制（不是预防）急性心肌梗死期间的室性心律失常。开始可静脉注射1.0～1.5mg/kg，每3～5min可重复注射0.50～0.75mg/kg，总量达3mg/kg。随后静脉滴注利多卡因2～4mg/min。对心排血量减少、肝功能障碍及老年病人应减少利多卡因用量[PALS：1mg/kg，20～50μg/（kg·min）静脉输注]。

k. **镁：**一种二价阳离子，具有多种调节作用，是多种酶反应的辅助因子，包括钠钾ATP酶，能够减少神经和肌肉传导，松弛支气管平滑肌，而作为血管扩张剂，可通过竞争钙结合位点来影响*N*-甲基-D-天冬氨酸拮抗作用。不建议在心脏停搏（Ⅲ/C-LD）时常规使用镁，除非在特殊情况下，如防止复发性长QT相关多源性室性心动过速（尖端扭转型室性心动过速）（Ⅱb/C-LD）。紧急情况下将硫酸镁1～2g溶解在10ml的5%葡萄糖溶液中，1～2min注入，快速给药的副作用是低血压和心动过缓（PALS：25～50mg/kg，最大剂量2g）。

l. **氧（100%）**：对所有心脏停搏的病人，应通过简易呼吸器或高级气道支持进行纯氧正压通气；对血流动力学平稳且有呼吸的病人，可用非加压通气面罩吸氧。对于没有心脏停搏的新生儿和婴儿，高FiO_2可能是有害的，应小心调节至动脉导管闭合前的SpO_2。

m. **普鲁卡因胺**：一种Ⅰa类抗心律失常药，可使心房颤动和心房扑动转为窦性心律，对继发于异常通路的室上性心动过速有控制室率的作用。对于在转律过程中出现的不明原因的宽大复杂的心动过速有效。目前已基本被胺碘酮所取代。负荷剂量是持续输注20～30mg/min，如心律失常已终止、出现低血压、QRS波形宽度超过原来的50%或用药总量达17mg/kg时应停止静脉输注。当心律失常已消失时，应给予1～4mg/min维持量静脉输注。如出现肾功能损伤时应考虑减量。至少每天应该检查一次QRS波的宽度（PALS：15mg/kg，30～60min静脉输注）。

n. **碳酸氢钠**：对多数心脏停搏（Ⅲ/B）的病人用碳酸氢钠是有害的，因为碳酸氢钠可造成反常性细胞内酸中毒。只有当病人事先存在严重的代谢性酸中毒、高钾血症、三环类抗抑郁药过量，标准ACLS计划失败的情况下，才考虑使用。初始剂量静脉注射1mmol/kg，维持剂量0.5mmol/kg，每10min给药一次（根据血气分析的pH值和动脉血CO_2分压调整）（PALS：1mmol/kg）。

o. **索他洛尔**是一种Ⅲ型抗心律失常和非选择性β受体阻滞药，可与胺碘酮和普鲁卡因胺一起使用，主要用于心房颤动/扑动和稳定的单源室性心动过速（Ⅱb/B）。对于血流动力学稳定的心律失常，给予1.5mg/kg的剂量超过5min。与普鲁卡因胺一样，应避免在QT延长的病人中使用，因为它会导致尖端扭转型室性心动过速（Ⅲ/B）。其他副作用包括心动过缓和低血压。

p. 血管升压素：是由脑垂体分泌的激素，具有升压（V_1）和抗利尿（V_2）作用。复苏后恢复自主循环的病人血液中内源性血管升压素水平增高。此药在维持冠状动脉血液灌注方面效果优于肾上腺素，半衰期较长（10～20min），对于无脉性心脏停搏的病人（40U，静脉注射）可替代肾上腺素第1次或第2次剂量。尽管升压素仍可被视为替代品或与肾上腺素联合使用（Ⅱb/C-LD），但其治疗心脏停搏的有效性方面的证据是有限的［PALS：负荷剂量0.4～1U/kg，心脏停搏最大剂量40U，儿茶酚胺耐药的低血压：0.0002～0.0020U/（kg · min）］。

6. 特殊的ACLS治疗方案见图39-1～图39-3。

a. 无脉心脏停搏（**图39-1**）。

b. 有脉心动过缓（**图39-2**）。

c. 有脉心动过速（**图39-3**）。

7. 开胸直接心脏按压：如医疗机构条件允许，对于胸部穿透伤、腹部创伤引起的心脏停搏、心脏压塞、低体温和肺栓塞均可采用开胸直接心脏按压，对于不能有效实施胸外心脏按压的、胸部解剖结构异常的病人也适用于开胸心脏按压（Ⅱb/C）。

8. ECMO：高级机械心肺支持，对大血管行有创置管，被称为体外心肺复苏术（eCPR）。eCPR有两种形式，静脉-静脉（VV）和静脉-动脉（VA）。两者均通过外部气体交换提供呼吸支持，而VA会提供额外的循环（血流动力学）支持。eCPR适用于传统CPR失败，其禁忌证包括但不限于无人发现的心脏停搏、传统CPR超过30min而没有ROSC、严重出血及无法耐受全身抗凝。

虽然eCPR可以在传统CPR无法实现ROSC的情况下实现正常心排血量，但不建议将其作为常规干预措施，应给予可能康复的病人（Ⅰ/C-EO）。提供ECMO的机构应该有一个单独的应急咨询团队来选择合适的病人。

9. **心肺复苏终止：** 尽管复苏超过30min病人存活的可能性很小，但目前还没有绝对的终止复苏的标准[一项客观事实：在20min CPR（Ⅱb/C-LD）后病人未能达到10mmHg的呼气末CO_2]。主管医师应负责判定心血管系统对充分实施的BLS和ACLS确无反应，这样才能表明病人已死亡。所有复苏经过都要做详细记录，包括终止复苏的原因。

10. **高级指令：** 例如放弃治疗（DNR），对于在手术室或者术后恢复室发生心脏停搏的病人，麻醉医师因负有决定是否放弃治疗的责任而处于非常关键的地位。在围手术期提出放弃治疗的命令总会受到质疑。病人家属、健康监护人、医师事前应明确任何复苏措施是否符合病人本人的意愿。若全身麻醉诱导过程中出现低血压用血管活性药物是允许的，而对自发心室颤动的病人可能会禁止除颤和CPR。在手术室外的紧急气管插管，麻醉医师应该询问病人的习俗，从伦理和法律上把握治疗尺度。

Ⅳ. 小儿复苏

A. BLS： 新生儿期以后的患儿需心肺复苏者相对较少。小儿心脏停搏通常是由呼吸衰竭或气道阻塞所致低氧血症造成的，应尽早施行有效措施以保持气道通畅及确保足够的通气。小儿复苏的准则适用于1个月～1岁的婴儿和1岁以上的儿童。新生儿复苏见本章Ⅴ.。根据健康委员会的定义，儿童是指 1岁到青春期开始年龄段的孩子，但公众通常将1～8岁的小儿定义为儿童。与成人复苏准则“先打电话”不同的是，对于儿童复苏要“快打电话”。也就是说单独的施救者在拨打急救电话之前应该先实施5个循环的CPR（大约 2min）。“快打电话”也适用于溺水、创伤、药物过量引起的心脏停搏。亲眼看见心脏停搏（如运动员在赛场虚脱）或者小儿有突然出现心律失常高危风险时除外。鉴于小儿解剖和生理均与成人不同，对胸外按压及通气频率、幅度及按压部位与成人相比也都有所不同（表39-2）。以下详述小儿与成人复苏技术的差别。

表 39-2　成人和小儿心肺复苏

年龄	通气（次/分）	按压（次/分）	通气/按压比	按压幅度
新生儿	30	90	3：1[a, b]	胸部1/3
婴儿（＜1岁）	12～20	100	(30：2)[a]/(15：2)[b]	胸部1/3～1/2
小儿（1～8岁）	12～20	100	(30：2)[a]/(15：2)[b]	胸部1/3～1/2
成人和大于8岁年长儿	10～20	100	30：2[a, b]	1.5～2in

a. 单人复苏；b. 双人复苏。

气道与呼吸：建立气道的措施与成人相同，但有一些注意事项。对于1岁以下的小儿气管异物，不能采取腹部捶击，因为小儿的消化道很容易受损。婴儿气道不成熟，直径小，易受挤压，头后仰和提下颌易使颈部过度伸展而造成气道阻塞。另外，提下颌时压迫颌下部可将舌推向咽部而堵塞气道。通气宜在低气道压下缓慢进行，以防胃扩张，通气量应足以带动胸廓起伏。

B. **循环：**1岁以下婴儿颈动脉不易触及，应触膜肱动脉或股动脉判断搏动。一经确认无脉，应立即开始胸外按压，婴儿胸外按压可由操作者用两指尖按压胸骨，或由操作者两手环抱患儿胸部用两拇指在两乳头连线下以一指的深度按压胸骨（Ⅱb/C）。年长儿的按压部位与成人相似，但以单手按压胸骨即可。按压幅度为胸廓前后径的1/3～1/2，婴儿约1.5in（4cm），儿童约2in（5cm）（Ⅱa/C-LD）。对于婴儿与小儿单人复苏的按压/通气比为30：2，双人复苏的比率为15：2。如果在双人复苏期间建立了高级气道，可不用考虑按压与呼吸同步。通气频率约为10 次/分，按压频率 100～120 次/分，不要因通气而暂停按压。

小儿高级生命支持（PALS）：小儿心脏停搏多数表现为停搏或心动过缓，而非室性心律失常，因为小儿心脏停搏主要由呼吸衰竭和休克引起。1岁以下婴儿中，病因学以呼吸性及特发性（婴儿猝死综合征）占首位。

由于解剖及生理上与成人有别，要求除颤的设置及用药剂量都应按患儿体重计算。

a. 气管插管： 对于小儿气管导管，无套囊导管已基本被低压高容量套囊导管取代。选择无套囊气管导管为了保证气道密闭性良好，可能会增加气管插管次数，进而造成医源性气道水肿。无论采用带套囊或不带套囊的气管导管，都应选择合适的导管型号，使最大密闭压力在15～20cmH_2O。使用带套囊的气管导管，将套囊放气后检查密闭压力。套囊的囊内压应保持在20～30cmH_2O。对于不足1岁小儿选择内径3.5mm不带套囊或内径3.0mm带套囊气管导管，1～2岁小儿选择内径4mm不带套囊或内径3.5mm带套囊气管导管。2岁以上小儿气管导管选择按以下公式计算（ID，mm），不带套囊=（年龄/4）+4；带套囊=（年龄/4）+ 3.5。经口气管插管的深度按以下公式计算（到门齿的距离，cm），婴儿及新生儿：导管内径×3；大于1岁的小儿：年龄/2+12。有条件者，通过CO_2波形或X线确认气管导管的位置。如果气管插管后病情加重，应排除气管导管移位或阻塞、气胸或机器故障。

b. 除颤： 婴儿用除颤仪的极板直径为4.5cm，年长儿（年龄＞8岁，体重＜25kg）为8cm（即成人大小）。在紧急情况下，如没有婴儿极板可用，将成人极板贴于前胸或后背部也可满足。首次双相电击的能量分别为 2J/kg和4J/kg，或以前成功除颤的最低能量（Ⅱa/C-LD）。如果电除颤未奏效，应寻找其他可纠正的原因，如低氧血症、酸中毒或低体温等。同步电复律起始能量为 0.5～1.0J/kg，必要时逐步增至 2J/kg（Ⅱb/C）。各种除颤器的小儿极板形状不尽相同。

c. 静脉通路： 复苏过程中，开放外周静脉通路优先于开放中心静脉，因为后者会影响心脏按压。如已有中心静脉通路，则优先选择中心静脉通路进行输液和给药。经外周静脉给药后应用盐水快冲以确保药物进入中心循环。无论儿童年龄大小，必要时可选用骨髓内给药。

d. 药物治疗：儿童高级生命支持的用药与成人类似，但需根据体重调整用药剂量。儿童体重估计可选用身体长度尺进行体重预估（Broselow 尺）或欧洲小儿生命支持（EPLS）公式［（年龄+4）×2kg］。同时考虑其他生命支持。

e. 特殊儿科高级生命支持程序见**图 39-4**～**图 39-6**。

（**1**）儿童心脏停搏（**图 39-4**）。

（**2**）儿童有脉心动过缓（**图 39-5**）。

（**3**）儿童有脉心动过速（**图 39-6**）。

f. 家长参与：很多情况下小儿复苏过程中有家长在场。研究表明，家长参与对家庭成员有益，可以给父母提供机会目睹施救者的努力（Ⅰ/B）。在复苏过程中保持有一人回答家属问题并抚慰家人。如果父母情绪失控则应让其离开（Ⅱa/C）。复苏团队应该保持对家庭成员的关注。

Ⅴ. 新生儿复苏

新生儿期是指出生后适应宫内至宫外环境和生理转变的最初1个月。约10%新生儿出生时需要辅助通气，但只有1%的新生儿需要进一步干预。产妇分娩时应该至少有一名有复苏经验者在场。对于出生时是否足月、新生儿呼吸/哭声、肌张力（三者均“是”提示“良好”）的快速评估有助于判断新生儿是否需要复苏。因胎儿窘迫行急诊剖宫产时通常需要进行新生儿复苏。在场者中可能只有麻醉医师掌握新生儿的抢救技术，在这种情况下，应把新生儿保温箱放到手术台头部以便麻醉医师得以在儿科医师到达之前，同时监测和治疗产妇及新生儿（图 39-7）。

A. 评估：新生儿即刻复苏至关重要，因为处理不及时可迅速造成严重的低氧血症，持续的胎儿循环和右向左分流，反过来加重低氧血症。需要复苏的新生儿常有显著的右向左分流。

Apgar 评分：出生后 Apgar 评分是评估新生儿生理状态的客观指标，包括心率、呼吸、肌张力、反射和皮肤颜色 5 个参数，在出生后 1min 和 5min 进行评估。

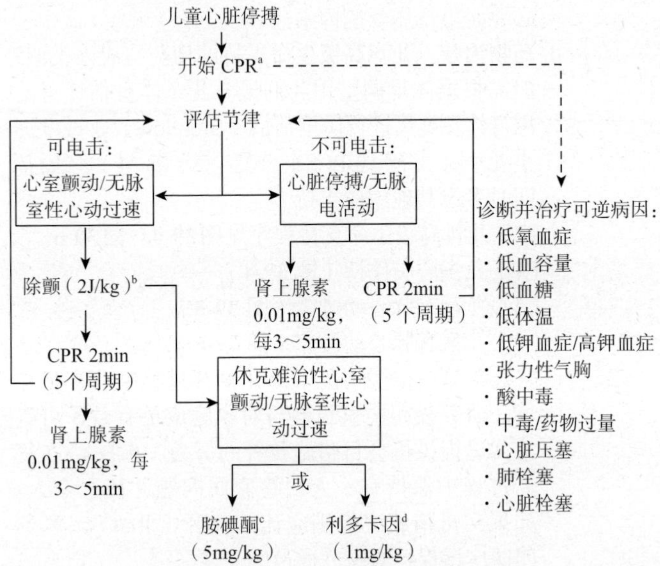

图 39-4　儿童心脏停搏复苏流程

CPR. 心肺复苏；a. 供氧，建立静脉或骨髓通路；b. 第一次除颤，2J/kg，第二次除颤 4J/kg，随后除颤 4～10J/kg 或者成人剂量（200J）；c. 对心室颤动或难治性室性心动过速可以重复两次；d. 利多卡因可代替胺碘酮，注射后以 20～50μg/（kg · min）维持

B. Apgar 评分 0～2 分需立即启动心肺复苏；3～4 分应给予储气囊/面罩供氧，且可能需要进一步复苏；5～7 分通常给予面罩供氧和物理刺激即可缓解。对新生儿的呼吸情况可通过观察胸廓起伏和听诊来评估。心率可通过听诊或者触摸脐动脉来评估。

C. 对于足月出生时的快速评估，新生儿呼吸/哭声、肌张力评定为“好”时，多数只需要擦干新生儿皮肤并保暖（妈妈怀抱或者包裹）。如果评定“差”，接下来应按以下四步进行处理。

1. 提供稳定状态（擦拭、保暖、合理体位、清理呼吸道、刺激呼吸）。

2. 人工通气。

3. 胸外按压。

4. 药物/扩容。

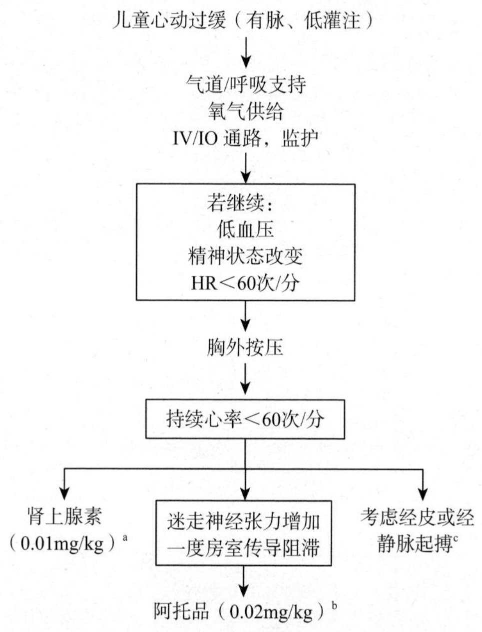

图39-5　儿童有脉心动过缓复苏流程

a. 每3～5min重复，如未建立静脉通路，可经气管导管给药0.1mg/kg；b. 可以重复一次，阿托品最小剂量0.1mg；最大剂量0.5mg，如果无静脉通路，可通过ETT给予阿托品0.04～0.06mg/kg；c. 经皮起搏对继发于先天性心脏病（完全性心脏传导阻滞或窦性功能障碍）的心动过缓有效，但对停搏或缺氧性心动过缓无效。如无脉，继续进行无脉停搏PALS流程（**图39-4**）

D. 复苏：黄金1min（出生后第一个60s），评估新生儿是否需要人工通气。需兼顾两个重要的指标：恰当的呼吸和心率。一旦需要人工通气，应该评估其他3个重要的特征：心率、呼吸和氧合（血氧定量法测量血氧以免出现低氧血症，不推荐仅观察皮肤颜色）。心率增加是复苏有效最可靠又敏感的指标。

1. **初始措施**：不耐寒的新生儿出生后应将周身充分擦干并置于热辐射的环境中保暖。新生儿转运至ICU的体温是其愈后的强有力预示（Ⅰ/B-NR），应将体温维持在36. 5～37. 5℃（Ⅰ/C-LD）。低温的危险因素包括脑室内出血、低血糖和未能及时确诊的脓毒血症。同样应避免体温过高（Ⅲ/C-EO）。手术室内的加温设备除了热辐射器（Ⅱb/B-R），还可采用加温毯或气体加温。目前对新生儿迅速升温（>0.5℃ /h）是否存在风险尚不清楚（Ⅱb/C-LD）。

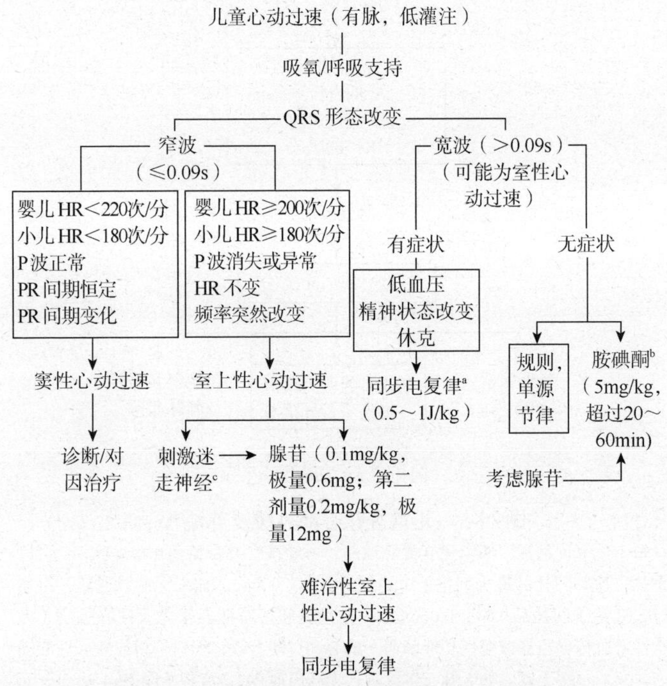

图39-6 儿童有脉心动过速灌注不良复苏流程

a. 如无效，增加至2J/kg；b. 如无胺碘酮则使用普鲁卡因胺（15mg/kg，30～60min），二者不应一起使用，注意避免诱发尖端扭转型室性心动过速；c. 当血流动力学不稳定或无法即刻给予药物/电复律时，刺激迷走神经，可以在婴儿/幼儿的脸上使用冰块或在较大的儿童中进行颈动脉按摩/Valsalva手法

新生儿应置于Trendelenberg位，头部呈嗅物位，开放气道，以利于分泌物引流。不推荐分娩后常规口鼻腔吸引（清亮羊水或胎粪污染），除外有明显气道阻塞或需要正压通气者（Ⅱ B/C）。鼻咽部的吸引可导致心动过缓，减少脑血流，降低肺顺应性。必要时以球状注射器或吸引套管清理呼吸道并用储气囊/面罩供氧。对大多数新生儿擦拭和吸引足以刺激其产生呼吸运动。无论胎儿有活力或无活

力，胎粪误吸并非是气管插管和气道吸引的绝对适应证，除非存在其他气管插管的适应证，如严重的气道阻塞、心动过缓或呼吸衰竭（Ⅱb/C-LD）。

复苏期间，因低氧血症的后果严重，建议行脉搏血氧监测以免发生缺氧。新生儿出生后用新生儿血氧探头测量90s脉搏血氧饱和度（SpO_2）和心率。导管前值（右上肢）比导管后SpO_2高。脉搏血氧饱和度仅用于结合其他方式评估心率，不能取代临床的心率评估。

2. 通气：对于呼吸停止、喘息和心率低于100 次/分伴随吸气时间缩短或延长的新生儿应该行正压通气。开始要有足够的吸气峰压保证胸廓起伏以增加心率。如果可以监测气道压，对于早产儿压力要达到 20cmH_2O，足月儿达30～40cmH_2O（Ⅱb/C）。如无气道压力监测，最小压力应足以提高心率和观察到小幅度胸廓起伏。对于早产儿，过度的胸部扩张可能引起肺损伤。辅助通气的频率应该在40～60次/分，以使目标心率达到100次/分以上（Ⅱb/C）。

如果有合适的呼吸机，增加5cmH_2O的PEEP是有益的（Ⅱb/B-R）。呼吸困难的早产儿可采用CPAP呼吸模式以避免气管插管（Ⅱb/B-R）。复苏过程中储气囊/面罩通气时间过长或无效、存在膈疝等特殊情况时可考虑行气管插管。应使用呼气末CO_2监测来确认复苏小儿包括低体重新生儿的气管导管位置（Ⅱa/B）。大于34周的婴儿当气管插管失败时（Ⅰ/C-EO）可考虑用LMA替代（Ⅱb/B-R）。

一项分别用21%O_2和100%O_2进行新生儿复苏的对比研究表明，吸入空气较吸入纯氧更能提高新生儿生存率。因此对于足月儿和过期儿使用空气是最佳的（Ⅱa/B-R），应该避免吸入100%O_2（Ⅲ/B-R）。因此，应滴定氧气浓度使右上肢血氧饱和度达到目标浓度范围（目标SpO_2见图39-7）。如没有混合氧，先由空气开始复苏，如果90s不见好转再使用纯氧。

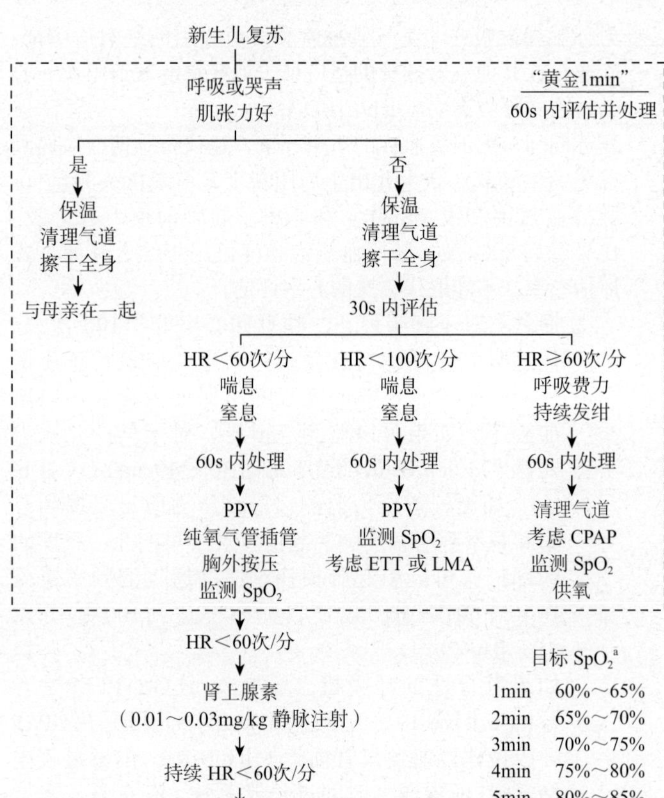

图39-7 新生儿复苏流程

PPV. 正压通气。a. 目标 SpO_2 指的是导管前饱和（如右臂），而不是导管后饱和（如足）。可经IV/IO置管，但也可以考虑脐静脉置管（UVC）

3. **胸外按压**：对于心率**低于60次/分**的新生儿，若纯氧充分通气30s后仍不见好转应行胸部按压。按压部位为胸骨下1/3，按压深度胸廓前后径的1/3（Ⅱb/C-LD）。新生儿按压与呼吸比按 3∶1交替进行，即90次按压对应30次呼吸，按压频率应达到120次/分（Ⅱa/C-LD）。3∶1的按压呼吸比适用于气体交换障碍及心肺功能衰竭的婴儿，对于明确的心源性心脏停搏建议采取15∶2的比例（Ⅱb/C-EO）。有两种方式供按压：一种为双手环绕，双大拇指按压；另一种为一手托背而另一只手的两指按压。推荐双大拇指环绕技术，因为容易产生更高的压力，施救者不易疲劳（Ⅱb/C-LD）。按压应避免频繁地中断，应完成呼吸、心率和血氧的评估，当自主心率超过60次/分时可停止胸外按压。无论何种原因行胸外按压，建议吸入100%O_2（Ⅱa/C-EO），并尽可能在短时间内减小吸入氧浓度（Ⅰ/C-LD）。CPR应持续至心率超过60次/分（Ⅱb/C）。

4. 药物和液体复苏：进行纯氧充分通气并行胸外按压后如心率仍低于60次/分者，应给予复苏药物。脐静脉是三根脐血管中管径最大、管壁最薄的血管，为新生儿复苏的适宜血管通路。将脐带残端修整并消毒后插入3.5～5.0F导管，脐根部扎无菌脐带圈以防出血。导管应低于皮肤的平面使血液回抽通畅，切忌气体进入循环系统。如无静脉通路可用，可经气管导管或骨髓内给药。

5. 药量及容量扩张

a. 肾上腺素：新生儿复苏过程中肾上腺素的β肾上腺素能效应可提高自主心率。心脏停搏或经充分人工呼吸及胸外按压心率仍低于60次/分者，应给予肾上腺素。剂量为每次0.01～0.03mg/kg，按1∶10 000的浓度配制（Ⅱb/C），不推荐大剂量静脉使用。气管内给药：0.05～0.10mg/kg，1∶10 000（0.1mg/ml）。

b. 纳洛酮：为特异性阿片受体拮抗药，可用于产妇使用麻醉性镇痛药后所致的新生儿呼吸抑制。首次剂量为0.1mg/kg。不推荐新生儿应用纳洛酮复苏。麻醉药物引起呼吸抑制应及时行辅助通气。研究显示，新生儿误用纳洛酮后与随后的惊厥发作相关。

c. 碳酸氢钠：新生儿复苏不推荐使用，除非心脏出现长时间停搏，可考虑用碳酸氢钠减轻因严重酸中毒所致的心肌抑制及儿茶酚胺作用减弱。应用碳酸氢钠可致血浆渗透压增高，与早产儿脑室出血有关。为防止此现象发生，应选用新生儿专用配方（4.2%或0.5mmol/ml）。首次剂量1mmol/kg经2min静脉注射，随后每10min给予0.5mmol/kg，应根据动脉血气pH值和$PaCO_2$指导用药。

d. 阿托品、钙和葡萄糖：除非有特殊指征，否则新生儿复苏不提倡使用。

e. 液体：如下情况应考虑容量不足，如围产期出血、低血压、脉弱、尽管充分供氧及胸外按压仍持续苍白。在分娩室扩容应选择等张盐溶液或输血（Ⅱb/C）。按照10ml/kg输液，必要时重复输入。早产儿输液过快可引起脑室出血（Ⅱa/C）。

6. 复苏后处理：复苏后的新生儿应持续监测和预防性治疗。维持正常的体温和血糖，防止脑的进一步损伤，对有中、重度缺血缺氧性脑病的近足月新生儿应治疗低体温。复苏后的新生儿应该在具备专业治疗设施和治疗团队的医疗机构进行有明确预案的精细治疗。

7. 放弃和终止复苏的原则

a. 对复苏效果差、死亡率高的患儿，取得父母的同意后，考虑放弃继续复苏是正当的决策。

b. 以下准则需根据具体情况实施：

（1）妊娠（＜23周）、出生体重（＜400g）、伴有高死亡率的先天性畸形（先天无脑畸形、13三体综合征）因素（Ⅱb/C）不推荐复苏。

（2）生存率高和病症可接受是复苏的指征，包括妊娠大于25周和大多数先天性畸形（Ⅱb/C）。

（3）预后不确定、生存率低、发病率高及儿童预期生存负担重，应支持父母是否复苏的意愿（Ⅱb/C）。

E. 如果经10min的高效复苏后，自主心率仍然没有恢复，则可停止复苏。10min后是否继续复苏由以下因素确定：心脏停搏的原因、妊娠周数、潜在的可逆因素及患儿父母的需求。

（王帅夫 译　孙　丹 审校）

推荐阅读文献

Duff Jonathan P, Topjian Alexis A, Berg Marc D, et al. 2019 American Heart Association focused update on pediatric advanced life support: an update to the American Heart Association Guidelines for Cardiopulmonary Resuscitation and Emergency Cardiovascular Care. *Circulation.* 2019;140(24):e904-e914. doi:10.1161/CIR.0000000000000731

Panchal Ashish R, Berg Katherine M, Hirsch Karen G, et al. 2019 American Heart Association focused update on advanced cardiovascular life support: use of advanced airways, vasopressors, and extracorporeal cardiopulmonary resuscitation during cardiac arrest. An update to the American Heart Association guidelines for cardiopulmonary resuscitation and emergency cardiovascular care. *Circulation.* 2019;140(24):e881-e894. doi:10.1161/CIR.0000000000000732

Soar J, Maconochie I, Wyckoff MH, et al. 2019 International consensus on cardiopulmonary resuscitation and emergency cardiovascular care science with treatment recommendations. *Resuscitation.* 2019;145:95-150. doi:10.1016/j.resuscitation.2019.10.01

第40章 血管通路

Hyder O

Ⅰ. 概述

血管通路十分重要，并且需要根据不同病人的需求、操作和临床情况个体化。本章重点介绍超声引导下外周静脉和动脉通路的短轴穿刺路径。中心静脉和外周动脉通路的操作在第15章监测中讨论。

Ⅱ. 应用血管解剖

A. 外周静脉系统：超声引导下静脉置管的首选部位是前臂中至远端的头静脉和上臂的贵要静脉。头静脉走行在前臂的前外侧，相对固定，直而表浅（图40-1）。

上臂的贵要静脉是一条大而连续的静脉。它靠近肱动脉和神经，且可能在手臂深部组织而不易发现，因而穿刺并发症风险较高。

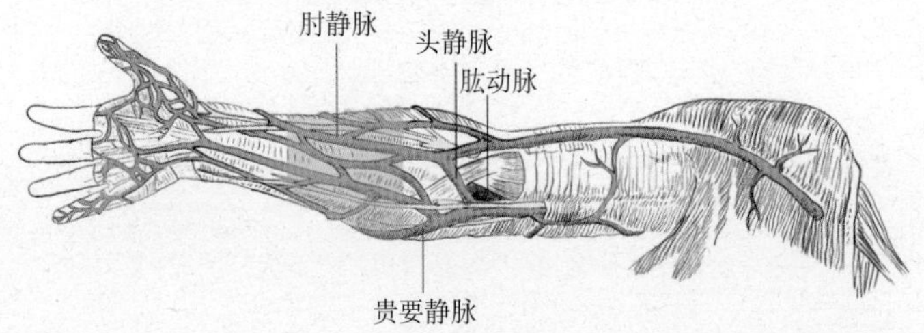

图40-1 上肢静脉解剖。绿色显示区域是超声引导静脉置管的适宜位置

引自 Osman Hyder，MFA and redrawn from Lewis WH. *Anatomy of Human Body*. 20th ed. Lea and Fabiger，1918.

肘窝处静脉是静脉成像的理想部位。但由于此处静脉有汇合/分支、折曲、深度变化，以及存在意外损伤肱动脉风险等因素而不宜穿刺置管。

B. 外周动脉系统：动脉管路多在远端桡动脉、股动脉和腋动脉进行置管。而肱动脉没有侧支循环，应该作为最后不得已的选择。

Ⅲ. 血管通路装置

A. 结构：麻醉和重症监护中的血管穿刺装置通常包含穿刺针、导管、导丝和扩皮器。

B. 静脉导管：通过静脉导管的液体流速取决于其内径（规格；G）和长度。内径尺寸14～26G，有多种长度。鞘管和快速输液导管（RIC）是经皮放置的大口径静脉通路，可用于高流量液体复苏。血液透析导管（Quinton）允许高流速，可用于紧急情况下的复苏。表40-1显示了常用静脉导管尺寸、长度的和通路装置的流速。建议用户查看设备的包装说明以了解流量。

表40-1 常用静脉通路导管的最大流速

型号大小	长度（mm）	流速（ml/min）
26G*	14	14
24G+	19	22
22G+	25	35
20G+	32	60
18G+	45	100
16G+	50	210
14G+	50	345
7-Fr 三腔远端 16G 端口#	160	56
MAC 近端 12G（无导管）#	100	216
双腔透析管路（12Fr）§	200	400
9-Fr PSI/MAC 远端管腔（无导管）#	100	550
8. 5-Fr RIC[I]	64	600

注：MAC. 多腔导管；PSI. 经皮鞘导引器；RIC. 快速输液导管。

列表并不详尽，请参阅制造商特定设备信息。来自制造商产品信息的数据（*ICU Medical Inc，San Clemente，CA；+B. Braun Medical Inc，Allentown，PA；#Arrow International Inc，Reading，PA；§ Covidien LLC，Mansfield，MA），[I]ASA 2008 Abstract A1484。

Ⅳ. 图像引导血管通路的原则

A. 血管通路相关超声基础知识

1. **线阵探头**：高频探头是对四肢静脉和动脉等浅表结构成像的理想选择。在硅芯片全身超声系统（Butterfly IQ，Butterfly Network，Inc，Guilford，CT）上，对血管通路进行预先设置。
2. **深度设置**：调整深度设置，将目标血管置于屏幕中间。
3. **增益**：调高增益来区分深色静脉管腔和较亮的血管壁及周围结构（血液为低回声）。
4. **穿刺针成像**：穿刺针呈垂直于超声波束的扁平实体结构，会将声束直接反射回探头，并与周围结构相比显示出最亮（高回声）。穿刺针斜面是唯一横截面比较平坦的结构，因此是引导血管通路的理想目标。
5. 进一步讨论展示了聚焦于穿刺针的实时超声引导的外周静脉置管。该方法同样适用于动脉和中心静脉置管的超声引导。

B. 操作步骤

1. **扫查技术**：在上臂应用止血带。建议使用探头无菌套。将无菌凝胶涂抹在探头上。从肘前窝开始向下扫描到手腕，可快速获得前臂腹侧静脉解剖图像，始终保持该静脉在屏幕中央。静脉很容易被压缩且没有搏动。
2. **血管结构的评估和穿刺部位的选择**：选择较大、薄壁、表浅、较直的血管宜于留置导管。而短小、厚壁、弯曲和有分支的血管不宜选择。一般需确认5cm或更长的血管段。

   超声引导下静脉穿刺，多推荐选择前臂中部的头静脉（见图40-1）。靠近关节的静脉置管更加要求适宜“姿势体位”。
3. **准备**：备皮肤消毒剂、配有27G或30G针头的局麻药注射器、静脉鞘、纱布、固定材料。清除超声凝胶后，对进针部位及其周围皮肤进行严格消毒。
4. **局部浸润麻醉**：超声引导下穿刺的血管可能位置较深，强烈建议局部浸润麻醉。将探头放置在静脉穿刺部位。如果使用线性探头，则在距离探头的中心标记处5～10mm进入皮肤。如果使用全身探头（更宽的探头），则直接在探头中心标记处下方进针。如果没有中心标记，则穿刺针应在探头的中间位置进入。局麻药浸润到静脉。

5. 穿刺步骤

a. 用拇指和示指持针体尾端。在局麻药浸润部位刺入静脉针，穿刺针斜面朝上，与皮肤成15°～30°角，更深的静脉需要更陡的角度。

b. 一旦整个针头斜面消失在皮肤下，就停止前进。

c. 将探头倾斜，离开导管穿刺部位，使光束大致垂直于穿刺针斜面。探头沿静脉滑动，通过超声定位皮肤下的穿刺针尖斜面（图40-2左图）。

d. 当探头滑离静脉时，可见针的斜面最小部分是针尖。确保穿刺针斜面位于血管中心上方。否则，侧向移动来调整针尖的位置。

e. 准确定位后，将穿刺针向前推进1～2mm。使用超声再次找到针尖，保持探头垂直于穿刺针斜面。重复此过程，直至针尖刚好位于静脉上壁。以短促的“刺戳”动作将其引入管腔。缓慢、轻柔地尝试推进穿过血管壁可能会使尖端偏离中心。因静脉针设计为钝头，以避免在盲穿时穿透血管后壁。

f. 一旦确认斜面尖端在血管腔内，立即停止进针。

g. 将超声探头直立放置，垂直于皮肤，以确保在完美的横截面中显示血管腔。针体在暗色背景下显示为管腔中亮的白色物体。

h. 在超声屏幕上实时查看尖端，调整针的角度。操纵探头以确保穿刺针尖端正好位于血管中心的头侧。

i. 探头沿静脉推进约2mm，直至穿刺针主体呈一个大的亮点，停在最亮的地方。通过将探头在静脉上滑动来定位斜面的尖端。将尖端置于最佳位置。推进血管内腔中的静脉穿刺设备，直至获得穿刺针的全貌。重复该过程，直至导管至少1/2～3/4位于血管内（图40-2右图）。

j. 置管时，用拇指和中指持穿刺针，识别针尖并使其在血管腔内居中，轻轻向后拉穿刺针尾端，将套管内针芯带出2～3mm。将导管完全推进静脉，整体拔出针芯，连接静脉导管并冲洗以验证液体是否能自由流动。

k. 彻底清洁静脉注射部位周围的超声接触凝胶，应用敷料封闭。

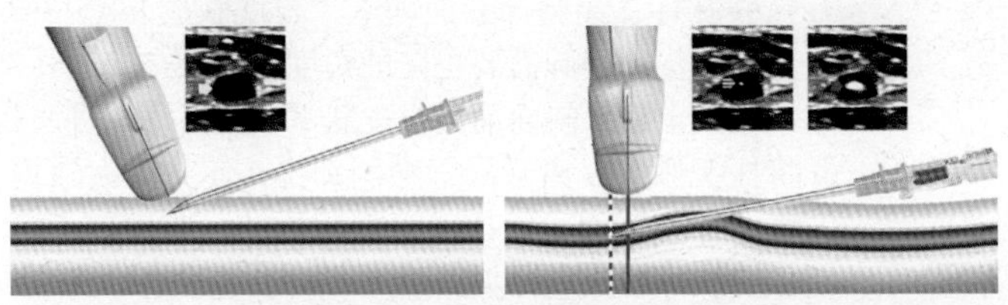

图40-2　探头和穿刺针及典型超声图像的定位技术因素

左图：倾斜超声探头以看到头静脉（黄色箭头）上方的穿刺针斜面（红色实心箭头）。右图：滑动超声探头可见穿刺针斜面（红色实心箭头）和针尖（中断的红色箭头）

6. 使用 4-Fr 微型穿刺套件进行动脉穿刺置管

a. 桡动脉是较小的超声靶血管：直径约2.4mm，管腔小至0.5～1.0mm。

b. 对于困难的动脉穿刺，推荐使用实时超声引导的Seldinger技术。常用4-Fr套件（Micropuncture Access Kit，Cook Medical，Bloomington，IN），内有一个21G薄壁穿刺针，可提供两个点确认其尖端存在于动脉内（穿刺针的超声显影和从针尾端不间断回流血流）。尖端镀铂金或钯金血管置管专用导丝。

c. 针刺实时超声引导过程与超声下静脉穿刺过程类似。初步获得回血后，在实时超声引导下，针尖在管腔内推进2～3mm，将薄壁针固定在动脉内；金属导丝穿过针腔，然后拔出穿刺针；预装在扩皮器上的4-Fr导管通过金属导丝穿入血管；将扩皮器从导管上拧下；扩皮器和导丝一并取出。

d. 反复穿刺后，桡动脉可能残留血凝块或夹层瓣。需对可视血管段进行超声施压扫查，以确保穿刺部位附近或近心端血管内没有血凝块。

e. 偶尔，在第一次进入血管腔时，已清楚识别到针尖在血管中心位置，但没有血液通过针腔回流。这可能是因为针尖斜面贴在血管内膜。小心地进针，在实时超声引导下将针尖保持在血管中央位，直至观察到血液回流。这表明穿刺针位于在血管真腔内。

Ⅴ. 常见问题及解决办法

A. **选择穿刺部位**：血管深度超过1.6cm的穿刺置管具有更大挑战性，因为随着血管深度的增加，准确地观察到穿刺针尖端位置就越困难。

B. **导管尺寸**：新手应使用至少1.5in长的18G或更大的导管。较长针体更容易辨识，较长导管能提供更大的安全界限。

C. **验证静脉中的导管位置**：注入生理盐水并在超声下观察其通过整个导管系统情况。

D. **前臂无合适的静脉靶血管**：扫描对侧前臂。采用贵要静脉或肘正中静脉作为备用穿刺部位。如选择上臂贵要静脉，应由有经验人员进行穿刺置管。

超声引导下大隐静脉置管术，由于其位置浅且靠近内踝骨性突出部位，而变得复杂，这限制了“操作空间”。也可以在实时超声引导下实施颈外静脉穿刺置管。

E. **“追踪”静脉**：当血管腔进入点远离皮肤穿刺部位时，会发生静脉内导管长度不足。此种静脉穿刺置管易于发生移位和外渗，伴随病人移动或手臂操作时，可能导致筋膜室综合征。在使用最长的可用静脉导管，或者在距皮肤穿刺点15mm内尚未查找到静脉时，则应放弃尝试。

F. **“动脉化”静脉**：具有动脉视觉外观的静脉——小直径、完全圆形、厚壁痉挛、快速渗出使图像变得模糊（等回声）。难以实施超声引导下静脉置管。仔细观察针体斜面成像，通常一次性获得成功。

G. **外周静脉置入导丝**：导丝应严格限制用于动脉和中心静脉穿刺置管。在小的外周静脉中，大多数导丝很容易在内膜下形成隧道，而造成假通道。这种情况可引起无法识别的渗漏重大风险。

（包娜仁 译 王俊科 审校）

推荐阅读文献

Blanco P. Ultrasound-guided peripheral venous cannulation in critically ill patients: a practical guideline. *Ultrasound J.* 2019;11:27.

Gottlieb M, Sundaram T, Holladay D, Nakitende D. Ultrasound-guided peripheral line placement: a narrative review of evidence based best practices. *West J Emerg Med.* 2017;18:1047-1054.

附录 I 治疗窗窄及具有潜在危害的药物

Pino RM

麻醉医师静脉用药时，经常会用到一些治疗窗窄，且具有潜在严重危害的药物。下面列出的药物，并非麻醉医师常规应用，其他医师可能也会用到，且不包括麻醉医师工作培训及实践中常用药物，如神经肌肉阻滞药。

A. 阿昔单抗（**abciximab，reopro**）：糖蛋白Ⅱb/Ⅲa抑制剂，防止血小板黏附和聚集。

1. 适应证：防止经皮冠状动脉成形术期间和支架放置后血栓形成。

2. 应用指南

a. 标准浓度：9mg 加入 0.9% 氯化钠溶液 250ml 中。

b. 静脉输注通路必须连接过滤器（0.20～0.22μm 的低蛋白结合率过滤器），并且其他药物不能通过此管路。

c. 负荷剂量（连续用药）：PCI 术前 10～60min，0.25mg/kg，静脉注射。依据病人体重适当减少阿昔单抗用量（通过 0.20～0.22μm 的低蛋白结合率过滤器）。单次剂量可诱发低血压。

d. 维持剂量：0.125μg/（kg · min）至最大剂量 10μg/min（17ml/h），持续 12h。从 0.20～0.22μm 的低蛋白结合率过滤器中取 4.5ml（9mg）的阿昔单抗，加入 250ml 的 0.9% 氯化钠溶液中。

B. 前列地尔（**alprostadil，prostaglandin E1，PGE1**）：血管扩张药；通过降低周围血管阻力，从而导致心排血量及心率反射性增加。

1. 适应证

a. 无功能性肝移植初期，表现为在移植后 4～34h 内转氨酶增高，胆汁分泌减少和凝血功能障碍。

b. 肺动脉高压。

c. 传统血管重建或药物治疗无效的远端缺血（肢体或指、趾）。

d. 血管痉挛性疾病（雷诺病）、血管炎、血栓闭塞性脉管炎、动脉粥样硬化。

e. 预防他克莫司的肾毒性。

2. 应用指南

a. 标准浓度：500μg 前列地尔加入 1000ml 生理盐水中（1μg=1000ng）。

b. 给药速率应根据病人的反应进行滴定。

（1）在静脉输注过程中大部分病人会出现肢体肿胀，因此须摘除指环或紧锢身体的珠宝饰品。在开始输注时也会出现颜面潮红，除非血压下降否则不必停药。

（2）常规初始速度 1ng/（kg · min），如果病人出现低血压，则返回初始剂量。对于低血压和（或）左心室功能差的病人，推荐速度为 0.4ng/（kg · min）。

（3）静脉输注速度（剂量）因耐药每 30min 可能翻倍，最高剂量可达 16ng/（kg · min）。

C. 阿替普酶（**alteplase，activase**）：组织型纤溶酶原激合物（tPA）。

1. 适应证

a. 急性心肌梗死。

b. 肺栓塞。

c. 周围动脉或静脉血栓。

d. 导管阻塞。

2. 应用指南

a. 急性心肌梗死

（1）标准浓度：100mg/100ml。

（2）体重在 67kg 以下的病人：15mg 负荷剂量静脉注射，随后 30min 静脉输注 0.75mg/kg（最大剂量 50mg）。启动肝素治疗后，接下来一个小时静脉输注 0.5mg/kg（最大剂量 35mg）。

（3）体重在 67kg 以上的病人：15mg 负荷剂量静脉注射，随后 30min 静脉输注 50mg。启动肝素治疗后，剩余的 35mg tPA 静脉输注 1h 以上

（tPA总量=100mg）。

b. 肺栓塞

（1）标准浓度：100mg/100ml。

（2）维持剂量：100mg持续输注2h以上。

c. 外周动脉或静脉血栓

（1）标准浓度：50mg/500ml，25mg/250ml。

（2）负荷剂量：无。

（3）维持剂量：0.5～4.0mg/h 注射 24h（推荐最大剂量50mg/24h）。当阿替普酶输注完成后，可给予肝素（无负荷剂量），来维持部分凝血活酶时间（APTT）在治疗范围内。

d. 经导管静脉和动脉血栓溶栓治疗

（1）标准浓度：50mg/500ml，25mg/250ml。

（2）负荷剂量：4～10mg。

（3）维持剂量：0.5～4.0mg/h静脉注射4～24h，推荐的累积最大剂量为50mg（负荷量加维持量）。输注阿替普酶期间，可辅助应用较低剂量肝素（如250U/h），从而维持APTT小于1.5倍的基础值。

D. 阿加曲班（argatroban）：直接凝血酶抑制剂。

1. 适应证

a. 用于肝素诱导的疑似或确诊的血小板减少症Ⅱ型（HIT Ⅱ型）病人的抗凝治疗。

b. 经皮冠状动脉介入治疗期间或者术后即刻的抗凝治疗。

2. 应用指南

a. 标准浓度（1mg/ml）：50mg 加入到50ml生理盐水输液泵中。

b. 低浓度（0.05mg/ml）：2.5mg加入到50ml生理盐水中。

c. 微量注射泵：2.5mg加入到50ml注射器中。

d. 负荷剂量：无。

e. 维持剂量

（1）开始以0.5～2.0μg/（kg·min）的速率持续输注。

（2）对于肝肾功能不全及危重病人，初始剂量减为 0.5μg/（kg · min）。

（3）开始输注及改变输注速度后 2h 检验 PTT，直至数值稳定（即连续两个数值均在目标范围内）。目标：APTT 为基础值的 1.5～3 倍，最长不超过 100s。

（4）当 ACT 超过 450s 时，减慢维持速率至 15μg/（kg · min），5～10min 内再次核查 ACT。

E. 比伐卢定（bivalirudin，angiomax）：直接凝血酶抑制剂。

1. 适应证：用于肝素诱导的高度疑似或确诊的 HIT Ⅱ型病人的抗凝治疗。

2. 应用指南

a. 标准浓度（5mg/ml）：250mg 加入到 50ml 液体包装中。

b. 低浓度（1mg/ml）：100mg 加入到 100ml 液体包装中。

c. 微量泵：250mg 加入到 50ml 注射器中。

d. 负荷剂量： 无。

e. 维持剂量

（1）初始剂量：0.15mg/（kg · h）（肌酐清除率＞60ml/min）。

（2）如果肌酐清除率在 30～60ml/min：初始速率为 0.05mg/（kg · h）。

（3）如果肌酐清除率低于 30ml/min，或者应用肾替代治疗：初始速率为 0.025mg/（kg · h）。

（4）理想的 APTT：1.5～2.5 倍的基础值。开始输注及改变输注速率后 2h 检验 PTT，**直至连续 2 次 PTT 值均在理想范围内。**

F. 坎格雷洛（cangrelor）：抗血小板药。它是一种直接的 $P2Y_{12}$ 血小板受体抑制剂，可阻断腺苷二磷酸（ADP）诱导的血小板活化和聚集。

1. 适应证：对于以前未使用 $P2Y_{12}$ 抑制剂或糖蛋白Ⅱb/Ⅲa 抑制剂的病人，在 PCI 治疗中应用，以降低心肌梗死（MI）、反复冠状动脉血管重建和支架内血栓形成的风险。

2. 应用指南

a. 负荷剂量：30μg/kg。给药时间＞1min（＜100kg）；

给药时间＞2min（100～200kg）；给药时间＞3min（＞300kg）。

b. 起始速率：4μg/（kg·min）

G. 依前列醇钠（**epoprostenol sodium，flolan**）：强力血管扩张剂，也能抑制血小板聚集。

1. 适应证：肺动脉高压。

2. 应用指南

a. 不要和其他注射用药或载体一同给予。

b. 给药时需要配有空气过滤器的专门中心静脉导管。

c. 不要用管道中的依前列醇冲洗管道。

d. 负荷剂量：无。

e. 维持剂量

（**1**）初始剂量：1～2ng/（kg·min）静脉注射。

（**2**）每15～30min按1～2ng/（kg·min）增加滴定。

f. 如果需要冲洗导管，则先从管路中回抽3ml液体或血液弃掉，然后只能用依前列醇稀释液冲洗。

g. 避免突然停药带来的肺动脉高压反跳现象。

h. 室温下输注注射器仅能使用8h。

H. 依替巴肽（**eptifibatide，integrilin**）

1. 适应证：预防经皮冠状动脉介入术后的血栓形成。

2. 剂量：负荷量（180μg/kg），然后按2μg/（kg·min）持续输注。

3. 药理作用：抑制糖蛋白Ⅱb/Ⅲa；防止血小板黏附和聚集。

4. 注意事项：出血并发症和血小板减少是常见的副作用。

I. 胰岛素［**insulin，regular（human）**］：优必林R，诺和林R。

1. 适应证：高血糖症、高钾血症、糖尿病酮症酸中毒。

2. 应用指南

a. 普通胰岛素是唯一可以静脉应用的胰岛素。

b. 静脉输注插入端的“Y”形接口必须位于所有管路过滤器以下。

c. 微量注射泵的标准浓度：50U加入到50ml生理盐水中。

d. 负荷剂量：5～20U静脉注射或负荷量，通常开始持续输注前给予。

e. 维持剂量：2～25U/h，根据血糖水平调整剂量。

f. 一旦控制住血糖，至少每2h 监测一次，或根据需要频繁监测。

J. 氯化钾（potassium chloride，KCl）

1. 适应证：纠正低钾血症。

a. 注意事项：手术室中的低钾血症通常不用处理。

b. 术中是否应用氯化钾需要麻醉医师来决定。

2. 应用指南

a. 负荷剂量：无，静脉注射可引起心脏停搏。

b. 外周浓度：80mEq/1000ml。

c. 中心浓度：20mEq/100ml；40mEq/100ml。

d. 速率：不超过20mEq/h。

（卞慧娴 译　崔　湧 审校）

附录Ⅱ 常用药物

本节所列出药物是麻醉医师在围手术期管理中经常使用或经常遇到的药物。麻醉药和肌松药并未包括在内，而是在相应的章节中。

Ⅰ. 阿昔单抗（abciximab，reopro）（见附录Ⅰ）

Ⅱ. 腺苷（adenosine）

A. 适应证：阵发性室上性心动过速。

B. 剂量：成人，6～12mg外周静脉注射，然后用20ml生理盐水快速静脉注射冲洗。中心通路：初始剂量，3mg。小儿：50μg/kg，静脉注射。

C. 药理作用：减缓或暂时阻滞房室结传导及折返通路的传导（特别是包含房室结的折返通路）。

D. 注意事项

1. 患有二度或三度房室传导阻滞或病态窦房结综合征的病人禁忌使用。
2. 该药对终止心房扑动和心房颤动无效，但可以通过减缓心室反应来帮助诊断。
3. 应用该药时常见心脏停搏3～6s的情况，可自动恢复。
4. 可能导致支气管痉挛或低血压。
5. 对预激综合征病人（如Wolff-Parkinson-White综合征）慎用该药。

Ⅲ. 沙丁胺醇（albuterol）

A. 适应证：支气管痉挛。

B. 剂量

雾化吸入：雾化器内，生理盐水3ml中加入2.5mg；使用吸入器时，吸入180或200μg（2喷）。

口服：2.5mg。

小儿：0.1mg/kg（糖浆2mg/5ml）。

C. 药理作用：β_2受体激动药，舒张支气管平滑肌。

D. 注意事项：可能出现β肾上腺素能效应过度，导致快速性心律失常。对使用定量型气雾剂的气管插管病人需要增加剂量（4～6 喷）。

Ⅳ. 前列地尔（**alprostadil**）（见附录Ⅰ）

Ⅴ. 阿替普酶（**alteplase**）（见附录Ⅰ）

Ⅵ. 氨基己酸（**aminocaproic acid，amicar**）

A. 适应证：预防纤维蛋白溶解造成的出血。

B. 剂量：5g 加入 100～250ml 生理盐水中静脉注射，继以 1g/h 静脉滴注维持。

C. 药理作用：抑制纤溶酶原激活物和纤溶酶，促进血凝块形成。

D. 注意事项：弥散性血管内凝血（DIC）病人禁用。

Ⅶ. 胺碘酮（**amiodarone**）

A. 适应证：难治性和反复发作的房性和室性快速性心律失常。

B. 剂量：150mg（ACLS 300mg）静脉注射，然后以 1mg/min 的速率持续静脉滴注 6h（360mg），之后以 0.5mg/min 速率持续静脉滴注 18h（540mg）。

C. 药理作用：抑制窦房结，延长 PR、QRS 和 QT 间期；阻滞 α、β 肾上腺素能受体。

D. 注意事项

1. 可引起严重的窦性心动过缓、室性心律失常、房室传导阻滞、肝及甲状腺功能异常、肝炎和肝硬化。

2. 长期使用可导致肺纤维化。

3. 可升高血浆中地高辛、口服抗凝药、地尔硫䓬、奎尼丁、普鲁卡因胺和苯妥英钠水平。

Ⅷ. 阿加曲班（**argatroban**）（见附录Ⅰ）

Ⅸ. 阿替洛尔（**atenolol**）

A. 适应证：高血压、心绞痛、心肌梗死后。

B. 剂量：口服，50～100mg/d；静脉注射，5mg（需要时）。

C. 药理作用：选择性 β_1 肾上腺素能受体阻滞药。

D. 注意事项

1. 急性充血性心力衰竭和心脏传导阻滞病人相对禁忌。

2. 对服用钙通道阻滞药和延长房室传导药物的病人应慎用。

Ⅹ. 阿托品（**atropine**）

A. 适应证：止涎、心动过缓、心脏停搏（ACLS 流程）。

B. 剂量

1. 止涎，成人：0.2～0.4mg静脉注射；0.4～1.0mg静脉注射；小儿：0.01mg/kg 静脉注射或肌内注射（＜0.4mg）。
2. 心动过缓，成人：0.2～0.4mg静脉注射；小儿：0.02mg/kg静脉注射（＜0.4mg）。
3. 心脏停搏，成人：1mg静脉注射；小儿，0.01～0.02mg/kg静脉注射。

C. 药理作用：乙酰胆碱毒蕈碱受体竞争性拮抗药。

D. 注意事项

1. 小剂量可引起反常性心动过缓。
2. 阿托品可引起快速性心律失常、房室分离、室性期前收缩、口干或尿潴留。
3. 大剂量时可能引起中枢神经系统症状。

Ⅺ. 碳酸氢钠（bicarbonate sodium，$NaHCO_3$）

A. 适应证：代谢性酸中毒；碱化尿液。

B. 剂量：静脉注射碳酸氢钠剂量 mEq $NaHCO_3$=[碱缺失×体重（kg）×0.3]，以后的用量根据pH值而定。

C. 药理作用：中和H^+。

D. 注意事项

1. 与许多静脉注射药物存在配伍禁忌。
2. 可导致代谢性碱中毒、高碳酸血症和高渗血症。
3. 可引起新生儿脑室内出血。
4. 可通过胎盘。
5. 8.4%溶液约为1.0mEq/ml，4.2%溶液约为0.5mEq/ml。

Ⅻ. 比伐卢定（bivalirudin）（见附录Ⅰ）

XⅢ. 氯化钙（calcium chloride），葡萄糖酸钙（calcium gluconate）

A. 适应证：低钙血症、高钾血症和高镁血症。

B. 剂量

1. 氯化钙：5～10mg/kg，静脉注射（需要时）（10% $CaCl_2$=1.36mEq Ca^{2+}/ml）。
2. 葡萄糖酸钙：15～30mg/kg，静脉注射（需要时）（10%葡萄糖酸钙=0.45mEq Ca^{2+}/ml）。

C. 药理作用：维持细胞膜完整性、肌肉兴奋收缩偶联、腺体刺激-分泌偶联及酶功能、升高血压。

D. 注意事项

1. 可引起心动过缓或心律失常（尤其服用洋地黄病人）。
2. 对静脉有刺激性。由于葡萄糖酸盐的结合，葡萄糖酸钙比氯化钙更难获得Ca^{2+}。
3. 快速注射可能导致冠状动脉收缩。

XIV. 卡前列素（carboprost，prostaglandin $F_{2\alpha}$，hemabate）

A. 适应证：难治性产后出血。

B. 剂量：250μg，肌内注射；每15～90min可重复一次，最大总量2mg。

C. 药理作用：收缩子宫平滑肌。

D. 注意事项：可能导致明显的支气管痉挛，特别是在气道高反应性的病人；可能导致高血压。

XV. 氯维地平（clevidipine，cleviprex）

A. 适应证：适用于急性高血压口服治疗未达到预期或无效时。

B. 剂量：静脉输注1～2mg/h；每90s加倍剂量直至获得满意的效果，然后每5～10min 调整一次滴速。最大剂量32mg/h。

C. 药理作用

1. 二氢吡啶类钙通道阻滞药；通过降低SVR引起血压下降，并可能引起反射性心动过速。
2. 可能具有负性肌力效应，不影响前负荷。
3. 肝/肾功能障碍时，不需调整剂量。

D. 药效：停止静脉输注后可维持5～15min。

E. 注意事项

1. 快速滴定，乳剂。
2. 4h后将未使用部分丢弃。
3. 大豆/鸡蛋过敏，脂肪代谢缺陷或重度主动脉瓣狭窄病人禁忌使用。
4. 长时间滴注可能引起反跳性高血压；心房颤动的风险。

XVI. 氯吡格雷（clopidogrel，plavix）

A. 适应证：抗血小板药物。

1. 急性冠脉综合征。
2. 经皮冠状动脉介入治疗。
3. 近期心肌梗死，近期血栓性脑卒中，或确诊的动脉疾病。

4. 预防冠状动脉支架狭窄。

B. 剂量：口服，负荷剂量：300～600mg；维持剂量：75mg，每天1次。

C. 药理作用：不可逆性ADP受体阻滞剂。

D. 注意事项

1. 出血是主要副作用。

2. 肝功能不全病人应减量。

3. 氢泵抑制剂可能降低氯吡格雷药效。

4. 建议椎管内麻醉前应停药7d。

ⅩⅦ. 达肝素钠（**dalteparin，fragmin**）

A. 适应证：预防急性冠脉综合征（ACS），深静脉血栓形成（DVT）。

B. 剂量

1. 预防DVT，2500～5000U皮下注射，每天1次。

2. ACS，120U/kg（最大量10 000U）皮下注射，每12h1次，持续5～8d，合用阿司匹林。

3. DVT，100U/kg皮下注射，每天2次；或200U/kg皮下注射，每天1次。

C. 药理作用：抗凝，抑制凝血因子Ⅹa和凝血因子Ⅱa。参见肝素部分相关内容。

D. 注意事项

1. 肌酐清除率小于30ml/min时应减量。

2. 药效同普通肝素；剂量-反应特性更易于评估。

3. 脊髓/腰椎穿刺、硬膜外置管或拔除导管时有可能出现脊髓和硬膜外血肿。对使用达肝素钠的病人，置入或拔除椎管内导管时应小心。

4. 鱼精蛋白只能部分逆转达肝素钠的作用。

ⅩⅧ. 丹曲林（**dantrolene**）

A. 适应证：恶性高热（MH）；神经安定类药恶性综合征。

B. 剂量：最小剂量20mg加入60ml注射用水中。出现恶性高热征象时，2.5mg/kg静脉注射，重复使用，直至10mg/kg。一般不主张预防性静脉注射。

C. 药理作用：减少Ca^{2+}从肌浆网中释放；松弛骨骼肌。

D. 注意事项：需缓慢溶解，有组织刺激性，避免外渗。

XIX. 去氨加压素（desmopressin acetate，DDAVP）

A. 适应证

1. 治疗血管性血友病（Von Willebrand 病）、甲型血友病（但当凝血因子Ⅷ＞5% 活性时禁忌使用）、肾功能不全病人的凝血功能障碍。
2. 中枢性尿崩症。

B. 剂量：凝血，0.3μg/kg（溶于生理盐水50ml），15～30min静脉滴注。中枢性尿崩症，5～20μg滴鼻，每天1次/每天2次。

C. 药理作用：促使内皮细胞释放血管性血友病因子，增强血液中凝血因子Ⅷ活力；增加肾对水的重吸收（ADH效应）。

D. 注意事项：氯磺丙脲、卡马西平和氯贝丁酯可加强其抗利尿作用。12～24h 重复使用后疗效将比初始用药降低。无血管加压效应。

XX. 地塞米松（dexamethasone，decadron）

A. 适应证：脑水肿；气道水肿；预防术后恶心呕吐。

B. 剂量

1. 水肿：10mg，静脉注射，继而4mg 静脉注射，每6h一次（6d后逐渐减量）。
2. 术后恶心呕吐：4mg，静脉注射。

C. 药理作用：参见氢化可的松。糖皮质激素效价是氢化可的松的20～25倍。盐皮质激素效应微弱。

D. 注意事项：参见氢化可的松。

XXI. 葡萄糖酐（dextran 40，rheomacrodex）

A. 适应证：抑制血小板聚集；在低流量状态时改善血流（如血管手术）。

B. 剂量：15～30ml/h 静脉滴注（10%溶液）；负荷剂量30～50ml，超过 30min 静脉滴注。

C. 药理作用：扩张血容量作用起效快，时间短（1.5h）；降低血小板黏附性。

D. 注意事项：可能导致容量超负荷、过敏、出血倾向、血小板减少症、干扰血交叉试验；或导致血糖假性升高。

XXII. 地尔硫䓬（diltiazem，cardizem）

A. 适应证：心绞痛，冠状动脉痉挛引起的变异型心绞痛，心房颤动/心房扑动，阵发性室上性心动过速，高血压。

B. 剂量：20mg，静脉注射，然后10mg/h静脉滴注；每6h口服30～60mg。

C. 药理作用：钙通道阻断药，减缓窦房结和房室结的传导；扩张冠状动脉和外周小动脉，降低心肌收缩力。

D. 注意事项

1. 可引起心动过缓和心脏传导阻滞。
2. 可与β受体阻滞药和地高辛相互作用而降低心肌收缩力。
3. 可引起一过性肝功能异常。
4. 避免在旁路传导、房室传导阻滞、静脉应用了β受体阻滞药或室性心动过速的病人中使用。

XXⅢ. 多巴酚丁胺（dobutamine）

A. 适应证：心力衰竭病人的收缩力下降。

B. 剂量：初始速率2μg/（kg · min），然后调节速率直至达到所需效果。

C. 药理作用：β_1肾上腺素能受体激动药。

D. 注意事项：可引起低血压，心律失常或心肌缺血；可增加心房颤动病人的心室率。

XXⅣ. 多巴胺（dopamine，intropin）

A. 适应证：低血压，心力衰竭。

B. 剂量：5～20μg/（kg · min），静脉滴注，调节速率直至达到所需效果。

C. 药理作用：多巴胺能、α和β肾上腺素能受体激动药。

D. 注意事项

1. 可引起高血压、心律失常或心肌缺血。
2. 1～5μg/（kg · min）时主要是多巴胺能受体作用（增加肾血流量）。
3. 剂量≥10μg/（kg · min）时主要是α和β肾上腺素能作用。

XXⅤ. 依诺肝素（enoxaparin，lovenox）

A. 适应证

1. 预防DVT。
2. 治疗DVT。
3. ACS。

B. 剂量

1. 预防DVT，30mg，皮下注射，每天2次；或40mg，皮下注射，每天1次。

2. 治疗DVT，1mg/kg，皮下注射，每12h一次；或1.5mg/kg，皮下注射，每天1次。

3. ACS，1mg/kg，皮下注射，每天两次，至少2d，与阿司匹林同时应用。

C. 药理作用：抗凝；抑制凝血因子Ⅹa和Ⅱa。具体参见肝素。

D. 注意事项

1. 效果与普通肝素相同；剂量-反应关系特性更易于预测。

2. 脊髓/腰椎穿刺、硬膜外置管或拔除导管时有可能出现脊髓和硬膜外血肿。

3. 鱼精蛋白只能部分逆转依诺肝素的作用。

XXⅥ. 麻黄碱（ephedrine）

A. 适应证：低血压。

B. 剂量：5～10mg，静脉注射。

C. 药理作用：α和β肾上腺素能受体激动作用；交感神经末梢释放去甲肾上腺素。

D. 注意事项

1. 可引起高血压、心律失常、心肌缺血、中枢神经系统兴奋、子宫活性降低和轻度支气管扩张作用。

2. 对子宫血流的影响很小，能通过胎盘。

3. 避免用于服用单胺氧化酶抑制药的病人。

4. 反复应用可快速耐药。

XXⅦ. 肾上腺素（epinephrine）

A. 适应证

1. 心力衰竭。

2. 心脏停搏（ACLS）。

3. 支气管痉挛，过敏。

4. 气道水肿。

B. 剂量

1. 心力衰竭，1～12μg/min，静脉滴注，调整剂量至所需的效果。

2. ACLS，0.1～1.0mg，静脉注射，或1mg每5min气管内给药。儿童，0.01mg/kg，静脉注射，可用到0.5mg。0.01mg/kg，皮下注射，每15min一次，共两次，单次剂量可增至1mg。

3. 支气管痉挛，过敏，0.1～0.5mg皮下注射，0.10～0.25mg静脉注射，或0.25～1.50μg/min静脉滴注。

4. 气道水肿，雾化吸入：0.5ml 2.25%溶液加入2.5～3.5ml生理盐水中，每1～4h必要时给药。

C. 药理作用：α和β肾上腺素能受体激动药。

D. 注意事项：可引起高血压、心律失常或心肌缺血。表面或局部注射[1∶（80 000～500 000）]可引起血管收缩，可通过胎盘。

XXⅧ. 依前列醇（epoprostenol，flolan）（见附录Ⅰ）

XXⅨ. 依替巴肽（eptifibatide，integrilin）（见附录Ⅰ）

XXX. 麦角新碱（ergonovine，ergotrate，参见甲基麦角新碱）

A. 适应证：由于子宫收缩乏力造成的产后出血。

B. 剂量：用于产后出血，静脉注射（抢救时）：0.2mg 加入生理盐水5ml中，缓慢静脉注射（≥1min）；肌内注射：0.2mg，每2～4h必要时，≤5次；口服：0.2～0.4mg，每6～12h一次，服用2d或必要时。

C. 药理作用：收缩子宫和血管平滑肌。

D. 注意事项：由于全身血管收缩可引起高血压（尤其是存在子痫和高血压时）、心律失常、冠状动脉血管痉挛、子宫强直或胃肠道不适。过量可造成惊厥或脑卒中。

XXXⅠ. 艾司洛尔（esmolol，brevibloc）

A. 适应证：室上性快速性心律失常和心肌缺血。

B. 剂量：初始负荷剂量5～10mg 静脉注射，并在必要时每3min重复1次，至总量 100～300mg；静脉滴注速率为1～15mg/min。

C. 药理作用：选择性β_1肾上腺素能受体阻滞。

D. 注意事项：可引起心动过缓、房室结传导延迟、低血压、充血性心力衰竭；大剂量时出现β_2受体激动效应。

XXXⅡ. 非诺多泮（fenoldopam）

A. 适应证：高血压。

B. 剂量：0.03～0.1μg/（kg·min）（最常用剂量）；每15min 增加 0.05～0.1μg/（kg·min）。

C. 药理作用：选择性激动突触后多巴胺D_1受体。

D. 注意事项

1. 没有证据表明非诺多泮能预防造影剂肾病。

2. 可引起高钾血症。

3. 大剂量时可引起心动过速。

4. 可能增加眼内压。

XXXⅢ. 氟马西尼（flumazenil，mazicon）

A. 适应证：逆转苯二氮䓬类药物过量。

B. 剂量：3～5mg，以0.5mg/min静脉注射。

C. 药理作用：竞争性拮抗中枢神经系统苯二氮䓬受体。

D. 注意事项

1. 作用维持时间短于咪达唑仑和其他苯二氮䓬类药物。

2. 可诱发中枢神经系统兴奋症状，包括癫痫、急性戒断反应、恶心、头晕和躁动。

3. 只能部分逆转咪达唑仑诱发的呼吸抑制。

XXXⅣ. 磷苯妥英（fosphenytoin）

A. 适应证：癫痫的预防和治疗（参见苯妥英）。

B. 剂量

1. 磷苯妥英是一种前体药物，其活性代谢产物是苯妥英。

2. 1.5mg磷苯妥英与1mg苯妥英等效，即为1mg苯妥英等效剂量（PE）。

3. 将磷苯妥英用5%葡萄糖溶液或0.9%氯化钠溶液稀释，浓度为1.5～25mg PE/ml。

4. 磷苯妥英负荷剂量为10～20mg PE/ml 静脉注射。

5. 最大速率，150mg PE/min。

C. 药理作用：抗惊厥。

D. 注意事项

1. 静脉注射负荷量可导致心动过缓、低血压、呼吸停止、心搏骤停或中枢抑制。

2. 注射完成2h后，测量血中游离苯妥英水平对肾衰竭或低白蛋白血症病人有益。

3. 多种药物相互作用可能改变苯妥英的效应浓度关系。

XXXⅤ. 呋塞米（furosemide，lasix）

A. 适应证：水肿、高血压、颅内高压、肾衰竭和高钙血症。

B. 剂量：2～40mg，静脉注射（初始剂量和用量个体化）。

C. 药理作用：通过抑制髓袢的重吸收，增加Na^+、Cl^-、K^+、PO_4^{3-}、Ca^{2+}和H_2O的排出。

D. 注意事项：可能导致电解质紊乱、脱水、一过性低血压、耳毒性、高血糖症和高尿酸血症。磺胺类药物过敏的病人可能与呋塞米交叉过敏。

XXXⅥ. 高血糖素（glucagon）

A. 适应证

1. 十二指肠或胆总管松弛。

2. 难治性β肾上腺素能受体阻滞药的毒性反应。

B. 剂量

1. 胃肠道效应：0.25～0.50mg需要时每20min静脉注射。

2. β肾上腺素能受体阻滞药的毒性反应：5mg，静脉注射，继以1～10mg/h维持，根据病人反应调整剂量。

C. 药理作用：释放儿茶酚胺；正性变时、变力效应。

D. 注意事项

1. 可引起过敏、恶心、呕吐、高血糖或正性变时、变力效应。

2. 大剂量时增强口服抗凝药的药效。

3. 胰岛细胞瘤或嗜铬细胞瘤病人慎用。

XXXⅦ. 格隆溴铵（glycopyrrolate）

A. 适应证：减缓胃肠运动，止涎，亦用于心动过缓。

B. 剂量：0.1～0.2mg静脉注射/肌内注射/皮下注射。

C. 药理作用：竞争性拮抗乙酰胆碱M受体。

D. 注意事项：较阿托品作用时间长，但正性变时效应弱，不能通过血脑屏障或胎盘。

XXXⅧ. 氟哌啶醇（haloperidol，haldol）

A. 适应证：精神病、谵妄、躁动、术后恶心呕吐。

B. 剂量：0.5～10mg静脉注射/肌内注射，必要时剂量个体化；止吐，1mg静脉注射。

C. 药理作用：拮抗多巴胺D_2受体产生抗精神病作用；抑制中枢神经系统。

D. 注意事项

1. 可引起轻度α肾上腺素能受体拮抗作用。

2. 能延长QT间期、诱发室性心律失常，尤其是尖端扭转型室性心动过速，降低癫痫发作阈值。

3. 可导致神经安定类药恶性综合征。

4. 禁忌用于帕金森病。

XXXIX. 普通肝素（heparin-unfractionated）

A. 适应证：抗凝。

1. 血栓形成，血栓栓塞。
2. 体外循环。
3. 弥散性血管内凝血（DIC）。
4. 预防血栓栓塞。

B. 剂量

1. 血栓形成：负荷剂量，50～150U/kg 静脉注射；维持剂量，15～25U/（kg. h）静脉注射。根据部分凝血活酶时间调整剂量。
2. 体外循环：负荷剂量，300U/kg静脉注射；维持剂量，100U/（kg. h）静脉注射；根据活化凝血时间（ACT）结果调整剂量。
3. DIC：负荷剂量，50～100U/kg 静脉注射；维持剂量，15～25U/（kg. h）静脉注射，根据凝血检查结果调整剂量。
4. 深静脉血栓预防：5000U 皮下注射每 8～12h。

C. 药理作用：加强抗凝血酶Ⅲ的作用；阻断凝血酶原的转化和其他凝血因子的激活。

D. 注意事项

1. 可引起血小板减少症、过敏反应。
2. 半衰期在肾功能不全时增加，在血栓栓塞和肝病时减少。
3. 不能通过胎盘。
4. 可用鱼精蛋白逆转。
5. 使用肝素对病人进行椎管内麻醉（单次、置管或拔除导管）和腰椎穿刺时有可能发生脊髓和硬膜外血肿。

XL. 肼屈嗪（hydralazine）

A. 适应证：高血压。

B. 剂量：2.5～5mg 静脉注射。如果需要，可重复注射直至总量达到20mg。

C. 药理作用：降低动脉血管平滑肌张力；对舒张压的效果较收缩压更强。

D. 注意事项：可引起反射性心动过速、系统性红斑狼疮。增加冠状动脉、内脏、大脑和肾血流量。

XLI. 氢化可的松（hydrocortisone，solu-cortef）

A. 适应证

1. 肾上腺功能不全。
2. 炎症和过敏反应。
3. 中枢神经系统肿瘤引起的脑水肿。
4. 哮喘。

B. 剂量：10～100mg静脉注射，每8h一次生理替代治疗：静脉注射，0.25～0.35mg/（kg·d）；口服，0.5～0.75mg/（kg·d）。

C. 药理作用

1. 抗炎。
2. 盐皮质激素效应。
3. 刺激糖异生。
4. 抑制周围蛋白合成。
5. 膜稳定作用

D. 注意事项

1. 突然停药可引起肾上腺皮质功能不全（Addisonian危象）。
2. 伤口愈合延迟。
3. 中枢神经系统紊乱、骨质疏松或电解质紊乱。

XLII. 靛胭脂（indigo carmine）

A. 适应证：评估尿量；膀胱镜检查中，定位输尿管开口。

B. 剂量：40mg缓慢静脉注射（5ml 0.8%的溶液）。

C. 药理作用：迅速经肾小球滤过，形成蓝色尿液。

D. 注意事项：快速输注时由于α肾上腺素能受体激动作用而导致严重高血压，持续至静脉注射后15～30min。染料颜色可能干扰脉搏血氧饱和度的测定。

XLIII. 异丙肾上腺素（isoproterenol）

A. 适应证：心力衰竭和心动过缓。

B. 剂量：2μg/min 逐渐升至 20μg/min。

C. 药理作用：β肾上腺素能受体激动药；正性变时、变力效应。

D. 注意事项：可引起节律失常、心肌缺血、高血压、中枢神经系统兴奋。

XLIV. 酮咯酸（ketorolac，toradol）

A. 适应证：非甾体抗炎药（NSAID），用于治疗中度疼痛；当胃肠外或硬膜外应用阿片类药物与之合用时，可很好地用于剧烈疼痛。

B. 剂量：30～60mg，然后15～30mg，每6h一次。

C. 药理作用：通过抑制环氧化酶减少前列腺素的合成。

D. 注意事项

1. 不良反应与其他NASID相似：消化性溃疡、出血、肾血流量减少。

2. 持续治疗时间不超过5d。

3. 老人、存在肾功能不全或严重的低血容量病人慎用。

XLV. 拉贝洛尔（labetalol）

A. 适应证：高血压、控制性降压。

B. 剂量：静脉注射，每5min增加 5～10mg，至单次剂量达到40～80mg。静脉滴注，调整剂量至预期效应，10～180mg/h。

C. 药理作用：选择性α_1肾上腺素能受体阻滞和非选择性β肾上腺素能受体阻滞作用，α与β阻滞之比为1∶7。

D. 注意事项：可能引起心动过缓、房室传导延迟，直立性低血压。可通过胎盘。

XLVI. 左乙拉西坦（levetiracetam，keppra）

A. 适应证：癫痫的预防与治疗。

B. 剂量：500～1000mg，静脉注射。

C. 药理作用：抑制癫痫的活动。

D. 注意事项：肾功能不全的病人应调整剂量。

XLVII. 利多卡因（lidocaine，xylocaine）

A. 适应证

1. 室性心律失常。

2. 止咳。

3. 局部麻醉。

B. 剂量

1. 心律失常：1mg/kg 静脉注射两次（首次剂量20～30min后重复一次），继以 15～50μg/(kg · min)（1～4mg/min）静脉输注维持。

2. 止咳：1mg/kg，静脉注射。

C. 药理作用：降低钠通道传导性，抗心律失常，镇静，神经阻滞。

D. 注意事项

1. 可引起头晕、抽搐、定向力差、心脏传导阻滞（伴心肌传导障碍）或低血压。
2. 可通过胎盘。
3. Wolff-Parkinson-White综合征病人慎用。

XLVIII. 低分子量肝素（low molecular weight heparin）

参见达肝素钠（fragmin）和依诺肝素（lovenox）

XLIX. 硫酸镁（magnesium sulfate）

A. 适应证

1. 先兆子痫/子痫。
2. 低镁血症。
3. 多形性室性心动过速（尖端扭转型）。

B. 剂量

1. 产科，负荷剂量 1～8g 静脉注射；维持剂量1～4g/h。
2. 低镁血症，1～2g 每 6～8h 必要时。
3. 室性心律失常，1～2g 加入5%葡萄糖溶液10ml，经1～2min静脉注射，5～10g可用于治疗顽固性心律失常。

C. 药理作用：低镁血症的治疗和预防；用于预防和治疗先兆子痫或子痫引起的抽搐或反射亢进。

D. 注意事项

1. 加强神经肌肉阻滞。
2. 增强麻醉药、催眠药及阿片类药物的中枢作用。
3. 当血药浓度≥10mEq/L 时发生毒性反应。
4. 可影响心脏传导，尤其有洋地黄化的病人。心脏传导阻滞病人避免应用。
5. 肾衰竭病人慎用。

L. 甘露醇（mannitol）

A. 适应证

1. 颅内高压。
2. 急性肾衰竭所致的少尿或无尿。

B. 剂量

1. 颅内高压，0.25～1.0g/kg以20%溶液在30～60min内静脉滴注（紧急时，5～10min，静脉注射1.25～25.0g）。

2. 利尿，0.2g/kg试验剂量经3～5min静脉注射，如果反应满意，然后50～100g经30min静脉注射。

C. 药理作用：增加血清渗透浓度，从而降低脑水肿和降低颅内压、眼内压；引起渗透性利尿和一过性血容量增加。

D. 注意事项

1. 给药过快可引起血管扩张和低血压。
2. 引起或加重肺水肿、颅内出血、体循环高血压或反跳性颅内高压。

LI. 亚甲蓝（**methylene blue**）

A. 适应证

1. 泌尿生殖系统手术标记物。
2. 高铁血红蛋白血症。
3. 血管麻痹综合征。

B. 剂量

1. 泌尿科：100mg（1%溶液10ml），静脉注射。
2. 高铁血红蛋白血症：1～2mg/kg，1%溶液，经10min静脉注射，需要时每1h重复注射。
3. 血管麻痹综合征：2mg/kg，静脉注射。

C. 药理作用：小剂量促使高铁血红蛋白转化为血红蛋白。大剂量促使血红蛋白转化为高铁血红蛋白。

D. 注意事项

1. 可引起红细胞破坏（长时间应用）、高血压、膀胱刺激症状、恶心、出汗。
2. 可抑制硝酸盐引起的冠状动脉松弛。
3. 干扰脉搏血氧饱和度1～2min。
4. 可引起葡萄糖-6-磷酸脱氢酶（G-6-PD）缺乏的病人发生溶血。

LII. 甲麦角新碱（**methylergonovine，methergine**）

A. 适应证：子宫张力缺乏引起的产后出血。

B. 剂量

1. 静脉注射（仅危急时，胎盘娩出后使用）；0.2mg加入生理盐水5ml，注射时间≥1min。
2. 肌内注射0.2mg，需要时每2～4h一次（应小于5次）。

C. 注意事项：参见麦角新碱，血压升高没有麦角新碱显著，但高血压病人慎用。

LIII. 甲泼尼龙（methylprednisolone，solu-medrol）

A. 适应证：脊髓损伤，哮喘持续状态，其他参见氢化可的松。

B. 剂量

1. 40～60mg，静脉注射，每6h一次，对行移植手术的病人应用剂量较高。
2. 哮喘持续状态的病人，2mg/kg；继以0.5～1mg/kg，每6h维持。
3. 脊髓损伤的病人，30mg/kg，静脉注射15min以上，45min之后开始维持剂量，5. 4mg/（kg·h）×23h或47h。

C. 药理作用：参见氢化可的松。糖皮质激素效价是氢化可的松的5倍，几乎没有盐皮质激素作用。

D. 注意事项：参见氢化可的松。

LIV. 甲氧氯普胺（metoclopramide，reglan）

A. 适应证：胃食管反流，糖尿病性胃轻瘫，预防吸入性肺炎、止吐。

B. 剂量：10mg，静脉注射，每6～8h一次。

C. 药理作用

1. 通过增加胃肠道动力，松弛幽门括约肌，增加十二指肠和空肠蠕动来促进胃排空。
2. 增加食管下段括约肌静息张力。
3. 拮抗中枢和外周多巴胺受体，从而产生较弱的止吐作用。
4. 可导致神经安定类药恶性综合征。

D. 注意事项

1. 避免在胃肠道梗阻、嗜铬细胞瘤、帕金森病人中应用。
2. 0.2%～1%的病人可发生锥体外系反应。

LV. 美托洛尔（metoprolol，lopressor）

A. 适应证：高血压、心绞痛、心律失常、肥厚型心肌病、心肌梗死及嗜铬细胞瘤。

B. 剂量：必要时可2.5～5mg每2min间断注射，总量不超过15mg。

C. 药理作用：阻滞β_1肾上腺素能受体（大剂量时拮抗β_2肾上腺素能受体）。

D. 注意事项

1. 可引起心动过缓。

2. 可增加心脏传导阻滞的危险。

LVI. 米力农（milrinone）

A. 适应证：心肌功能下降需要正性变力作用。

B. 剂量：50μg/kg，经10min静脉注射，继以0.375～0.75μg/（kg·min）滴定至达到有效。

C. 药理作用：抑制磷酸酯酶，产生正性变力和血管扩张作用。

D. 注意事项

1. 可引起心室异位节律。

2. 加重梗阻性肥厚型心肌病病人的流出道梗阻。

3. 常见低血压。

LVII. 纳洛酮（naloxone，narcan）

A. 适应证：拮抗阿片类药物全身性作用。

B. 剂量：成人，0.04～0.4mg静脉注射，每2～3min调整剂量。小儿：1～10μg/kg（逐渐增量），每2～3min调整剂量（最大可达0.4mg）。

C. 药理作用：通过竞争性抑制以拮抗阿片类药物。

D. 注意事项

1. 大剂量可引起高血压、心律失常；肺水肿少见；谵妄。

2. 逆转镇痛效应。

3. 在阿片类药物依赖的病人中诱发戒断综合征。

4. 因其拮抗作用持续时间短，故可发生重新麻醉现象。

LVIII. 尼卡地平（nicardipine，cardine）

A. 适应证：高血压。

B. 剂量：2.5～5mg/h静脉注射。

C. 药理作用：钙通道阻滞药，静脉注射治疗高血压。

D. 注意事项

1. 3～5h达到稳定状态。

2. 最大限制剂量：15mg/h。

3. 因抑制低氧性肺血管收缩，可能导致继发性低氧血症。

LIX. 硝酸甘油（nitroglycerin）

A. 适应证

1. 心绞痛、心肌缺血或心肌梗死。
2. 高血压。
3. 充血性心力衰竭。
4. 控制性低血压。
5. 食管痉挛。

B. 剂量

1. 静脉滴注：初始剂量 50μg/min，调定剂量至获得预期效果。
2. 舌下含服，单剂 0.15～0.60mg。
3. 局部使用：2%软膏，0.5～2.5in.，每6～8h一次。

C. 药理作用

1. 通过酶解产生一氧化氮，舒张平滑肌，扩张全身、冠状动脉和肺血管（静脉>动脉）。
2. 支气管扩张，胆道、胃肠道、泌尿生殖道平滑肌舒张。

D. 注意事项

1. 可引起反射性心动过速、低血压、头痛。
2. 停用硝酸盐10～12h，可避免长期应用所造成的耐药性的发生。
3. 静脉用药时可被塑料管道吸收。

LX. 硝普钠（nitroprusside，nipride）

A. 适应证：高血压，控制性降压，充血性心力衰竭。

B. 剂量：以 0.1μg/（kg · min）开始静脉滴注，然后根据病人反应调定剂量，最大速度 10μg/（kg · min）。

C. 药理作用：一氧化氮直接供体，舒张动、静脉平滑肌。

D. 注意事项

1. 滴注过快可引起严重低血压。
2. 反射性心动过速。
3. 肝功能异常病人可出现氰化物堆积；肾功能异常时可出现硫氰酸盐堆积。
4. 避免在Leber遗传性视觉萎缩、甲状腺功能低下、维生素 B_{12} 缺乏的病人中应用。
5. 溶液和粉剂均对光敏感，必须用不透光的材料包装。

LXI. 去甲肾上腺素（norepinephrine，levophed）

A. 适应证：低血压，心肌抑制。

B. 剂量

1. 1～30μg/min 静脉注射，调整剂量至预期效果。

2. 通过中心静脉输注。

C. 药理作用：α、β肾上腺素能受体激动作用，以前者为主。

D. 注意事项

1. 在某些病人可引起心动过速、心律失常。

2. 可增加子宫收缩力。

3. 可使微循环收缩。

LXII. 奥曲肽（**octreotide，sandostatin**）

A. 适应证：

1. 上消化道出血，急性静脉曲张引起的出血。

2. 症状性良性肿瘤的治疗。

B. 剂量：25～50μg 静脉注射，之后以25～50μg/h 持续静脉滴注。

C. 药理作用：生长抑素类似物，抑制5-羟色胺、胃泌素、血管活性肠肽、胰岛素、胰高血糖素和促胰液素的释放。

D. 注意事项：可引起恶心、胃肠道动力下降、一过性高血糖。

LXIII. 昂丹司琼（**ondansetron，zofran**）

A. 适应证：围手术期恶心、呕吐的预防和治疗。

B. 剂量：成人4mg静脉注射，注射时间长于 30s；8mg 口服。小儿4mg口服。

C. 药理作用：选择性 5-HT_3 受体拮抗药。

D. 注意事项：大剂量用于化学治疗引起的恶心。轻度不良反应包括头痛，可逆性氨基转移酶升高。

LXIV. 缩宫素（**oxytocin，pitocin**）

A. 适应证：产后出血，宫缩乏力，加强产力。

B. 剂量

1. 产后出血，10U 肌内注射或 10～40U 溶于1000ml晶体液中静脉滴注，调节注射速度以控制宫缩（如0.02～0.04U/min）。

2. 引产，0.0005～0.0020U/min。逐渐增加剂量直至宫缩出现或达到 20mU/min 的最大剂量。

C. 药理作用：收缩子宫平滑肌，从而减少产后失血。舒张冠状动脉、肾血管和脑血管。

D. 注意事项

1. 可引起子宫强直收缩和破裂，胎儿窘迫或过敏。

2. 静脉注射可引起低血压、心动过速、心律失常。

LXV. 苯巴比妥（**phenobarbital**）

A. 适应证：控制抽搐。

B. 剂量：10～20mg/kg 静脉注射；每15～30min 追加5mg/kg，以控制癫痫持续状态，继以 3～5mg/（kg·d）分次口服或静脉注射维持。

C. 注意事项

1. 可引起低血压。

2. 通过诱导肝药酶系统与多种药物相互作用。

3. 抗抽搐治疗最低浓度为 15～40μg/ml（下一个剂量之前）。

LXVI. 酚苄明（**phenoxybenzamine**）

A. 适应证：用于嗜铬细胞瘤切除术前准备。

B. 剂量：口服，10～40mg/d（从10mg/d 开始，需要时每4d增加10mg/d）。

C. 药理作用：非选择性非竞争性α肾上腺素能受体阻滞药。

D. 注意事项：可引起直立性低血压（对去甲肾上腺素无效）、反射性心动过速。

LXVII. 去氧肾上腺素（**phenylephrine**）

A. 适应证：低血压。

B. 剂量：以 10μg/min 开始静脉滴注，根据反应调定剂量；40～100μg静脉注射。通常将10～30mg加入5%葡萄糖溶液或生理盐水250ml中。

C. 药理作用：α_1 肾上腺素能受体激动药。

D. 消除：肝代谢，肾消除。

E. 注意事项：可引起高血压、反射性心动过缓、微循环收缩、子宫收缩或子宫血管收缩。

LXVIII. 苯妥英（**phenytoin，dilantin**）

A. 适应证：癫痫的预防和治疗。

B. 剂量：10～15mg/kg，以小于50mg/min 的速度静脉注射（剂量达1000mg时应注意心电监测）；对神经外科手术预防用药100～200mg，每4h（静脉注射小于50mg/min）一次。

C. 药理作用

1. 通过膜稳定作用抗惊厥。
2. 抗心律失常的作用与奎尼丁或普鲁卡因胺相似。

D. 注意事项

1. 静脉注射可引起心动过缓、低血压、呼吸停止、心搏骤停、中枢神经抑制。
2. 可引起眼球震颤、复视、共济失调、倦怠、齿龈增生、胃肠道反应、高血糖、肝微粒体酶诱导。
3. 可通过胎盘。
4. 病人个体差异大，抗惊厥治疗浓度范围为7. 5～20.0μg/ml。
5. 监测苯妥英水平对肾衰竭或低白蛋白血症的病人可能会有所帮助。

LXIX. 磷（**phosphorus，sodium phosphate**）

A. 适应证：低磷酸盐血症的预防和治疗。

B. 剂量：0.15～0.25mmol/kg，经 6～12h 静脉滴注。

C. 药理作用：电解质替代治疗。

D. 注意事项

1. 静脉使用磷酸盐应经 4～6h输注；静脉快速使用可能导致低钙血症、低血压、肌肉兴奋、钙沉积、肾功能恶化及高钾血症。
2. 心脏疾病和肾功能不全病人慎用。

LXX. 毒扁豆碱（**physostigmine，antilirium**）

A. 适应证：术后谵妄，三环类抗抑郁药过量，逆转抗胆碱药的中枢效应。

B. 剂量：0.5～2.0mg 静脉注射每 15min（必要时）。

C. 药理作用：中枢和外周的胆碱能作用；抑制胆碱酯酶。

D. 注意事项：很少引起心动过缓、颤抖、惊厥、幻觉或中枢神经系统抑制、轻度神经节阻滞或胆碱能危象。

LXXI. 氯化钾（**potassium，KCl**）（见附录Ⅰ）

LXXII. 丙氯拉嗪（**prochlorperazine，compazine**）

A. 适应证：恶心，呕吐。

B. 剂量：5～10mg 静脉注射（≤40mg/d）；5～10mg 肌内注射（需要时每 2～4h一次）；25mg 直肠灌注（需要时每 12h）。

C. 药理作用：中枢性多巴胺受体D_2拮抗药，伴神经安定和止吐作用；同时有抗毒蕈碱和抗组胺（H_1）释放作用。

D. 注意事项：可引起低血压（尤其当静脉给药时）、锥体外系反应、神经阻滞剂恶性综合征、白细胞减少或胆汁淤积性黄疸。

LXXIII. 异丙嗪（promethazine，phenergan）

A. 适应证：恶心，呕吐。

B. 剂量：成人，12.5～25mg 静脉注射，每4～6h 一次（需要时）。小儿，0.1～1mg/kg 静脉注射（肌内注射、口服或直肠灌注），每 4～6h 一次（需要时）。

C. 药理作用：H_1 和毒蕈碱受体拮抗药。

D. 注意事项：较低的剂量（3～6mg）可用于术后短暂的恶心呕吐，可引起轻度低血压或抗胆碱作用。

LXXIV. 普萘洛尔（propranolol，inderal）

A. 适应证

1. 高血压，房性和室性心律失常，心肌缺血或心肌梗死。
2. 交界性心律。
3. 肥厚型心肌病。
4. 甲状腺毒症。
5. 偏头痛。

B. 剂量：0.5～1mg 静脉注射，然后依病人反应调定剂量。交界性心律，0.5mg静脉注射。

C. 药理作用：非特异性β肾上腺素能受体阻滞。

D. 注意事项：可引起心动过缓、房室分离。

LXXV. 前列腺素 E_1（prostaglandin E_1，alprostadil）（见附录Ⅰ）

LXXVI. 鱼精蛋白（protamine）

A. 适应证：逆转肝素的作用。

B. 剂量：1mg 拮抗 100U 肝素活性，以≤5mg/min 速度静脉注射。

C. 药理作用：多元碱基化合物与多元酸肝素形成复合物。

D. 注意事项

1. 可引起心肌抑制、外周血管扩张伴突发低血压或心动过缓。
2. 可引起严重的肺动脉高压，尤其在体外循环情况下。

3. 在使用中性精蛋白锌胰岛素的病人，可能引起变态反应或过敏反应。
4. 一过性肝素逆转后可有肝素化反弹。
5. 可通过部分凝血活酶时间或活化凝血时间监测。

LXXVII. 东莨菪碱（scopolamine）

A. 适应证：镇静，恶心/呕吐，抗晕动病，遗忘。

B. 剂量：0.3～0.6mg 静脉注射（肌内注射），1.5mg透皮贴剂。药理作用：外周和中枢胆碱（毒蕈碱）受体拮抗剂。

C. 注意事项

1. 过度中枢神经系统抑制可被毒扁豆碱逆转。
2. 可引起兴奋或谵妄；短暂性心动过速、体温升高、尿潴留。
3. 使用透皮贴剂时应注意不要与眼接触，因其可引起长时间睫状肌麻痹和瞳孔放大。
4. 可通过血脑屏障和胎盘。

LXXVIII. 氨甲环酸（tranexamic acid）

A. 适应证：预防纤维蛋白溶解所致的各种出血。

B. 剂量：间断静脉注射：1000mg静脉注射，时间大于10min，注射时间不能超过100mg/min。持续静脉输注：1～16mg/（kg·h），注射速度不能超过100mg/min。

C. 药理作用：通过抑制纤溶酶原激活物和纤溶酶来稳定形成的凝块。

D. 注意事项

1. 快速给药可引起低血压。
2. 通常用于创伤、鼻出血、脊柱手术和关节置换术。
3. 可用于产后出血。
4. 肾清除。肾功能不全病人可引起癫痫，故禁用。
5. 有血栓形成倾向者禁用：既往深静脉血栓、肺栓塞、脑卒中、近期心脏病、血管支架。

LXXIX. 血管升压素（vasopressin，antidiuretic hormone，pitressin）

A. 适应证

1. 尿崩症。
2. 上消化道出血。
3. 引起脉搏消失的室性心动过速或心室颤动。

4. 补液和血管升压药物难以纠正的休克。

B. 剂量

1. 尿崩症，5～10U肌内注射或皮下注射每8～12h一次。
2. 上消化道出血，0.1～0.4U/min 静脉滴注。
3. ACLS，40U 静脉注射（单剂）。
4. 休克，0.04U/min 静脉滴注，根据需要调定。

C. 药理作用

1. 增加尿液渗透浓度，减少尿量。
2. 使平滑肌收缩，使内脏、冠状动脉、肌肉及皮肤的血管收缩。

D. 注意事项

1. 可引起少尿、水中毒、肺水肿、高血压、心律失常、心肌缺血，腹部痛性痉挛（由于蠕动加强），胆囊、膀胱或子宫收缩、眩晕或恶心。
2. 冠心病病人治疗时常同时使用硝酸甘油。
3. 因其药效非pH值依赖的特性，对休克病人非常有效。

LXXX. 维拉帕米（verapamil）

A. 适应证：室上性心动过速，心房颤动或心房扑动，预激综合征。

B. 剂量：2.5～10mg 静脉注射，注射时间不短于2min；如果30min内无反应，则重复给药一次。

C. 药理作用：阻断心脏慢钙通道，延长PR间期。负性变力和变时作用，体循环和冠状动脉血管扩张。

D. 注意事项

1. 可引起严重的心动过缓、房室传导阻滞（尤其同时应用β肾上腺素能受体阻滞药）、过度低血压或充血性心力衰竭。
2. 对有异常旁路的病人可增加心房颤动或心房扑动时的心室反应性。
3. 活性代谢产物有20%的抗高血压作用。

LXXXI. 维生素 K（vitamin K）

A. 适应证：维生素 K依赖的凝血因子缺乏，逆转华法林的抗凝效应。

B. 剂量：肌内注射（皮下注射或口服）：2.5～10mg；静脉注射 1～10mg，注射速率≤1mg/min（慎用）。如果给予初始剂量8h后凝血酶时间未见改善，则重复给药。

C. 药理作用：通过华法林阻断的维生素K依赖性环氧化物还原酶的再生，促进凝血因子Ⅱ、凝血因子Ⅶ、凝血因子Ⅸ、凝血因子Ⅹ的合成。

D. 注意事项

1. 过量可使病人对再用口服抗凝药无效。
2. 快速静脉注射可引起重度低血压、发热、大汗、支气管痉挛、过敏和注射部位疼痛。

LXXXII. 华法林（warfarin，coumadin）

A. 适应证：抗凝。

B. 剂量：5mg 口服，持续 2～5d；维持剂量2～10mg口服，依据凝血酶时间调定剂量（INR 国际标准化比率应为2或3）。

C. 药理作用：通过抑制维生素 K 环氧化物还原酶活性，降低维生素K水平来抑制凝血因子Ⅱ、凝血因子Ⅶ、凝血因子Ⅸ、凝血因子Ⅹ、抗凝蛋白C、蛋白质S、蛋白质Z的合成。

D. 注意事项

1. 可被乙醇、抗生素、右旋糖酐、甲状腺素、二氮嗪、依他尼酸、胰高血糖素、甲基多巴、单胺氧化酶抑制药、苯妥英、长期应用麻醉药、奎尼丁、磺胺类药、充血性心力衰竭、高热、肝病、吸收不良等加强。
2. 可被巴比妥类药、氯氮䓬、氟哌啶醇、口服避孕药、甲状腺功能低下或高脂血症拮抗。

（卞慧娴 译　崔　湧 审校）

附录Ⅲ 常用静脉注射抗生素

附录中列出的抗生素经常应用于围手术期。带有（+）标记的药物剂量是麻省总医院传染病服务中心推荐的标准手术中预防性应用抗生素的剂量。这些药物必须在手术开始1h内应用，除非有其他指征。

药物	剂量：≤80kg	剂量：＞80kg	给药间隔（h）[a]	注释
氨苄青霉素-舒巴坦（优立新）（+）	3g	3g	每2h一次×3剂量，之后每6h一次	对假单胞菌属无效
氨曲南（+）	2g	2g	每4h一次	
头孢西丁	2g	2g	每2h一次	所有头孢菌素都需根据肾功能调整剂量，以预防高浓度诱发癫痫
头孢唑啉（+）	2g	2g，若＞120kg，3g	每4h一次	5%～10%青霉素过敏病人会对头孢菌素类抗生素过敏
头孢他啶	2g	2g	每4h一次	适用于铜绿假单胞菌感染和中性粒细胞减少引起的发热
头孢曲松钠（+）	2g	2g		适用于细菌性脑膜膜炎的经验治疗

续表

药物	剂量：≤80kg	剂量：＞80kg	给药间隔（h）[a]	注释
头孢呋辛（+）	1.5g	1.5g	每4h一次	适用于社区获得性肺炎
环丙沙星（+）	400g	400g	每6h一次	手术开始2h之内
克林霉素（+）	900g	900g	每6h一次	与艰难梭菌结肠炎有关，可能延长神经肌肉阻滞时间
多西环素	100g	100g		
氟康唑	200～400mg	200～400mg	每24h一次	
庆大霉素（+）	5mg/kg	5mg/kg	每24h一次	对于高BMI者应适当调整，肾衰竭病人初始剂量不变。有肾毒性和耳毒性，肝素沉积，可能引起或延长神经肌肉阻滞
亚胺培南-西司他丁	500mg	500mg	每2h一次×3，之后每6h一次	适应多重耐药性，革兰氏阴性菌感染。根据肾功能调整剂量预防癫痫发作
左氧氟沙星	500mg	500mg	每天一次	
利奈唑胺	600mg	600mg	每12h一次	治疗VRE感染，使用超过7～10d会引起骨髓抑制。不能与哌替啶、亚甲蓝合用。MAO抑制剂样作用，引起5-羟色胺综合征
美罗培南	0.5～1g	0.5～1g	每2h一次×3次，后6h一次	肾功能不全者需调整剂量，防止癫痫发作

续表

药物	剂量：≤80kg	剂量：>80kg	给药间隔（h）[a]	注释
甲硝唑（+）	500mg	500mg	每12h一次	
萘夫西林	1～2g	1～2g	每2h一次×3次，之后每6h一次	适用多种耐药葡萄球菌
青霉素	500 000～2 000 000U	500 000～2 000 000U	每4h一次	超敏反应较常见，可能诱发间质性肾炎，高剂量则诱发癫痫发作
哌拉西林-他唑巴坦	3.375g	3.375g	每2h一次×3次，后每6h一次	他唑巴坦会增强哌拉西林对产β-内酰胺酶的金黄色葡萄球菌、流感嗜血杆菌、肠杆菌、假单胞菌、克雷伯菌、枸橼酸杆菌属、沙雷氏菌属、类杆菌属及革兰氏阴性厌氧菌的活性
万古霉素（+）	1g，超过30～60min	1g，超过30～60min	每24h一次	适用于MRSA感染病人。对肾病病人延长给药间隔，可产生组胺释放（“红人综合征”），与其他药物合用可产生沉淀

BMI. 体重指数；MAO. 单胺氧化酶；MRSA. 抗甲氧西林金黄色葡萄球菌；VRE. 万古霉素耐药肠球菌。

a. 在手术期间伴有快速血液丢失的病人，考虑缩短给药间隔时间。

（卞慧娴 译 崔 湧 审校）

英汉名词对照

A

AAA　见 Abdominal aortic aneurysm
Abciximab（Reopro）　阿昔单抗
Abdomen　腹部
Abdominal aortic aneurysm（AAA）　腹主动脉瘤
Abdominal aortic repair　腹主动脉修复术
Abdominal surgery　腹部手术
ABG　见 Arterial blood gas
ABO hemolytic disease　ABO溶血病
Abortion　人工流产
Acetaminophen　对乙酰氨基酚
Acetazolamide　乙酰唑胺
Acetylcholine（ACh）　乙酰胆碱
Acetylcholine receptor（AChR）　乙酰胆碱受体
Acetylcholinesterase（AChE）　乙酰胆碱酯酶
ACh　见 Acetylcholine（ACh）
AChE　见 Acetylcholinesterase
Achondroplasia　软骨发育不全
AChR　见 Acetylcholine receptor
Acid–base management　酸碱管理
ACM　见 Alcoholic cardiomyopathy
Acromegaly　肢端肥大症
ACS　见 Acute coronary syndrome
ACT　见 Activated clotting time
ACTH　见 Adrenocorticotropic hormone
Activated clotting time（ACT）　活化凝血时间
Activated partial thromboplastin time（APTT）　活化部分凝血活酶时间
Acupuncture　针灸，针刺疗法
Acute coronary syndrome（ACS）　急性冠脉综合征
Acute kidney injury　急性肾损伤
Acute pain　急性疼痛
Acute respiratory distress syndrome（ARDS）　急性呼吸窘迫综合征

Addison disease　艾迪生病（肾上腺皮质功能不全）
Adductor canal block　收肌管阻滞
Adenosine　腺苷
Adrenal cortical disease　肾上腺皮质疾病
Adrenal cortical hypofunction　肾上腺皮质功能减低
Adrenal medullary disease　肾上腺髓质疾病
Adrenergic agonist　肾上腺素能激动剂
Adrenocorticotropic hormone（ACTH）　促肾上腺皮质激素
Adult resuscitation　成人复苏
Advanced cardiac life support（ACLS）　高级心脏生命支持
Adverse anesthesia event　不良麻醉事件
Adverse reactions and side effects　不良反应和副作用
Agitation　躁动
AI　见 Aortic insufficiency
Air cylinder　气缸
Airway　气道
Albumin　白蛋白
Albuterol　沙丁胺醇
Alcoholic cardiomyopathy（ACM）　酒精性心肌病
Aldosterone　醛固酮
Allergy　过敏症
Alpha-2-agonist　α_2激动剂
Alprostadil（PGE1）　前列地尔
Alteplase（Activase）　阿替普酶（纤维蛋白溶酶原激活药）
American College of Cardiology and American Heart Association（ACC/AHA）　美国心脏病学会和美国心脏协会
American Heart Association（AHA）　美国心脏协会
American Society of Anesthesiologists（ASA）　美国麻醉医师协会
Amides　酰胺类
Aminocaproic acid（Amicar）　氨基己酸，α-氨基己酸
Aminoglycoside　氨基糖苷类
Amiodarone（Cordarone）　乙胺碘酰酮（可达龙）
Amlodipine　氨氯地平
Analgesia　镇痛
Anaphylactic and anaphylactoid reaction　过敏性和过敏样反应
Anaphylaxis　过敏反应
Anemia　贫血
Anesthesia　麻醉
Anesthesia machine　麻醉机

Anesthetic　麻醉药
Anesthetist　麻醉医师
Angiography　血管造影
Angiotensin-converting enzyme（ACE） inhibitor　血管紧张素转换酶抑制剂
Angiotensin Ⅱ　血管紧张素Ⅱ
AngioVac device　血管造影器
Ankle block　踝阻滞
Antacids　抑酸药
Anterior pituitary gland　脑垂体前叶
Anterior spinal artery syndrome　脊髓前动脉综合征
Antiarrhythmic　抗心律失常药
Antibiotic resistant bacteria　抗生素耐药菌
Antibiotic　抗生素
Anticholinergic　抗胆碱能药
Anticholinesterase　抗胆碱酯酶
Anticoagulation　抗凝
Anticoagulation therapy　抗凝治疗
Antiemetic agent　止吐药
Antihistamine　抗组胺药
Antimicrobial preservative　抗菌防腐剂
Antioxidant　抗氧化剂
Antiplatelet drug　抗血小板药
Antiplatelet therapy　抗血小板疗法
Anxiety medication　抗焦虑药物
Anxiolytic　抗焦虑药
Aortic cross-clamping　主动脉夹闭
Aortic dissection　主动脉夹层
Aortic insufficiency（AI）　主动脉瓣关闭不全
Aortic regurgitation　主动脉瓣反流
Aortic stenosis（AS）　主动脉瓣狭窄
Aortic unclamping　主动脉开放
APC　见 Atrial premature contraction
Apgar scores　Apgar评分
Apixaban　阿哌沙班
Apnea　呼吸暂停
Appendectomy　阑尾切除术
Apraclonidine　阿可乐定
Aprepitant　阿瑞吡坦

APTT　见 Activated partial thromboplastin time
Aqueous vasopressin　血管升压素针剂
Argatroban　阿加曲班
Arginine vasopressin（AVP）　精氨酸加压素
Arndt blocker　Arndt 阻塞器
Arterial blood gas（ABG）　动脉血气
Arterial blood pressure　动脉血压
Arterial cannulation　动脉套管
Arterial carbon dioxide tension　动脉血 CO_2 分压
Arterial catheter　动脉导管
Arteriovenous malformation（AVM）　动静脉畸形
Artery of Adamkiewicz　Adamkiewicz 动脉
Arthritis　关节炎
AS　见 Aortic stenosis
ASA　见 American Society of Anesthesiologists
Ascending nociceptive（pain）pathway　上行传导（疼痛）通路
Aspiration　误吸
Aspirin　阿司匹林
Asthma　哮喘
Atenolol　阿替洛尔
Atherosclerotic aneurysm　动脉粥样硬化性动脉瘤
Atracurium　阿曲库铵
Atrial fibrillation　心房颤动
Atrial flutter　心房扑动
Atrial natriuretic peptide　心房钠尿肽，心钠素
Atrial premature contraction（APC）　房性期前收缩
Atrial-to-left-femoral-artery bypass shunt　心房至左股动脉旁路分流术
Atropine　阿托品
Audible oxygen alarm　供氧声音报警器
Autonomic dysreflexia　自主神经反射异常
AVM　见 Arteriovenous malformation
AVP　见 Arginine vasopressin
Awake craniotomy　清醒开颅术
Axillary block　腋窝阻滞
Axillofemoral bypass grafting　腋股动脉旁路移植术

B

Back pain　背痛
Backup atrial pacing　心房辅助起搏，备用心房起搏

Bacteria 细菌
Balloon 球囊
Balloon-occluded retrograde transvenous obliteration（BRTO） 球囊闭塞曲张静脉栓塞术
Baralyme 钡石灰
Barbiturate 巴比妥类药
Bare metal coronary stent（BMS） 裸金属冠状动脉支架
Bariatric surgery 肥胖症手术
Basic life support（BLS） 基础生命支持
Basilic vein 贵要静脉
Benzodiazepine 苯二氮䓬类药物
Bernoulli equation Bernoulli 方程
Bicarbonate，sodium（$NaHCO_3$） 碳酸氢钠
Biliary drainage procedure 胆道引流术
Biliary tract procedure 胆道手术
Bispectral index（BIS） 脑电双频谱指数
Bivalirudin（Angiomax） 比伐卢定（抗凝药）
Bladder 膀胱
Bleeding 失血
Blood 血液
Blood–brain barrier 血脑屏障
Blood pressure 血压
Bloody tap 血液补片法，血液填充法
BLS 见 Basic life support
BMI 见 Body mass index
BMS 见 Bare metal coronary stents
Body mass index（BMI） 体重指数
Bone cement embolism 骨水泥栓塞
Bosentan 波生坦
Bowel 肠道
BPD 见 Bronchopulmonary dysplasia
Brachial plexus 臂丛神经
Bradycardia 心动过缓
Brain death 脑死亡
Brainstem–auditory evoked potential（BAEP） 脑干-听觉诱发电位
Breathing system 呼吸系统
Bronchopulmonary dysplasia（BPD） 支气管肺发育不良
Bronchoscopy 支气管镜检查
Bronchospasm 支气管痉挛

Brooke formula　布鲁克公式
BRTO　见 Balloon-occluded retrograde transvenous obliteration
Burn　烧伤
Butyrophenone　苯丁酮，丁酰苯，苯丙甲酮

C

CABG　见 Coronary artery bypass grafting
CAD　见 Coronary artery disease
Calcitonin　降钙素
Calcium channel blocker　钙通道阻滞药
Calcium chloride（calcium gluconate）　氯化钙（葡萄糖酸钙）
Calcium metabolism and parathyroid disease　钙代谢和甲状旁腺疾病
CAM　见 Complementary and alternative medicine
Cangrelor　坎格瑞洛
Carbonic anhydrase inhibitor　碳酸酐酶抑制剂
Carbon monoxide　一氧化碳
Carboprost（prostaglandin F2α；Hemabate）　卡波前列素（前列腺素 F2α；欣母沛）
Carcinoid　类癌
Cardiac arrest　心脏停搏
Cardiac catheterization　心导管检查术
Cardiac disease　心脏疾病
Cardiac dysrhythmias　心律失常
Cardiac evaluation　心脏评估
Cardiac glycoside　强心苷
Cardiac ischemia　心脏缺血
Cardiac medication　心脏药物
Cardiac output　心排血量
Cardiac surgery　心脏手术
Cardiac tamponade　心脏压塞
Cardiac transplantation　心脏移植
Cardiopulmonary bypass（CPB）　心肺转流
Cardiopulmonary resuscitation（CPR）　心肺复苏术
Cardioselective　心脏选择性的
Cardiovascular instability　心血管不稳定
Cardiovascular system（CVS）　心血管系统
Cardioverter-defibrillator device　心脏复律-除颤器装置
Carotid endarterectomy（CEA）　颈动脉内膜剥脱术
Carotid sinus　颈动脉窦

CARP trial　见 Coronary artery revascularization prophylaxis（CARP）trial
Catecholamine　儿茶酚胺
Catheter　导管
Caudal anesthesia　骶管麻醉
CBF　见 Cerebral blood flow
CDH　见 Congenital diaphragmatic hernia
CEA　见 Carotid endarterectomy
Celecoxib　塞来昔布
Cell salvage　血细胞回收
Central line-associated blood stream infection（CLABSI）　导管相关性血行感染
Central nervous system（CNS）　中枢神经系统
Central venous catheter（CVC）　中心静脉导管
Central venous pressure（CVP）　中心静脉压
Cephalosporin　头孢菌素
Cerebral angiography　脑血管造影
Cerebral blood flow（CBF）　脑血流量
Cerebral hyperperfusion syndrome（CHS）　脑过度灌注综合征
Cerebral metabolic rate（CMR）　脑代谢率
Cerebral perfusion pressure（CPP）　脑灌注压
Cerebral protection　脑保护
Cerebral salt wasting syndrome　脑性耗盐综合征
Cerebral vasospasm　脑血管痉挛
Cerebrospinal fluid（CSF）　脑脊液
Cervical disk disease，airway　颈椎间盘疾病，气道
Cervical plexus block（CPB）　颈丛神经阻滞
Cervical spinal cord injury　颈髓损伤
Cervical spine　颈椎
Chamberlain procedure　纵隔切开术
CHD　见 Congenital heart disease
Child-Turcotte-Pugh（CTP）　Child-Turcotte-Pugh 肝功能分级
Chloral hydrate　水合氯醛
Cholecystectomy　胆囊切除术
Cholecystojejunostomy　胆囊-空肠吻合术
Choledochojejunostomy　胆总管-空肠吻合术
Cholestasis　胆汁淤积
Cholinergic receptor　胆碱能受体
Cholinesterase　胆碱酯酶
Cholinesterase inhibitor　胆碱酯酶抑制剂

Christmas disease（hemophilia B） Christmas病（血友病B）
Chronic hypoxemia 慢性低氧血症
Chronic kidney disease（CKD） 慢性肾病
Chronic obstructive pulmonary disease（COPD） 慢性阻塞性肺疾病
CHS 见 Cerebral hyperperfusion syndrome（CHS）
Cilostazol 西洛他唑
Cimetidine（Tagamet） 西咪替丁
CIN 见 Contrast-induced nephropathy
Cinacalcet 西那卡塞
Cisatracurium 顺阿曲库铵
CKD 见 Chronic kidney disease
CLABSI 见 Central line-associated blood stream infection
Cleft lip and palate（CLP）repair 唇腭裂修复
Clevidipine（Cleviprex） 氯维地平（丁酸氯维地平）
Clindamycin 克林霉素
Clonidine（Catapres） 可乐定
Clopidogrel（Plavix） 氯吡格雷
Closed-loop communication，errors 闭环系统，闭换交流错误
Clothesline injury 晾衣绳损伤
Clotting factor 凝血因子
CMV 见 Cytomegalovirus
CNS 见 Central nervous system
Coagulopathy 凝血疾病
Colectomy 结肠切除术
Colectomy/hemicolectomy 结肠切除术/半结肠切除术
Colloid 胶体
Color Doppler 彩色多普勒
Combined spinal-epidural analgesia（CSEA） 腰硬联合镇痛
Complementary and alternative medicine（CAM） 补充和替代医学
Complete global ischemia 全脑缺血
Computed tomography（CT） 计算机断层扫描
Congenital anomalies 先天性异常
Congenital diaphragmatic hernia（CDH） 先天性膈疝
Congenital heart disease（CHD） 先天性心脏病
Congestive heart failure 充血性心力衰竭
Conn syndrome Conn 综合征（原发性醛固酮增多症）
Constrictive pericarditis 缩窄性心包炎
Contamination 污染
Context-sensitive half-time（CSHT） 时量-敏感半衰期

Continuous positive airway pressure（CPAP） 持续气道正压（通气）
Continuous renal replacement therapy（CRRT） 连续肾替代疗法
Contrast-induced nephropathy（CIN） 造影剂肾病
Controlled hypotension 控制性降压
COPD 见 Chronic obstructive pulmonary disease
Coronary artery bypass grafting（CABG） 冠状动脉旁路移植术
Coronary artery disease（CAD） 冠心病
Coronary artery revascularization prophylaxis（CARP） trial 冠状动脉血管重建预防试验
Corticosteroids 皮质类固醇
Coughing 咳嗽
COVID-19 新型冠状病毒肺炎
CPAP 见 Continuous positive airway pressure
CPP 见 Cerebral perfusion pressure
Crawford classification，thoracoabdominal aneurysm Crawford分类，胸腹动脉瘤
Creutzfeldt-Jakob disease 克罗伊茨费尔特-雅各布病
Cricoid cartilage 环状软骨
Cricothyroid membrane 环甲膜
Cricothyroidotomy 环甲膜切开术
Crisis resource management 危机资源管理
CRRT 见 Continuous renal replacement therapy
Cryoprecipitate 冷沉淀
CSF 见 Cerebrospinal fluid
CSHT 见 Context-sensitive half-time
CTP 见 Child-Turcotte-Pugh
Cushing syndrome 库欣综合征
CVC 见 Central venous catheter
CVP 见 Central venous pressure
CVS 见 Cardiovascular system
Cyanide toxicity 氰化物中毒
Cyclobenzaprine 环苯扎林
Cyclopentolate 环戊醇，环戊酮，赛克罗奇
Cystectomy 膀胱切除术
Cystoscopy 膀胱镜检查
Cytokine 细胞因子
Cytomegalovirus（CMV） 巨细胞病毒

D

Dabigatran 达比加群

Dalteparin（Fragmin） 达肝素钠（替地肝素）
Damage control surgery 损伤控制手术
Dantrolene 丹曲林
DCD 见 Donation after cardiac death
Deep brain stimulators 脑深部电刺激
Deep peroneal nerve 腓深神经
Defibrillation 除颤
Delirium 谵妄
Denosumab 丹诺单抗
Dentistry and oral and maxillofacial surgery 牙科和口腔颌面外科
DES 见 Drug-eluting stents
Desflurane 地氟烷
Desmopressin 去氨加压素
Desmopressin acetate（DDAVP） 醋酸去氨加压素
Dexamethasone（Decadron） 地塞米松（地卡特隆）
Dexmedetomidine 右美托咪定
Dextran 40（Rheomacrodex） 右旋糖苷 40（葡聚糖 40）
DI 见 Diabetes insipidus
Diabetes insipidus（DI） 尿崩症
Diabetes mellitus（DM） 糖尿病
Diabetic ketoacidosis（DKA） 糖尿病酮症酸中毒
Diaphoresis 多汗
Diazepam 地西泮
DIC 见 Disseminated intravascular coagulation
Differential blockade 分离阻滞
Digoxin（Lanoxin） 地高辛
Dihydropyridine（DHP） 二氢吡啶
Diltiazem（Cardizem） 地尔硫䓬
Dimenhydrinate 苯海拉明
Dipeptidyl peptidase Ⅳ（DPP-Ⅳ）inhibitor 二肽基肽酶Ⅳ抑制剂
Dipyridamole 双嘧达莫（潘生丁）
Direct factor Xa inhibitors Xa 因子直接抑制剂
Direct laryngoscopy 直接喉镜检查
Direct thrombin inhibitor（DTI） 凝血酶直接抑制剂
Disseminated intravascular coagulation（DIC） 弥散性血管内凝血
Diuretic 利尿药
DKA 见 Diabetic ketoacidosis
DM 见 Diabetes mellitus
DNR 见 Do not resuscitate

Dobutamine　多巴酚丁胺
DOE　见 Dyspnea on exertion
Donation after brain death（DBD）　脑死亡后捐赠
Donation after cardiac death（DCD）　心脏死亡后捐赠
Do not resuscitate　拒绝心肺复苏
Dopamine（Intropin）　多巴胺
Dopaminergic　多巴胺能的
Doppler ultrasound　多普勒超声
Doxazosin　多沙唑嗪
Droperidol　氟哌利多
Drug for gastric acid/volume　用于胃酸/容积的药物
Drug-eluting stents（DES）　药物洗脱支架
3D spectrogram　3D 频谱图
DTI　见 Direct thrombin inhibitor（DTI）
Duchene muscular dystrophy　杜氏肌营养不良
Dural puncture epidural（DPE）　硬膜外穿刺
Dysphagia　吞咽困难
Dyspnea　呼吸困难
Dyspnea on exertion（DOE）　劳力性呼吸困难
Dysrhythmias　心律失常

E

EABL　见 Estimated allowable blood loss
Ear surgery　耳部手术
Ebola　埃博拉病毒
Echocardiography　超声心动图
ECT　见 Electroconvulsive therapy
Edentulous patient　牙齿缺失病人
EEG　见 Electroencephalogram
Electrical hazards　电气事故
Electroconvulsive therapy（ECT）　电休克疗法
Electroencephalogram（EEG）　脑电图
Electrolyte balance　电解质平衡
Electromyography（EMG）　肌电图
Embolization　血栓形成
Emergency airway techniques　急诊气道处理
Emesis　呕吐
EMG　见 Electromyography
EMLA　见 Eutectic mixture of local anesthetics

Enalaprilat 依那普利拉
Endobronchial tube 支气管导管
Endobronchial ultrasound 支气管超声
Endocarditis 心内膜炎
Endocrine disease 内分泌疾病
Endoscopic procedure 内镜手术
Endoscopic retrograde cholangiopancreatography（ERCP） 内镜下逆行性胆管胰管造影术
Endoscopy 内镜检查
Endotracheal intubation 气管插管
Endotracheal tube（ETT） 气管导管
End-tidal anesthetic criterion 呼气末麻醉药的标准
Enhanced recovery after surgery（ERAS） 术后快速康复
Enoxaparin（Lovenox） 依诺肝素
Enoximone 依诺昔酮
Entropy 熵指数
Ephedrine 麻黄碱
Epidural analgesia 硬膜外镇痛
Epidural anesthesia 硬膜外麻醉
Epidural hematoma 硬膜外血肿
Epiglottitis 会厌炎
Epilepsy surgery 癫痫手术
Epinephrine（Adrenalin） 肾上腺素
Episcleral block 巩膜上阻滞（眼球囊下阻滞）
E-point septal separation（EPSS） E点鼻中隔分离
Epoprostenol 依前列醇
Epoprostenol sodium（Flolan） 依前列醇钠（前列环素）
Eptifibatide（Integrilin） 依替巴肽
ERCP 见 Endoscopic retrograde cholangiopancreatography
Ergonovine（Ergotrate） 同 Methylergonovine（methergine）
Ergot alkaloid 麦角生物碱
Erythropoietin（EPO） 促红细胞生成素
Esmolol（Brevibloc） 艾司洛尔
Esophageal bougie 食管探条
Esophageal Doppler 食管多普勒
Esophageal manometry 食管测压法
Esophageal surgery 食管手术
Ester 酯类
Estimated allowable blood loss（EABL） 预测允许出血量

Ether-derived anesthetic　乙醚衍生麻醉药
Ethical consideration　伦理考虑
Ethical issues　伦理问题
Etomidate　依托咪酯
ETT　见 Endotracheal tube
Eutectic mixture of local anesthetics（EMLA）　局部麻醉药的共晶混合物
Evoked potential monitoring neurosurgery　神经外科诱发性电位监测
Exercise stress testing　运动负荷试验
Exparel　布比卡因长效注射剂
Extracorporeal cooling　体外冷却，体外降温
Extracorporeal membrane oxygenation（ECMO）　体外膜肺氧合
Extubation　拔管

F

Fascia iliaca block　髂筋膜阻滞
Fetal well-being　胎儿安全
Febrile nonhemolytic transfusion reaction（FNHTR）　发热性非溶血性输血反应
Femoral-femoral bypass grafting　股-股旁路移植术
Femoral herniorrhaphies　股疝修补术
Femoral nerve block　股神经阻滞
Femoral pseudoaneurysm　股动脉假性动脉瘤
Fenoldopam　非诺多泮
Fentanyl　芬太尼
Ferromagnetic objects　铁磁物体
Fetal acidosis　胎儿酸中毒
FFP　见 Fresh frozen plasma
Fiberoptic bronchoscopy　纤维支气管镜检查
Fibrinogen　纤维蛋白原
Fibrinolytic and thrombolytic agents　纤溶和溶栓剂
Fire hazards　火灾隐患
Flexible bronchoscopy　可弯曲式支气管镜检查
Fluid management　液体管理
Flumazenil（Mazicon）　氟马西尼
FNHTR　见 Febrile nonhemolytic transfusion reaction
Focal ischemia　局部缺血
Foley catheter　Foley 导管
Fosphenytoin　磷苯妥英
Fospropofol　磷丙泊酚

FRC 见 Functional residual capacity
Fractional area change（FAC） 面积变化分数
Fresh frozen plasma（FFP） 新鲜冰冻血浆
Functional residual capacity（FRC） 功能残气量
Fundoplication 胃底折叠术
Furosemide（Lasix） 呋塞米，速尿

G

GA 见 General anesthesia
Gabapentin 加巴喷丁
Gadolinium 钆
Galvanic oxygen monitors 镀锌氧监测器
Gas delivery system 气体输送系统
Gastric surgery 胃部手术
Gastroesophageal reflux disease 胃食管反流病
General anesthesia（GA） 全身麻醉
GH 见 Growth hormone
Glaucoma 青光眼
Glossopharyngeal nerve 舌咽神经
Glottis 声门
Glucagon 胰高血糖素
Gluconeogenesis 糖异生
Gluteal/subgluteal approach 臀/臀下入路
Glyburide 格列本脲，优降糖
Glycopyrrolate 格隆溴铵
Glycopyrrolate（Robinul） 格隆溴铵
Graft versus host disease（GVHD） 移植物抗宿主病
Growth hormone（GH） 生长激素
Gum elastic bougie 橡胶弹性管芯，弹性胶质探条

H

Haloperidol（Haldol） 氟哌啶醇
Halothane hepatitis 氟烷相关肝炎
Handoff checklist 交接清单
HBV 见 Hepatitis B virus
HCV 见 Hepatitis C virus
Head and neck surgery 头颈外科
Head trauma 头部创伤
Heart block 心脏传导阻滞

Heart transplant　心脏移植
Heliox　氦氧混合气
Hematologic system　血液系统
Hemicolectomy　结肠部分切除术
Hemodilution　血液稀释
Hemodynamic　血流动力学
Hemofiltration　血液滤过
Hemophilia　血友病
Hemorrhage　出血
Hemorrhoidectomy　痔切除术
Hemostasis　止血
Heparin　肝素
Heparin-induced thrombocytopenia（HIT）　肝素诱导的血小板减少症
Heparin–unfractionated　未分馏肝素，普通肝素
Hepatic drug elimination　肝药物清除
Hepatic function　肝功能
Hepatic surgery　肝外科学
Hepatitis　肝炎
Hepatitis B virus（HBV）　乙型肝炎病毒
Hepatitis C virus（HCV）　丙型肝炎病毒
Hepatopulmonary syndrome　肝肺综合征
Hepatorenal syndrome　肝肾综合征
Herbal medication　草药
Herpes simplex viruses（HSV）Ⅰ and Ⅱ　单纯疱疹病毒 Ⅰ 和 Ⅱ
HFJV　见 High-frequency jet ventilation
HHS　见 Hyperglycemic hyperosmolar syndrome
High-frequency jet ventilation（HFJV）　高频喷射通气
HIT　见 Heparin-induced thrombocytopenia
HIV　见 Human immunodeficiency virus
Homeostasis　内环境稳态
Hormonal therapy　激素疗法
Horner syndrome　霍纳综合征
HTN　见 Hypertension
HTX-011　由局部麻醉药布比卡因与抗炎药美洛昔康组成的固定剂量复方药物
Human immunodeficiency virus（HIV）　人类免疫缺陷病毒
Hydralazine　肼屈嗪
Hydrocortisone（solu-cortef）　氢化可的松
Hydrophilic opioid　亲水性阿片类药物

Hygiene standard　卫生标准
Hypercalcemia　高钙血症
Hypercarbia　高碳酸血症
Hyperglycemia　高血糖症
Hyperglycemic hyperosmolar syndrome（HHS）　高血糖高渗综合征
Hyperkalemia　高钾血症
Hypernatremia　高钠血症
Hypertension（HTN）　高血压
Hyperthermia　高热
Hypertrophic cardiomyopathy　肥厚型心肌病
Hypervolemia　高血容量
Hypnosis　催眠
Hypocalcemia　低钙血症
Hypoglycemia　低血糖症
Hypoglycemic agent　降糖药物
Hypokalemia　低钾血症
Hypomagnesemia　低镁血症
Hyponatremia　低钠血症
Hypotension　低血压
Hypotensive anesthesia　低血压麻醉
Hypotensive reaction　低血压反应
Hypothermia　低体温
Hypovolemia　低血容量
Hypoxemia　低氧血症
Hypoxia　组织缺氧

I

Ibuprofen　布洛芬
ICP　见 Intracranial pressure
ICU　见 Intensive care unit
Ilioinguinal–iliohypogastric block　髂腹股沟-髂腹壁下阻滞
Immunomodulation　免疫调节
Immunosuppression　免疫抑制
Implantable cardioverter-defibrillator（ICD）　植入型心律转复除颤器
Implantable device　植入式装置
Inamrinone　氨力农
Indigo carmine　靛蓝胭脂红，靛蓝二磺酸钠
Indomethacin　吲哚美辛
Induction　诱导

Inhalational injury　吸入性损伤
Infectious complication　感染性并发症
Infectious diseases and infection control　传染病和感染控制
Inferior laryngeal nerve　喉下神经
Influenza virus　流感病毒
Informed consent anesthesia　麻醉知情同意
Infrared analysis　红外线分析
Inguinal herniorrhaphies　腹股沟疝修补术
Inhalation anesthetic　吸入麻醉药
Inotrope　强心药
INR　见 International normalized ratio
Insulin　胰岛素
Intensive care unit（ICU）　重症监护病房
International normalized ratio（INR）　国际标准化比率
Intestinal and peritoneal surgery　肠道和腹膜手术
Intestine　小肠
Intra-anesthetic problems　麻醉期间问题
Intra-arterial infusion　动脉内输注
Intracardiac defibrillator（ICD）　心内除颤器
Intracranial compliance　颅内顺应性
Intracranial normotension　颅内压正常
Intracranial pressure（ICP）　颅内压
Intraocular pressure（IOP）　眼内压
Intraoperative blood transfusion　术中输血
Intraoperative radiation therapy　术中放射治疗
Intrapulmonary hemorrhage　肺内出血
Intravenous（IV）anesthetic　静脉内麻醉药
Intravenous antibiotic　静脉注射抗生素
Intravenous（IV）regional anesthesia（Bier block）　静脉区域麻醉（Bier 局部麻醉）
Intubation　插管
Ion-trapping　离子障；零级消除动力学
IOP　见 Intraocular pressure
Iron overload　铁过量
Ischemic heart disease　缺血性心肌病
Isoflurane　异氟烷
Isoproterenol（Isuprel）　异丙肾上腺素
Isotonic salt solution　等渗盐溶液
Ivor Lewis esophagectomy　Ivor Lewis 食管切除术

J

Jehovah's Witness（JW） 耶和华见证人
Joint disease 关节疾病
Just culture 正义文化

K

Ketamine 氯胺酮
Ketorolac（Toradol） 酮咯酸
Kidney disease（s） 肾病
Kidney failure 肾衰竭
King-Denborough syndrome King-Denborough 综合征
Kinins 激肽
Kleihauer-Betke analysis Kleihauer抗酸染色法
Kuru disease 库鲁病
Kyphoplasty 椎体后凸成形术

L

Labetalol 拉贝洛尔
Labor 分娩
Laparoscopic prostatectomy（LRP） 腹腔镜前列腺切除术
Laparoscopy 腹腔镜手术
Laryngeal mask airway（LMA） 喉罩气道
Laryngeal muscle 喉部肌肉
Laryngoscope 喉镜
Laryngospasm 喉痉挛
Larynx 喉
LAST 见 Local anesthetic systemic toxicity
Lefort classification Lefort 分级
Leukotriene（LT）modifying drugs 白三烯调节药
Levosimendan 左西孟旦
Lidocaine（Xylocaine） 利多卡因
Light wand 光棒
Line isolation monitors 线路隔离监测器
Lipophilic opioids 亲脂性阿片类药
Liposomal bupivacaine 布比卡因脂质体
Lithium dilution（LiDCO）technique 锂稀释技术
Lithotripsy 碎石术
Liver 肝

Liver disease　肝病
Liver dysfunction　肝功能异常
LMWH　见 Low molecular weight heparin
Local anesthetics　局部麻醉药
Local anesthetic systematic toxicity（LAST）　局麻药全身毒性
Lorazepam（Ativan）　劳拉西泮
Lower airway　下呼吸道
Lower-extremity bypass grafting　下肢旁路移植术
Lower extremity，regional anesthesia　下肢区域麻醉
Low molecular weight heparin（LMWH）　低分子量肝素
Lumbar，epidural anesthesia　腰部，硬膜外麻醉
Lumbar plexus　腰神经丛
Lung protective ventilation　肺保护性通气
Lung transplantation　肺移植
Lysine analogues　赖氨酸核苷类似物

M

Macintosh blade　喉镜片
Macroshock　宏电击
Magnesium　镁
Magnesium sulfate　硫酸镁
Magnetic resonance imaging（MRI）　磁共振成像
Major adverse cardiac event（MACE）risk　主要的心脏不良事件风险
Malignant hyperthermia（MH）　恶性高热
Mallampati classification　Mallampati 分级
Mannitol　甘露醇
MAOI　见 Monoamine oxidase inhibitor
MAP　见 Mean arterial pressure
Mask　面罩
Massive transfusion　大量输血
Mean arterial pressure（MAP）　平均动脉压
Meconium aspiration syndrome　胎粪误吸综合征
Median minimal alveolar concentration（MAC）　value　最低肺泡有效浓度
Median nerve block　正中神经阻滞
Median sternotomy　正中胸骨劈开术
Mediastinal mass resection　纵隔肿瘤切除术
Mediastinal surgery　纵隔手术
Mediastinoscopy　纵隔镜检查

Medication error　药物治疗差错
Medication　药物
MELD　见 Model for end-stage liver disease
Mental status　精神状态
Meperidine　哌替啶
MEP　见 Motor evoked potential
Metabolic acidosis　代谢性酸中毒
Metabolic complication　代谢并发症
Metallic implant　金属植入物
Metformin　二甲双胍
Methadone　美沙酮
Methemoglobinemia　高铁血红蛋白血症
Methohexital　美索比妥
Methylene blue　亚甲蓝
Methylergonovine（Methergine）　甲麦角新碱
Methylparaben　对羟基苯甲酸甲酯
Methylprednisolone（Solu-medrol）　甲泼尼龙
Metoclopramide（Raglan）　甲氧氯普胺
Metoprolol（Lopressor）　美托洛尔
Metronidazole　甲硝唑
MG　见 Myasthenia gravis
MH　见 Malignant hyperthermia
MI　见 Myocardial infarction
Microprocessor-controlled ventilator　微处理器控制呼吸机
Microshock　微电击
Midazolam　咪达唑仑
Middle east respiratory syndrome（MERS）　中东呼吸综合征
Midodrine　米多君
Miller blade　喉镜片
Milrinone　米力农
Mindfulness meditation　沉思冥想
Miotics　缩瞳药
Mitral regurgitation（MR）　二尖瓣反流
Mitral stenosis（MS）　二尖瓣狭窄
Mivacurium Chloride　米库氯铵
Model for end-stage liver disease（MELD）　终末期肝病模型
Monitoring　监测
Monoamine oxidase inhibitor（MAOI）　单胺氧化酶抑制药
Morphine　吗啡

Motor-evoked potential（MEP） 动作诱发电位
Mouth 嘴
Muscle 肌肉
Muscular dystrophy 肌肉萎缩
Musculocutaneous nerve block 肌皮神经阻滞
Myalgia 肌痛
Myasthenia gravis（MG） 重症肌无力
Mydriatic 散瞳药
Myocardial dysfunction 心肌功能受损
Myocardial infarction（MI） 心肌梗死
Myocardial ischemia 心肌缺血
Myocardial protection 心肌保护
Myotonic dystrophy 强直性肌营养不良
Myotonic syndrome 肌强直综合征
Myxedema coma 黏液性水肿性昏迷

N

N-acetylcysteine（NAC） N-乙酰半胱氨酸
Naloxone（Narcan） 纳洛酮
Naproxen 萘普生
Narcotic 麻醉性镇痛药
Narcotrend 麻醉深度监测仪
Nasal cosmetic surgery 鼻整形手术
Nasal surgery 鼻手术
Nasotracheal intubation 鼻腔气管插管
Nausea and vomiting 恶心呕吐
Neck 颈部
Negative pressure pulmonary edema（NPPE） 负压性肺水肿
Neonate 新生儿
Neostigmine 新斯的明
Nephrectomy 肾切除术
Nephrogenic diabetes insipidus 肾性尿崩症
Nephrogenic systemic fibrosis 肾源性系统性纤维化
Nephropathy，contrast-induced 造影剂肾病
Nerve 神经
Neuraxial analgesia 椎管内镇痛
Neuroleptic malignant syndrome（NMS） 抗精神病药恶性综合征
Neurologic deficit 神经功能缺损
Neuromuscular blockade 神经肌肉阻滞

Neuromuscular blocking drug　神经肌肉阻滞药
Neuromuscular junction（NMJ）神经肌肉接头
Neuroradiologic procedure　神经放射学操作
Neurosurgery　神经外科
Neurotoxicity　神经毒性
Nicardipine　尼卡地平
Nifedipine　硝苯地平
Nimodipine　尼莫地平
Nissen fundoplication　尼森胃底折叠术
Nitroglycerin　硝酸甘油
Nitroprusside（Nipride）硝普钠
Nitrous oxide（N_2O）氧化亚氮
Nitrous oxide effects，on brain　氧化亚氮效应，脑部
NK-1 receptor antagonist　NK-1 受体拮抗剂
NMJ　见 Neuromuscular junction
NMS　见 Neuroleptic malignant syndrome
Nociceptive-medullary-autonomic（NMA）circuit　痛觉-髓质-自主神经回路
Non-heart-beating organ donation　无心搏者器官捐献
Noninvasive positive pressure ventilation（NPPV）无创正压机械通气
Non-operating room anesthesia（NORA）手术室外麻醉
Nonosmotic loop　非渗透性循环
Nonsteroidal anti-inflammatory drug（NSAID）非甾体抗炎药
Norepinephrine（Levophed）去甲肾上腺素
Normovolemic hemodilution　等容量血液稀释
Nose，airway　鼻，气道
NPPE　见 Negative pressure pulmonary edema
NPPV　见 Noninvasive positive pressure ventilation
NSAID　见 Nonsteroidal anti-inflammatory drug
Nutritional deficiency　营养不良

O

Obesity　肥胖
Obstructive sleep apnea（OSA）阻塞性睡眠呼吸暂停综合征
Obturator nerve block　闭孔神经阻滞
OCR　见 Oculocardiac reflex
Octreotide（Sandostatin）奥曲肽
Oculocardiac reflex（OCR）眼心反射
Odynophagia　吞咽痛

Ohm's law　欧姆定律
Oliguria　少尿
Omalizumab　奥马佐单抗
Ondansetron（Zofran）　昂丹司琼
One-lung ventilation　单肺通气
Open-eye injury　开放性眼损伤
Operating room（OR）　手术室
Opioid　阿片类药物
Opioid-induced hyperalgesia（OIH）　阿片类药物诱导的痛觉过敏
OR　见 Operating room
Oral anticoagulants　口服抗凝药
Orotracheal intubation　经口气管插管
Orthopedic disorder　骨科疾病
Orthopedic oncology　骨科肿瘤学
Orthopedic surgery　骨科手术
Orthopedic trauma　骨科创伤
OSA　见 Obstructive sleep apnea
Osmotic diuresis　渗透性利尿
Osteogenesis imperfecta　成骨不全症
Oxygen　氧
Oxygenation　氧合
Oxytocin（Pitocin，Syntocinon）　催产素

P

Pacemaker　起搏器
Pain　疼痛
PALS　见 Pediatric advanced life support
Pancreatic surgery　胰腺手术
Pancreatojejunostomy　胰腺空肠吻合术
Pancuronium　泮库溴铵
Panhypopituitarism　全垂体功能减退症
PAOP　见 Pulmonary artery occlusion pressure
PAP　见 Pulmonary artery pressure
Papillary muscle rupture after myocardial infarction　心肌梗死后乳头肌断裂
Parathyroid disease　甲状旁腺疾病
Parathyroid hormone　甲状旁腺素
Paravertebral never block　椎旁神经阻滞
Parkinson disease　帕金森病

Parkland formula Parkland公式
Paroxysmal supraventricular tachycardia 阵发性室上性心动过速
Partial hepatectomy 肝部分切除术
Partial pressure of carbon dioxide（$PaCO_2$） CO_2分压
Partial pressure of oxygen（PaO_2） 氧分压
Patent ductus arteriosus（PDA） 动脉导管未闭
Patient-controlled epidural analgesia（PCEA） 病人自控硬膜外镇痛
Patient safety index（PSI） 病人安全指数
PCEA 见 Patient-controlled epidural analgesia
PCI 见 Percutaneous coronary intervention
PDA 见 Patent ductus arteriosus
PDPH 见 Postdural puncture headache
Pediatric advanced life support（PALS）儿科高级生命支持
Pediatric resuscitation 儿科复苏
Pediatric surgery 儿科手术
PEEP 见 Positive end-expiratory pressure
Pelvis trauma 骨盆创伤
Penicillin，cephalosporin cross-reactivity 青霉素，头孢菌素交叉反应
Percutaneous coronary intervention（PCI） 经皮冠状动脉介入治疗
Perfusion pressure 灌注压
Peribulbar block 球周阻滞
Pericardial tamponade 心脏压塞
Pericardiocentesis 心包穿刺术
Perioperative coagulopathy 围手术期凝血功能障碍
Perioperative hemodynamic control 围手术期血流动力学调控
Peripheral aneurysm 外周动脉瘤
Peripheral embolectomy 外周栓子切除
Peripheral nerve 外周神经
Peripheral neurological lesion 外周神经病变
Perirectal abscess 直肠周围脓肿
Perirectal abscess drainage 直肠周围脓肿引流
Permanent pacemaker（PPM） 永久起搏器
Perimortem cesarean delivery（PMCD） 濒死剖宫产
Perioperative acupuncture 围手术期针灸
Perphenazine 奋乃静
PFT 见 Pulmonary function test
Phantom limp pain（PLP） 幻肢痛
Pharmacologic stress testing 药理负荷实验
Pharynx 喉

Phenobarbital　苯巴比妥
Phenothiazine　吩噻嗪
Phenoxybenzamine　酚苄明
Phentolamine　酚妥拉明
Phenylephrine（Neosynephrine）　去氧肾上腺素（新福林）
Phenytoin（Dilantin）　苯妥英钠
Phosphodiesterase Ⅲ inhibitors　磷酸二酯酶 Ⅲ 抑制剂
Phosphorus（Sodium phosphate）　磷
Physostigmine（Antilirium）　毒扁豆碱
Pilocarpine　毛果芸香碱
Pilonidal cystectomy　藏毛囊肿切除术
Pituitary adenomas　垂体腺瘤
Pituitary disease　垂体病变
Plasma substitutes　血浆替代物
Platelet count　血小板计数
Platelet function test　血小板功能试验
Pleural effusion　胸腔积液
PM　见 Pringle maneuver
Pneumomediastinum　纵隔积气
Pneumopericardium　心包积气
Pneumoperitoneum　气腹
Pneumothorax　气胸
Poikilothermia　温度异常
Polycystic kidney disease　多囊性肾病
Polyuria　多尿症
PONV　见 Postoperative nausea and vomiting
Porphyria　卟啉病
Portal-systemic shunting　门静脉分流术
Portal vein flow（PVF）　门静脉血流
Portopulmonary hypertension　门脉性肺动脉高压
Positive end-expiratory pressure（PEEP）　呼气末正压
Post-anesthesia care unit（PACU）　麻醉后恢复室
Post-CPB pulmonary dysfunction　体外循环后肺功能不全
Postdural puncture headache（PDPH）　硬膜外穿刺后头痛
Posterior fossa tumors　颅后窝肿瘤
Posterior pituitary gland　垂体后叶
Posterior tibial nerve　胫后神经
Postexposure prophylaxis（PEP）　暴露后预防
Postobstructive diuresis　去梗阻后利尿

Postoperative analgesia　术后镇痛
Postoperative cognitive dysfunction（POCD）　术后认知功能障碍
Postoperative nausea and vomiting（PONV）　术后恶心呕吐
Postoperative respiratory failure（PRF）　术后呼吸衰竭
Postoperative visual loss（POVL）　术后视力丧失
Post spinal pain syndrome（PSPS）　脊髓穿刺后疼痛综合征
Posttetanic potentiation（PTP）　强直后增强
Post-tonsillectomy hemorrhage　扁桃体切除术后出血
Potassium chloride（KCl）　氯化钾
Potassium homeostasis disorder　钾离子紊乱
POVL　见 Postoperative visual loss
Power spectrum　功率谱
Preanesthetic consideration　麻醉前评估
Preanesthetic evaluation　麻醉前评估
Precedex effects，on brain　右美托咪定效应，脑部
Pre-excited atrial fibrillation　预激伴心房颤动
Pregabalin　普瑞巴林
Pregnancy　妊娠
Premedication　麻醉前用药
Prerenal azotemia　肾前性氮质血症
Pressure alarm　压力报警
Pressure regulator　压力调节器
Pringle maneuver（PM）　普林格尔手法
Prion disease　朊毒体病
Processed electroencephalography　加工脑电图
Prochlorperazine（Compazine）　丙氯拉嗪（康帕嗪）
Promethazine（Phenergan）　异丙嗪（非那根）
Propofol　丙泊酚
Propofol effects，on brain　丙泊酚效应，脑部
Propofol infusion syndrome　丙泊酚输注综合征
Propranolol（Inderal）　普萘洛尔
Prostaglandin E1　前列腺素 E1
Protamine　鱼精蛋白
Prothrombin time　凝血活酶时间
Proton beam radiation therapy　质子束放疗
Proton pump inhibitor　质子泵抑制剂
Pseudocholinesterase　假性胆碱酯酶
PSI　见 Patient safety index
PSPS　见 Post spinal pain syndrome

PTP 见 Posttetanic potentiation
Pulmonary artery catheters 肺动脉导管
Pulmonary artery occlusion pressure（PAOP） 肺动脉楔压
Pulmonary artery pressure（PAP） 肺动脉压
Pulmonary disease 肺部疾病
Pulmonary edema 肺水肿
Pulmonary embolism 肺栓塞
Pulmonary embolus 肺栓子
Pulmonary function test（PFT） 肺功能实验
Pulmonary hypertension 肺动脉高压
Pulmonary interstitial emphysema 间质性肺气肿
Pulmonary resection 肺切除术
Pulmonary vascular resistance（PVR） 肺血管阻力
Pulmonary vasodilators 肺血管舒张药
Pulse oximeters 脉搏血氧饱和度仪
Pulse wave Doppler 脉冲多普勒
PVF 见 Portal vein flow
PVR 见 Pulmonary vascular resistance

Q

Quincke needle Quincke腰穿针

R

Radial nerve block 桡神经阻滞
Radiation therapy，intraoperative 术中放射疗法
Radical neck dissection 根治性颈清扫术
Radical retropubic prostatectomy（RRP） 根治性前列腺切除术
Ranitidine（Zantac） 雷尼替丁
RAP 见 Retrograde autologous priming
Rapid sequence induction 快速诱导
Recombinant erythropoietin 重组促红细胞生成素
Recombinant factor Ⅶa（rFⅦa） 重组Ⅶa 因子
Recovery of spontaneous circulation（ROSC） 自主循环恢复
Rectus sheath block 腹直肌鞘阻滞
Red cell mass 红细胞量
Reflex bradycardia 反射性心动过缓
Regional anesthesia 区域麻醉
Remifentanil 瑞芬太尼
Renal blood flow 肾血流

Renal disease　肾病
Renal insufficiency　肾功能不全
Renal protection　肾保护
Renal replacement therapy（RRT）　肾替代治疗
Renal system　肾系统
Renin-angiotensin-aldosterone system　肾素-血管紧张素-醛固酮系统
Reperfusion　再灌注
Respiratory system　呼吸系统
Response entropy（RE）　反应熵
Restrictive pulmonary disease　限制性肺疾病
Resuscitation　复苏
Retrobulbar block　球后视神经阻滞
Retrograde autologous priming（RAP）　逆行自体启动
Retrograde tracheal intubation　逆行性气管插管
Retroperitoneal（RP）approach　腹膜后入路
RHO-immune globulin　RHO免疫球蛋白
Rh surface antigens　Rh表面抗原
Right heart catheterization　右心导管
Right ventricular systolic pressure（RVSP）　右心室收缩压
Rigid bronchoscopy　硬性支气管镜检查
Rima glottidis　声门裂
Rivaroxaban　利伐沙班
Robotic surgery　机器人手术
Rocuronium　罗库溴铵
Roux-en-Y gastric bypass　胃旁路术
RRP　见 Radical retropubic prostatectomy
Rule of nines　九分法

S

Sacral plexus　骶丛
Sacrococcygeal membrane　骶尾膜
Saphenous nerve　隐神经
Saphenous nerve block　隐静脉神经阻滞
Saw palmetto　沙巴棕
SBP　见 Systemic blood pressure
SCh　见 Succinylcholine
SCIP　见 Surgical care improvement project
Scleroderma　硬皮病
Scopolamine　东莨菪碱

SCV　见 Subclavian vein
Second gas effect　第二气体效应
Sedation　镇静
Sedative　镇静药
Seizure　惊厥
Seldinger technique　Seldinger技术
Selective internal radiation therapy（SIRT）　选择性内放射治疗
Selective serotonin reuptake inhibitor（SSRI）　选择性5-羟色胺再摄取抑制剂
Sellick maneuver　Sellick手法
Sensory evoked potential（SEP）　感觉诱发电位
Sepsis　脓毒症
Serotonin antagonist　血清素拮抗剂
Serum　血清
Severe hepatic disease　重度肝病
Sevoflurane　七氟烷
Shivering　寒战
Shoulder surgery　肩部手术
SIADH　见 Syndrome of inappropriate antidiuretic hormone secretion
Sickle cell anemia　镰状细胞贫血
Sildenafil　西地那非
Silver nitrate　硝酸银
Silver sulfadiazine　磺胺嘧啶银
Sinus bradycardia　窦性心动过缓
Sinus tachycardia　窦性心动过速
Sleep apnea，obstructive　阻塞性睡眠呼吸暂停
Smoking cessation　戒烟
Sniffing position　嗅气位
Snoring　鼾症
Sodium bicarbonate（$NaHCO_3$）　碳酸氢钠
Sodium bicarbonate infusion（SBI）　碳酸氢钠输注
Sodium-glucose cotransporter 2（SGLT2） inhibitor　钠-葡萄糖共转运体2抑制剂
Sodium homeostasis disorder　钠离子紊乱
Sodium nitroprusside　硝普钠
Somatosensory evoked potential（SSHP）　体感诱发电位
Sotalol　索他洛尔
Spectral analysis，of EEG　脑电图的光谱分析
Spinal-epidural anesthesia　腰硬联合麻醉

Spinal anesthesia　脊麻
Spinal blockade　脊髓阻滞
Spinal cord injury　脊髓损伤
Spinal cord pathology　脊髓病理学
Spinal cord perfusion pressure（SCPP）　脊髓灌注压
Spinal curvatures　脊柱曲度
Spinal hematoma　脊髓血肿
Spinal surgery　脊髓手术
Splenectomy　脾切除术
Sprotte needle　Sprotte针
State entropy（SE）　状态熵
SSRI　见 Selective serotonin reuptake inhibitor　选择性5-羟色胺再摄取抑制剂
Stereotactic surgery　立体定向手术
Sterilization　杀菌
Steroids　类固醇
Stomach　胃
Strabismus repair　斜视矫正
Streptokinase　链激酶
Stress testing，cardiac disease　运动应激实验，心脏疾病
Stroke　脑卒中
Subarachnoid injection　蛛网膜下腔注射
Subarachnoid space，in spinal anesthesia　蛛网膜下腔，脊麻
Subclavian vein（SCV）　锁骨下静脉
Succinylcholine（SCh）　琥珀胆碱
Sudden cardiac arrest（SCA）　心搏骤停
Sugammadex　舒更葡糖（环糊精）
Sulfonylurea　磺酰脲类
Superficial peroneal nerve　腓浅神经
Superior laryngeal nerve　喉上神经
Supraventricular tachycardia（SVT）　室上性心动过速
Sural nerve　腓神经
Surgery　手术，外科
Surgical care improvement project（SCIP）　外科护理改善计划
Surrogate　替代品
SVR　见 Systemic vascular resistance
SVT　见 Supraventricular tachycardia
Sympathetic blockade　交感神经阻滞
Sympathomimetics　拟交感神经药

Synaptic vesicle　突触小泡
Synchronized cardioversion　同步电复律
Syndrome of inappropriate antidiuretic hormone secretion（SIADH）抗利尿激素分泌综合征
Systemic acidosis　全身性酸中毒
Systemic air emboli　全身空气栓塞
Systemic blood pressure（SBP）　全身血压
Systemic vascular resistance（SVR）　体循环血管阻力

T

Tachycardia　心动过速
Tachydysrhythmias　快速节律障碍（快速心律失常）
Tachypnea　呼吸急促
TACO　见 Transfusion-associated circulatory overload
Tamsulosin　坦洛新
TBSA　见 Total body surface area
TBW　见 Total body water
TEG　见 Thromboelastography
Temperature　温度
Tension pneumocephalus　张力性气颅
Tension pneumothorax　张力性气胸
Tetanic stimulus　强直刺激
Tetracaine（Pontocaine）　丁卡因
Tetralogy of Fallot　法洛四联症
Terazosin　特拉唑嗪
TEVAR　见 Thoracoabdominal aortic aneurysm repair
Thermal injury　热损伤
Thermodilution　温度稀释
Thermoregulation　温度调节
Thiazides（chlorothiazide，dyazide，and metolazone）　噻嗪类
Thiazolidinediones　噻唑啉二酮类
Thigh　大腿
Thiocyanate　硫氰酸盐
Thoracic aortic disease　胸主动脉疾病
Thoracic epidural anesthesia　胸段硬膜外麻醉
Thoracic paravertebral block　胸段椎旁阻滞
Thoracic surgery　胸部手术
Thoracoabdominal aortic aneurysm repair（TEVAR）　胸腹主动脉瘤修复术

Thoracotomy　开胸术
Thrombectomy　血栓切除术
Thrombocytopenia　血小板减少症
Thromboelastography（TEG）　血栓弹力图
Thromboembolism　血栓栓塞
Thrombolytic agent　溶栓药
Thrombophlebitis　血栓静脉炎
Thymectomy　胸腺切除术
Thyroid disease　甲状腺疾病
Thyroid-stimulating hormone（TSH）　促甲状腺激素
Thyroid storm treatment　甲状腺危象治疗
Thyroid surgery　甲状腺手术
Thyromental distance　甲颏距离
Thyrotoxicosis　甲状腺毒症
Ticlodipine（Ticlid）　噻氯匹定（抵克立得）
Timolol（Blocadren）　噻吗洛尔（噻吗心安）
TIPS　见 Transjugular intrahepatic portosystemic shunts　经颈静脉肝内门体静脉分流术
Tissue-type plasminogen activator（tPA）　组织型纤溶酶原激活物
TIVA　见 Total intravenous anesthesia
TNS　见 Transient neurologic syndrome
TOF　见 Train-of-four
Tonsillar or parapharyngeal abscess　扁桃体或咽旁脓肿
Total body fluid volume　全身液体总量
Total body surface area（TBSA）　总体表面积
Total body water（TBW）　身体总水量
Total hepatic vascular exclusion（TVE）　全肝血流阻断
Total hip arthroplasty（THA）　全髋关节置换术
Total intravenous anesthetic technique（TIVA）　全凭静脉麻醉技术
Total knee arthroplasty（TKA）　全膝关节置换术
Tourniquet pain　止血带痛
Trachea　气管
Tracheal disruption　气管断裂
Tracheal stenosis　气管狭窄
Tracheostomy　气管造口术
Train-of-four（TOF）　四个成串刺激
TRALI　见 Transfusion-related acute lung injury
Transabdominal approach　经腹途径
Transarterial chemoembolization（TACE）　动脉化疗栓塞

Transcatheter aortic valve replacement（TAVR） 经导管主动脉瓣置换
Transdermal scopolamine 东莨菪碱经皮吸收剂
Transduodenal sphincteroplasty 经十二指肠括约肌成形术
Transesophageal echocardiography（TEE） 经食管超声心动图
Transfusion-associated circulatory overload（TACO） 输血相关循环超负荷
Transfusion compatibility 输血相容性
Transfusion reaction 输血反应
Transfusion-related acute lung injury（TRALI） 输血相关急性肺损伤
Transfusion therapy 输血治疗
Transient neurologic syndrome（TNS） 一过性神经综合征
Transient paresthesia 一过性感觉异常
Transjugular intrahepatic portosystemic shunt（TIPS） 经颈静脉肝内门体静脉分流术
Transplantation 移植
Transpulmonary thermodilution 经肺热稀释法
Transthoracic echocardiogram 经胸超声心动图
Transurethral resection of the prostate（TURP） 经尿道前列腺切除术
Transversus abdominis plane（TAP） block 腹横肌平面阻滞
Trauma 创伤
Traumatic disruption 创伤破坏
Tricuspid regurgitation 三尖瓣反流
Tricyclic antidepressants 三环类抗抑郁药
Trigeminal nerve 三叉神经
Trisomy 21 patient 21 三体综合征病人
True allergic reaction 变态反应
TSH 见 Thyroid-stimulating hormone
Tubulointerstitial disease 肾管间质疾病
Tumor 肿瘤
Tuohy/Weiss needle Tuohy/Weiss 针
TURP 见 Transurethral resection of prostate
TVE 见 Total hepatic vascular exclusion

U

Ulnar nerve block 尺神经阻滞
Ultrafiltration 超滤
Ultrasound 超声
Unfractionated heparin 普通肝素
United Network for Organ Sharing（UNOS） 器官共享联合网络

Univent tubes　Univent 导管
Upper airway obstruction　上呼吸道梗阻
Upper airway surgery　上呼吸道手术
Upper endoscopy　上消化道内镜检查
Upper extremity　上肢
Upper respiratory infection（URI）　上呼吸道感染
Ureter　输尿管
Ureteroscopy　输尿管镜检查术
Urethra　尿道
URI　见 Upper respiratory infection
Urinalysis　尿液分析
Urinary retention　尿潴留
Urine　尿
Urologic surgery　泌尿科手术
Uterotonics　子宫收缩药

V

VAD　见 Ventricular assist device
Vagal nerve stimulator（VNS）　迷走神经刺激器
Vagal tone　迷走神经紧张
Valvular heart disease　瓣膜性心脏病
Valvular lesions　瓣膜病变
Vancomycin　盐酸万古霉素
Vaporizers　蒸发器
Varicella-zoster virus（VZV）　水痘-带状疱疹病毒
Vascular access　血管通路
Vascular cannulation　血管置管
Vascular disease　血管疾病
Vascular injury　血管损伤
Vascular occlusion catheter　血管封闭导管
Vascular surgery　血管手术
Vasoactive agent　血管活性药
Vasoactive drug　血管活性药
Vasoconstrictor　血管收缩药
Vasodilation　血管扩张
Vasodilator　血管扩张药
Vasopressin（Antidiuretic hormone：Pitress）　血管升压素（抗利尿激素，加压素）
Vasopressor　血管收缩药

Vecuronium　维库溴铵
Venous air embolism　静脉空气栓塞
Venous capacitance　静脉容量
Venous gas embolism　静脉气体栓塞
Venous return　静脉回流
Venovenous bypass（VVBP）　静脉-静脉转流术
Ventilation　通气
Ventilator　呼吸机
Ventral herniorrhaphy　腹疝修补术
Ventricular assist device（VAD）　心室辅助装置
Ventricular dysrhythmias　室性心律失常
Ventricular fibrillation（VF）　心室纤维性颤动
Ventricular preexcitation，ventricular dysrhythmia　室性预激综合征，室性心律失常，心室预激
Ventricular septal defect（VSD）　室间隔缺损
Venturi mask　文氏面罩
Verapamil　维拉帕米
Vertebral artery injection　脊髓动脉注射
Vertebroplasty　椎体成形术
Video laryngoscopy　视频喉镜检查
Virtual reality（VR）　虚拟现实
Viruses，infection control/OR　手术室内病毒感染与控制
Vital sign　生命体征
Vitamin D　维生素 D
Vitamin E　维生素 E
Vitamin K　维生素 K
VNS　见 Vagal nerve stimulator
Vocal cord　声带
Volatile anesthetic　挥发性麻醉药
Vomiting　呕吐
Von Willebrand disease　血管性血友病
VSD　见 Ventricular septal defect（VSD）
VZV　见 Varicella-zoster virus

W

Wake-up test　唤醒试验
Warfarin（Coumadin）　华法林
Waste gas scavenging　废气清除
Water　水

Weiss needles　Weiss 针
West nile virus（WNV）　西尼罗河病毒
Wheezing　喘鸣
Whitacre needle　Whitacre 针
WNV　见 West nile virus
Wolff-Parkinson-White syndrome　WPW综合征（预激综合征）
Wound，infection control in OR　手术室伤口感染控制
Wrist　腕部

Z

Zenker diverticulum　咽下部憩室

其他

α-Adrenergic receptor　α肾上腺素能受体
α_1-Acid glycoprotein　α_1-酸性糖蛋白
β-Adrenergic antagonist　β肾上腺素能拮抗剂
β-Adrenergic blocker　β肾上腺素能阻滞剂
β-Adrenergic receptor　β肾上腺素能受体
β-Blockers　β受体阻滞药
β-Blocker therapy　β受体阻滞药治疗
β-Lactams　β-内酰胺

（王　团　赫冠男 译　谭文斐 审校）